Lexikon der
Heilpflanzen
und ihrer Wirkstoffe

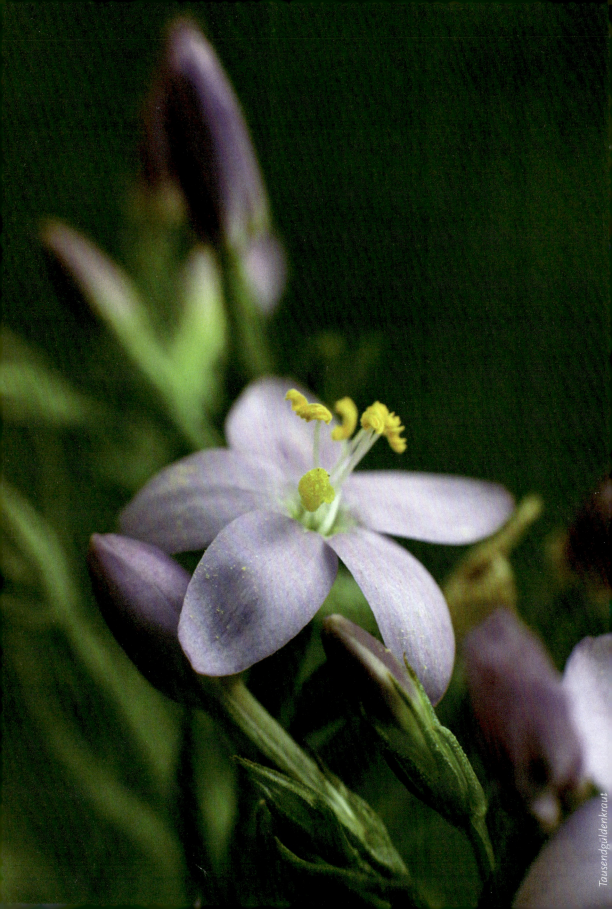

Tausendgüldenkraut

Birgit Frohn

Lexikon der Heilpflanzen und ihrer Wirkstoffe

Weltbild

Inhalt

Das Potenzial der Natur 9

Zurück zur Natur 10

Seit Generationen bewährt 10
Das Erbe der Klosterärzte 11
Die Herbarien 11

Frühe Wurzeln 14
Die Anfänge der Pharmazie 15

Tee oder Tablette? 17
Traditionell und rational 17
Die Zeichen stehen auf grün 19
Natürlich im Vorteil 19
Gleiche Rechte, gleiche Pflichten 22

Brückenschlag in die Moderne 23
Die rationale Phytotherapie 23
Von der Pflanze zum Extrakt 23
Extrakt ist nicht gleich Extrakt 24

Kamille

Gewachsene Heilkraft 27

Apotheke der Natur 28

Ihr grüner Daumen 28
Vom richtigen Zeitpunkt 29
Richtiges Sammeln 30
Aus eigener Zucht 31

Hausgemachte Arzneien 33
Tees und Teemischungen 33
Tinkturen 33
Öle 34
Destillate 34
Weine 35
Salben 35

Von Apfelessig bis Zwiebelwickel ... 36
Apfelessig 36
Augenspülung und -waschung 37
Brustwickel 37

Frühjahrskur 38
Fußbad 39
Gurgelspülung 40
Kohlwickel 40
Heublumenbad 40
Heublumensack 40
Kopfdampfbad 42
Leibwickel 43
Sitzbad 43
Vollbad 44
Wadenwickel 44
Waschung 45
Zwiebelsack 45

Who is who der Pflanzenstoffe 46
Auf Entdeckertour im Dschungel 46
Die Mischung macht's 46
Wirkstoffe in Heilpflanzen 47

Die grüne Apotheke — 53

Kräuter-Arzneimittel — 54
Sprechen Sie Beipackzettelisch? — 55
Nicht nur der Inhalt zählt … — 59

Ihre Hausapotheke — 62
Sicher gelagert, sicher wirksam — 62
Das Wichtigste zur Ersten Hilfe — 62

Heilpflanzen von A bis Z — 65

Alant — 66	Efeu — 141
Aloe vera — 68	Ehrenpreis — 143
Alraune — 72	Eibe (Europäische Eibe) — 145
Andorn — 75	Eibisch — 147
Anis — 77	Eiche — 150
Arnika — 80	Eisenhut — 153
Artischocke — 83	Eisenkraut — 155
Augentrost — 87	Engelwurz — 157
Baldrian — 89	Enzian — 160
Bärentraube — 94	Erdrauch — 162
Bärlapp — 96	Estragon — 164
Bärlauch — 98	Eukalyptus — 166
Basilikum — 101	Faulbaum — 168
Beifuß — 103	Fenchel — 171
Beinwell — 106	Fichte — 174
Berberitze — 109	Fingerhut — 176
Bibernelle — 111	Flohsamen — 179
Bilsenkraut — 113	Frauenmantel — 182
Birke — 116	Galgant — 185
Bittersüß — 120	Gänseblümchen — 188
Blutwurz — 122	Gänsefingerkraut — 190
Bockshornklee — 124	Gartenbohne (Grüne Bohne) — 192
Boldo — 126	Gelbwurzel (Javanische Gelbwurz) — 194
Borretsch — 128	Gewürznelke — 198
Brennnessel — 130	Ginkgo — 201
Brombeere — 133	Ginseng — 206
Dill — 135	Goldrute — 210
Dost — 137	Granatapfel — 212
Edelkastanie — 139	Guarana — 215

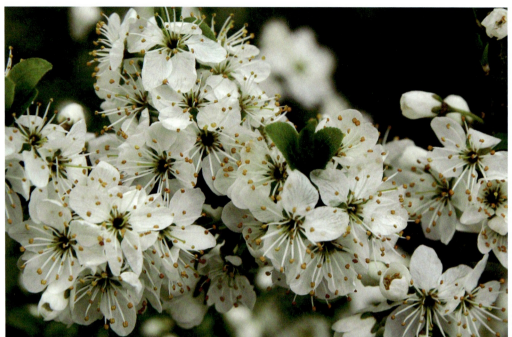

Schlehdorn

Hafer	217	Kalmus	289
Hamamelis (Zaubernuss)	221	Kamille	292
Hanf	224	Kampferbaum	297
Hauhechel	232	Kapuzinerkresse	300
Heckenrose	234	Kardamom	303
Heidelbeere	237	Kava-Kava	305
Herzgespann	241	Kiefer	310
Heublumen	243	Klette	313
Hibiskus	246	Knoblauch	316
Himbeere	248	Koriander	320
Hirtentäschel	251	Kornblume	323
Holunder	253	Küchenschelle	325
Hopfen	256	Kümmel	328
Huflattich	260	Kürbis	331
Ingwer	263	Kurkuma	334
Iris (Schwertlilie)	268	Lärche	337
Isländisch Moos	270	Lavendel	339
Jasmin (Echter Jasmin, Weißer Jasmin)	272	Lebensbaum	344
Johannisbeere	275	Lein	346
Johanniskraut	278	Liebstöckel	349
Kaffeestrauch	283	Linde	352
Kakaobaum	286	Lorbeerbaum	354

Löwenzahn	356
Mädesüß	359
Mäusedorn	361
Majoran	365
Malve	367
Mariendistel	369
Mate (Yerbapalme)	372

SPEZIAL Pflanzen, die den Geist bewegen 374

Meerrettich	380
Melisse (Zitronenmelisse)	383
Mistel	387
Mönchspfeffer (Keuschlamm)	390
Muskatnussbaum	394
Myrrhe	396
Nachtkerze	398
Niembaum	401
Odermennig	404
Ölbaum	406
Orthosiphon	413
Passionsblume	415
Petersilie	417
Pfefferminze	421
Preiselbeere	425
Quendel (Feldthymian)	427
Quitte	429
Reis	433
Rettich	437
Ringelblume	440
Rizinus	443
Rosmarin	445
Rosskastanie	448
Safran	451
Sägepalme (Sabal serrulata)	453
Salbei	455
Sanddorn	459
Sandelholz (Weißer Sandelholzbaum)	462
Sauerampfer	466
Schachtelhalm	468
Schafgarbe	470
Schlafmohn	473
Schlehdorn	477
Schlüsselblume	479
Schöllkraut	481
Senf	483
Sojabohne	485
Sonnenhut (Purpur-Sonnenhut)	488
Sonnentau	491
Spargel	493
Spitzwegerich	495
Stechapfel	497
Stiefmütterchen	499
Süßholz	501
Tabakstrauch	504
Taubnessel	507
Tausendgüldenkraut	509
Teestrauch	511
Teufelskralle	515
Thymian	518
Tollkirsche	521
Traubensilberkerze	523

SPEZIAL Grüne Hormone 526

Veilchen	532
Wacholder	534
Walderdbeere	537
Waldmeister	539
Walnussbaum	541
Weide	544
Weinrebe	547
Weißdorn	551
Wermut	555
Ysop	559
Zimtbaum	561
Zwiebel	564

Erntekalender	566
Glossar	574
Über dieses Buch	583
Register der Pflanzennamen	584
Stichwortregister	587

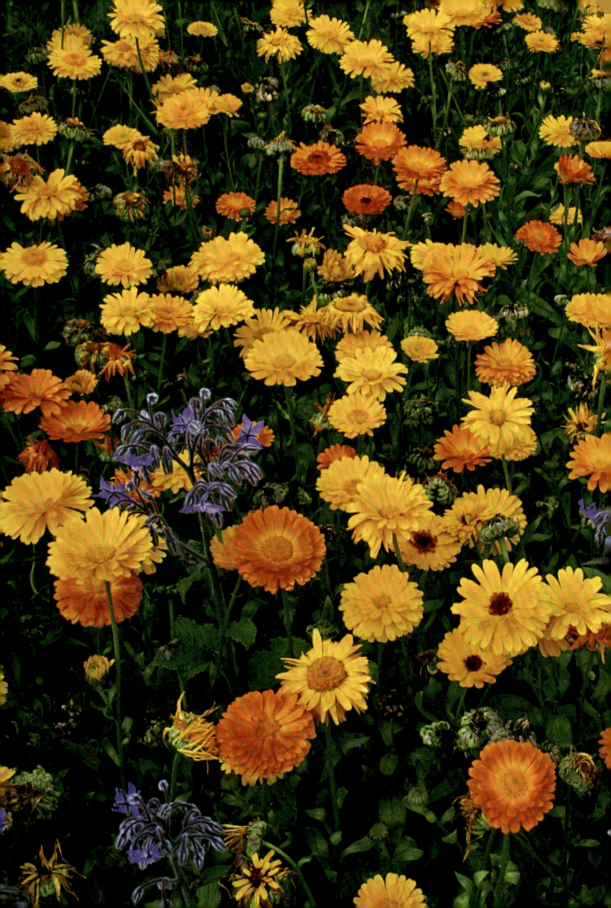

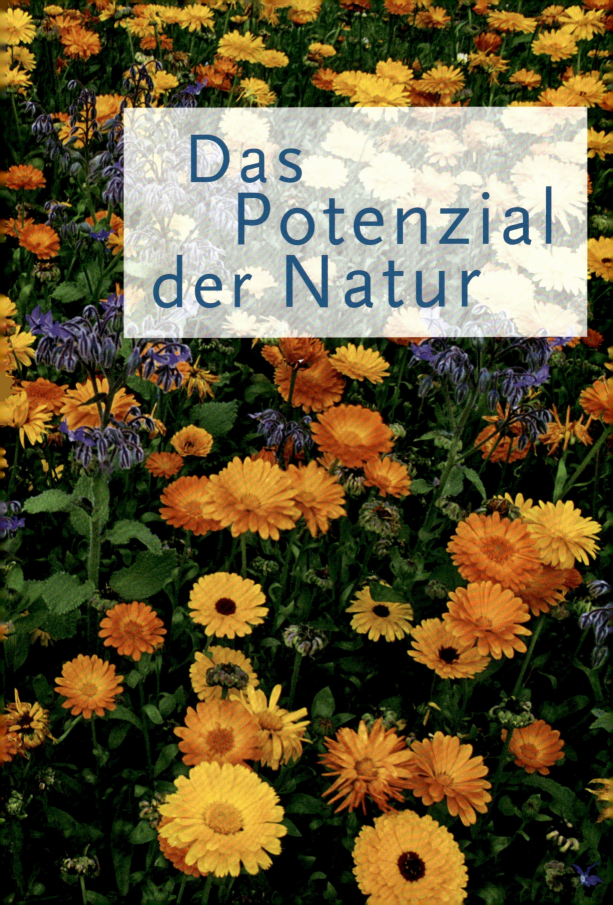
Das Potenzial der Natur

Zurück zur Natur

*»Medicus curat, natura sanat.
Der Arzt hilft, die Natur heilt.«*
(Aus den Hippokratischen Schriften, um 400 v. Chr.)

Über zweitausend Jahre ist es her, dass die Begründer der empirischen Medizin ihren Zeitgenossen diese Worte mit auf den Weg gaben. Das alte Wissen der Hippokratiker hat bis heute nicht an Aktualität verloren. Im Gegenteil: Weltweit läuft die Erforschung heilkräftiger Pflanzen auf Hochtouren. Dabei offenbart sich immer deutlicher, welch enormes Potenzial pflanzliche Heilmittel in sich bergen und wie hoch ihr Stellenwert in der Behandlung vieler Beschwerden ist.

Den grünen Arzneien werden nicht nur wissenschaftliche Weihen zuteil, sie stehen auch weit oben in der Gunst der Patienten. Das erleben Ärzte wie Apotheker, und das zeigen die Ergebnisse zahlreicher Umfragen. Pflanzliche Heilmittel erfreuen sich bei den Verbrauchern stetig steigender Beliebtheit: »Zurück zur Natur« liegt voll im Trend.

Das wird wohl auch weiterhin so bleiben. Unter anderem deshalb, weil zunehmend mehr Menschen leichte Beschwerden in eigener Regie behandeln – vor allem mit pflanzlichen Arzneimitteln. So hat die Mehrheit der selbst gekauften pflanzlichen Präparate nicht der Arzt verordnet, sondern der Patient sich selber – was nur nahe liegt. Denn Heilpflanzen bewähren sich gerade bei einfachen Alltagsbeschwerden. Ob als Tee, Tinktur oder standardisiertes Extrakt überzeugen sie als wirksame und einfache Hilfe. So manche der grünen Arzneien hat man ohnehin bereits in der Küche parat – ob im Gewürzregal oder als Frischkraut vom Markt –, andere erntet man im Garten oder im Blumenkasten auf dem Balkon.

> *Nicht nur unter Laien, auch in wissenschaftlichen Kreisen besinnt man sich auf das pflanzenheilkundliche Wissen früherer Generationen.*

Seit Generationen bewährt

Die Phytotherapie kann auf eine lange Geschichte zurückblicken. Heilkräftige Pflanzen hatten seit den Anfängen unserer Kultur den größten Stellenwert im Bemühen um Erhaltung und Wiederherstellung der Gesundheit. Bereits in den vorchristlichen Hochkulturen in Mesopotamien wussten die Menschen um die heilkräftige Wirkung vieler Pflanzen und setzten sie zu therapeutischen Zwecken ein: Die ältesten Belege über den medizinischen Gebrauch von Pflanzen – tönerne Keilschrifttafeln – stammen von den Sumerern aus dem 5. Jahrtausend vor der Zeitenwende. So manche Arzneipflanze hat mithin eine tausendjährige Tradition ihrer Anwendung vorzuweisen: von den Hohepriestern der alten Ägypter, den Heilkundigen der Antike über die Mönchsärzte des Mittelalters bis hinein in unsere Tage.

Davon, wie umfangreich die Kenntnisse der antiken Phytotherapeuten waren, zeugen unter anderem Werke wie der »Papyrus Ebers«, der um das Jahr 1500 v. Chr. verfasst wurde. In dieser Rezeptsammlung haben die Pharaonenärzte die Zubereitung und Anwendung von über 700 pflanzlichen Arzneimitteln für die Nachwelt festgehalten. Die antiken Kräuterkundigen hinterließen ihren Nachfolgern einen umfangreichen Wissensschatz, der auf empirischen Erkenntnissen und tiefgreifendem botanischen wie pharmakologischen Wissen beruhte.

Weitere Belege des enormen Kräuterwissens vergangener Jahrhunderte sind der »Herbarius Moguntinus«, das erste gedruckte Kräuterbuch aus dem Jahr 1484, sowie das »New Kreuterbuch« des deutschen Botanikers und Arztes Leonhart Fuchs, erschienen 1543.

Das Erbe der Klosterärzte

Nach dem Zerfall des Römischen Reiches brachen über dessen ehemaliges Territorium die Wirren der Völkerwanderung herein. Europa wurde von aus dem Osten und Norden kommenden Volksstämmen überrollt – vier Jahrhunderte des kulturellen Stillstands und Verfalls, in dem sich die alten Grenzen, Städte und Siedlungen auflösten. Die frühere Weltordnung war zusammengebrochen, und die immensen Kenntnisse der Antike drohten für immer verloren zu gehen. Dass dies nicht geschah, ist das Verdienst der Klöster. Denn die Ordensleute sammelten und bewahrten alles noch Vorhandene aus der kulturellen Blüte vor und um die Zeitenwende: In den Skriptorien wurde kopiert, abgelegt und geordnet, was an Schriftwerk der antiken Gelehrten erhalten war. Die Klöster wurden zu Hochburgen universaler Gelehrsamkeit und ihre Bibliotheken und Schreibstuben zu den Schmieden, die den antiken Überlieferungen neue Formen gaben – die kulturelle Brücke von der Antike in die Neuzeit.

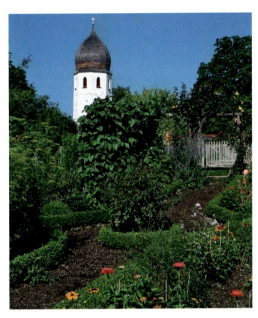

Durch die Klostergärten (hier: Frauenchiemsee) wurde das antike Heilpflanzenwissen bis in die Neuzeit bewahrt.

Die Herbarien

Den Klöstern ist es auch zu verdanken, dass die Heilpflanzenkunde über die Jahrhunderte lebendig geblieben ist. Das Kräuterwissen, basierend auf den Kenntnissen der Antike und ergänzt von den in Klöstern gesammelten Erfahrungen, wurde in den so genannten Herbarien niedergelegt. Das sind umfangreiche Kompendien zu Anbau, Zubereitung und Anwendung von Arzneipflanzen. Das älteste dieser Kräuterbücher, der »Pseudo-Apuleius«, stammt aus dem 4. Jahrhundert. Die Schriften der mittelalterlichen Mönchsärzte offenbaren nicht nur botani-

---

Hochburgen des Gelehrtentums

Die abendländische Klosterkultur war von Beginn an auch eine Wissenschaftskultur. Bereits im Frühmittelalter besaß der Klerus das Monopol zur Pflege der Wissenschaften und der Künste. Wissen wurde nicht nur gesammelt und neu aufbereitet, sondern auch weitergegeben: Die Stätten des Gebets und der Gottesfurcht waren die ersten Elementarschulen Europas, denen das gesamte Bildungswesen unterlag. Die Ordensleute, die an diesen Schulen lehrten, übermittelten den kommenden Generationen in Wort und Bild das Erbe der Antike – eine geistige Elite, deren Wissen die intellektuellen Führer ihrer Zeit prägte. Klösterliches Gelehrtentum leistete auch zahlreichen in die Neuzeit weisenden Entwicklungen Vorschub und damit einen enormen Beitrag zur Entstehung der modernen Wissenschaft.

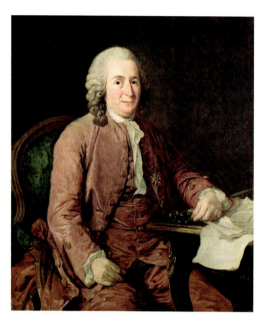

Der schwedische Naturforscher Carl von Linné (1707–1778) ordnete alle Pflanzen nach einem heute noch gültigen System.

sches, sondern auch großes pharmazeutisches Interesse. Denn neben den zur Bestimmung der Pflanzen erforderlichen Angaben finden sich stets auch Kommentare zu deren Heilwirkungen. Dabei schöpften die Autoren der mittelalterlichen Kräuteralmanache nicht nur aus antiken Quellen, sondern auch aus ihren eigenen Erkenntnissen und denen ihrer Zeitgenossen.

Zur einfacheren Bestimmung der Arzneikräuter nennen die Herbarien Standort, Wachstum, Größe und Aussehen der einzelnen Pflanzenteile sowie Geruch und Geschmack, meist im Vergleich mit anderen bekannten Pflanzen. Die Genauigkeit dieser Beschreibungen, auch hinsichtlich der inzwischen nachgewiesenen pharmazeutischen Eigenschaften, zeugt von dem schon im Mittelalter hohen Niveau der klosterärztlichen Kenntnisse über Arzneipflanzen.

Bei aller Präzision, die man in den klösterlichen Schreibstuben an den Tag legte – bei den Pflanzennamen herrschte ein gewaltiges Durcheinander. Die mittelalterlichen Pflanzenglossare bereiten Medizinhistorikern immer noch Kopfzerbrechen. Denn die Namen, mit denen ein und dieselbe Pflanze gemeint ist, sind keineswegs einheitlich.

Das System, das eine allgemein verbindliche Nomenklatur zugrunde legt, entwickelte erst der Botaniker Carl von Linné im Jahr 1753 (→ Seite 14). Bis dahin herrschte beträchtliche Begriffsverwirrung bei den Pflanzennamen: Je nach Autor, verwendeter Quelle und Region waren sie unterschiedlich.

Von diesen sprachlichen Verlegenheiten sei jedoch wieder abgesehen. Denn unbestritten und bedeutsamer ist, dass die klosterärztlichen Pflanzenbücher den Grundstock für die Schriftwerke eines Tabernaemontanus, Leonhart Fuchs, Hieronymus Bock oder Brunfels legten – um nur einige Berühmtheiten der Botanikgeschichte aufzuzählen.

Vom rechten Zeitpunkt

Unter den Zutaten für die klosterärztlichen Arzneien befanden sich auch wild wachsende Pflanzen, die nicht im Klostergarten kultiviert, sondern in der Natur gesammelt wurden. Dazu gaben die Schriften der Klöster detaillierte Anweisungen. Diese hatten vor allem zum Ziel, die Heilkräfte einer Pflanze in ihrem höchsten Wirkungsgrad zu gewinnen, sie also dann zu sammeln, wenn die Konzentration ihrer wirksamen Inhaltsstoffe am stärksten war: ein weiteres Indiz für die hohen botanischen und pharmakologischen Kenntnisse der mittelalterlichen Medizin.

> *Die Herbarien sollten dazu dienen, den Lesern das Auffinden medizinischer Pflanzen zu ermöglichen, und sie über deren Eigenschaften und Wirkungen unterrichten.*

Im Benediktinerkloster Andechs in Oberbayern war man beispielsweise folgender Ansicht: »Eine Abhandlung über die empfehlenswerten einfachen Arzneien ist von der Vernunft her notwendig, damit man weiß, wann Wurzeln, wann Blüten und Samen gesammelt werden müssen. Eine zweckmäßige Sammlung der Arzneien wird zuerst hervorgebracht durch einen Fehler in dem durch Erfahrung gewonnenen Wissen. Drogen nämlich, die zu einer bestimmten Zeit gesammelt wurden, wirken sehr abführend, während sie, zu einer anderen Zeit eingesammelt, wenig oder gar nicht abführend wirken. So erhalten bestimmte Pflanzen infolge der Sammelzeiten ihre Heilwirkung, während sie zu einer anderen Zeit ihre Kraft zur Gänze verlieren, wie jene, die vor der Reifezeit eingesammelt werden.«

Wie zutreffend diese Zeilen sind, haben wir heute wissenschaftlich verbürgt: Wirksamkeit und Konzentration von Pflanzenstoffen sind starken Schwankungen unterworfen – sowohl jahres- wie tageszeitlichen.

Neben den in den Herbarien aufgeführten Hinweisen zum richtigen Zeitpunkt der Heilkräuterernte entwickelten sich eigene Kräutersammelkalender, in denen für jeden Monat des Jahres die jeweils zu sammelnden Arzneipflanzen auf-

Der »Hortulus«

Das berühmteste unter den zahlreichen Herbarien ist das »Liber de cultura hortorum« des Benediktiners Walahfrid Strabo: ein botanisches wie literarisches Meisterwerk. Der dem Kloster Reichenau vorstehende Abt verfasste sein Lehrgedicht vermutlich in den Jahren zwischen 842 und 849 an der Fuldaer Klosterschule. Im »Hortulus« wuchsen Andorn, Betonie (Heilziest), Eberraute, Fenchel, Frauenminze, Gartenkerbel, Katzenminze, Kürbis, Liebstöckel, Melone, Minze in anderen Arten, Muskatellersalbei, Odermennig, Poleiminze, Raute, Rettich, Rose, Salbei, Schafgarbe, Schlafmohn, Schwertlilie, Sellerie, Weiße Lilie sowie Wermut. Abt Walahfrid widmete sich diesen Pflanzen vor allem wegen ihrer Heilkräfte. So sind seine Verse von hohem medizingeschichtlichen Wert und werden nicht umsonst als »botanisch-pharmazeutisches Kulturdenkmal« gepriesen.

Dabei schöpft Strabo keineswegs nur aus antiken Quellen, sondern legt stets auch seine eigenen Erkenntnisse zu Grunde: die erlebte Pflanzenwelt vor der Tür seiner Abtswohnung auf der Insel Reichenau. Der pflanzenkundige Abt war ganz offensichtlich recht praktisch veranlagt, was sich in zahlreichen Passagen des »Hortulus« widerspiegelt. So beispielsweise in den einführenden Empfehlungen zum Gartenbau, wo er notiert, wie man »ruhende Schollen« in einen Garten verwandelt: »Auf, und zerreiße die Schlingen der regellos wuchernden Nesseln, und ich vernichte die Gänge, bewohnt von dem lichtscheuen Maulwurf, Regenwürmer dabei ans Licht des Tages befördernd.« Schließlich und endlich möge »Nährstoff des kräftigen Mistes darauf in den Boden gestreut« werden. Wer so verfährt, dem sind die Früchte seiner Arbeit gewiss: »Mein Garten hat von dem, was man ihm einst vertraute, nichts ohne Hoffnung auf Wachstum untätig im Boden verschlossen.« Allerdings, gibt Strabo zu bedenken, lernt man dies nur, indem man selbst zu Schaufel und Hacke greift: »Dies entdeckte mir nicht allein Lektüre, die schöpft aus den Büchern der Alten: Arbeit und eifrige Neigung vielmehr, die ich vorzog der Muße, Tag für Tag, haben mich dies gelehrt durch eigne Erfahrung.«

> **Ordnung im Reich der Pflanzen**
>
> Ordnung ins Pflanzenreich brachte der schwedische Naturforscher Carl von Linné (1707–1778) mit seiner »Systema naturae«: In dem 1735 verfassten Werk nimmt Linné eine systematische Einteilung aller damals bekannten Pflanzen vor. Er ordnet sie erstmals nach ihren Fortpflanzungsorganen wie Stempel und Staubgefäße – ein absolutes Novum in der Wissenschaft. Auch das Tierreich und die Mineralien werden von dem Schweden einzelnen Klassen zugeordnet.
>
> Die Pflanzensystematik hat sich im Laufe der folgenden Jahrhunderte zwar noch um Einiges geändert, nicht zuletzt auch deshalb, weil neu entdeckte Pflanzen unterzubringen waren. Dennoch ist die von Linné begründete Klassifikation in ihren Grundzügen bis heute erhalten geblieben. Das zeigt sich unter anderem in einem Buchstaben, den sehr viele Pflanzen am Ende ihres botanischen Namens tragen: »L.« für Linné.

die Zisterziensermönche in ihrem Gepäck stets auch Samen und Sprösslinge für die neu anzulegenden Gärten. Von diesen aus fanden die klösterlichen Pflanzen dank Wind und Vogelschnäbeln alsbald Eingang in die Gärten benachbarter Dörfer.

Angesichts der hierzulande herrschenden klimatischen Bedingungen waren die mittelalterlichen Klöster allerdings nicht ganz unabhängig von der Einfuhr ausländischer Drogen. Wie aus alten Rechnungen hervorgeht, finden sich unter den Heilpflanzen, deren sich die Klosterärzte bedienten, auch weit gereiste Vertreter der Flora, so unter anderem Pfeffer, Weihrauch, Aloe vera, Ingwer, Galgant, Myrrhe und Kalmus.

geführt wurden – unverzichtbar für die Kräuterfrauen, die von Wald und Wiesen die Zutaten für Heilzubereitungen herbeischafften.

Heilkräftige Zuzügler

Ohne die Benediktiner wäre unsere Pflanzenwelt um einiges ärmer. Denn vieles, was in unseren Breiten ursprünglich nicht heimisch war, brachten die benediktinischen Ordensgemeinschaften bereits im frühen Mittelalter über die Alpen. In den Gärten ihrer Klöster gediehen so einige botanische Fremdlinge aus mediterranen Gefilden. Von dem Import gen Norden durch heilkundige Mönche zeugen volkstümliche Namen für ursprünglich mediterrane Pflanzen wie beispielsweise Mariendistel (Silybum marianum) oder Pfaffenkraut für die Melisse (Melissa officinalis).

Neben den Benediktinern machten sich auch die Zisterzienser um den Gartenbau verdient. Bei der Gründung von Tochterklöstern hatten

Frühe Wurzeln

*»Überall geht ein frühes Ahnen
dem späten Wissen voraus.«*
(Alexander Freiherr von Humboldt, 1769–1859)

Wie bereits erwähnt, trugen die Herbarien entscheidend zum wissenschaftlichen Fortschritt auf dem Gebiet der Botanik und der Pharmakologie bei. Ohne sie wäre nicht nur das Wissen um die Vielfalt der Flora weniger fundiert – auch die Pflanzenheilkunde wäre heute eine andere.

Denn die mittelalterlichen Kräuterkundigen übernahmen zwar die aus vergangenen Tagen überlieferten Kenntnisse – waren also insofern konservativ. Andererseits führten sie bis dato ungebräuchliche Arzneipflanzen ein und nannten neue Heilanzeigen. Der Forschereifer dieser Phytopharmakologen und der daraus resultierende Erkenntniszuwachs verschaffte dem Wissen um die »Tugenden der Arzeneypflanzen« ein hohes Ansehen.

So steht die Wiege der pharmazeutischen Industrie genau genommen in den Klöstern, die aus den Heilpflanzen ihrer Gärten mannigfache Arzneien fertigten. Diese Tradition hielt sich bis in die Neuzeit: Schon im Jahr 1659 stellte beispielsweise das florentinische Dominikanerkloster das berühmte China-Elixier aus der Chinarinde her – ein fiebersenkendes Mittel, das Medizingeschichte machte.

Die Anfänge der Pharmazie

Dass Kräuter viele verschiedene Eigenschaften haben können, die es zu kennen gilt, war den mittelalterlichen Heilkundigen bewusst, zweifelsohne auch, dass Pflanzen in sich mehrere verschiedene Stoffe bergen und ihre Wirksamkeit meist erst aus deren Zusammenspiel resultiert. Ebenso wusste man, dass mögliche schädliche Wirkungen eines Pflanzenstoffs durch die Kombination mit anderen ausgeglichen oder gemildert werden können. Nehmen wir den Löwenzahn (Taraxacum officinale): Er wurde von den Klosterärzten zur Entwässerung und Entschlackung eingesetzt. Diese Anwendung hat sich bis heute erhalten und ist angesichts des hohen Kaliumgehaltes dieser Pflanze sehr wohl berechtigt. Denn was der Körper im Zuge der Entwässerung an Kalium verliert, ersetzt ihm der Löwenzahn gleich wieder. Moderne Präparate

> *Galens Vier-Säfte-Lehre diente der Medizin über beachtliche 1500 Jahre hinweg als Grundlage jeden therapeutischen Handelns. So wurde die Wissenschaft von der Zubereitung von Arzneimitteln ihm zu Ehren Galenik genannt.*

Vier Elemente, vier Säfte

Die mittelalterlichen Kräuterfachleute waren entscheidend geprägt von der Lehre von den vier Säften. War man im alten Ägypten noch der Auffassung, dass Gesundheit überwiegend vom Wohlwollen der Götter abhing, so galten von der römischen Kaiserzeit bis zur Neuzeit vor allem »schlechte Säfte« als Ursache von Krankheiten. Der römische Arzt Galen (129–199) brachte die Theorie von den vier Säften in ein in sich schlüssiges System, ausgehend von der Vorstellung, das alles in der Natur – Pflanzen, Tiere wie Menschen – aus den vier Elementen Luft, Wasser, Feuer und Erde zusammengesetzt ist, wenn auch in unterschiedlichen Verhältnissen. Jedem Element sind verschiedene Qualitäten zugeordnet, etwa »heiß«, »trocken« oder »feucht«. Den vier Elementen Feuer, Wasser, Erde und Luft entsprechen die vier Säfte Blut, Schleim, schwarze Galle und gelbe Galle. Die Ausgewogenheit der vier Säfte galt als Grundbedingung für Gesundheit, deren Ungleichgewicht hingegen machte den Körper anfällig für Krankheiten. Mangel oder Überschuss wie auch die Verdorbenheit der verschiedenen Säfte sah man als ursächlich für Störungen des Wohlbefindens an. Durch die Gabe geeigneter Medikamente suchten die Ärzte, das Gleichgewicht der vier Säfte wiederherzustellen: Mangel oder Überschüsse auszugleichen oder Schädliches aus dem Körper auszuleiten.

Bemerkenswert sind die Parallelen der Vier-Säfte-Lehre zu den Konzepten der traditionellen chinesischen und indischen Medizin. Sie gehen ebenso vom Gleichgewicht der – allerdings fünf – Elemente als Voraussetzung für Gesundheit aus. Jede Behandlung verfolgt deshalb auch das Anliegen, deren Ungleichgewicht zu vermeiden oder auszugleichen.

zur Entwässerung und Entschlackung bringen dagegen oftmals den körpereigenen Kaliumhaushalt derart durcheinander, dass der Mangel durch die Gabe von Kaliumpräparaten ausgeglichen werden muss.

Um den therapeutisch wirksamen Inhaltsstoffen einer Arzneipflanze auf die Spur zu kommen und ihr so das Geheimnis ihrer Wirksamkeit zu entlocken, stehen der Wissenschaft heute modernste Analysemethoden zur Verfügung. Davon konnten die Altvorderen der pharmazeutischen Zunft nur träumen. Statt auf medizinische Technik zurückgreifen zu können, waren sie darauf angewiesen, über viele Jahre hinweg Erfahrungen zu sammeln. Nach und nach ließen sich so die verschiedenen Eigenschaften der heilsamen Kräuter identifizieren. Entsprechend konzentrierte sich ein Pflanzenkundler meist auch nur auf eine einzige Pflanze, deren Wirkungen und Anwendungsmöglichkeiten er mühevoll studierte und probierte. Probieren ging dabei allerdings nicht über Studieren: Die mittelalterlichen Pflanzenforscher berücksichtigten nicht nur die von ihnen gewonnenen Erkenntnisse, sondern auch die über viele Jahrhunderte hinweg ge-

Ein Who is who der grünen Arzneien

Bach-Blütentherapie Diese Therapieform hat weniger mit Pflanzenheilkunde zu tun, als vielmehr mit seelischen Befindlichkeiten. Solchen – überwiegend negativen – ordnete der englische Arzt Edward Bach (1886–1936) bestimmte Krankheiten zu. Ingesamt 38 Seelenzustände assoziierte er mit 38 Pflanzen, deren Blütenpräparate per Energieübertragung heilen sollen. Erhältlich in kleinen Flakons zu großen Preisen und, wie so einige Fachleute meinen, so wirksam wie Plazebo – nämlich überhaupt nicht.

Droge Weder Rausch- noch Suchtmittel, sondern der Fachbegriff für medizinisch verwendete Pflanzenteile – vom Blatt bis zur Wurzel.

Drogen-Extrakt-Verhältnis (DEV) An diesem erkennen Sie die Qualität standardisierter pflanzlicher Arzneimittel. Das DEV gibt an, wie viel Droge zur Herstellung des Extraktes verwendet wurde. Von Arzneimitteln ohne DEV-Angabe sollte man die Finger lassen, denn sie sind hinsichtlich ihrer Wirksamkeit wenig verlässlich.

Extrakt Basis nahezu aller rationalen Phytopharmaka: hochkonzentrierter Pflanzenauszug, der durch Lösungsmittel wie Aceton, Methanol oder Ethanol gewonnen wird. Es gibt Flüssigextrakte, so genannte Fluide oder Tinkturen, sowie Trockenextrakte, aus denen Tabletten hergestellt werden.

Pflanzliches Kombinationspräparat Ein Arzneimittel, das Wirkstoffe aus mehreren Pflanzen oder Pflanzenextrakten enthält. In vielen Fällen ergänzen sich die einzelnen Wirkstoffe und wirken in ihrer Gesamtheit besser als jeder für sich alleine.

Pflanzliches Monopräparat Ein Arzneimittel, das nur einen einzigen Wirkstoff einer Pflanze oder eines Pflanzenextraktes enthält.

Rationale Phytopharmaka Pflanzliche Arzneimittel, für die in klinischen Studien ein wissenschaftlicher Nachweis der Wirksamkeit erbracht wurde (→ Seite 18).

Wirksamkeitsnachweis Die Grundbedingung für rationale Phytopharmaka: Nur Arzneimittel, die sich in klinischen Studien als besser erweisen als ein Scheinmedikament, ein so genanntes Plazebo, gelten als medizinisch wirksam.

machten Beobachtungen der Kollegen. Das eingehende Studium der aus der Antike überlieferten Schriften über Arzneipflanzen und deren Wirkungen war dazu unerlässlich.

Die in den alten Kräuteralmanachen niedergelegten Erkenntnisse über Heilpflanzen haben ohne Frage Lücken und so manchen Fehler. Dagegen ist die Wissenschaft aber auch heute nicht gefeit. Von einigen pflanzlichen Arzneimitteln ist nicht bekannt, worauf ihre Wirksamkeit beruht, da sie sich nicht unmittelbar aus den Inhaltsstoffen erklären lässt – das gleiche Dilemma, in dem auch die Medizin des Mittelalters vor tausend Jahren schon steckte.

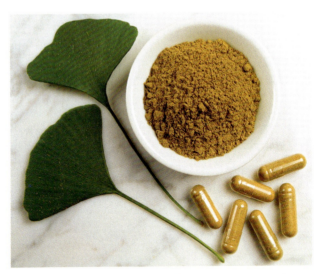

Die Darreichungsformen von Heilpflanzen unterscheiden sich erheblich in den enthaltenen Wirkstoffmengen.

Tee oder Tablette?

Griechisch »phytos« = Pflanze, und »pharmakon« = Arzneimittel ergibt zusammen Phytopharmakon, pflanzliches Arzneimittel. Dieser Begriff umfasst jedoch sehr viel und sehr Unterschiedliches. Etwa 400 Arzneipflanzen hat die Pflanzenapotheke derzeit im Angebot – zu Arzneidrogen verarbeitete Blüten, Blätter oder Wurzeln, Rinden und Früchte, Samen oder ätherische Öle. Anwenden lassen sich die grünen Arzneien als Saft oder Tee, Pulver oder Tablette, Salbe oder Tinktur – stets anders kombiniert, dosiert und aufbereitet. Das macht allerdings einen entscheidenden Unterschied. Denn zwischen einer Tasse Kamillentee und einem in Tabletten gepressten Extrakt aus Blättern des Ginkgo-Baumes liegen Welten. Nicht nur, was die Konzentration an Wirkstoffen betrifft, die Sie sich damit jeweils verabreichen. Dass und wie sehr sich Zubereitungen aus Heilpflanzen voneinander unterscheiden können, wissen allerdings die wenigsten. Denn trotz des wachsenden Stellenwerts pflanzlicher Arzneimittel kursieren in der breiten Öffentlichkeit darüber nach wie vor viele Irrtümer.

> *Der Begriff »Droge« hat nichts mit Sucht- oder Rauschmitteln zu tun, für die er heute allerdings meist gebraucht wird. Mit Droge sind schlichtweg getrocknete Heilpflanzen oder Teile davon gemeint. Nicht umsonst hieß der Apotheker früher auch »Drogist«.*

Traditionell und rational …

Zweifelsohne ist tatsächlich gegen nahezu jede Krankheit »ein Kraut gewachsen«. Doch es kommt sehr darauf an, in welcher Form es angewendet wird. Ein Tässchen Tee aus Johanniskrautblüten bringt Sie beispielsweise nicht aus einem seelischen Tief. Auch die zahllosen Johanniskrautdragees und -pillen aus Super- und Drogeriemärkten können das verdunkelte Gemüt nicht wieder aufhellen.

Aber Sie haben doch nun schon so oft gehört oder gelesen, dass Johanniskraut gegen depressive Verstimmungen hilft? Richtig, doch Sie brauchen mehr als selbst gebrauten Tee, und den Gang in den Supermarkt können Sie sich sparen. Gehen Sie besser gleich in die Apotheke. Denn was Sie brauchen, ist ein Präparat, in dem genau jene Johanniskrautstoffe in hoher Konzentration stecken, die antidepressiv wirksam sind. Das kriegen Sie mit einem standardisierten Extrakt aus Johanniskrautblüten: einem rationalen Phytopharmakon, dessen therapeutische Wirksamkeit wissenschaftlich nachgewiesen wurde.

> *Das Wissen um die Wirksamkeit »traditionell« angewandter pflanzlicher Heilmittel stützt sich ausschließlich auf die damit gemachten Erfahrungen.*

... im Allgemeinen und im Speziellen

Pflanzliche Arzneien im Allgemeinen enthalten per Definition »als arzneilich wirksame Stoffe ausschließlich Pflanzen, Pflanzenteile oder Pflanzeninhaltsstoffe«. Darin eingeschlossen ist mithin alles, was die grüne Apotheke im Sortiment hat: die Teemischung, die Sie beim Kräuterweiblein auf dem Wochenmarkt, im Naturkostladen oder Reformhaus kaufen, ebenso wie Ringelblumensalbe oder Melissengeist. Die Wirksamkeit dieser Mittel ist nicht wissenschaftlich geprüft. Dass sie die eine und andere Beschwerde wirksam lindern können, ist einzig durch ihre langjährige Anwendung bekannt. Sie haben sich in der Volksmedizin über Generationen hinweg bewährt und wurden für gut befunden. Deshalb tragen solche Pflanzenheilmittel auch den Vermerk »traditionell angewendet bei ...«.

Daneben gibt es pflanzliche Arzneimittel, die im Rahmen der rationalen Pflanzenheilkunde angewendet werden. Sie enthalten definitionsgemäß »als arzneilich wirksame Stoffe Zubereitungen aus Pflanzenteilen in einer bestimmten galenischen Form« und werden »im Sinn einer naturwissenschaftlich orientierten Medizin eingesetzt«. Das bedeutet, dass ihre Wirksamkeit durch wissenschaftliche Untersuchungen belegt ist. Dabei gelten die gleichen Spielregeln wie für Arzneimittel mit synthetischen, also künstlich hergestellten Wirkstoffen. Rationale Phytopharmaka wurden experimentell auf ihre Wirkung überprüft und haben ihre therapeutische Wirksamkeit in klinischen Studien und durch ärztliche Erfahrungen unter Beweis gestellt. Um auf den Arzneimittelmarkt kommen zu können, müssen sie ein Zulassungsverfahren durchlaufen, wie es auch für synthetische Präparate erforderlich ist. Ebenso müssen diese pflanzlichen Medikamente Mindestgehalte jener Inhaltsstoffe haben, die für die Wirksamkeit relevant sind (→ Seite 23ff.). Rationale Pflanzenpräparate enthalten meist spezielle Extrakte, die in Tabletten, Kapseln oder Dragees verpackt, mitunter auch als Tropfen oder Säfte angewendet werden können. Wie solche Extrakte hergestellt werden, erfahren Sie auf Seite 24.

Synthetisch versus pflanzlich

Der Unterschied zwischen einem pflanzlichen Arzneimittel und einem chemischen besteht darin, dass pflanzliche Präparate als Wirkstoff statt einer synthetischen, also einer künstlich in der chemischen Fabrik hergestellten Substanz eine Pflanzenzubereitung, zum Beispiel einen Extrakt, enthalten.

Fachlich korrekt müssten Medikamente mit synthetisch hergestellten Wirkstoffen als »chemisch-definierte Arzneimittel« bezeichnet werden. Das klingt jedoch einigermaßen holprig, und deshalb ist im Folgenden auch von »synthetisch« die Rede, was das Gleiche meint wie »chemisch-definiert«.

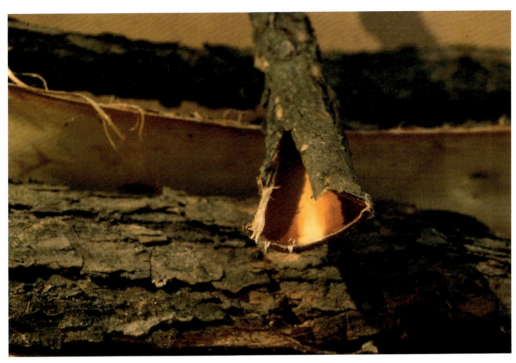

Viele künstlich hergestellte arzneiliche Wirkstoffe haben pflanzliche Stoffe zum Vorbild. So entstand die gegen Schmerzen wirksame Acetylsalicylsäure nach dem Vorbild des in der Weidenrinde enthaltenen Salicin.

Die Zeichen stehen auf Grün

Dass pflanzliche Arzneimittel höchsten wissenschaftlichen Ansprüchen genügen und nach deren Kriterien eingesetzt werden, liegt nur nahe. Schließlich basiert die moderne Medizin auf natürlichen Heilmitteln: Neunzig Prozent der synthetischen Arzneimittel, die derzeit auf dem Markt sind, haben ursprünglich pflanzliche Wirkstoffe zum Vorbild. So gehen beispielsweise die Herzglykoside (Digitoxine) auf Digitalis purpurea, den roten Fingerhut, zurück. Atropin wird aus der Tollkirsche, Atropa belladonna, gewonnen und Morphin aus dem Schlafmohn, Papaver somniferum. Acetylsalicylsäure, weithin bekannt durch den Markennamen Aspirin®, ist ein Abkömmling des in der Weidenrinde enthaltenen Wirkstoffes Salicin.

> *Die Phytotherapie (Pflanzenheilkune) ist selbst Bestandteil der Allopathie, der per Definition »naturwissenschaftlich begründeten Medizin«.*

Demzufolge dürfen und sollten pflanzliche Arzneimittel und solche mit synthetischen Wirkstoffen auch nicht in Konkurrenz zueinander gesehen werden. Es geht nicht um ein Entweder-Oder, sondern um ein Miteinander: Hand in Hand – pflanzliche und synthetische Medikamente können sich ergänzen. Die Vorzüge beider Behandlungsweisen lassen sich gut vereinen, wovon sowohl Patienten wie Ärzte profitieren.

Natürlich im Vorteil

Dass pflanzliche Arzneimittel immer beliebter werden und bereits ihren synthetischen Kollegen den Rang ablaufen – Johanniskrautextrakte belegen beispielsweise heute den ersten Platz auf dem Markt der Antidepressiva – hat viele und gute Gründe.

Hohe Wirksamkeit

Ihre große therapeutische Wirksamkeit haben viele pflanzliche Präparate bereits in Studien sowie nicht zuletzt auch in der täglichen medizinischen Praxis unter Beweis gestellt. Was auf dem wissenschaftlichen Prüfstand gefunden wurde, spricht für sich: Zahlreiche Phytopharmaka sind synthetischen Präparaten in der therapeutischen Wirksamkeit absolut ebenbürtig, manchmal sogar überlegen. Wie sich das jeweils im Einzelnen verhält, lesen Sie in den Steckbriefen der Pflanzen ab Seite 66.

Gute Verträglichkeit

Ein sehr wichtiges Argument, wenn es um die Bewertung von Medikamenten geht, ist deren Verträglichkeit. Als Patient haben Sie schließlich nur herzlich wenig von Präparaten, die zwar hochwirksam sind, aber mit unangenehmen Nebenwirkungen einhergehen. Ganz zu schweigen von Mitteln, die »den Teufel mit dem Beelzebub austreiben« – sprich, die ursprüngliche Erkrankung zwar wirksam behandeln, in der Folge jedoch andere Beschwerden hervorrufen. Ein bekanntes Beispiel in diesem Zusammenhang sind Antibiotika, die schon so manche Darmflora ganz empfindlich aus ihrem gesunden Gleichgewicht gebracht haben. Solche negativen Begleitumstände führen verständlicherweise oft dazu, dass Patienten die Präparate absetzen oder erst gar nicht mit deren Einnahme beginnen, was das Argument einer »hohen Wirksamkeit« hinfällig macht. Nicht zu vergessen sind die horrenden unnötigen Kosten, die durch eine schlechte »Verordnungstreue« entstehen: Jahr für Jahr landen Medikamente im Wert von vielen Millionen Euro im Mülleimer.

Was Nebenwirkungen und Verträglichkeit anbelangt, sind pflanzliche Medikamente jenen mit synthetischen Wirkstoffen zweifelsfrei überlegen: Neben- und Wechselwirkungen sind bei der Anwendung von Phytopharmaka höchst selten. Diese gute Verträglichkeit bringt pflanzlichen Arzneimitteln bei der Behandlung zahlreicher Beschwerden entscheidende Pluspunkte ein.

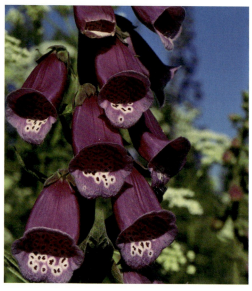

Der rote Fingerhut (Digitalis purpurea) enthält starke Giftstoffe, die in arzneilicher Zubereitung Herzpatienten helfen.

> Was ist Compliance? Befolgen Sie als Patient die Anweisungen Ihres Arztes und nehmen die Ihnen verschriebenen Medikamente ordnungsgemäß ein, zeigen Sie eine gute Compliance. Im gegenteiligen Fall sind Sie »non compliant«.

Großer Nutzen, kleines Risiko

Dank hoher Wirksamkeit bei guter Verträglichkeit haben pflanzliche Arzneien ein sehr günstiges Nutzen-Risiko-Verhältnis. Zu Deutsch: Der angestrebte Behandlungserfolg steht in einem günstigen Verhältnis zu möglichen unerwünschten Wirkungen.

Die Sicherheit von pflanzlichen Arzneimitteln garantiert eine Reihe von Untersuchungen, die nach den gleichen Maßstäben wie für synthetische Arzneimittel durchgeführt werden. Geprüft werden dabei vor allem eventuelle gesundheitsschädigende Wirkungen, die sofort oder bei längerer Einnahme auftreten könnten. Weiterhin ausgeschlossen werden müssen schädliche Auswirkungen auf das Erbgut und die Fruchtbarkeit. Auch Risiken für heranwachsendes Leben im Mutterleib sowie etwaige krebserregende Wirkungen werden geprüft.

Bessere Compliance

Der Begriff Compliance steht für die Bereitschaft des Patienten, bei seiner Behandlung aktiv mitzuarbeiten. Diese, möchte man meinen, müsste zweifelsohne groß sein – Irrtum: Viele Patienten nehmen Medikamente, die ihnen vom Arzt verschrieben werden, gar nicht oder nur unzureichend ein. In den meisten Fällen aus Angst vor den Nebenwirkungen, die sie zu Hause der Packungsbeilage entnehmen, weniger häufig deshalb, weil sie die Einnahme vergessen. Selbst Patienten mit schweren Erkrankungen, wie beispielsweise Asthma bronchiale, nehmen Umfragen zufolge ihre Asthmamittel nur zu etwa zwanzig Prozent ein.

Eine schlechte Compliance schmälert nicht nur den Behandlungserfolg ganz enorm. Sie ist auch mit einer der Gründe für die Kostenexplosion im Gesundheitswesen.

Auch hier liegen Phytopharmaka klar vorn: Bei ihnen ist die Compliance deutlich besser als bei synthetischen Arzneimitteln. Das bescheinigen auch die Ergebnisse vieler Untersuchungen. Was im Grunde wenig überraschend ist. Schließlich sind pflanzliche Arzneimittel wesentlich besser verträglich und weitgehend frei von Nebenwirkungen – bei ebenso hoher Wirksamkeit.

Phytos senken Kosten

Nicht nur die Patienten, auch die Volkswirtschaft profitiert vom Einsatz pflanzlicher Arzneimittel. Laut Umfrageergebnissen werden siebzig bis achtzig Prozent der pflanzlichen Arzneimittel, die verordnet werden, vom Patienten auch genommen. Damit können die Kosten ganz erheblich gesenkt werden. Ebenfalls schonend für die öffentlichen Kassen ist, dass pflanzliche Arzneimittel im Durchschnitt billiger sind als Präparate mit synthetischen Wirkstoffen.

Breites Spektrum

Die Anwendungsgebiete pflanzlicher Arzneimittel sind breit gefächert. Sie erstrecken sich von Herz-Kreislauf-Erkrankungen über Störungen des Hormon- und Immunsystems bis zu Atemwegserkrankungen und Tinnitus.

Schwerpunkte der Phytotherapie
- Erkrankungen von Herz und Gefäßsystem
- Psychische Beschwerden, beispielsweise depressive Verstimmungen, Schlafstörungen, nervöse Angst-, Spannungs- und Unruhezustände
- Atemwegserkrankungen
- Magen- und Darmbeschwerden
- Erkrankungen des Leber- und Gallesystems
- Fettstoffwechselstörungen
- Hirnleistungsstörungen und Demenzen
- Schwindel, Tinnitus
- So genannte Frauenleiden
- Erkrankungen der Niere und ableitenden Harnwege
- Gutartige Prostatavergrößerung
- Erkrankungen des Hormon- und Immunsystems
- Erkrankungen der Haut und des Bewegungsapparates

Gleiche Rechte, gleiche Pflichten

Arzneimittelgesetz und Sozialgesetzbuch machen prinzipiell keine Unterschiede zwischen synthetischen und pflanzlichen Arzneimitteln. Sie sind in jeder Hinsicht gleichberechtigt. Weshalb für Phytopharmaka auch dieselben Anforderungen gelten wie für synthetische Arzneimittel – sowohl hinsichtlich ihrer pharmazeutischen Qualität und ihrer Wirksamkeit wie auch ihrer Unbedenklichkeit.

Um das alles zu belegen, bedarf es der Ergebnisse klinischer Prüfungen. Als Beweis gilt auch anderes »wissenschaftliches Erkenntnismaterial«, beispielsweise Monographien, in denen das Anwendungsgebiet einer Heilpflanze ausgewiesen ist.

> *Das Sozialgesetzbuch regelt den Versorgungsauftrag des Arztes und den Versorgungsanspruch des Patienten.*

Ganz generell bestehen gemäß Arzneimittelgesetz und Sozialgesetzbuch auch in puncto Verordnungsfähigkeit von Arzneimitteln keine Unterschiede zwischen synthetischen und pflanzlichen Arzneimitteln.

Im Sozialgesetzbuch ist auch der Versorgungsanspruch des Patienten festgelegt, der sich keineswegs ausschließlich auf synthetische Arzneimittel beschränkt. Die gesetzlich Versicherten haben grundsätzlich für Phytopharmaka die gleichen Versorgungsansprüche wie für alle anderen verordnungsfähigen Arzneimittel. Ebenso umfasst auch der so genannte Versorgungsauftrag des Vertragsarztes alle verschreibungsfähigen Arzneimittel, also auch pflanzliche.

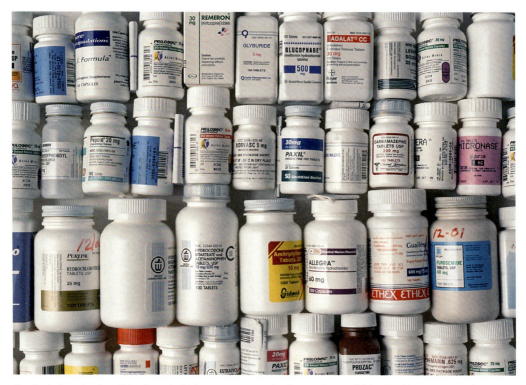

Synthetische wie pflanzliche Arzneimittel müssen, wenn sie als verordnungsfähige Medikamente zugelassen werden sollen, eine strenge wissenschaftliche und klinische Prüfung bestehen.

Brückenschlag in die Moderne

Vieles aus dem tradierten Wissen über Heilpflanzen, das von Generation zu Generation überliefert wurde, ist heute durch die moderne Wissenschaft bestätigt. Die Forschungen der letzten Jahre haben ebenso eindrucksvoll wie überzeugend gezeigt, dass die »grünen Arzneien« den Vergleich mit synthetischen Arzneimitteln keinesfalls scheuen müssen. Die einst von vielen hartnäckig vertretene These, pflanzliche Medikamente hätten allenfalls Plazebo-Wirkung, gehört mithin zu den Akten – und das nicht erst seit gestern.

Darüber hinaus zeigt uns die Erforschung der Naturapotheke neue, viel versprechende Wege zur Behandlung zahlreicher Beschwerden – nicht selten auch solcher, bei denen herkömmliche Mittel mit synthetischen Wirkstoffen an ihre Grenzen stoßen. Hier leistet die Entwicklung standardisierter Wirkstoffextrakte im Zuge der rationalen Phytotherapie einen großen Beitrag.

Die wissenschaftlich begründete Phytotherapie findet inzwischen selbst unter hartgesottenen Gegnern pflanzlicher Arzneimittel immer mehr Akzeptanz. Konzept und Anspruch der rationalen Pflanzenheilkunde sollen Sie nun in ihren Grundzügen kennenlernen, nicht zuletzt auch deshalb, weil in den Steckbriefen vieler Pflanzen davon die Rede sein wird.

Die rationale Phytotherapie

Im Gegensatz zur jahrtausendealten Heilpflanzenkunde ist die rationale Phytotherapie keine Erfahrungsmedizin, sondern sie stützt sich auf die Ergebnisse klinischer Studien. »Rational« ist ein Prädikat, das für Kriterien bürgt, die dem von der modernen Wissenschaft geforderten Standard gerecht werden. Denn rationale Phytopharmaka müssen sich an die gleichen Spielregeln halten wie Arzneimittel mit synthetischen Wirkstoffen: Die Wirksamkeit muss durch wissenschaftliche Untersuchungen, in der Regel klinische Studien, belegt werden. In der gleichen Weise muss die Anwendungssicherheit und pharmazeutische Qualität wissenschaftlich geprüft und gewährleistet sein. Diese drei Dinge muss ein Medikament – einerlei, ob es Wirkstoffe synthetischer oder pflanzlicher Herkunft enthält – vorweisen, um eine Marktzulassung zu erhalten.

Für die Anwendung von rationalen Phytopharmaka spricht eine ganze Menge. Sie haben eine hohe Wirksamkeit, die in klinischen Studien sowie nicht zuletzt in der täglichen ärztlichen Praxis belegt ist. Sie sind gut verträglich und haben ein gutes Nutzen-Risiko-Profil, denn der Behandlungserfolg steht in einem günstigen Verhältnis zu möglichen unerwünschten Wirkungen. Nicht zuletzt ist die Bereitschaft des Patienten, bei seiner Behandlung mitzuarbeiten, die so genannte Compliance, besser als bei synthetischen Arzneimitteln.

> Mit der Entwicklung von Präparaten, deren Wirksamkeit anhand des aktuellen medizinischen Standards belegt ist und die eine zeitgemäße pharmazeutische Qualität besitzen, erfüllt die rationale Phytotherapie die Anforderungen der modernen Medizin.

Von der Pflanze zum Extrakt

Die Inhaltsstoffe von Heilpflanzen werden mittels zahlreicher, oftmals jahrelanger Untersuchungen exakt untersucht. Sind die Stoffe identifiziert, die für die Wirkungen bedeutsam sind, lassen sich standardisierte Extrakte entwickeln. Sie besitzen einen stets gleichbleibend hohen Gehalt an diesen wichtigen Inhaltsstoffen. Nachfolgend haben wir ganz kurz skizziert, wie sich Heilpflanzen wie etwa Baldrian oder Gingko zu solchen hochwertigen Arzneimitteln mausern.

Anbau und Ernte Angesichts der hohen An-

> **Minimalangaben auf der Packung**
> - Verwendete Pflanze und Pflanzenteile
> - Gewinnungsverfahren und korrekte Angabe des Extraktionsmittels
> - Drogen-Extrakt-Verhältnis (DEV)
> - Art und Menge des enthaltenen Wirkstoffes
> - Klar definiertes Anwendungsgebiet und Dosierungsempfehlungen

sprüche an Arzneipflanzen stammen diese heute fast ausschließlich aus kontrolliertem ökologischem Anbau in Plantagen. Dadurch können einzelne Pflanzenarten nicht verwechselt, vermischt und verunreinigt werden. Zudem lassen sich in Pflanzenkulturen gleichbleibende Wachstumsbedingungen leichter sicherstellen und Qualitätsschwankungen vermeiden. Die Ernte kann zum bestmöglichen Zeitpunkt erfolgen, und die Pflanzen können während der gesamten Wachstumszeit auf ihre Inhaltsstoffe geprüft werden.

Trocknen und zerkleinern Sind die Pflanzen geerntet, werden sie getrocknet. Die für das Arzneimittel erforderlichen Pflanzenteile, bei Baldrian etwa die Wurzeln, bei Ginkgo hingegen die Blätter, werden anschließend gereinigt und zerkleinert.

Extraktion Als Nächstes erfolgt der Zusatz des Lösungsmittels zum geschnittenen Ausgangsmaterial, der so genannten Schnittdroge – die eigentliche Extraktion. Der dabei gewonnene Auszug, der Rohextrakt, wird durch chemisch-physikalische Trennverfahren von unerwünschten Bestandteilen befreit – die Spreu gewissermaßen vom Weizen getrennt. Übrig bleiben – nun hochkonzentriert – nur noch die Inhaltsstoffe, die für die Wirkung wichtig sind. Der solcherart »gesäuberte« Rohextrakt wird danach getrocknet und gemahlen.

Extrakte und auch andere Zubereitungen aus ein und derselben Pflanze können sehr unterschiedlich sein und eine jeweils andere »innere Zusammensetzung« haben.

Extrakt »verpacken« Nun wird der Rohextrakt »verpackt« – meist in Tabletten. Dafür presst man ihn in die gewünschte Form und zieht ihm einen Mantel über. Dieser schützt das medizinische Material und sorgt zudem für bessere Schluckbarkeit: Eine Kapsel, umhüllt beispielsweise mit Zellulose, rutscht leichter durch die Kehle. Extrakte kommen auch als Lösungen auf den Markt. In der Regel werden sie dazu mit alkoholischen Tinkturen in genau festgelegtem Verhältnis vermengt.

Wider den Etikettenschwindel

Die wachsende Beliebtheit pflanzlicher Arzneimittel birgt die Gefahr, dass angesichts der großen Nachfrage die Qualität nicht mehr ausreichend kritisch hinterfragt wird, in Folge absinkt und Phytopharmaka auf Grund dessen wieder ungerechtfertigte Geringschätzung erfahren. Um den hohen Qualitätsstandard langfristig zu erhalten, fordern Experten eine bessere Transparenz der pharmazeutischen Qualität. Dazu gehört vor allem die genaue Auszeichnung von pflanzlichen Arzneimitteln durch so genannte Minimalangaben auf der Packung und in der Packungsbeilage, dem »Waschzettel«.

Extrakt ist nicht gleich Extrakt

Pflanzliche Arzneimittel enthalten nicht nur einen, sondern viele verschiedene Inhaltsstoffe. Obwohl aus ein und derselben Pflanze gewonnen, können sie sich in ihrer Zusammensetzung deutlich unterscheiden und damit auch in ihrer Wirksamkeit.

Einen großen Einfluss auf die Zusammensetzung hat das Herstellungsverfahren. Deshalb ist auch jeder nach einem eigenen Verfahren hergestellte Extrakt ein Unikat, ein in seiner spezifischen Zusammensetzung gesonderter

Wirkstoff für sich. Unterschiedlich hergestellte Extrakte sind, selbst wenn sie aus der gleichen Pflanze gewonnen wurden, nicht identisch. Denn ihre Zusammensetzung hängt wesentlich vom Herstellungsverfahren ab. So können nach unterschiedlichen Verfahren hergestellte Extrakte Unterschiede in den Wirkungen, der Wirksamkeit und der Verträglichkeit aufweisen.

Das Problem der pflanzlichen Generika
Die Hersteller dieser »Nachahmer-Präparate« beanspruchen den Wirksamkeitsnachweis eines anderen Extraktes flugs für ihren eigenen. Unternehmerisch zweifellos clever, da der Nachweis der Wirksamkeit rechtlich nicht geschützt ist und sich so kosten- und zeitintensive Investitionen in die Forschung geschickt umgehen lassen. Doch das Gießkannenprinzip »ein Nachweis für alle« entbehrt in medizinischer Hinsicht – und die zählt letztlich – jeder Grundlage. Wissenschaftliche Ergebnisse wie der Nachweis der Wirksamkeit können nicht übertragen werden, sondern besitzen ausschließlich für den jeweils dazu untersuchten Extrakt Gültigkeit. Bei der Wahl eines pflanzlichen Arzneimittels sollten Sie daher das Verfahren, nach dem es hergestellt wurde, unbedingt beachten.

> Neben der Herstellung beeinflussen auch Erntezeit, Schnittgröße der Pflanze sowie das Klima die Inhaltsstoffe und damit die Qualität eines Pflanzenextrakts.

Standardisierung: Einstellung auf den Wirkstoffgehalt
Für den Erfolg der Behandlung ist es außerordentlich wichtig, dass die Arzneimittel stets den gleichen Gehalt an wirksamkeitsbestimmenden Inhaltsstoffen aufweisen. Schließlich müssen Sie sichergehen können, dass Ihr Medikament Ihnen stets die gleiche Dosis des Wirkstoffs liefert. Diese Sicherheit bieten standardisierte Extrakte. Sie besitzen den stets gleichen Standard wie der ursprüngliche Extrakt – der Prototyp, dessen Wirksamkeit wissenschaftlich geprüft wurde. Die Standardisierung gewährleistet Qualität: ein ziemlich aufwendiger Prozess, für den eine ganze Reihe von Kriterien erfüllt sein müssen.

Herstellung: entscheidend für die Wirksamkeit
- Naturgemäß haben die verschiedene Arten einer Pflanzenfamilie verschiedene Inhaltsstoffe. Aus diesem Grund werden hochwertige Extrakte nur aus definierten Pflanzenarten hergestellt.
- Die einzelnen Pflanzenteile – Wurzeln, Blätter oder Blüten – haben zum Teil verschiedene Inhaltsstoffe. Deshalb dürfen nur die für die jeweilige Heilanzeige vorgeschriebenen Pflanzenteile verwendet werden.
- Optimierte und weitgehend einheitliche Anbaubedingungen, unter anderem durch den Anbau in kontrollierten Kulturen, gewährleisten eine größere Einheitlichkeit des in die Extraktion eingehenden Pflanzenmaterials.
- Wichtig ist die so genannte Standardisierung, um eine von Charge zu Charge konstante Zusammensetzung jener Inhaltsstoffe zu gewährleisten, die für die Wirkung bedeutsam sind. Dies erfordert auch ein möglichst einheitliches Ausgangsmaterial.
- Inprozesskontrolle zur Qualitätssicherung: Dabei wird jeder einzelne Herstellungsschritt vom Rohmaterial bis zum Extrakt genau überwacht.

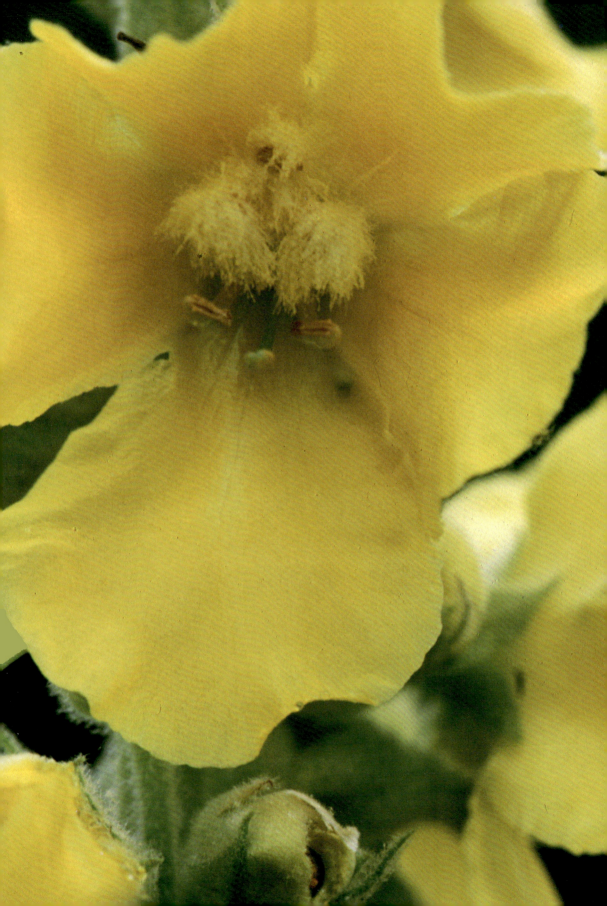

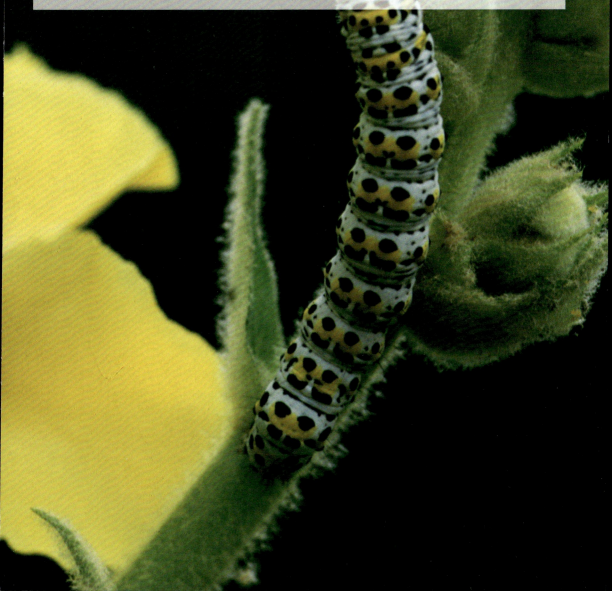

Gewachsene Heilkraft

Apotheke der Natur

In den weitläufigen Garten der grünen Arzneien führen mehrere Wege. Zum einen können Sie fertige Zubereitungen aus Heilpflanzen kaufen. In Apotheken, im Kräuterfachhandel oder in Reformhäusern, als Tee, Tinktur und Salbe verarbeitet oder als Rohware – es gibt inzwischen fast keine Heilpflanze mehr, die man bei uns nicht kaufen oder zumindest bestellen kann.

Wenn Sie rationale Phytopharmaka anwenden, kommen Sie an der Apotheke nicht vorbei. Nur hier erhalten Sie diese qualitativ hochwertigen Präparate: standardisierte Extrakte, mit wissenschaftlichem Segen versehen und entsprechend auf ihre therapeutische Wirksamkeit, pharmazeutische Qualität und Unbedenklichkeit geprüft.

Der Gang in die Apotheke empfiehlt sich unter anderem auch, wenn Sie Heilpflanzen benötigen, die hierzulande nicht heimisch sind. Denn einerseits ist das Sortiment größer, andererseits kann Ihr Apotheker die gewünschte Ware bestellen, falls er sie nicht auf Lager hat. Im Kräuterfachhandel, auf dem Markt oder im Reformhaus erntet man bei Exoten hingegen schon einmal auch eine Absage.

Auf die Qualität kommt es an: Von Kräuterprodukten aus dem Super- oder Drogeriemarkt sollten Sie die Finger lassen, wenn Sie diese zur Gesundheitspflege anwenden möchten.

Apropos ernten: Die nächste Möglichkeit, das enorme Potenzial heilkräftiger Pflanzen zu nutzen, ist, sie selbst zu sammeln und für den Gebrauch als Heilmittel aufzubereiten. Für viele Menschen gewinnt das wieder mehr und mehr an Reiz. Schließlich macht es Freude, auf Wald und Wiesen im Dienste der Gesundheit unterwegs zu sein. Zugegebenermaßen bedarf es einiger Kenntnisse, will man heimische Heilpflanzen selbst sammeln und zubereiten. Nicht nur im Hinblick auf die exakte Bestimmung der Pflanzen – Verwechslungen sollten tunlichst vermieden werden. Auch, was Ernte, Lagerung und Verarbeitung anbelangt, ist einiges an Wissen nötig, ganz abgesehen von dem Mehraufwand an Zeit, der für Kräutermedizin aus eigener Produktion erforderlich ist. Wem das alles zu aufwendig ist, der greift besser auf das reichhaltige Angebot in Apotheken und sonstigen Fachhandlungen zurück. Wer sich hingegen an hausgemachten Pflanzenheilmitteln versuchen möchte – was sich in vielen Fällen durchaus lohnt –, findet auf den folgenden Seiten alles, was ihm bei diesem Unterfangen behilflich sein kann.

Wer sich auskennt, kann heimische Kräuter gut selber sammeln. Sie sind aber, wie exotische Kräuter, auch in der Apotheke erhältlich.

Ihr grüner Daumen

Den können Sie auch beim Kräuteranbau unter Beweis stellen. Ebenso wie beim Sammeln von Heilpflanzen, denn auch dazu braucht man ein gutes Händchen – und Köpfchen. Die Kräuterkundigen aus vergangenen Epochen waren nicht umsonst sehr angesehene Leute. Denn um aus dem Fundus der heilkräftigen Flora auch wirklich zum Wohl der Gesundheit schöpfen zu können, ist einiges Wissen vonnöten. Wie umfangreich dieses war, davon legen viele alte Schriften eindrucksvoll Zeugnis ab: Schon vor langer Zeit notierten die kräuterkundigen Mönche detaillierte Vorschriften zu Zeitpunkt, Ort, Art und Weise der Pflanzenernte. Diese haben wir auch heute zu berücksichtigen, um die wertvollen Kräfte der Naturapotheke nicht zu vergeuden.

> *Kräuter sind nach einem sonnenreichen Jahr reicher an ätherischen Ölen als nach einem verregneten Sommer.*

Vom richtigen Zeitpunkt

Die meisten natürlichen Vorgänge unterliegen bestimmten Rhythmen – denken wir an die Fortpflanzung der Tiere, die Gezeiten oder den weiblichen Monatszyklus. Auch Wachstum und Reifung von Pflanzen sind kein linearer Prozess, sondern verlaufen in unterschiedlichen Perioden. So gibt es Zeiten, in denen eine Pflanze mehr heilkräftige Wirkstoffe enthält als sonst oder sich ihre Kräfte mehr in den Blättern, Blüten, Samen beziehungsweise in den Wurzeln unter der Erde sammeln. Diese Wirkstoffkonzentrationen schwanken sowohl tageszeitlich wie saisonal.

Um die Heilkräfte einer Pflanze in vollem Umfang ausschöpfen zu können, sollte man also um den richtigen Zeitpunkt ihrer Ernte wissen. Dazu dient Ihnen zum einen der Erntekalender, den Sie im Anhang auf Seite 566 finden.

Darüber hinaus gibt es noch einige allgemeine Empfehlungen für die beste Erntezeit:

- Sammeln Sie Heilpflanzen generell nur bei trockenem Wetter.
- Wurzeln erntet man am besten in den ersten Frühjahrsmonaten, kurz nachdem die Pflanze zu treiben beginnt, sowie im Herbst, wenn der Großteil der Wirkstoffe wieder in die Wurzeln gesunken ist. Die Konzentration an Wirkstoffen ist vor Sonnenaufgang und in den späten Abendstunden am höchsten.

Auf den Spuren der Kräuterfrauen

- Bevor Sie sich in Wald und Flur aufmachen, studieren Sie den Erntekalender auf Seite 566. Er zeigt Ihnen die Zeiten, zu denen die Pflanzen am besten zu sammeln sind.
- Sammeln Sie nur Pflanzen, die Sie auch einwandfrei identifizieren können – so manche Kräuter haben Doppelgänger, deren Verträglichkeit nicht gewährleistet ist.
- Pflanzen, die unter Naturschutz stehen, sind tabu.
- Beschränken Sie sich bei einem Sammelgang auf einige wenige Pflanzenarten, die Sie auch in Kürze verarbeiten werden. So haben Sie am meisten von den Heilkräften der Pflanzen.
- Die zu erntenden Pflanzen sollten nicht feucht und auch nicht von Ungeziefer oder Schimmelpilzen befallen sein.
- Zum Transportieren des Sammelguts nehmen Sie einen geflochtenen Korb, einen Leinen- oder Rupfensack. Wichtig ist, dass Luft an die gepflückten Pflanzen gelangen kann – weshalb Plastiktüten nicht in Frage kommen.
- Ordnen Sie Ihre gesammelten Kräuter, indem Sie sie nach Sorten getrennt mit Bindfaden oder Gummibändern zu kleinen Sträußchen binden. Das ist zum einen sehr praktisch für das spätere Weiterverarbeiten, zum anderen unumgänglich, weil sich manche Heilpflanzen nicht gut miteinander vertragen.

- Früchte und Samen sollten ganz reif sein und werden am besten vor- oder nachmittags geerntet.
- Blüten sollten bei ihrer Ernte voll entfaltet sein. Deshalb eignen sich die Mittagsstunden an trockenen, sonnigen Tagen am besten zum Pflücken.

Richtiges Sammeln

Wichtig ist nicht nur, wann welche Teile von Heilpflanzen am besten geerntet werden, sondern auch wie. Je gezielter Sie bei Ihrer Kräuterernte vorgehen, desto größer sind hinterher die Heilerfolge.

Zunächst ist einige Sorgfalt bei der Auswahl des Sammelplatzes angebracht: Vor allem Heilpflanzen sollten aus einer von Umweltgiften möglichst unberührten Region stammen. Bestimmte Pflanzen finden sich ohnehin nur noch auf entlegenen Bergwiesen, in Naturparks oder Mooren.

Dennoch, vollkommen frei von Schadstoffen ist heute leider kein einziges Gewächs mehr, hier sollten wir uns keine Illusionen machen. Auch der ökologische Anbau findet nicht unter der Glasglocke statt. Der Gehalt an unerwünschten Substanzen in der grünen Medizin lässt sich jedoch durchaus niedrig halten, indem man unter anderem Wiesen und Wälder nahe Autobahnen und Industriegebieten strikt meidet. Auch um landwirtschaftliche Gebiete, die konventionell bebaut und damit auch mit chemischen Pflanzenschutz- und Düngemitteln gespritzt werden, machen Sie einen Bogen. Pflanzen, die entlang von Waldwegen wachsen, welche häufig von Spaziergängern mit Hunden frequentiert werden, können ebenfalls verunreinigt sein.

Was die einzelnen Pflanzenteile anbelangt, gibt es nun unterschiedliche Dinge zu beachten:

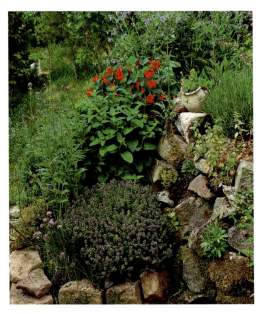

Eine Kräuterspirale ist ein schneckenförmig angelegtes Beet, das für jede Pflanze einen guten Standort bietet.

Große safthaltige Pflanzen wie etwa Beinwell können Sie vor dem Trocknen etwas auseinanderzupfen. Ansonsten zerkleinert man die Kräuter erst nach dem abgeschlossenen Trocknungsvorgang.

> **Blätter**

Pflücken Sie Blätter einzeln und vorsichtig von den Stängeln ab. Oft lassen sich zarte Blättchen auch einfach abstreifen.

> **Blüten**

Blütenblätter werden einzeln mit den Händen abgepflückt, Blütenstände hingegen im Ganzen und mit einem Messer.

> **Samen und Beeren**

Beides pflücken Sie mit den Händen. Achten Sie darauf, Samen und Beeren schnell weiterzuverarbeiten, denn sie verderben rasch.

> **Wurzeln**

Wurzeln gräbt man aus oder sticht sie mit einem Spaten oder einem scharfen Messer ab. Doch nur so viel, dass die betreffende Pflanze noch weiterleben kann: Maximal ein Drittel des Wurzelstocks dürfen Sie entwenden.

Aus eigener Zucht

Statt Heilpflanzen in der freien Natur zu sammeln, kann man diese auch selbst anbauen – im Garten oder auch im Balkonkasten. Das Anlegen eines Kräuterbeets im Garten oder auf dem Balkon kostet nur wenig Mühe – die sich in jedem Fall lohnt.

Der richtige Standort

Der sonnigste und windgeschützteste Platz im Garten, am Haus oder auf dem Balkon, der tagsüber am meisten Licht abbekommt, ist der ideale Ort zum Anbau von Heilpflanzen. Auf krümeligem, leicht sandigem Humusboden gedeihen die Pflänzchen am besten. Lehmboden sollte mit Sand und Kompost gelockert, ein magerer Sandboden hingegen mit etwas Tonmehl und Kompost angereichert werden. Als Saatboden verwenden Sie selbst gemischte Kräutererde: je ein Drittel reifen Kompost, Torf und Sand.

Aussaat

Saatgut für viele einjährige, zweijährige und ausdauernde Kräuter ist im Fachhandel und über Versand erhältlich. In Gärtnereien, auf Bauernmärkten oder in Gartencentern können Sie auch Jungpflanzen kaufen. Vor der Aussaat reichern Sie den Boden mit Kompost oder organischem Dünger, wie etwa Hornspänen, an. Lockern Sie den Boden vor der Aussaat, und entfernen Sie alles Unkraut samt Wurzeln. Auch Steine und größere Erdklumpen sollten Sie entfernen. Wenn die Beete mit Kompost versorgt sind, rechen Sie die Oberfläche glatt und teilen dann den Pflanzen ihren Platz zu. Ziehen Sie dann mit dem Finger oder einem Stäbchen lange Rillen in den Boden, in die sie locker die Samen verteilen. Stecken Sie zur Sicherheit das Samentütchen dazu – so wissen Sie später, was wo gesät wurde. Die besten Aussaatzeiten und die Abstände zwischen den Reihen entnehmen Sie den Informationen auf den Samentüten. Hier steht auch, welche Kräuter nach dem Keimen ausgelichtet werden müssen und welche wie gewachsen stehen bleiben können. Im Balkonkasten gehen Sie genauso vor, nur eben auf kleinerem Raum.

> *Beim Bepflanzen von Balkonkästen achten Sie auf einen guten Wasserabzug. Über die Löcher legen Sie einige Kieselsteine, damit sie nicht verstopfen.*

Weiter zur »Apothekenreife«

Nach der Ernte – im eigenen Bestand oder in der freien Natur – sortieren Sie die Kräuter vorsichtig nach Arten und legen sie zum Trocknen auf eine saugfähige Unterlage. Gut geeignet dazu sind Holzbretter, Baumwolltücher oder einfach Haushaltskrepp. Die Kräuter sollten während des Trocknens nicht dem grellen Sonnenlicht ausgesetzt sein und auch nicht an einem zu warmen Platz liegen. Am besten trocknet man sie im Freien, etwa auf dem Balkon, an einem schattigen und trockenen Ort. Alternativ hängen Sie die Kräuter kopfüber an einer Leine auf.

Samen trocknen Sie, indem Sie die Pflanze mit

Die Kräuterspirale

Eine spezielle Beetform hat sich besonders beim Kräuteranbau bewährt: Eine Spirale, bei der das Beet schneckenförmig zur Mitte hin erhöht angelegt wird. Damit haben Sie oben nährstoffarmen, trockenen Sandboden und unten fruchtbare Muttererde. Diese Anlageform hat auch den Vorteil, dass viele Kräuter auf relativ kleinem Raum Platz finden. Zudem wird das Sonnenlicht optimal ausgenutzt. Vor der Bepflanzung empfiehlt es sich, einen Plan zu machen, in dem die unterschiedlichen Wuchshöhen und Bodenbedürfnisse berücksichtigt werden.

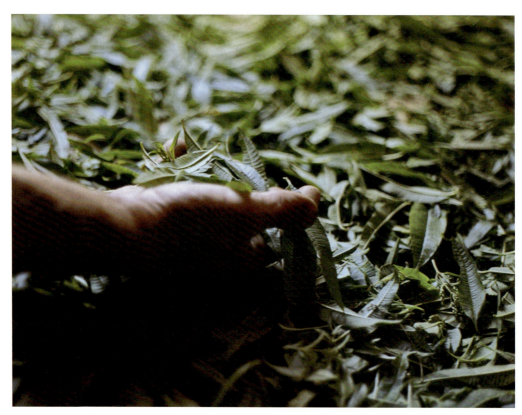

Für den Vorrat sollten Kräuter rasch, aber schonend getrocknet werden. So dürfen sie nicht bei großer Hitze oder in der prallen Sonne trocknen. Wer sich unsicher ist, wie es richtig gemacht wird, kauft Kräuter in der Apotheke.

Samenständen kopfüber aufhängen, nachdem Sie ein sauberes Baumwolltuch untergelegt haben – in dieses fallen die trockenen Samen dann hinein. Wurzeln bürsten Sie unter fließendem Wasser ab und reiben sie trocken. Dann fädeln Sie die Wurzelstücke mit einer Nadel auf festen Faden auf und hängen sie zum Trocknen auf.

Sind die Pflanzen gut durchgetrocknet – was Sie daran merken, dass sie noch grün sind, aber leicht zerbröseln – zupfen Sie die Blätter und die Blüten von den Stengeln ab. Bei Samen klopfen Sie die getrockneten Dolden aus und schütten sie in ein feines Sieb, um Blättchen und Staub zu entfernen.

> *Heilpflanzen sollten, bis auf einige wenige Ausnahmen, nicht länger als ein Jahr gelagert werden, damit sie noch alle ihre Wirkstoffe besitzen.*

Gut gelagert, lange wirksam

Zur Aufbewahrung Ihrer nun »apothekenreifen« Heilpflanzen eignen sich am besten saubere Papiersäckchen, Schachteln, Dosen oder Gläser. Diese sollten nicht zu fest verschlossen und genau mit Name und Erntedatum beschriftet sein. Bei völlig luftdichtem Verschluss würde die eventuell noch vorhandene Restfeuchte dazu führen, dass Ihr Sammelgut schimmelt. Da von außen eindringende

Feuchtigkeit und Licht die Haltbarkeit der Heilpflanzen verkürzen, wählen Sie für Ihre Kräuter einen kühlen, trockenen und dunklen Ort. Ideal sind zur Aufbewahrung daher auch dunkle Gläser oder Keramikbehältnisse mit Schraubverschlüssen oder Korken – diese können Sie dann auch problemlos an einem hellen Platz lagern.

Hausgemachte Arzneien

Um in den Genuss der vielfältigen Wirkungen von Heilpflanzen zu kommen, steht Ihnen ein großes Sortiment an fertigen Zubereitungen zur Verfügung – Tees und Teemischungen, Öle, Tinkturen, Säfte und vieles mehr. Statt in Apotheke, Reformhaus oder Kräuterfachhandel können Sie aber auch in Ihre eigene Küche gehen. Etwas Sorgfalt und Zeit vorausgesetzt, lassen sich viele Kräutermittel auch zu Hause herstellen. Relativ einfach gelingt das bei Tees, Ölen, Tinkturen und den so genannten Medizinalweinen. Bei Kräutergeistern oder Salben wird es dann schon schwieriger. Dennoch, wer sich daran versuchen möchte, findet hier die Anleitungen.

Die volle Wirkung von Tees setzt nach etwa einer halben Stunde ein. Am besten entfalten sie ihre Heilkräfte, wenn sie auf nüchternen Magen eingenommen werden.

Tees und Teemischungen

Kräutertees sind die bekannteste und häufigste Art, um die Wirkungen heilkräftiger Pflanzen zu nutzen – ob aus einer einzigen Pflanze oder als Mischung. Tees sind einfach und unkompliziert in Herstellung wie Anwendung. Sie bieten sich auch für längere Kuren an und können zudem äußerlich für Mundspülungen, Waschungen, Umschläge und Verbände sowie für Bäder und Inhalationen eingesetzt werden.

Als Grundregel bei der Zubereitung gilt: Wurzeln und härtere Pflanzenteile werden mit kaltem Wasser angesetzt und anschließend zum Kochen gebracht. Blüten und Blätter hingegen überbrühen Sie mit siedendem Wasser. Sie dürfen nicht gekocht werden, um nicht an wertvollen Inhaltsstoffen zu verlieren.

Grundrezept

- Bringen Sie einen Viertelliter Wasser zum Kochen, geben es über die getrockneten Kräuter und lassen den Tee zugedeckt 10 Minuten lang ziehen.
- Gießen Sie den Tee durch ein Sieb ab und trinken davon je nach Vorschrift.
- Sind in dem Teegemisch Wurzeln oder Rinden enthalten, empfiehlt es sich, sie abzukochen. Dazu geben Sie die festen Bestandteile der Pflanze in einen Viertelliter kaltes Wasser und bringen das Ganze zum Kochen.
- Lassen Sie den Tee bis zu acht Minuten kochen, und nehmen Sie ihn dann vom Feuer.
- Fügen Sie Blüten und Blätter hinzu, falls das Teerezept dies vorsieht.
- Die festen Pflanzenteile nehmen Sie nach weiteren fünf Minuten aus dem Wasser, den Rest lassen Sie noch insgesamt zehn Minuten zugedeckt ziehen.
- Dann durch ein Sieb abgießen und wie angegeben anwenden.

Tinkturen

Wirksamer als Tees sind Tinkturen, denn in dieser Form sind alle wichtigen Inhaltsstoffe der Pflanze voll aufgeschlossen. Daher wirken ihre Bestandteile schneller und nachhaltiger als bei Tees.

Grundrezept

- 200 Gramm der frisch gepflückten und zerkleinerten Pflanzen in einen Liter 70-prozentigen Alkohol geben, beispielsweise Weingeist, Wein- oder Kornbrand.
- Diese Mischung in eine Flasche füllen, gut verschließen und an einen kühlen dunklen Platz stellen – keinesfalls dem Sonnenlicht aussetzen. Jeden Tag einmal die Flasche samt Inhalt gut durchschütteln.

- Nach sechs Wochen wird die Tinktur durch ein feines Sieb oder ein sauberes Leinentuch in ein anderes Gefäß abgeseiht.
- Den Saft der Kräuter anschließend in einem Tuch auspressen und dazugeben.
- Die Tinktur gut verschlossen drei bis fünf Tage an einem kühlen, dunklen Platz stehen lassen, bis sich die Schwebteilchen abgesetzt haben.
- Dann durch einen Papierfilter seihen. Erst in dieser Form ist die Tinktur verwendbar. Bewahren Sie diese stets an einem kühlen, dunklen Ort und gut verschlossen auf.
- Tinkturen werden nur tropfenweise eingenommen. Als Grundregel gilt: Dreimal täglich 15 bis 20 Tropfen. Kindern sollten Sie wegen des Alkoholgehalts höchstens die Hälfte davon verabreichen.

> *Säfte aus Heilpflanzen sind heute in großer Auswahl im Fachhandel erhältlich. Sie selbst herzustellen lohnt meist den Aufwand nicht.*

Öle

Das Einlegen von Heilkräutern in Essig oder Öl gehört zu den ältesten Anwendungsmethoden. Die Heilstoffe gehen mit der Zeit in die Flüssigkeit über, und die Zubereitungen sind sehr lange haltbar. Kräuteröle eignen sich für Einreibungen und Massagen, als Badezusatz und für Inhalationen. Essige mit Kräuterauszügen nimmt man dagegen für Einreibungen und Waschungen.

Grundrezept

- Säubern Sie die Pflanzenteile, trocknen Sie sie ab und füllen sie locker in eine saubere, helle Flasche.
- Anschließend gießen Sie einen Liter qualitativ guten Weinessig, kaltgepresstes Olivenöl oder auch Distelöl darüber.
- Die Flasche mit einem Korken fest verschließen und an einen sonnigen Platz stellen – ein idealer Ort ist die Fensterbank. Jeden Tag durchschütteln.
- Nach zwei bis drei Wochen können Sie den Essig verwenden, nach vier Wochen sind die Öle einsatzbereit.
- Vor Gebrauch den Flascheninhalt durch einen Trichter seihen, in den Sie ein sauberes Baumwolltuch als feinen Filter legen.
- Öl wie Essig bewahren Sie in dunklen Flaschen und an einem kühlen Ort auf – so bleiben sie bis zu einem Jahr haltbar.

Destillate

Eine hochprozentige Angelegenheit sind Kräutergeiste: Getrocknete Pflanzenteile, versetzt mit hochprozentigem Weingeist. Destillate

Die Wässer des Lebens

Die Kunst des Destillierens nahm in der pharmazeutischen Praxis der Klöster einen breiten Raum ein. Bis heute sind zahllose »Aquae vitae«, Wässer des Lebens, – ob zur Pflege der Gesundheit oder des Gaumens – mit dem Namen von Klöstern verbunden. So beispielsweise die Liköre der Kartäuserklöster der Grande Chartreuse oder die Bitter und Geister der Benediktinerklöster Ettal und Beuron. Und natürlich das wohl bekannteste Produkt klösterlicher Destillationskunst: der Klosterfrau Melissengeist, »nie war er so wertvoll wie heute« …

Das berühmte Elixier verdanken wir Maria Clementine Martin, die als Klosterapothekerin im Orden der »Unbeschuhten Carmeliterinnen« auch in »die Kunst, das ächte Carmeliter- und Melissenwasser zu verfertigen« eingewiesen wurde. Mit diesen und anderen pharmazeutischen Kenntnissen sowie gutem Geschäftssinn ausgestattet, gründete die Klosterfrau schließlich 1826 in Köln ein Unternehmen zur Herstellung jenes Geistes, der nahezu weltweite Bekanntheit erlangte.

können sowohl innerlich wie äußerlich für Einreibungen, Auflagen oder Umschläge verwendet werden. Man kann sich an der recht komplizierten Destillation selbst versuchen. Einfacher kauft man den Kräutergeist jedoch in der Apotheke oder im Reformhaus.

Grundrezept
- Geben Sie 200 Gramm frische Pflanzenteile in eine Flasche, und übergießen Sie sie mit einem Liter 60-prozentigem Branntwein.
- Dann verschließen Sie die Flasche gut und stellen sie an einen Ort, an dem etwa 25 bis 30 °C herrschen: im Sommer an die Sonne und im Winter am besten in die Nähe einer Heizung oder eines Ofens.
- Den Geist lassen Sie zehn Tage ziehen. Dann seihen Sie den Flascheninhalt durch einen Trichter, in den Sie ein sauberes, fein gewebtes Baumwolltuch als Filter legen.
- Das Destillat in eine saubere, dunkle Flasche abfüllen und an einem kühlen, möglichst dunklen Ort lagern.

Weine

Die Zubereitungsweise von Kräuterwein ist im Prinzip dieselbe wie bei der Tinktur. Anstatt des 70-prozentigen Alkohols wird allerdings ein guter trockener Weißwein verwendet.

Grundrezept
- Setzen Sie in einer Flasche 100 Gramm einer Kräutersorte oder eines Gemischs mit einem Liter gutem trockenem Weißwein an.
- Dann die Flasche gut verschließen und die Kräuter acht Tage ziehen lassen.
- Anschließend seihen Sie den Wein durch ein sauberes Tuch oder einen sehr feinen Filter ab.
- Auch der fertige Kräuterwein sollte kühl und dunkel aufbewahrt werden, ist jedoch aufgrund seines geringeren Alkoholgehaltes nicht unbegrenzt haltbar.

Berücksichtigen Sie bei der Dosierung, dass Arzneiwein genauso viel Alkohol enthält wie ungemischter Wein. Kinder sollten deshalb keinen Arzneiwein bekommen.

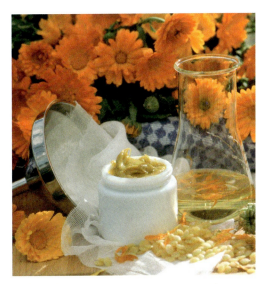

Einfache Salben lassen sich gut selbst herstellen – etwa, wenn Sie viele Ringelblumen im eigenen Garten haben.

Salben

Für Einreibungen und Auflagen sind Salben besonders gut geeignet, da sie recht schnell Schmerzen lindern können und entzündungshemmend wirken.

Grundrezept
- Bringen Sie 250 Gramm Schweineschmalz zum Sieden und fügen unter Rühren zwei Hände voll klein gehackte Pflanzenteile hinzu.
- Nun lassen Sie alles bei kleiner Hitze kochen, bis der Wasseranteil völlig verdampft ist.
- Dann die Mischung vom Herd nehmen, abdecken und an einen warmen Platz stellen.
- Nach drei Tagen wieder langsam erwärmen, bis das Fett flüssig ist. Die Masse dann durch ein sauberes Leinen- oder Baumwolltuch in ein Gefäß seihen und das Tuch anschließend auswringen.

▸ Die fertige Salbe füllen Sie in ein verschließbares Glastiegelchen und bewahren sie am besten im Kühlschrank auf. So ist sie etwa vier Wochen haltbar.

Von Apfelessig bis Zwiebelwickel

Im Folgenden haben wir die wichtigsten und wirksamsten Anwendungen mit Heilpflanzen beschrieben, die zum Teil auch bei den Steckbriefen erwähnt sind.
Ebenso wie bei Arzneimitteln gibt es auch bei volksheilkundlichen Mitteln bestimmte Empfehlungen und Grenzen zu berücksichtigen. Sie finden sie jeweils bei den einzelnen Anwendungen. Achten Sie generell darauf, diese nicht kurz vor oder nach einer Mahlzeit oder körperlichen Anstrengungen durchzuführen. Ebenso sollten Sie den Genuss von Alkohol, Nikotin oder Kaffee direkt vor oder nach der Anwendung vermeiden.

Hilfsmittel wie Fuß- oder Armbadewannen, Wickeltücher oder Massagebürsten erhalten Sie in medizinischen Fachgeschäften.

> *Ob der Essigstrumpf zum Senken von Fieber oder der Zwiebelwickel bei Erkältungen: Das überlieferte Volksheilwissen erfreut sich heute wieder steigender Beliebtheit.*

Apfelessig

In der Volksmedizin hat Apfelessig eine lange Tradition als bewährtes Hausmittel bei zahlreichen Alltagsbeschwerden. Auch sein Fieber senkender Effekt wird seit jeher genützt: Selbst bei hohem Fieber gibt es kaum eine einfachere und dabei so wirkungsvolle Maßnahme wie den Essigstrumpf. Er stellt die Alternative zum Wadenwickel dar, dem Essigstrümpfe einen Kühleffekt voraus haben und damit eine bessere Fieber senkende Wirkung. Außer gegen Fieber hilft

---

Was wofür?

Für Tees eignen sich unter anderem:
Arnika, Baldrian, Bibernelle, Bockshornkleesamen, Blutwurz, Eibisch, Eichenrinde, Faulbaumrinde, Frauenmantel, Hagebutte, Heidelbeere, Holunderblüten, Huflattich, Kamille, Königskerze, Kalmuswurzel, Lavendel, Lindenblüten, Melisse, Pfefferminze, Salbei, Schachtelhalm, Schafgarbe, Tausengüldenkraut, Thymian, Veilchen, Wermut

Für Tinkturen eignen sich unter anderem:
Arnika, Baldrian, Berberitzenwurzelrinde, Blutwurz, Eisenkraut, Enzian, Frauenmantel, Goldrute, Huflattich, Johanniskraut, Kamille, Königskerze, Lungenkraut, Melisse, Minze, Mistel, Sumpfporst, Ringelblume, Rosmarin, Salbei, Schlüsselblume, Schöllkraut, Tausendgüldenkraut, Wacholder, Wermut

Für Öle eignen sich zum Beispiel, einzeln oder auch gemischt:
Dill, Dost, Johanniskraut, Majoran, Thymian, Salbei, Rosmarin, Pfefferminze, Lavendel, Knoblauch

Für Essige eignen sich besonders:
Basilikum, Dill, Estragon, Kapuzinerkresse, Zitronenmelisse

Für Weine eignen sich gut:
Arnikablüten, Baldrian, Eisenkraut, Hopfenblüten, Johanniskraut, Kamille, Lavendelblüten, Melisse, Minze, Rosmarin, Waldmeister

dieses alte Hausmittel auch gegen Nervosität und dadurch bedingte Schlafstörungen.
Anwendungsdauer: 15 Minuten
So geht's
- Mischen Sie Apfelessig und kaltes Wasser im Verhältnis 1:2. Tauchen Sie dann ein Paar Baumwollsocken in das Essigwasser.
- Die Socken auswringen und anziehen. Darüber ziehen Sie trockene dicke Wollsocken und legen sich gut zugedeckt ins Bett.
- Nach 15 Minuten sind die Essigstrümpfe in der Regel warm geworden und sollten entfernt oder erneuert werden.

Durch seinen hohen Gehalt an wichtigen Vitaminen, Mineralstoffen und Spurenelementen sowie Säuren regt Apfelessig den Stoffwechsel an. Er entschlackt und hilft, überflüssige Pfunde loszuwerden: Trinken Sie morgens vor dem Frühstück zwei Teelöffel Apfelessig in einem Glas Wasser mit etwas Bienenhonig versetzt. Die erfrischende und belebende Wirkung dieses Gesundheitstrunks stellt sich schon nach wenigen Tagen der Anwendung ein – sichtbar. Übrigens leistet Essig, und nicht nur der aus Äpfeln, auch bei der Körperpflege gute Dienste: nach dem Bad zur besseren Durchblutung der Haut eingerieben oder als Spülung nach der Kopfwäsche für glänzendes und geschmeidiges Haar.

Verwenden Sie zu Heilzwecken und zum Kochen natürlich vergorenen Apfelessig, hergestellt aus ganzen Äpfeln und ohne Zusatz von Farbstoffen.

Augenspülung und -waschung
Damit können Sie Fremdkörper aus dem Auge entfernen, überanstrengte Augen beruhigen oder Bindehautentzündungen lindern.
Angezeigt bei:
- Bindehautentzündungen
- Fremdkörpern im Auge
- Übermüdeten Augen
- Gerstenkorn
- Lidrandentzündungen

Anwendungsdauer: 3 bis 5 Minuten

So geht's
- Für eine Spülung füllen Sie eine Augenbadewanne mit einer Mischung aus Kräutertee und Wasser im Verhältnis 1:1. Den Tee zuvor durch Filterpapier abseihen, damit er vollkommen klar ist.
- Legen Sie sich dann ein Handtuch wie eine Serviette um und drücken das Wännchen bei gerade gehaltenem Kopf fest auf das zu behandelnde (noch geschlossene) Auge – so, dass keine Flüssigkeit auslaufen kann.
- Dann beugen Sie Ihren Kopf nach hinten, öffnen das Auge und bewegen die Pupille für 3 bis 5 Minuten hin und her.
- Beugen Sie sich wieder vor. Anschließend nehmen Sie die Augenbadewanne vom Gesicht und trocknen sich ab.
- Für Augenwaschungen tränken Sie einen Wattebausch mit Wasser oder Kräuterauszügen und reinigen das Auge mit vorsichtigen Wischbewegungen von außen nach innen.
- Gut geeignet für Waschungen sind Auszüge aus Rosmarin, Veilchenblättern und Kornblumenblüten. Früher nannte man Kornblumen wegen ihrer belebenden Wirkungen auf die Sehkraft übrigens »Brillenzerstörer«.
- Zur Beruhigung juckender und brennender Augen machen Sie Kompressen mit Fenchel-, Kamillen- und Pfefferminztee. Praktisch hierzu sind Teebeutel, die man kurz in heißem Wasser ziehen lässt und – auf Körpertemperatur abgekühlt – auf die geschlossenen Augen legt.

Brustwickel
Heiße Brustwickel wirken schleimlösend und entkrampfend auf die Bronchien. Kalte fördern dagegen die Durchblutung im Brustraum, senken Fieber und lindern Schmerzen.

Heißer Brustwickel ist angezeigt bei:
- Bronchitis
- Asthma

Kalter Brustwickel ist angezeigt bei:
- Fieberhaften Erkältungskrankheiten
- Hals- und Kehlkopfentzündung

Anwendungsdauer: Beim heißen Brustwickel so lange, wie er als warm empfunden wird, etwa 30 Minuten. Beim kalten, bis eine gute Durchwärmung eingetreten ist, etwa 45 bis 60 Minuten.

So geht's
- Ein Leinentuch (40 x 190 cm) mit kaltem oder heißem Wasser und Kräuterzusätzen tränken, auswringen und faltenlos und straff um die Brust wickeln. Mit Sicherheitsnadeln befestigen.
- Darüber kommt ein trockenes Baumwolltuch (50 x 190 cm). Den Abschluss bildet ein trockenes Wolltuch (45 x 190 cm). Diese Tücher ebenfalls mit Sicherheitsnadeln fixieren.
- Der Brustwickel sollte vom untersten Rippenbogen bis zu den Achselhöhlen reichen und fest, jedoch nicht zu stramm sitzen. Sie dürfen sich nicht unwohl und in der Atmung behindert fühlen.
- Den heißen Brustwickel so lange aufgelegt lassen, wie er als warm empfunden wird. Den kalten so lange, bis eine gute Durchwärmung eingetreten ist. Nachdem der Brustwickel abgenommen wurde, noch für etwa 20 Minuten warm zugedeckt nachruhen.

> *Heiße Brustwickel nicht anwenden bei hohem Fieber. Kalte dann nicht, wenn Sie frösteln oder frieren.*

Frühjahrskur

»Blutreinigungskuren«, wie sie im Volksmund heißen, galten unseren Großmüttern als bewährtes Hausmittel, um den gesamten Organismus von Stoffwechselschlacken und anderen Giftstoffen zu befreien. Über Generationen hinweg entrümpelte man so Körper wie Seele von Schädlichem und Überflüssigem.

Der Frühjahrsputz für Körper und Seele hat in der Tat eine Menge Gutes: Er entlastet den Stoffwechsel, klärt die Haut, regt das Immunsystem an, und nebenbei purzelt noch so manches überflüssige Pfund.

Neben entwässernden Heilpflanzen wie Birkenblätter, Brennnessel, Löwenzahn, Petersilie oder Schachtelhalm ist auch Spargel gut zur Entschlackung geeignet. Er hat idealerweise im Frühjahr Saison und entwässert, ist mineralstoff- und vitaminreich, enthält kaum Kalorien und schmeckt auch noch lecker. Zum Kuren eignet sich auch das Spargelkochwasser – pur getrunken oder als Grundlage für Suppe. Kneipp empfahl zur »Blutreinigung« eine vierwöchige Erdbeerkur, am besten im Frühsommer: Täglich 150 Gramm frische, zerdrückte Walderdbeeren mit einem halben Liter Milch gleich morgens nach dem Aufstehen verzehren.

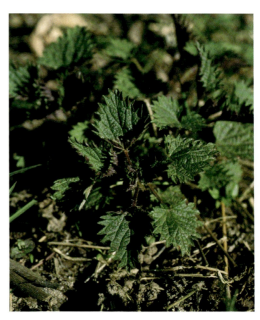

Viele wirksame Heilkräuter wachsen vor unserer Haustür – so etwa die Brennnessel, deren Tee entschlackt und reinigt.

Nachfolgend einige Rezepte für Tees und Säfte zum Kuren:

Birkenblätter-Schachtelhalm-Tee
- 10 Gramm Birkenblätter, 10 Gramm Schachtelhalm sowie jeweils 5 Gramm Brennnesselblätter, Faulbaumrinde, Hagebuttenfrüchte, Hauhechelwurzel und Löwenzahnwurzel (mit Kraut)
- 2 Teelöffel der Mischung mit einem Viertelliter kochendem Wasser übergießen, 10 Minuten ziehen lassen und abseihen. Über 6 Wochen täglich 3 Tassen (ungesüßt) davon trinken.

»Blutreinigungstee«
- Jeweils 20 Gramm Brennnesselblätter, Holunder- und Schlehdornblüten und 40 Gramm Birkenblätter.
- Für eine Tasse kochen Sie einen Esslöffel der Mischung für 3 Minuten auf, seihen dann durch ein Sieb ab und trinken täglich morgens zum Frühstück eine Tasse – am besten kurmäßig über 4 bis 5 Wochen.

Holunderblüten-Pfefferminz-Tee
- Jeweils 10 Gramm Holunderblüten, Pfefferminzblätter, Schachtelhalm, Bohnenschalen und Brennnesselblätter sowie je 5 Gramm Katzenpfötchen und rotes Sandelholz.
- Zubereitung und Anwendung wie bei den beiden oben genannten Teemischungen.

Kräutersäckchen
Die empfohlene Kräutermischung in einen Leinenbeutel füllen und zehn Minuten in kochendem Wasser erwärmen. Danach abtropfen und etwas abkühlen lassen und auflegen.

Selleriesaft
Sellerie entschlackt, fördert den Stoffwechsel und belebt und kräftigt vor allem die Nieren. Deshalb sind die schmackhaften Knollen gut zur Entwässerung des Körpers geeignet: Trinken Sie kurmäßig über 2 bis 3 Wochen täglich 2 kleine Gläser Selleriesaft (aus dem Reformhaus oder selbstgepresst). Auch in Form von Salat kann man sich die entschlackende Wirkung zunutze machen – was jedoch den Saft nicht ersetzen, sondern nur ergänzen sollte.

Fußbad
Die Lieblingsanwendung von Kneipp – ob kalt, ansteigend oder warm: Fußbäder regen den Kreislauf an, fördern die Durchblutung und regulieren den Wärmehaushalt. Zudem wirken sie auch entspannend auf die Psyche.

Kaltes Fußbad ist angezeigt bei:
- Kopfschmerzen und Migräne
- Müden und geschwollenen Beinen
- Nasenbluten
- Krampfadern
- Zerrungen und Prellungen (als Sofortbehandlung)
- Schlafstörungen

Warmes Fußbad ist angezeigt bei:
- Kalten Füßen
- Schlafstörungen
- Infekten von Niere und Blase
- Nervosität
- Ausbleibender Periode

Anwendungsdauer:
Kaltes Fußbad: 15 bis 30 Sekunden
Warmes Fußbad: 10 bis 15 Minuten

So geht's
- Füllen Sie Fußbadewanne oder Badewanne mit kaltem (etwa 15 °C) oder warmem Wasser (35 bis 40 °C), und stellen Sie die Füße hinein.
- Achten Sie darauf, dass die Blutzirkulation nicht durch eine harte Stuhlkante unter den Knien gestört wird.
- Nach 15 bis 30 Sekunden, beim warmen Bad nach 10 bis 15 Minuten, nehmen Sie die Füße wieder heraus und streifen das Wasser von der Haut ab. Nicht abtrocknen, sondern trockene Wollsocken anziehen und gegebenenfalls etwas ausruhen.

Gurgelspülung

Hier werden Mund und Rachenraum mit Tee oder Tinktur intensiv gespült, wodurch sich die heilenden Wirkstoffe der Gurgelzusätze voll entfalten können. Positiver Nebeneffekt des Gurgelns ist, dass es den gesamten Rachenraum massiert, der dadurch besser durchblutet und in seiner Abwehrkraft gestärkt wird.

Angezeigt bei:
- Halsschmerzen
- Mandelentzündungen
- Mundschleimhautentzündungen
- (Leichteren) Zahnschmerzen und Zahnfleischentzündungen
- Mundgeruch

Anwendungsdauer: 1 bis 2 Minuten

So geht's
- Nehmen Sie einen kräftigen Schluck der Gurgelflüssigkeit, Tee oder Tinktur, in den Mund.
- Dann gurgeln Sie 1 bis 2 Minuten lang und lassen die Lösung auch etwas in den Hals hinunterlaufen.
- Zum Abschluss »ziehen« Sie die Flüssigkeit noch kurz zwischen den Zähnen hin und her und spucken sie wieder aus.

Kohlwickel

Seit dem Mittelalter gelten Auflagen mit Weißkohl als bewährtes Hausmittel gegen diverse Beschwerden – so beispielsweise gegen Entzündungen, Geschwüre und Ausschläge sowie gegen »offene Beine« infolge einer Venenentzündung. Aber auch bei rheumatischen Beschwerden und bei Hexenschuss waren Kohlwickel früher sehr beliebt.

Anwendungsdauer: 30 Minuten

So geht's
- Walzen Sie einige frische Weißkohlblätter mit einem Nudelholz platt, bis der Saft austritt, und legen Sie die feuchten Blätter sofort auf die zu behandelnde Körperstelle auf.
- Decken Sie die Blätter mit einem Leinentuch ab, und kleben Sie dieses eventuell noch mit Leukoplast fest.
- Nach 30 Minuten nehmen Sie die Blätter ab.

Heublumenbad

Kneipp machte sie zum »Klassiker«: Heublumen, anzuwenden auf mannigfache Weise. Das Bad fördert die Durchblutung, entspannt und lindert Schmerzen rasch und nachhaltig.

Angezeigt bei:
- Schmerzzuständen
- Muskelverspannungen und -krämpfen
- Nichtentzündlichen rheumatischen Beschwerden
- Rückenschmerzen
- Durchblutungsstörungen
- Schuppenflechte

Anwendungsdauer: 20 bis 30 Minuten

So geht's
- Übergießen Sie 500 Gramm Heublumen in einem großem Topf mit 2 Liter kochendem Wasser, lassen dies 15 Minuten zugedeckt ziehen und gießen dann ab.
- In der Zwischenzeit lassen Sie warmes Wasser (36–40 °C) in die Badewanne einlaufen und geben den Heublumenabsud hinein.
- Baden Sie maximal 20 Minuten, reiben sich danach mit einem kalten Waschlappen ab und legen sich warm zugedeckt 15 Minuten zum Nachruhen ins Bett.

> *Das Heublumenbad nicht anwenden bei einer Allergie gegen Heublumen, bekannt als Heuschnupfen, sowie bei Herz-Kreislauf-Beschwerden und Blutdruckstörungen, da diese Anwendung den Kreislauf belastet. Bei Schwindelgefühlen, Kreislaufstörungen und Herzrasen brechen Sie das Bad sofort ab.*

Heublumensack

Das Morphium Kneipps – so wird der Heublumensack auf Grund seiner beruhigenden und schmerzlindernden Wirkung genannt. So ist er seit Generationen vor allem zur Beruhigung

Die wichtigsten Anwendungen **41**

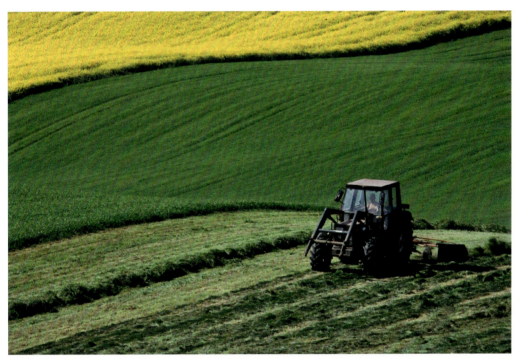

Samen und Blüten getrockneter Wiesengräser bezeichnet man als Heublumen. Pfarrer Kneipp schätzte sie als Heilmittel für vielerlei Beschwerden – von rheumatischen Schmerzen bis zu Hautleiden.

und Linderung von Schmerzen im Einsatz. Aber auch seine entkrampfenden und durchblutungsfördernden Wirkungen werden nach wie vor hoch geschätzt.

Angezeigt bei:
- Blähungen
- Bronchitis
- Blasen- und Nierenentzündungen
- Magenschmerzen
- Ausbleibender und schmerzhafter Periode
- Muskelverspannungen
- Gicht
- Nichtentzündlichen rheumatischen Beschwerden
- Rückenschmerzen
- Nervös bedingten Beschwerden, Schlafstörungen

> *Nicht angewendet werden sollte der Heublumensack bei Krampfadern, Kreislaufproblemen und Hautentzündungen sowie bei einer Allergie gegen Heublumen (Heuschnupfen).*

Anwendungsdauer: 20 Minuten
Der Heublumensack darf nicht zu heiß aufgelegt werden, da sonst die Gefahr von Verbrühungen besteht: Lassen Sie ihn nach dem Erwärmen in Wasserdampf (über einem Topf mit kochendem Wasser) für 10 Minuten abkühlen, bevor Sie ihn auf die Haut legen. Darüber kommt ein trockenes Handtuch und dann eine Wolldecke. Sie können den Sack auch direkt in heißem Wasser erhitzen, müssen ihn dann aber sorgfältig ausdrücken. Dabei kann man sich sehr leicht verbrühen, deshalb ist diese Methode für zu Hause weniger zu empfehlen.

So geht's

- Bringen Sie in einem Topf etwa 5 Liter Wasser zum Kochen, legen zwei Kochlöffel überkreuzt auf den Rand und darauf den Heusack. Erwärmen Sie den Sack in dem aufsteigenden Wasserdampf, bis er sich auf 45 °C erwärmt hat. Dann nehmen Sie ihn vom Topf und legen ihn auf die zu behandelnde Stelle auf.
- Alternativ legen Sie den Heusack in eine große Schüssel, gießen kochendes Wasser darüber und lassen den Heusack 10 Minuten ziehen. Dann drücken Sie den Heusack fest aus, bis kein Wasser mehr heraustropft. Wenn er auf eine Temperatur von 45 °C abgekühlt ist, legen Sie den Sack auf.
- Decken Sie den Sack mit einem Handtuch und einer Wolldecke ab.
- Nach 20 Minuten nehmen Sie den Heublumensack wieder ab. Reiben Sie sich mit einem Handtuch trocken, und legen Sie sich noch für rund 10 Minuten gut zugedeckt ins Bett zum Nachruhen.

Das Kopfdampfbad nicht anwenden bei entzündlichen Hauterkrankungen, Augenleiden, niedrigem Blutdruck und Kreislaufstörungen. Bei Schwäche- und Schwindelgefühlen brechen Sie die Inhalation ab.

Kopfdampfbad

Das Inhalieren von heißem Wasserdampf lindert Beschwerden der oberen Atemwege, besonders bei Nasennebenhöhlenentzündungen, Schnupfen und Husten. Denn der heiße Dampf reinigt die Schleimhäute und steigert deren Durchblutung.

Angezeigt bei:
- Erkrankungen der oberen Atemwege
- Heiserkeit
- Husten und Bronchitis
- Mittelohrentzündungen
- Ohrenschmerzen
- Kopfschmerzen
- Hautunreinheiten und Akne

Anwendungsdauer: 10 bis 15 Minuten

So geht's

- Stellen Sie einen großen Topf oder eine Porzellanschüssel auf einen Tisch, füllen diese bis knapp unter den Rand mit kochend heißem Wasser und geben die Kräuterzusätze (Öle oder Tee) hinein.
- Dann setzen Sie sich vor den Tisch, legen sich ein Handtuch über den Kopf und beugen sich über Topf oder Schüssel. Jedoch nicht zu tief – halten Sie immer einen »Sicherheitsabstand« von zwei Handbreiten ein, damit Sie sich nicht verbrennen.
- Jetzt breiten Sie das Handtuch so über Kopf und Schüssel, dass kein Dampf entweichen kann.
- Atmen Sie die aufsteigenden Dämpfe mit tiefen Atemzügen durch Nase und Mund ein.
- Nach 10 Minuten nehmen Sie das Handtuch

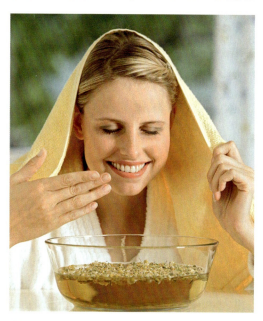

Ein Kopfdampfbad mit geeigneten Kräutern hilft gegen innerliche und äußerliche Beschwerden im Kopf- und Brustbereich.

vom Kopf und waschen Ihr Gesicht mit lauwarmem Wasser ab. Nach dem Inhalieren sollten Sie nicht ins Freie gehen und sich auch keiner Zugluft aussetzen. Am besten legen Sie sich für eine Weile gut zugedeckt ins Bett.

Leibwickel

Nach einem Leibwickel sind die Bauchorgane besser durchblutet, auf diese Weise stärker mit Sauerstoff versorgt, und die Entgiftung des Körpers wird angeregt.

Angezeigt bei:
- Übelkeit
- Blähungen
- Magenschmerzen
- Magen- und Darmkrämpfen
- Verstopfung

Anwendungsdauer: 45 bis 60 Minuten

So geht's
- Legen Sie zwei breite Umschlagtücher (große Badehandtücher) auf ein Bett und setzen sich mit entblößtem Oberkörper darauf.
- Tränken Sie ein schmales Leinentuch mit der warmen Kräuterzubereitung – am besten Kamillen- oder Fencheltee –, winden es aus und wickeln es fest um den Körper. Das Tuch sollte vom Oberschenkelansatz bis zu den Brustwarzen reichen.
- Dann legen Sie sich hin, legen eine Wärmflasche auf den Leibwickel und wickeln die beiden Umschlagtücher fest um den Körper, der ganz bedeckt sein sollte. Unter die Füße kommt eine zweite Wärmflasche. Bleiben Sie so gut zugedeckt etwa eine halbe Stunde liegen.
- Dann entfernen Sie den Leibwickel und ruhen für eine Weile nach.

Den Leibwickel nicht anwenden bei Magengeschwüren.

Sitzbad

Ein Sitzbad ist ideal zur Behandlung von Beschwerden im Unterleib. Zudem wirkt es durchblutungsfördernd, es macht den Körper wohlig warm.

Angezeigt bei:
- Hämorrhoiden
- Menstruationsbeschwerden
- Blasen- und Nierenentzündungen
- Prostatabeschwerden
- Analfissuren und Afterjucken

Anwendungsdauer: 10 bis 20 Minuten

So geht's
- Setzen Sie sich in eine Sitzbadewanne, oder stellen Sie einen Hocker in die normale Badewanne, auf dem Sie dann Ihre Beine lagern.
- Bei einer Sitzbadewanne lassen Sie so viel warmes Wasser (36–38 °C) einlaufen, dass es bis knapp unter den Bauchnabel reicht. Dann geben Sie die Kräuterzusätze ins Wasser.
- Nach 10 bis 15 Minuten lassen Sie das Wasser wieder ablaufen, steigen aus der Wanne, trocknen sich ab und legen sich anschließend für 15 Minuten warm zugedeckt ins Bett.

> **»50 Heilmittel zugleich«**
>
> Das war Moor für Sebastian Kneipp: »Moorbäder sind kein Allheilmittel, aber 50 Heilmittel zugleich«, soll der berühmte Wasserdoktor einst gesagt haben. Bis die universale Arznei zum Einsatz kommen kann, dauert es allerdings: Aus Torf, einem Gemisch von Pflanzenteilen, entsteht in Kombination mit Feuchtigkeit und entsprechenden klimatischen Einflüssen über viele Jahrhunderte hinweg Moor. Für Moorextrakte wird der frisch gestochende Torf gereinigt, zu Pulver zermahlen, mit heißem Meer- oder Quellwasser verdünnt und durch Wasserdampf auf etwa 40 °C erhitzt. So aufbereitet, gibt es die Moorextrakte für heilkräftige Bäder und Packungen zur heimischen Anwendung in Apotheken zu kaufen.

Vollbad

Für viele das Beste nach einem anstrengenden Tag: den Stress in der Wanne »abspülen«. An kalten Wintertagen kann man sich darin wohlig durchwärmen. Ein Vollbad bewährt sich aber auch zu Heilzwecken. Warme Bäder stimulieren den Parasympathikus: Die Blutgefäße werden weit gestellt, Harnausscheidung und Darmtätigkeit angeregt. Kalte Bäder regen dagegen den Sympathikus an: Das dämpft die Darmaktivität und steigert den Blutdruck.

Angezeigt bei:
- Frieren und Frösteln
- Erkältungskrankheiten
- Nervosität
- Schlafstörungen
- Muskelverspannungen und Muskelkrämpfen
- Nichtentzündlichen rheumatischen Beschwerden
- Menstruationsschmerzen und -krämpfen
- Ausbleibender und zu schwacher Periode

Anwendungsdauer: 10 bis 15 Minuten

So geht's
- Lassen Sie warmes Wasser (35–38 °C) in die Wanne laufen und legen sich hinein. Als Badezusatz nehmen Sie Heilkräutertees, -öle oder -tinkturen.
- Nach spätestens 15 Minuten steigen Sie aus der Wanne und brausen sich kurz mit kaltem Wasser ab.
- Trocknen Sie sich gut ab, und verwöhnen Sie Ihre Haut mit Ölen oder Cremes, denn das Baden hat ihr Feuchtigkeit entzogen.
- Im Krankheitsfall sollten Sie sich noch für 15 Minuten gut zugedeckt ins Bett legen – das verstärkt die Effekte des Bades.

> *Nehmen Sie kein Vollbad bei Herz-Kreislauf-Störungen, sehr niedrigem Blutdruck und Venenleiden. Falls Ihnen schwindelig wird, brechen Sie das Bad sofort ab.*

Wadenwickel

Der Klassiker der Volksmedizin ist vor allem zum Senken von Fieber bewährt.

Angezeigt bei:
- Fieber, fieberhaften Erkältungen
- Bronchitis
- Schlafstörungen
- Krampfadern
- Leicht erhöhtem Blutdruck
- Durchblutungsstörungen
- Kopfschmerzen

Anwendungsdauer: Zum Fiebersenken 5 Minuten, um die beruhigende und entzündungshemmende Wirkung zu nutzen 20 Minuten. Wadenwickel nicht anwenden bei Schüttelfrost, Blasen- und anderen Harnwegsinfekten sowie bei Ischias.

So geht's
- Tauchen Sie ein Leinentuch in kaltes Wasser, wringen es aus und wickeln es straff um den Unterschenkel. Der Wadenwickel sollte nicht zu locker sitzen.
- Darüber wird ein trockenes Leinentuch und zum Abschluss ein Wolltuch gewickelt.

Gut gewickelt ...

Wickel sind mit die häufigsten Anwendungen in der Kneipp-Therapie und haben auch in der Volksmedizin seit Generationen ihren festen Platz. Denn in welcher Variante auch immer: Wickel sind wirksam bei zahlreichen Beschwerden, wie auch die Wissenschaft inzwischen bestätigt. Kalte Nackenwickel im Verbund mit kalten Gesichtsgüssen verbessern die Hirnleistung älterer Menschen. Kalte Wickel, die lange auf der Haut liegen bleiben, erhöhen die Durchblutung und damit die Erwärmung des Körpers. So wirken sie schmerzlindernd und entspannend. Auch die Fieber senkende Wirkung von Wadenwickeln ist heute nachgewiesen.

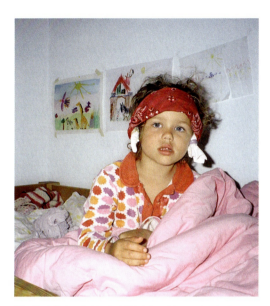

Ein Zwiebelsack ist ein hilfreiches Hausmittel, das man – etwa bei Ohrenentzündungen – auch bei Kindern schon anwenden kann.

➤ Zur Fiebersenkung lassen Sie den Wickel 5 Minuten angelegt und wiederholen ihn gegebenenfalls noch zwei- bis dreimal. In allen anderen Fällen kann er bis zu 20 Minuten angelegt bleiben.

Waschung

Das Wirkprinzip von Waschungen beruht darauf, den Körper mit einer feinen Wasserschicht zu umkleiden. Damit steigert sich die Hautdurchblutung, was in Folge den Kreislauf anregt. Waschungen werden in der Regel mit kaltem, seltener mit warmem Wasser durchgeführt, dem Essig, Heilkräutertees oder -tinkturen zugefügt werden. Man kann Waschungen am ganzen Körper oder nur an bestimmten Regionen vornehmen. Nachfolgend ist eine Ganzkörperwaschung beschrieben.

Angezeigt bei:
➤ Fieber
➤ Erkältungen
➤ Zur Stärkung der Abwehrkräfte
➤ Kreislauf- und Durchblutungsstörungen
➤ Kopfschmerzen und Migräne
➤ Nervosität
➤ Leichten depressiven Verstimmungen
➤ Schlafstörungen
➤ Rheumatischen Beschwerden

Anwendungsdauer: 5 Minuten

So geht's
➤ Tauchen Sie einen Waschlappen in kaltes Wasser, drücken ihn leicht aus und fahren, beginnend an der rechten Hand, so fest über die Haut, dass ein leichter Wasserfilm zurückbleibt.
➤ Am rechten Arm entlang geht es hoch zu den Achselhöhlen und wieder zurück zur Hand. Am linken Arm verfahren Sie genauso.
➤ Dann waschen Sie Hals, Brust sowie Bauch und gehen zu den Beinen über, die Sie beginnend am rechten Fußrücken bis hinauf zum Gesäß waschen. Anschließend kommt das linke Bein an die Reihe.
➤ Zum Abschluss begießen Sie Ihre Fußsohlen kurz mit kaltem Wasser und trocknen sich nicht ab, sondern ziehen sich sofort an.

Zwiebelsack

Ein »Allround-Mittel«, das entzündungshemmend wie desinfizierend wirkt und Schmerzen lindert.

Angezeigt bei:
➤ Blasenentzündungen
➤ Husten
➤ Asthma
➤ Mittelohrentzündungen
➤ Magenbeschwerden
➤ Mandelentzündungen
➤ Rheumatischen Beschwerden

Anwendungsdauer: 1–2 Stunden

So geht's
➤ Hacken Sie 2 bis 3 Zwiebeln klein, füllen sie in ein Säckchen aus dünnem Stoff (am besten Leinen) und binden dieses oben zu.

- Dann füllen Sie eine Bratpfanne halb voll mit Wasser, legen einen Topfdeckel darauf und erhitzen das Wasser.
- Das Zwiebelsäckchen legen Sie auf den Deckel, erwärmen es beidseitig und legen es noch heiß auf die zu behandelnde Körperstelle.
- Über das Zwiebelsäckchen wickeln Sie ein Wolltuch und legen sich gut zugedeckt ins Bett, bis der Wickel erkaltet ist – das ist nach etwa 1 bis 2 Stunden der Fall.

Who is who der Pflanzenstoffe

Die grünen Arzneien haben es in sich: In ihren Zellen stecken eine ganze Reihe ganz unterschiedlicher Stoffe. Einige davon dienen der Pflanze zur Regulation von Wachstum und Reifung, andere schützen sie vor Krankheitserregern und wieder andere machen sie zu wirkungsvollen Heilmitteln. Dazu tragen oft mehrere Inhaltsstoffe zugleich bei. Im Gegensatz zu den synthetischen Medikamenten, die meist nur mit einem einzigen Wirkstoff aufwarten, beruht die Wirksamkeit von Heilpflanzen häufig auf dem perfekten Zusammenspiel mehrerer in der Pflanze enthaltener Stoffe. Fachleute nennen diesen Effekt Synergie – er macht die Erforschung der Naturapotheke umso spannender.

> *Pflanzenstoffe, die keine Heilwirkung besitzen oder deren Heilwirkung bislang noch nicht nachgewiesen werden konnte, werden nicht als »Wirkstoffe«, sondern als »Inhaltsstoffe« bezeichnet.*

Auf Entdeckertour im Dschungel

Doch nicht nur die Inhaltsstoffe bereits bekannter Heilpflanzen müssen zum großen Teil noch erforscht werden – auch neue Pflanzen gilt es für den Arzneimittelmarkt zu erschließen. Der Markt für Phytopharmaka boomt ungeheuerlich. Die großen Pharmakonzerne schicken hochbezahlte Scouts auf Entdeckertour. Das sind Naturwissenschaftler, die im Dschungel Afrikas und in den südamerikanischen Regenwäldern nach neuen Pflanzen bzw. Pflanzenstoffen suchen. Dazu gehört, dass sie Kontakt zur einheimischen Bevölkerung aufnehmen und erforschen, was diese an wirksamen Hausmitteln aus den zur Verfügung stehenden Pflanzen gewinnt. Diese werden dann wiederum ausführlich wissenschaftlich getestet und auf die Verwendbarkeit als pflanzliches Arzneimittel, das sich im großen Stil vermarkten ließe, überprüft.

Beispiel Stevia

Auf diese Weise wurde in jüngerer Zeit etwa Stevia entdeckt, eine Grünpflanze, deren getrocknete Blätter einen 30mal stärkeren Süßungseffekt haben als Zucker. Die Sensation stammt aus dem Hochland Paraguays, wo die dort ansässigen Guarani-Indianer schon immer Stevia zum Süßen verwenden. Stevia liefert keine Kalorien, schadet nicht den Zähnen und wäre für Diabetiker eine echte Alternative. Es soll sogar den Blutdruck senken und die Glukosetoleranz verstärken. Doch noch ist es nicht so weit. In der EU sind Stevia-Produkte noch nicht legal zu erwerben – im Gegensatz zur Schweiz und zum asiatischen Raum etwa. Es gibt wegen der fehlenden Forschungsdaten noch keine Zulassung als Arznei- oder Genussmittel.

Die Mischung macht's

Einzeln sind die Pflanzenstoffe mitunter weniger wirksam als im Verbund mit ihren Kollegen. Wie in einem großen Orchester, in dem die vielen einzelnen Instrumente aufeinander abgestimmt erklingen, spielen auch in Heilpflanzen mehrere Stoffe zur Ouvertüre auf: Pflanzliche Arzneien sind kom-

Die Wirkstoffe

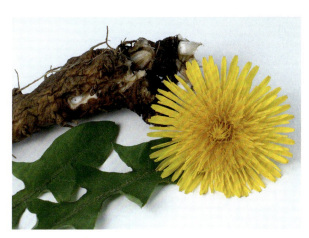

Die Pflanzenheilkunde setzt gute Pflanzenkenntnisse voraus: Die verschiedenen Teile einer Pflanze enthalten oft ganz unterschiedliche Wirkstoffe.

Blatt oder Wurzel?

Baldrianwurzel, Ginkgoblätter, Kamillenblüten – jede Pflanze gibt uns etwas anderes von sich in die Hand, woraus wir heilsamen Nutzen ziehen können. Denn die Wirkstoffe sind nicht gleichmäßig über die gesamte Pflanze verteilt. Mal finden sie sich, wie beispielsweise beim Ginkgo, vor allem in den Blättern, mal in den Blüten, wie es etwa bei der Kamille der Fall ist, oder aber, wie beim Baldrian, in den Wurzeln. Aus diesem Grund dürfen bei der Zubereitung von pflanzlichen Arzneien auch nur bestimmte Teile der Heilpflanze verwendet werden. Für die Herstellung von hochwertigen Extrakten, wie sie in der rationalen Phytotherapie angewendet werden, ist genau definiert, welche Pflanzenteile zu verarbeiten sind.

plexe Wirkstoffgemische. Auch wenn ein Hauptwirkstoff über die Wirkung und damit das Anwendungsgebiet bestimmt, sind in einer Pflanze fast immer verschiedene wirksame Inhaltsstoffe enthalten. Diese können als Begleitstoffe neben den pharmakologisch aktiven Stoffen die Wirksamkeit regulieren – verstärken oder abschwächen.

Die Tatsache, dass in einer Pflanze mehrere Stoffe wirksam sind, macht die Suche nach den »hauptamtlich« für die Heilwirkung zuständigen nicht eben einfach. Diese spannende Aufgabe für die Wissenschaft deutet noch weit in die Zukunft: Eine Vielzahl von Rätseln, die uns die Pflanzen aufgeben, warten noch darauf, gelöst zu werden.

Sind die für die medizinische Wirksamkeit bestimmenden, die so genannten »wirkrelevanten« Inhaltsstoffe bekannt, lassen sich standardisierte Extrakte (→ Seite 25) entwickeln, die einen gleichbleibend hohen Gehalt an diesen bedeutsamen Inhaltsstoffen besitzen.

> *Ätherische Öle sind häufig für den Geruch und den Geschmack von Pflanzen verantwortlich – so beispielsweise bei Thymian, Salbei oder Lavendel.*

Wirkstoffe in Heilpflanzen

Eine kleine Auswahl dessen, was alles in Heilpflanzen steckt, finden Sie im Folgenden.

Ätherische Öle

Nahezu alle Pflanzen, ganz besonders die wohlriechenden, enthalten ätherische Öle. Diese Öle, komplexe Mixturen zahlreicher Substanzen, sind leicht flüchtig, verdunsten also rasch. Ein weiteres typisches Charakteristikum ist, dass sie in Wasser schwer oder gar nicht löslich sind. Ätherische Öle können ausgeprägte Heilwirkungen entfalten. Ihr hoher medizinischer Stellenwert ist vor allem darauf zurückzuführen, dass sie entzündungshemmend und antibakteriell wirksam sind. Daneben können die flüchtigen Stoffe auch Schleim und Krämpfe lösen, desinfizieren, Magen und Darm stärken und die Nierentätigkeit anregen.

Heilende Gifte

Alkaloide greifen in die Signalübertragung zwischen den Nervenzellen ein und wirken so psychoaktiv. Hier ein kleiner Rundgang im großen Garten der Alkaloide:

➤ Atropin
Gehört zur Gruppe der Tropanalkaloide. Enthalten in Nachtschattengewächsen wie vor allem in Tollkirsche, Bilsenkraut, Stechapfel und Alraune. Atropin hat eine narkotisierende, einschläfernde bis halluzinogene Wirkung und kann in höherer Dosierung den Tod bedeuten.

➤ Beta-Carboline
Gehören zu den Indolalkaloiden und sind unter anderem in Passionsblume, Schlafmohn, Fliegenpilz und Tabak enthalten. Sie lösen Visionen aus, die sich entweder im wachen Zustand oder während des Schlafens im Traum einstellen. Darüber hinaus haben Beta-Carboline berauschende und stimmungsaufhellende Wirkungen.

➤ Codein
Einer der Wirkstoffe von Opium, dem Milchsaft des Schlafmohns, der Schmerz und Hustenreiz lindert und deshalb in vielen Hustensäften enthalten ist.

➤ Harmin und Harmalin
Wirkstoffe der Ayahuasca-Liane (auch in der Passionsblume enthalten) aus der Gruppe der Beta-Carboline, die in ihrem Aufbau dem körpereigenen Neurotransmitter Serotonin ähneln, der stimmungsaufhellend wirkt.

➤ Koffein
Dieses weltweit mit am meisten genutzte Alkaloid ist in über hundert verschiedenen Pflanzen enthalten, neben Tee- und Kaffeestrauch auch im Kakaobaum, der Guarana-Liane und in Damiana. Koffein wirkt bekanntermaßen wach machend, stimulierend und konzentrationsfördernd.

➤ Kokain
Der Hauptwirkstoff des Koka-Strauches, der leistungssteigernd, wach machend, euphorisierend wie auch lokal betäubend wirkt, Hungergefühle dämpft und auch erotisch stimuliert.

➤ Meskalin
Vor allem in Kakteen enthalten, beispielsweise im Peyote-Kaktus. Wirkt in geringen Dosierungen schmerzstillend und libidostimulierend, in höheren psychedelisch: Meskalin erzeugt euphorische Hochgefühle, denen intensive Farb- und Formhalluzinationen und eine paranormale Wahrnehmung der Realität folgen.

➤ Morphin
Wichtigster Wirkstoff im Opium, dem Milchsaft des Schlafmohns, und zugleich das beste natürliche Schmerzmittel. Es wirkt beruhigend bis hypnotisch, schmerzbetäubend, narkotisierend und atemverlangsamend. Der Opiumstoff kommt als Neurotransmitter auch bei Menschen und höheren Wirbeltieren vor: Wir alle besitzen eigene Rezeptoren, an die Morphin andockt und so das Schmerzempfinden lindert.

➤ Nikotin
In Nachtschattengewächsen, vor allem in Tabak und im Stechapfel enthalten. Nikotin wirkt in kleinen Dosen anregend auf das zentrale Nervensystem, fördert die Konzentration und dämpft Hungergefühle. In größeren Mengen führt es zu Zittern, Übelkeit, Erbrechen und Schwindelanfällen. Die vielen anderen negativen Auswirkungen sind weithin bekannt.

➤ Papaverin
Papaverin ist im Rohopium, dem Milchsaft des Schlafmohns, enthalten, besitzt aber nicht die Nebenwirkungen des Opiums. Papaverin wirkt krampflösend und erweitert die

Blutgefäße im Gehirn wie im Penis – weshalb es auch gegen Impotenz angewendet wird.

> **Psilocin und Psilocybin**

Die Wirkstoffe der legendären Zauberpilze. Sie wirken in geringen Dosen fieber- und blutdrucksenkend, in höheren psychedelisch: Die ersten Effekte sind Sehfeldveränderungen, darauf folgen akustische und optische Halluzinationen, Form- und Farbvisionen sowie Veränderungen in der Wahrnehmung von Zeit und Raum.

> **Scopolamin**

Ebenso wie Atropin ein Tropanalkaloid und mit für die halluzinogene Wirkung der Nachtschattengewächse wie Stechapfel oder Tollkirsche verantwortlich.

> **Tetrahydrocannabinol (THC)**

Der Hauptwirkstoff von Cannabis: Er entspannt, macht ausgelassen bis euphorisch, fördert den Appetit und entfaltet sexuell stimulierende Wirkungen. THC dient auch heilenden Zwecken und hat eine enorme Wirkpalette: muskelentspannend, stimmungsaufhellend, beruhigend, schmerzhemmend, antibiotisch, blutdrucksenkend, antiepileptisch, brechreizhemmend, bronchienerweiternd und schleimlösend. Für THC gibt es ebenso wie für Morphin eigene Rezeptoren in unserem Körper.

> **Theobromin**

Der Stoff, dem Kakao seine kräftigende und stimulierende Wirkung zu verdanken hat: Theobromin wirkt nicht nur leistungssteigernd, stimmungsaufhellend und euphorisierend, sondern auch erotisierend.

> **Yohimbin**

Hauptwirkstoff des Yohimbé-Baumes, der für dessen bekannte aphrodisierende Effekte zuständig ist.

> **Alkaloide**

Alkaloide, aufgebaut aus stickstoffhaltigen Verbindungen, gehören zu den hochwirksamen Pflanzenstoffen. Sie können nicht nur heilsam, sondern leider auch gefährlich sein. Dennoch – viele von ihnen sind gute Bekannte, mit denen wir es tagtäglich zu tun haben, wie etwa das Koffein oder das Teein. Neben diesen Alkaloiden in Genussmitteln sind auch medizinische Alkaloide wie Codein und Morphin nahezu jedem ein Begriff.

Da es sich bei Alkaloiden um giftige Stoffe handelt, eignen sich Pflanzen mit diesen Wirkstoffen keinesfalls zu längerfristigen Anwendungen wie beispielsweise im Rahmen einer Teekur. Falsch dosiert, können alle Alkaloide lebensgefährlich werden. Richtig eingesetzt sind sie dagegen wirksame Heilmittel gegen viele Erkrankungen – eine Gratwanderung zwischen Gefahr und Gewinn, deren Beschreiten große Kenntnis und Erfahrung erfordert. Von der selbstständigen Anwendung von Alkaloiden muss deshalb dringend abgeraten werden.

> **Bitterstoffe**

Wie der Name schon sagt: Diese Stoffe schmecken bitter. Das kurbelt die Ausschüttung der Verdauungssäfte wie Speichel, Magensaft und Galle an und hilft damit einer schwachen Verdauung auf die Sprünge, wie auch dem Appetit. Von ihren Wirkorten her unterscheidet man drei Arten von Bitterstoffen: Amara tonica wirken stärkend und regen die Magensäfte und die Speichelbildung an. Amara aromatica regen die Verdauung an, wirken auf Leber und Galle und gegen Bakterien und Parasiten. Amara acria stärken den Kreislauf.

> **Flavonoide**

Flavonoide sind weiße oder gelbe wasserlösliche Farbstoffe, die Früchte und Blüten entsprechend färben. Die Wirkstoffgruppe der Flavonoide zählt zu den so genannten sekundären Pflanzenstoffen, die in den letzten Jahren immer mehr das Interesse der Wissenschaft auf sich zogen – und das aus mehreren guten Gründen. Denn Flavonoide haben Eigenschaften, die sie zu sehr wirksamen Arzneien machen. Einige von ihnen wirken entzündungshemmend, andere helfen mit, das Herz zu schützen, wieder andere bieten freien Sauerstoffradikalen Paroli und hemmen die Entstehung oder das Fortschreiten einer Krebserkrankung. Einigermaßen spannend also, was diese Stoffe zu bieten haben.

> *Bei Halsentzündungen ist Gurgeln mit gerbstoffhaltigen Kräutern angezeigt. Auch bei Hautpilzen können Gerbstoffe hilfreich sein.*

▶ **Gerbstoffe**

Gerbstoffe binden Eiweiße, indem sie diese unlöslich machen. Aus diesem Grund verwendet man sie in hoher Konzentration dazu, tierische Haut in Leder umzuwandeln – sprich: zu gerben. Darauf gehen auch ihre medizinische Effekte zurück: Gerbstoffe entziehen Haut und Schleimhaut Eiweiß und damit den Nährboden für Krankheitserreger. Dank dieser adstringierenden Wirkungen können sie bei Blutungen und Entzündungen – vor allem im Mund und Rachenbereich – oder auch bei Durchfall wirksam helfen.

▶ **Glykoside**

Glykoside sind eine Gruppe von Wirkstoffen, die sehr häufig in Pflanzen vorkommen. Ihre Wirkungen sind sehr breit gefächert, weshalb sie meist noch weiter unterschieden werden – unter anderem in Herzglykoside und Cyanglykoside. Allen Glykosiden gemeinsam ist, dass sie in einen Zucker- und einen Nicht-Zuckerteil gespalten werden können.

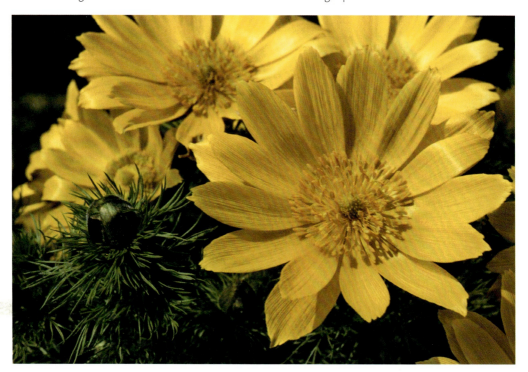

Das Frühlings-Adonisröschen blüht als einer der ersten Frühlingsboten gleich nach dem Frost. Die Blume, in Wildbeständen inzwischen nur noch selten zu finden, enthält Glykoside, aus denen wirksame Herzmedikamente hergestellt werden.

Sekundäre Pflanzenstoffe

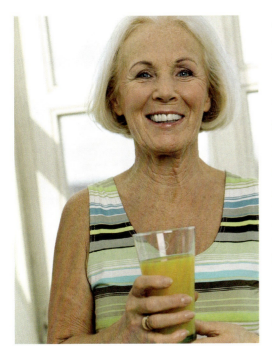

Der regelmäßige Genuss von Obst, Gemüse und Kräutern – auch in Form von Säften – sichert die Versorgung mit den wichtigsten Vitaminen.

Weithin bekannte Glykoside sind solche, die auf das Herz wirken wie jene des Fingerhuts, sowie Blausäure und das Salicin aus der Weidenrinde – der Vorläufer des bekannten Schmerz-Stoffs Acetylsalicylsäure.

▶ Harze
Harze sind eng verwandt mit den ätherischen Ölen, verflüchtigen sich im Unterschied zu diesen jedoch nicht.

▶ Kieselsäure
Der Schönmacher ist vor allem in Schachtelhalmgewächsen und Gräsern enthalten. Kieselsäure ist bekanntermaßen der Stoff, der Haut, Haare und Nägel stärkt und das Bindegewebe kräftigt.

▶ Mineralstoffe
Kaliumsalze, Kalziumverbindungen und die eben erwähnte Kieselsäure: Mineralstoffe, die in Pflanzen enthalten sind. Sie ziehen sie aus dem Erdreich, speichern sie in ihren Zellen und versorgen uns auf diese Weise mit jenen wichtigen Stoffen, die uns gesund halten – und die wir ohne ihre Umwandlung im Stoffwechsel der Pflanzen nicht verwerten könnten.

▶ Saponine
Saponine gehören mit zur Gruppe der Glykoside. Zu ihrem Namen – der mit dem Wort Seife zusammenhängt – kamen sie durch ihre Eigenschaft, in Verbindung mit Wasser eine stark schäumende Lösung zu ergeben. Saponine wirken meist schleimlösend, harntreibend sowie als Brechmittel.

▶ Schleimstoffe
Schleimstoffe sind eine Gruppe unterschiedlicher Stoffe, die eine Eigenschaft eint: im Wasser aufzuquellen, dickflüssige Lösungen zu bilden und sich schleimig anzufühlen. Schleimstoffe wirken reizmildernd und abführend, da sie größere Mengen von Wasser binden können. Anwendung finden sie unter anderem bei Reizhusten, Entzündungen, Verstopfung oder zur Wundbehandlung.

▶ Solanine
Solanine findet man hauptsächlich in den grünen Teilen der Nachtschattenpflanzen. Sie wirken giftig auf das Verdauungssystem. Erste Vergiftungserscheinungen treten beim Menschen schon nach Einnahme von 25 Milligramm auf. Äußerlich angewendet helfen sie jedoch gegen Ekzeme. Enthalten ist Solanin beispielsweise in den grünen Stellen von Kartoffeln, Tomaten und in anderen Nachtschattengewächsen.

▶ Vitamine
Sie sind die wohl bekanntesten Pflanzenstoffe: unerlässlich für zahllose und lebenswichtige Reaktionen und Prozesse. Da sie unser Körper nicht selbst bilden kann, müssen wir sie ihm mit der täglichen Nahrung liefern. Dazu eignen sich nicht nur Obst und Gemüse – auch viele Kräuter wie Petersilie oder Brunnenkresse sind gute Vitaminspender.

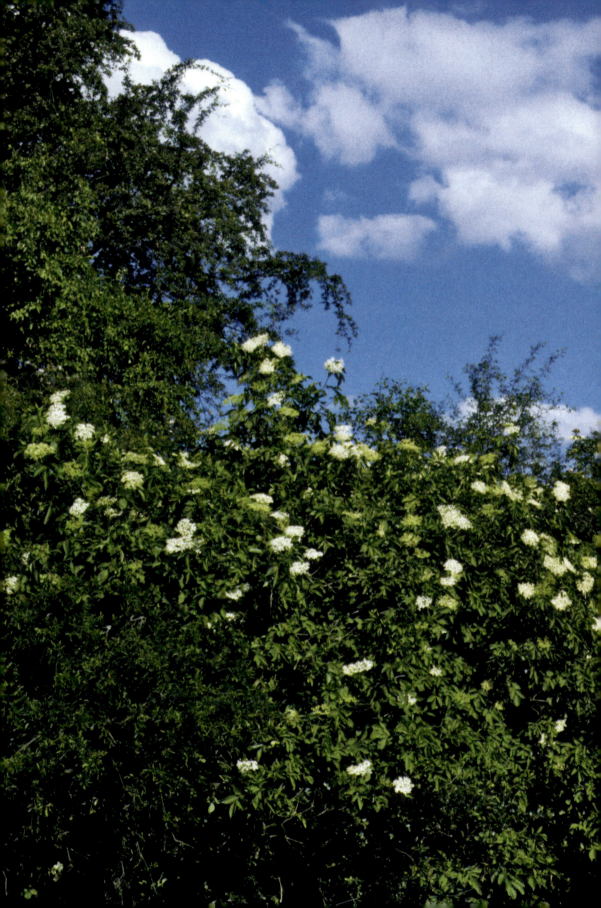

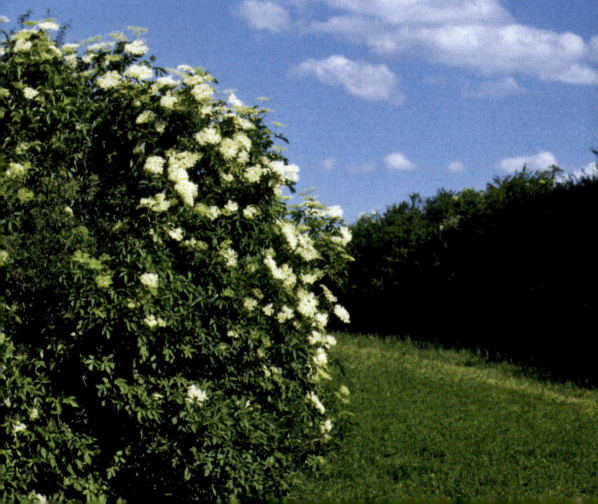

Die grüne Apotheke

Kräuter-Arzneimittel

*»Alle Wiesen und Matten,
alle Berge und Hügel sind Apotheken.«*

(Theophrastus Bombastus von Hohenheim,
bekannt als Paracelsus, 1493–1541)

In unserem Buch laden wir Sie ein zu einem Rundgang durch den großen Garten heimischer und ausländischer Heilpflanzen. Heute können wir nahezu alle Heilpflanzen und zahlreiche Zubereitungen daraus in der Apotheke oder im Reformhaus kaufen. Dennoch lohnt es sich, über ihre Wirkung und ihre Eigenarten mehr zu wissen, als auf dem Beipackzettel steht. Diese Kenntnisse vermitteln Ihnen unsere Steckbriefe. Sicherlich ist einiges dabei, was Ihnen über das eine oder andere heilkräftige Kraut noch nicht bekannt war. Und Sie werden staunen, welches enorme Potenzial in den grünen Arzneien steckt.

Wenn Sie die genannten Dinge beherzigen und verantwortungsvoll mit Heilpflanzen umgehen, dann haben Sie in ihnen wirkungsvolle Mittel zur Wiederherstellung und Erhaltung Ihrer Gesundheit. Denn die Heilkräfte der Naturapotheke – das zeigt sich an den zahlreichen pflanzlichen Hausmitteln, die seit Generationen mit Erfolg angewendet werden – können uns in gesunden wie in kranken Tagen hilfreich zur Seite stehen.

Bei den Beschreibungen der Pflanzen und deren Wirkweisen geht es mitunter auch wissenschaftlich zur Sache. »Im Licht der Wissenschaft« gibt Ihnen Gelegenheit zum Blick durchs Schlüsselloch der Labore: Hier erfahren Sie mehr über Studien, die mit der jeweiligen Heilpflanze durchgeführt worden sind, und andere Befunde aus der Phyto-Pharmakologie. Auch wenn die Zusammenhänge dabei auch einmal komplexer sind – zu erfahren, was bei der Erforschung altbewährter Pflanzenarzneien so alles entdeckt wird, bringt so manche interessante und wertvolle Informationen. Auch wenn Sie sich bislang noch nicht mit Doppelblindstudien und Plazebowirkungen beschäftigt haben.

> *Wie die genannten Rezepturen und Anwendungen durchzuführen sind, lesen Sie auf den Seiten 36 bis 46. Zum Teil ist die Zubereitung auch bereits direkt im Steckbrief aufgeführt.*

Risiken und Nebenwirkungen

Es ist ein weit verbreiteter Irrtum, dass natürliche Heilmittel »harmlos« sind. Die Inhaltsstoffe von Pflanzen sind sehr wirkungsvoll – sonst könnten sie ja auch nicht heilen. Deshalb sollten die heilkräftigen Pflanzen, die uns die Natur schenkt, stets als das gesehen werden, was sie sind: Medikamente. Und als solche können sie ebenso wie Präparate mit synthetischen Wirkstoffen bei unsachgemäßem Gebrauch schädlich sein. Sollten bei der Behandlung mit Heilpflanzen also plötzlich Nebenwirkungen auftreten, wie beispielsweise Übelkeit, Magenschmerzen, Durchfall oder allergische Reaktionen, müssen Sie

> ### Mit den besten Empfehlungen
> »Well-established medicinal use« (= für den medizinischen Gebrauch nachgewiesenermaßen geeignet) – diese Worte finden Sie bei einigen der Pflanzen. Deren Qualität, Sicherheit und vor allem therapeutische Wirksamkeit wurde wissenschaftlich geprüft und durch Untersuchungen gesichert. Die Pflanzen, die für den »well-established medicinal use« empfohlen werden, sind von einem wissenschaftlichen Gremium nach Durchsicht des derzeitigen Wissens über Arzneipflanzen ausgewählt worden.

die Anwendung sofort abbrechen und einen Arzt konsultieren.
Vom selbstständigen Gebrauch giftiger Heilpflanzen sollten Sie unbedingt absehen. Diese Pflanzen entfalten ihre heilsamen Kräfte nur, wenn strenge Vorgaben bei der Herstellung der Präparate eingehalten werden. Solche Kräuter gehören nicht in Laienhände, da sie hier mehr Schaden als Nutzen anrichten könnten. In den nachfolgenden Pflanzensteckbriefen wird bei Pflanzen mit giftigen Inhaltsstoffen jeweils gesondert auf die Risiken hingewiesen.

Fragen Sie Ihren Arzt oder Apotheker
Bei den Steckbriefen der einzelnen Pflanzen sind des öfteren Arzneimittel genannt, die Extrakte oder andere Zubereitungen aus der betreffenden Pflanze enthalten. Diese Auswahl hat keinen Anspruch auf Vollständigkeit, sondern nennt beispielhaft einige Präparate. Das soll Ihnen beim Gang in Apotheke oder Reformhaus eine Hilfe sein, um eine Heilpflanze einfacher anwenden zu können.
Bei der Anwendung dieser Arzneimittel gibt es ebenso wie bei jenen mit synthetischen Wirkstoffen das eine und andere zu berücksichtigen. Vieles davon steht bereits in den so genannten Beipackzetteln in der Medikamentenschachtel. Die jedoch sind leider für den medizinischen Laien nicht immer so ohne weiteres verständlich.

Sprechen Sie Beipackzettelisch?
Jedem Arzneimittel, ob mit synthetischen oder pflanzlichen Wirkstoffen, liegt der so genannte Beipackzettel bei. Darin werden Sie als Patient über alles aufgeklärt, was Sie zur Anwendung des betreffenden Präparates wissen müssen. Diese Informationen dienen einerseits Ihrem Schutz: Sie

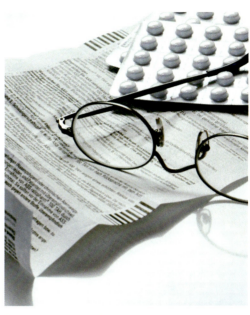

Den Beipackzettel sollten Sie stets aufmerksam lesen, bevor Sie ein Medikament das erste Mal einnehmen.

müssen genau wissen, wie und wann Sie ein Medikament einzunehmen und zu dosieren haben – zumal dann, wenn Sie sich selbst behandeln.
Andererseits schützt der Beipackzettel auch die Hersteller der Arzneimittel. Denn sie sind gesetzlich dazu verpflichtet, ihre Kunden – Sie als Patient – über alles zu informieren, was der Anwender eines Präparats wissen muss. Das beinhaltet nicht nur Angaben zu Zusammensetzung, Inhaltsstoffen, Anwendungsgebieten und Dosierung, sondern auch und besonders wichtig, Angaben zu möglichen Risiken, die mit der Anwendung einhergehen können. Die Hersteller müssen auch Nebenwirkungen angeben, die extrem selten auftreten. Das gilt auch für Angaben zu möglichen Wechselwirkungen mit anderen Mitteln.

> *Lesen Sie den Beipackzettel am besten in dieser Reihenfolge: erst die Anwendungsgebiete, dann die Dosierung. Als Nächstes die Gegenanzeigen und anschließend die Wechselwirkungen.*

Kein Wunder also, dass Beipackzettel zuweilen katalogartige Ausmaße erreichen und dass ihre Lektüre oft Stirnrunzeln angesichts des Fachchinesisch bereitet, in dem die Packungsbeilagen verfasst sind. Das ist mit ein Grund dafür, dass fast jeder Dritte heute die verordneten Medikamente erst gar nicht nimmt: Nach Angaben des Wissenschaftlichen Instituts der AOK landen jährlich Tonnen unverbrauchter Medikamente im Wert von knapp zwei Milliarden Euro im Mülleimer. Diese horrende Summe ist umso erschreckender, weil bis zu 60 000 Menschen jährlich ins Krankenhaus kommen, weil sie ihre Medikamente nicht oder falsch eingenommen haben. Deshalb hier eine kleine Verständnishilfe für das Studieren der Beipackzettel.

Zusammensetzung
Jedes Arzneimittel besteht aus Wirkstoffen und anderen Substanzen, die gewissermaßen als Verpackung der Wirkstoffe dienen. Nun reagieren nicht wenige Menschen allergisch auf einige dieser »Verpackungsmittel«. Deshalb müssen neben dem eigentlichen Wirkstoff immer auch alle anderen Inhaltsstoffe angegeben werden. Ebenso muss die Menge verzeichnet sein und ob es sich um Tabletten, Tropfen oder andere Darreichungsformen handelt.

Anwendungsgebiete (Indikation)
Hier finden Sie die Beschwerden, für deren Behandlung das betreffende Arzneimittel zugelassen ist. In vielen Fällen gibt es nicht nur eine Indikation, sondern gleich mehrere.

Was bedeutet
▸ **mite und forte?**
So gekennzeichnete Arzneimittel gehören zu einer Serie von Präparaten, die alle den gleichen Wirkstoff enthalten, allerdings in unterschiedlichen Wirkstärken. Neben einem Basispräparat gibt es also möglicherweise eines mit weniger – in der Regel dem halben – Wirkstoffgehalt. Dieses erhält den Zusatz »mite«. Bei dem Schwesterpräparat mit einem höheren – meist dem doppelten – Wirkstoffgehalt, lesen Sie dann den Zusatz »forte«.
Häufig werden Ihnen auch Angaben über den Wirkstoffgehalt im Verbund mit der Darreichungsform und der Bezeichnung begegnen – also etwa »Mittel XY 200 mg Dragees«.
▸ **N1, N2, N3?**
Damit sind die Packungsgrößen eines Arzneimittels angegeben. Drei verschiedene sind auf dem Markt, jeweils abgestimmt auf die zur Behandlung notwendige Menge.
▸ **N und novo?**
Dieser Aufdruck weist Sie darauf hin, dass das Arzneimittel in seiner Zusammensetzung geändert wurde und damit auch mehr oder weniger Wirkstoffe enthalten kann als das Vorgängermedikament.
▸ **Comp?**
Kurz für Komposition – mithin handelt es sich hier um ein Präparat, das mehrere Wirkstoffe enthält.
▸ **Retard und Depot?**
Bei so gekennzeichneten Medikamenten wird der Wirkstoff über Stunden nach und nach abgegeben und ins Blut aufgenommen. Das sorgt für gleich bleibende Wirkstoffspiegel und länger anhaltende Wirkung.

Dosierungsanleitung, Art und Dauer der Anwendung

Ein Arzneimittel kann Ihnen nur helfen, wenn Sie es in der richtigen Menge, zum richtigen Zeitpunkt und in der richtigen Weise einnehmen. Wieviel, wann und wie erfahren Sie unter der Dosierungsanleitung. Nehmen Sie nie eine höhere Dosis ein, als angegeben ist – es sei denn, Ihr Arzt hat Ihnen ausdrücklich eine andere Dosis verordnet. Mehr hilft mehr, ist ein Irrtum – oft auch ein gefährlicher. Zudem steigern Sie bei höherer Dosierung meist nur die unerwünschten Nebenwirkungen und nicht die erwünschten Effekte. Halten Sie sich deshalb an die empfohlene Dosierung. Sie gewährt das beste Verhältnis zwischen Nutzen und Risiken, Wirkung und Nebenwirkungen. Und damit den besten Schutz für Sie.

> Was wirkt, hat auch Nebenwirkungen. Das gilt für Medikamente mit künstlich hergestellten Wirkstoffen ebenso wie für jene, die mit pflanzlichen Substanzen heilen.

Gegenanzeigen

Hier lesen Sie, bei welchen Krankheiten Sie das Medikament nicht nehmen dürfen. Auch bestimmte Lebenssituationen wie Schwangerschaft und Stillzeit können die Anwendung verbieten, ebenso wie die gleichzeitige Einnahme eines anderen Präparates. Alle diese Ausschlusskriterien sind bei den Gegenanzeigen aufgeführt, die Sie natürlich beachten müssen.

Wechselwirkungen

Hier lesen Sie, mit welchen anderen Medikamenten sich Ihres nicht verträgt. Denn wenn Sie mehrere Arzneimittel zugleich anwenden, kann es passieren, dass sich diese gegenseitig beeinflussen – nicht immer zum Besten. Das kann übrigens auch bei Nahrungsmitteln der Fall sein, weshalb auch solche Fälle bei den Wechselwirkungen aufgeführt sind.

Nebenwirkungen

Neben dem erwünschten Behandlungseffekt kann ein Arzneimittel auch unerwünschte Wirkungen haben – die so genannten Nebenwirkungen. Sie müssen im Beipackzettel aufgeführt werden. Je nach Wortwahl lässt sich die Wahrscheinlichkeit, mit der die unerwünschten Effekte auftreten, einordnen. Danach bedeutet:
- Sehr häufig: in mehr als 10 Prozent aller Fälle.
- Häufig: in 1 bis 10 Prozent aller Fälle.
- Gelegentlich: in 0,1 bis 1 Prozent aller Fälle.
- Selten: in 0,01 bis 0,1 Prozent aller Fälle.
- Sehr selten: in weniger als 0,01 Prozent aller Fälle.

Runter damit – aber richtig
- Nehmen Sie Medikamente immer mit viel Wasser ein. So gehen sie leichter »runter«, und Sie schonen Ihre Magenschleimhaut, denn die Wasserladung sorgt für sofortiges

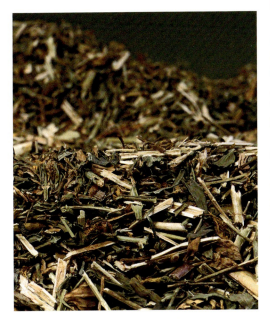

Selbst so harmlos scheinende »Medikamente« wie Johanniskraut können Neben- oder Wechselwirkungen mit anderen Arzneien haben.

Verdünnen. Und das führt auch zur besseren Aufnahme des Wirkstoffes in den Blutkreislauf.
- Trinken Sie das Wasser aus einem Glas und nicht aus der Flasche, denn dabei lässt es sich nicht so richtig schlucken.
- Gewöhnen Sie sich an, Arzneimittel zum Schlucken im Stehen einzunehmen. Auf diese Weise schaffen es die kleinen Heiler einfacher, durch die Speiseröhre in Ihren Magen zu gelangen. Bei bettlägrigen Patienten lässt die Arzneiwirkung oft einfach deshalb zu wünschen übrig, weil sie ihre Medikamente im Liegen nehmen. Damit kann sich der Wirkeintritt verzögern, oder die Tablette beendet ihre Reise gar in der Speiseröhre.
- Nehmen Sie Medikamente nicht mit Alkohol ein. Auch nicht mit Softdrinks oder einer Weinschorle. Denn die Wechselwirkungen zwischen Alkohol und Medikamenten sind sehr vielfältig und nicht abzuschätzen.
- Ebenfalls ungeeignet zur Medikamenteneinnahme sind Milch, schwarzer Tee oder Grapefruitsaft. Sie alle können die Aufnahme einer ganzen Reihe von Arzneien behindern und damit ihre Wirkung verändern.
- Nicht nur kleinen Patienten, auch vielen Erwachsenen bereitet das Schlucken von Tabletten Schwierigkeiten. Geht es Ihnen auch so? Dann probieren Sie einmal Folgendes: Nehmen Sie ein Stückchen Banane in den Mund, kauen etwas darauf herum, nehmen dazu die Pille und schlucken alles zusammen hinunter. Oder Sie machen es wie viele Haustierbesitzer: Verstecken Sie die Tablette in einem Klecks Leberwurst oder einem Stückchen Käse.
- Vorsicht bei Erbrechen und Durchfall: Müssen Sie sich binnen vier Stunden nach

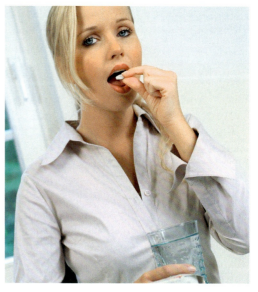

Wenn Sie eine Tablette schlucken müssen, nehmen Sie sie wenn möglich im Stehen ein.

»Verwendbar bis ...«

Arzneimittel sind nur begrenzt haltbar, weshalb stets auch ein Verwendungsdatum angegeben ist. Dieses sollten Sie beachten und ein Medikament nicht mehr anwenden, wenn das Haltbarkeitsdatum abgelaufen ist. Das betreffende Präparat richtet dann zwar keinen gesundheitlichen Schaden an, verliert jedoch an Wirksamkeit. Das bedeutet, dass Sie sich nicht mehr sicher sein können, ob der enthaltene Wirkstoff noch im gewünschten Ausmaß gegen Ihre Beschwerden hilft. Aus diesem Grund ist der Hersteller eines Arzneimittels nach Ablauf des Verfalldatums auch nicht mehr für die Eigenschaften und die Qualität seines Produkts zur Verantwortung zu ziehen.

Unabhängig vom Verwendungsdatum sollten Sie Arzneimittel regelmäßig kontrollieren, besonders den Bestand Ihrer Hausapotheke (→ Seite 62 f.).

der Einnahme eines Medikaments übergeben, wird dieses oft mit nach draußen befördert. Ein massiver Durchfall in diesem Zeitraum hat den gleichen Effekt. In solchen Fällen sollten Sie das betreffende Arzneimittel noch einmal einnehmen oder – wenn Sie sich unsicher bezüglich der Dosierung sind – Arzt oder Apotheker um Rat fragen.

Nicht nur der Inhalt zählt …

… sondern auch die Verpackung, und zwar jene, in der ein arzneilicher Wirkstoff in unseren Körper gelangt. Ob Salbe oder Creme, Tablette oder Zäpfchen mag dem Laien nicht weiter bedeutsam erscheinen – ist es aber: Zwischen Salbe und Creme ebenso wie bei Tablette und Zäpfchen bestehen große Unterschiede. In der Art und Weise, wie die darin enthaltenden Substanzen ihre Wirkung entfalten, und auch im Tempo, in dem der Körper von den gewünschten Effekten profitiert. Denn je nach Verpackung kann der Wirkstoff schneller oder langsamer an seinen Bestimmungsort gelangen – ein entscheidender Faktor, der bei der Auswahl und für die Qualität eines Medikaments eine wichtige Rolle spielt und den der Fachmann Bioverfügbarkeit nennt. Ist diese hoch, ist das gut, denn dann kann der Wirkstoff vom Körper leicht resorbiert werden. Der Fachbegriff »Resorption« bezeichnet übrigens die Aufnahme eines Stoffes in den Organismus. Angesichts der unterschiedlichen Effekte, die arzneiliche Substanzen je nach Art ihrer Verabreichung entfalten, finden Sie im Behandlungsteil auch des öfteren Vermerke wie »zur lokalen« oder »zur äußerlichen Anwendung«.

Da Sie die zur Selbstbehandlung empfohlenen Medikamente in den meisten Fällen ohne ärztliche Aufsicht anwenden, halten wir es für wichtig, mit Ihnen einen kleinen Ausflug in die Galenik zu unternehmen und Ihnen dabei einen Überblick über die verschiedenen Arzneiformen und deren Eigenheiten zu geben.

▸ **Dragees, Kapseln und Tabletten**

Sie sind in ihrer Wirkweise einander vergleichbar und liefern jene Menge an Wirkstoffen, die Sie mit einer Einzeldosis nehmen sollen – was Ihnen die Anwendung deutlich erleichtert.

▸ **Retardkapseln, -tabletten und andere Retardpräparate**

Diese Produkte enthalten größere Mengen an Wirkstoff, der zeitlich verzögert freigegeben wird, also nach und nach in Ihren Organismus gelangt. Das ist therapeutisch so gewollt. Denn in einigen Fällen muss zur Behandlung ein konstanter Pegel des Arzneistoffs im Körper gehalten werden. Das gelingt durch die häppchenweise Freisetzung. Sie erspart Ihnen, den Wirkstoff alle paar Stunden einnehmen zu müssen. Der Nachteil dabei: Falls unerwünschte Wirkungen und Probleme mit dem Medikament auftreten, sind diese nicht so rasch zu stoppen wie bei anderen Präparaten.

Um den Retardeffekt zu erzielen, werden die Wirkstoffe mit einem Mantel aus schwer löslichen Stoffen umhüllt. Verbreitet ist auch die »Scheibchen-Methode«: Dabei werden die ein-

---

Schon schwanger gewesen?

Waren Sie zum Zeitpunkt, an dem Sie ein bestimmtes Medikament genommen haben, bereits schwanger, ohne davon zu wissen, ist das kein Grund zur Sorge. In den ersten beiden Wochen ist der Embryo noch nicht mit Ihrem Blutkreislauf verbunden – dafür sorgt die Plazentaschranke.

Auch wenn Sie danach noch Medikamente einnehmen und bereits schwanger sind, besteht zunächst kein Grund zur Panik. Beratschlagen Sie sich jedoch so bald wie möglich mit Ihrem Arzt – insbesondere dann, wenn Sie ein Arzneimittel dauerhaft einnehmen müssen.

zelnen Tabletten aus mehreren Wirkstoffschichten aufgebaut.

► **Brausetabletten**
Diese, ebenso wie die neuerdings in Mode gekommenen Brausegranulate, wirken ein wenig schneller als andere Tabletten. Denn der enthaltene Wirkstoff ist hier »resorptionsfreundlich« aufbereitet – bereits aufgelöst und mit viel Wasser im Gepäck in den Magen unterwegs.

► **Lutschtabletten**
Diese Arzneiform ist angesagt, wenn ein Wirkstoff lang anhaltende Effekte im Mund- und Rachenraum zeitigen soll. Aus diesem Grund sollen Sie diese Tabletten auch nicht aktiv lutschen, sondern langsam auf oder unter der Zunge zergehen lassen.

► **Zäpfchen**
Diese Darreichungsform ist vor allem bei Eltern beliebt, da der Nachwuchs in der Regel nicht gerne Pillen schluckt. Aber auch bei Erwachsenen, die aus Krankheitsgründen nicht schlucken können oder wenn der Wirkstoff bedingt durch heftiges Erbrechen sonst nicht in den Körper gelangt, sind Zäpfchen hilfreich. Bei ihnen wird der Arzneistoff in eine Fettmasse gepackt, die schmilzt, sobald sie auf Körpertemperatur gebracht wird. Zäpfchen entfalten ihre Effekte entweder direkt vor Ort – bei Beschwerden im Analbereich – oder treten ins Blut und somit in den gesamten Körper über. Das Problem ist, dass die Wirkstoffe nicht immer vollständig in den Organismus aufgenommen werden und die Wirksamkeit daher nicht ausreichend gesichert ist.

► **Säfte**
Auch Medikamente in Form von Säften sind bei Kindern beliebt, da sie fast immer Süßungsmittel enthalten. Diese sollen den oftmals unangenehmen Geschmack des enthaltenen Arzneistoffs mildern. Zur korrekten Dosierung wird Säften ein Messlöffel beigegeben, oder die Kappe der Flasche dient als Messbecher. Auf diese Hilfestellung sollten Sie bei der Einnahme auch zurückgreifen, denn Ess- oder Teelöffel sind von Haushalt zu Haushalt verschieden, und die Menge an Wirkstoff, die Sie damit löffeln, entsprechend auch.

► **Tropfen**
Dabei sind die arzneilichen Wirkstoffe in Wasser oder Alkohol gelöst. Entsprechend rasch entfalten sie ihre Effekte. Der Vorteil – der Nachteil: Die Dosierung ist wegen der unterschiedlichen Tropfengrößen schwierig und kaum exakt einzuhalten.

Aufgrund des Alkoholgehalts vieler Tropfen ist ihr Einsatz bei Kindern, aber auch bei Menschen mit einer Reihe chronischer Erkrankungen tabu.

► **Pflaster**
Hier stecken die Wirkstoffe in einer Klebemasse, und aus der wandern sie allmählich in die Haut. Vor einigen Jahrzehnten dienten Pflaster der lokalen Behandlung, da sie nur in der Region, an der sie angebracht waren, wirksam werden konnten. Die modernen Versionen der Pflaster haben dagegen Ganzkörperwirkung: Hormone beispielsweise, aber auch Nikotin oder Schmerzmittel werden heute vielfach via Pflaster verabreicht, denn mit ihnen lässt sich ähnlich wie bei Retardprodukten ein gleichbleibend hoher Arzneistoffspiegel im Organismus halten.

► **Salben**
Sie bestehen aus Fettstoffen, die einen unterschiedlich hohen Wassergehalt haben können. Je nach Zusammensetzung können Salben ihre Wirkstoffe nur oberflächlich zur Entfaltung bringen oder aber bis tief in die Haut vordringen. In letzterem Fall

> *Zäpfchen, die durch zu warme Lagerung bereits ins Schmelzen gekommen und dann wieder fest geworden sind, sollten Sie nicht mehr anwenden. Denn sie können sich unter Umständen nach dem Einführen schlechter auflösen, was ihre Wirksamkeit schmälert.*

wird der Wirkstoff in die Blutbahn transportiert. Haben Salben die Eigenschaft, einen schützenden Fettfilm auf die Haut zu legen, dämmen sie deren Feuchtigkeitsverlust ein – die ideale Pflege für trockene Haut.

Bestehen Salben zu mehr als zehn Prozent aus Fettstoffen, spricht man von Pasten. Das sind zähe Mixturen, die abdecken und beispielsweise die zarte Haut eines Babypopos schützen können.

> **Cremes**

Anders als Salben können diese Wasser aufnehmen. Deshalb sind Cremes für trockene Haut weniger geeignet, da sie ihr zusätzlich Feuchtigkeit entziehen. Cremes ziehen je nach ihrem Aufbau schnell in die Haut ein und hinterlassen keinen oder kaum einen Fettfilm auf der Haut.

Salopp formuliert handelt es sich bei Cremes um Fett in Wasser, bei Salben um Wasser in Fett. Beide Zubereitungen machen den Einsatz verschiedener Emulgatoren erforderlich. Emulgatoren sind Hilfsstoffe, die dafür sorgen, dass sich das Fett-Wasser-Gemisch nicht trennt.

> **Gele**

Ein Gel kann man sich als Mittelding zwischen flüssig und fest vorstellen: Gele sind genau genommen Flüssigkeiten, die mittels Zusatzstoffen eine geleeartige Konsistenz verpasst bekommen. Sie enthalten meist kein Fett und können deshalb mit Wasser einfach entfernt werden. Da Gele Flüssigkeit enthalten, wirken sie auf der Haut durch die Verdunstung kühlend – die Zugabe von Alkohol oder ätherischen Ölen steigert diesen Kühleffekt noch.

Diese Arzneiform dient vor allem dazu, Wirkstoffe in tiefere Hautschichten zu transportieren und Schwellungen zu lindern – denn Gele entziehen der Haut Flüssigkeit. Und ohne ihr Flüssigkeitspolster zieht sich die Haut zusammen.

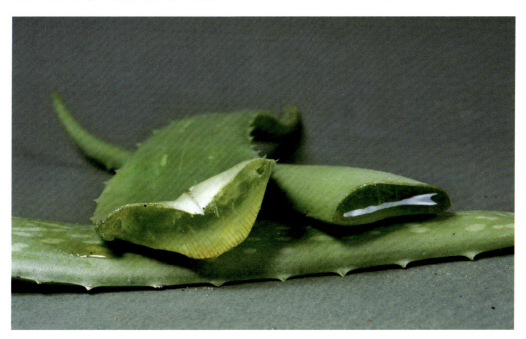

Die Aloe-Pflanze speichert in ihren dickfleischigen Blättern viel Flüssigkeit in Form eines natürlichen Gels, das eine Menge wirksamer Biostoffe enthält – etwa gegen Hautleiden, Sonnenbrand und schlecht heilende Wunden.

› **Lotionen**

Das sind Cremes mit sehr hohem Wassergehalt, was sie zur Anwendung auf größeren Hautarealen geeignet macht. Da sie so viel Flüssigkeit besitzen, bieten sie Bakterien gute Bedingungen, sich zu vermehren. Um dies zu vermeiden, müssen Lotionen immer mit Konservierungsstoffen versetzt werden – wie übrigens auch die meisten Cremes.

> *Heilpflanzen bewahren Sie in Porzellandosen oder dunklen Glasbehältern auf. Nach zwei Jahren sollten Sie die gelagerten Kräuter ersetzen.*

Ihre Hausapotheke

Wie schnell ist es passiert: Sie schneiden sich in den Finger, oder es ereilen Sie von einer Minute auf die andere starke Kopfschmerzen. Solange solche Fälle während der üblichen Geschäftszeiten eintreten, können Sie sich helfen und in die nächste Apotheke gehen. Nach Ladenschluss oder am Wochenende ist die Sache nicht mehr so einfach – es sei denn, man kann auf heimische Bestände zurückgreifen: eine gut sortierte Hausapotheke, die alles Nötige für Erste Hilfe und Selbstbehandlung bereithält – von Arnikatinktur bis Zinksalbe. Nachfolgend finden Sie eine Übersicht über jene Dinge, mit denen Sie für den Notfall ausreichend gerüstet sind.

Sicher gelagert, sicher wirksam

Arzneimittel, ob mit pflanzlichen oder synthetischen Wirkstoffen, müssen richtig aufbewahrt werden: trocken, kühl und dunkel. Deshalb eignet sich dafür am besten ein verschließbarer Schrank in einem nicht beheizten Raum. Hier bieten sich Schlafzimmer, Flure oder unbeheizte Abstellräume an. Neben den Medikamenten verstauen Sie in Ihrer Hausapotheke auch Verbandsmaterial und anderes, was Sie ausschließlich für Heilzwecke benutzen – beispielsweise Fieberthermometer.

Sind Kinder mit im Haushalt – nicht nur ständig, sondern auch besuchsweise – muss der Arzneischrank unbedingt abschließbar sein. Eine gewisse Höhe bei der Anbringung des Schranks gewährleistet weiteren Schutz vor dem Zugriff von Kindern, zumindest solange sie noch relativ klein sind.

Das Wichtigste zur Ersten Hilfe

Heilpflanzen

Anisfrüchte
Brennnesselblätter
Fenchelfrüchte
Kamillenblüten
Lindenblüten
Melissenblätter
Pfefferminzblätter

> **Regelmäßiger Check-up**
>
> Mindestens zweimal jährlich sollten Sie den Inhalt Ihrer Hausapotheke überprüfen. Abgelaufene, verdorbene oder beschädigte Präparate gehören in den Arzneimüll (in Apotheken) und sollten gleich wieder ersetzt werden. Achten Sie auch darauf, dass manche Arzneimittel, wie beispielsweise Augentropfen, nach Anbruch nicht bis zum aufgedruckten Haltbarkeitsdatum, sondern nur noch wenige Wochen haltbar sein können. Notieren Sie auf derartigen Medikamenten das Anbruchsdatum, und entsorgen Sie diese entsprechend. Sortieren Sie auch verstaubtes Verbandsmaterial, angerostete Scheren und andere Utensilien aus, die nicht mehr wirklich tipptopp in Ordnung sind.

Salbeiblätter
Thymiankraut

Kräuterzubereitungen
Aloe-Vera-Gel
Arnikatinktur
Baldriantropfen und -tinktur
Echinacin-Tropfen
Emser Salz
Eukalyptus-Öl
Fencheltee
Franzbranntwein
Heilerde (für den innerlichen und den äußerlichen Gebrauch)
Heublumensack und -badezusatz
Johanniskrautöl (Rotöl)
Latschenkiefer- oder Fichtennadelöl
Melissengeist
Minzöl
Ringelblumensalbe und -tinktur

Aus der Küche
Apfelessig
Honig
Knoblauch
Kochsalz
Quark
Senf
Zitrone
Zwiebeln

Verbandsmaterial
Darüber hinaus gehören in eine naturmedizinische Hausapotheke natürlich auch Dinge, die in jedem herkömmlichen Verbandskasten zu finden sind: Pflaster und Binden benötigt man beispielsweise zum Verbinden und Abdecken von Wunden, Tücher und Sicherheitsnadeln wiederum dienen zum Ruhigstellen verletzter Gliedmaßen sowie zum Fixieren von Verbänden und Wickeln.
Dreieckstücher aus Baumwolle oder Mull
Elastikbinden

Pflaster, wasserfest und in unterschiedlichen Größenzuschnitten
Pflasterrolle ohne Wundauflage, um Binden zu befestigen (z. B. Leukoplast)
Sicherheitsnadeln
Steril verpackte Mullbinden in verschiedenen Größen
Sterile Brandkompressen
Verbandklammern
Verbandpäckchen in klein, mittel und groß
Verbandsschere
Verbandwatte

Sonstiges
Alkohol (100 %)
Augenbadewanne
Einlaufgerät
Einmalhandschuhe
Fieberthermometer
Fuß- oder Armwannen (Plastikeimer gehen auch)
Jodtinktur
Kühlkissen und Kühlkompresse (im Kühlfach aufbewahren, so sind sie jederzeit einsetzbar)
Leinentücher (können auch Geschirrtücher sein)
Mittel zur Wunddesinfektion: Polyvidon-Jodlösung oder Desinfektionsspray (vor allem für Kinder)
Pinzetten (auch Splitterpinzette)
Taschenlampe
Wärmflasche
Wattebäusche
Wolldecke
Zeckenzange
Ebenfalls unerlässlich: eine Liste mit allen wichtigen Notrufnummern. Dazu gehören neben Feuerwehr, Notarzt und Polizei auch die Nummer des örtlichen Vergiftungsnotrufs. Vergessen Sie nicht die Nummern von Haus- und Zahnarzt sowie eine Liste der umliegenden Apotheken.

> *Wenn Kinder im Haushalt leben, egal, ob ständig oder besuchsweise, sollten Sie auch die Nummer der nächsten durchgehend besetzten Kinderambulanz im Apothekerschrank notieren.*

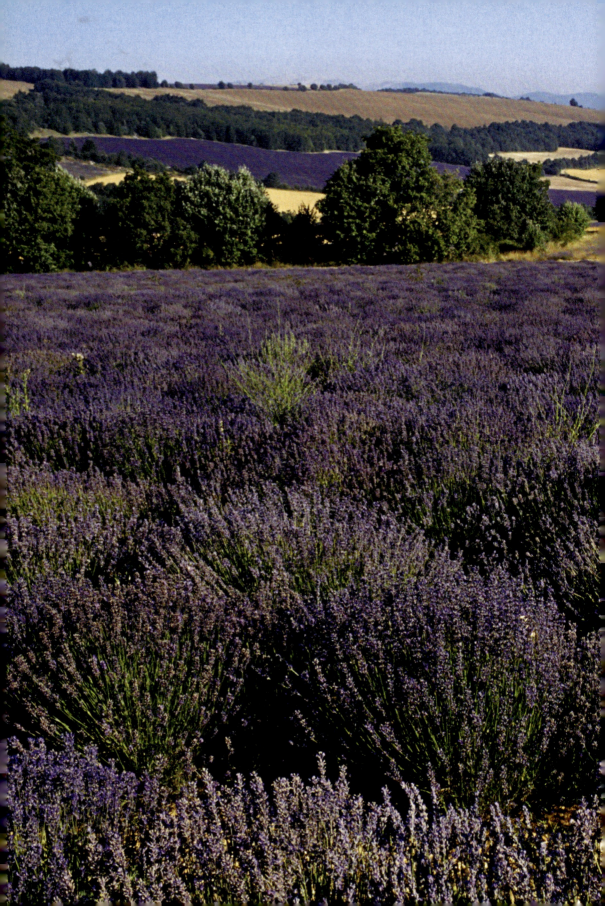

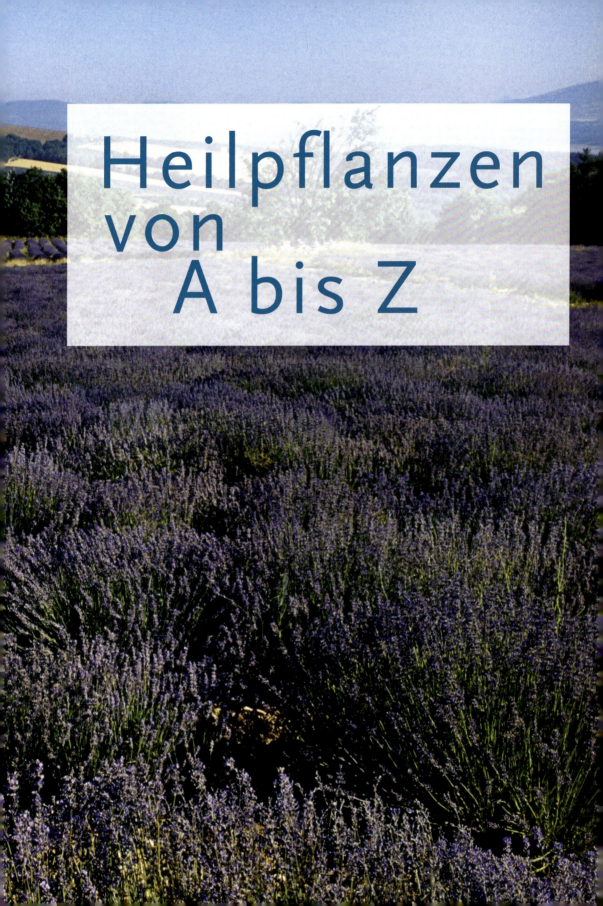

Heilpflanzen von A bis Z

Alant

Inula helenium, Inula racemosa

Zu den Wurzeln

Die Alantstaude gedeiht bevorzugt in wärmeren und gemäßigten Klimaregionen. Sie kann eine Höhe von bis zu zwei Metern erreichen und bildet einen kräftigen Wurzelstock aus. Die länglichen, zugespitzten Blätter sind seitlich gezähnt und unterseits grau befilzt. In den Sommermonaten, zwischen Ende Juni und Mitte August, öffnen sich die blassgelben rundlichen Blüten – mit einem Durchmesser von bis zu sieben Zentimetern.

Von anno dazumal bis heute

Der Sage nach wuchs der Alant an jener Stelle, an der Helena saß und weinte, als sie den Tod ihres geliebten Kanopos betrauerte – was im Volksnamen Helenenkraut anklingt. Dem Kummer der schönen Griechin verdankt auch das Helenin, einer der Inhaltsstoffe, seinen Namen.
Alant ist eine wichtige Heilpflanze im Ayurveda, der traditionellen indischen Medizin. Im frühen Mittelalter gelangte die Pflanze vom indischen Subkontinent in das Abendland. Sie eroberte sich schnell einen Platz im Arzneischrank der Mönchsärzte. Diese verwendeten den im Volk als Zaubermittel bekannten Alant vor allem zum Schutz vor der stets drohenden Pest.

Wie uns Alant hilft

Die Wurzel des Alants enthält Inulin, einen zu den Phytosterolen zählenden sekundären Pflanzenstoff. Daneben finden sich ätherisches Öl und Bitterstoffe. Die Inhaltsstoffe von Alant wirken entzündungshemmend, schleimlösend und harntreibend.

Das Inulin verleiht den Wurzeln einen süßlichen Geschmack, weshalb sie gemahlen und pulverisiert Diabetikern als Süßstoff dienen können.

Risiken und Nebenwirkungen

Zubereitungen aus Alantwurzeln können Allergien auslösen. Bei Allergien gegenüber Korbblütengewächsen sollte die Anwendung von Alant ohnehin vermieden werden. Die Einnahme größerer Mengen von Alantwurzeln kann zu Übelkeit, Erbrechen, Durchfall und Magenschmerzen führen. Daher sollten Sie die Dosierungsvorschriften besonders bei dieser Pflanze sehr genau einhalten.

Gegenanzeigen

Keine bekannt.

Gesund mit Alant

Die antiseptischen Effekte des Alants werden bei Erkrankungen der ableitenden Harnwege, wie bei Harnwegsinfektionen, genutzt. Die auswurffördernden und schleimlösenden Eigenschaften sind hilfreich bei Erkrankungen der Atemwege wie Asthma, Bronchialkatarrh, Keuch- und Reizhusten sowie Bronchitis. In der Volksmedizin wird die Heilpflanze weiterhin bei Verdauungsstörungen als magensekretionsförderndes, appetitanregendes und verdauungsförderndes Mittel eingesetzt, seltener auch bei Menstruationsbeschwerden und Kopfschmerzen. Zudem findet Alant häufig Gebrauch zur Stärkung der Abwehrkräfte.

Steckbrief

- **Volksnamen:** Helenenkraut, Edelwurz, Odinskopf, Brustalant
- **Familie:** Korbblütengewächse (Compositae, Asteraceae)
- **Vorkommen:** Ursprünglich war der Alant in Südwestasien und Südosteuropa verbreitet. Inzwischen ist er auch in Europa, Nordamerika und Japan eingebürgert.
- **Blütezeit:** Juli bis September
- **Sammelzeit:** September bis November
- **Verwendete Pflanzenteile:** Arzneilich verwendet werden die getrockneten Wurzelstöcke zwei- bis dreijähriger Pflanzen.

Anwendung

Tee Ein Teelöffel der grob gepulverten und getrockneten Alantwurzeln mit einer Tasse kochendem Wasser übergießen, zehn Minuten ziehen lassen und dann durch ein Teesieb abgießen. Zwei- bis dreimal täglich eine Tasse, gegebenenfalls mit Honig gesüßt, trinken.

Im Licht der Wissenschaft

Die Wirksamkeit der Wurzeln als schleimlösendes, gallenflussanregendes und wassertreibendes Naturmittel ist experimentell und klinisch nachgewiesen.

Fragen Sie Ihren Arzt oder Apotheker
Aufgrund der allergisierenden Wirkung sind inzwischen keine Fertigpräparate mit dem Alantwurzelstock mehr im Handel.

Alant im Ayurveda

In der traditionellen indischen Heilkunde ist Alant bis heute als Lungentonikum hoch geschätzt: Er kräftigt die Muskulatur der Lunge, absorbiert Wasseransammlungen und baut Schwellungen ab. Darüber hinaus gilt Alant auch als gute Hilfe zur Stärkung des Nervensystems, zur Verbesserung des Fettstoffwechsels und bei Verdauungsstörungen.

Alant
- wirkt entzündungshemmend
- ist schleimlösend
- regt die Harnproduktion an

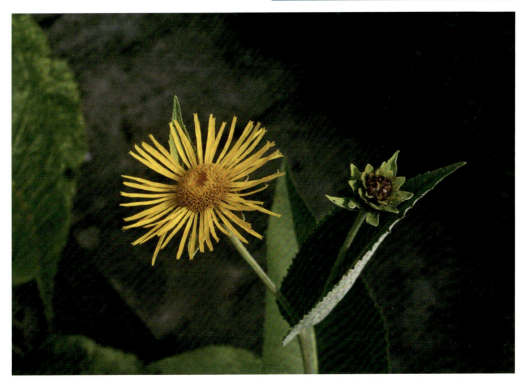

»Pushkaramula« heißt der Echte Alant in der ayurvedischen Medizin, die ihn bis heute als wertvolles Lungentonikum schätzt. Die Großstaude mit den dekorativen Blüten fühlt sich auch in unseren Gärten wohl.

Aloe vera
Aloe barbadensis miller L.

Zu den Wurzeln

Aloe-Pflanzen können – mit Blüte gemessen – stattliche zehn Meter Höhe erreichen. Ihre dicken, Wasser speichernden Blätter tragen am Rand dornige Zähnchen und entspringen bodenständigen Rosetten. Da die Aloe zu den so genannten Sukkulenten gehört, kann sie auch lange Dürrezeiten gut überstehen: In ihren gewaltigen Blättern hat sie alles gespeichert, was sie braucht, um einen Zeitraum ganz ohne Wasser und Nährstoffe zu überleben. Die knallig gelben, oft auch orangefarbenen Blüten des Gewächses öffnen sich in Trauben an verzweigten Blütenständen, die an einem hohen Stängel aus der Blattrosette hervorwachsen. In den Kapselfrüchten, die im reifen Zustand aufspringen, stecken schwarze, stark zusammengedrückte Samen.

> *Mit den Arabern kam die Aloe in unsere Breiten und fand bald eine neue Heimat in zahlreichen mittelalterlichen Klostergärten.*

Steckbrief

- **Volksnamen:** Aloe
- **Familie:** Liliengewächse (Asphodelaceae, Liliaceae)
- **Blütezeit:** Juni bis Juli
- **Sammelzeit:** Das ganze Jahr, wenn die Blätter groß genug sind
- **Vorkommen:** Natürliche Standorte sind die Trockengebiete Afrikas, der Mittelmeerraum und die Kanaren, Madeira sowie die Westküste Indiens. Die Anbaugebiete liegen vor allem in den Küstenregionen von Venezuela sowie in den subtropischen Gebieten der USA und Mexikos.
- **Verwendete Pflanzenteile:** Zu medizinischen Zwecken wird das Innere der Blätter verwendet – das so genannte »Aloe-Filet«, das Gel und Saft enthält.

Von anno dazumal bis heute

Die ersten Aufzeichnungen über die Aloe sind uns aus dem alten Ägypten überliefert: Im Land der Pharaonen war man der Ansicht, dass ihr »Blut« – gemeint war das Blattgel – Schönheit, Gesundheit und Unvergänglichkeit verleihen kann. Kleopatra und Nofretete schätzten die Aloe entsprechend ganz enorm und verwendeten den Saft und das Gel der Blätter täglich zur Haut- und Schönheitspflege. Aloe diente aber nicht nur den Lebenden: Gemeinsam mit Myrrhe verwendete man ihren Saft zum Einbalsamieren der berühmten ägyptischen Mumien.

In den asiatischen Ländern war die Aloe vera ebenfalls schon lange vor Beginn unserer Zeitrechnung fester Bestandteil im Arzneischatz: Sowohl in der Volksmedizin Indiens wie auch in der traditionellen chinesischen Medizin nimmt Aloe vera eine herausragende Stellung ein. Bei den amerikanischen Ureinwohnern gehörte die Aloe zu den »16 heiligen Pflanzen«, die wie Götter verehrt, allerdings auch zu ganz profanen Zwecken herangezogen wurden: Verdünnten Aloe-vera-Saft rieb man sich beispielsweise auf die Haut, um in Sumpfgebieten vor Insekten geschützt zu sein. Diese insektenabweisende Eigenschaft der Aloe nutzen viele der nativen Völker übrigens auch dazu, insektenanfällige Materialien wie Holz zu schützen.

Wie uns Aloe hilft

Das Aloe-vera-Gel besteht zwar zu 96 Prozent aus Wasser. Die restlichen vier haben es allerdings in sich: Mehr als 160 Wirkstoffe wurden bereits nachgewiesen. So finden sich unter anderem die Vitamine A, C, D, E, Spuren des Vitamins B12, Mineralstoffe, Aminosäuren, Fette sowie Proteine, welche die Verdauung ankurbeln. Darüber hinaus steckt das Enzym Bradykinase in der Pflanze, das bei Entzündungen und

Schmerzen auf der Haut hilfreich sein kann. Die im Gel enthaltene Salicylsäure erklärt die schmerzlindernde Wirkung. Weitere wichtige Inhaltsstoffe der Aloe sind Glykosaminoglykane, vor allem Acemannan, Anthrachinone (diese stark abführend wirkenden Stoffe dürfen im Gel und in Aloe-Drinks nicht enthalten sein), Saponine und Saccharide. Letztere unterstützen die Funktionen des Immunsystems und helfen dem Körper bei der Entgiftung. Der Wirkstoff Acemannan, eine Zuckerart, soll die Widerstandskraft der Zellmembranen gegen Bakterien und Viren verbessern. Das weitgefächerte Potpourri ihrer Inhaltsstoffe macht die Aloe zu einer regelrechten »kleinen Hausapotheke«.

Besonders unsere Haut profitiert von dem, was in den dicken Blättern steckt: Die Aloe-Stoffe spenden reichlich Feuchtigkeit und legen eine Art Schutzfilm auf die Hautoberfläche, der sie nicht nur vor dem Austrocknen, sondern auch vor schädlichen äußeren Einflüssen bewahrt.

Dank dieser Effekte ist die Aloe die »Hautpflegepflanze« schlechthin.

Darüber hinaus fördert sie die Heilung von Schnittwunden und Verbrennungen, lindert Sonnenbrand und Mückenstiche, hilft gegen Akne und Haarausfall sowie bei Magenbeschwerden. Eine echte Hausapotheke!

Aloe vera
- schützt die Haut
- ist ein guter Feuchtigkeitsspender
- regt die Regeneration der Hautzellen und das Haarwachstum an
- fördert die Wundheilung
- wirkt innerlich genommen entschlackend und abführend
- hat entzündungshemmende Effekte
- wirkt schmerzlindernd
- unterstützt das Immunsystem

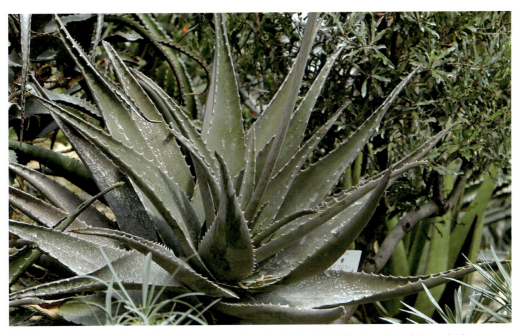

Besonders gegen Hautschäden aller Art wie Sonnenbrand, oberflächliche Wunden, Ausschlag und Pilzerkrankungen hilft das »Wundergel«, das die Aloe-Pflanze in ihren dicken fleischigen Blättern verbirgt.

Risiken und Nebenwirkungen

Die innere Anwendung ist wegen des Inhaltsstoffes Anthron, einer Vorstufe der Anthrachinone, die eine stark abführende und möglicherweise sogar krebserregende Wirkung besitzen, bis heute umstritten. Mögliche Risiken sind krampfartige Magen-Darm-Beschwerden und starke Kaliumverluste. Bei längerer Einnahme kann die Darmwand bleibend geschädigt werden. Durch neuere, meist patentierte Verfahren kommen inzwischen auch anthranoidfreie Gelprodukte auf den Markt. Dennoch: Nehmen Sie Aloe-Saft oder -Gel nicht über einen längeren Zeitraum ein.

Gegenanzeigen

Bei Darmverschluss, akut-entzündlichen Erkrankungen des Darms wie beispielsweise Morbus Crohn, schwerwiegenden Dickdarmentzündungen und Blinddarmentzündungen darf Aloe innerlich nicht eingesetzt werden. Aufgrund unzureichender toxikologischer Untersuchungen wird von Aloe auch in Schwangerschaft und Stillzeit dringend abgeraten. Wenden Sie das Gel zudem nicht während der ersten Wochen nach einer Dermabrasion (Hautabschleifung) oder einem chemischen Peeling auf den behandelten Hautpartien an. Wenn eine Überempfindlichkeit ge-

> *Das Aloe-Gel gewinnt man aus eingedicktem Blattsaft. Gel wie Saft erhalten Sie in Apotheken und Reformhäusern.*

Die »heilige Wissende«

Diese überaus treffende Bezeichnung haben sich die Ureinwohner Mittel- und Nordamerikas für die Aloe ausgedacht. Immerhin gehört sie als universales Heil- und Pflegemittel seit undenklichen Zeiten zum festen Repertoire der indianischen Volksmedizin.

Die nachweislich älteste Rezeptur, die Aloe vera enthält, stammt aus einem Kräuterbuch der Maya, das sie zum Kurieren der »Sonnenmaß-Krankheit« empfiehlt. Diese soll der Überlieferung zufolge beim Betrachten einer Eidechse ausgelöst werden, wenn deren Geist sich in den Kopf eines Menschen einnistet.

Abgesehen von solchen Kuriositäten bestätigen moderne Forschungen heute, was den Indianern schon lange bekannt war: Die »heilige Wissende« ist ein wirksames Heilmittel bei allen Arten von Hautverletzungen. Besonders bei der Behandlung von Brandwunden weist sie außergewöhnliche Erfolge auf: Aloe vera beschleunigt die Bildung neuer Hautzellen und unterstützt damit die Wundheilung, sie lindert Verbrennungen, Hautentzündungen und Geschwüre.

Auf die Schläfen gerieben, galt der Saft auch als probates Hausmittel gegen Kopfschmerzen; innerlich hilft er gegen Husten, Halskratzen und Verstopfung. Die Frauen der Seminolen, eines nordamerikanischen Indianerstammes, tranken den frischen Saft aus den Blattspitzen zur Förderung der Menstruation. Man weiß von ihnen auch, daß sie ihre Brüste zur Desinfektion vor und nach einer Entbindung damit einrieben. Zu Salbe eingedickten Aloe-Saft nehmen die mexikanischen Yaqui und die Sonora-Apachen gegen arthritische Beschwerden, Gelenkschmerzen und -schwellungen. Bis zu den Stämmen Nordamerikas verbreitet war die Verwendung von mit Wasser verdünntem Aloe-Saft zur Mundpflege und als Augenspülung gegen Bindehautentzündung. Die Wurzel der »heiligen Wissenden« wurde, in etwas Wasser aufgeschäumt, von den Indianern auch zur Pflege der Haare verwendet.

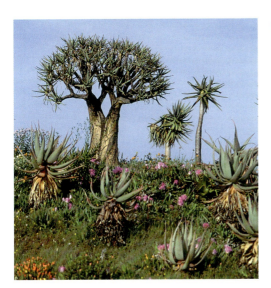

In der Heimat der Aloe vera ist es heiß und trocken – überleben kann nur, wer selbst Wasser speichert.

genüber Liliaceen-Arten bekannt ist, sollte Aloe vera natürlich ebenso gemieden werden.

Gesund mit Aloe

Wegen ihrer feuchtigkeitsspendenden, antibakteriellen und entzündungshemmenden Wirkung wird die Aloe vor allem in kosmetischen Produkten eingesetzt. Das Gel beschleunigt die Wundheilung und fördert die Geweberegeneration. Auch bei Hautkrankheiten wie Psoriasis, Ekzemen und Mykosen, Verbrennungen und Sonnenbrand bewähren sich Einreibungen mit Aloe-Gel und -Saft bestens. Innerlich genommen, ergibt Aloe-Saft ein stark wirksames Abführmittel.

Anwendung

Gel Zum äußerlichen Gebrauch wird das Gel drei- bis fünfmal täglich großzügig auf die Haut aufgetragen.

Saft Er ist zur innerlichen Anwendung besser geeignet als das Gel. Die individuell richtige Dosis entspricht der Menge, die ausreicht, einen weich geformten Stuhl zu erhalten. Hier gilt es also, auszuprobieren – denn das dazu erforderliche Quantum ist bei jedem Menschen verschieden.

Im Licht der Wissenschaft

Die zahlreichen überlieferten Erfahrungen mit der vielseitigen Pflanze haben inzwischen auch ihre wissenschaftliche Anerkennung gefunden: So gehört die Aloe mit zu den Pflanzen für den »well-established medicinal use« (→ Seite 54).

Fragen Sie Ihren Arzt oder Apotheker

In Supermärkten und Drogerien bekommt man zahllose Aloe-Produkte: Cremes und Gele, Säfte und Kapseln, Zahnpasten und Deos, sogar Aloe-Joghurt steht inzwischen im Kühlregal. Abgesehen von den Preisunterschieden ist auch die Qualität dieser Produkte sehr schwankend. Es gibt zweifelsohne einige gute Produkte, aber auch sehr vieles, was man besser im Laden stehen lässt. Grundsätzlich empfiehlt es sich, in die Apotheke zu gehen. Denn hier bekommen Sie weitaus eher »seriöse« Aloe-Produkte – wenngleich der »Wundermittel-Boom« auch den Pharmazeuten nicht entgangen ist.

Aloe im Ayurveda

Aloe gilt in der indischen Volksmedizin als Bittertonikum, Blutreinigungs- und Verjüngungsmittel. Darüber hinaus findet sie Anwendung bei entzündlichen Hautleiden und Verbrennungen. Bei Bindehautentzündung gibt man das Blattgel direkt an das erkrankte Auge, bei Kopfschmerz massiert man es auf Stirn und Schläfen ein. Innerlich wird Aloe-Saft unter anderem bei Asthma und Menstruationsproblemen eingesetzt. Von der Einnahme während Schwangerschaft und Stillzeit wird auch im Ayurveda abgeraten.

Alraune
Mandragora officinarum

Zu den Wurzeln
Die Wurzel der stängellosen Alraune kann bis zu einem Meter lang werden und oftmals ganz bizarre, menschenähnliche Formen annehmen. Nach der Blüte der grünlich gelben Blüten reifen die goldgelben Beerenfrüchte heran, zugleich verwelken die Blätter. Die Wurzel hat aber noch Leben in sich – im nächsten Jahr treibt sie wieder neue Blätter aus.

Von anno dazumal bis heute
»Königin aller Zauberkräuter« – diese Auszeichnung trägt die Alraune vollkommen zu Recht. Seit dem Altertum ist sie als Rauschmittel und Ritualpflanze aufs engste mit Schwarzer Magie und Hexenkult verwoben, bediente man sich der magischen Kräfte des Nachtschattengewächses doch als Talisman ebenso wie als Ingredienz der berüchtigten Hexensalben.

Aus der Alraunenwurzel wurden im Mittelalter Figürchen geschnitzt und hoch gehandelt, die ihren Besitzer vor allem Zauber schützen sollten.

Zauberpflanze
Demzufolge ranken sich zahllose Legenden um diese Pflanze. Besonders das Aussehen der Alraunenwurzeln zog die Menschen in den Bann, da man in ihnen die Gestalt eines Menschen sah. Viele der volkstümlichen Namen für die Alraune haben hierin ihren Ursprung, wie beispielsweise »die Menschengestaltige«. Da man glaubte, in den Wurzeln würden menschenähnliche Geistwesen hausen, galt das Ausgraben der Wurzeln als sehr riskante Angelegenheit. Umsichtige »Sicherheitsvorkehrungen« durften dabei keineswegs fehlen. So empfahl etwa Theophrast, einer der Väter der Botanik (um 370–328 v. Chr.): »Man soll, so wird gesagt, drei Kreise mit dem Schwert um die Alraune ziehen und sie, mit dem Gesicht nach Westen gewandt, schneiden. Und beim Schneiden des zweiten Stückes soll man um die Pflanze herumtanzen und so viel wie möglich über die Mysterien der Liebe sprechen.« Ob das gegen bösen Zauber geholfen hat, ist uns nicht überliefert. Wohl aber weitere Schutzmaßnahmen, wie unter anderem jene, sich bei der Alraunenernte eines schwarzen Hundes zu bedienen, um sich nicht selbst an der Alraune zu »vergehen«. Dem vierbeinigen Erntehelfer solle man eine Schnur um den Hals binden, deren anderes Ende um die Wurzel und das Tier dann mittels eines Stückes Fleisch von der Alraunenpflanze weglocken, um die Wurzel so aus der Erde zu ziehen. Als am wenigsten riskanten Erntezeitpunkt empfahlen die alten Chroniken helle Mondnächte in der Zeit der Sonnenwende.

Steckbrief
- **Volksnamen:** Mandragora, Hoden des Dämons, Dollwurz, Drachenpuppe, Menschenkraut, Halbmenschenpflanze, Meister des Lebensatems – um nur einige wenige zu nennen, mit denen sie der Volksmund ihrer Wirkungen wegen so zahlreich getauft hat
- **Familie:** Nachtschattengewächse (Solanaceae)
- **Blütezeit:** Dezember bis März
- **Sammelzeit:** Das ganze Jahr über
- **Vorkommen:** Die Alraune gedeiht im Mittelmeerraum, vor allem in den östlichen Regionen und auf Kreta, Sizilien und Zypern. Sie ist aber auch in Nordafrika, in Kleinasien und im Vorderen Orient bis zum Himalaya anzutreffen – bevorzugt an sonnigen und felsigen, trockenen Stellen.
- **Verwendete Pflanzenteile:** Zu arzneilichen Zwecken finden die Wurzeln und deren Rinde Verwendung.

Die gruselige Faszination, welche die Alraune stets umgab, rief auch geschäftstüchtige Händler auf den Plan: Alraunenwurzeln wurden zu hohen Preisen gehandelt, Rübenwurzel hat man als Alraune verkauft. Nicht umsonst spottete Paracelsus, der Heilkundige der Renaissance, in seinem »Liber de imaginibus« über die »einfeltigen« Käufer: »(...) warumb die wurzel alraun eines menschen gestalt, angesicht, hent und füßhette (...) das ist ein betrogene arbeit und bescheisserei (...).«

Liebeszauber

Wie viele andere psychoaktive Pflanzen galt auch die Alraune als mächtige Liebeszauberpflanze. Über die »Äpfel der Liebe« ist pikanterweise ein Ereignis aus der Heiligen Schrift überliefert. Das Hohelied Salomon berichtet von der jungen Schönheit Sulamit, die ihren Geliebten einlädt, mit ihr in die Natur zu gehen: just an einen Platz, an dem die Früchte von Alraunen ihren Duft verströmen und ihr auf diese Weise einen besonders leidenschaftlichen Liebhaber

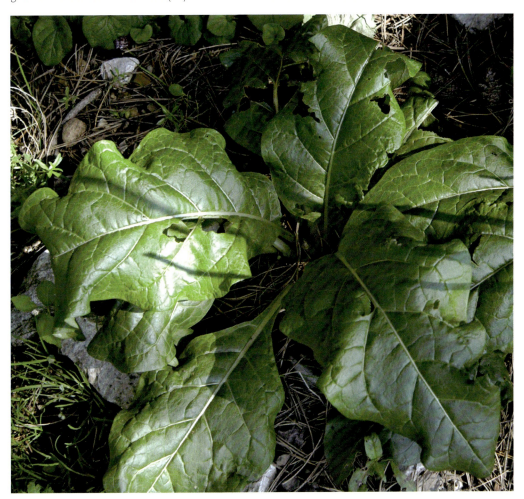

Der oberirdische Teil der Alraune ist unscheinbar. Die Wurzeln dagegen wachsen in so bizarren Formen, dass man früher kleine zauberkräftige Männlein in ihnen zu sehen glaubte.

bescheren. Allerdings ist bis heute nicht bewiesen, dass das hebräische »dudaim« in der Bibel, das Luther mit »Liebesäpfel« übersetzte, wirklich die Alraunenwurzel meint.

Die safranfarbenen Früchte und die Wurzeln der Alraune galten auch im Land am Nil als probate Lustmittel: In Wein eingelegt, verhalfen sie den alten Ägyptern – wenn man den Chroniken Glauben schenkt – zu rauschhaften Sinnesfreuden. Der Wein mag dabei sicherlich mitgewirkt haben, doch einerlei: Wurzeln wie Früchte waren im gesamten Verbreitungsgebiet der Mandragora über alle Jahrhunderte hinweg hochgeschätzte Aphrodisiaka. Bis heute werden sie in Nordafrika und im Orient als probate Stimulantien der männlichen wie weiblichen Libido gehandelt.

Wie uns die Alraune hilft

Einen Teil ihres Geheimnisses hat die Wissenschaft der Alraune entlockt, indem sie jene Wirkstoffe identifizieren konnte, die sie so berühmt machten: Tropanalkaloide (→ Seite 48 f.), die vor allem in den Wurzeln stecken. Hauptalkaloid ist dabei das Hyoscyamin, daneben kommen Atropin, Scopolamin, Solandrin, Mandragorin und andere vor. Diesen Stoffen verdankt die Alraune ihren so lange währenden Gebrauch als Narkotikum, Aphrodisiakum, Schlafmittel und Halluzinogen.

Risiken und Nebenwirkungen

Überdosierungen können außerordentlich gefährlich sein: Von Alraune hervorgerufene Delirien und Atemlähmungen können tödlich enden. Deshalb muss vor Selbstversuchen mit Alraunenwurzeln dringend gewarnt werden. Die Früchte der Alraune sind zwar weniger bedenklich, da sie nur in Spuren Alkaloide enthalten, dennoch ist auch von ihrer Anwendung unbedingt abzuraten.

Gegenanzeigen

Von der Anwendung der Alraunenwurzeln sollten Sie angesichts der möglichen schädlichen Wirkungen in jedem Fall absehen.

Gesund mit Alraune

Bereits im Papyrus Ebers, der berühmten Heilschrift der alten Ägypter, deren Entstehung auf den Zeitraum zwischen 1700 und 1600 v. Chr. datiert wird, finden sich zahlreiche Rezepturen, die sich der Alraune bedienen. Die Hippokratiker empfahlen sie später gegen Schlafstörungen, Depressionen, Ängste und psychische Beklemmungen. Schon früh wurde die Alraunenwurzel als wirkungsvolles Anästhetikum genutzt, etwa bei Operationen oder schweren Entbindungen. Aber auch Verurteilte, die ihrer Hinrichtung auf dem Scheiterhaufen entgegensahen, fanden Hilfe bei der Zauberwurzel: Die zum Feuertod Verdammten suchten ihre Qualen zu lindern, indem sie zuvor Alraunenwein tranken.

Hildegard von Bingen war der Meinung, die Alraune sei von jener Erde verbreitet worden, aus der auch Adam geformt wurde. Deshalb habe sie eine menschenähnliche Gestalt. Die Wurzel sei aber des Teufels. Gleichwohl empfiehlt Hildegard sie als Gegenmittel gegen die unerwünschten Einwirkungen. Außerdem preist sie die Alraune als Mittel zur Schmerzstillung ebenso wie als stimmungaufhellendes Mittel gegen Traurigkeit und Schwermut. Alraune wird heute in der Phytotherapie nicht mehr verwendet. Die Homöopathie benutzt »Mandragora« bei verschiedenen seelisch-körperlichen Erregungszuständen.

> *Vielen alten Schriften zufolge gedeiht die Alraune am besten auf dem Richtplatz unter dem Galgen, wo sie von den Tränen der Gehenkten begossen wird. Die »Galgenmännlein« nehmen so angeblich das Leben der Gehenkten in sich auf und erhalten damit ihre magischen Kräfte.*

Andorn
Marrubium vulgare L.

*»Duftet er süß, so schmeckt er nicht süß.
Doch vermag er zu lindern arge Beklemmung
der Brust, geschluckt als bitteres Tränklein,
ganz besonders dann, wenn er heiß vom Feuer
geschlürft wird und man sich zwingt, nach
dem Mahl davon becherweise zu trinken.«*

(Aus dem »Hortulus«, → Seite 13)

Zu den Wurzeln

Unscheinbare Standorte sind dem Andorn am liebsten: Wegränder, Schuttplätze – nur zu feucht darf es nicht sein. Die mehrjährige Staude kann bis zu sechzig Zentimeter hoch wachsen. Im Frühjahr sprießen ihre vierkantigen Stengel, an denen dann die stark behaarten Blätter auskeimen: Wie mit weißer Wolle beklebt wirken sie. Von Juni bis September öffnen sich in den Blattachseln kleine weiße Blüten.

Von anno dazumal bis heute

Seit hippokratischen Zeiten ist er »officinell« – also eine Heilpflanze, die jede Apotheke früher in ihrem Arzneimittelsortiment zu führen hatte. Demgemäß zahlreich ist der Andorn in alten Heilschriften gegen viele Leiden vertreten: So beispielsweise die Blätter, zerrieben und als Pflaster bei Gicht auf die betroffenen Gliedmaßen aufgelegt oder in »vier Schalen« Wein gegen Auswurf und Erbrechen von Blut verabreicht. Eine andere Rezeptur sieht Andorn im Verbund mit Ingwer, Ysop und Honig bei chronischem Husten vor, besonders für alle jene, die »schon die Hoffnung aufgegeben haben«. Bemerkenswert ist eine Empfehlung bei »Schmerz und Schwellung der Brüste«, möglicherweise Mastopathie: Andornblätter fein zer-

Andorn
- regt den Appetit an
- fördert die Verdauung
- fördert den Auswurf bei Erkrankungen der Atemwege
- wirkt krampf- und schleimlösend
- fördert die Magensaftsekretion

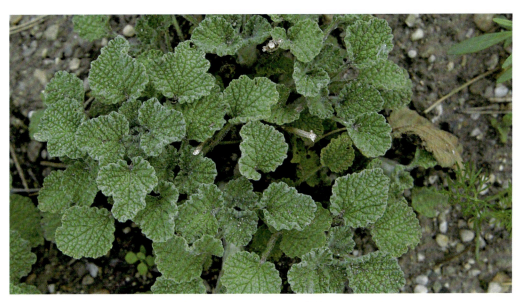

Schon die alten Ägypter verwendeten den Andorn als wirksamen Schleimlöser bei Husten und Bronchitis. Die winterharte Pflanze gedeiht aber auch bei uns, wenn sie einen sonnigen Standort bekommt.

stoßen, mit »firnem« Schweinefett mischen und auf die schmerzenden und geschwollenen Brüste auftragen. Gegen innere Abszesse, dazumal »Spei-Geschwüre« genannt, tue man »ein rohes Ei in ein Gefäß, fülle die leere Schale mit Andornsaft und schütte ihn dazu«. Um sich vom Aussatz zu kurieren, sollte man in Essig gekochte Andornblätter auf die betroffenen Hautpartien auflegen.

Wie uns Andorn hilft

Der Lippenblütler besitzt einen hohen Gehalt an Bitterstoffen. Darauf weist bereits der botanische Name des Andorns hin: Marrium bedeutet bitter. Auch der Passus »bitteres Tränklein« im Hortulus (→ Seite 13) bezieht sich auf die bitteren Andorn-Stoffe. Darüber hinaus enthält die Pflanze Gerbstoffe, eine Reihe ätherischer Öle, Flavonoide und Cholin. Die wichtigsten Eigenschaften sind die krampflösenden, entzündungshemmenden und schleimlösenden Wirkungen. Auf Grund der Bitterstoffe regt Andorn die Verdauungssäfte an, allen voran den Gallenfluss.

> Andornkraut wird auch zur Herstellung von Magenbittern, appetitanregenden Weinen und Hustenbonbons verwendet.

Risiken und Nebenwirkungen

Keine bekannt.

Gegenanzeigen

Andorn darf nicht während der Schwangerschaft oder in der Stillperiode angewendet werden. Darüber hinaus ist er nicht für die kurmäßige Einnahme, mithin für den längeren Gebrauch, bestimmt und sollte nicht von Personen mit Herzerkrankungen eingenommen werden.

Gesund mit Andorn

Andorn ist ziemlich von der medizinischen Bildfläche verschwunden. Er wird in der Regel nur noch als Homöopathikum, und als solches überwiegend zur Anregung der Gallensaftsekretion, eingesetzt. Diese Heilanzeige geht wie erwähnt auf die Bitterstoffe zurück. Darüber hinaus findet der Andorn als Tee pur oder in Teemischungen gegen Beschwerden der Gallenblase sowie Husten Anwendung.

Anwendung

Tee Für einen Andorntee zwei gehäufte Teelöffel Andornkraut mit einer Tasse kochendem Wasser übergießen, fünf bis maximal zehn Minuten ziehen lassen und dann abseihen. Davon täglich 3 bis 5 Tassen trinken.

Teemischung 20 Gramm Andornkraut sowie je 10 Gramm Pfefferminzblätter, Löwenzahnwurzel und Wermutkraut, jeweils getrocknet, mischen. Zwei Teelöffel davon mit einer Tasse kochendem Wasser übergießen und 10 Minuten zugedeckt ziehen lassen. Davon dreimal täglich eine Tasse schluckweise und mäßig warm trinken.

Steckbrief

- **Volksnamen:** Antonitee, Mutterhaut, Mauer-Andorn, Weißer Andorn, Weißer Dorant, Gotteshilfe, Berghopfen, Mariennessel, Helfkraut
- **Familie:** Lippenblütler (Lamiaceae)
- **Blütezeit:** Juni bis September
- **Sammelzeit:** Juni bis August
- **Vorkommen:** Der Weiße Andorn wurde, ursprünglich in Zentralasien und am Mittelmeer beheimatet, in Mittel- und Nordeuropa eingebürgert und wächst bevorzugt auf Magerwiesen, trockenen Weiden, Ödland, entlang von Wegen und auf Schuttgelände.
- **Verwendete Pflanzenteile:** Zu arzneilichen Zwecken dient das getrocknete Kraut.

Anis *Pimpinella anisum L.*

> »Das Gesicht verbessert Anis und
> stärket den Magen. Und je süßer er ist,
> je mehr ist er heilsam dem Körper.«
>
> (Aus dem »Regimen sanitatis Salernitanum«)

Zu den Wurzeln

Die einjährige Anispflanze erreicht eine Höhe von bis zu einem halben Meter. Im Hochsommer öffnen sich die weißen kleinen Doldenblüten, aus denen später die ovalen Früchte heranreifen. Der Anbau im eigenen Kräutergarten ist ein wenig erschwert durch unsere meist eher kühle und feuchte Witterung. Denn Anis hat es am liebsten sonnig und wächst zudem gerne auf solchen Böden, die rasch abtrocknen, aber dennoch eine konstante Feuchtigkeit bieten.

Von anno dazumal bis heute

Für die alten Griechen galt er als »anitekos«, als unüberwindbar beim Heilen von Husten und als Gegengift bei Schlangen- und Skorpionbissen. Die Hippokratischen Schriften empfehlen

Anis
- regt den Appetit an
- entbläht und fördert die Verdauung
- lindert Hustenreiz
- wirkt krampf- und schleimlösend
- stärkt einen schwachen Magen und fördert die Magensaftsekretion
- wirkt antiseptisch
- fördert die Milchsekretion beim Stillen

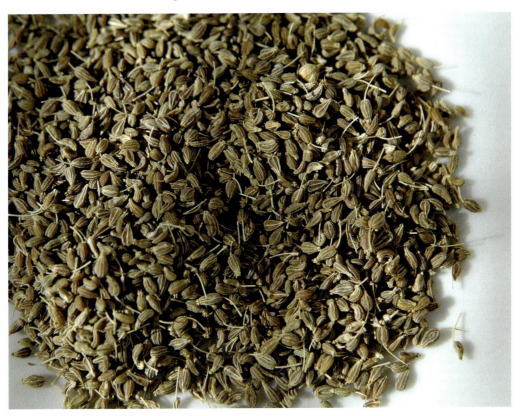

Anissamen gehören zu den besten magenstärkenden und entblähenden Pflanzenheilmitteln, die man auch Kleinkindern schon geben kann – wenn sie keinen Tee mögen, auch in Form von Anisplätzchen.

Anis nicht nur bei Gelbsucht, sondern auch zum Schwangerschaftstest. Dazu nahm die Frau ein paar der pulverisierten Anisfrüchte ein und ging zu Bett. Juckte es anschließend um den Nabel herum, so ging man davon aus, dass nun alsbald Nachwuchs zu erwarten sei.

Plinius der Ältere hinterließ der Nachwelt in seinen Heilschriften folgende Zeilen über den Anis, der seiner wohlriechenden Samen wegen schon im Altertum angebaut wurde: »... er gibt dem Atem einen guten Geruch, dem Gesicht ein jugendliches Aussehen und erleichtert schwere Träume, wenn man ihn über dem Kopfkissen des Schlafenden aufhängt, auch bewirkt er tüchtige Esslust.«

Die Wertschätzung ihrer antiken Kollegen für den Doldenblütler teilten später auch die Klosterärzte. Schließlich hatte auch Karl der Große den Anbau von Anis in seinem berühmten »Capitulare de villis«, einem der ältesten Zeugnisse des Gartenbaus im deutschsprachigen Raum, ausdrücklich angeordnet. In der Klostermedizin war Anis als Heilmittel wie Gewürz gleichermaßen bedeutsam – am Gebrauch in Küche wie Apotheke hat sich bekanntlich nichts geändert. So hat sich beispielsweise die bereits in der Antike praktizierte Anwendung von Anissamen gegen Husten bis heute erhalten. Auch gegen »Aufstoßen, Kluxen und Blähen« kommen die Samen dank ihrer entblähenden Wirkung immer noch zum Einsatz.

> *Nach dem Essen gekaut, wirken die getrockneten Anisfrüchte entblähend und verleihen einen frischen Atem.*

Wie uns Anis hilft

Der wichtigste Wirkstoff von Anis ist das ätherische Öl, das die Substanz Anethol enthält. Ihr hat er seine medizinisch genutzten Eigenschaften sowie auch seinen charakteristischen Duft und Geschmack zu verdanken. Weitere Inhaltsstoffe der Anissamen sind fettes Öl, Proteine, Kohlenhydrate, Phenolcarbonsäuren, Cumine und Flavonoide. Anis besitzt krampf- und schleimlösende Eigenschaften. Auch gegen Blähungen wird Anis heute noch verwendet. Die sekretlösende Wirkung nutzt man bei Infektionen der oberen Atemwege. In höherer Dosierung besitzt Anis auch antiseptische Effekte.

Risiken und Nebenwirkungen

In sehr seltenen Fällen wurden allergische Haut-, Atemwegs- oder Magen-Darm-Reaktionen beobachtet.

Gegenanzeigen

Bei bekannter Unverträglichkeit von Anethol sollte man auf Anis und Zubereitungen daraus verzichten.

Gesund mit Anis

Anis gehört zu den besten verdauungsfördernden Gewürzkräutern, die uns die Natur geschenkt hat. Wegen seiner anregenden Wir-

---

Steckbrief

- **Volksnamen:** Süßer Fenchel, Süßer Kümmel, Brotsamen
- **Familie:** Doldenblütler (Apiaceae, Umbelliferae)
- **Blütezeit:** Juli und August
- **Sammelzeit:** Juli bis September
- **Vorkommen:** Ursprünglich war der Anis in Ägypten, Griechenland und im vorderen Asien heimisch. Heute ist er jedoch in ganz Europa anzutreffen. Für medizinische Zubereitungen wird er vielfach im östlichen Mittelmeerraum und in subtropischen Gebieten angebaut.
- **Verwendete Pflanzenteile:** Zu medizinischen Zwecken verwendet werden die getrockneten Früchte.

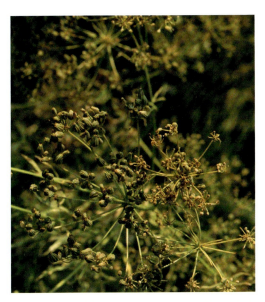
Anis braucht viel Sonne, damit er einen hohen Gehalt an ätherischem Öl aufweist.

kung auf Verdauung und Appetit ist Anis eine bewährte Hilfe gegen Blähungen, Appetitlosigkeit, Völlegefühl und andere Arten von Verdauungsbeschwerden. Anis kann auch bei Beschwerden von Kleinkindern und Säuglingen sehr gut eingesetzt werden. Darüber hinaus hat er eine gute hustenreizlindernde Wirkung, »entschärft« blähende Speisen und stärkt den Magen – alles gute Gründe, warum die aromatischen Samen seit der Antike bis heute ein hochgeschätztes Würzmittel sind: keine Weihnachtsbäckerei, kein Pernod und kein Ouzo ohne Anis. Aber auch zahlreiche Brotsorten und süße Backwaren sowie Saucen und Salate bekommen durch ihn erst ihren letzten Schliff.

Weitere Heilanzeigen sind Übelkeit und Erbrechen, Husten und Bronchitis, Schnupfen und Nasennebenhöhlenentzündung sowie fieberhafte Erkältungen. Als Gurgelmittel empfiehlt sich Anis bei Entzündungen im Mund- und Rachenraum sowie gegen Mundgeruch.

Anwendung

Öl Für die äußere Anwendung, beispielsweise Einreibungen der Brust, mischen Sie 10 Tropfen Anisöl mit 25 Milliliter neutralem Öl. Dazu eignen sich Mandel- oder Sesamöl gut.

Tee Für einen Anistee übergießen Sie einen gehäuften Teelöffel zerdrückter Anisfrüchte – am besten nehmen Sie dazu einen Mörser – mit einer Tasse kochendem Wasser. Zehn Minuten ziehen lassen und dann abseihen. Gegen Husten trinken Sie täglich 2- bis 5-mal eine Tasse, mit Honig gesüßt. Gegen Blähungen und zur Stärkung der Verdauung sollten Sie Anistee dagegen ungesüßt, ebenfalls 2 bis 5 Tassen täglich, trinken.

Teemischung Anis lässt sich auch gut kombinieren – mit Fenchel und Kümmel beispielsweise haben Sie ein gutes Mittel gegen Blähungen: zu gleichen Teilen mischen und drei Teelöffel davon mit einer Tasse kochendem Wasser überbrühen. Zehn Minuten ziehen lassen, abseihen und in kleinen Schlucken trinken – drei Tassen täglich, jeweils am besten zu den Mahlzeiten.

Fragen Sie Ihren Arzt oder Apotheker

Präparate mit Anissamen sind beispielsweise:
Bronchoforton Kapseln
Em-medical Tropfen
Hevert-Husten-Bronchial-Tee
Makatussin Tropfen
Sidroga Fenchel-Anis-Kümmel-Tee
Sidroga Kinder Hustentee

> *Anis wird auch häufig als Geschmacksträger bei der Herstellung von Lebensmitteln und Getränken verwendet. Bekannt sind Ihnen sicher der griechische Anisschnaps Ouzo und der französische Anislikör Pernod. Eine ausgefallene Anwendung von Anisöl ist die Bekämpfung von Ungeziefer.*

Arnika

Arnica montana L., Arnica chamissonis

Zu den Wurzeln

Die Arnika ist eine ausdauernde Pflanze, mit einem horizontal kriechenden Wurzelstock und einer Höhe bis zu 60 Zentimetern. Ihr Erkennungszeichen sind die zwei Einkerbungen an den äußeren Blütenblättern, die das Auge im Sommer mit ihrer leuchtend gelben Färbung erfreuen. Für den Laien sieht die Arnika aus wie eine gelbe Margarite.

Von anno dazumal bis heute

Die Arnika ist eine sehr vielseitige Heilpflanze – entsprechend wird sie seit vielen Generationen hoch geschätzt, unter anderem vom Dichterfürst Goethe: Er hatte beim Schreiben angeblich stets eine Tasse warmen Arnikatee auf dem Pult, um damit seine Anfälle von Angina pectoris zu lindern. Arnikatee soll auch die letzte Arznei gewesen sein, die man Goethe im Sterbebett verabreichte.

> Arnika bewährt sich bis heute als Heilmittel bei Verletzungen – allerdings nicht bei offenen Wunden.

Steckbrief

- **Volksnamen:** Kraftwurz, Bergwohlverleih, Gemsblume, Ochsenwurz, Wolfsblume, Arnick, Gemswurz, Bergwegebreit, Mönchskappe, Donnerblume, Engelblume, Wolfsdistel
- **Familie:** Korbblütler (Asteraceae)
- **Blütezeit:** Juni bis August
- **Sammelzeit:** Juli bis August
- **Vorkommen:** Die Arnika ist in Europa und Sibirien beheimatet. Sie wächst bevorzugt auf kalkarmen, sandigen Böden, Heiden und Magerrasen, ist aber auch in austrocknenden Hochmooren zu finden.
- **Verwendete Pflanzenteile:** Medizinisch verwendet werden die frischen, häufiger jedoch die getrockneten Blütenstände und -körbchen.

In den Klöstern Mitteleuropas fand der Korbblütler ebenso häufigen Gebrauch. Die heilkundigen Ordensleute versetzten beispielsweise Starkbier mit Auszügen aus Arnikablüten. Verabreicht wurde diese Mixtur bei Prellungen und Verstauchungen, um den Schmerz zu dämpfen – was sicherlich schon allein durch die Alkoholwirkung gelungen ist ...

Die erste schriftliche Erwähnung der Arnika stammt aus dem Jahr 1613: im Kräuteralmanach des Tabernaemontanus, wo bereits auf die bis heute übliche Anwendung bei Verletzungen verwiesen wird. Im 18. Jahrhundert machte die Heilpflanze dann auch für eine Weile als Fieber- und Desinfektionsmittel von sich reden. Sogar bei Lähmungen wurde sie damals angewendet. In Norwegen dienten die Blüten dagegen eher bodenständigeren Anwendungen: Man nahm sie zum Würzen von Met und Bier und darüber hinaus getrocknet als Schnupf- und Rauchtabak.

Von solchen weniger gesundheits-, denn genussfördernden Einsatzgebieten kam man dann in den folgenden Jahrhunderten den heutigen Anwendungen immer näher: Im späten 19. und zu Beginn des 20. Jahrhunderts wurde die Arnika vor allem zur Linderung von Muskelschmerzen und -prellungen sowie zur Behandlung von Wunden und Narben eingesetzt.

Wie uns Arnika hilft

Arnika enthält Gerbstoffe, Flavonoide, karotinartige Farbstoffe, Choline sowie ätherisches Öl und Kieselsäure. Sie wirkt desinfizierend, entzündungshemmend und schmerzstillend – was vor allem auf Helenalinester zurückgeht. Dank ihm besitzen Zubereitungen aus Arnika auch antimikrobielle Effekte, können also das Wachstum von Bakterien und Pilzen hemmen. Innerlich angewendet ist die Pflanze übrigens tatsächlich herzwirksam. Goethes Teekur hat mithin durchaus ihre Berechtigung. Heute jedoch wird vom innerlichen Gebrauch der Arnika abgeraten, denn sie enthält auch giftige Stoffe; Überdosierungen sind riskant: So können zu hohe Konzentrationen unter anderem zu Herzrhythmusstörungen führen.

Risiken und Nebenwirkungen
Zubereitungen mit Arnika wenden Sie nur äußerlich an, allerdings nicht auf offenen Wunden oder entzündeten Hautpartien. Bei längerem Gebrauch kann es gelegentlich zu Hautausschlägen kommen. Diese Reaktionen klingen jedoch wieder ab, sobald Sie die Anwendung der Arnikapräparate beenden.

Gegenanzeigen
Wenn Sie allergisch auf Korbblütler reagieren,

> ### Arnika
> ➤ ist entzündungshemmend
> ➤ wirkt desinfizierend
> ➤ ist schmerzstillend
> ➤ besitzt antimikrobielle Effekte

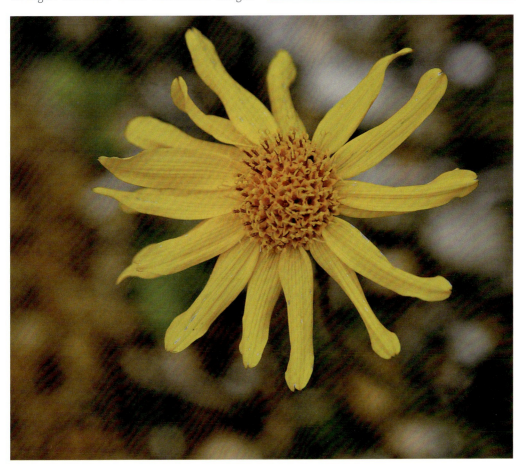

Die wertvollen Inhaltsstoffe der leuchtend gelben Arnikablüten werden hauptsächlich zur Herstellung von Salben verwendet, die bei Zerrungen, Verstauchungen und rheumatischen Gelenkschmerzen helfen.

Heilpflanzen von A bis Z

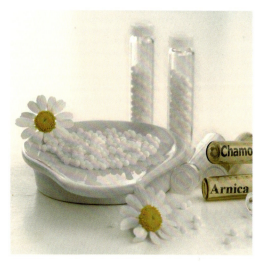

Arnica ist in der Homöopathie das Hauptmittel gegen traumatische Verletzungen und innere Blutungen.

zu denen auch die Arnika gehört, sollten Sie natürlich von ihrer Anwendung absehen.

Gesund mit Arnika

Die Arnika bewährt sich bestens bei Zerrungen, Prellungen, Verstauchungen, Quetschungen, Blutergüssen und rheumatischen Gelenkbeschwerden. Bei Entzündungen der Mund- und Rachenschleimhaut können Sie Arnika in Mundspülungen einsetzen.

Anwendung

Die häufigste Zubereitungsform ist die Arnikatinktur, daneben kommen auch Cremes und Gele sowie Tee zur Anwendung. In der Homöopathie ist Arnika ein wichtiges Erste-Hilfe-Mittel bei Verletzungen.

Tinktur Da die Arnikatinktur pur sehr stark ist, verwenden Sie diese besser stets mit Wasser verdünnt. Dazu geben Sie zehn Tropfen der Tinktur auf ein Glas Wasser. Mit dieser Mischung können Sie gurgeln oder sie für Kompressen und Umschläge verwenden. Arnikatinktur können Sie fertig in der Apotheke kaufen oder selbst zubereiten (→ Seite 33): Dazu füllen Sie 100 Gramm getrocknete Blüten in ein Glas mit Schraubverschluss oder eine Glasflasche. Darüber gießen Sie einen halben Liter hochprozentigen Alkohol, verschließen den Glasbehälter und lassen das Ganze zehn Tage ziehen. Dann durch ein feines Sieb abseihen und die Tinktur in eine Flasche aus dunklem Glas abfüllen, um sie vor Licht und UV-Strahlen zu schützen.

Umschläge Dazu übergießen Sie vier Teelöffel getrocknete Arnikablüten mit einem halben Liter kochendem Wasser und lassen dies für zehn Minuten ziehen. Dann tränken Sie ein Leinen- oder Baumwolltuch mit dem Aufguss und legen dieses als Umschlag oder Kompresse (→ Seite 36 bis 45) auf die zu behandelnde Stelle.

Tee Übergießen Sie einen Esslöffel der getrockneten Blüten mit einer Tasse kochendem Wasser. Zugedeckt für zehn Minuten ziehen lassen und abseihen. Damit können Sie Tücher für die Anwendung als Kompresse und Umschlag tränken. Ebenso lässt sich mit der Teezubereitung gurgeln.

Fragen Sie Ihren Arzt oder Apotheker

Empfehlenswerte Präparate mit Arnikablüten sind beispielsweise:
Arnikatinktur »Hetterich«
Carmol Arnika-Franzbranntwein Gel
Combudoron
Heparin 50.000 comp
Kneipp Arnika Kühl Gel
Kneipp Arnika Salbe S
Rephastan Salbe
Weleda Arnika-Essenz und -Gelee

> *Die hierzulande heimische Arnica montana L. steht unter Naturschutz, weshalb Sie diese Pflanze nicht selbst sammeln dürfen. Eine Alternative ist ihre nordamerikanische Verwandte, Arnica chamissonis. Sie besitzt zwar andere Inhaltsstoffe, entfaltet aber vergleichbare Wirkungen.*

Artischocke *Cynara scolymus L.*

Zu den Wurzeln

Die Artischocke ist eine ausdauernde krautige Pflanze mit kurzem Wurzelstock und einem mächtigen, bis zu zwei Meter hohen, aufrechten Stängel. Er ist unbehaart, jedoch dicht mit lanzettlich stacheligen Blättern bewachsen. Diese sind oberseits hellgrün und unbehaart, unterseits graufilzig behaart. An der Spitze der Artischockenstängel wachsen kugelige, stachelige Körbe von so genannten Zungenblüten. Deren Kelchblätter sind fleischig und laufen an der Spitze zu einem abgeflachten grünlichen oder purpurfarbenen Zipfel aus. Sind die Artischocken voll erblüht, leuchten sie in kräftigem Violett – übrigens auch eine hübsche Dekoration, beispielsweise für den Esstisch oder die Fensterbank.

Von anno dazumal bis heute

Das Distelgewächs hat eine sehr lange Tradition – sowohl als exklusives Nahrungsmittel des Adels wie auch als heilkräftige Arznei. Die Volksmedizin wendet Blütenstände und Wurzeln der Artischocke schon seit langem zur Un-

Artischocke
- fördert die Verdauung
- reguliert den Blutfettspiegel
- regt Stoffwechsel und Entschlackung des Körpers an
- stärkt die Funktion von Leber und Nieren
- wirkt antioxidativ – schützt mithin vor den schädlichen Wirkungen freier Radikale

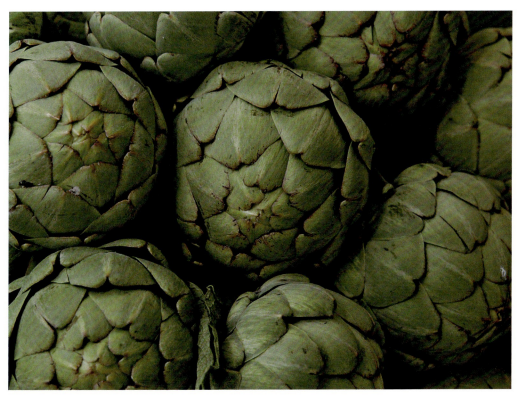

Schon Griechen und Römer kultivierten die Artischocke als Gemüse. Wir wissen heute, dass sie durch ihren Inhaltsstoff Cynarin die Leber- und Gallenfunktion unterstützt und das Cholesterin im Blut senkt.

terstützung der Verdauung und der Leberfunktionen an. In alten Heilschriften wird die Pflanze denn auch gegen »verstopfte Leber und Niere, akuten Gelenkrheumatismus, bei Gelbsucht und Leberinsuffizienz« empfohlen. Sehr beliebt war stets auch folgende Zubereitung der Artischocke: Die Blätter, in Rotwein eingelegt, verabreichte man gegen Verdauungsbeschwerden und zur Kräftigung nach schweren Erkrankungen. Darüber hinaus schreibt ihr die Volksheilkunde entzündungshemmende, schmerzstillende und harntreibende Wirkungen zu. Artischocke soll auch »verjüngend« wirken.

Wie uns die Artischocke hilft

In den Artischockenblättern und -wurzeln sind Flavonoide und Bitterstoffe enthalten, allen voran eine Substanz namens Cynarin. Diese fördert die Ausschüttung der Gallenflüssigkeit und kann so einen positiven Einfluss auf den Fettstoffwechsel nehmen: Extrakte aus den Blättern des mediterranen Korbblütlers fördern

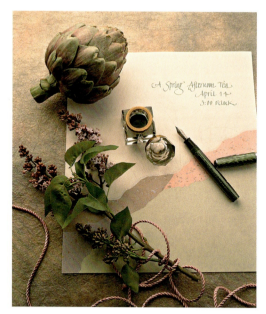

Eigentlich handelt es sich bei dem dekorativen Gemüse um eine Distelknospe, die vor dem Erblühen geerntet wird.

die Cholerese und wirken lipidsenkend – Effekte, die inzwischen in Studien wissenschaftlich nachgewiesen sind. Zubereitungen aus Artischockenblättern können dabei helfen, erhöhte Blutfettwerte zu senken. Abgesehen davon unterstützt Cynarin die Funktion der Leberzellen und ist damit auch hepatoprotektiv (leberschützend). Nicht zuletzt entfalten die Artischockenstoffe antioxidative Effekte, womit sie Arteriosklerose durch die Oxidation des LDL-Cholesterins vorbeugen helfen.

Artischockenblätter, ihres Zeichens so genannte Bitterstoffdrogen, kurbeln die Darmbewegungen an – sie sind mithin bestens angezeigt, um eine schlappe Verdauung anzuregen, und eine gute Hilfe gegen Verstopfung und Darmträgheit.

Risiken und Nebenwirkungen

Keine bekannt.

Steckbrief

- **Volksnamen:** Welschdistel, Strobildorn
- **Familie:** Korbblütler (Asteraceae)
- **Blütezeit:** Juni bis August
- **Sammelzeit:** Blattkulturen können fast ganzjährig geerntet werden, blühende Kulturen nach der Blütezeit.
- **Vorkommen:** Die Pflanze wird im gesamten Mittelmeergebiet sowie in den Balkanländern kultiviert. In unseren gemäßigten Breiten wächst sie an geschützten, sonnigen Standorten.
- **Verwendete Pflanzenteile:** Zu medizinischen Zwecken werden die frischen wie auch die getrockneten Blätter verwendet. In fertigen Präparaten sind meist Trockenextrakte aus den frischen Artischockenblättern enthalten.

Gegenanzeigen

Wenn Sie allergisch auf Korbblütler reagieren, zu denen auch die Artischocke gehört, sollten Sie von ihrer Anwendung natürlich absehen. Auch bei Gallensteinen und einem Verschluss der Gallenwege dürfen Sie Zubereitungen aus Artischockenblättern nicht anwenden.

Gesund mit Artischocke

Dass von den Distelblüten nicht nur der Gaumen profitiert, sondern auch Leberstoffwechsel und Galleproduktion, hatten bereits die Ärzte im alten Rom erkannt. Extrakte und andere Zubereitungen aus Artischockenblättern werden deshalb bis heute bei Verdauungsbeschwerden angewendet – vor allem bei jenen, die auf einer gestörten Galleproduktion beruhen. Darüber hinaus können Extrakte wirksam dabei helfen, einen gestörten Fettstoffwechsel zu regulieren. Auch zur Unterstützung und zum Schutz der Leberfunktionen empfehlen sich Artischockenextrakte.

Im mediterranen Raum wird auch das Kochwasser von Artischocken als »Medizin« genutzt: Man trinkt es schluckweise, eventuell mit etwas Honig gesüßt. Auch so kann man in den Genuss der umfassenden Wirkungen kommen.

Anwendung

Fertigpräparate Fertige Zubereitungen gibt es als Presssaft sowie als Extrakt – jeweils aus den Blättern gewonnen – in Form von Tropfen oder Kapseln. Präparate mit Artischockenextrakten sollten Sie nur aus der Apotheke beziehen, einige empfehlenswerte Präparate finden Sie unten aufgeführt.

Tee Außer als Extrakt oder Presssaft können Sie die heilkräftige Distel auch als Tee anwenden. Dazu übergießen Sie einen Esslöffel Artischockenblätter mit einem Viertelliter kochendem Wasser. 15 Minuten ziehen lassen, dann abseihen und jeweils vor den Mahlzeiten eine Tasse trinken. Als Appetitanreger: Übergießen Sie einen Teelöffel fein geschnittene Artischockenblätter mit einer Tasse kochendem Wasser. Nach zehn Minuten abseihen, vor dem Essen trinken.

Der Name der Artischocke geht zurück auf das arabische Wort »alharsuf«, was »distelartige Pflanze« oder »Erddistel« bedeutet.

Distelblüten als gesundes Fingerfood

Der Blütenkopf der Artischocke, ganz einfach in Wasser gekocht, ist eine edle Vorspeise – Messer und Gabel können Sie dabei getrost beiseite legen, denn die Blätter werden mit den Fingern einzeln abgezupft und in Saucen und würzige Dips getunkt. Fingerfood, urgesund und ideal für Figurbewusste: Mit 22 Kalorien pro 100 Gramm ist die Artischocke ein echtes Leichtgewicht, übrigens auch für Diabetiker sehr zu empfehlen, denn die enthaltene Stärke, das Inulin, belastet den Blutzucker nicht. Brechen oder schneiden Sie vor dem Kochen den Stiel direkt unter dem Blütenansatz ab, ebenso die untersten drei bis vier harten Hüllblätter. Dann stutzen Sie die stacheligen Spitzen der restlichen Blätter mit einer Küchenschere und kochen die Artischocken in reichlich Wasser mit einer Prise Salz und etwas Zitronensaft etwa 30 Minuten. Sobald sich die Blätter leicht herauszupfen lassen, sind die Disteln servierbereit. Legen Sie jeweils einen Artischockenkopf auf einen Teller, und schon kann es ans gesunde Genießen gehen: Blatt für Blatt zieht man das saftige Fleisch im Inneren mit den Zähnen ab. Auf diese Weise arbeitet man sich bis ins Herz der Distelblüte vor: zum zarten Artischockenboden, der Krönung des Genusses.

Im Licht der Wissenschaft

Das alte Wissen um die Wirkungen der Blätter von Cynara scolymus ist heute durch eine ganze Reihe von Untersuchungen und klinischen Studien belegt. Sie bestätigen den positiven Einfluss auf die Gallensekretion und damit Artischockenblätterextrakt als wirksame und verträgliche Therapie bei Verdauungsbeschwerden. So konnte gezeigt werden, dass der Extrakt den Gallefluss nachhaltig steigert. Zugleich führt er zu einer signifikanten Senkung der Blutfette: In einer plazebokontrollierten Studie reduzierte sich beispielsweise das schädliche LDL-Cholesterin um beachtliche 11,5 Prozent.

Artischockenblätter sind mit auf der Liste der Pflanzen für den »well-established medicinal use« (→ Seite 54) vertreten.

Fragen Sie Ihren Arzt oder Apotheker

Präparate mit Extrakten aus Artischockenblättern sind beispielsweise:
Carmol Magen-Galle-Darm Tropfen
Cholagogum Nattermann Artischocke Kapseln oder Liquidum
Cynarzym N
Hepar-SL forte
Heparstad
Hewechol Artischockendragees
Lipei Hartkapseln

Das Molekül mit den zwei Gesichtern

Cholesterin benötigt unser Körper unter anderem zum Aufbau von Hormonen, Geweben und zur Herstellung von Gallensäure. Entsprechend wird es auch zu einem gewissen Teil in hauseigener Produktion gebildet. Das Problem am Cholesterin ist, dass es zwei Gesichter hat – was uns gesund erhält, gefährdet uns auch. Dieser Widerspruch erklärt sich damit, dass es diesen Stoff in verschiedener »Verpackung« gibt. Denn da Cholesterinmoleküle schlecht wasserlöslich sind, sorgen Verpackungen aus Eiweiß dafür, dass sie einfacher im Blut transportiert werden können – die so genannten Lipoproteine. Diese unterscheiden sich in ihrer Dichte voneinander. Von besonderer Bedeutung für uns sind die Eiweißhüllen niedriger Dichte (low density lipoproteins) kurz LDL, und jene mit hoher Dichte (high density lipoproteins), HDL. Zwei Kürzel, die Sie sich gut merken sollten, denn sie bestimmen über die Gesundheit unserer Blutgefäße: HDL fördert sie, während LDL ihr schadet.

LDL trägt auf direktem Weg zur Entstehung von Arteriosklerose bei. Denn schwimmt zu viel davon im Blut, können sich in den Wänden der Blutgefäße gefährliche Ablagerungen bilden. Diese entstehen, wenn Fresszellen – so genannte Makrophagen – die überschüssigen LDL aus dem Blut aufnehmen. Sind diese Aufräumtrupps irgendwann mit Cholesterin überladen, bleiben sie in den Gefäßwänden liegen. Dann wird es gefährlich – nicht selten tödlich. Denn mit der Zeit sammeln sich immer mehr übersättigte Fresszellen an und engen das Gefäß nach und nach ein. Das gefährdet die Blutversorgung und kann, sobald ein Blutgerinnsel die Arterie vollständig verschließt, zum gefürchteten Infarkt führen.

HDL dagegen ist Cholesterin in seiner nützlichen Verpackung. Es schützt die Blutgefäße, indem es seine abgelagerten schädlichen LDL-Geschwister an sich bindet und zur Leber transportiert. Dort angekommen, wird LDL in Gallensäuren umgewandelt und schließlich via Darm ausgeschieden. Von den HDL-Gefäßstaubsaugern sollten mithin möglichst viele im Blut zur Verfügung stehen.

Augentrost
Euphrasia officinalis

Zu den Wurzeln

Der Rachenblütler erreicht eine Höhe von 5 bis 25 Zentimetern und wächst bevorzugt in der Nähe von Gräsern. Diese Vorliebe gründet darin, dass sich der Augentrost mit seinen Saugwurzeln bei benachbarten Pflanzen bedient: Er zapft deren Wurzeln an und nimmt ihnen Mineralien und Nährstoffe weg. Im Volksmund hat ihm das den Beinamen »Milchdieb« eingebracht, weil er anderen Pflanzen die Nährlösung »stiehlt«.

Die Blätter des Augentrosts sind klein und eiförmig, mit gezähnten Rändern. Im Sommer öffnen sich die weißen Blüten mit ihren blassvioletten Äderchen und dem typischen gelben Fleck in der Mitte des unteren Blütenblatts. Das Kraut wird während der Blütezeit gesammelt und sollte schnell getrocknet und weiterverarbeitet werden.

Von anno dazumal bis heute

Nomen est omen: Seit dem Altertum findet der Augentrost bei Augenleiden aller Art innerlich als Tee und äußerlich für Auflagen und Waschungen Verwendung. Zum Kurieren der »blöden und tunckeln Augen« wird er in vielen Heilschriften empfohlen. Doch auch bei Magen- und Darmkatarrhen sowie zur kurmäßigen Behandlung schwächlicher Kinder, die zu Erkäl-

---

Augentrost
- wirkt entzündungshemmend
- hat adstringierende Eigenschaften: Er zieht die Gefäße zusammen
- regt die Verdauung an
- stärkt die körpereigene Abwehr, besonders bei Kindern

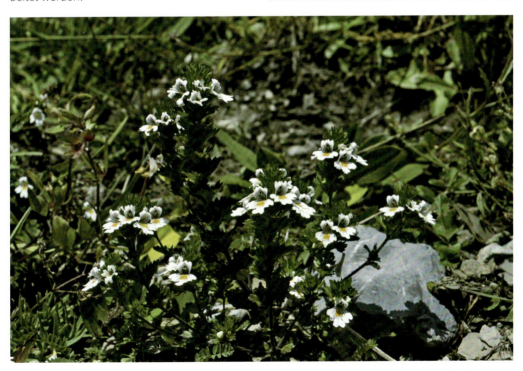

Die charakteristischen farbigen Flecken auf den Blütenblättern »sehen blutunterlaufenen Augen ähnlich«, fand man im Mittelalter und führte dies als Argument für die Wirksamkeit des Augentrosts an.

tungen neigen, griff die Volksheilkunde gerne zum Augentrost.

Wie uns Augentrost hilft

Der wichtigste Inhaltsstoff ist das Glykosid Aucubin mit seinen antibiotischen Eigenschaften. Augentrost enthält darüber hinaus Flavonoide, Gerbstoffe, Ligane und Phenolsäuren. Die Gerbstoffe stärken die Abwehrkräfte der Schleimhäute gegenüber Krankheitserregern und Umweltreizen.

Risiken und Nebenwirkungen

Beim innerlichen Gebrauch von Augentrost ist Vorsicht geboten, denn bei längerer Anwendung kann es zu Magenstörungen kommen.

Gegenanzeigen

Augentrost darf innerlich nicht während der Schwangerschaft und der Stillzeit angewendet werden.

Gesund mit Augentrost

Augentrost zieht die Blutgefäße in den Augen zusammen und wirkt entzündungshemmend.

Deshalb hat er sich bei der Behandlung von Bindehaut- und Lidrandentzündung sowie beim Gerstenkorn bewährt. Da die Pflanze auch auf die Schleimhäute der Nase zusammenziehend wirkt, findet er Anwendung bei Schnupfen und Nasennebenhöhlenentzündungen. Darüber hinaus wird Augentrost mit Erfolg bei Hauterkrankungen, Magenschmerzen und Verdauungsschwäche eingesetzt: Pfarrer Kneipp schätzte ihn nicht umsonst als magenstärkendes Bittermittel.

Die traditionelle Anwendung zur Stärkung der Abwehrkräfte bei infektanfälligen Kindern hat sich bis heute erhalten: Augentrosttee, eine Tasse täglich, gilt als wirksame Hilfe für die kleinen Patienten.

Anwendung

Zubereitungen aus Augentrost können Sie äußerlich als Umschlag und Augenbad, innerlich als Tee anwenden.

Tee Überbrühen Sie einen Teelöffel getrocknetes Augentrostkraut mit einer Tasse kochendem Wasser und lassen dies zehn Minuten zugedeckt ziehen. Dann abseihen und in kleinen Schlucken trinken.

Augenbad Für das Bad stellen Sie eine Mischung zu gleichen Teilen aus Augentrosttee und Wasser her. Wie Sie ein Augenbad durchführen, lesen Sie auf Seite 37.

Umschläge und Kompressen Für Augenkompressen tränken Sie ein Baumwolltuch mit dem abgekühlten Augentrosttee und legen es auf die geschlossenen Augen. Zehn Minuten wirken lassen, abnehmen und mehrmals täglich wiederholen. Kompressen sollten bei Kindern nicht angelegt werden.

Fragen Sie Ihren Arzt oder Apotheker

Empfehlenswerte Präparate mit Augentrost sind beispielsweise:
Euphrasia D3
Schneller Augentrost

Steckbrief

- **Volksnamen:** Wiesenwolf, Augustinuskraut, Gibinix, Herbstblümle, Milchdieb, Wegleuchte
- **Familie:** Braunwurzgewächse/Rachenblütler (Scrophulariaceae)
- **Blütezeit:** Juni bis September
- **Sammelzeit:** Juni bis September
- **Vorkommen:** Der Augentrost ist in ganz Europa anzutreffen, besonders häufig auf Wiesen, Heiden, Wegrändern und trockenen Abhängen.
- **Verwendete Pflanzenteile:** Medizinisch angewendet wird das zur Blütezeit gesammelte und getrocknete Kraut.

Baldrian
Valeriana officinalis L.

Zu den Wurzeln
Die ausdauernde und anspruchslose Pflanze mit ihren charakteristischen doldenartigen weiß-rötlichen Blüten kann über einen Meter hoch werden. Medizinische Verwendung finden die Wurzeln des zweijährigen Baldrians, die nach der Ernte sorgfältig gewaschen und mit grobzinkigen Kämmen von den feinen Wurzelfasern befreit werden. Nach dem Trocknen, während sich der charakteristische Baldrianduft entwickelt, erfolgt der Auszug des Extrakts mit Alkohol. Für Heilzwecke wird hierzulande hauptsächlich der europäische Baldrian (Valeriana officinalis) benutzt. Als Arzneidrogen bekommt man daneben auch den indischen (V. wallichii) und den mexikanischen Baldrian (V. edulis), doch sind diese beiden Arten noch nicht so umfassend erforscht wie ihr europäischer Kollege.

Von anno dazumal bis heute
Die Geschichte dieser bis heute zu Recht geschätzten Heilpflanze lässt sich weit ins Altertum zurückverfolgen – wenn auch die Beschwerden, gegen die man das »Katzenkraut« verordnete, andere als heute waren. Baldrian war eine der bedeutendsten Heil- und Ritualpflanzen der Germanen. In Sträußen am Haus aufgehängt, galt er als wirksamer Schutz gegen Hexen, Teufel und andere böse Mächte. So verdankt die Pflanze ihren Namen auch dem germanischen Lichtgott Balder.

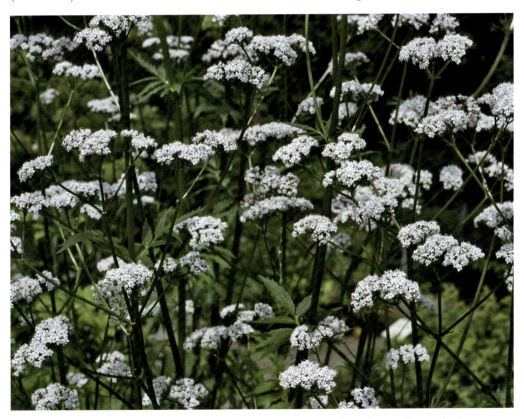

Baldrian gehört zu den wichtigsten pflanzlichen Beruhigungs- und Schlafmitteln. Er wirkt zuverlässig gegen Erregungs- und Unruhezustände und nervös bedingte Einschlafstörungen.

Erstmals um 460 v. Chr. im »Corpus hippocraticum« erwähnt, fehlt der Baldrian in keinem Kräuterbuch mehr. Der römische Historiker Plinius (24–79) wie auch der griechische Arzt Dioskurides (1. Jh.) rühmten ihn seiner umfassenden Heilkraft wegen, desgleichen Hildegard von Bingen (1098–1179). Selbstverständlich war die Pflanze auch in jedem Klostergarten vertreten.

Hildegard nannte den Baldrian »Denemarcha«. Ähnliche Namen wie Tenemarg oder Dammarg sind der Pflanze bis heute noch in Teilen der Schweiz geblieben. Vermutlich gehen sie auf das althochdeutsche »tenemarke« für Dänemark zurück, weil manche mittelalterliche Kräuterhändler die Droge als »Dänische Wurzel« bezeichneten.

Früher hatte Baldrian ein weitaus größeres Spektrum an Heilanzeigen als heute. So galt er als hilfreich gegen Asthma und Sehschwäche, gegen Bandwürmer und zur Förderung der Verdauung. Selbst zur Vorbeugung gegen die Pest fand Baldrian Anwendung. Vielleicht versprach man sich von seinem intensiven Geruch, mit dem er sich seinen Beinamen Stinkwurz eingehandelt hat und der ihn bei Katzen so beliebt macht, Schutz vor der tödlichen Seuche. In der frühen Neuzeit wurde Baldrian auch als Aphrodisiakum und probates Mittel gegen die »heilige Krankheit«, die Epilepsie, gehandelt.

Nicht nur in Mitteleuropa, auch auf dem gesamten amerikanischen Kontinent, in Indien und Nepal wird Baldrian seit vielen Jahrhunderten traditionell zu Heilzwecken sowie als Räucherwerk für magische und religiöse Zeremonien verwendet.

> *Katzen fliegen geradezu auf den Duft von Baldrian, was der Heilpflanze im Volksmund auch den Beinamen »Katzenkraut« eingehandelt hat. Was so anregend auf die Tiere wirkt, entwickelt sich allerdings erst beim Trocknen der Wurzeln.*

Wann genau man die beruhigenden und schlaffördernden Effekte des Baldrians erkannte, ist ungeklärt. Dass diese im Mittelalter bereits bekannt gewesen sein dürften, scheint jedoch angesichts der Texte, die uns aus dieser Zeit überliefert sind, nur wahrscheinlich. So empfiehlt ihn beispielsweise das Lorscher Arzneibuch neben anderen Heilpflanzen als Zutat zu einem »göttlichen Heilmittel«, das unter anderem »bei übermäßiger Schlaflosigkeit für den entsprechenden Schlaf sorgt, von Erschöpfung befreit«. Ebenso deuten die Zeilen aus einem mittelalterlichen Kräuterbuch – »macht holdselig, eins und friedsam« – darauf hin, dass die Klosterärzte um die beruhigende Wirkung bereits wussten und diese sicherlich auch genutzt haben: Die Heilpflanze galt als das Mittel schlechthin gegen unruhige Nerven und gestörten Schlaf. Daran hat sich bis heute nichts geändert. Auch sein Einsatz gegen leichte Herzbeschwerden, Magenleiden und Wechseljahresbeschwerden hat sich in der Volksmedizin erhalten.

Steckbrief

- **Volksnamen:** Dreifuß, Katzenkraut, Mondwurzel, Stinkwurz, Dammarg, Waldspeik
- **Familie:** Baldriangewächse (Valerianaceae)
- **Blütezeit:** Mai bis August
- **Sammelzeit:** Wurzeln im Oktober, Blüten Juli und August
- **Vorkommen:** Der Baldrian gedeiht in ganz Europa, sowohl in Kulturen wie auch wild. Man findet ihn an Flußufern und Waldrändern, auf Wiesen und Schutthalden.
- **Verwendete Pflanzenteile:** Zu medizinischen Zwecken werden die getrockneten Wurzeln des Baldrians verwendet.

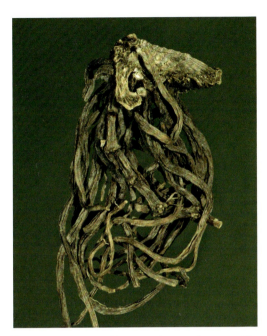
Die Wirkstoffe des Baldrian werden aus dem getrockneten zweijährigen Wurzelstock gewonnen.

Wie uns Baldrian hilft

Baldrian enthält ätherische Öle, Pflanzensäuren, Alkaloide, Schleim- und Gerbstoffe sowie Valerensäuren. Letzteren verdankt die Pflanze ihre beruhigenden Effekte: Valerensäuren werden heute als Leitsubstanzen gewertet. Sie wirken dämpfend auf das Nervensystem sowie krampflösend und muskelentspannend. In-vitro-Versuche ergaben, dass Valerensäuren den Abbau des Nervenbotenstoffes Gammaaminobuttersäure hemmen. Damit erhöht sich die Konzentration dieses Neurotransmitters, was die Erregbarkeit des Nervensystems herabsetzt und so zur allgemeinen Beruhigung führt. Baldrian greift also in einen Mechanismus ein, wie es auch synthetische Beruhigungsmittel tun. Die weiteren Inhaltsstoffe des Baldrians sind ätherische Öle, Pflanzensäuren, Alkaloide und Valepotriate.

Risiken und Nebenwirkungen
Keine bekannt.

Gegenanzeigen
Keine bekannt.

Gesund mit Baldrian

Bis heute gilt das »Katzenkraut« als das Mittel der Wahl gegen unruhige Nerven und gestörten Schlaf – zu Recht: Baldrian ist ein sehr gut verträgliches und zuverlässig wirksames Mittel zur Entspannung und Beruhigung. Im Vergleich zu synthetischen bergen pflanzliche Beruhigungsmittel wie Baldrianwurzelextrakte nicht die Gefahr der Abhängigkeit und beeinträchtigen weder Konzentrations- noch Leistungsfähigkeit – bei gleicher Wirksamkeit wie der von Barbituraten und Benzodiazepinen in niedriger Dosierung. Präparate mit Baldrianwurzelextrakt, offiziell zugelassen und erstattungsfähig bei »Unruhezuständen und nervös bedingten Einschlafstörungen«, erobern sich deshalb einen immer größeren Stellenwert in der Behandlung nervöser Beschwerden.

> *Baldrian erwies sich in Studien vergleichbar wirksam wie synthetische Schlaf- und Beruhigungsmittel, beispielsweise Oxazepam. Allerdings besteht bei ihm nicht die Gefahr der Abhängigkeit, und er setzt weder die Konzentrations- noch Leistungsfähigkeit herab.*

Anwendung
Baldrian können Sie innerlich als Pflanzenpresssaft, Tinktur oder Wurzelextrakt anwenden. Äußerlich eignet sich Baldrian als Badezusatz.
Tee Dafür gibt es zwei Zubereitungsarten – den Kaltauszug und den heißen Aufguss. Für den kalten Auszug werden zwei Teelöffel zerkleinerte und getrocknete Baldrianwurzeln mit einem Viertelliter kaltem Wasser übergossen. 10 bis 12 Stunden stehen lassen, ab und an umrühren, abseihen. Von dem ferti-

gen Baldriankaltauszug bei Bedarf oder regelmäßig zwei- bis dreimal täglich eine Tasse trinken. Für den heißen Aufguss übergießen Sie zwei gestrichene Teelöffel zerkleinerte und getrocknete Baldrianwurzeln mit einem halben Liter siedendem Wasser und lassen zugedeckt zehn Minuten ziehen. Der heiße Baldrianaufguss sollte jedes Mal frisch zubereitet werden, um die optimale Wirkung zu erreichen – die Dosierung ist wie beim Kaltauszug. Die Tees können nach persönlichem Geschmack gesüßt werden, am besten mit naturreinem Bienenhonig.

Bad Für ein Vollbad übergießen Sie 100 Gramm zerkleinerte und getrocknete Baldrianwurzeln mit zwei Litern Wasser, bringen dies zum Sieden und seihen die Wurzeln nach zehn Minuten ab. Der Sud wird dem Badewasser beigegeben. Noch einfacher ist es, dem Badewasser 200 bis 250 Gramm fertige Baldriantinktur zuzugeben. Alternativ eignet sich fertiger Baldrianbadeextrakt.

Allerdings wirken Baldrianbäder bei weitem nicht so beruhigend, wie oft angenommen. Das kommt daher, dass die wirksamen Inhaltsstoffe überwiegend auf dem Blutweg wirksam werden. Über die Haut und die Atemwege aufgenommen entfalten sie ihre Effekte weit weniger.

> *Präparate mit Baldrianwurzel-Extrakt haben sich einen großen Stellenwert in der Behandlung nervös bedingter Beschwerden, vor allem von Schlafstörungen, erobert.*

Extrakt Empfehlenswerte Präparate mit Baldrianwurzelextrakt sind als Monopräparate sowie in Kombination mit Hopfen, Melisse oder Passionsblume im Handel. Sie enthalten in der Regel Trockenextrakte, die durch ein alkoholisches Extraktionsmittel – meist 70-prozentiges Ethanol – hergestellt wurden. Die wirksame Tagesdosis beträgt zwei bis drei Gramm der gängigen Extrakte.

Tinktur Baldrianpräparate bekommen Sie auch als Lösung (Tinktur) und als Fluidextrakt. Bei Lösungen beträgt das Verhältnis von Droge zu Extrakt 1:5, bei Fluidextrakten 1:1. Wirksame Tagesdosen sind für Tinkturen 1 bis 3 Milliliter, für Fluidextrakte etwa 3 Milliliter.

Presssaft aus Baldrian kauft man am besten fertig. Wollen Sie die Pflanze als Pulver anwenden, zerkleinern Sie eine Hand voll der getrockneten Wurzeln im Mörser. Davon werden fünf Gramm, jeweils zu den Mahlzeiten genommen.

Baldrian im Aberglauben

Wie viele stark duftende Pflanzen galt auch der Baldrian seit alters als Zauberkraut. Von der Verwendung als Liebeszauberpflanze zeugt die Empfehlung, Baldrian in den Mund zu nehmen und dann den Menschen zu küssen, dessen

---

Pflanzliches Sandmännchen

Immer mehr »Schlaflose«, und vielleicht auch Sie, versuchen mit einem pflanzlichen Präparat wieder zu ungestörten Träumen zu kommen. Nicht umsonst laufen Präparate mit Baldrianwurzel, Hopfenzapfen und Melissenblättern synthetischen »Sandmännchen« den Rang ab. Die Schlaf bringende Wirkung von pflanzlichen Schlaf- und Beruhigungsmitteln ist zwar schwächer als die chemischer Mittel, doch das wiegt eine ganze Reihe von Vorteilen auf. So besitzen pflanzliche Mittel kein Abhängigkeits- und Suchtpotential, keine Nebenwirkungen und rufen keine Wechselwirkungen mit anderen Arzneimitteln hervor. Sie setzen Leistungs- und Konzentrationsfähigkeit nicht herab, verändern das natürliche Schlafmuster nicht und sind bei allen Altersgruppen anwendbar – auch bei Kindern und sehr alten Menschen.

Zuwendung man erhofft. Diese Person wird sich dem Zauber angeblich nicht entziehen können. Baldrian verleiht zusammen mit Dost die Fähigkeit, Hexen zu erkennen. Man soll sich mit diesen beiden Pflanzen am ganzen Körper umwinden und in der Walpurgisnacht auf eine Wegkreuzung stellen. Dann könne man, so heißt es, die Hexen auf ihrem Weg zum Tanzplatz sehen, sie können einem aber nicht schaden. Als drittes Hexen abwehrendes Kraut gesellt sich oft der Dill dazu: »Baldrian, Dost und Dill, kann die Hex nicht, wie sie will.«

Im Licht der Wissenschaft

Baldrian ist einer der besten Belege dafür, wie wertvoll das tradierte Heilwissen vergangener Tage sein kann. Was den mittelalterlichen Ärzten bekannt war, ist heute durch die moderne Forschung hinreichend bestätigt. Im Zuge wissenschaftlicher Untersuchungen erwies sich Baldrian als wirksames Sedativum: als Arzneimittel mit dämpfender Wirkung auf die Funktionen des zentralen Nervensystems.

Baldrian gehört zu den mit am besten erforschten beruhigenden Heilpflanzen. Zu seinen Eigenschaften liegt eine Reihe wissenschaftlicher Untersuchungen vor – sowohl solche im Schlaflabor wie auch klinische Studien. So ist die Pflanze auch unter jenen für den »well-established medicinal use« vertreten.

Studienergebnisse zeigen, dass Baldrianwurzelextrakte bei Schlafstörungen eine eindeutige Überlegenheit gegenüber Plazebos besitzen. So kam eine Studie an 128 Patienten zu dem Ergebnis, dass Trockenextrakt aus Baldrianwurzel im Vergleich zu Plazebos eine signifikant verbessernde Wirkung auf Schlafdauer und -qualität besitzt. Ebensolches ergab auch eine Multizenter-Studie an 11 168 Patienten: Dabei erhielten die Patienten zehn Tage lang täglich 45 Milligramm Trockenextrakt aus Baldrianwurzel. Nach der Behandlung hatten sich bei 72 Prozent der Patienten Einschlafstörungen, bei 76 Prozent Durchschlafstörungen sowie bei 72 Prozent Nervosität und Spannungszustände signifikant gebessert. Baldrianextrakt nimmt auch Einfluss auf das Melatonin. Dieses Hormon wird abhängig vom Lichteinfall auf die Netzhaut von der Zirbeldrüse ausgeschüttet und hat eine wichtige Bedeutung als Zeitgeber in der Regulierung des Schlaf-Wach-Rythmus. In Untersuchungen an Groß- und Kleinhirnrinde wurde festgestellt, dass dieses Hormon eine ähnliche Wirkung besitzt wie die Gammaaminobuttersäure. Deshalb vermutet man, dass die Baldrianstoffe auch die Bindungsstelle für Melatonin beeinflussen.

Baldrian
- wirkt beruhigend
- fördert die Konzentration
- lindert Nervosität und damit einhergehende Beschwerden, vor allem Schlafstörungen
- gleicht das vegetative Nervensystem aus
- löst Krämpfe
- entspannt die Muskulatur
- hat angstlösende Effekte
- schützt den Organismus vor den schädlichen Wirkungen von Stress
- hilft bei einem nervösen, übererregten Herz

Fragen Sie Ihren Arzt oder Apotheker
Empfehlenswerte Präparate mit Extrakt aus Baldrianwurzeln sind beispielsweise:
Baldrian-Dispert
Euvegal Balance
Luvased
Neurapas balance
Pascosedon
Sedacur Beruhigungsdragees
Sedariston Konzentrat Kapseln und Tropfen
Sedonium 300 mg

Bärentraube
Arctostaphylos uva-ursi L.

Zu den Wurzeln
Die Bärentraube, ein niedriger, kriechender Strauch, trägt immergrüne verkehrt-eiförmige, ledrige, dicke Blätter. Sie glänzen an ihrer Oberseite und sind an ihrer Unterseite matt. Die Blüten, weiß bis rosa und glockig, öffnen sich von April bis Juni. Die Beeren schmecken säuerlich-herb und sind leuchtend scharlachrot.

Von anno dazumal bis heute
Die erste Erwähnung der Bärentraube stammt aus dem 12. Jahrhundert und findet sich im Kräuterbuch »Meddygon Myddvai« aus Wales. Ihre allgemeine Verbreitung als Arzneimittel fand die Bärentraube dann aber erst im 18. Jahrhundert. Damals wurde sie bereits bei Krankheiten der Harnorgane sowie bei Gallenkrankheiten angewendet.

> *Angeblich fressen Bären gerne die Früchte. Daher der Name Bärentraube, der sich auch im botanischen Gattungsnamen widerspiegelt: Arctos steht für Bär und staphyle für Traube.*

Steckbrief
- **Volksnamen:** Wilder Buchs, Mehlbeere, Moosbeere, Sandbeere, Steinbeere, Wolfsbeere, Bärentee, Granten
- **Familie:** Heidekrautgewächse (Ericaceae)
- **Blütezeit:** Ende März bis Anfang Juni
- **Sammelzeit:** April bis Juli
- **Vorkommen:** Die ursprüngliche Heimat liegt in England. Inzwischen findet man die Bärentraube in allen gemäßigten Regionen – von der Iberischen Halbinsel über ganz Mitteleuropa bis nach Skandinavien. Auch in Sibirien und in Nordamerika, im Altai und im Himalaja wächst der Strauch. Importiert wird die Droge ausschließlich aus Wildbeständen in Spanien und Italien.
- **Verwendete Pflanzenteile:** Medizinische Anwendung finden die Blätter.

Wie uns die Bärentraube hilft
Die wirkrelevanten Inhaltsstoffe sind die Hydrochinone Arbutin und Methylarbutin. Diese werden im Urin zu antibakteriellen und desinfizierenden Verbindungen umgewandelt. Diese Wirkung tritt aber nur in vollem Umfang ein, wenn der Urin leicht alkalisch ist. Das erreichen Sie, indem Sie vorübergehend auf saure Speisen verzichten, viel Gemüse essen und bei der Anwendung von Bärentraube eine Messerspitze Natron (Natriumhydrogencarbonat) nehmen.

Risiken und Nebenwirkungen
Bärentraubenblättertee und -präparate färben den Urin leicht grünlich. Das ist jedoch vollkommen normal und kein Grund zur Beunruhigung. Sobald Sie die Einnahme beenden, sieht der Urin wieder wie gewohnt aus.
Für die längere Anwendung ist die Bärentraube nicht geeignet. Denn bedingt durch den hohen Gerbstoffgehalt kann es zu Magen- und Darmbeschwerden sowie Übelkeit und Erbrechen kommen. Das gilt besonders für Personen mit empfindlichem Magen und bei Kindern. Faustregel zur Einnahmedauer: nicht länger als eine Woche und nicht öfter als fünfmal pro Jahr.

Gegenanzeigen
Die Bärentraube und Zubereitungen daraus dürfen während der Schwangerschaft und Stillzeit nicht angewandt werden, ebenso nicht bei schweren Leber- oder Nierenerkrankungen. Auch Kinder unter zwölf Jahren sollten nicht mit der Pflanze behandelt werden.

Gesund mit Bärentraube
Die Bärentraube bewährt sich als so genanntes Harndesinfiziens bei leichten Infektionen der Blase und der ableitenden Harnwege. Die antibakterielle Wirkung wird wie erwähnt dem Ar-

butin zugeschrieben, aus dem im alkalischen Harn Hydrochinon abgespalten wird.

Anwendung
Tee Bärentraube sollte als Kaltauszug angewendet werden, denn so wird der hohe Gerbstoffgehalt, der für mögliche Unverträglichkeiten verantwortlich ist, vermindert. Übergießen Sie deshalb einen Teelöffel der fein zerschnittenen Blätter mit einer Tasse kaltem Wasser und lassen dies zugedeckt 12 bis 14 Stunden ziehen, dabei mehrmals umrühren. Dann abseihen und vor dem Trinken leicht erwärmen, jedoch nicht kochen. Zur Behandlung sollten Sie 3- bis 4-mal täglich eine Tasse des Tees trinken.
Fertigpräparate Zur Behandlung von Infektionen der Harnwege gibt es auch fertige Präparate, die Bärentraubenblätterextrakte oder den Wirkstoff Arbutin einzeln wie auch in Kombination mit anderen Wirkstoffen enthalten. Tagesdosis: 400 bis 800 Milligramm Arbutin.

Im Licht der Wissenschaft
Obwohl der Gebrauch von Bärentraubenblättern weit verbreitet ist, existieren kaum Untersuchungen, die ihre Wirksamkeit belegen.

Fragen Sie Ihren Arzt oder Apotheker
Empfehlenswerte Präparate mit Extrakt aus Bärentraubenblättern sind beispielsweise:
Arctuvan Bärentraubenblätter Filmtabletten
Cystinol akut Dragees
Uvalysat Bürger Dragees und Lösung
tetesept Bärentrauben Tabletten

> **Bärentraube**
> ➤ wirkt antibakteriell und desinfizierend (am besten bei alkalischem Urin)
> ➤ ist entzündungshemmend
> ➤ hat zusammenziehende, adstringierende Eigenschaften
> ➤ wirkt schwach harntreibend

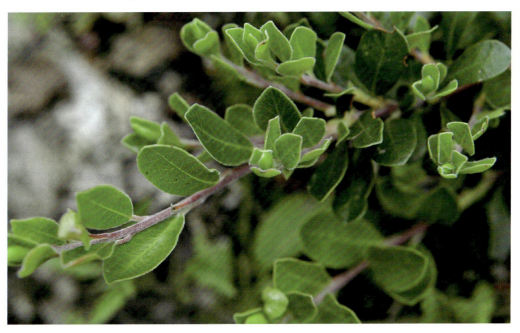

Die unscheinbare Bärentraube ist auf sauren Moor- und Torfböden in gemäßigten Regionen zu Hause. Ihre Blätter werden getrocknet und als pflanzliches Antiseptikum gegen Bakterien in Blase und Harnwegen eingesetzt.

Bärlapp

Lycopodium clavatum

Zu den Wurzeln

Bärlapp wächst in Heiden, alten Steinbrüchen, trockenen Wäldern und an Berghängen. Die recht eigentümlichen Gewächse sind regelrechte Dinosaurier im Pflanzenreich. Sie gingen aus den Urfarnen hervor, die bereits vor beachtlichen 400 Millionen Jahren gediehen. Seitdem haben sie sich kaum verändert: Die Pflanzen kriechen mit ihren meterlangen Stängeln, die mit gelbgrünen Blättchen schuppenartig bedeckt sind, auf dem Boden entlang. Bärlapp bildet zahlreiche, etwa fünf Zentimeter hohe Zweige, aus denen sich anstelle von echten Blüten walzenförmige, Sporen tragende Ähren bilden. Aus ihnen lassen sich in den Sommermonaten die Sporen schütteln – früher nannte man sie »Hexenmehl«. Dieser Name kommt daher, dass die Sporen mit leuchtenden Funken verbrennen, wenn man sie ins Feuer bläst.

> *Die Pflanze kann sehr leicht mit anderen, sehr giftigen Bärlapparten verwechselt werden. Vom Sammeln ist daher dringend abzuraten.*

Steckbrief

- **Volksnamen:** Drudenfuß, Drudenkraut, Gürtelkraut, Hexenkraut, Keulen-Bärlapp, Kolben-Bärlapp, Moosfarn, Schlangenmoos, Wolfsklaue, Wolfsraute, Zigeunerkraut, Drachenschwanz
- **Familie:** Bärlappgewächse (Lycopodiaceae)
- **Blütezeit:** August bis September
- **Sammelzeit:** August
- **Vorkommen:** Die Pflanze ist weltweit anzutreffen. Zu medizinischen Zwecken verwendete Pflanzen stammen jedoch vor allem aus Kulturen in China und osteuropäischen Ländern.
- **Verwendete Pflanzenteile:** Medizinisch angewendet werden das Kraut und die Sporen.

Von anno dazumal bis heute

Schon die amerikanischen Ureinwohner versorgten mit den Sporen des Bärlapp ihre Verletzungen. In unseren Breiten ist die medizinische Verwendung des Bärlapp seit dem 16. Jahrhundert schriftlich belegt. Das »Hexenpulver«, das aus den Fruchtähren fällt, wurde als Wundpulver zur Schmerzlinderung und zum Kühlen genommen.

Zu einem Kranz gebunden, hängte man den Bärlapp zur Hexenabwehr an die Zimmerdecke. Durch den Luftzug bewegte sich der Kranz ständig. Doch wenn eine Hexe eintrete, stehe er still, hieß es.

Der Name Bärlapp kommt von »lappo«, was im Althochdeutschen so viel wie »flache Hand« bedeutet. Da die weichen Spitzen des Stängels der Pflanze tatsächlich wie die Pranken eines Bären aussehen, entstand der Name Bärlapp. Der botanische Name »Lycopodium« dagegen heißt übersetzt »Wolfspfote«, von »lycos« = griechisch Wolf.

Wie uns Bärlapp hilft

Traditionell fand Bärlapp Anwendung bei Blasenerkältungen, Gicht und Harngrieß sowie bei Prostatabeschwerden und rheumatischen Erkrankungen. Auch als Wundmittel war er verbreitet. Diese Heilanzeigen verdankt die Pflanze ihrem Gehalt an Alkaloiden, die allerdings giftig sind. Vor diesem Hintergrund wird Bärlapp heute kaum noch eingesetzt. Bekannt und üblich ist die Anwendung heute nur noch in der Homöopathie.

Risiken und Nebenwirkungen

Bärlapp enthält giftige Alkaloide, unter anderem Lycopodin. Diese Stoffe können bei unsachgemäßer Dosierung Reizungen der Schleimhäute, Krämpfe und Brechdurchfälle, bis hin zum Koma bewirken. Auf Grund dieser

Risiken wird von der selbstständigen Anwendung des Bärlapp abgeraten.

Bärlapp in der Volksmedizin

Von den Schwarfußindianern bis zu Maria Treben – der Bärlapp erfreut sich in der Volksmedizin seit Jahrhunderten großer Wertschätzung. Heute dagegen ist die Anwendung des Krauts auch in der Fachwelt sehr umstritten. Nur in der Homöopathie, sagen die einen, sei die Dosierung so niedrig, dass die giftigen Alkaloide keine Gefahr darstellten. Selbst ernannte Kräuterkundige kurieren jedoch durchaus erfolgreich Leberleiden mit Bärlapptee und verwenden das Sporenmehl als Wundpuder. Garantiert unschädlich ist jedoch eine uralte Anwendung, auf die man früher in Osteuropa schwor: Ein Stück Bärlappkraut in der Tasche soll bei Rechtsstreitigkeiten immer zu einem glücklichen Ausgang verhelfen.

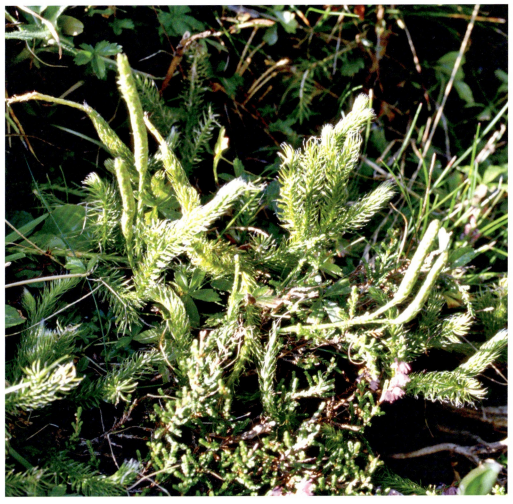

Bärlapp wurde in der Volksmedizin jahrhundertelang vor allem bei urologischen Beschwerden eingesetzt. Wegen seiner giftigen Inhaltsstoffe wird heute von einer selbstständigen Anwendung abgeraten.

Bärlauch

Allium ursinum

Zu den Wurzeln

Der Bärlauch bevorzugt humusreiche, lehmige Standorte. Er ist daher ein guter Nährstoffzeiger für den Botaniker. Die mehrjährige Pflanze, die Jahr für Jahr aus der Zwiebel neu austreibt, kann bis zu einem halben Meter hoch wachsen. Zuerst erscheinen im Frühjahr die Blätter des Bärlauchs. Sie sind länglich, lanzettlich, weich und ähneln den Blättern des Maiglöckchens. Im Gegensatz zu Maiglöckchen-Blättern duften Bärlauchblätter jedoch eindeutig nach Knoblauch. Dieser Geruch ist wichtig zur Unterscheidung, denn Maiglöckchen sind giftig. Im weiteren Verlauf des Frühlings wachsen aus der Blattrosette ein oder mehrere Stängel, welche die weißen, luftigen Blüten tragen. Die Blüten sind Trugdolden, und die einzelnen Blüten sehen aus wie kleine Sterne.

Bärlauch wird gerne beim Frühlingsspaziergang gesammelt. Dagegen spricht nichts, sofern Sie ihn sicher von Maiglöckchen unterscheiden können. Auf Nummer sicher gehen Sie, wenn Sie Bärlauch frisch im Gemüsehandel kaufen. Oder Sie bauen ihn selbst an – was keineswegs schwierig ist. Haben Sie sandigen, trockenen Boden im Garten, sollten Sie allerdings vor dem Pflanzen etwas Komposterde untermischen. Wenn Sie die Zwiebeln im Herbst in die Erde bringen, dann können Sie Ihre Bärlauchblätter rechtzeitig vor der Blüte im nächsten April ernten.

Seinen Namen hat das Zwiebelgewächs dem lauchartigen, scharfen Geruch zu verdanken, den Blätter und Zwiebel beim Zerreiben ausströmen.

Von anno dazumal bis heute

Schon Kelten und Germanen kannten den Bärlauch: In der Edda, der großen Sammlung germanischer Volksmythen, wird er als eine der ersten Pflanzen nach der Erschaffung der Erde erwähnt. Den alten Römern galt er als Heilpflanze schlechthin, besonders geschätzt war er dabei allerdings zur Blutreinigung. Auch die volksmedizinische Anwendung in unseren Breiten fokussierte sich auf den Einsatz in blutreinigenden Frühjahrskuren. Daneben kurierte man mit Bärlauch diverse Hauterkrankungen, Verdauungsbeschwerden und Wurmbefall.

Wie viele stark duftende Pflanzen galt der Bärlauch als Zauber abwehrende Pflanze. Wer sich mit der Pflanze die Brust bestreiche, so hieß es, sei vor den Angriffen von Hexen gefeit. Die Hexen sind angeblich auch verantwortlich dafür, dass der Bärlauch nach dem 1. Mai nicht mehr gesammelt werden soll. Sie reiten in der Walpurgisnacht am 30. April auf ihren Besen durch den Wald und nehmen dem Bärlauch die Kraft. Tatsächlich soll man den Bärlauch nicht mehr sammeln, sobald er im späten Frühjahr anfängt zu blühen. Das liegt aber nicht an den Hexen, sondern daran, dass mit dem Erscheinen der Blüte die Bärlauchblätter hart und ledrig werden und beginnen, sich gelb zu verfärben und einzuziehen.

Auch Hildegard von Bingen kannte den Bär-

Steckbrief

- **Volksnamen:** Hexenzwiebel, Judenzwiebel, Waldknoblauch, Wilder Knoblauch, Knoblauchrauke, Waldherre, Ramsen, Zigeunerlauch
- **Familie:** Lauchgewächse (Alliaceae/Liliaceae)
- **Blütezeit:** April bis Juni
- **Sammelzeit:** März bis April
- **Vorkommen:** Der Bärlauch ist in ganz Europa und Nordasien zu Hause. Er wächst überwiegend in Wäldern und Auen.
- **Verwendete Pflanzenteile:** Die jungen Blätter, kurz vor der Blüte gepflückt und frisch

lauch natürlich. Sie empfiehlt jedoch, ihn mit Vorsicht zu genießen. Er sei allenfalls gekocht verträglich, schreibt sie, und für Magenkranke in keiner Form zuträglich. Patienten, die unter Gicht oder Fieber leiden, könnten aber von gekochtem Bärlauch profitieren. Heute wird zwar empfohlen, Bärlauch wegen seiner vielen hitze- und wasserempfindlichen wertvollen Inhaltsstoffe nur roh zu verzehren, allerdings sollte auch das in Maßen geschehen. Personen mit Magen- und Darmkrankheiten sollten beim Genuss von rohem Bärlauch ebenfalls sehr vorsichtig sein.

Wie uns Bärlauch hilft

In dem Lauchgewächs sind viele Vitamine und Mineralien wie Magnesium, Mangan und Eisen

Bärlauch
- ist entzündungshemmend und entschlackend
- wirkt antiseptisch, antibakteriell und fungizid
- verbessert den Blutfluss
- wirkt der Plaqueanlagerung entgegen

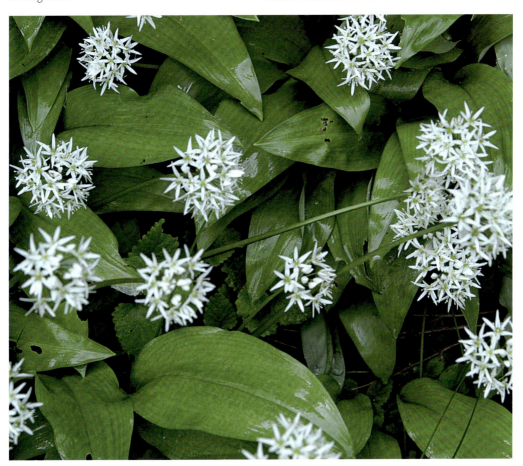

Bärlauch wächst in feuchten Auen, bevorzugt am Rand von Buchenwäldern. Sammeln Sie die Blätter, bevor die weißen Sternblüten erscheinen. Beim Zerreiben duften sie intensiv nach Knoblauch.

enthalten. Ähnlich wie beim Knoblauch, stecken auch im Bärlauch viele verschiedene Schwefelverbindungen: Divinylsulfid, Dimethylthiosulfonat, Methylcycteinsulfoxid und dessen Abbauprodukte Methylallylthiosulfonat und Methanthiol. Diese so genannten Sulfide werden beim Kauen zu Sulfensäuren und sind für die Wirkungen des Bärlauch verantwortlich. Denn sie werden im Körper zu einem Stoff umgewandelt, der hochwirksam das Wachstum von Pilzen und Bakterien hemmt: das Thiosulfinat, das bereits enorm stark verdünnt antibakteriell und fungizid wirkt.

Daneben verbessert Bärlauch die Fließeigenschaften des Blutes und wirkt der Anlagerung von Plaques an den Arterienwänden entgegen. Auf diese Weise hilft er mit, Erkrankungen wie Arteriosklerose und Infarkten vorzubeugen.

> Bärlauch sollte nicht getrocknet werden, denn dann gehen seine Wirkstoffe verloren. Daher verwenden Sie die Blätter am besten frisch oder Sie frieren sie für den Gebrauch nach der Bärlauchzeit ein.

Frühlingsfrische auf dem Teller

Lange stand er im Schatten seines Bruders, des Knoblauchs, doch seit einigen Jahren erlebt er sein Comeback. Der Bärlauch hält wieder Einzug in den Küchen – auch in die angesehener Gourmet-Köche. Denn was unsere Großmütter wussten, entdeckt man heute wieder: Mit Bärlauch lässt sich eine ganze Menge Leckeres anstellen – und Gesundes obendrein. Ob im Kräuterquark, zusammen mit Kartoffeln serviert oder einfach als Brotaufstrich verwendet, in Pesto zu Pasta oder in Salaten – das Lauchgewächs ist enorm vielseitig. Lassen Sie sich auch zu eigenen Kreationen inspirieren. Möglichkeiten bietet Ihnen der Bärlauch so einige. Denken Sie dabei jedoch daran, dass Bärlauch nicht gekocht werden sollte. Mischen Sie ihn roh unter die heißen Speisen, und servieren diese daraufhin sofort. In vielen Kochbüchern und nicht zuletzt im Internet finden Sie eine ganze Reihe von Rezepten mit Bärlauch.

Risiken und Nebenwirkungen
Beim Verzehr größerer Mengen kann es zu Reizungen des Magen-Darm-Traktes kommen.

Gegenanzeigen
Keine bekannt.

Gesund mit Bärlauch

Das Lauchgewächs dient überwiegend als Gewürz und aromatische Zutat. Volksmedizinisch wird der Bärlauch wie auch Knoblauch zum Schutz vor Arteriosklerose und Bluthochdruck sowie in Frühjahrs- und Fastenkuren eingesetzt.
Auf Grund seines hohen Gehaltes an Sulfiden ist Bärlauch noch wirkungsvoller als Knoblauch.

Anwendung
Als Tee eignet sich Bärlauch wegen seines zarten Knoblaucharomas weniger, dafür umso mehr für die Frühjahrsküche. Darüber hinaus können Sie das Lauchgewächs als Saft anwenden: Frischpflanzensäfte aus Bärlauch finden Sie im spezialisierten Fachhandel, beispielsweise im Reformhaus.

Granulat »Bärlauch zum Kauen« bekommen Sie in der Apotheke. Nehmen Sie es kurmäßig zur Vorbeugung gegen Herz-Kreislauf-Erkrankungen: morgens vor dem Frühstück einen Teelöffel, langsam zerkauen, vier Wochen lang, dann pausieren. Das Granulat soll sich auch zur Darmreinigung sowie bei drohendem Schnupfen bewähren: Dann nehmen Sie morgens zwei statt einen Teelöffel davon ein.

Basilikum

Ocimum basilicum L.

Zu den Wurzeln

Das heute im gesamten mediterranen Raum vorkommende Basilikum gedeiht auch in unseren Gärten. Der einjährige Lippenblütler kann bis zu einem halben Meter hoch werden. Im Sommer erscheinen die weißen bis rosa Blüten in Quirlen an den Triebspitzen zwischen den eiförmigen, duftenden Blättern.

Von anno dazumal bis heute

Schon im alten Ägypten wusste man Basilikum zu schätzen, wie Kränze aus diesem Kraut belegen, die in einigen Pyramiden als Grabbeigaben gefunden wurden. In der magischen Literatur der Antike und des Mittelalters galt das Kraut als hochwirksames Mittel zum Liebeszauber.

Der Name des Basilikums leitet sich aus dem Griechischen ab und bedeutet so viel wie »königliche Heilpflanze«. Daher wird es auch oft als Königskraut oder Königsbalsam bezeichnet. Heute wenden wir Basilikum in der Küche an, wo seine Blätter Salaten, Gemüsen und Suppen ein köstliches Aroma verleihen – nebenbei unterstützen sie die Verdauung.

Basilikum im Ayurveda

Das Würzkraut gehört zu den wichtigsten Heilpflanzen des Ayurveda, der altindischen Gesundheitslehre, und wird in seiner Heimat Indien sogar als heilig verehrt. Dort pflanzt man es um die Tempel herum und legt es den Toten als Schutzkraut auf die Brust. Schon der Duft des Tees gilt als erfrischend und stresslindernd.

Basilikum

- wirkt magenstärkend und verdauungsanregend
- ist entblähend, entschlackend und harntreibend
- wirkt fiebersenkend und antibakteriell
- fördert die Urinausscheidung
- löst Krämpfe im Magen-Darm-Trakt
- regt den Appetit an

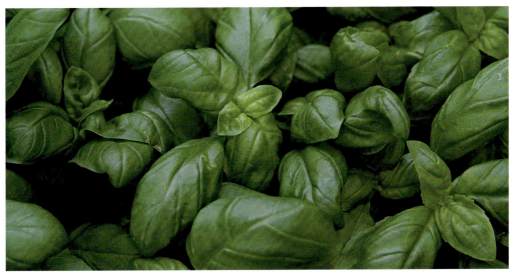

Basilikum verleiht nicht nur mediterranen Speisen einem Hauch von Urlaub, er pflegt auch unseren Magen und das Verdauungssystem. Allerdings sollte man das duftende Kraut nicht in größeren Mengen verzehren.

Wie uns Basilikum hilft

Basilikumkraut enthält ätherisches Öl mit den Hauptkomponenten Linalool, Estragol und Eugenol. Auf diese Substanzen ist die antibiotische Wirkung des Lippenblütlers zurückzuführen. Daneben finden sich in der Pflanze auch Gerbstoffe und Saponine.

Estragol & Co. sind zweifelsohne sehr hilfreich, unter anderem gegen Blähungen, Bauch- und Unterleibskrämpfe oder Magen-Darm-Verstimmungen.

Doch das Ganze hat einen Haken, und der ist nicht unerheblich: Estragol zeigte, zumindest im Tierversuch, eine mögliche krebserregene – so genannte kanzerogene – Wirkung. Von der medizinischen Verwendung wird daher inzwischen abgeraten (→ Risiken und Nebenwirkungen). Gegen die Verwendung des Krautes als Gewürz bestehen jedoch keine Bedenken.

Extrakte aus Basilikumkraut sind in einigen Fertigarzneimitteln zur Behandlung von Verdauungsstörungen enthalten.

Risiken und Nebenwirkungen

Das Bundesinstitut für Risikobewertung empfiehlt, Gewürze und Kräutertees, die Estragol oder Methyleugenol enthalten, nicht in größeren Mengen über einen längeren Zeitraum einzunehmen. Dies gilt besonders für Kinder und während Schwangerschaft und Stillzeit.

Gegenanzeigen

Basilikumkraut sollte nicht mit empfindlicher Haut in Berührung kommen und während der Schwangerschaft gemieden werden.

Gesund mit Basilikum

Die gewonnenen Erkenntnisse zu den möglichen Risiken von Estragol und seinen Kollegen sollen nicht vergessen lassen, dass Basilikumblätter in der Volksheilkunde eine wichtige Rolle haben: Vor allem als Magen-Darm-Mittel, da ätherische Öle und Gerbstoffe die Verdauung günstig beeinflussen. Auch bei nervlich bedingten Beschwerden wie Schlaflosigkeit und Appetitstörungen kann Basilikum helfen, indem es ausgleichend und beruhigend wirkt.

Äußerlich empfiehlt sich der frisch gepresste Blattsaft gegen Pilzinfektionen der Haut. Dazu reibt man zweimal täglich den frischen Saft auf den betroffenen Hautpartien ein und lässt ihn etwas einziehen. Er lindert übrigens auch den Juckreiz nach Insektenstichen.

Anwendung

Wie gesagt: Basilikum dient uns mehr als Gewürz-, denn als Heilkraut. Als Würzmittel ist es nahezu universell einsetzbar.

Tee Übergießen Sie einen Teelöffel Basilikumkraut (frisch oder getrocknet) mit einer Tasse kochendem Wasser. Fünf Minuten ziehen lassen, abseihen und davon bis zu drei Tassen täglich langsam und ungesüßt trinken.

Umschlag Mit dem Basilikumtee können Sie auch Umschläge und Kompressen machen: Den Tee abkühlen lassen und damit ein Leinentuch tränken. Auswinden und auf die zu behandelnde Stelle auflegen.

Steckbrief

- **Volksnamen:** Deutscher Pfeffer, Königskraut, Krampfkräutl, Bienenweide, Suppenbasil
- **Familie:** Lippenblütler (Labiatae)
- **Blütezeit:** Juni bis September
- **Sammelzeit:** Mai bis September
- **Vorkommen:** Basilikum ist heute auf der ganzen Welt zu finden. Man vermutet, dass die Pflanze ursprünglich aus Indien stammt.
- **Verwendete Pflanzenteile:** Die Blätter, vornehmlich als Gewürz

Beifuß

Artemisia vulgaris L.

»Erinnere dich, Beifuß, was du
verkündetest, was du anordnetest
in feierlicher Kundgebung.
Una heißest du, das älteste der Kräuter;
Du hast Macht gegen 3 und gegen 30,
Du hast Macht gegen Gift und Ansteckung,
Du hast Macht gegen das Übel,
das über das Land dahinfährt.«

(Aus einem angelsächsischen Zaubersegen)

Beifuß
- wirkt verdauungsanregend und gallefördernd
- ist harntreibend
- wirkt entkrampfend
- regt den Appetit an
- hat wundheilende Eigenschaften

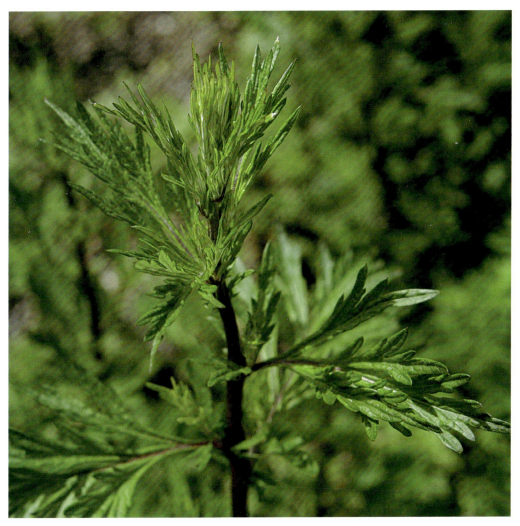

Beifuß wird schon seit vorchristlichen Zeiten als Heilkraut angebaut. Man schätzte ihn zu allen Zeiten als die Körpersäfte anregendes Mittel: Er fördert den Fluss der Verdauungssäfte in Magen, Darm und Galle.

Zu den Wurzeln

Wild wächst der Beifuß als Unkraut an Straßenrändern, an Böschungen und Ufern sowie auf Ödland. Er erreicht eine Höhe von bis zu 150 Zentimetern und hat einen nicht kriechenden Wurzelstock. Die unterseits weißfilzigen, oberseits kahlen einfach oder doppelt fiederteiligen Blätter haben lanzettliche oder linealische, eingeschnittene oder gesägte Zipfel. Der aufrechte Stängel ist ausgebreitetästig und oft dunkelbraunrot gefärbt. Die Blütenkronen sind gelb oder rotbraun.

Die frischen Beifußblättchen sammelt man kurz vor der Blüte, später schneidet man die oberen Triebspitzen ab und hängt die Beifußsträußchen luftig zum Trocknen auf.

> *Im Mittelalter galt der Beifuß auch als Zauberkraut, das nur unter Einhaltung komplizierter Zeremonien ausgegraben werden durfte.*

Von anno dazumal bis heute

Ebenso wie seine nahen Verwandten Eberraute und Wermut schätzte man auch den Beifuß schon in der Antike. In der Phytotherapie der Hippokratiker des vierten vorchristlichen Jahrhunderts bereits vielfältig angewendet, ist diese Heilpflanze dann in allen kräuterheilkundlichen Schriften und Rezeptsammlungen, darunter auch so manchem Klassiker, vertreten: von den Werken des Dioskurides über die »Etymologiae« des Isidor von Sevilla, die »Physica« der Hildegard von Bingen und den »Hortus sanitatis« bis zu den Texten der Neuzeit.

Die Heilanzeigen, bei denen man den Beifuß einsetzte, waren breit gefächert: Frauenkrankheiten, Nervenbeschwerden, Magen- und Darmstörungen, Hämorrhoiden, Zahnfleischgeschwüre. Bei Dioskurides sind Abkochungen der Beifußblätter als »gutes Mittel zu Sitzbädern für Frauen zur Beförderung der Nachgeburt und des Embryos, ebenso auch gegen Verschluss und Entzündung der Gebärmutter« empfohlen. Das Kraut, reichlich auf den Unterleib gelegt, »treibt die Menstruation«.

Die Kräuterbücher des Mittelalters empfahlen ihn außer als gynäkologisches Mittel auch gegen Hunde- und Schlangenbisse und Wassersucht. Ein Auszug aus den gepulverten Nebenwurzeln wurde bei Epilepsie gebraucht. Nach Tabernaemontanus sollten die Wurzeln, um den Hals getragen, gegen die von Dämonen erzeugten Krankheiten, zu denen auch die Epilepsie gezählt wurde, helfen.

Wie uns Beifuß hilft

Das Kraut enthält ätherisches Öl, das vor allem Monoterpene enthält, jedoch auch den giftigen Stoff Thujon. Daneben kommen Cumarine wie Aesculetin, Umbelliferon, Scopoletin sowie vor allem Bitterstoffe vor. Sie machen den Beifuß zur unentbehrlichen Zutat für fette und schwere Speisen: Diese werden leichter bekömmlich, denn er regt die Säfte in Magen, Darm und Galle an.

In der Volksheilkunde ist und bleibt er dennoch der »kleinere Bruder« des Wermut (Artemisia absinthium, → Seite 555), da er weniger kräftig in der Wirkung ist als dieser.

Steckbrief

- **Volksnamen:** Sonnwendgürtel, Wilder Wermut, Jungfernkraut, Gänsekraut
- **Familie:** Korbblütler (Asteraceae/Kompositae)
- **Blütezeit:** Juli bis September
- **Sammelzeit:** Juli bis August
- **Vorkommen:** Die Pflanze ist in ganz Europa, Asien und Nordamerika heimisch.
- **Verwendete Pflanzenteile:** Arzneilich und als Gewürz wird das frische oder getrocknete Kraut angewendet.

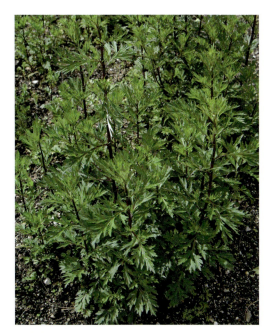

Beifuß ist heute immer noch unentbehrlich als Gewürz in fettreichen, schwer verdaulichen Speisen.

zu machen, denn er regt die Säfte in Magen, Darm und Galle an. Beifuß wirkt verdauungsanregend und gallefördernd, daneben harntreibend, entkrampfend und wundheilend. Zudem verhindert er Fäulnis- und Gärungsprozesse in Magen und Darm und wirkt so Blähungen und schlechtem Atem entgegen. Die anregende Wirkung auf die Verdauungssäfte geht zurück auf den Gehalt an Bitterstoffen und ätherischen Ölen im Beifuß.

Anwendung

Bis heute wandert der Beifuß als Gewürz in die Kochtöpfe. Wie erwähnt, würzt man mit Beifuß traditionell fette und schwer verdauliche Speisen: vor allem fetten Fisch wie Aal und Karpfen, aber auch Geflügel (Gänse- und Entenbraten) und Gerichte mit Schweinefleisch und Wild. Aber auch ein Tee aus den Blättern entfaltet eine tonisierende Wirkung auf Magen und Darm.

Tee Dazu übergießen Sie einen gehäuften Teelöffel des getrockneten Beifußkrauts mit zwei Tassen kochendem Wasser. Ein bis zwei Minuten ziehen lassen und dann abseihen. Davon trinken Sie täglich eine bis maximal drei Tassen, am besten nach den Mahlzeiten.

Risiken und Nebenwirkungen

Das enthaltene ätherische Öl Thujon soll eine anregende Wirkung auf die Gebärmutter haben und bei entsprechender Dosierung sogar Fehlgeburten auslösen können. Wie viele andere Korbblütler kann auch Beifuß Allergien hervorrufen.

Gegenanzeigen

Beifuß sollte nicht während der Schwangerschaft und Stillzeit angewendet werden und nicht, wenn eine Überempfindlichkeit gegen Korbblütler besteht.

Gesund mit Beifuß

Beifuß dient vor allem dazu, fette Speisen bekömmlicher

Artemisia in der traditionellen chinesischen Medizin

Beifuß wurde auch in China stets als Frauenmittel eingesetzt, denn er »vertreibt die kalte Feuchtigkeit, wärmt den Uterus und die Körpermitte, bringt alle Arten von Blutungen zum Stehen, regelt die Menstruation, stillt den Ausfluss aus der Vagina und beseitigt die Langeweile«. Äußerlich fand er zudem Anwendung gegen Geschwüre und Brandwunden. Die bis heute wichtigste Anwendung ist allerdings die so genannte Moxibustion. Dabei werden kleine Kegel oder »Zigarren« aus getrocknetem Beifußkraut wenige Zentimeter von der Haut entfernt abgebrannt, um durch diese punktuelle Erwärmung des Körpers bestimmte Heilerfolge zu erzielen.

Beinwell

Symphytum officinale

Zu den Wurzeln

Der Beinwell ist eine mehrjährige, bis zu 150 Zentimeter hoch wachsende Staude. Sein Charakteristikum sind die borstig behaarten Blätter. Besonders an deren Unterseite herrscht reger Wildwuchs, im wahrsten Wortsinn. Die glockenförmigen Blüten sind rotviolett oder gelblichweiß gefärbt. Sie entspringen in Doldenwickeln, auch »nickende Trauben« genannt, an den Stängeln.

Beinwellblätter sollten Sie nach dem Pflücken bündeln und zum Trocknen kopfüber aufhängen. Die Wurzeln reinigen Sie, schneiden sie klein und trocknen sie im Backofen bei rund 40 °C.

Von anno dazumal bis heute

Schon Dioskurides (1. Jahrhundert n. Chr.) kannte den Beinwell. Aus dem Griechischen stammt auch der botanische Name der Pflanze: Symphytum bedeutet übersetzt so viel wie »zusammenwachsen lassen, verbinden« – ein klarer Hinweis auf die Anwendung zur Heilungsförderung, etwa nach Knochenbrüchen. Die heute wissenschaftlich belegte Indikation zur äußerlichen Behandlung stumpfer Verletzungen wie Zerrungen, Quetschungen, Prellungen und Verstauchungen, Sehnen- und Muskelentzündungen geht mithin auf uraltes Erfahrungswissen zurück.

> Die Wurzel enthält giftige Pyrrolizidin-Alkaloide, was die Anwendung einschränkt.

Wie uns Beinwell hilft

Einer der bedeutendsten Inhaltsstoffe von Symphytum officinalis ist das Allantoin. Daneben enthält Beinwell Gerbstoffe, Phenolcarbonsäuren wie Rosmarinsäure, Schleimstoffe (Fructane) und Triterpensaponine. Bei äußerlicher Anwendung hat Symphytum eine ausgeprägte wundheilende Wirkung. Dies ist hauptsächlich auf das Allantoin zurückzuführen, das die Neubildung von Zellen fördert – sowohl von Haut- wie auch von Knochenzellen. Zudem besitzt Allantoin durchblutungs- und granulationsfördernde Eigenschaften. Die Schleim- und Gerbstoffe unterstützen ihrerseits ebenso die Wundheilung, darüber hinaus kühlen und beruhigen sie Entzündungen im Gewebe. Diese Effekte lassen sich auch bei Mund- und Rachenentzündungen nutzen.

Risiken und Nebenwirkungen

Alle Pflanzenteile enthalten zum Teil beträchtliche Mengen an giftigen Pyrrolizidin-Alkaloiden, daher sollten Zubereitungen des Beinwells nur äußerlich angewendet werden. Die schädlichen Wirkungen der Alkaloide wurden zwar bislang nur an Tieren registriert – dennoch sollten Sie Beinwell nicht länger als vier bis sechs Wochen im Jahr anwenden.

Gegenanzeigen

Beinwell sollte nicht während Schwangerschaft und Stillzeit angewendet werden.

Steckbrief

- **Volksnamen:** Milchwurzel, Schadheilwurzel, Schwarzwurz, Wallwurz, Wundallheil
- **Familie:** Borretschgewächse (Boraginaceae)
- **Blütezeit:** Mai bis Juli
- **Sammelzeit:** März bis April und September bis Oktober
- **Vorkommen:** Die Pflanze ist fast in ganz Europa beheimatet. Exportländer der zu arzneilichen Zwecken verwendeten Pflanzen sind Bulgarien, Polen, Rumänien und Ungarn.
- **Verwendete Pflanzenteile:** Medizinisch verwendet werden das Kraut und die Wurzel.

Gesund mit Beinwell

Heute wird Symphytum nur noch äußerlich angewandt. Ob Sportverletzungen, Prellungen, Zerrungen oder Verstauchungen: Umschläge und Salben mit Auszügen aus Beinwell bringen hier gute Erfolge. Die heilungsfördernden Eigenschaften des Beinwellextraktes sorgen für den schnelleren Wiederaufbau der verletzten Gewebe.

Manche Naturheilkundler wenden den warmen Brei aus den abgekochten, zerkleinerten Wurzeln als Auflage bei Sehnenscheidenentzündung an. In Absprache mit Ihrem Arzt können Sie dies durchaus versuchen.

Eine innerliche Anwendung ist wegen des Gehaltes an schädlichen Pyrrolizidin-Alkaloiden nicht angezeigt. Bei industriell hergestellten Salben für die äußerliche Anwendung wird der Gehalt dieser giftigen Stoffe durch Spezialverfahren minimiert.

> **Beinwell**
> ▸ fördert die Wundheilung
> ▸ regt die Neubildung von Zellen an
> ▸ unterstützt die Regeneration von verletztem Gewebe
> ▸ hemmt entzündliche Prozesse
> ▸ stillt Schmerzen
> ▸ regt die Blutgerinnung an (Wundverschluss)
> ▸ fördert die Durchblutung

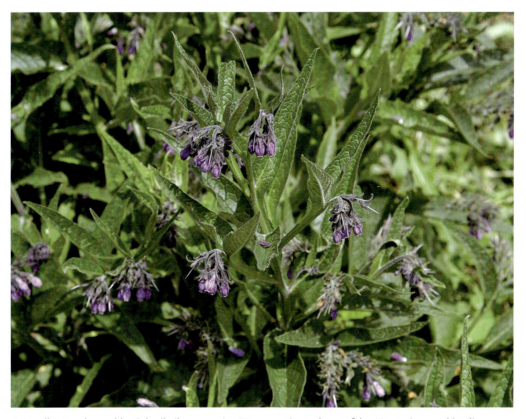

Beinwell, »Knochenwohl«, Schadheilwurz – seine Namen weisen schon auf das Haupteinsatzgebiet dieser einheimischen Wildpflanze hin: Sie fördert die Wundheilung und die Regeneration geschädigten Gewebes.

Anwendung

Fertigpräparate Zur Behandlung von stumpfen Verletzungen und rheumatischen Erkrankungen können Sie in der Apotheke fertige Zubereitungen wie Salben und Cremes zur äußeren Anwendung kaufen.

Salbe Natürlich können Sie auch selbst eine Salbe aus Beinwell herstellen. Dazu mischen Sie 10 Gramm Rosmarinblüten und 20 Gramm Beinwellwurzeln mit einem Dreiviertelliter Olivenöl. Für eine halbe Stunde im Wasserbad erhitzen, abkühlen lassen und abseihen. Nach 12 Stunden geben Sie 50 Gramm Bienenwachs hinzu, das Sie zuvor im Wasserbad geschmolzen haben. Vorsichtig mit der Ölmischung verrühren. Dann in kleine Glasdöschen mit Schraubverschluss abfüllen, verschließen und kühl aufbewahren.

Abkochung Mit ihr lassen sich Auflagen und Spülungen durchführen. Kochen Sie dazu 100 Gramm zerkleinerte Beinwellwurzeln mit einem Viertelliter Wasser auf. Zehn Minuten zugedeckt köcheln lassen, dann abseihen. Mit dem Sud tränken Sie Tücher für Umschläge und Verbände. Ebenso können Sie damit gurgeln – beispielsweise bei Entzündungen im Mund- und Rachenraum. Besonders bewährt hat sich die Beinwellabkochung bei der Behandlung von Aphten, schmerzhaften Bläschen im Mund. Dabei den Beinwellauszug aber nicht schlucken, sondern wieder ausspucken.

> *Beinwell gehört zu den Pflanzen, die offiziell für den »well-established medicinal use« gelistet sind (→ Seite 54).*

Im Licht der Wissenschaft

Die entzündungshemmende und schmerzstillende Wirkung der Blätter ist im Tierversuch nachgewiesen worden. Zubereitungen aus Beinwell sind daher bei stumpfen Verletzungen wie Prellungen, Zerrungen und Verstauchungen offiziell zur Behandlung angezeigt. Die äußere Anwendung dient darüber hinaus zur Unterstützung der Heilung von Knochenbrüchen.

Fragen Sie Ihren Arzt oder Apotheker
Ein empfehlenswertes Präparat mit Beinwell ist beispielsweise:
Rephastan Salbe

In der indianischen Volksheilkunde

Beinwell wird von den Ureinwohnern ganz Nordamerikas als Heilpflanze verwendet. Er gehörte auch zum Angebot des regen Tauschhandels zwischen den einzelnen Stämmen. Bei seiner Ernte kommt es nicht nur auf den Tag, sondern sogar auf die richtige Stunde an, denn bestimmte Wirkstoffe sind in den Morgenstunden am konzentriertesten in der Pflanze enthalten. Diese den Indianern bekannten Schwankungen wurden zwischenzeitlich auch von der modernen Wissenschaft bestätigt.

Medizinische Zubereitungen aus Beinwell fanden vielseitige Anwendung, etwa als kalte Breiauflagen aus frischen oder getrockneten Wurzeln. Mit ihnen erzielte man bei Geschwüren, Frostwunden, Verbrennungen und Knochenbrüchen gute Heilerfolge. Warme Breiauflagen machte man dagegen bei Verrenkungen, Verstauchungen, oberflächlichen Blutergüssen und Schwellungen. Selbst Gicht und Rheuma konnten damit gelindert werden. Ergänzt wurden diese Behandlungen mit Tees und Salben aus Blättern und Wurzeln. Teezubereitungen aus Beinwell wurden generell bei Atemwegserkrankungen und inneren Entzündungen (Magen und Galle) angewandt.

Berberitze

Berberis vulgaris L.

Zu den Wurzeln

Die Berberitze ist ein sommergrüner, an die zwei Meter hoch wachsender, dorniger Strauch. Er bevorzugt sonnige Hügel und Waldlichtungen mit kalkreichem, trockenem Boden. Die hübschen gelben Blüten sitzen in fünf bis sieben Zentimeter langen, hängenden Trauben. Beim Berühren der Staubblätter schnellen diese zum Stempel empor. Die reifen Früchte sind fleischig, blutrot gefärbt, walzenförmig und von stark saurem Geschmack. Sie sind nahezu frei von den giftigen Alkaloiden, die sich in den Blättern und der Wurzelrinde der Berberitze finden.

> *Von einer Selbstbehandlung mit Berberitzenwurzel müssen Sie unbedingt absehen, da die Wurzelrinde giftige Alkaloide enthält.*

Von anno dazumal bis heute

Die aus den Beeren bereitete Marmelade ist ein altbewährtes Hausmittel, sei es, um den Appetit anzuregen oder gegen Schwangerschaftserbrechen. In der traditionellen Volksheilkunde gelangten aber auch die Blätter und die Rinde der Berberitzenwurzel zur Anwendung. Ihre Wirkstoffe beeinflussen alle Erkrankungen, die im Gefolge eines erhöhten Harnsäurespiegels entstehen. Bei schmerzhaften Nierenstein- und Gallensteinkoliken empfahl man beispielsweise – allerdings Patienten mit einer robusten und wenig schmerzempfindlichen Konstitution – die Einnahme

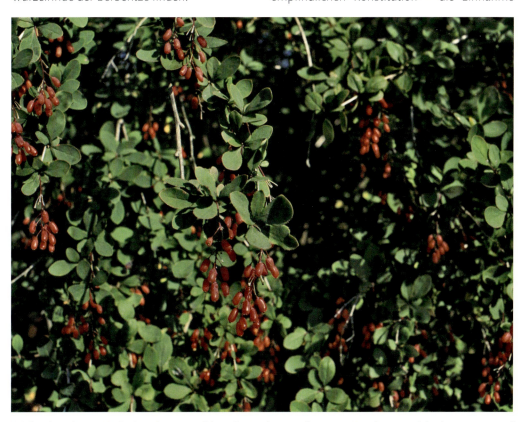

Die leuchtend roten Berberitzenbeeren verführen im Herbst geradezu zum Naschen – und das ist sogar gesund! Die säuerliche Berberitzen-Marmelade regt Appetit und Verdauung an und liefert uns wertvolle Bioaktivstoffe.

einer Berberitzentinktur zum Abgang von Steinen oder Grieß.

Wie uns Berberitze hilft

In allen Pflanzenteilen sind die Isochinolinalkaloide Berberin und Berbamin enthalten. Sie besitzen eine wachstumshemmende Wirkung auf Bakterien, Pilze und Protozoen (Einzeller). Leider sind die beiden Alkaloide hochgiftig. Nur die reifen Früchte sind nahezu alkaloidfrei.

Die Früchte enthalten dafür reichlich Pflanzensäuren, ferner Anthocyane und Vitamin C. Zubereitungen als Mus oder Saft werden daher traditionell bei Appetitlosigkeit, Verstopfung oder bei Lungen-, Leber- und Milzleiden angewandt.

Risiken und Nebenwirkungen

Eine Einnahme von mehr als 0,5 Milligramm Berberin, das entspricht etwa vier Gramm Berberitzenwurzelrinde, kann zu Nasenbluten, Benommenheit und Atembeschwerden führen. Eine Reizung von Haut, Augen und Nieren sowie Magen- und Darmbeschwerden sind ebenfalls möglich. Hohe Dosen können nach Atemnot und unter Krämpfen zum tödlichen Atemstillstand führen.

Gegenanzeigen

Keine Anwendung während Schwangerschaft und Stillzeit und auch nicht bei fieberhaften Nierenerkrankungen.

Gesund mit Berberitze

Auf Grund ihrer giftigen Alkaloide sollte man Berberitze nur zum Bereiten von Marmelade, Mus und Saft aus den Früchten nutzen, welche nur Spuren der Alkaloide in unbedenklicher Menge enthalten.

Der Vitaminreichtum und der herb-säuerliche Geschmack der Beeren machen die Mühe bei der Ernte wieder wett. Man kann sie nicht nur süß einkochen, sondern auch frisch übers Müsli oder in den Obstsalat streuen. Dort liefern sie wertvolle Bioaktivstoffe und sehen außerordentlich dekorativ aus. In orientalischen Ländern, vor allem im Iran, verwendet man Berberitzenbeeren auch zum Kochen. Dort schätzt man sie zum Würzen süß-saurer Gerichte.

In der indianischen Volksheilkunde

Die Ureinwohner Kaliforniens verwendeten Berberitzenfrüchte als Heilmittel gegen Skorbut und zur Reinigung von Wunden. Bei den Catawba kochte man Wurzelrinde, Stängel und getrocknete Früchte und gab diese Mischung als Tee gegen chronische Bronchitis, Angina und Erkältung. Die Penobscot aus dem heutigen New England zerstampften die Wurzelrinde zu einem Brei und legten ihn bei hartnäckigen Geschwüren oder Furunkeln auf. Das Kauen von Berberitzenharz, gemischt mit Wurzelrindenpulver und pulverisierten Früchten, ist von den Blackfeet-Indianern bekannt. Dieser »Kaugummi« diente als Vorbeugung gegen Hals-Rachen-Infektionen, Lungenentzündung, Bronchitis und Rheuma.

Steckbrief

- **Volksnamen:** Essigdorn, Sauerbeere, Sauerdorn, Kuckucksbrot, Bubenstrauch, Essigscharf, Spitzbeere
- **Familie:** Sauerdorngewächse (Berberidaceae)
- **Blütezeit:** Mai bis Juni
- **Sammelzeit:** September bis Oktober
- **Vorkommen:** Der Berberitzenstrauch ist in ganz Europa beheimatet.
- **Verwendete Teile:** Verwendet werden die frischen Blätter und Früchte, die Rinden pulverisiert.

Bibernelle

Pimpinella maior L.

Zu den Wurzeln

Die Bibernelle ist eine nahe Verwandte des Anis. Sie erreicht eine Höhe bis zu einem halben Meter und hat auffällig kantige Stängel. An diesen entspringen gefiederte, schmale Blätter. Die Blüten der Bibernelle sind eher unscheinbar, weißlich-rosa gefärbt, und stehen in Dolden am aufrechten Stängel.

Von anno dazumal bis heute

Man schrieb der Bibernelle früher große Heilkraft bei Seuchen aller Art zu, von der Pest bis zur Cholera. Als 1611 in Werdenberg bei St. Gallen der »Große Tod« wütete, soll aus dem Himmel eine Stimme gerufen haben: »Esst Knoblauch und Bibernelle, dann sterbet ihr nit so schnelle!« Die geplagten Menschen befolgten den Rat, und die Seuche war besiegt.

In den frühmittelalterlichen Kräuterbüchern wird die Bibernelle außer gegen die Pest auch gegen Gicht, Fieber und Sehschwäche gepriesen, ferner als Gegenmittel gegen Gifte aller Art, als Wundheilmittel und bei Leberleiden. Hildegard von Bingen schätzte den medizinischen Wert der Bibernellwurzel nicht als sehr

> **Bibernelle**
> ➤ ist schleimlösend
> ➤ dämpft die Schmerzempfindung
> ➤ fördert die Verdauung
> ➤ wirkt entblähend

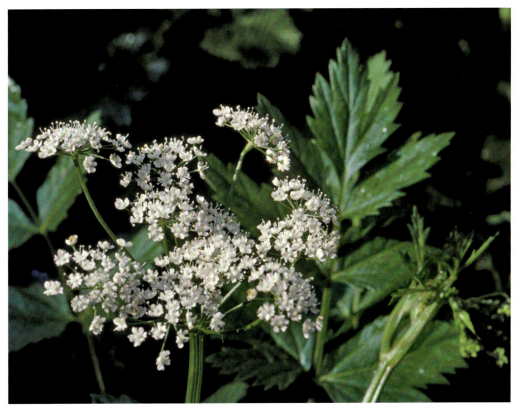

Ebenso wie ihre enge Verwandte Pimpinella saxifraga wird P. major als Tee bei leichten Verdauungsbeschwerden und bei Zahnschmerzen empfohlen, in der Teemischung auch bei Husten und Bronchitis.

hoch ein. Sie beschreibt die Wurzel als Amulett zum Umhängen, was wohl mit der sagenhaften Wirkung gegen die Pest zusammenhängt.

Für Sebastian Kneipp und seine Zeitgenossen galt die Bibernelle innerlich eingenommen als eines der vielseitigsten Kräuter überhaupt. Die Wurzel setzt man bis heute bei Beschwerden in den Atemwegen ein. Ferner dient sie zur Regulation von Frauenleiden wie unregelmäßigen Monatsblutungen.

Wie uns Bibernelle hilft

In den Wurzeln sind Saponine, Cumarine sowie ätherische Öle enthalten. In Kombination mit anderen Heilpflanzen lässt sich die Bibernelle gegen Husten und Erkältungskrankheiten sowie auch zur Linderung von Zahnschmerzen anwenden.

Risiken und Nebenwirkungen
Keine bekannt.

Gegenanzeigen
Keine bekannt.

> *Aufgrund ihres starken, unangenehmen Geruchs (»Bockgeruch«) wurde die Bockwurz im Mittelalter auch gerne als Aphrodisiakum verwendet. Die Wurzel mit ihrem pfefferartigen Beigeschmack stand anderen Volksnamen Pate.*

Steckbrief

- **Volksnamen:** Bockwurz, Pimpernell, Steinpeterlein, Pfefferwurz
- **Familie:** Doldenblütler (Apiaceae/Umbellifereae)
- **Blütezeit:** Juni bis Oktober
- **Sammelzeit:** August bis November
- **Vorkommen:** Wild kommen im gesamten europäischen Raum zwei Arten der Bibernelle vor. Beide wachsen vornehmlich auf Wiesen, an Waldrainen und in gelichteten Wäldern.
- **Verwendete Teile:** Arzneilich verwendet wird die frische oder getrocknete Wurzel.

Gesund mit Bibernelle

Zubereitungen mit den Wurzeln der Bibernelle können Sie anwenden bei Husten und Bronchitis, Halsentzündung sowie bei Verdauungsstörungen wie vor allem Sodbrennen, Völlegefühl und Blähungen. Besonders bei Bronchitis mit fest sitzendem Schleim wirkt die Bibernelle entzündungshemmend und schleimlösend.

Anwendung

Die Wurzeln werden nach der Ernte gereinigt, der Länge nach durchgeschnitten, auf Schnüre aufgezogen und an einem schattigen Ort luftgetrocknet. Nach acht Tagen im Backofen bei kleiner Hitze kurz nachtrocknen.

Tee Übergießen Sie einen Teelöffel der getrockneten und zerkleinerten Wurzeln mit einer Tasse heißem Wasser. Zehn Minuten zugedeckt ziehen lassen, dann abseihen und in kleinen Schlucken trinken. Am besten drei bis vier Tassen täglich einnehmen – beispielsweise zur Linderung von Verdauungsbeschwerden wie Sodbrennen oder Blähungen sowie auch bei Zahnschmerzen.

Teemischung Im Verbund mit Königskerzenblüten und Eibischwurzeln können Sie Bibernellenwurzeln auch gegen Husten und Erkältungen nutzen: Mischen Sie dazu jeweils 20 Gramm der Kräuter und übergießen einen Teelöffel dieser Mischung mit einer Tasse kochendem Wasser. Zehn Minuten ziehen lassen und dann abseihen. Davon täglich drei Tassen heiß und schluckweise trinken.

Gewürz Aufgrund ihres würzigen Geschmacks verwendet man die Bibernellwurzel auch klein gehackt zur Verfeinerung von Suppen, Saucen, Gemüsen und Salaten. Zusammen mit Kohlgemüsen und Hülsenfrüchten hebt sie deren blähende Wirkung auf.

Bilsenkraut

Hyoscyamus niger

»… alle Sorten (von Hyoscyamus) wirken verstörend auf den Kopf und rauben den Menschen den Verstand: … Bilsenkraut ist wie Wein und beeinträchtigt deshalb Verständnis und Denken. Jedoch kann sowohl der Samen Gutes bewirken … ich halte es für eine gefährliche Arznei, die man nur mit großer Achtsamkeit und Besonnenheit verwenden sollte …«

(Plinius, 24–79 n. Chr., »Naturalis historia«)

Zu den Wurzeln

Unter den rund 15 verschiedenen Bilsenkrautarten ist Hyoscyamus niger aufgrund seiner Jahrtausende währenden Anwendung als psychoaktive Pflanze (→ Seite 374ff.) die bemerkenswerteste. Das Nachtschattengewächs gedeiht in ganz Europa auf Schutt- und Ödland und erreicht eine Höhe von bis zu 80 Zentimetern. Von Juni bis September lugen zwischen den schmutziggrünen Blättern die dunkel geäderten blassgelben Blüten des Bilsenkrauts hervor. Sie sind glockenförmig und von feinen violetten Adern durchzogen. Die ganze Pflanze verströmt einen unangenehmen, nahezu betäubenden Geruch. Deshalb und auf Grund

Bilsenkraut
- dämpft die Erregbarkeit der Nerven
- wirkt einschläfernd
- kann starke Halluzinationen hervorrufen
- stillt Schmerzen
- löst Krämpfe

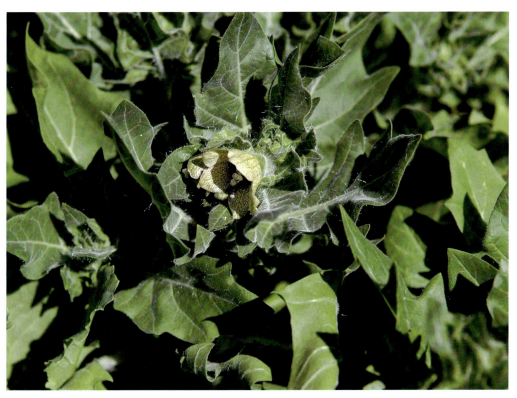

Das Bilsenkraut ist eine der stärksten pflanzlichen Rauschdrogen und war in der Vergangenheit Bestandteil von Hexensalben und Zaubertränken. Es sollte niemals eigenmächtig angewendet werden.

ihres auch ansonsten nicht sehr attraktiven Äußeren sind versehentliche Vergiftungen mit Bilsenkraut eher selten. Bilsenkraut steht unter Naturschutz und ist auch in der Roten Liste der gefährdeten Pflanzen aufgeführt.

Von anno dazumal bis heute

Wörtlich übersetzt bedeutet Hyoscyamus »Schweinebohne«, doch weitaus treffender ist der Volksname »Kraut des Apollon«. Er weist bereits auf die halluzinogenen Eigenschaften hin, die prophetische Träume auslösen können. Bilsenkraut ist die wichtigste Zauber- und Rauschpflanze der Antike, die als »Pflanze der Götter« von den Orakel-Priestern zur Erzeugung einer Trance eingenommen wurde. Die starken psychoaktiven Wirkungen des Bilsenkrautes waren in der Antike als »mania«, Wahnsinn, ebenso geschätzt wie gefürchtet. Das belegen nicht zuletzt die eingangs erwähnten Zeilen des römischen Historikers und Naturforschers Plinius.

In einer westeuropäischen Heilschrift aus dem 10. Jahrhundert findet sich eine Rezeptur für eine Salbe mit Bilsenkraut die »gegen das Volk der Elfen und nächtliche Besucher, und für Frauen, mit denen der Teufel fleischlichen Verkehr hat« anzuwenden war. Auch in Asien wusste man schon früh um die psychoaktiven Wirkungen des Bilsenkrautes. So erwähnte beispielsweise der chinesische Arzt Li Shi-chen in seiner 25 Bände umfassenden Heilschrift aus dem Jahre 1595, dass Bilsenkrautsamen »bei der Verständigung mit Dämonen und anderen Geistern hilfreich« sei.

> *Bilsenkraut ist hochgiftig – von jedweder Anwendung sollten Sie daher unbedingt die Finger lassen.*

Das Nachtschattengewächs diente allerdings nicht nur magischen und heilsamen, sondern auch ganz bodenständig-weltlichen Zwecken: Von den alten Germanen und anderen frühen Volksstämmen ist bekannt, dass sie Bilsenkraut zum Regenzauber benutzten. Darüber hinaus versetzten sie damit Bier und Met, um sie in ihrer Wirkung zu verstärken. Gegenüber dem daraus resultierenden Rauschtrank sind unsere heutigen »Starkbiere« schwach.

Noch im Mittelalter diente gemahlener Bilsenkrautsamen als »Bierschärfe«: Er wurde dem Gerstensaft beigemischt, um diesen »schärfer«, berauschender zu machen. Der Name der Stadt Pilsen und damit letztlich auch die Bezeichnung der Biersorte Pils geht auf die Bilsengärten zurück, in denen die Pflanze von den Brauereien angebaut wurde.

Bilsenkraut dient seit der Antike auch als potentes Liebesmittel, im wahrsten Sinn des Wortes. So wurden die Samen des Nachtschattengewächses in den Badehäusern des Mittelalters auf heißen Pfannen geröstet, um bei den Besuchern sexuelle Gelüste zu erwecken.

Die berühmte Zauberpflanze war bis in die Neuzeit hinein auch eine der wichtigsten Arz-

> **Steckbrief**
> - **Volksnamen, zum Teil ins Deutsche übersetzt:** Schweinebohne, Kraut des Apollon, Götterbohne, Jupitersbohne, die Unbezwingliche, Drachenkraut, Schlafkraut, stinkender Nachtschatten, Teufelsauge, Tollkraut, Totenblumenkraut
> - **Familie:** Nachtschattengewächse (Solanaceae)
> - **Blütezeit:** Juni bis September
> - **Sammelzeit:** Juni bis November
> - **Vorkommen:** Im gesamten europäischen Raum
> - **Verwendete Pflanzenteile:** Verwendung finden die Blätter, das Kraut ohne die Wurzeln und die Samen. Das Bilsenkrautöl wird durch Kochen der Blätter in Öl gewonnen.

neidrogen überhaupt. Angesichts ihrer potenten psychoaktiven Inhaltsstoffe ist die Liste der Beschwerden, die man mit Hilfe des Nachtschattengewäches zu kurieren suchte, sehr umfangreich. Ob im Papyrus Ebers der alten Ägypter, im Corpus hippocraticum des Ärztevaters aus Kos oder in anderen bedeutenden Heilschriften vergangener Tage – zahlreiche Quellen verweisen auf die vielfältigen Heilwirkungen des Bilsenkrautes.

Wie uns Bilsenkraut hilft

Alle Teile des Bilsenkrautes enthalten psychoaktive Wirkstoffe. Am höchsten ist deren Konzentration allerdings in Wurzeln und Blättern. Seinen stark halluzinogenen Effekt hat Hyoscyamus niger Tropanalkaloiden, allen voran dem Hyoscyamin und dem Scopolamin, zu verdanken. Daneben enthält es Atropin – jenen Stoff, der auch in der Tollkirsche für die berauschende Wirkung verantwortlich ist.

Bilsenkraut wirkt einschläfernd und dämpft die Erregbarkeit des zentralen Nervensystems. Es ruft optische, akustische, taktile und olfaktorische Halluzinationen hervor. Das heißt: Man sieht, hört, fühlt und riecht Dinge, die nicht vorhanden sind.

Nachtschattengewächse

Nachtschattengewächse wie Bilsenkraut oder Tollkirsche sind sehr giftige Pflanzen. Sie enthalten die Alkaloide Atropin, Hyoscyamin und Scopolamin, die in hohen Dosen tödlich sein können. Selbst kleinste Mengen können genügen, um einen schweren Rauschzustand hervorzurufen. Die typischerweise auftretenden Nebenwirkungen beim Genuss von Nachtschattengewächsen sind starkes Durstgefühl, Schwindel, Kopfdruck und ein allgemeines Vergiftungsgefühl, das sich besonders am Tag nach der Einnahme gleich einem Kater bemerkbar macht. Im Zuge der Erregungsphase gleich nach der Einnahme kann es zu einer Erhöhung der Herzfrequenz kommen, weshalb vor allem Menschen mit Herzbeschwerden wie Angina pectoris, Verengung der Herzkranzgefäße und Herzschwäche gefährdet sind.

Prähistorische Rauschpflanze

Bilsenkraut gehört vermutlich mit zu den ersten Pflanzen, deren psychoaktiver Wirkungen sich der Mensch bediente. Bilsenkraut und seine Samen wurden in prähistorischen menschlichen Siedlungen aus der Jungsteinzeit gefunden, und man nimmt an, dass es eine wichtige Rolle in den ekstatischen Riten jener Steinzeitgemeinschaften gespielt hat. Darauf deuten auch zahlreiche weitere Funde von Bilsenkraut in Siedlungen aus der Bronze- und Eisenzeit hin. Reste von Hyoscyamus niger wurden auch an antiken ägyptischen Grabungsstätten entdeckt, so beispielsweise beim Tierfriedhof in Saqqarah.

Mitunter bewirkt Bilsenkraut auch Gedächtnisverlust, der das Erinnern an Einzelheiten des Rauscherlebnisses schwierig macht. Neben dem Rauschzustand und den beschriebenen Wahrnehmungsveränderungen verursacht Bilsenkraut auch Hör- und Sehstörungen, Schweißausbrüche, Erbrechen und Schwindel sowie anderes physisches Unbehagen.

Risiken und Nebenwirkungen

Die Anwendung dieser Pflanze ist mit großen Risiken verbunden, da sie, wie ihre Verwandten Tollkirsche und Stechapfel, hochgiftig ist. Deshalb sollten Sie vom Eigengebrauch in jedem Fall absehen. Überdosierungen können zu schweren Komplikationen mit Krämpfen, Atemlähmung und zum Tod führen.

Birke

Betula pendula

> »Birkenbaum, ich schüttle dich,
> 77erlei Gichten quälen mich,
> Solang sollen sie in dir sein verbunden,
> Bis meine 77erlei Gichten verschwunden.«
>
> (Heilspruch aus der Eifel,
> vor Sonnenaufgang aufzusagen vor einer Birke)

Zu den Wurzeln

In Laub- und Nadelwäldern, an trockenen Stellen, ist die Birke häufig anzutreffen. Auch an Waldrändern, in trockenen Mooren, an buschigen Abhängen, auf Heidewiesen und auf Dünen findet man sie oft. Die Birke ist ein Baum, der an Klima und Boden sehr geringe Anforderungen stellt und gegen Frost und Dürre vollkommen unempfindlich ist. Mit einer Vorliebe: Birken bevorzugen eisenhaltigen Boden.

Typisch für die bis zu 30 Meter hohen Bäume ist die schneeweiße Rinde, die sich meist in horizontalen Streifen abschält und dann in schwarze, steinharte Borke verwandelt. Daher hat der Baum übrigens auch seinen Namen: »bherek« ist indogermanisch und heißt: »glänzend, hell«. Die Birkenäste sind spitzwinklig aufsteigend, die Zweige hängen stark über. Junge Zweige sind dicht mit warzigen Harzdrüsen besetzt und ansonsten kahl, die alten Zweige ebenso kahl und oft drüsenlos.

Die männlichen (Blüten-)Kätzchen sind sitzend, länglich-walzenförmig und hängen bis zu zehn Zentimeter herab. Weibliche Kätzchen sind gestielt, zylindrisch und erreichen ausgewachsen eine Länge von bis zu vier Zentimetern. Die Birkenblätter sind oberseits dunkelgrün, unterseits heller graugrün, mit gesägtem Rand und auffallend enger Nervatur.

> *Aus der weißen, lederartigen Korkschicht wird Birkenteer und durch Destillation Birkenöl gewonnen.*

Von anno dazumal bis heute

Birke und Espe sind die ältesten Bäume Nordeuropas. Sie lieferten den germanischen Schönheits- und Stärketrank. Im deutschen Volksglauben ist die Birke zudem der Frühlingsbaum, an den sich viele Volkssitten, wie etwa das Maibaumstecken, knüpfen. Aber auch als hexenabwehrendes und sogar als Erziehungsmittel wurde sie angewandt: Die Druiden weihten ihre Schüler mit einem Birkenzweig und Tau.

Ein Hausmittel der reisenden Bader gegen »Brand und fressenden Krebs« war grünes Birkenlaub, das man zerkleinerte und drei Wochen in Weißbier gären ließ. Dieses Birkenlaubwasser diente auch zu kühlenden Umschlägen. In der Volksheilkunde wird der Baum seit jeher auch als Mittel zur Linderung von Magenkoliken, Abszessen und zur Anregung der Harnausscheidung verwendet: Die diuretischen, also harntreibenden, Wirkungen der Birkenblätter werden seit dem späten Mittelalter und der Renaissance gezielt genutzt.

In Russland wurden die Blätter traditionell bei Rheumatismus, Schnittwunden und Hautausschlägen gebraucht. Innerlich kam Birkenspiritus gegen Fieber, Brust- und Magenleiden zum Einsatz.

Steckbrief

- **Volksnamen:** Frühlingsbaum, Maibaum, Moorbirke, Hängebirke
- **Familie:** Birkengewächse (Betulaceae)
- **Blütezeit:** April bis Mai
- **Sammelzeit:** Mai bis Juni
- **Vorkommen:** Die Birke ist in Nord- und Mitteleuropa verbreitet, wächst aber auch in Nordasien. Im südlichen Europa kommt sie nur im Gebirge vor.
- **Verwendete Teile:** Arzneilich verwendet werden die Blätter. In der Kosmetik werden Saft und Knospen der Birke für Haarwässer verwendet.

Wie uns die Birke hilft

Birkenblätter enthalten Flavonoide, überwiegend die Flavonolglykoside Hyperosid und Quercitrin, sowie Vitamin C, Saponine und ätherisches Öl. Als wirksamkeitsbestimmende Inhaltsstoffe der Birke gelten Flavonoide und Dammaranester. Sie machen Birkenblätter, als Tee zubereitet, zu einer der besten Heilpflanzen zur Durchspülung der Harnwege. Blasentzündungen sollten durchaus begleitend zur eventuell nötigen Antibiotikabehandlung mit Zubereitungen aus Birkenblättern behandelt werden. Diese empfehlen sich darüber hinaus zum Entwässern und für entschlackende Kuren in Frühjahr oder Herbst. Auch bei erhöhtem Harnsäurespiegel wirkt eine Kur aus Birkenblättertee sehr positiv, was besonders für Gichtpatienten von Interesse ist. Birkenwasser ist weiterhin bekannt als gutes Haarpflegemittel gegen übermäßige Schuppenbildung und Haarausfall.

Risiken und Nebenwirkungen

Bei der äußerlichen Verwendung von Birkenteer, der zu Salben verarbeitet wird, sind Haut-

> **Birke**
> ➤ ist stark harntreibend
> ➤ lindert entzündliche Prozesse
> ➤ fördert das Haarwachstum

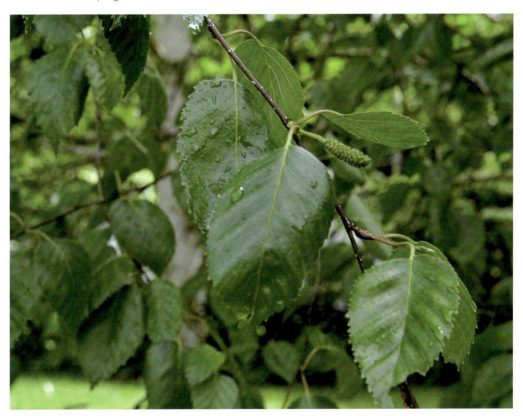

Das hellgrüne Laub und die weiße Rinde lassen die Birke freundlich, frisch und fruchtbar wirken – und tatsächlich soll ihr Saft das Haarwachstum fördern, der Tee aus den Blättern entschlackend und entwässernd wirken.

reizungen möglich. Birkensaft sollten Sie nicht unverdünnt anwenden. Wegen der harntreibenden Wirkung sollten Sie darauf achten, während der Behandlung ausreichend zu trinken, allerdings bitte keine koffeinhaltigen oder alkoholischen Getränke.

Gegenanzeigen
Nicht anwenden bei Überempfindlichkeit gegenüber Birkenpollen sowie bei Ödemen (Wasseransammlungen im Gewebe) auf Grund von Erkrankungen des Herzkreislaufs oder der Nieren. Auch während Schwangerschaft und Stillzeit dürfen Zubereitungen mit Birke ohne ärztlichen Rat nicht angewendet werden.

Gesund mit Birke

Zubereitungen aus Birkenblättern werden zur so genannten Durchspülungstherapie der Nieren bei Entzündungen der ableitenden Harnwege und Nierengrieß, traditionell auch bei Gicht und rheumatischen Erkrankungen oder als Zusatz zu »Blutreinigungstees« verwendet. Die Flavonoide bewirken über eine Erhöhung der Harnmenge eine vermehrte Wasserausscheidung. Birkenblätterextrakthaltige Haarwässer helfen bei Haarausfall und Schuppenbildung. Die Wirkung von Birkenblätterextrakt als Haarwuchsmittel, auf das viele von Haarausfall Geplagte ihre Hoffnung richten, wird von der Wissenschaft aber leider nicht bestätigt. Birkensaft-Gesichtswasser zur Reinigung und Pflege der Haut fördert jedoch die Durchblutung und macht, regelmäßig in die Gesichtshaut eingeklopft, einen schönen rosigen Teint. Mit Umschlägen aus frischen Birkenblättern werden in weiten Teilen Russlands Wunden und Abszesse behandelt. Der aus der Birkenrinde gewonnene Teer wird mitunter als Zusatz zu Salben bei bestimmten Hauterkrankungen ärztlich verordnet. Wegen der Gefahr, dass darin Krebs erregende Kohlenwasserstoffe enthalten sind, wird eine generelle Anwendung jedoch heute nicht mehr empfohlen.

> *Frisch verwendet schmecken junge Birkenblätter gut in einem Frühlingssalat.*

Birke in der indianischen Volksheilkunde

Die Birke war bei den nordamerikanischen Indianern ein sehr geschätztes und vielseitig verwendetes Heilmittel. Im Herbst, wenn es mit Ölen gesättigt war, wurde das Holz in dünne Scheiben geschnitten und auf heiße Steine gelegt. Der dabei entstehende Dampf wurde eingeatmet und diente zur Vorbeugung und Behandlung von Erkrankungen der Atemwege. Mit einem Kaltauszug aus Weißbirkenrinde galt diese Anwendung als probates Mittel bei Bronchitis. Delaware-Heiler behandelten mit Asche von Birkenholz auch bakterielle Hautkrankheiten wie Krätze und Mundfäule. In Hütten und Zelten, in denen ansteckende Kranke isoliert waren, räucherte man zur Desinfektion mit Birkenrinde. Bei äußeren Verletzungen und Schwellungen legten sie die Indianer gekocht und zu Brei zerstampft auf. Tee aus getrockneter Rinde und Blättern wurde zur Fiebersenkung, Schmerzstillung, zum Lösen von Krämpfen, zur Blutreinigung und zur Desinfektion gegeben. Von den Potawatomi, einem am Ohio lebenden Algonkin-Volk ist bekannt, dass sie aus den jungen Ästen ein Vitamin-C-haltiges Öl gewannen, das sie ihren Mahlzeiten als Würze beimischten. Die Irokesen kochten Holz und Rinde in Wasser und stellten auf diese Weise ein Öl her, das zu Salbe verdickt ausgezeichnet bei allergischen Hautekzemen half.

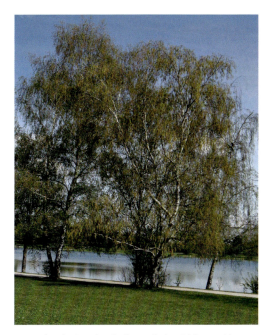

Besonders in Russland gibt es riesige Birkenwälder. Dort gilt die Pflanze als universelles Heilmittel.

Anwendung
Birkenblätter sind als Tee, Frischpflanzenpresssaft und Bestandteil von Fertigpräparaten wie Teemischungen, Tropfen, Kapseln oder Dragees als harntreibende Mittel und gegen Harnwegsinfektionen erhältlich. Sie sind auch oft in Teemischungen für die so genannten »Frühjahrskuren« enthalten. In der Kosmetik finden sich Birkenblätterextrakte häufig in Haarwässern und Shampoos.
Tee Übergießen Sie einen Esslöffel (ca. 2 Gramm) Birkenblätter mit einer Tasse siedendem Wasser. 15 Minuten ziehen lassen, abseihen und drei bis viermal täglich eine Tasse frisch bereiteten Tee zwischen den Mahlzeiten trinken. Wichtig ist, dass Sie dazu ausreichend trinken – mindestens zwei Liter am Tag.

Entschlackungstee Eine Teemischung, die sehr gut zu Frühjahrskuren passt, da sie entschlackend und stoffwechselanregend wirkt: 40 Gramm Birkenblätter und jeweils 10 Gramm Holunderblüten und Brennnesselblätter mit 20 Gramm Schlehenblüten mischen. Einen Esslöffel der Kräutermischung mit einer Tasse kochendem Wasser übergießen, zugedeckt zehn Minuten ziehen lassen und dann abseihen. Täglich zwei bis drei Tassen trinken, dabei ausreichend andere Flüssigkeiten zuführen.
Haarwasser Dazu mischen Sie je 100 Milliliter Weißwein und Birkensaft (gibt es bereits fertig im Reformhaus oder in der Apotheke) und füllen dies in eine Glasflasche ab. Das Haarwasser wird nach der Wäsche ins Haar einmassiert, kurz zum Wirken belassen und dann gründlich ausgewaschen.

Im Licht der Wissenschaft
Bereits im Jahr 1938 beschrieb der Arzt Gerhard Madaus die Ergebnisse von pharmakologischen Untersuchungen zur Aufklärung der harntreibenden Wirkung der Birkenblätter. In tierexperimentellen und auch humanpharmakologischen Studien war eine zuverlässige Förderung der Harnausscheidung nachgewiesen worden. Erst viel später, nämlich 1988, wurde gezeigt, dass diese vom Gehalt an Flavonoiden in den Birkenblättern abhängig ist.

> *Die heutige Anerkennung einer Förderung der Harnausscheidung durch Birkenblätter beruht vor allem auf Forschungsergebnissen zu Beginn des letzten Jahrhunderts.*

Fragen Sie Ihren Arzt oder Apotheker
Empfehlenswerte Präparate mit Birkenblätterextrakt sind beispielsweise:
Biocyst
Biofax
Birkenkohle comp.
Canephron novo Filmtabletten
Harntee Steiner
Weleda Birken-Elixier

Bittersüß
Solanum dulcamara

Zu den Wurzeln
Solanum dulcamara ist ein ausdauernder Halbstrauch, dessen niederliegender oder kletternder Stängel bis zwei Meter lang werden kann. In den Sommermonaten öffnen sich die violetten Blüten, die mit ihren gelben Staubkegeln weithin zu sehen sind. Bittersüß wächst bevorzugt in feuchten Gebüschen, an Ufern, in Auwäldern sowie auf Waldschlägen und Geröllhalden.

Von anno dazumal bis heute
Bei den Vätern der Botanik des Mittelalters wird Bittersüß als Dulcisamara und Amara dulcis empfohlen – als harn- und stuhltreibendes Mittel bei Gelbsucht und Fieber. Lonicerus widmete der Pflanze in seinem Kräuterbuch ein langes Loblied. Der holländische Arzt Boerhaave (18. Jahrhundert) setzte sie als diaphoretisches Mittel bei Pneumonie ein, Linné dagegen bei Syphilis, Rheumatismus und Gicht. Weitere Heilanzeigen waren Asthma, Bauchkrämpfe und Hauterkrankungen wie beispielsweise Ekzeme. Diese Indikation hat sich bis heute erhalten (→ unten).

> Als Homöopathikum Dulcamara wird Bittersüß unter anderem bei fieberhaften Infekten, Entzündungen der Atemorgane, des Magen-Darm-Kanals, der Harnwege, der Gelenke und der Haut verabreicht.

Wie uns Bittersüß hilft
Die wichtigsten Inhaltsstoffe sind Steroidalkaloidglykoside. Diese sind cardiotonisch wirksam, kräftigen also den Herzmuskel und unterstützen die Funktionen des Immunsystems. Einer dieser Stoffe, das Glykosid Solasodin, besitzt kortisonähnliche Eigenschaften: Es hemmt entzündliche Prozesse und wirkt schmerzlindernd. Allerdings sind Steroidalkaloidglykoside giftig, was die Anwendung von Solanum dulcamara einschränkt. Der überwiegende Einsatz von Bittersüß ist die unterstützende Behandlung bei chronischen Ekzemen, Schuppenflechte und Neurodermitis.

Risiken und Nebenwirkungen
Alle Teile des Bittersüß enthalten das Alkaloid Solanin, das giftig ist. Deshalb sollten Sie Bittersüß nur als Fertigpräparat anwenden, um vor gefährlichen Überdosierungen geschützt zu sein. Bittersüß ist jedoch nicht so stark giftig wie etwa die Tollkirsche. Am meisten Solanin enthalten die grünen Beeren. Wenn sie reif, also rot werden, nimmt der Solaningehalt stark ab. Trotzdem sollten Kinder unbedingt von Bittersüß ferngehalten werden.

Gesund mit Bittersüß
Das Nachtschattengewächs findet heute nur noch Anwendung zur Behandlung von Hauterkrankungen wie vor allem Ekzemen, Schuppenflechte und Neurodermitis.

Anwendung
Fertigpräparate Fertige Zubereitungen mit Extrakten des Bittersüß gibt es von verschiedenen Herstellern rezeptfrei in Apotheken.

Steckbrief
- **Volksnamen:** Bittersüßer Nachtschatten, Wasserwinde, Wolfsbeer, Hühnerbeere, Glanzbeere, Günzkraut, Hirschkraut, Mäuseholz, Rote Hundsbeere, Roteierle, Teufelsklatten
- **Familie:** Nachtschattengewächse (Solanaceae)
- **Blütezeit:** Juni bis August
- **Sammelzeit:** Das ganze Jahr über.
- **Vorkommen:** In Europa, Nordafrika, Ost- und Westasien, Indien und Nordamerika verbreitet.
- **Verwendete Teile:** Arzneilich angewendet werden die oberen Teile der Stiele.

Fragen Sie Ihren Arzt oder Apotheker
Empfehlenswerte Präparate mit Bittersüß sind beispielsweise:
Cefabene
Dermatodoron
Dolexaderm

> Bittersüß
> ➤ stärkt das Herz
> ➤ regt den Stoffwechsel an
> ➤ wirkt entzündlichen Prozessen entgegen

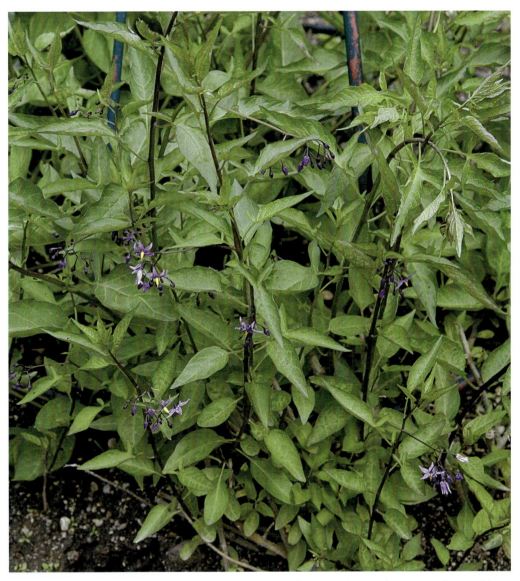

Wie alle Nachtschattengewächse kann Bittersüß – unsachgemäß angewandt – zu schweren Vergiftungen führen. Gegen chronische Hautkrankheiten sollte man deshalb nur vom Arzt verordnete Fertigpräparate einnehmen.

Blutwurz

Potentilla erecta

Zu den Wurzeln

Schneidet man den Wurzelstock der Blutwurz an, tritt ein blutroter Saft aus – ihm hat das Rosengewächs denn auch seinen Namen zu verdanken. Aus den holzigen Wurzeln sprießen dünne Stängel empor, die bis zu einem halben Meter hoch werden können. Die Blätter der Blutwurz sind drei- bis fünfzählig gefiedert und mäßig behaart. Die gelben, vierzähligen Blüten werden von langen dünnen Stielen getragen. Die Blutwurz ist sehr anspruchslos: Nasse oder trockene Wiesen, Flachland oder alpine Regionen, Trockenheit oder zeitweise Überschwemmung, saurer Humus oder reiner Kalkboden sind kein Problem für sie.

Von anno dazumal bis heute

Ihr hoher Gerbstoffgehalt und die blutstillende Wirkung haben der Blutwurz schon früh in der Heilkunde hohes Ansehen verschafft. So lesen wir bei Brunfels (16. Jahrhundert): »Tormentill ist die aller köstlichst blutstellung/ein secret den frawen iren blumen (Menstruation) zu stellen/so sye denselbigen zuvil haben/mag man das nehmen«. Vielfach wurde die Pflanze als gutes Mittel gegen Ruhr, starken Durchfall und Leibschmerzen empfohlen, aber auch gegen »Pestilenz und alles Gift«. Daher auch der Spruch: »Äßt Dumendill und Bibernell, Sterbt nüt so schnell!« Pfarrer Kneipp empfahl die Wurzel des Tormentill bei Blutbrechen und zu starken Periodenblutungen. Äußerlich schätzte er sie bei Gicht und als Wundheilmittel.

Tormentilltinktur kann auch mit Myrrhentinktur gemischt zu Pinselungen des Zahnfleischs verwendet werden.

Wie uns Blutwurz hilft

Die für die Wirkung wichtigsten Inhaltsstoffe der Blutwurz sind Gerbstoffe: Ihnen hat sie ihren außergewöhnlich starken adstringierenden, das heißt zusammenziehenden Effekt zu verdanken. Der Gehalt an Gerbstoffen liegt bei 20 Prozent. Das Gute ist, dass der in der Blutwurz enthaltende Gerbstoff erst im Darm völlig zur Wirkung kommt. Im Magen kann Gerbstoff die Schleimhaut schädigen. Da der Gehalt an Gerbstoffen rasch abnimmt, sollte die Blutwurz stets nur frisch gepulvert verwendet werden.

Risiken und Nebenwirkungen

Blutwurz sollten Sie innerlich maximal drei bis vier Tage, äußerlich drei Wochen anwenden. Die Resorption und damit die Wirksamkeit anderer, gleichzeitig genommener Arzneimittel kann durch die Einnahme gerbstoffhaltiger Mittel vermindert werden. Daher sollten Sie andere Medikamente mindestens zwei Stunden vor Zubereitungen mit Blutwurz einnehmen.

Gegenanzeigen

Keine bekannt.

Gesund mit Blutwurz

Zubereitungen mit Blutwurz werden äußerlich in Form von Spülungen oder Pinselungen bei entzündlichen Erkrankungen der Mund- und Rachenschleimhaut verwendet. Einen Tee mit Blutwurz können Sie als Badezusatz für Sitzbä-

---

Steckbrief

- **Volksnamen:** Tormentill, Dilledapp, Siebenfinger, Ruhrwurz, Bauchwehwurz, Birkwurz, Christuskrone, Fingerkraut, Mooreckel
- **Familie:** Rosengewächse (Rosaceae)
- **Blütezeit:** Juni bis August
- **Sammelzeit:** Frühjahr und Herbst
- **Vorkommen:** Die Blutwurz ist im gesamten europäischen Raum, in Westasien und Sibirien beheimatet.
- **Verwendete Teile:** Arzneiliche Verwendung finden die Wurzeln.

der sowie zum Gurgeln einsetzen: das ideale Mittel bei Halsentzündungen, die durch das regelmäßige Gurgeln schnell abklingen. Innerlich genommen, hilft der Blutwurztee gegen Durchfallerkrankungen und lindert Verdauungsbeschwerden, vor allem Blähungen.

Anwendung

Tee Setzen Sie einen halben Teelöffel (etwa 2 Gramm) zerkleinerte, getrocknete Wurzeln mit einer Tasse kaltem Wasser an. Kurz aufkochen, fünf Minuten ziehen lassen und dann abseihen. Bei Durchfallerkrankungen oder Verdauungsstörungen trinken Sie bis zu dreimal täglich eine Tasse davon zwischen den Mahlzeiten. Zur Behandlung von Entzündungen im Mund- und Rachenraum spülen oder gurgeln Sie dreimal täglich mit dem lauwarmen Tee.

Tinktur Für eine Tormentilltinktur übergießen Sie in einer Glasflasche 100 Gramm zerkleinerte Wurzeln mit einem Liter 70-prozentigem Alkohol. Die Flasche verschließen, vier bis sechs Wochen ziehen lassen, dabei täglich einmal schütteln. Dann die Tinktur abseihen und in dunkel getönte Glasfläschchen umfüllen. Zum Spülen der Mund- und Rachenschleimhaut geben Sie 10 bis 20 Tropfen der Tinktur auf ein Glas lauwarmes Wasser.

Fragen Sie Ihren Arzt oder Apotheker
Ein empfehlenswertes Präparat mit Blutwurz ist beispielsweise:
Repha-OS Mundspray S

> **Blutwurz**
> ▸ wirkt stark adstringierend (zusammenziehend)
> ▸ stillt Blutungen
> ▸ hemmt entzündliche Prozesse
> ▸ fördert Heilungsvorgänge

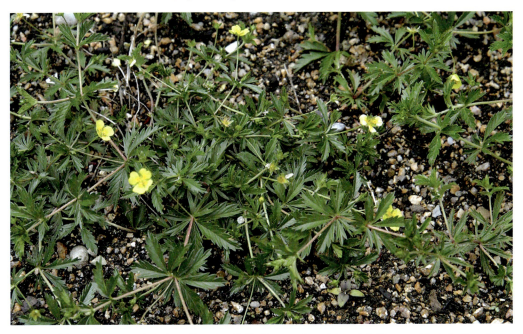

Die Wurzel der Blutwurz sondert einen blutroten Saft ab, wenn sie verletzt wird. Daraus schloss die Signaturenlehre auf eine Wirkung bei blutenden Wunden. Und tatsächlich wirkt die Wurzel stark blutstillend.

Bockshornklee
Trigonella foenum-graecum

Zu den Wurzeln
Die einjährige Pflanze erreicht bis zu sechzig Zentimeter Höhe und hat dreizählige, kleeartige Blättchen – der Name kommt nicht von ungefähr. In den Sommermonaten lugen zwischen den Blättern zarte weiße Blüten hervor wie kleine Schmetterlinge. Aus ihnen reifen lange, schmale Hülsen heran, in denen sich die kleinen Samenkörner befinden, die zu medizinischen Zwecken eingesetzt werden.

Von anno dazumal bis heute
Bockshornklee wurde zuerst im alten China als Heilpflanze genutzt. Auch die indische Volksmedizin, der Ayurveda, nutzte den Schmetterlingsblütler vor allem als stärkendes Tonikum für den gesamten Organismus – eine Anwendung, die sich bis heute erhalten hat. Bockshornklee wird im Ayurveda aber auch gegen ganz konkrete Beschwerden verabreicht, vor allem gegen Halsschmerzen und Verdauungsstörungen wie Blähungen und Verstopfung.

Die Samen dienen übrigens auch kulinarischen Zwecken: Im arabischen und asiatischen Raum sind sie Bestandteil von Currygewürzen, die jungen Triebe der Pflanze werden gern als Gemüse zubereitet gegessen.

Bockshornsamen wird traditionell zur Anregung der Milchbildung während der Stillzeit empfohlen.

Wie uns Bockshornklee hilft
Der Bockshornkleesamen enthält Schleimstoffe, Proteine, freie Aminosäuren, darunter 4-Hydroxy-Isoleucin, Proteinaseinhibitoren, dazu Fette, Sterole, Steroidsaponine und das Nicotinsäurederivat Trigonellin sowie die Spurenelemente Selen und Chrom. Als wichtigste Inhaltsstoffe gelten die Steroidsaponine, die entzündungshemmend wirken. Bockshornkleesamen hat ferner blutzucker- und cholesterinsenkende Wirkungen, wobei der Wirkungsmechanismus und eine geeignete Dosierungsempfehlung noch unklar sind. Neben Selen und Chrom findet sich Cholin, ein Vitamin der B-Gruppe. Es ist Bestandteil von Acetylcholin, einem wichtigen Neurotransmitter. Der Nervenbotenstoff fördert unter anderem die mentale Leistungsfähigkeit – die Funktionen des Gehirns sind in hohem Maße von Neurotransmittern abhängig. Möglicherweise geht der stärkende Effekt mit auf den Cholingehalt in den Bockshornkleesamen zurück.

Risiken und Nebenwirkungen
Diabetiker sollten Bockshornkleesamen nicht ohne ärztlichen Rat einnehmen, denn er kann den Blutzuckerspiegel senken, so dass eine engmaschige Kontrolle notwendig wird. Bei wiederholter Anwendung von Breiumschlägen können unerwünschte Hautreaktionen auftreten.

Gegenanzeigen
Keine bekannt.

Gesund mit Bockshornklee
Innerlich wird Bockshornkleesamen zur Anregung des Appetits eingenommen und von stil-

Steckbrief
- **Volksnamen:** Heusamen, Kuhbohnen, Kuhhornklee, Kuhhornsamen, Rehkörner, Ziegenhornklee, Ziegensamen
- **Familie:** Schmetterlingsblütler (Fabaceae)
- **Blütezeit:** Juni bis August
- **Sammelzeit:** Herbst
- **Vorkommen:** Ursprünglich aus Asien stammend, heute in ganz Mitteleuropa heimisch.
- **Verwendete Teile:** Arzneilich verwendet werden die Samenkörner in den Hülsen.

lenden Müttern als Mittel zur Milchbildung. Äußerlich dient er zur Behandlung von Entzündungen der Haut wie Ekzemen oder Furunkeln.

Anwendung

Pur Ein halber Teelöffel (etwa 2 Gramm) zerkleinerter, getrockneter Bockshornkleesamen wird dreimal täglich vor den Mahlzeiten mit etwas Flüssigkeit eingenommen. Das regt den Appetit an und stärkt allgemein.

Auszug Für einen Kaltwasserauszug setzen Sie einen Teelöffel Samen mit einer Tasse kaltem Wasser an. Zugedeckt ziehen lassen und nach drei Stunden abseihen. Dann leicht erwärmen und zwischen den Mahlzeiten trinken.

Auflagen Kochen Sie 50 Gramm, am besten gepulverten, Bockshornkleesamen mit einem Viertelliter Wasser etwa fünf Minuten lang, bis ein Brei entsteht. Mit dem leicht abgekühlten Brei machen Sie einen feucht-warmen Umschlag bei Ekzemen, Hautreizungen oder Rheuma.

> Bockshornklee
> ➤ hat allgemein stärkende Wirkungen
> ➤ lindert entzündliche Prozesse

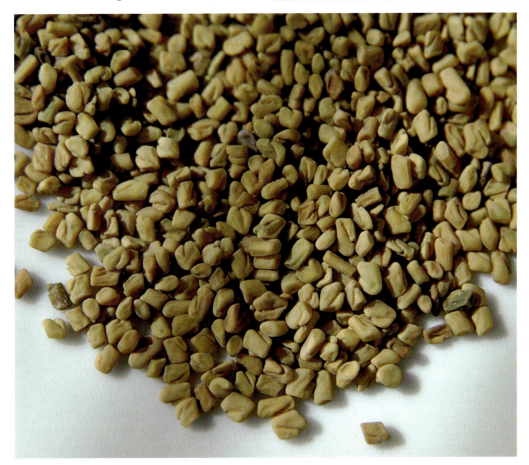

Bockshornkleesamen gelten in der traditionellen chinesischen und der indischen, ayurvedischen Medizin als gutes Stärkungsmittel. Dort werden sie als Heilmittel wie auch als Gewürz zum Kochen verwendet.

Boldo

Peumus boldus

Zu den Wurzeln

Der immergrüne Boldobaum kann bis zu 8 Meter hoch werden. Die Pflanze ist zweihäusig, das heißt, es gibt weibliche und männliche Exemplare. Die einen halben bis einen Zentimeter großen Blüten sind gelblich-weiß gefärbt und in Trauben angeordnet. Sie besitzen einen intensiven, auffallenden Duft. Die weiblichen Blüten sind etwas kleiner als die männlichen. Die gelblich-grünen Früchte bleiben klein. Die Blätter haben eine lederartige Struktur, sind aber sehr brüchig. Sie riechen leicht nach Pfefferminze und Kampfer. Boldo bevorzugt trockene Standorte.

Von anno dazumal bis heute

Bei den Indianern Mexikos gilt ein über die Tür gehängter Strauß aus Boldoblättern als Schutz für Haus und Bewohner vor schlechten Energien und bösen Geistern. Bei dieser Anwendung mag die beruhigende Wirkung der Pflanze auf Nerven und Psyche möglicherweise eine Rolle gespielt haben. Medizinisch fand Boldotee Einsatz bei Verdauungsbeschwerden, Gallenblasenleiden, Kopfschmerzen und rheumatischen Beschwerden.

Auf die Wirkung der Boldoblätter soll man übrigens dadurch aufmerksam geworden sein, dass kranke Schafe rasch gesundeten, nachdem sie größere Mengen Blätter von Boldozweigen gefressen hatten.

> *Reines Boldo-Öl wird wegen seines blumig-fruchtigen Geruchs auch zur Parfümherstellung verwendet.*

Wie uns Boldo hilft

Die Blätter des Boldobaumes enthalten Glykoside und Flavonoide, wie Quercetin, Kämpferol und Rhamnetin, ätherisches Öl sowie das Alkaloid Boldin. Boldin steigert die Magensaftsekretion und fördert die Verdauung. Zudem wirkt die Substanz galletreibend, krampflösend sowie leicht harntreibend – eine Bestätigung für die traditionelle Anwendung in der mittelamerikanischen Volksheilkunde bei Beschwerden im Verdauungstrakt und Gallenleiden. Die leichte harntreibende Wirkung führt man auf den Anteil an ätherischem Öl zurück. Dieses enthält jedoch Ascaridol, ein wurmabtötendes Mittel. Da Ascaridol zu schweren Vergiftungserscheinungen führen kann, sollte man Boldo nicht eigenmächtig anwenden, sondern darauf achten, standardisierte Fertigpräparate in der Apotheke zu erwerben. Ob die Flavonoide mit an der Wirkung von Boldoblättern beteiligt sind, ist noch nicht geklärt. Die Erforschung der Pflanze ist noch nicht abgeschlossen.

Risiken und Nebenwirkungen

Zubereitungen mit Boldoblättern sollten nicht über längere Zeiträume und kurmäßig angewendet werden.
Boldo kann Fehlgeburten auslösen und hat einen leichten blutverdünnenden Effekt. Bei der Einnahme von Fertigpräparaten unbedingt die empfohlene Dosierung einhalten.

Gegenanzeigen

Während einer Schwangerschaft sind Boldoblätter nicht zu verwenden. Das gilt auch bei Verschluss der Gallenwege und schweren Lebererkrankungen.

Steckbrief

- **Familie:** Monimiengewächse (Monimiaceae)
- **Sammelzeit:** Das ganze Jahr
- **Vorkommen:** Stammt ursprünglich aus der chilenischen Küstenregion. Heute im gesamten mittel- und südamerikanischen Raum heimisch.
- **Verwendete Pflanzenteile:** Die Blätter

Gesund mit Boldo

Die Hauptwirkung der Boldoblätter erstreckt sich auf die Verdauung und auf die Leber. Sie werden deshalb bei Verdauungsschwäche, Störungen der Verdauung wie Blähungen und Verstopfung angewendet. Zudem dienen sie als Diuretikum, als harntreibendes Mittel.

Fragen Sie Ihren Arzt oder Apotheker
Ein empfehlenswertes Präparat mit Boldo:
Heumann Verdauungstee Solu-Lipar

Boldo
- regt die Verdauung an
- steigert die Ausschüttung von Magensaft und Galle
- wirkt schwach entzündungshemmend
- löst Krämpfe, besonders im Magen-Darm-Bereich
- ist harntreibend
- wirkt blutverdünnend

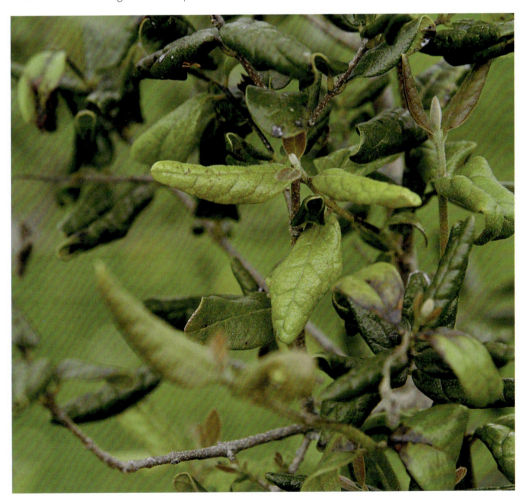

Die Blätter des Boldobaumes sind erst in jüngster Zeit aus Südamerika in unsere Apotheken gekommen. Die Wissenschaft hat die verdauungsfördernde Wirkung der alten Indianer-Heilpflanze längst nachgewiesen.

Borretsch
Borago officinalis

Zu den Wurzeln
Der kräftige Strauch erreicht eine Höhe von bis zu achtzig Zentimetern und wächst bevorzugt an sonnigen Plätzen, allerdings mit feuchtem Grund. An den dicken Stängeln wachsen borstig behaarte Blätter. Sehr auffällig sind die leuchtend blauen, sternförmigen Blüten, die dem Borretsch wohl auch im Volksmund die Bezeichnung »Augenzier« eingehandelt haben.

Von anno dazumal bis heute
»Ich, der Borretsch, bringe stets Freude« – Zeilen aus einer altrömischen Schrift, die auf die Anwendung als stimmungsaufhellendes Mittel hindeuten. Borretsch wurde auch zur Stärkung des Herzens eingesetzt. Nicht von ungefähr kommt sein Volksname »Herzfreude«. Im antiken Griechenland und in Rom war die Pflanze bereits wohlbekannt und geschätzt in der Küche wie in den Offizinen der Ärzte. Bei John Gerard in »The Herball, or Generall History of Plantss« heißt es 1597: »Heute tun die Menschen die Blüten in den Salat, um sich fröhlich zu stimmen und die Laune zu verbessern. Vieles kann man aus der Pflanze machen, was das Herz erleichtert, die Sorgen vertreibt und den Geist erhebt. Die Blätter des Borretschs, im Wein zu sich genommen, machen Männer und Frauen froh und glücklich, vertreiben Trauer, Langeweile und Melancholie, das haben bereits Dioskorides und Plinius bestätigt. Sirup aus Borretschblüten ist gut für das Herz, lässt die Melancholie vergehen und beruhigt die Verrückten.« Die alten Rezepturen und Anwendungen wurden über die Jahrhunderte hinweg überliefert – bis in die Neuzeit hinein blieben sie unverändert.

> *Wegen des Gehalts an giftigen Alkaloiden sollte man Borretsch nicht regelmäßig und nicht in größeren Mengen verzehren.*

Wie uns Borretsch hilft
Die Pflanze enthält ätherische Öle, Schleimstoffe und Saponine, Gerbstoffe und Kieselsäure. Die Kombination dieser Stoffe verleiht dem Borretsch beruhigende, harn- und schweißtreibende Wirkungen. Die Blätter, nicht aber die Blüten und das aus den Samen gewonnene Öl, enthalten geringe Mengen an Pyrrolizidin-Alkaloiden. Diese Giftstoffe sind lebertoxisch und können in hoher Dosierung Leberkrebs hervorrufen.

Risiken und Nebenwirkungen
Wegen des Gehalts an Pyrrolizidin-Alkaloiden wird von der therapeutischen Verwendung der Borretschblätter inzwischen abgeraten.

Gegenanzeigen
Keine bekannt.

Gesund mit Borretsch
Borretsch findet heute als aromatische Zutat zu Salaten oder Suppen vor allem Einsatz in der Küche, weniger zu Heilzwecken.
Traditionell werden Borretschblätter klein geschnitten unter Kopfsalat gemischt oder in die berühmte Frankfurter Grüne Sauce gerührt. Sie verleihen den Speisen einen gurkenähnlichen Geschmack, deshalb auch der verbreitete Name »Gurkenkraut«. Gegen eine sporadische

---

Steckbrief
- **Volksnamen:** Herzfreude, Augenzier, Himmelsstern, Gurkenkraut
- **Familie:** Borretschgewächse (Boraginaceae)
- **Blütezeit:** Mai bis September
- **Sammelzeit:** Juni bis August
- **Vorkommen:** Borretsch ist im Mittelmeerraum beheimatet.
- **Verwendete Pflanzenteile:** Die Blüten und die jungen, frischen Blätter

Verwendung als Würzkraut ist nichts einzuwenden. Regelmäßig oder in größeren Mengen sollte man Gurkenkraut nicht zu sich nehmen. Die Blüten kann man aber unbedenklich verwenden: Sie sehen als essbare Dekoration vieler sommerlicher Speisen sehr hübsch aus. Aus den reifen Samen gewinnt man ein Öl, das sich durch einen hohen Gehalt an Gamma-Linolensäure auszeichnet. Es wird wie Nachtkerzenöl und Hanföl zur Behandlung von Hautleiden und hormonell bedingten Frauenleiden verwendet.

> **Borretsch**
> ➤ wirkt schwach beruhigend
> ➤ fördert den Harnfluss

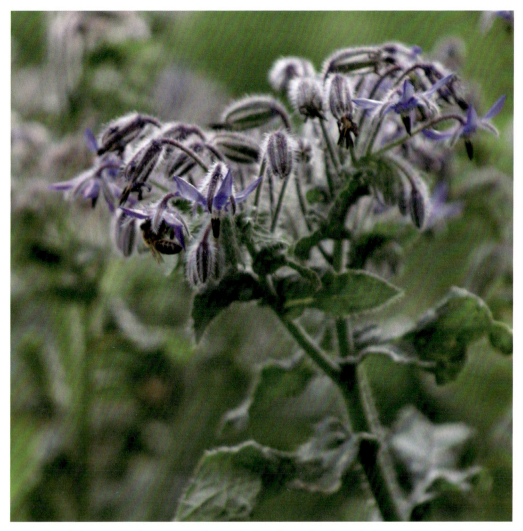

Borretsch steht bei uns in vielen Gärten, gehört er doch traditionell zu den Salatkräutern für Kopfsalat und Grüne Sauce. Weniger bekannt ist das Öl aus den Borretschsamen, das gegen Hautleiden hilfreich ist.

Brennnessel

Urtica dioica, Urtica urens

»Kranken geben sie Schlaf und stillen gewohntes Erbrechen, heilen die Schmerzen des Leibes und den verhaltenen Husten, machen die Kälte der Brust und das Schwellen des Leibes schwinden, haben auch heilende Kraft in allen Schmerzen der Glieder.«

(Aus dem »Regimen sanitatis Salernitanum«, 12. Jahrhundert)

Zu den Wurzeln
Brennnesseln wachsen bevorzugt an Grabenrändern und auf Ödland.

Von anno dazumal bis heute
Dass die Berührung dieser Pflanze mit Vorsicht erfolgen sollte, die Nessel andererseits jedoch viele heilkräftige Stoffe enthält, wussten bereits die Ärzte des frühen Mittelalters. Brennnesseln kamen nicht nur als Gewürz und Gemüse in Schüsseln und Töpfe, sondern vor allem gegen die verschiedensten Beschwerden zur Anwendung. Das »Lorscher Arzneibuch« hat beispielsweise folgende Rezeptur gegen Magenschmerzen parat: »Nimm den oberen samentragenden Teil der Brennnessel und mach daraus eine gut gewürzte Brühe. Am wirksamsten wird sie ohne Pfeffer eingenommen.« Auch gegen »juckenden Kopfgrind« behalf man sich mit der Brennnessel: »Brennnesselsamen weichst du einen Tag und eine Nacht in Wein ein, reibst sie dann und streichst sie mit einer Feder des öfteren auf den Kopf.«

Die Mediziner des Mittelalters empfahlen die Nesseln auch bei Zahnschmerzen: »Man kaut die Wurzel der Kleinen Brennnessel und hält den Saft im Munde.« Bemerkenswert ist eine Anwendung gegen »dunkel gefärbte Geschwüre«, möglicherweise Symptome von Aussatz: »Verbrenn eine Große Brennnessel, reib sie mit Honig und lege das auf.«

Vielfach praktiziert wurden auch Abreibungen der Haut mit frischen Brennnesseln zur Behandlung von rheumatischen Beschwerden, Ischias und Hexenschuss sowie von Masern oder Scharlach. Auch die entschlackenden und stoffwechselanregenden Wirkungen der Brennnesseln waren bereits bekannt.

Auch zu anderen therapeutischen Zwecken wurde die Brennnessel schon in der Antike verwendet. Schon früh hatte man erkannt, dass das in den Brennhaaren enthaltene Nesselgift Haut wie Libido gleichermaßen stark zu reizen vermag. So war das Auspeitschen der erogenen Zonen mit frischem Brennnesselkraut in der Antike, vor allem im alten Rom, eine häufig angewandte Praktik zur Vertiefung amouröser Erfahrungen. Zeitgenössischen Chronisten zufolge sollen die alten Römer zu diesem Zweck sogar eigene Brennnesselorgien gegeben haben. Nicht auszuschließen ist, dass man auf diese Weise die antirheumatische Wirkung des Brennnesselgiftes gleich mit nutzte, die in der

---

> *Zum Ernten von Brennnesseln ist die Verwendung von Gartenhandschuhen geboten. Die Blätter streifen Sie am besten von oben nach unten von den Stängeln ab.*

Steckbrief
- **Volksnamen:** Saunessel, Donnernessel, Hanfnessel, Haarnessel, Nessel, Donnernettel, Große Nedeln, Tissel, Zingel
- **Familie:** Brennnesselgewächse (Urticaceae)
- **Blütezeit:** Juni bis Oktober
- **Sammelzeit:** Die Blätter März bis August, Samen im Frühherbst
- **Vorkommen:** Sowohl die kleine (Urtica urens) als auch die große Brennnessel (Urtica dioica) sind in ganz Nordamerika sowie in Europa verbreitet.
- **Verwendete Teile:** Zu medizinischen Zwecken verwendet werden die frischen oder getrockneten Blätter und die Wurzeln.

Volksmedizin seit Jahrhunderten – in gleicher Art der Anwendung – bekannt ist.

Wie uns die Brennnessel hilft

Die Nesseln haben es in sich: Neben Sterolen, Lectinen und Polysacchariden, Vitaminen, Mineralsalzen und Flavonoiden weisen sie auch einen hohen Gehalt an Gerbstoffen und Karotinoiden auf. Für das charakteristische Brennen sind Ameisensäure und Histamin verantwortlich: Sie stecken in den winzigen Kapseln auf den Blättern und machen die Berührung so unangenehm.

Die Inhaltsstoffe der Brennnessel wirken harntreibend, entwässernd und regen den Stoffwechsel an.

Zudem hemmen sie das Enzym Aromatase. Dadurch wird die Umwandlung des männlichen Geschlechtshormons Testosteron zu Dihydrotestosteron in der Prostata blockiert, ebenso wie die Synthese des so genannten Prostatic Growth Factor (PGF). Dieser Effekt ist der Grund, weshalb sich Extrakte aus den Brennnesselwurzeln bei einer gutartigen, meist altersbedingten Vergrößerung der Prostata bewähren. Sie erhöhen das Füllvolumen der Blase und den Harnfluss und senken damit die Rest-harnmenge.

Risiken und Nebenwirkungen

Bei längerer Anwendung kann es zu leichten Magen-Darm-Beschwerden kommen, die aber nach Absetzen des Präparats verschwinden.

Gegenanzeigen

Bei Wasseransammlungen im Gewebe (Ödemen), die durch eingeschränkte Herz- oder Nierentätigkeit verursacht werden, sollten Sie

> **Brennnessel**
> ➤ wirkt harntreibend
> ➤ regt den Stoffwechsel an
> ➤ entwässert und entschlackt

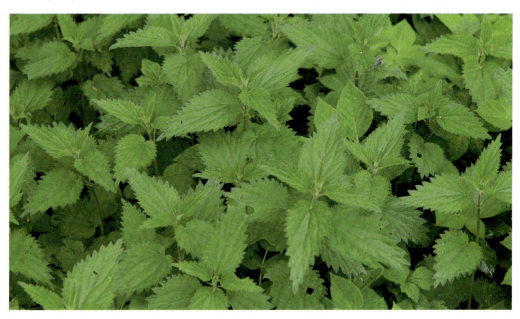

Die Brennnessel ist wohl eine unserer am meisten verkannten Heilpflanzen. Unter anderem wirkt sie stark entwässernd und entgiftend – eine Teekur kann zum Beispiel unreine Haut sichtbar verbessern.

keine längeren Kuren mit Brennnesselpräparaten durchführen.

Gesund mit Brennnessel

Brennnesselkraut bewährt sich seit langem als Zutat in Teemischungen gegen Gicht, Rheuma, Leber- und Gallebeschwerden sowie zur kurmäßigen Entschlackung und Entwässerung des Körpers. Extrakte aus den Wurzeln der Brennnessel werden heute zunehmend in der Behandlung der Beschwerden im Zuge einer gutartigen Vergrößerung der Prostata angewendet. Die hierzu eingesetzten alkoholischen Extrakte aus der Wurzel der Urtica dioica sind bei »Beschwerden beim Wasserlassen infolge einer benignen Prostatahyperplasie Stadium I bis III« offiziell zugelassen.

Die Große Brennnessel macht sich besonders verdient gegen Beschwerden beim Wasserlassen infolge einer gutartigen Prostatavergrößerung.

Anwendung

Der Einsatz von Brennnessel eignet sich als Tee oder Presssaft sowie in Form von Extrakten aus den Wurzeln.

Presssäfte und Tees aus Brennnesselblättern sind beliebt zur Durchführung von Frühjahrskuren, um den Körper zu entschlacken und den Stoffwechsel anzuregen.

Tee Die traditionelle Anwendung von Tee aus Brennnesselblättern oder -wurzeln bei rheumatischen Beschwerden, Gicht, Leber- und Galleerkrankungen sowie zur Entschlackung hat sich bis in unsere Tage erhalten. Dazu übergießen Sie zwei gehäufte Teelöffel Brennnesselblätter mit zwei Tassen kochendem Wasser, dann fünf Minuten ziehen lassen und abseihen. Mäßig warm morgens und abends je eine Tasse Tee über 4 bis 8 Wochen trinken. Bei Prostatavergrößerung nehmen Sie statt der Blätter die gleiche Menge getrocknete Wurzeln, lassen diese in zwei Tassen Wasser 5 Minuten kochen und seihen ab.

Fertige Präparate Präparate aus Brennnesselwurzel (Urtica radix) bekommen Sie in der Apotheke. Als wirksame Tagesdosis gelten 4 bis 6 Gramm der Droge. Dies entspricht bei Trockenextrakten, abhängig von deren DEV (Drogen-Extrakt-Verhältnis), 300 bis 1000 Milligramm und bei Fluidextrakten 5 Milliliter täglich. In der rationalen Phytotherapie werden Brennnesselwurzelextrakte auch in Kombination mit Sägepalmenfrüchten (→ Seite 453) gegen Beschwerden bei gutartiger Prostatavergrößerung eingesetzt.

Im Licht der Wissenschaft

Extrakte aus den getrockneten Wurzeln der Großen (Urtica dioica L.) wie aus der Kleinen Brennnessel (Urtica urens L.) bewähren sich seit Jahren in der Therapie der Benignen Prostatahyperplasie (BPH). Dabei handelt es sich um eine gutartige Prostatavergrößerung, die zu Schwierigkeiten beim Wasserlassen führen kann. Brennnessel-Präparate haben ihre Wirksamkeit in zahlreichen klinischen Studien unter Beweis gestellt und laufen nicht zuletzt angesichts ihrer weitaus besseren Verträglichkeit synthetischen Prostatapräparaten den Rang ab. So finden sich Brennnesselwurzeln auch auf der Liste der Pflanzen für den »well-established medicinal use« (→ Seite 54).

Fragen Sie Ihren Arzt oder Apotheker

Empfehlenswerte Präparate mit Brennnessel:
Asendra
Bazoton uno
Caelo Brennnesselkraut
Prostagalen Hvert Dragees
Prostagutt forte Kapseln (Kombination Sägepalme- und Brennnesselextrakt)
Rheuma-Hek
Serless Kapseln
Urtipret Kapseln

Brombeere

Rubus fruticosus

Zu den Wurzeln

Die anspruchslosen Brombeerbüsche wachsen bis zu zwei Meter hoch und allerorten: in Gärten, auf Schutthalden, in Wäldern – Hauptsache, es ist sonnig. Im Frühsommer schmücken sich die Rosengewächse mit weißen oder blassrötlichen Blüten, aus denen schließlich die Beeren heranreifen. Vollreif sind sie kräftig blauschwarz, wohlschmeckend und sehr vitamin- und mineralstoffreich.

Von anno dazumal bis heute

Brombeeren haben eine lange Tradition, als Nahrungs- wie auch als Heilmittel. In der Antike empfahl man beispielsweise das Kauen der Blätter bei Entzündungen im Mundraum sowie bei blutendem Zahnfleisch. Der Mythologie der alten Hellenen zu Folge ist die Brombeere im Zuge des Kampfes der Titanen um die Weltherrschaft entstanden: Das dabei vergossene Blut tränkte die Erde und fand sich schließlich in den dunklen Beeren wieder.

Brombeere
- wirkt adstringierend (zusammenziehend)
- löst Schleim
- entschlackt
- wirkt entzündlichen Prozessen entgegen

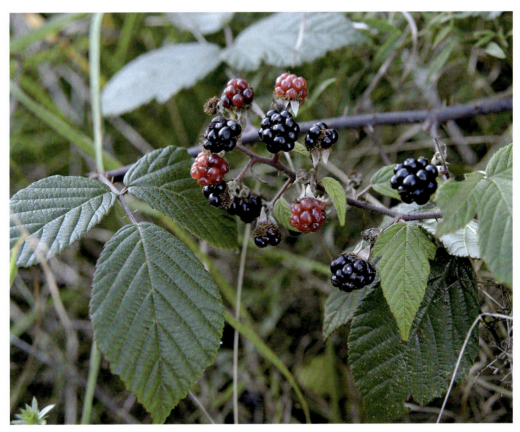

Die Brombeere schmeckt nicht nur gut, sie enthält auch einen Wirkstoffcocktail zur Immunstärkung und Vitalisierung etwa in der Rekonvaleszenz. Aus den Blättern lässt sich ein wohltuender Tee für jeden Tag bereiten.

Wie uns die Brombeere hilft

In den leckeren Beeren steckt eine Menge Gutes: reichlich Vitamin C, Kalium und Kalzium, dazu Phosphor, Karotinoide, Pektin und Fruchtsäuren. Der Saft aus den Beeren stärkt, beispielsweise in der Rekonvaleszenz nach langen Krankheiten, und leistet bei der Vorbeugung von Erkältungen oder Grippe hilfreiche Dienste. Heiserkeit lässt sich gut mit dem Gurgeln von Brombeersaft kurieren.

Aus den Blättern werden Tees bereitet. Sie enthalten Gerbstoffe, Flavonoide, organische Säuren und auch ein wenig Vitamin C. Sie wirken schleimlösend, entschlackend und entzündungshemmend.

Risiken und Nebenwirkungen
Keine bekannt.

Gegenanzeigen
Keine bekannt.

Gesund mit Brombeere

Tees aus Bormbeerblättern werden bei Magenverstimmungen, Blähungen und Übelkeit, einfachen Durchfallerkrankungen und Husten empfohlen. Auch entzündete Schleimhäute,

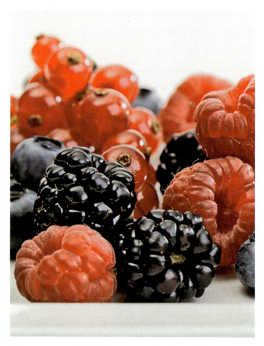

Zusammen mit Himbeeren und Johannisbeeren bieten Brombeeren viele Bioaktivstoffe.

etwa bei Halsentzündungen, schwellen dank der gerbstoffreichen Brombeerblätter schneller ab. Deshalb wendet man die Blätter seit jeher auch als Gurgelmittel bei Entzündungen im Mund- und Rachenraum an. Mit dem Tee können auch Tücher getränkt und auf entzündete Hautpartien aufgelegt werden.

Anwendung
Tee Übergießen Sie zwei Teelöffel frische oder getrocknete Brombeerblätter mit einer Tasse kochendem Wasser. Zugedeckt zehn Minuten ziehen lassen, dann abseihen. Soll der Tee für Kinder sein, dann nur fünf Minuten ziehen lassen. Täglich zwei bis drei Tassen trinken.
Saft Den Saft können Sie selbst aus den Beeren pressen oder ihn im Reformhaus kaufen. Zum Gurgeln verdünnen Sie einen Esslöffel mit einem Glas lauwarmem Waser.

Steckbrief
- **Volksnamen:** Kratzbeere, Brohmbeere, Bramel, Hundsbeere, Moren, Hirschbollen, Rahmbeere
- **Familie:** Rosengewächse (Rosaceae)
- **Blütezeit:** Juni bis Juli
- **Sammelzeit:** Die Blätter April bis September, die Früchte im August.
- **Vorkommen:** Brombeeren sind auf der gesamten nördlichen Erdhalbkugel verbreitet.
- **Verwendete Teile:** Arzneilich verwendet werden Blätter und Früchte.

Dill

Anethum graveolens

Zu den Wurzeln

Das einjährige Kraut erreicht eine Höhe von bis zu einem Meter – bevorzugte Standorte sind sonnige, feuchte Stellen. Typisch sind die zarten, gefiederten Blättchen, die uns als Würzkraut bekannt sind. Die Samen werden heute eher selten in der Küche verwendet. In den Sommermonaten kommen die blassgrünen Blütendolden hervor. Sie enthalten die flachen Samenkapseln, die ein wenig den Samen des Kümmels (→ Seite 328) ähneln.

Dill lässt sich gut selbst ziehen: Ab April können Sie die Samen ausbringen. Säen Sie im Lauf des Sommers mehrmals nach, dann geht Ihnen der Vorrat bis zum Herbst nicht aus.

Von anno dazumal bis heute

Dill ist als Würzpflanze der so genannten »Küchengärten« schon seit frühester Zeit unter dem Namen »ammisi« in altägyptischen Inschriften erwähnt. Später rühmten ihn große Ärzte der Antike wie unter anderem Dioskurides und Plinius. Karl der Große ordnete im Jahre 812 in seinem »Capitulare de villis« den Anbau von Dill auf allen seinen Gütern an. Der Regent war in höchstem Maße angetan von dem charakteristischen Geschmack und den zahlreichen heilsamen Wirkungen des Doldenblütlers. Entsprechend fehlte er auch in keinem mittelalterlichen »Kreütter Buch«, wo er vor allem als Aufguss gegen Schlafstörungen, als

> **Dill**
> - wirkt anregend auf die Verdauung und den Appetit
> - entbläht, entwässert und entschlackt
> - unterstützt das Abwehrsystem
> - fördert die Milchbildung bei stillenden Müttern
> - löst Krämpfe
> - hemmt das Wachstum von Bakterien
> - wirkt leicht beruhigend, besonders bei nervösen Reaktionen von Kindern

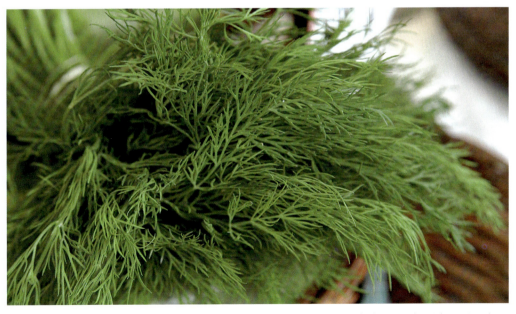

Dill verwenden wir hauptsächlich als Küchenkraut in Gurkensalat und Remoulade zu Fischgerichten. Aus den Samen lässt sich ein Tee bereiten, der gegen Verdauungsbeschwerden und Nervosität wirkt.

Auflage bei Wunden sowie gegen Blähungen, Übelkeit und gegen Blähungskoliken von Säuglingen empfohlen wurde.

Wie uns Dill hilft

Der Doldenblütler besitzt einen einzigartig hohen Gehalt an Mineralstoffen und Spurenelementen. Sieben Prozent seiner Masse – gemessen im getrockneten Zustand – machen Kalium und Kalzium aus. Desweiteren finden sich Eisen, Jod und Zink. Dank Kalium und Kalzium hat Dill eine ausgeprägt harntreibende und damit entwässernde Wirkung. Die Spurenelemente Zink und Eisen verleihen ihm hautpflegende und immunstärkende Eigenschaften. Im Dill stecken aber auch eine Menge Vitamine und sekundäre Pflanzenstoffe, allen voran Karotinoide. Was Dill zu einem bewährten Mittel gegen Blähungen und andere Verdauungsbeschwerden macht, sind seine ätherischen Öle.

Risiken und Nebenwirkungen

Durch den Gehalt an Furanocumarinen können bei Kontakt des frischen Pflanzensaftes mit der Haut in Verbindung mit Sonnenlicht entzündliche Hautveränderungen ausgelöst werden.

Gegenanzeigen

Keine bekannt.

Gesund mit Dill

Dill findet als Heilmittel vor allem Anwendung bei Blähungen, Magenschmerzen, leichten Koliken und Übelkeit. Sein Haupteinsatzgebiet ist allerdings die Küche.

> *Ein Sträußchen Dillkraut, über die Haustür gehängt, galt früher als wirksamer Schutz gegen schwarze Magie und Hexenzauber.*

Anwendung

Als Würzkraut ist uns Dill heute wesentlich geläufiger denn als Heilmittel. »Klassisch« ist der Einsatz zum Würzen von Gurken, aber auch für Fischgerichte, Salate und Eintöpfe eignet sich das Dillkraut bestens. Verwenden Sie dieses Gewürz frisch, dann schmeckt es am besten. Warmen Speisen sollte das Kraut erst nach dem Kochen zugefügt werden.

Aufguss In einigen Rezepturen werden die getrockneten Samen verwendet, die geerntet werden, sobald sie sich bräunlich färben. Diese können zur Zubereitung eines Aufgusses verwendet werden: Einen Teelöffel Samen im Mörser zerstoßen und mit einer Tasse kochendem Wasser übergießen. Zugedeckt zehn Minuten ziehen lassen und dann durch ein Sieb abseihen. Drei Tassen täglich lindern Nervosität und Krämpfe im Verdauungstrakt. Wer möchte, süßt den Dillaufguss mit etwas Honig.

Maibutter Diese Kräuterbutter schmeckt lecker aufs Brot oder auch zu Spargel. Dazu brauchen Sie jeweils 50 Gramm Dill, Brunnenkresse, Petersilie, Melisse, Kerbel und Schnittlauch sowie 250 Gramm weiche, ungesalzene Butter. Alle Kräuter waschen, abtropfen lassen und mit Küchenkrepp trockentupfen. Anschließend fein hacken und mit einer Gabel unter die Butter mischen. Mit Kräuterblättchen dekorieren und servieren.

Steckbrief

- **Volksnamen:** Blähkraut, Gurkenkümmel
- **Familie:** Doldenblütler (Apiaceae/Umbelliferae)
- **Blütezeit:** Juli bis August
- **Sammelzeit:** Juni bis September
- **Vorkommen:** Dill stammt ursprünglich aus dem Mittelmeergebiet. Heute ist er im gesamten europäischen Raum sowie in Nord- und Südamerika heimisch.
- **Verwendete Pflanzenteile:** Angewendet werden die getrockneten Früchte und das frische oder getrocknete Kraut.

Dost

Origanum vulgare L.

Zu den Wurzeln

Dost bevorzugt trockene, warme Standorte. Man findet ihn vor allem an sonnigen Kalkhängen, Bergwiesen und Kahlschlägen. Die mehrjährige Pflanze wird bis zu 50 Zentimeter hoch und von Jahr zu Jahr dichter – im Laufe des Sommers wächst sie dann fast zu einem kleinen Busch heran. An den rötlichen Stängeln bilden sich in den Blattachseln zahlreiche Seitentriebe. Die Blütenstände der rosa- bis weinrotfarbenen Blüten sind doldig und rispenähnlich. Sie ziehen vor allem Schmetterlinge und andere Insekten an. So leistet der Dost einen wertvollen Beitrag zur Erhaltung der Insektenvielfalt.

Von anno dazumal bis heute

Wie auch der Thymian und der Rosmarin, mit denen er gerne gemeinsam in der Würzküche verwendet wird, stammt der Dost aus Asien, gelangte von dort aus nach Südeuropa und mit den Mönchen im Mittelalter zu uns.

> **Dost**
> - wirkt antiseptisch und antiviral
> - desinfiziert
> - hat appetitanregende Wirkung
> - fördert den Milchfluss bei stillenden Müttern
> - regt die Verdauungstätigkeit an

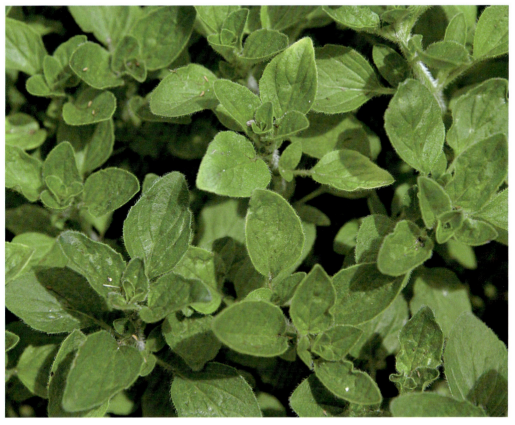

Dost kennen wir heute vor allem unter seinem italienischen Namen Oregano in der Tomatensauce und auf der Pizza. Seit Jahrhunderten wird er aber auch als zuverlässiges Heilmittel bei Verdauungsbeschwerden eingesetzt.

Seit alters fand Dost Anwendung als pflanzliches Heilmittel und Zauberkraut zugleich: Mit Dost konnte man angeblich den »bösen Blick« fernhalten. Zur Zeit der Inquisition verwendete man ihn auch als Räuchermittel, um böse Geister und den Teufel abzuwehren, die die Folter der als Hexen Angeklagten stören konnten. »Dost, Harthau und Weiße Heid tun dem Teufel viel Leid.« Bei Hieronymus Bock (→ Seite 12) kann man diesen alten Reim schon nachlesen. Neben Dost sollen also auch Johanniskraut und der Sumpfporst teufelsabwehrende Wirkung haben. Wahrscheinlich ist es beim Dost neben seinem starken Duft auch die rote Blütenfarbe, die ihn zur Dämonenabwehr tauglich machte. Hildegard von Bingen pries Bäder und Umschläge mit Dost – vielleicht auch wegen der roten Farbe – als außerordentlich wirksam gegen die »Rote Lepra«, worunter sie juckende Hautausschläge und Ekzeme verstand.

> *Der aromatische Duft des Dosts erinnert an den Thymian (→ Seite 518), mit dem er auch, was seine Heilkräfte anbelangt, verwandt ist. Die intensiver duftende Variante stammt aus Italien und ist unter dem Namen Oregano bekannt.*

Wie uns Dost hilft
Dost enthält Gerbstoffe sowie Bitterstoffe und ätherische Öle, wie Thymol und Carvacrol. Diese Inhaltsstoffe machen den Dost zum bewährten Heilmittel bei Magen- und Darmbeschwerden wie bei Durchfällen, die mit Gärungsprozessen einhergehen. Aber auch bei Husten, Halsentzündungen und Entzündungen in der Mundhöhle entfaltet er seine lindernden Wirkungen.

Risiken und Nebenwirkungen
Das ätherische Öl sollte nicht innerlich angewendet werden.

Gegenanzeigen
Während der Schwangerschaft sollte auf eine innerliche Anwendung von Dost verzichtet werden.

Gesund mit Dost
Tees, Bäder und Gurgellösungen mit Dost spielten in der Volksmedizin eine wichtige Rolle. Um seine Wirksamkeit zu erhöhen, mischte man ihn gerne mit Salbei und Kamille. Mit die wichtigsten Anwendungsgebiete sind Appetitlosigkeit, Blähungen, Bauchschmerzen und Durchfall wie auch Husten, Mundschleimhaut- und Zahnfleischentzündungen. Heute wird der Dost in der Phytotherapie seltener angewendet. Die alte Gewürz- und Heilpflanze dient inzwischen überwiegend als Pizzagewürz, ebenso wie der verwandte Majoran.

Anwendung
Tee Einen Teelöffel des Krauts mit einer Tasse kochendem Wasser übergießen. Fünf Minuten ziehen lassen und abseihen. In kleinen Schlucken getrunken, ergibt das eine gute Hilfe bei Verdauungsbeschwerden, besonders bei Blähungen und Krämpfen.
Einreibungen Das ätherische Öl des Oreganos kann man bei der Wundbehandlung einsetzen; hier sind vor allem seine bakterientötenden Eigenschaften hilfreich.

Steckbrief
- **Volksnamen:** Orangenkraut, Wilder Majoran, Wohlgemut, Berghopfen, Müllerkraut, Frauendosten, Ohrkraut
- **Familie:** Lippenblütler (Labiaceae)
- **Blütezeit:** Juli bis September
- **Sammelzeit:** Juni bis September
- **Vorkommen:** Die Pflanze gedeiht wild in ganz Europa.
- **Verwendete Pflanzenteile:** Zur Anwendung kommen das blühende Kraut und die Blätter.

Edelkastanie

Castanea sativa Mill.

Zu den Wurzeln

Edelkastanien sind sommergrüne Bäume oder Sträucher. Sie können bis zu dreißig Meter hoch werden und bilden häufig eine weit ausladende Krone. Die üppig blühenden Pflanzen können ein biblisches Alter von über tausend Jahren erreichen. Die Bäume tragen zehn bis zwanzig Zentimeter lange, meist abstehende männliche Kätzchen, deren zahlreiche Blüten in Knäueln angeordnet sind. Die weiblichen Blüten wachsen einzeln, aber auch zu zweit oder zu viert am Grunde der männlichen Blüten. Dann erscheinen die stacheligen Früchte.

Von anno dazumal bis heute

Schon die alten Griechen und die Römer wussten um die Heilkraft der Blätter und den hohen Nährwert der Maronen, wie die Früchte auch genannt werden. Im antiken Griechenland wurde die Frucht auch als »Eichel des Zeus« bezeichnet. Sie hatte sowohl in der Ernährung als auch in der Heilkunde einen festen Platz. In der Pfalz, wo bis heute dichte Kastanienhaine stehen, heißt es, die alten Römer schätzten die »Keschte« sehr als Begleiter des Weins.

Bei uns muss die Edelkastanie vor einigen Jahrhunderten weit bekannter gewesen sein als heute. So schrieb Nicholas Culpeper im 17. Jahrhundert in seinem Kräuterbuch: »Es wäre ebenso sinnlos, einen so bekannten Baum zu beschreiben, wie einem Mann zu erzählen, dass er einen Mund hat.«

Überliefert ist, dass Goethe ein großer Liebhaber der Esskastanien war: Goethes Mutter soll ihm jeden Herbst aus dem Taunus ein Paket davon geschickt haben.

> **Edelkastanie**
> ➤ führt Mineralsalze zu
> ➤ wirkt zusammenziehend
> ➤ stärkt den Magen
> ➤ ist ein nährendes und beruhigendes Tonikum

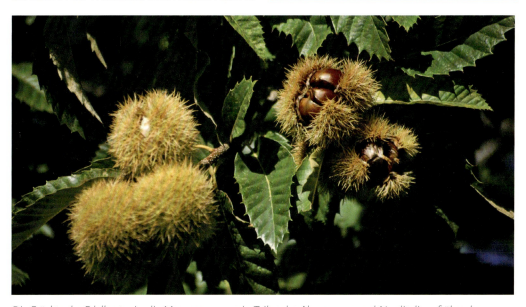

Die Früchte der Edelkastanie, die Maronen, waren in Teilen des Alpenraums und Norditaliens früher das Hauptnahrungsmittel armer Leute. Die Blätter ergeben einen heilsamen Tee.

Wie uns die Edelkastanie hilft

Dank ihrem hohen Gerbstoffgehalt ist die Edelkastanie bei einer Reihe von Beschwerden wirksam. Ihre Blätter werden als auswurfförderndes Mittel bei Keuchhusten und Bronchitis verwendet. Auch bei Durchfall und Rheuma wird die Edelkastanie eingesetzt, wie auch bei Erkrankungen der Atemwege und bei Rachenentzündungen. In der Bachblütentherapie findet sie als »Sweet Chestnut« Verwendung.

Risiken und Nebenwirkungen
Keine bekannt.

Gegenanzeigen
Als Diabetiker dürfen Sie Zubereitungen mit der Edelkastanie nicht anwenden.

Gesund mit der Edelkastanie

Die Blätter der Edelkastanie werden wegen ihres hohen Gehalts an Gerbstoffen als auswurfförderndes Mittel bei Bronchitis und Keuchhusten verwendet.

Anwendung
Fertigpräparate Als homöopathisches Mittel wird die Edelkastanie als »Sweet Chestnut« bei schweren chronischen Krankheiten oder schweren seelischen Störungen angewendet.
Tee Als auswurfförderndes Mittel bei Keuchhusten und Bronchitis können Sie einen Tee aus den getrockneten Blätter der Edelkastanie zubereiten. Dafür fünf Gramm Blätter mit einem Viertelliter kochendem Wasser aufgießen und fünf Minuten ziehen lassen.

Steckbrief
- **Volksnamen:** Esskastanie, Essbare Kastanie, Echte Kastanie, Marone, Keschte
- **Familie:** Buchengewächse (Fagaceae)
- **Blütezeit:** Juni bis Juli
- **Sammelzeit:** Die Blätter im September und Oktober, die Früchte von September bis November
- **Vorkommen:** Ursprünglich stammt die Edelkastanie aus Vorderasien. Sie wurde bereits im 5. Jahrhundert v. Chr. nach Griechenland eingeführt. Die Edelkastanie wächst heute im ganzen Mittelmeerraum und in Nordamerika, aber auch in klimatisch begünstigten Gegenden Südwestdeutschlands. Bei uns gedeiht sie hauptsächlich in mildem Weinbauklima, in raueren Lagen reifen die Früchte nicht aus. Auch auf nassen, schweren Böden gedeihen Edelkastanien nicht.
- **Verwendete Pflanzenteile:** Arzneilich angewendet werden Rinde, Blätter und Früchte.

Das Brot der Armen
Die Früchte der Edelkastanie, die Maronen, haben einen hohen Nährwert: Sie enthalten 25 Prozent Stärke und 19 Prozent Zucker. So waren sie das »Notbrot« für Arme: Mittellose Personen durften früher auf öffentlichem Boden Esskastanien für den Eigengebrauch anbauen. Eine Polenta aus Kastanienmehl war früher das Hauptnahrungsmittel der Bergbauern in der Toskana. Das Mehl aus den getrockneten Früchten wurde auch zum so genannten »Baumbrot« verwendet.
Heute sind Maronen vor allem als Leckerei bekannt und gehören zum Törggelen im Spätherbst genauso wie zur Füllung der Martinsgans. Das Maronenmus ist eine französisch-italienische und sehr süße Spezialität. Um Maronen zuzubereiten, schneidet man sie leicht ein und röstet sie in einer Pfanne. Sie können sie aber auch zusammen mit Fenchelsamen kochen oder ein Püree aus ihnen bereiten.

Efeu

Hedera helix L.

Zu den Wurzeln

Efeu kann bis zu 30 Meter hoch werden. Er wächst wild und hat im unteren Abschnitt verholzte Stängel. Die immergrünen Blätter sind drei- bis fünffach gelappt – das Charakteristikum der robusten Pflanze. Von September bis Dezember zeigen sich kleine, unscheinbare Blüten zwischen den Blättern. Die giftigen Früchte sind im vollreifen Zustand schwarz.

Von anno dazumal bis heute

Die Wertschätzung des Efeu lässt sich bis in die Antike zurückverfolgen: Im alten Hellas kultisch als Symbol des Dionysos und der Unvergänglichkeit verehrt, diente er später den Klosterschreibern der Benediktiner ebenso wie Steinmetzen und Eisenschmieden als Vorlage für Schmuckelemente. Aber auch in die heilende Kunst fand der Efeu schon früh Eingang. Er ist in den antiken Heilschriften erwähnt und durfte später auch an keiner klösterlichen Gartenmauer fehlen. In den mittelalterlichen Arzneibüchern ist Efeu vor allem in Rezepturen zur Schmerzbehandlung zu finden: Schulter- und Glieder-, Kopf-, Zahn- und Knieschmerzen sind häufige Heilanzeigen. Interessant ist eine Anwendung von Efeubeeren, zu gleichen Teilen mit Weihrauch, Myrrhe und Wasser gemischt und gegen die so genannte »Fallsucht«, die

> **Efeu**
> ➤ wirkt entzündungswidrig
> ➤ fördert den Auswurf von Schleim
> ➤ löst Krämpfe

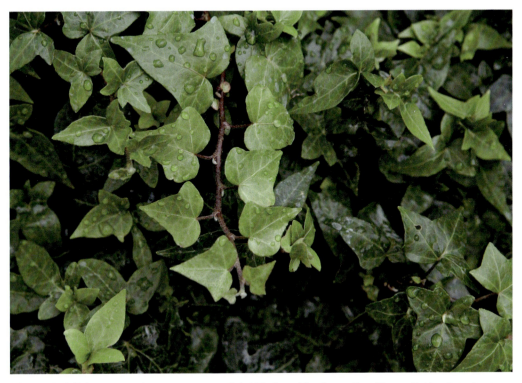

Efeuextrakt hilft hervorragend gegen Husten auch bei Kindern. Allerdings sollten Sie nur Fertigpräparate anwenden. Efeublätter enthalten nämlich auch giftige Stoffe und sollten deshalb nicht selbst gesammelt werden.

Epilepsie, eingenommen – gut möglich, dass hier die krampflösende Wirkung des Efeus genutzt wurde. Auch Hildegard von Bingen bezeichnete den Efeu, innerlich angewandt, als schädlich. Erst im 17. und 18. Jahrhundert entdeckte man seine Heilwirkung bei Bronchialerkrankungen.

Wie uns Efeu hilft

Efeu enthält Glykoside, unter denen vor allem das Hederin für die Wirkung verantwortlich ist. Daneben finden sich in den Blättern organische Säuren und in geringen Mengen auch Alkaloide. Efeu wirkt krampflösend, entzündungswidrig und fördert den Auswurf von Schleim. Entsprechend gut bewähren sich Extrakte aus getrockneten Efeublättern bei Katarrhen der Luftwege, Husten und Bronchitis.

Risiken und Nebenwirkungen

Wenden Sie Efeublätter nicht für Tees oder Umschläge an. Zum einen können die frischen Blätter Kontaktallergien auf der Haut auslösen, zum anderen müssen Sie berücksichtigen, dass Efeu auch schwach giftige Stoffe enthält. Vom Sammeln der Blätter zur Selbstbehandlung sei also abgeraten.

Gegenanzeigen

Keine bekannt.

Efeublätter, Hederae helicis folium, finden sich auch in der Liste der pflanzlichen Mittel für den »well-established medicinal use« (→ Seite 54).

Gesund mit Efeu

Die alte Heilpflanze Efeu kommt heute wieder zu neuen Ehren: Präparate, die Auszüge aus Efeublättern enthalten, werden zur Behandlung von Katarrhen der Luftwege und von Symptomen chronisch-entzündlicher Bronchialerkrankungen offiziell empfohlen und angewendet. Efeu ist heute in vielen Hustensäften enthalten.

Zugegebenermaßen dient Efeu heute zur Behandlung von Beschwerden, bei denen er früher nicht eingesetzt wurde. So sucht man die Anwendung von Efeublättern gegen Husten oder Asthma vergebens in den alten Herbarien und Rezeptbüchern.

Anwendung

Fertige Präparate Efeuextrakte werden heute als husten- und krampflösendes Mittel bei Erkrankungen der Atemwege eingesetzt. Die offizielle Indikation lautet »Katarrhe der Luftwege und symptomatische Behandlung chronisch-entzündlicher Bronchialerkrankungen«.

Präparate mit Extrakten aus Efeublättern bekommen Sie als Saft, Tropfen, Tabletten oder Zäpfchen.

Fragen Sie Ihren Arzt oder Apotheker

Präparate mit Extrakt aus Efeublättern sind beispielsweise:
Bronchipret Saft oder Tropfen
Bronchoforton Saft oder Tropfen
Prospan Hustensaft, -tropfen oder -tabletten
Sedotussin Efeu Saft oder Tropfen

Steckbrief

- **Volksnamen:** Baumläufer, Baumwürger, Ehheu, Eifen, Ewigheu, Eppich, Klimm-up, Mauerwurz, Eppich, Steinläufer, Wintergrün
- **Familie:** Araliaceae (Efeugewächse)
- **Blütezeit:** September bis Dezember
- **Sammelzeit:** Frühjahr und Herbst
- **Vorkommen:** Der Efeu ist im gesamten europäischen Raum heimisch. Das Material für Arzneizubereitungen stammt überwiegend aus Osteuropa.
- **Verwendete Pflanzenteile:** Man verwendet die Blätter.

Ehrenpreis
Veronica officinalis

»Es wird dieses Kräutlein wegen seiner reichen Tugenden sehr gelobet (daher es billich den Namen Ehrenpreis trägt) zu vielen innerlichen und äußerlichen Gebresten des Leibes.«

(Aus der Beschreibung des Ehrenpreis in einem alten Kräuterbuch)

Zu den Wurzeln

Ehrenpreis liebt trockenen Boden und wächst in Wäldern, auf abgeholzten Plätzen, bei Hecken, Zäunen, Gebüschen, in Gräben, an Wegen und Waldrändern. Im Frühjahr treiben aus dem Wurzelstock niederliegende Sprossen von 10 bis 20 Zentimeter Länge mit aufsteigenden Seitenzweigen und aufrechten Blütenständen. Die gegenständigen Blätter sind, wie alle Teile der Pflanze, mit steifen Haaren besetzt.

Die Blüten stehen in einem traubenförmigen, kurzgestielten Blütenstand und sind von hellvioletter Farbe. Das Kraut des Ehrenpreises hat einen schwachen Geruch und einen herben, bitteren Geschmack.

Ehrenpreis
- lindert Juckreiz
- regt den Stoffwechsel an
- aktiviert die Ausscheidungsfunktion der Niere, des Darms und der Haut
- fördert die Bildung und Ausschüttung der Gallenflüssigkeit
- wirkt entgiftend und entschlackend
- ist harntreibend

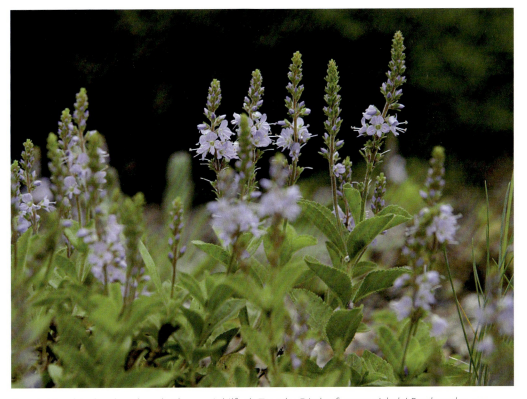

Der niedrige, kriechend wachsende Ehrenpreis hilft als Tee oder Frischsaft gegen vielerlei Beschwerden, vor allem chronische Hautkrankheiten. Auch als Blutreinigungstee und Magenmittel wird er geschätzt.

Von anno dazumal bis heute

Ehrenpreis stand schon im Mittelalter in hohem Ansehen, was man auch an Namen wie »Allerweltsheil« erkennen kann. Sogar eine Heilwirkung gegen Pest und Aussatz wurde ihm zugeschrieben. Sehr genau wird die Pflanze von Hieronymus Bock, einem der besten Pflanzenkenner des Mittelalters, in seinem Kräuterbuch beschrieben (→ Seite 12). Er führt alle Leiden an, bei denen der Ehrenpreis verordnet wurde.

Wie uns Ehrenpreis hilft

Unter den Inhaltsstoffen des Ehrenpreises finden sich Bitterstoffe, Gerbstoffe und bitter schmeckende Saponine. Die in der Pflanze enthaltenen Gerbstoffe haben eine beruhigende Wirkung auf Magen und Darm. Die Saponine fördern den Auswurf von Schleim und haben eine harntreibende Wirkung. Außerdem ist der Ehrenpreis flavonoidreich, was einen krankheitsvorbeugenden Effekt hat.

Risiken und Nebenwirkungen
Keine bekannt.

> *Welche Bedeutung Ehrenpreis einst als Heilpflanze hatte, zeigt ein 1690 von dem Botaniker Johannes Francus verfasstes Buch, das ausschließlich dem Ehrenpreis und seinen Wirkungen gewidmet ist.*

Steckbrief
- **Volksnamen:** Grundheil, Grundheilkraut, Heil aller Welt, Männertreu
- **Familie:** Braunwurzgewächse (Scrophulariaceae)
- **Blütezeit:** Mai bis September
- **Sammelzeit:** Mai und Juni
- **Vorkommen:** Der Echte Ehrenpreis ist über ganz Europa und Vorderasien verbreitet und auch in Nordamerika heimisch.
- **Verwendete Pflanzenteile:** Die oberirdischen Teile der Pflanze, das Kraut

---

Gegenanzeigen
Keine bekannt.

Gesund mit Ehrenpreis

Die Heilpflanze ist ein beliebter Zusatz in Blutreinigungstees und hilft gemeinsam mit frischen Brennnesselspitzen, chronische Ekzeme auszuheilen. Für diese Indikation kann man ihn nicht nur als Tee, sondern auch als Frischsaft anwenden. Für schwache und empfindliche Personen empfiehlt er sich als gutes Magenmittel, das die Verdauung sanft anregt und Verdauungsstörungen lindert. Ehrenpreis wirkt auch gut gegen Nervosität, die auf geistiger Überanstrengung beruht. Eine Tasse abends vor dem Schlafengehen getrunken, hilft, dass der Geist zur Ruhe kommen kann. Darüber hinaus findet Ehrenpreis Anwendung bei Erkrankungen der Atemwege wie Husten und Asthma.

Anwendung

Tee Einen Esslöffel des Krauts mit einer Tasse kochendem Wasser übergießen, zehn Minuten zugedeckt ziehen lassen und abseihen. Davon trinkt man täglich zwei bis drei Tassen.

Teemischung Hilft vor allem bei juckenden Hautbeschwerden und Ekzemen: 50 Gramm Ehrenpreis, 20 Gramm Hauhechelwurzel, 20 Gramm Süßholz und 10 Gramm Schachtelhalm mischen. Einen Esslöffel der Mischung mit einer Tasse kochendem Wasser überbrühen und 10 bis 15 Minuten ziehen lassen. Abseihen und drei Tassen pro Tag trinken, nach Geschmack auch mit Honig gesüßt.

Frischsaft Aus der Pflanze kann man auch einen Frischsaft herstellen, der bei chronischen Hautleiden, vor allem bei Ekzemen, gute Wirkungen zeigt. Dazu nehmen Sie zwei- bis dreimal am Tag je einen Teelöffel von dem Saft ein.

Eibe (Europäische Eibe) *Taxus baccata L.*

Zu den Wurzeln

Die Europäische Eibe ist die einzige europäische Art in der Gattung der Eiben (Taxus). Der immergrüne Nadelbaum wird bis zu 17 Meter hoch und kann ein enormes Alter erreichen: Deutschlands älteste Eibe ist die Hintersteiner Eibe im Allgäu, deren Alter auf stattliche 2000 Jahre geschätzt wird. Eiben bevorzugen Kalkböden und wachsen meist einzeln oder in kleinen Gruppen in Laubholzbestände eingemischt. Geschlossene Eibenbestände finden sich selten. Das Astwerk der Eibe ist stark verzweigt, der tief gefurchte Stamm trägt anfangs eine rötlichbraune glatte Rinde, die später zu einer graubraunen, sich in Schuppen ablösenden Borke wird. Die Knospen haben eine Länge von vier bis sechs Millimeter und sind rundlich bis eiförmig. Die gestielten Nadeln sind etwa 15 bis maximal 40 Millimeter lang und werden bis zu drei Millimeter breit. Oberseits glänzen sie dunkelgrün. Auf der Unterseite sind die Nadeln graugrün und zeigen zwei undeutliche Spaltöffnungsstreifen. Die Eibe ist zweihäusig – männliche und weibliche Blüten befinden sich auf unterschiedlichen Bäumen. Männliche Bäume tragen Staubblüten, weibliche sehr unscheinbare, nur millimetergroße Blüten auf der Zweigunterseite. Aus den weiblichen Blüten entsteht ein bräunlicher, sechs bis sieben Millimeter langer und bis zu fünf Millimeter breiter Samen, der von einem leuchtend roten, saftigen Samenmäntelchen umschlossen ist. Eiben sind, bis auf diesen Samenmantel, in allen ihren Teilen giftig. Das Holz der Eibe ist harzfrei, äußerst zäh und extrem elastisch.

Von anno dazumal bis heute

Bereits die großen Ärzte der griechischen und römischen Antike wie unter anderem Plinius und Dioskurides berichten von den heilkräftigen

> **Eibe**
> ➤ ist zytostatisch wirksam: Extrakte können das Wachstum von Krebszellen hemmen

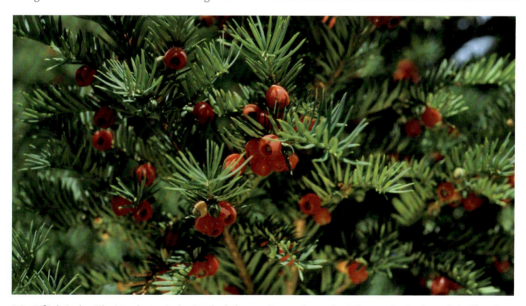

Die Giftigkeit der Eibe ist schon seit der Antike bekannt. Dennoch wurden Eibenzweige in der Volksheilkunde verwendet. Heute gewinnt man aus dem Eibengift wirksame Medikamente für die Krebstherapie.

Wirkungen der Eibe. Sie wussten auch schon um ihre Giftigkeit: Die Eibe galt als »Baum des Todes«, dessen Ausdünstung während der Blütezeit einen unter ihm Schlafenden töten könne. Diese Warnhinweise waren sicherlich übertrieben, dennoch kann die Eibe auf Grund ihrer giftigen Inhaltsstoffe durchaus gefährlich werden.

Wie uns Eibe hilft

Die gesamte Pflanze, bis auf den roten Samenmantel und die Blütenpollen enthält giftige Alkaloide wie Taxin, Miloxin und Ephedrin sowie das Glykosid Taxacatin. Im wesentlichen verantwortlich für die Giftigkeit der Eibe ist jedoch das Taxin. Es bewirkt in hohen Konzentrationen Vergiftungserscheinungen, die bereits nach einer Stunde auftreten: Erbrechen, Durchfälle, Schwindelgefühl, Leib- und Kopfschmerzen, Pupillenerweiterung und schließlich Bewusstlosigkeit. Zudem verfärben sich die Lippen tiefrot, die Herzfrequenz beschleunigt sich erst, um sich danach immer mehr zu verlangsamen, der Blutdruck sinkt ab. Derart schwere Vergiftungen kommen jedoch äußerst selten vor. Neben seinen schädlichen hat das Taxin, wie so viele andere Alkaloide, auch positive Effekte – zwischen Gift und Arznei liegt auch bei der Eibe ein schmaler Grat. So finden zum einen homöopathische Zubereitungen aus den Eibennadeln Anwendung bei Gicht, rheumatischen Beschwerden und Lebererkrankungen. Zum anderen wird Taxin in der Krebstherapie eingesetzt.

> *Der Name Eibe entstand wahrscheinlich aus dem althochdeutschen Wort iwa für Bogen, da die alten Germanen aus Eibenholz Pfeil und Bogen herstellten.*

Risiken und Nebenwirkungen

Alle Teile der Eibe sind giftig. Selbst einzelne zerkaute Nadeln oder Beeren führen zu Vergiftungserscheinungen.

Gegenanzeigen

Zubereitungen aus der Eibe dürfen nur unter ärztlicher Aufsicht und Kontrolle eingesetzt werden. Von der Selbstbehandlung ist unbedingt abzusehen.

Gesund mit Eibe

Heute werden die Eibengifte – chemisch abgewandelt – als Zytostatika verwendet: Sie hemmen das Wachstum von Krebszellen, indem sie deren Teilung stören. Darauf reagiert die Zelle mit dem programmierten Zelltod – der so genannten Apoptose.
Ärzte setzen die Substanz namens Paclitaxel seit Anfang der 1990er-Jahre bereits erfolgreich bei Brust- und Eierstockkrebs ein.

Anwendung

Fertige Präparate
Der Einsatz in der Krebstherapie kann und darf nur unter ärztlicher Kontrolle erfolgen.

Steckbrief
- **Volksnamen:** Eibel, Iba, Ibe, Ische, Tax, Taxen, Taxenboom, Rotalber
- **Familie:** Eibengewächse (Taxaceae)
- **Blütezeit:** März und April
- **Sammelzeit:** Frühjahr
- **Vorkommen:** Die Eibe ist im mittleren und südlichen Europa verbreitet. Man findet sie häufig als Zierpflanze in Gärten sowie in Wäldern. Aufgrund der stark zurückgegangenen Bestände steht die Pflanze heute – als einzige heimische Baumart – unter Naturschutz.
- **Verwendete Pflanzenteile:** Medizinische Verwendung finden die frischen, jungen Blätter – die Zweigspitzen. Aus dem Holz der Eibe wurden seit alters Nutzgegenstände, Möbel und Bogen gefertigt.

Eibisch

Althea officinalis L.

Zu den Wurzeln

Der Eibisch ist eine bis 1,5 Meter hohe, ausdauernde Staude, die salzhaltige, feuchte Böden braucht. Er hat eine kräftige hellgelbe Wurzel und einen im unteren Bereich oft holzigen Stängel. Dieser ist behaart, wenig verzweigt und mit spiralig angeordneten Blättern versehen. Die breiten, eiförmigen, drei- bis fünflappigen Blätter sind gestielt, weißfilzig behaart und am Rand unregelmäßig gekerbt. Aus den Blattachseln gehen die gestielten großen Blüten von weißer bis leicht rötlicher Farbe hervor. Sie haben fünf zartwandige Kronblätter mit vielen Staubgefäßen.

Bevor die Wurzeln geerntet werden, schneidet man das Kraut ab, wodurch die Wurzeln kräftiger werden. Die Wurzeln werden von Oktober bis November oder im Frühjahr von März bis April ausgegraben. Man schneidet die Jungwurzeln, die arzneilich verwendet werden, ab.

Eibisch
- wirkt entzündungshemmend
- ist reizmildernd
- hat desinfizierende Eigenschaften
- stimuliert die Abwehrkräfte

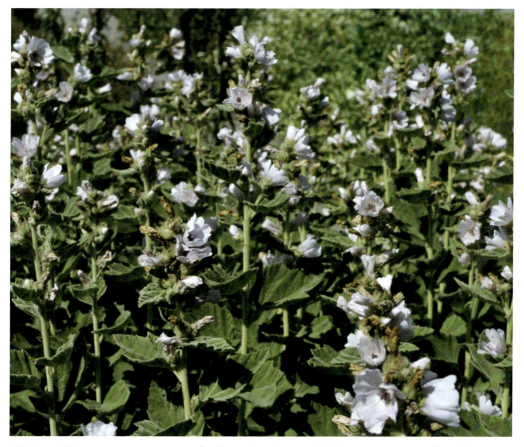

Eibisch enthält besonders viele Schleimstoffe, die sich beruhigend auf alle Entzündungen auswirken: Man kuriert damit Reizhusten und Halskratzen, Entzündungen der Mund- und Rachenschleimhaut und des Magens.

Dann werden sie gereinigt, geschält und die dickeren der Länge nach halbiert. Die Wurzel muss rasch getrocknet werden, damit sie wegen des hohen Stärkegehalts nicht von Schimmel befallen wird – am besten im Schatten bei Temperaturen bis 40 °C.

Von anno dazumal bis heute

Der römische Naturforscher Plinius pries schon 77 n. Chr. die Heilkraft des Eibischs: »Wer täglich einen halben Kyathos voll von dem Saft des Eibisch trinkt, wird gegen alle Krankheiten immun sein.« Karl der Große befahl, den Eibisch wegen seiner heilenden Kräfte auf den kaiserlichen Ländereien anzubauen. In der Renaissancezeit schließlich wurde die Pflanze als Allheilmittel benutzt: anzuwenden gegen Husten, Magenbeschwerden, Zahnweh, Geschlechtskrankheiten und vieles andere. Hatte man Eibisch, so brauchte man keine andere Medizin mehr – so lautete die Maxime. Das ist zweifelsohne übertrieben, doch besonders die Wurzel des Eibischs hatte in der Tat ein breites Anwendungsspektrum: als Wundmittel bei Gebärmutterentzündungen, Abkochungen mit Wein getrunken gegen Harnverhalten, Blasenentzündungen und Steinleiden. Frische Eibischblätter wiederum wurden aufgelegt bei Bienenstichen und nach dem Biss giftiger Tiere.

> *Der Name Althea kommt wahrscheinlich vom griechischen »althaino«, zu Deutsch »ich heile«. In diesem Sinn wurde der Eibisch in antiker Zeit von den Ärzten Plinius und Dioskurides sowie dem Naturforscher Theophrast beschrieben.*

Wie uns Eibisch hilft

Im Vordergrund steht der hohe Schleimgehalt des Eibischs – vor allem in den Wurzeln. Blätter und Blüten enthalten weniger Schleim, dafür jedoch etwas ätherisches Öl. Die Schleimstoffe, so genannte Polysaccharide, legen sich wie ein schützender Film über die angegriffenen Stellen und dichten sie ab. Eibisch hemmt zudem die Aktivität der Flimmerhaare in den Bronchien. Auf diese Weise lindert der Eibisch häufige Erkältungsbeschwerden wie Halsschmerzen und auch trockenen Reizhusten, der ebenfalls durch entzündete Stellen der Rachenschleimhaut verursacht werden kann. Eibisch wirkt auch reizmildernd bei allen entzündlichen Zuständen des Mund- und Rachenraums. Ferner wurde eine entzündungshemmende und immunstimulierende Wirkung beobachtet. Darüber hinaus wirkt ein Eibischwurzeltee auch wohltuend bei leichten Entzündungen der Magenschleimhaut.

Risiken und Nebenwirkungen

Eibisch kann die Aufnahme anderer, gleichzeitig eingenommener Arzneimittel verzögern. Außerdem wurde im Tierversuch eine blutzuckersenkende Wirkung beobachtet. Es kann

---

Steckbrief

- **Volksnamen:** Heilwurz, Schleimwurzel, Samtpappel, Aldewurzel, Alter Thee, Ibsche
- **Familie:** Malvengewächse (Malvaceae)
- **Blütezeit:** Juli bis September
- **Sammelzeit:** Blätter im Mai und Juni, Blüten im Juli und August, Wurzeln Oktober und November
- **Vorkommen:** Die Heimat des Eibischs ist Mittel-, Süd- und Osteuropa. In Deutschland kommt er, allerdings selten, verwildert auf feuchten Wiesen und im Ufergebüsch auf salzhaltigem Boden vor.
- **Verwendete Pflanzenteile:** Medizinische Anwendung finden Blätter, Blüten und Wurzeln. Da die Wurzeln den größten Anteil an Schleimstoffen aufweisen, werden sie bevorzugt verwendet.

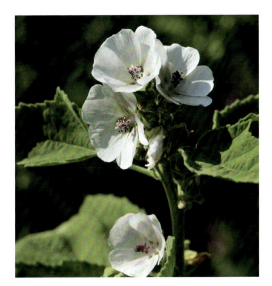

Die Wirkstoffe des Eibischs befinden sich in der gesamten Pflanze – in Blättern und Blüten, vor allem aber in den Wurzeln.

nicht ausgeschlossen werden, dass dies auch beim Menschen zutrifft. Daher sollten vor allem Diabetiker, die Medikamente zur Blutzuckersenkung erhalten, bei Zubereitungen aus Eibisch auf den Zuckergehalt entsprechend der Broteinheiten achten oder das Präparat nur nach Rücksprache mit dem Arzt einnehmen.

Gegenanzeigen
Bei produktivem Husten (Husten mit Auswurf und verschleimten Atemwegen) ist die Behandlung mit Eibischzubereitungen nicht angezeigt, da sie das Abhusten beeinträchtigen können.

Gesund mit Eibisch
Die heutigen Anwendungsgebiete des Eibischs sind Bronchitis und Husten, Halsentzündungen, Durchfall sowie Magen- und Darmschleimhautentzündungen, leichte Verbrennungen, Nagelbettentzündungen und entzündete Wunden. Auch bei Appetitlosigkeit kann er gute Dienste leisten.

Anwendung
Tee Eibischwurzeltee wird kalt angesetzt, da durch Hitze die Schleimstoffe verringert werden und zudem die in der Wurzel reichlich vorhandene Stärke zu Verkleisterung führen würde. Darum eignet sich Eibisch nicht als Bestandteil von Teemischungen, die heiß aufgegossen werden. Zum Tee verwendet man zwei Teelöffel der pulverisierten Wurzel oder der Blüten und Blätter. Mit einem Viertelliter kaltem Wasser ansetzen, eine Stunde stehen lassen, ab und zu umrühren. Dann seihen Sie den Auszug durch einen Kaffeefilter ab. Erst jetzt wird der Tee leicht erhitzt, aber nicht gekocht, und ungesüßt getrunken.
Sirup Zur Sirupbereitung 500 Gramm Eibischwurzeln gut waschen und schälen. Schneiden Sie die Wurzel in möglichst kleine Stücke und geben Sie sie in ein Glas. Mit eineinhalb Liter Wasser und 100 Milliliter 40-prozentigem Alkohol übergießen. Das Ganze 24 Stunden bei Zimmertemperatur ziehen lassen und dann abseihen. Nun 1500 Gramm Zucker dazugeben und alles aufkochen. Bei geringer Wärmezufuhr lässt man dann die Flüssigkeit auf die halbe Menge einkochen. Füllen Sie die Masse noch heiß in Marmeladengläser mit Schraubverschluss. Dadurch wird der Sirup für längere Zeit haltbar. Den Sirup wenden Sie bei Husten mit starkem Auswurf, Lungenkatarrh und Atembeschwerden an – mehrmals täglich einen Teelöffel.
Gurgelmittel Besonders zu empfehlen bei Halsentzündungen: Zwei Teelöffel kleingeschnittene Eibischwurzel oder Eibischblätter mit einer Tasse kaltem Wasser übergießen, über Nacht stehen lassen. Abseihen und damit gurgeln.

Fragen Sie Ihren Arzt oder Apotheker
Präparate mit Zubereitungen aus Eibisch sind beispielsweise:
Tonsilgon Dragees oder Tropfen
Weleda Hustenelixier

Eiche

Quercus robur L.

Zu den Wurzeln

Eichen findet man sehr häufig: Sie wachsen unter anderem in Wäldern, als Straßenbäume, in Gärten und Parkanlagen, stets bevorzugt auf Lehmboden. Frei stehende Eichen sind oft knorrige, urtümliche Baumgestalten mit einem dicken, kurzen Stamm und einer breit ausladenden Krone. Solche Bäume erreichen oft ein enorm hohes Alter – tausendjährige Exemplare sind durchaus zu finden. Die Eiche wird 20 bis 50 Meter hoch und trägt weit ausladende, knorrige Äste. Ihre Blüten sind grünlich. Aus ihnen reifen dann später die Eicheln heran, die in einem Fruchtbecher sitzen. Die Laubblätter sind auffällig fiederlappig gebuchtet.

Von anno dazumal bis heute

In vorchristlicher Zeit wurde die Eiche in Europa von vielen Völkern als Heiligtum der höchsten Gottheiten verehrt: Ein Kranz aus Eichenlaub war eine der höchsten Ehrungen.
Die Hochachtung, die man der Eiche entgegenbrachte, spiegelt sich auch in ihrem enormen Ansehen als Heilmittel – was seit undenklichen Zeiten so sehr verehrt wurde, musste besondere Heilkräfte in sich bergen. Plinius der Ältere bezeichnet in seiner »Naturalis historiae« alles, was auf der Eiche wächst, »als Himmelsgabe und als Zeichen für die Auserwähltheit dieses Baumes«. An anderer Stelle empfiehlt er – weitaus pragmatischer – Eicheln und Eichenrinde gegen Vergiftungen und Unterleibsbeschwerden. Auch Dioskurides (1. Jahrhundert n. Chr.) beschrieb in seinem 500 Pflanzen umfassenden Werk »De materia medica« die heilkräftige Wirkung des Eichenbaumes.

Eicheln galten zudem als die »erste Nahrung des Menschen« und als fruchtbarkeitsfördernd. Die oftmals auf den Eichenblättern wachsenden Galläpfel waren als adstringierende Medizin hochgeschätzt.

Die mittelalterlichen Rezeptsammlungen und Herbarien nennen die verschiedenen Pflanzenteile – Eichenblatt, Eichenmistel, Eicheln, Eichelgallapfel – an vielen Stellen und meist bei Erkrankungen, für die eine zusammenziehende Wirkung erwünscht ist: so beispielsweise bei »der Fäulnis des Mundes, der Zunge und des Gaumens sowie zur Behandlung von Zahnfleisch, welches vom Leibessaft zerfressen wird«, mithin also Entzündungen der Mund- und Rachenschleimhaut und des Zahnfleischs. Die Wurzelrinde wurde zum Schwärzen der Haare benutzt. Während des Zweiten Weltkrieges diente der aus den Eicheln hergestellte Eichelkaffee als Kaffeeersatz. Als impotent angesehenen Männern wurde als Sextonikum übrigens zu Eichelkaffee geraten, wobei die Eicheln geröstet wurden wie Kaffeebohnen. Auch die auf den Blättern wachsenden Galläpfel, verkapselte Kokons von Wespen, waren als Liebesmittel geschätzt – den »brüchigen« Männern besonders im Mai zu empfehlen. Bei dieser Indikation dürfte jedoch die doppelte Bedeutung des Wortes »Eichel« eine große Rolle gespielt haben.

> *Schon Asterix wusste, dass die Eichenmisteln ganz spezielle Wirkungen haben, aber auch Römer, Griechen und Germanen haben die Eiche ihrer Misteln wegen geschätzt.*

Steckbrief

- **Volksnamen:** Eck, Eckenboom, Ach'n
- **Familie:** Buchengewächse (Fagaceae)
- **Blütezeit:** April bis Mai
- **Sammelzeit:** März und April
- **Vorkommen:** Die Eiche ist in ganz Europa, im Kaukasus und in Kleinasien verbreitet.
- **Verwendete Pflanzenteile:** Arzneilich angewendet wird die Rinde der jungen Zweige. Nur sie besitzt genügend Gerbstoffe.

Wie uns die Eiche hilft

Eichen zählen zu den stärksten Gerbstoffdrogen: Ihre Rinde enthält überdurchschnittlich viele Gerbstoffe, wie beispielsweise Tannine. Aufgrund der Gerbstoffe und auch der Flavonoide wird der Eichenrinde eine antibakterielle und virushemmende Wirkung zugeschrieben. Als Wundheilmittel fördert sie die Wiederherstellung der Zellmembranen. Ebenso wird die übermäßig starke Absonderung von Flüssigkeit, unter anderem Gewebsflüssigkeit und Eiter, gehemmt.

Der hohe Gerbstoffanteil macht die Eiche zu einer Heilpflanze, die vor allem äußerlich angewendet werden kann. Die Rinde wird bei Durchfällen und zur Kräftigung des Darms sowie bei Hämorrhoiden mit einem Sitzbad eingesetzt. Sie wirkt aber auch entzündungswidrig und zusammenziehend bei Infektionen im Mund und Rachen, wie bei geschwollenen Mandeln oder Zahnfleischentzündungen. Der Gerbstoff festigt die Schleimhäute im Mund und auch im Darm, wie auch im Genital- und Analbereich, somit können sich Bakterien nicht mehr oder zumindest nur stark eingeschränkt anlagern. Das verfestigte Gewebe wird dann hinterher

> **Eiche**
> ➤ wirkt stark zusammenziehend (adstringierend)
> ➤ fördert die Wundheilung
> ➤ hemmt entzündliche Prozesse
> ➤ dämpft das Schmerzempfinden
> ➤ wirkt antibakteriell

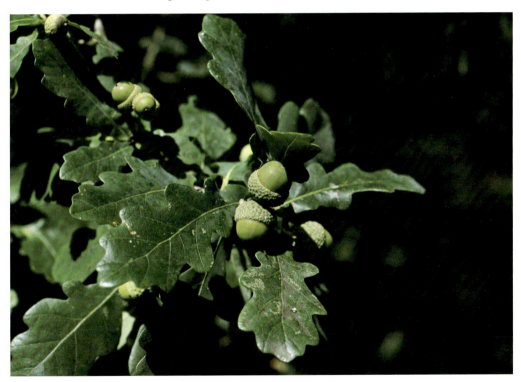

Arzneilich von Bedeutung ist die Eiche wegen ihres hohen Gerbstoffgehalts. Abkochungen der jungen Rinde wirken zusammenziehend und helfen unter anderem bei entzündlichen Hauterkrankungen.

vom Körper wieder abgestoßen, um neues Gewebe zu bilden. Als Scheidenspülung bei Weißfluss tut die Eichenrinde ebenfalls gute Dienste. Weiterhin findet die Droge Anwendung bei Frostschäden an Händen und Füßen sowie als Umschlag bei entzündeten Augen, Hautunreinheiten und fettiger Haut.

Risiken und Nebenwirkungen
Zu hoch dosierter Tee aus der Rinde kann bei empfindlichen Menschen zu Magenbeschwerden führen. Bei Einnahme über längere Zeit oder in höheren Dosen kann zudem eine Schädigung von Nieren und Leber nicht ausgeschlossen werden. Daher sollten Sie die Anwendungsdauer bei innerlicher Einnahme auf drei bis vier Tage, bei äußerlicher Anwendung auf zwei bis drei Wochen beschränken.
Die Resorption und damit die Wirksamkeit anderer, gleichzeitig eingenommener Arzneimittel kann durch die Einnahme gerbstoffhaltiger Zubereitungen vermindert werden. Daher sollten Sie andere Medikamente stets mindestens zwei Stunden vor der Einnahme von Eichenrindentee anwenden.

Gegenanzeigen
Vollbäder mit Eichenrinde sollten nicht angewendet werden bei größeren Hautverletzungen und akuten Hauterkrankungen, Fieber oder schweren Infekten, Herzschwäche oder Bluthochdruck.

Gesund mit Eiche
Die Eiche wird äußerlich bei entzündlichen Hauterkrankungen wie Ekzemen und Furunkeln sowie bei Wunden und Frostbeulen angewendet. Waschungen sind bei Venenentzündungen und Unterschenkelgeschwüren hilfreich. Innerlich nutzt man die zusammenziehende Wirkung der Rinde bei Blutungen, besonders des Verdauungstraktes wie etwa blutenden Hämorrhoiden, und gegen Durchfall. Bei Entzündungen im Mund- und Rachenraum wie Zahnfleisch- und Mundhöhlenentzündungen und Angina eignen sich Mundwässer und Gurgellösungen mit Eichenrinde. Bei Entzündungen im Genitalbereich wie Weißfluss und bei entzündlichen Beschwerden im Analbereich helfen Spülungen und Sitzbäder mit Eichenrindeauszügen.

Anwendung
Bäder mit Eichenrindeauszug Dazu 1 bis 2 Teelöffel geschnittene Eichenrinde mit einem Viertelliter kaltem Wasser übergießen. Den Ansatz bis zum Siedepunkt erhitzen, etwa 3 bis 5 Minuten kochen lassen, abseihen und lauwarm dem Badewasser zugeben.
Tee In der gleichen Weise wie eben beschrieben wird Eichenrindentee hergestellt, von dem bei Durchfall und damit einhergehenden Beschwerden zwei Tassen pro Tag getrunken werden sollten. Falls der Tee zum Gurgeln angewendet wird, sollte dies etwa alle drei Stunden erfolgen.

Der Kraft-Baum
Der Name Eiche kommt aus dem Germanischen: abgeleitet von Eik, der alten nordischen Bezeichnung für Bäume. Quercus war der römische Name für die Eiche, robur bedeutet Kraft und Stärke, was sich zunächst auf die enorme Härte von Eichenholz bezieht. Symbolisch steht die Eiche aber ebenso für Kraft, Ausdauer und Härte – ein Sinnbild für Dauerhaftigkeit, Beständigkeit und geduldiges Reifen, quer durch die Kulturen: Ob einst die Hethiter und Perser, später die Griechen und Römer, überall galt die Eiche als Symbol der Kraft und der Willensstärke, gab es zahlreiche Eichenkulte. Doch die Eiche war stets auch das Symbol der Männlichkeit. Bis in jüngste Zeit steht das Eichenlaub als Symbol für Heldentum.

Eisenhut

Aconitum napellus

Zu den Wurzeln

Der Eisenhut wächst bevorzugt auf feuchten Weiden, Hochstaudenfluren und in höheren Berglagen. Am liebsten sind ihm nährstoffreiche Böden, auf denen er eine Höhe zwischen einem halben und eineinhalb Metern erreicht. Die Laubblätter sind handförmig fünf- bis siebenfach geteilt und von dunkelgrüner Farbe. Die dunkelblauen Blüten sitzen in einer dichten, endständigen Traube. Das obere Blütenblatt gleicht einem Helm, daher der Name.

Von anno dazumal bis heute

Im Altertum war der Eisenhut weniger als Heil- denn als Giftpflanze bekannt. In einer griechischen Sage wird berichtet, dass der Eisenhut aus dem Speichel des dreiköpfigen Cerberus entstand, als dieser von Herkules aus der Unterwelt geholt wurde. In der Antike und im Mittelalter waren Giftmorde mit Aconitin, dem Wirkstoff des Eisenhuts, sehr häufig. Er spielte auch die Hauptrolle in einem Giftanschlag auf den Propheten Mohammed im 7. Jahrhundert. Der allerdings schlug fehl, da dieser den bitteren Geschmack des verabreichten Todestranks sofort bemerkte. Er soll jedoch, so will es die Legende, drei Jahre später dann doch an den Folgen des Giftes gestorben sein. Übrigens sollen auch der römische Kaiser Claudius und Papst Hadrian VI. mit Eisenhut vergiftet worden sein. Das Gift des Eisenhuts wurde auch als Kriegswaffe eingesetzt: Pfeil- und Speerspitzen sowie Schwerter präparierte man damit, um den Feind todsicher zu treffen. Auch im 15. Jahrhundert wurde diese pflanzliche Waffe von den Mauren während ihrer Kämpfe gegen die Spanier mit Erfolg angewendet. Im alten Griechen-

> **Eisenhut**
> ➤ wirkt entzündungshemmend
> ➤ lindert Schmerzen
> ➤ wirkt krampflösend

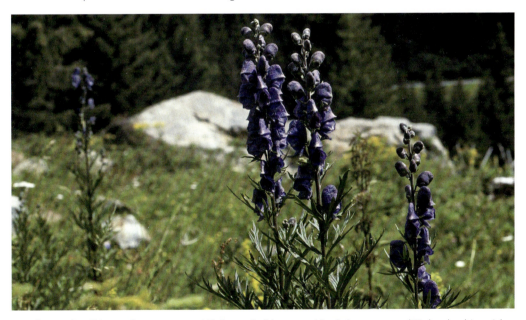

Eisenhut ist die giftigste Pflanze Europas. Mit ihrem Saft hat man Morde begangen und Verbrecher hingerichtet – Eisenhut darf niemals selbst angewendet werden. Homöopathen bereiten eine wirksame Arznei daraus.

land richtete man auch Verbrecher mit dem Gift hin, wobei Eisenhut nur jenen Deliquenten verabreicht wurde, die besonders schwere Verbrechen begangen hatten – denn der Tod durch Aconitin ist besonders qualvoll.

Wie uns Eisenhut hilft

Der Wurzelstock und das Kraut des Eisenhuts enthalten die hochgiftigen Diterpenalkaloide Aconitin, Mesaconitin und Hypaconitin. Diese Mixtur macht die diversen Eisenhutarten zu den giftigsten Pflanzen Europas – aber auch zu wichtigen Arzneipflanzen. Die Dosis macht eben das Gift, wie schon Paracelsus wusste. Extrakte des Eisenhuts kommen zur Anwendung bei Entzündungen und Erkältungen sowie bei Kopfschmerzen und rheumatischen Beschwerden.

Risiken und Nebenwirkungen
Eisenhut ist die giftigste Pflanze Europas: Er enthält das stark wirksame Alkaloid Aconitin. Dieses wird auch durch intakte Haut rasch in den Organismus aufgenommen: Der Kontakt mit der Pflanze ist daher unbedingt zu vermeiden. Ebenso darf die Pflanze nie ohne ärztlichen Rat selbst angewendet werden. Bereits ein bis zwei Gramm können für einen Erwachsenen tödlich sein.

> *Der römische Naturforscher Plinius bezeichnete den Eisenhut als pflanzliches Arsen – angesichts seiner Giftigkeit zutreffend.*

Gegenanzeigen
Vor der Selbstanwendung muss dringend gewarnt werden. Bei Vergiftungen kann schon nach zwanzig Minuten der Tod eintreten.

Gesund mit Eisenhut

Die schmerzlindernde und entzündungswidrige Wirkung macht man sich bei Nervenschmerzen, Ischias, Gicht und anderen Schmerzzuständen sowie bei Erkältungen zunutze. In der Homöopathie werden Eisenhutextrakte stark verdünnt gegen fieberhafte Erkältungskrankheiten, besonders bei Schnupfen und Bronchialkatarrh, eingesetzt.

Anwendung
Es sind heute nur noch homöopathische Zubereitungen üblich, wobei die Packungsbeilage zu beachten ist.

Im Licht der Wissenschaft

Beim Kongress der deutschen Homöopathie-Union (DHU) in Karlsruhe 2005 wurde unter anderem gefordert, dass in keinem Notfallkoffer der Eisenhut fehlen sollte. Aconitum ist eines der zentralen Mittel gegen Panik, Angstzustände und nervöse Überreizung. Die Indikationen reichen noch weiter – von der Mittelohrentzündung bei Kindern über die Trigeminus-Neuralgie bis zum Herzinfarkt als Zusatzmaßnahme zum üblichen notfallmedizinischen Prozedere.

Fragen Sie Ihren Arzt oder Apotheker
Ein Präparat mit Eisenhut ist beispielsweise: Katimun

Steckbrief

- **Volksnamen:** Sturmhut, Helmgiftkraut, Mönchskappe, Kappenblume
- **Familie:** Hahnenfußgewächse (Ranunculaceae)
- **Blütezeit:** Juni bis August
- **Sammelzeit:** Juni bis September
- **Vorkommen:** Verbreitet in Mittel- und Westeuropa. Man findet ihn auch in den Pyrenäen und in Südskandinavien. Im Gebirge trifft man ihn bis in eine Höhe von 2500 Metern an.
- **Verwendete Pflanzenteile:** Arzneilich verwendet wird das Kraut, während der Blüte gesammelt.

Eisenkraut

Verbena officinalis L.

Zu den Wurzeln

Die Verbena ist eine mehrjährige, unscheinbare Pflanze mit holzigen, vierkantigen Stängeln. Sie hat kleine, eiförmige Blätter und erreicht eine Höhe von 30 bis 80 Zentimetern. In den Sommermonaten öffnen sich kleine, blassviolette Blüten, die in Ähren stehen.

Von anno dazumal bis heute

Diese Pflanze spielt bereits seit Jahrtausenden eine wichtige Rolle in der Kulturgeschichte des Menschen. Die Verbena wurde zur Heilanwendung und für religiöse Rituale, wie uns durch Plinius überliefert ist, gleichermaßen geschätzt: »Keine Pflanze ist unter den Römern so berühmt wie die hiera botane (heilige Pflanze), die lateinischen Autoren nennen sie verbenaca.« Dioskurides wusste, dass die Blätter des Eisenkrauts »langwierige Ödeme und Entzündungen als Umschlag heilen, reinigen auch schmutzige Geschwüre die ganze Pflanze, mit Wein gekocht, heilt als Gurgelmittel fressende Geschwüre im Mund«. Auch viele andere Verfasser antiker wie mittelalterlicher Heilschriften rühmten die Wirkungen des Eisenkrauts, darunter Isidor von Sevilla und Hildegard von Bingen. Die Heilanzeigen für das Eisenkraut ge-

> ### Eisenkraut
> - fördert den Stoffwechsel
> - hat schleimlösende Eigenschaften
> - wirkt anregend auf die Leber-, Gallenblasen- und Gebärmutterfunktion
> - ist harn- und schweißtreibend
> - wirkt schmerzstillend
> - beruhigt und stärkt die Nerven
> - fördert die Menstruation
> - wirkt entzündungshemmend

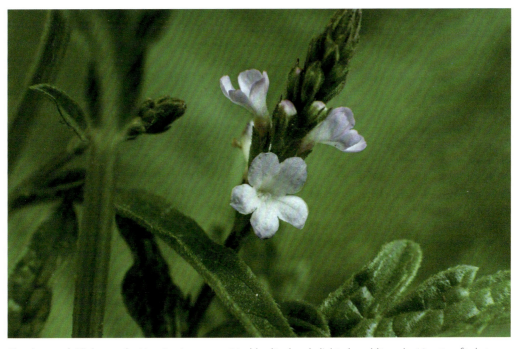

Eisenkraut, als Verbena oder Verveine in unseren Nachbarländern beliebt als wohltuender Haustee, fördert nicht nur die Verdauung, sondern hilft auch gegen Kopfschmerzen, Husten und Halsentzündung.

rieten immer umfangreicher, und im Hochmittelalter fungierte Eisenkraut nahezu als Allheilmittel. Als »Wundkraut« diente es unter anderem zur Wundbehandlung, zudem sollte es die Geburt erleichtern, den Wandernden vor Müdigkeit bewahren und, am Leib getragen, auch den bösesten Feind abhalten. Im Schlafzimmer aufgehängtes Eisenkraut sollte Nachtmahre vertreiben, die als Verursacher von Albträumen galten.

Wie uns Eisenkraut hilft

Die in der Pflanze enthaltenen Flavonoide haben eine krampflösende Wirkung auf den Magen-Darm-Trakt. Das Verbenalin scheint nach neueren Untersuchungen die wirksamste Substanz dieser Pflanze zu sein. Diesem Stoff wird vor allem eine auswurffördernde und entzündungshemmende Wirkung zugeschrieben. Das ebenfalls enthaltene Verbascosid besitzt zudem antibakterielle Eigenschaften.

> *Untersuchungen haben ergeben, dass antivirale sowie immunstärkende Inhaltsstoffe in der Pflanze vorhanden sind.*

Steckbrief

- **Volksnamen:** Richardskraut, Sagenkraut, Taubenkraut, Stahlkraut, Druidenkraut, Eisenhart, Wundkraut, Isenkraut, Wunschkraut, Traumkraut, Mönchskappe, Teufelswurz, Venusader, Träne der Isis
- **Familie:** Eisenkrautgewächse (Verbenaceae)
- **Blütezeit:** Mai bis September
- **Sammelzeit:** Juli und August
- **Vorkommen:** Die ursprüngliche Heimat des Eisenkrauts ist Südeuropa, Nordafrika und Vorderasien. Die Pflanze ist heute jedoch fast weltweit anzutreffen.
- **Verwendete Pflanzenteile:** Verwendet wird das während der Blütezeit gesammelte Kraut.

Risiken und Nebenwirkungen

Keine bekannt.

Gegenanzeigen

Schwangere sollten Eisenkraut nicht verwenden, da es die Gebärmutter anregt. Auch für Frauen, die starke Monatsblutungen haben, ist die Pflanze nicht geeignet.

Gesund mit Eisenkraut

Die Anwendung von Eisenkraut ist angezeigt bei Husten, Kopfschmerzen, Schlaflosigkeit, allgemeiner Erschöpfung, Nervenleiden und bei Epilepsie. Der Tee wird zur Gesichtsreinigung (als Kompresse) empfohlen. Auch als Gurgelmittel bei Erkrankungen im Mund- und Rachenraum sowie bei Entzündungen der Nasennebenhöhlen und der oberen Atemwege wird Eisenkraut angewendet. Eisenkraut eignet sich außerdem zur Förderung der Menstruation und zur Anregung des Milchflusses während der Stillzeit. Als Teespezialität erfreuen sich die Blätter bei unseren französischen und schweizerischen Nachbarn großer Beliebtheit. Besonders gerne wird die »Verveine«, der Verbena-Tee, nach dem Essen getrunken, da man ihm wegen seiner verdauungsfördernden Eigenschaften auch eine schlank machende Wirkung zuschreibt.

Anwendung

Fertigpräparate Eisenkraut ist Bestandteil diverser Fertigpräparate.

Tee Für den Eisenkrauttee übergießen Sie einen gehäuften Teelöffel Eisenkraut mit zwei Tassen kochendem Wasser. Fünf Minuten zugedeckt ziehen lassen und dann abseihen.

Fragen Sie Ihren Arzt oder Apotheker

Ein Präparat mit Zubereitungen aus Eisenkraut ist beispielsweise:
Sinupret

Engelwurz *Angelica archangelica L.*

Zu den Wurzeln

Die Engelwurz ist eine stattliche zwei- oder mehrjährige Staude, die aus dem Wurzelstock im Frühjahr zwei- bis dreifach gefiederte Blätter treibt. Erst im zweiten Jahr blüht sie auch, dann wird der Blütenspross bis 250 Zentimeter hoch. Er hat einen dicken, hohlen Stängel, die große Blütendolde ist in halbkugelige Teildolden gegliedert. Die Blüten sind gelblich grün. Die Wurzeln der Engelwurz sollten im späten Herbst ausgegraben werden, dann haben sich die Kräfte der Pflanze wieder in die Wurzel zurückgezogen. Diese wird gereinigt und in Stücke geschnitten. Man kann die Wurzel auch der Länge nach halbieren und zum Trocknen an einem luftigen, schattigen Platz aufhängen. Nach dem Trocknen sollten die Wurzeln gut verschlossen aufbewahrt werden.

Von anno dazumal bis heute

Der Sage nach soll der Erzengel Raphael höchstpersönlich im Jahr 1374, als die Pest in Europa wütete, herniedergekommen sein und den Irdischen die Wurzeln dieser Pflanze zur

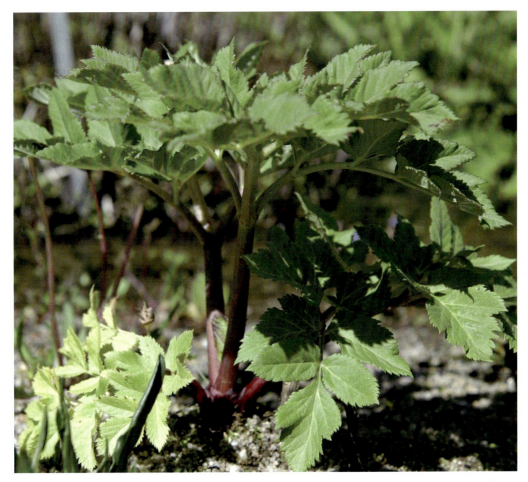

Engelwurz wirkt durch ihre Bitterstoffe anregend und stärkend auf Magen, Galle und Leber. Sie ist deshalb traditionell Bestandteil verdauungsfördernder Schnäpse und Liköre. Als Tee setzt man sie bei Frauenleiden ein.

Rettung vor dem »Schwarzen Tod« gebracht haben. Diesem Umstand verdankt die Engelwurz ihren Namen. In der breiten Palette der Heilanzeigen für diese Pflanze in den mittelalterlichen Medizinschriften finden sich mehrheitlich bakteriell und viral bedingte Erkrankungen. Das legt die Überlegung nahe, ob Engelwurz von den Klosterärzten möglicherweise als pflanzliches Breitband-Antibiotikum eingesetzt wurde. Die Analyse der Inhaltsstoffe der Engelwurz stützt diese Vermutung jedoch weniger. Einzig die Bitterstoffe und ätherischen Öle, welche vor allem im Darm desinfizierende Wirkungen entfalten, deuten auf einen zumindest hemmenden Effekt auf das Wachstum von Mikroorganismen hin.

Der Sage nach hat ein Engel den Menschen die Engelwurz gezeigt, was sich auch im Namen niederschlägt: Angelus ist das lateinische Wort für Engel.

Wie uns die Engelwurz hilft

Die Angelikawurzel wird in die Gruppe der Tonica aromatica eingereiht, der so genannten Bittermittel. Die ätherischen Öle, Bitterstoffe und Gerbstoffe der Wurzel wirken anregend und stärkend auf die Magen-, Darm- und Leberfunktion. Allen voran die Bitterstoffe rufen eine vermehrte Speichelabsonderung hervor und regen die Magensaftproduktion an.

Neben diesen Einsatzgebieten ist die Engelwurz insbesondere in Asien eines der wichtigsten Heilkräuter zur Behandlung von Frauenbeschwerden. In der ayurvedischen Heilkunst heißt die Engelwurz »choraka«. Sie wird zur Regulierung des Hormonhaushalts und von Zyklusstörungen eingesetzt. Diese Wirkung wird durch eine verbesserte Durchblutung des Uterus erreicht.

Risiken und Nebenwirkungen

Die in der Angelikawurzel enthaltenen Furocumarine können die Haut lichtempfindlicher machen. Deshalb sollten Sie sich während der Anwendung von Angelikawurzelpräparaten, einerlei ob innerlich oder äußerlich angewendet, keiner intensiven UV-Strahlung aussetzen.

Gegenanzeigen

Bei Magen- und Darmgeschwüren dürfen Sie die Engelwurz und Zubereitungen daraus nicht anwenden.

Gesund mit Engelwurz

In ihrer Eigenschaft als typisches »Amarum aromaticum«, Bittermittel, finden Tees sowie alkoholische Extrakte der Angelikawurzel erfolgreich Einsatz als Magen-Darm-Mittel bei »funktionellen und motilitätsbedingten Magen-Darm-Störungen, Gastritis, Magen- und Darmspasmen«, wie die offizielle Indikation lautet. Das würzige ätherische Öl der Engelwurz dient bis heute zur Verfeinerung des Kartäuserlikörs.

Tee Für einen Engelwurztee übergießen Sie einen gehäuften Teelöffel Engelwurz mit einem Viertelliter kaltem Wasser. Zum Sieden erhitzen, etwa zwei Minuten ziehen lassen, absei-

---

Steckbrief

- **Volksnamen:** Brustwurz, Giftwurz, Heiligenbitter
- **Familie:** Doldengewächse (Apiaceae/Umbelliferae)
- **Blütezeit:** Juli bis August
- **Sammelzeit:** März bis April
- **Vorkommen:** Die Heimat der Engelwurz ist der Norden des eurasischen Gebiets von Island über Skandinavien, Nordostdeutschland bis Sibirien.
- **Verwendete Pflanzenteile:** Arzneilich verwendet wird der Wurzelstock.

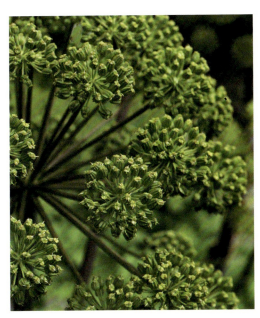

Arzneilich wird bei uns die Angelikawurzel verwendet, anderswo kocht man die Blätter als Gemüse und bereitet Tee aus den Samen.

dauung und bei einem schwachen Magen. Hier ist das Rezept:

10 Gramm Aloe
5 Gramm Myrrhe
0,2 Gramm Safran
10 Gramm Sennesblätter
10 Gramm Kampfer
10 Gramm Rharbarberwurzel
10 Gramm Zittwerwurzel
10 Gramm Manna
10 Gramm Theriak venezian
5 Gramm Angelikawurzel

Diese »Kleinen Schwedenkräuter« setzt man mit 1,5 Liter 40-prozentigem Kornbranntwein in einer breithalsigen Glasflasche an und lässt sie 14 Tage in der Sonne oder in Ofennähe stehen. Täglich schütteln, ebenso vor dem Abseihen und vor Gebrauch. Nach zwei Wochen füllen Sie die Flüssigkeit in kleine Flaschen, die gut verschlossen und kühl aufbewahrt werden sollen. So kann sich dieses Elixier viele Jahre halten – je länger es steht, desto wirksamer ist es.

Fragen Sie Ihren Arzt oder Apotheker
Ein Präparat mit Zubereitungen aus Engelwurz ist beispielsweise:
Weleda Balsamischer Melissengeist

hen und schluckweise mäßig warm zwei bis drei Tassen Tee pro Tag trinken.

Engelwurzwein Ein probates Hausmittel gegen Magen-Darm-Beschwerden: Übergießen Sie 50 Gramm fein geschnittene Wurzeln in einer Glasflasche mit einem Liter Weißwein und lassen das Gemisch etwa fünf Tage stehen. Dann abseihen und diesen Wein in kleinen, gut schließenden Flaschen aufbewahren – bei Bedarf ein Likörglas davon einnehmen.

»Alter Schwede« Die Engelwurz bildet den Hauptbestandteil des Schwedentrunks. Der so genannte »Alte Schwede« ist ein bewährtes Tonikum zur Stärkung der Ver-

Engelwurz auf dem Teller
In ihrer nordischen Heimat wurde die Angelika stets auch als Gemüsepflanze geschätzt: Stängel und Blätter wanderten in Töpfe und Tiegel. Denn besonders die jungen Blätter duften und schmecken aromatisch und eignen sich deshalb auch sehr gut als Würze von Saucen, Fisch- und Fleischspeisen. Die Lappen sammelten dagegen die jungen Blütendolden, zerhackten sie und kochten sie mit Rentiermilch auf, bis alles zu einer dicken Masse stockte. Diese wurde in Rentiermägen gefüllt und für ein Jahr zum Trocknen aufgehängt. Das Ergebnis war ein vorzüglicher Käse. Und um sich im kalten Island so richtig von innen zu wärmen, braut man dort noch heute aus der Angelika einen Schnaps.

Enzian

Gentiana lutea

Zu den Wurzeln

Der Gelbe Enzian ist mehrjährig und ausdauernd, liebt kalkhaltige Böden und wählt als Standort durchweg die Wiesen der höheren Gebirge. Die Pflanze wird ein bis zwei Meter groß. In den ersten seiner beachtlichen etwa 50 Lebensjahre bildet der Gelbe Enzian aus einer rübenförmigen Wurzel nur niedrige Laubtriebe. Bis zur Ausbildung des ersten Blütensprosses vergehen annähernd zehn Jahre. Aber das Warten lohnt sich, um die schönen gelben Blumen mit den zahlreichen Blütenblättern in voller Blüte zu sehen.

Der Enzian entwickelt eine fast meterlange, nicht selten armdicke und oft mehrere Kilogramm schwere, mehrköpfige Pfahlwurzel, die nur von wenigen Wurzelgräbern mit Genehmigung geerntet werden darf. Alle Enzianarten stehen unter Naturschutz. Sie dürfen in der freien Natur weder gepflückt noch ausgegraben werden.

> *Der Name stammt von Gentius, einem König von Illyrien. Er soll der Überlieferung nach als Erster die heilende Wirkung des Enzians genutzt haben.*

Steckbrief

- **Volksnamen:** Enze, Jäuse, Bitterwurz, Heil aller Schäden, Madelgeez, Hirschwurzel
- **Familie:** Enziangewächse (Gentianaceae)
- **Blütezeit:** Juni bis August
- **Sammelzeit:** März und April sowie August und September
- **Vorkommen:** Wild wachsend in den Alpen und Voralpen, im Schwarzwald, auf der Schwäbischen Alb, im Siebengebirge und im Thüringer Wald, ebenso in den Pyrenäen, Vogesen, auf Sardinien und Korsika.
- **Verwendete Pflanzenteile:** Arzneilich angewendet wird der getrocknete Wurzelstock.

Von anno dazumal bis heute

Der Enzian wird bereits ausführlich in den Schriften von Dioskurides, Plinius und Galenus erörtert: Sie empfehlen ihn als Mittel gegen den Biss giftiger Tiere, gegen »Seitenschmerzen«, Leber- und Magenleiden, Krämpfe, »innere Zerreißungen« und Sturzverletzungen. Äußerlich sollte er gegen Geschwüre, Blutflüsse und Wunden angewendet werden. Galenus lobt den Enzian zudem als probates Gichtmittel.

Auch später, in den Kräuterbüchern des Mittelalters, wurden Loblieder auf den Enzian gesungen. Leonhart Fuchs beispielsweise schreibt: »… In Summa/Entzian wurzel und der safft darvon/zerteilen/reynigen/seubern vnd nehmen hinweg allerlei verstopffung. Seind ein treffenliche Artzney für allerley gifft vnd bekommen seer wol dem schwachen Magen.«

In der »Historia Gentianae« von 1777 finden sich verschiedene Hinweise über die Anwendung von Enzian bei Wechselfieber. Enzian galt nach Gesenius vor der Einführung der Chinarinde sogar als bestes Fiebermittel überhaupt.

Wie uns Enzian hilft

Man verwendet nur die Wurzel des Gelben Enzians, die sehr viele Bitterstoffe enthält. Diese Bitterkeit ist für die therapeutischen Eigenschaften der Pflanze verantwortlich: verdauungsfördernd, appetitanregend und stärkend. Sobald die Bitterstoffe des Enzians die Geschmacksknospen der Zunge berühren, regen sie die Produktion von Speichel, Magen- und Gallensäften an. Die anderen Inhaltsstoffe, wie beispielsweise Gerbstoffe, sind nur von geringer Bedeutung.

Risiken und Nebenwirkungen

Bei manchen Menschen löst Enzian Kopfschmerzen aus.

Gegenanzeigen

Enzian darf nicht bei Magen- und Zwölffingerdarmgeschwüren sowie bei starkem Bluthochdruck angewendet werden. Auch in Schwangerschaft und Stillzeit ist Enzian nicht angezeigt.

Gesund mit Enzian

Die Bitterstoffe der Enzianwurzel regen die Absonderung der Verdauungssäfte in Magen, Galle und Darm an. Auch die Funktionen von Leber, Galle und Bauchspeicheldrüse werden gefördert.

Anwendung

Tee Ein Teelöffel Enzianwurzel mit einer Tasse kaltem Wasser ansetzen, etwa fünf Stunden ziehen lassen und dann für fünf Minuten aufkochen. Abseihen und den Tee jeweils 30 Minuten vor den Mahlzeiten schluckweise trinken.

Enzianschnaps In vielen Regionen der Alpen gilt der Enzian-Branntwein als Universalmittel gegen Magen- und Darmbeschwerden. Ein kleines Gläschen davon hilft bei Völlegefühl.

Fragen Sie Ihren Arzt oder Apotheker
Präparate mit Zubereitungen aus Enzian:
Amara-Tropfen
Sidroga Magentee forte

Enzian
- regt den Appetit an
- wirkt galletreibend
- verbessert das Blutbild
- stärkt Magen und Darm
- regt die Darmperistaltik an
- wirkt schwach fiebersenkend
- hilft bei Blähungen

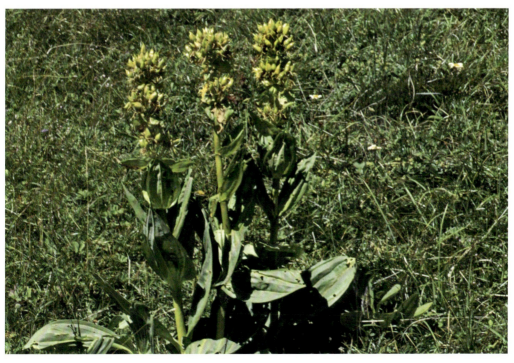

Der in unseren Gebirgen wild wachsende Gelbe Enzian ist streng geschützt. Deshalb stammen die für Schnapsbrennereien und zur Medikamentenherstellung benötigten Wurzelstöcke aus kultivierten Beständen.

Erdrauch

Fumaria officinalis L.

Zu den Wurzeln

Erdrauch bevorzugt lockeren, feuchten Boden auf Äckern, Schuttplätzen, in Gärten und an Straßenrändern. Er ist eine 30 Zentimeter hohe kahle, einjährige, blaugrün bereifte, ein- oder mehrstängelige Pflanze. Die in dichten Trauben sitzenden Blüten sind purpurrot bis rosa, an der Spitze und innen dunkelrot bis schwarz gefärbt. Die kleinen Früchte erscheinen während der Blütezeit im Sommer. Das Kraut wird während der Blütezeit abgeschnitten, gebündelt und kopfüber getrocknet.

Der Name Erdrauch soll darauf zurückgehen, dass es den Eindruck macht, als käme Rauch aus der Erde, wenn man die Pflanze von weitem sieht. Auch »fumus«, von dem sich Fumaria ableitet, bedeutet Rauch. Eine andere Erklärung lautet, dass durch den Pflanzensaft der Tränenfluss so stark angeregt wird, dass alles wie im Rauch verschwimmt.

Einst diente Erdrauch auch als Liebesorakel: Wenn ein junges Mädchen Erdrauch bei sich an der Brust trug, würde es den ersten Mann, den es trifft, heiraten.

Von anno dazumal bis heute

Die Verwendung des Erdrauchs hat eine lange Tradition – sowohl als Zauberkraut wie als Heilpflanze. In den Kräuterbüchern des Mittelalters taucht die Pflanze unter dem Namen Taubenkropf auf – möglicherweise ein Hinweis auf das ehemalige Haupteinsatzgebiet des Erdrauchs: Man setzte ihn traditionell zu Blutreinigungskuren ein.

Wie uns Erdrauch hilft

Erdrauch ist reich an Alkaloiden: Allen voran Isochinolinalkaloide mit dem Hauptalkaloid Protopin, dem er auch seinen beinahe narkotischen Geruch verdankt. Dazu finden sich im Erdrauchkraut vergleichsweise hohe Konzentrationen an Apfelsäureester, Apfelsäure und Fumarsäure. Auf Grund dieser Inhaltsstoffe hat Erdrauch eine entkrampfende Wirkung auf die Gallenwege und den oberen Verdauungstrakt.

Erdrauch reguliert die Funktion der Gallenblase: Produziert diese zu viel Galle, hemmt er den Gallefluss. Produziert sie zu wenig, wird sie durch Erdrauch angeregt.

Erdrauch ist übrigens essbar. Man kann ihn in geringen Mengen Wildkräutersalaten beigeben. Allerdings sollte man nicht zu viel nehmen, da er doch sehr bitter schmeckt.

Risiken und Nebenwirkungen

Überdosierungen von Erdrauchkraut können auf Grund des Alkaloidgehalts zu Vergiftungserscheinungen führen – unter anderem zur Lähmung der Atmungsorgane.

Gegenanzeigen

Nicht während Schwangerschaft und Stillzeit anwenden.

Gesund mit Erdrauch

Zubereitungen aus dem Erdrauchkraut werden bei krampfartigen Beschwerden der Gallenwege und -blase, des Verdauungstraktes und

---

Steckbrief

- **Volksnamen:** Ackerrautenkraut, Apostelkraut, Grindkraut, Rauchkraut, Katzenkerbel, Katzenklee, Erdgalle, Feldraute
- **Familie:** Erdrauchgewächse (Fumariaceae)
- **Blütezeit:** April bis Oktober
- **Sammelzeit:** Mai bis Oktober
- **Vorkommen:** Der Erdrauch ist in Europa, Asien und Nordafrika beheimatet.
- **Verwendete Pflanzenteile:** Angewendet werden die oberirdischen Pflanzenteile, das Kraut.

bei Verstopfung angewendet. Über diese Heilanzeigen hinaus hat Erdrauch leicht abführende und harntreibende Eigenschaften. Er wird deshalb auch weiterhin als »Blutreinigungsmittel« eingesetzt.

Anwendung
Fertigpräparate Erdrauchkraut ist Bestandteil einiger Fertigarzneimittel zur Behandlung von Gallenbeschwerden.
Tee Übergießen Sie zwei Teelöffel Erdrauchkraut mit einem Viertelliter Wasser. Das Gemisch zum Sieden bringen, zehn Minuten ziehen lassen und dann abseihen. Von diesem Tee trinken Sie täglich drei Tassen – nicht mehr, da sonst der Blutdruck zu sehr sinken könnte.

Erdrauch
- wirkt abführend
- ist blutreinigend
- wirkt harntreibend
- entwässert
- regt die Nierentätigkeit an
- fördert die Verdauung

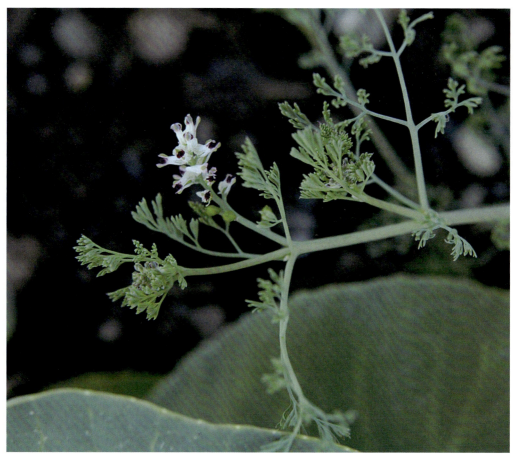

Die filigrane, rötlich blühende Erdrauchpflanze ist vor allem gegen Gallenbeschwerden wirksam. Sie regt aber auch die Wasserausscheidung an und ist deshalb Bestandteil vieler Blutreinigungs- und Entschlackungstees.

Estragon
Artemisia dracunculus L.

Zu den Wurzeln
Die mehrjährige, bis zu einem Meter hohe Pflanze besitzt lanzettliche grüne Blätter. Die herabhängenden Blütenköpfe erscheinen in einem zarten Grün. Das Estragonkraut sollten Sie frisch verwenden, da es getrocknet nur noch ein sehr schwaches Aroma besitzt.

Von anno dazumal bis heute
Estragon gilt als das einzige traditionelle deutsche Küchengewürz, das von den Römern noch nicht verwendet wurde. Die ältesten Hinweise über seine Verwendung als Gewürz stammen aus China, und zwar aus dem zweiten vorchristlichen Jahrtausend. Im nahen Osten wird er erstmals Mitte des 12. Jahrhunderts erwähnt, erst mit den heimkehrenden Kreuzfahrern erreichte der Estragon das Abendland.
Früher hielt man Estragonkraut für ein Mittel zur Vorbeugung wie auch zur Behandlung von Schlangenbissen. Abgesehen von dieser recht abenteuerlichen Anwendung diente er – weitaus naheliegender – als Heilmittel bei Wassersucht, Appetitlosigkeit, Magenschwäche und Blähungen.

Dracunculus stammt vom griechischen »dracon« ab und deutet auf die im Volksglauben vermutete Drachen abwehrende Wirkung hin. Früher galt auch ein Bündelchen Estragon in der Tasche als guter Schutz gegen Schlangenbisse.

Wie uns Estragon hilft
Estragon enthält sehr viel Kalium, außerdem Jod und andere Mineralien. Er wirkt verdauungs- und gallenflussfördernd, appetitanregend und krampflösend. Dazu regt er die Nierentätigkeit an und wirkt auf diese Weise harntreibend.

Risiken und Nebenwirkungen
Da Estragon den krebserzeugenden und erbgutschädigenden Stoff Estragol enthält, sollte sein Verzehr auf den gelegentlichen Gebrauch beschränkt werden.

Gegenanzeigen
Während der Schwangerschaft darf Estragon nicht verwendet werden, denn er enthält die giftige Substanz Methylchavicol.

Gesund mit Estragon
Das Estragonkraut ist ein wirksames Mittel zur Unterstützung der Verdauung, ferner lindert es Blähungen und regt den Appetit an. Estragonöl ist ein bewährtes Hausmittel gegen rheumatische Beschwerden und Muskelverspannungen.

Anwendung
Öl Viermal täglich bis zu fünf Tropfen Estragonöl mit einem Kaffeelöffel Honig vermischt in ein Glas lauwarmes Wasser oder Kräutertee geben und trinken.
Essig Für die Herstellung von Estragonessig benötigen Sie je eine Hand voll Estragonkraut, Majoran, Dill, Basilikum, Bohnenkraut und Thy-

---

Steckbrief
- **Volksnamen:** Bertram, Deutscher Estragon, Drachenkraut, Dragon, Dragun, Echter Estragon, Französischer Estragon, Kaisersalat, Schlangenkraut
- **Familie:** Korbblütengewächse (Asteraceae)
- **Blütezeit:** Juli bis Oktober
- **Sammelzeit:** Mai bis Juli
- **Vorkommen:** Die Heimat des Estragon liegt in den südrussischen und mongolischen Steppengebieten. Heute wird er weltweit als Würzpflanze kultiviert. In Südeuropa findet man Estragon auch als Wildpflanze.
- **Verwendete Pflanzenteile:** Angewendet wird das blühende Kraut.

mian. Diese Kräuter werden mit einer großen, fein gehackten Zwiebel in einer Glasflasche mit einem Liter Weinessig übergossen. Gut verschlossen für zwei Monate an einem nicht zu kühlen Platz, jedoch vor Sonnenstrahlen geschützt, stehen lassen. Danach wird der Essig durch ein feines Sieb filtriert und in Flaschen gefüllt – eine wunderbare Würze für Mayonnaisen, Salatsaucen und Senfzubereitungen.

Estragon
- hilft gegen Appetitlosigkeit
- fördert die Verdauung
- stärkt den Magen
- regt die Nieren an
- fördert den Stoffwechsel
- wirkt harntreibend

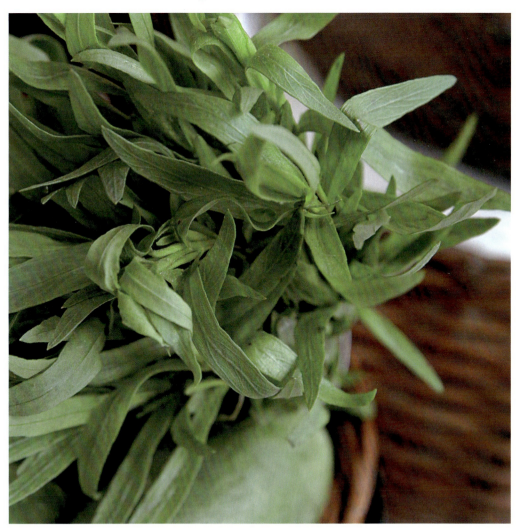

Estragon unterstützt die Verdauung und regt den Appetit an. In der Küche ist er unentbehrlich zum Aromatisieren von Essig, Senf und Saucen. Dennoch sollten Sie nicht zu viel davon verwenden.

Eukalyptus

Eucalyptus globulus Labill.

Zu den Wurzeln

Was wären sie ohne ihn, die Koalabären, die australischen Vorfahren unserer Teddybären – sie brauchen den Eukalyptusbaum, dessen schwertförmige, blaugrüne Blätter ihre Nahrung darstellen. Außer auf dem fünften Kontinent findet man den Eukalyptus heute kultiviert auch in Ägypten, Algerien, auf der Iberischen Halbinsel, in Indien und in Südafrika. Der Eukalyptusbaum gilt als einer der höchsten Bäume der Erde. Seine Wurzeln reichen tief ins Erdreich hinunter und vermögen auf diese Weise noch die tiefsten Wasseradern aufzuspüren. Das Eukalyptusöl wird durch Wasserdampfdestillation aus den Blättern gewonnen. Es hat einen zitronigen, kampferartigen Duft – zwar nicht eben betörend, jedoch sehr erfrischend und anregend.

Von anno dazumal bis heute

Den australischen Ureinwohnern und später auch den weißen Kolonialherren war der Eukalyptusbaum ein Allroundmittel. Sein gelbes ätherisches Öl gilt bis heute als wirksames Heilmittel bei einer Vielzahl von Beschwerden, insbesondere gegen alle Arten von Atemwegserkrankungen.

Wie uns Eukalyptus hilft

Die Eukalyptusblätter enthalten ätherisches Öl, das vorwiegend aus Eukalyptol besteht. Daneben finden sich Monoterpene sowie Gerbstoffe, Flavonoide und Phenolkarbonsäuren. Eukalyptusöl ist schleimlösend und fördert den Auswurf. Zudem wirkt es krampflösend und antiseptisch, vor allem in den Atem- und Harnwegen. Äußerlich angewendet, regt das Öl die Durchblutung der Haut an und fördert die Wundheilung.

Eukalyptusöl, Eucalypti aetheroleum, findet sich auch in der Liste der pflanzlichen Mittel für den »well-established medicinal use« (→ Seite 54).

Risiken und Nebenwirkungen

Die längerfristige innerliche Anwendung von Eukalyptusöl kann bei empfindlichem Magen zu vorübergehenden Beschwerden, unter anderem Durchfall oder Übelkeit, führen.

Gegenanzeigen

Wenn Sie unter entzündlichen Erkrankungen im Magen-Darm-Bereich, beispielsweise Gastritis leiden, sollten Sie keine Eukalyptuspräparate einnehmen und generell die innere Anwendung ätherischer Öle meiden. Eukalyptusöl sollten Sie auch bei Kindern unter zehn Jahren nicht anwenden.

Gesund mit Eukalyptus

Eukalyptuspräparate werden innerlich und äußerlich bei Erkältungskrankheiten eingesetzt. Bei rheumatischen Beschwerden und Muskelschmerzen oder -krämpfen können Einreibungen mit dem Öl die Behandlung unterstützen. Dies gilt auch für Hautunreinheiten und Akne: Die antiseptische Wirkung des Eukalyptusöls

---

Steckbrief

- **Volksnamen:** Fieberbaum, Blauer tasmanischer Gummibaum
- **Familie:** Myrtengewächse (Myrtaceae)
- **Blütezeit:** April bis Oktober
- **Sammelzeit:** Während der Blütezeit
- **Vorkommen:** Ursprünglich ist der Baum in Australien zu Hause. Inzwischen wird Eukalyptus jedoch auch in anderen subtropischen Gebieten angebaut.
- **Verwendete Pflanzenteile:** Zu medizinischen Zwecken werden die Blätter älterer Bäume verwendet. Aus ihnen wird das ätherische Öl destilliert.

kann auch hier eine wirksame Hilfe sein. Und wenn Sie müde und antriebslos sind, sollten Sie einmal einen Weckversuch mit dem Öl starten. Einige Tropfen auf ein Taschentuch träufeln und daran schnüffeln – das macht den müden Geist wieder frisch. Achten Sie darauf, dass Sie kein Eukalyptusöl in die Augen bekommen, denn das sorgt für unangenehmes Brennen und Tränen.

Anwendung
Fertigpräparate Präparate mit Eukalyptusöl bekommen Sie als Tropfen, Badezusätze oder Balsam.
Öleinreibungen Eukalyptusöl können Sie gut für Einreibungen verwenden. Dazu sollten Sie das ätherische Öl allerdings mit einem fetten Öl wie Mandelöl oder Olivenöl mischen – zehn Tropfen Eukalyptusöl auf zwei Esslöffel. Denn pur kann das ätherische Öl die Haut zu sehr reizen. Pur können Sie das Öl hingegen auf ein Taschentuch träufeln. Ein tiefer Atemzug, und schon ist eine verstopfte Nase wieder frei.

Fragen Sie Ihren Arzt oder Apotheker
Präparate mit Eukalyptusöl sind beispielsweise:
Bronchoforton Kapseln oder Salbe
Olynth Erkältungsbalsam
Pinimenthol
Risin
Sinuforton Tropfen
tetesept
Weleda Bronchialbalsam und Nasenöl
Wick VapoÖl

> ### Eukalyptusöl
> ► wirkt antiseptisch
> ► löst Krämpfe
> ► fördert den Auswurf von Schleim
> ► unterstützt die Wundheilung

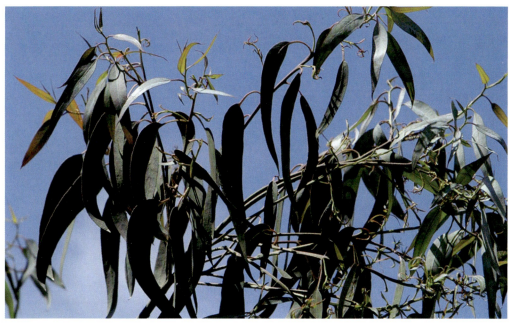

Der in Australien heimische Eukalyptusbaum enthält ein ätherisches Öl, das vor allem bei Atemwegsbeschwerden und Entzündungen zuverlässig hilft. Jedes Kind kennt seinen Duft von Hustenbonbons und Einreibemitteln.

Faulbaum

Rhamnus frangula L.

Zu den Wurzeln

Der Faulbaum wächst bevorzugt an Wegrändern, im feuchten Niederwald und auch in Hecken. Die Blätter des bis zu drei Meter hoch wachsenden Strauches sind oval, und am Ende stumpf. Die unscheinbaren Blüten bringen kugelige Früchte hervor, die anfänglich grün, später rot und zur Reife schwarzviolett werden. Verwendet wird nur die Rinde des Faulbaums, die Früchte sind giftig. Vor Verwendung muss man die Rinde mindestens ein Jahr lagern. Dadurch werden die enthaltenden schädlichen Stoffe zerstört, die sonst zu Übelkeit, Erbrechen, Koliken und blutigen Durchfällen führen können.

Von anno dazumal bis heute

Der Faulbaum fand seit dem 14. Jahrhundert Anwendung in der Heilkunde und wurde auch in den alten Kräuterbüchern beschrieben. Man nutzte in erster Linie seine zuverlässige abführende Wirkung – bis heute ist das sein Haupteinsatzgebiet.

Die aus Faulbaumzweigen hergestellte Holzkohle soll besonders gut für Schießpulver geeignet sein – daher der volkstümliche Name Pulverholz.

Der Faulbaum ist nach dem unangenehmen Geruch benannt, der beim Brechen des Holzes entsteht.

Wie uns Faulbaum hilft

Die Rinde des Faulbaums enthält die Wirkstoffe Anthron und Anthraol. Durch Lagern oxidieren diese Stoffe zu Anthrachinonen, die abführend und leicht harntreibend wirken: Sie sorgen dafür, dass Wasser und Elektrolyte im Darm gehalten werden. Dadurch wird die Peristaltik, die Bewegung der Darmmuskulatur, angeregt und eine abführende Wirkung erreicht. Bis diese eintritt, dauert es allerdings einige Stunden, bis die Anthrachinone am Ort des Geschehens eingreifen können.

Risiken und Nebenwirkungen

In Einzelfällen kann die Einnahme von Faulbaumrinde zu krampfartigen Magen-Darm-Beschwerden führen. In diesen Fällen muss die Dosierung reduziert werden.

Wie bei jedem – auch bei jedem pflanzlichen – Abführmittel sollten Sie auch bei der Einnahme von Faulbaumrinde sehr vorsichtig sein. Trinken Sie höchstens ein bis zwei Wochen lang täglich eine Tasse Faulbaumtee. Bedingt durch die abführende Wirkung werden dem Körper vermehrt Kalium und andere Mineralstoffe entzogen. Dies führt zu einer Störung des Elektrolythaushalts und somit erneut zu Verstopfung. Langfristig kann es auch zu Nierenschädigung, Muskelschwäche und Störungen der Herzfunktion kommen – Effekte, die auch bei anderen Abführmitteln auftreten können, wenn man sie über lange Zeiträume hinweg regelmäßig einnimmt. Bei Überdosierung von Faulbaum kann

---

Steckbrief

- **Volksnamen:** Gichtholz, Grindholz, Hundsbeere, Schusterholz, Amselkirschbaum, Kreuzdorn, Fulholz, Hundsbaum, Knitschelbeerbaum, Läusebaum, Mausbaum, Pulverholz, Scheißkerschen, Hexendorn, Stinkboom
- **Familie:** Kreuzdorngewächse (Rhamnaceae)
- **Blütezeit:** Mai bis Juli
- **Sammelzeit:** Vor der Blüte im Frühjahr
- **Vorkommen:** Der Faulbaum ist im gesamten europäischen Raum anzutreffen, häufig im Unterholz feuchter Wälder, an Bachläufen und in Mooren.
- **Verwendete Pflanzenteile:** Arzneilich verwendet wird die Rinde.

es zu Vergiftungserscheinungen kommen – gekennzeichnet durch Übelkeit, Erbrechen, kolikartige Bauchschmerzen und blutige Durchfälle. Rufen Sie in einem solchen Fall sofort einen Notarzt.
Bei Verstopfung sollten Sie grundsätzlich zuerst einmal auf »harmlosere« Hausmittel zurückgreifen und erst bei hartnäckiger Verstopfung und heftigeren Beschwerden, nach Rücksprache mit einem Arzt, zu Faulbaumrindentee greifen.

Gegenanzeigen
Faulbaumpräparate dürfen nicht während Schwangerschaft und Stillzeit sowie bei Kin-

Faulbaum
➤ wirkt abführend
➤ regt die Darmperistaltik an
➤ fördert die Harnausscheidung
➤ wirkt entwässernd

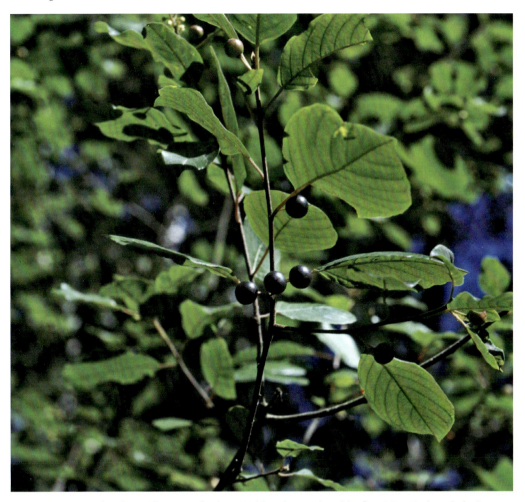

In ganz Europa wächst der Faulbaum an feuchten Waldrändern und Bachläufen. Seine Rinde enthält einen hoch wirksamen abführenden Stoff, der allerdings nicht im Übermaß eingenommen werden sollte.

dern unter zwölf Jahren angewendet werden. Auch bei entzündlichen Darmerkrankungen, Darmverschluss oder Bauchschmerzen unbekannter Ursache ist die Anwendung zu unterlassen.

Gesund mit Faulbaum

Faulbaumrinde wird überwiegend als Abführmittel eingesetzt: ob bei Verstopfung, zur Darmentleerung vor Operationen oder als Abführmittel bei Hämorrhoiden und Analfissuren. In der traditionellen Volksmedizin fand die Heilpflanze auch Anwendung bei Gallenleiden, Magenbeschwerden und Wurmbefall. In diesen Fällen wird Faulbaum heute nicht mehr empfohlen. Ein Faulbaumrindentee wird jedoch nach wie vor zu Entschlackungskuren verabreicht.

Faulbaumrinde, gewonnen aus dem verwandten Amerikanischen Faulbaum, Rhamni purshianae cortex, gehört mit zu den für den »well-established medicinal use« (→ Seite 54) empfohlenen Pflanzen.

Anwendung

Fertigpräparate Am einfachsten und sichersten – angesichts der schädlichen Inhaltsstoffe – ist die Anwendung in Form von fertigen Präparaten aus der Apotheke, die Faulbaumrinde enthalten.

Tee Übergießen Sie einen Teelöffel zerkleinerte und getrocknete Faulbaumrinde mit einer Tasse kochendem Wasser. Fünf Minuten zugedeckt ziehen lassen, dann abseihen. Von dem Tee trinken Sie täglich eine, maximal zwei Tassen. Die abführende Wirkung tritt allerdings erst nach etwa acht (!) Stunden ein. Durch Zusatz von Honig und etwas Fenchelsamen können Sie den nicht gerade angenehmen Geschmack des Faulbaumrindentees verbessern.

Fragen Sie Ihren Arzt oder Apotheker
Ein Präparat mit Zubereitungen aus Faulbaum ist beispielsweise:
Legapas Tropfen

Faulbaum in der indianischen Medizin

Bei den Indianern Mexikos erzählt man sich heute noch, dass einst ein spanischer Missionar, der an chronischer Verstopfung litt, von ihren Vorfahren durch Faulbaumrinde von seinen Leiden kuriert wurde. Die »heilige Rinde«, von den Spaniern nach indianischem Vorbild »cascara sagrada« genannt, gilt als eines der wirksamsten natürlichen Abführmittel. Bislang konnte ihm kein chemisches Präparat den Rang ablaufen. Entsprechend ist Faulbaumrinde mit das bekannteste indianische Medikament. Es ist in den USA in Form von Tabletten, Pulvern, Kapseln in jedem Drugstore zu bekommen.

In der Medizin der amerikanischen Ureinwohner wird einer harmonischen Verdauung eine wesentliche Bedeutung für die Gesundheit beigemessen. Viele Medizinmänner, darunter der bekannte Heiler Lame Deer, gehen davon aus, dass der regelmäßige Genuss der »heiligen Rinde« Krankheiten vorbeugt, die im Zusammenhang mit einer gestörten Verdauung stehen. Allerdings wirkt der Amerikanische Faulbaum (Rhamnus purshiana) etwas sanfter als der bei uns wachsende Faulbaum (R. frangula).

Wissenschaftliche Untersuchungen haben das inzwischen bestätigt: Tee aus Faulbaumrinde stärkt die Abwehrkräfte und stabilisiert den gesamten Gesundheitszustand langfristig. In Mexiko wird er sogar zur Behandlung von Malaria und bei Gallensteinen genommen. Langsam zerkaut ist Faulbaumrinde auch ein Schmerzmittel, speziell gegen Zahnweh.

Fenchel

Foeniculum vulgare Mill. Spp. Vulgare

»Nützen soll er den Augen, wenn Schatten sie trübend befallen, und sein Same, mit Milch einer Mutterziege getrunken, lockre, so sagt man, die Blähung des Magens und fördere lösend alsbald den zaudernden Gang der lange verstopften Verdauung. Ferner vertreibt die Wurzel des Fenchels, vermischt mit dem Weine, Trank des Lenaeus, und so genossen, den keuchenden Husten.«

(Aus dem »Hortulus« des Walahfrid Strabo)

Zu den Wurzeln

Obwohl der Fenchel aus mediterranen Gefilden stammt, ist er auch bei uns winterhart. Je nach Sorte kann er bis zu zwei Meter hoch werden. Die Blätter sind zart gefiedert, die Blüten stehen in großen, abgeflachten Dolden. Aus den kleinen gelben Einzelblütchen entwickeln sich

> **Fenchel**
> - hat sehr gute entblähende Wirkung
> - fördert die Darmperistaltik
> - wirkt husten- und schmerzlindernd
> - löst Krämpfe
> - lindert Augenentzündungen und andere Augenleiden
> - beruhigt überreizte Nerven und fördert den Schlaf
> - hat reinigende Wirkung auf die Gebärmutter und regt die Milchbildung an

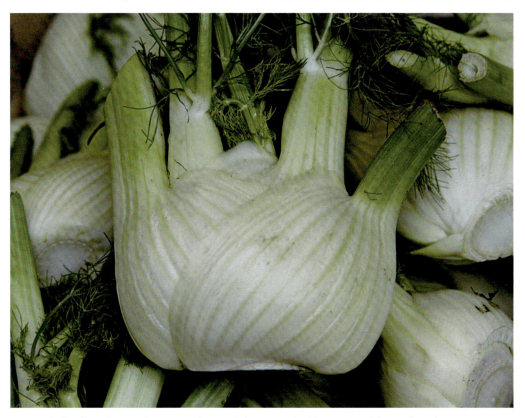

Die Fenchelknolle ist botanisch eine Speicherzwiebel mit Speicherblättern. Wird die Knolle nicht geerntet, erscheinen im zweiten Jahr die Samenstände.

die aromatischen Samen. Auf Grund seiner ansprechenden Optik findet sich der Fenchel nicht nur im Gewürzbeet, sondern auch häufig als Zierpflanze in den Gärten.

Von anno dazumal bis heute

Was der Verfasser des berühmten botanischen Lehrgedichtes Hortulus seinen Zeitgenossen um das Jahr 900 nahe legte, ist bis heute eines der wichtigsten Anwendungsgebiete des Fenchels geblieben: die »Blähung des Magens«. Auch in anderen medizinischen Schriften des Mittelalters, wie dem »Regimen sanitatis Salernitanum« finden sich dahingehende Empfehlungen: »Fenchelsamen entleeret den Leib von verhaltenen Winden« heißt es dort.

Interessant ist der Rat des römischen Arztes und Naturforschers Plinius. Dieser hatte beobachtet, wie Schlangen nach der Häutung Fenchel fressen, und vermutete, dass die Tiere dadurch ihre Augen stärken. Von den Reptilien auf den Menschen schließend, empfahl der Römer den Fenchel für Augenwaschungen – hierfür wird Fencheltee bis heute traditionell angewendet. Der römische Heilgelehrte erwähnte den Fenchel in seinen Schriften übrigens gegen insgesamt 22 Gebrechen – ein beachtlich breites Anwendungsspektrum.

Der Fenchel ist eine nicht nur in unseren Breiten, sondern auch in Indien, Ägypten und China seit dem Altertum verwendete Würz- und Heilpflanze.

Im Mittelalter galt das Doldengewächs auch als wirksames Schutzmittel vor bösem Zauber, vor Dämonen und Hexenkräften. Man stopfte Fenchel in die Schlüssellöcher und hängte ihn über die Tür: »Er hilft bei Schmerzen und widersteht dem Gifte. Er ist mächtig gegen Feindeshand und plötzliche, unerwartete List und gegen Hexerei seitens übler Kreaturen.«

Hildegard von Bingen hatte den Fenchel zu einer ihrer Lieblingspflanzen erkoren, über deren Wirkungen die Äbtissin festhalten ließ: »Und wie auch immer er gegessen wird, macht er den Menschen fröhlich und vermittelt ihm angenehme Wärme und guten Schweiß, und er verursacht gute Verdauung. Denn wer Fenchel oder seinen Samen täglich nüchtern isst, der vermindert den üblen Schleim oder die Fäulnisse in ihm, und er unterdrückt den üblen Geruch seines Atems, und er bringt seine Augen zu klarem Sehen, von guter Wärme und guten Kräften.«

In der mittelalterlichen Medizin wurde Fenchel gegen eine Vielzahl weiterer Beschwerden eingesetzt, so beispielsweise bei Zahnschmerzen, wogegen man ihn frisch zerkauen und den Brei vor dem Schlucken eine Weile im Mund behalten sollte, oder aber gegen Lungenleiden. »Der Trunk von einer Schale Fenchelsaft zeigt eine sehr nützliche Wirkung und birgt keinerlei Gefahr, auch wenn er einem Fiebernden verabreicht wird«, steht etwa im Lorscher Arzneibuch zu lesen.

Weitere Indikationen der Klosterärzte waren Verdauungsschwäche und Erbrechen, Blasen- und Nierenschmerzen sowie geschwollene Leistendrüsen. Darüber hinaus sollte Fenchel den »Rotz zum Stehen bringen« sowie »auftre-

---

Steckbrief

- **Volksnamen:** Brotsamen, Frauenfenchel, Kinderfenchel, Langer Anis
- **Familie:** Doldengewächse (Apiaceae)
- **Blütezeit:** Juni bis Oktober
- **Sammelzeit:** Frühherbst
- **Vorkommen:** Fenchel kommt ursprünglich aus dem Mittelmeergebiet. Heute findet er sich jedoch in ganz Europa, Asien, Afrika und Südamerika.
- **Verwendete Teile:** Zu medizinischen Zwecken verwendet werden die Früchte des Fenchels.

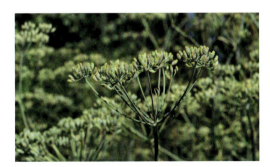

Tee aus Fenchelsamen ist ein bewährtes Hausmittel bei Blähungen von Kindern und Erwachsenen, er hilft aber auch bei krampfartigem Husten, überreizten Nerven, Einschlafstörungen und fördert die Milchbildung.

tende Heiserkeit nehmen«. Diese beiden Heilanzeigen liegen schon nahe an den heutigen: Fenchelölpräparate als Sirupe oder zur Inhalation werden zur Behandlung von Erkältungskrankheiten der Atemwege mit zähflüssigem Schleim offiziell empfohlen. Auch eine Abhandlung des Leibarztes von Kaiser Ferdinand I. über »Natur / Krafft / vnd Würckung des Fenchels«, 1563 in Prag veröffentlicht, enthält bereits alle Heilanzeigen, die auch heute noch in der Naturheilkunde Beachtung finden.

Wie uns Fenchel hilft

Die Fenchelfrüchte enthalten Proteine, Flavonoide und Cumarine sowie ein ätherisches Öl, dem die Hauptwirkung von Fenchel zugeschrieben wird. Es hat vor allem schleim- und krampflösende Eigenschaften und entfaltet auch leicht antiseptische Wirkungen. Darüber hinaus wirkt es durchblutungsfördernd.

Risiken und Nebenwirkungen

Bei längerfristiger Anwendung von Fenchel kann es in seltenen Fällen zu allergischen Reaktionen der Haut oder der Atemwege kommen.

> *Der heilkundige Pfarrer Sebastian Kneipp lobte den Fenchel als wirksames Husten- und Beruhigungsmittel bei Kindern und gegen Asthma.*

Gegenanzeigen

Fenchelöl in der Schwangerschaft weder innerlich noch äußerlich anwenden.

Gesund mit Fenchel

Fenchel wird heute vor allem als Tee bei Husten, leichten krampfartigen Magen-Darm-Beschwerden, Völlegefühl und Blähungen sowie zur Beruhigung von Kindern angewendet. Dafür sollten die Fenchelfrüchte zerdrückt werden, damit das ätherische Öl freigesetzt wird. Zur Behandlung von Blähungen kann auch das ätherische Fenchelöl mit etwas Wasser verdünnt genommen werden. Darüber hinaus findet Fenchel in Form von Tee aus den Samen bei der Behandlung von Katarrhen der oberen Luftwege häufige Anwendung.

Anwendung

Fertige Präparate Extrakte aus den Fenchelfrüchten oder das ätherische Öl sind in pflanzlichen Kombinationspräparaten enthalten.

Tee Ein Klassiker der Volksmedizin: Tee aus Fenchelfrüchten ist eines der bekanntesten Hausmittel bei Blähungen – besonders bei Kindern – sowie bei anderen Verdauungsbeschwerden und Erkältungen. Für den Tee übergießen Sie einen Teelöffel zerdrückter Fenchelfrüchte mit zwei Tassen kochendem Wasser und seihen dies nach zehn Minuten ab. Den Tee können Sie auch gut zu Augenwaschungen verwenden. Allerdings sollten Sie dazu destilliertes, keimfreies Wasser verwenden.

Fragen Sie Ihren Arzt oder Apotheker

Präparate mit Zubereitungen aus Fenchel:
Em-medical Tropfen oder Tee
Gastrysat Bürger
Sidroga Fenchel
Stern Biene Fenchelsirup mit Honig

Fichte

Picea abies

Zu den Wurzeln

Die Fichte hat eine glatte, hellbraune Rinde, die sich später rotbraun bis grau färbt und in dünnen Schuppen abblättert. Der Durchmesser des Stamms kann bis zu zwei Meter betragen. Die fast waagerecht abstehenden Äste sind etagenartig angeordnet und regelmäßig verzweigt. Die immergrünen, nadelförmigen Blätter sind linealisch und nahezu vierkantig. Die männlichen Blüten sind kurz und als Kätzchen ausgebildet. Die weiblichen Zapfen werden bis zu sechs Zentimeter lang.

> *Das Burgunderharz (Pix burgundica) ist ein gelbes, krümeliges Harz, das durch Schmelzen aus dem Harz der Fichte gewonnen wird.*

Von anno dazumal bis heute

In der Volksmedizin galt ein Tee aus Fichtensprossen als wirksames Mittel zur Blutreinigung. Die Sprossen, in Honig oder Zucker eingelegt, wurden als Fichtenhonig bei Husten und Erkältungskrankheiten verwendet.

Das Fichtenharz, auch »Burgunderharz« oder »Waldweihrauch« genannt, wurde noch bis ins letzte Jahrhundert als preisgünstiger Ersatz für den sehr viel teureren Weihrauch genutzt. Fichtenharz wirkt keimtötend und wurde deshalb vielfach zu Reinigungs- und Desinfektionsräucherungen eingesetzt. Ebenso hat man Heilsalben aus dem Harz angerührt. In alten Kräuterbüchern wurde empfohlen, das Fichtenharz zur Verfeinerung einige Zeit in einen Ameisenhaufen zu legen, damit es dort durch die Ameisensäure fermentierte.

Wie uns Fichte hilft

Die Fichte wird zwar vor allem als Holzlieferant genutzt, die jungen Triebe dienen aber auch als Heilmittel. Denn das aus den frischen Nadeln, Zweigspitzen oder Ästen gewonnene ätherische Öl löst zähflüssigen Schleim in den Bronchien und bewirkt eine erhöhte Durchblutung. Darüber hinaus hat das Öl leicht antibiotische, also keimtötende Eigenschaften.

Risiken und Nebenwirkungen

Bei der Anwendung von unverdünntem Fichtenöl können Reizungen von Haut- und Schleimhäuten auftreten.

Gegenanzeigen

Das unverdünnte Öl darf nicht bei Keuchhusten und Bronchialasthma angewendet werden, da es dadurch zu Krämpfen kommen kann.

Gesund mit Fichte

Zubereitungen mit Fichtennadelextrakten werden gerne bei Erkältungen und Atemwegsbeschwerden angewendet: Sie verbessern die Nasenatmung, wirken schleimlösend bei Husten und Bronchitis und sind antibakteriell. Auch bei Durchblutungsstörungen kann die Fichte erfolgreich eingesetzt werden – am besten in Form von Einreibungen mit Fichtennadelextrakten oder -öl. Diese können auch Nervenschmerzen, so genannte Neuralgien, und rheumatische Beschwerden lindern.

Steckbrief

- **Volksnamen:** Hertzbaum, Zahmer Zirbelbaum, Welscher Tann, Kinholtz, Kyfferholtz, Feuren, Meerfichten, Bergzirbelbaum
- **Familie:** Kieferngewächse (Pinaceae)
- **Blütezeit:** Mai bis Juni
- **Sammelzeit:** Frühjahr
- **Vorkommen:** Das natürliche Verbreitungsgebiet erstreckt sich über große Teile Europas bis weit nach Ostasien – wo auch der Ursprung des Baumes zu suchen ist.
- **Verwendete Pflanzenteile:** Medizinische Anwendung finden die jungen Triebe.

Anwendung

Löwenzahn-Fichtenspitzen-Honig Eine wohlschmeckende Hustenarznei, die sich auch als Brotaufstrich oder zum Süßen eignet: Lassen Sie je eine Hand voll aufgeblühte Löwenzahnblüten und Fichtenspitzen in einem Liter kaltem Wasser über Nacht stehen. Am nächsten Tag wird das Ganze für eine Stunde aufgekocht und nochmals eine Nacht stehen gelassen. Jetzt wird die Masse durch ein Tuch gefiltert und gut ausgedrückt. 400 Gramm braunen Kandiszucker unterrühren und dann mindestens sechs Stunden köcheln lassen (nicht kochen), bis ein sirupartiger Zustand erreicht ist. Noch heiß in Marmeladengläser abfüllen – so hält sich der Honig viele Jahre.

Tinktur Folgendes Rezept empfiehlt sich bei Muskel- und Nervenschmerzen, Husten und Bronchitis: Füllen Sie eine Flasche zur Hälfte mit frischen Fichtennadeln (rund 10 Gramm) und geben darauf 50 Milliliter 70-prozentigen Alkohol. Dann verschließen Sie die Flasche luftdicht und lassen sie zwei Wochen an einem sonnigen Platz stehen. Danach filtern Sie die Flüssigkeit durch ein Tuch ab. Mit der Tinktur reiben Sie die zu behandelnden Hautstellen mehrmals pro Tag ein.

Badezusatz Zur allgemeinen Stärkung und Kräftigung und bei Gliederschmerzen: Kochen Sie 500 Gramm Fichtennadeln in zwei Liter Wasser auf und geben diesen Sud noch heiß ins Badewasser. Maximal 10 Minuten baden, sonst wird der Kreislauf zu sehr belastet.

Fragen Sie Ihren Arzt oder Apotheker

Präparate mit Zubereitungen aus Fichte sind beispielsweise:
Bronchoforton Salbe
Lindofluid N
Weleda Bronchialbalsam

> **Fichte**
> ➤ wirkt antibakteriell und desinfizierend
> ➤ löst Schleim
> ➤ fördert die Durchblutung

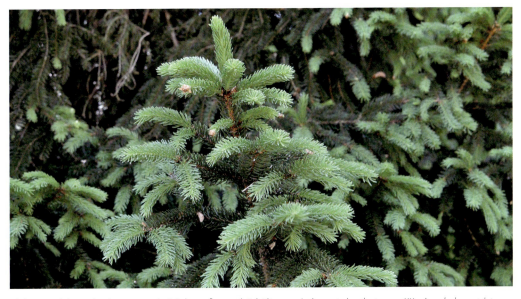

Fichtennadelextrakte lassen uns bei Schnupfen und Erkältung wieder gut durchatmen. Weniger bekannt ist, dass man aus Fichtenspitzen und Löwenzahnblüten einen wohlschmeckenden Hustensirup herstellen kann.

Fingerhut

Digitalis purpurea L.

Zu den Wurzeln

Das zweijährige, bis zu zwei Meter hohe Kraut wächst bevorzugt auf kalkarmen bis kalkfreien, mäßig sauren und stickstoffhaltigen Böden. Im ersten Jahr bildet sich aus dem winzigen Samen eine kräftige Rosette, deren üppige Blätter bereits verwendet werden können. Im darauf folgenden Frühjahr schießt der Spross empor, an dem spiralig die Blütenknospen sitzen. Die purpurroten Blüten wenden sich im Aufblühen zur Seite mit dem stärksten Lichteinfall – der Sonne entgegen.

Von anno dazumal bis heute

Der Fingerhut wurde erstmals unter dem Namen »foxes glofa« in einer walisischen Sammlung von Rezepten, die auf das 6. Jahrhundert datiert ist, erwähnt. Er soll allerdings bereits im 5. Jahrhundert in Irland heilkundlich genutzt worden sein. Man nannte die Pflanze damals »Frairie's Herb« und versuchte mit ihr »verhexte« Kinder zu heilen – was angesichts der Giftigkeit des Fingerhuts oft tödlich endete. Seit dem 11. Jahrhundert wurde der Fingerhut auch in England angewandt: Rhiwallon, der Leibarzt eines Prinzen aus Wales, fasste im 13. Jahrhundert Heilrezepte mit Fingerhut in dem Arzneibuch »Meddygon Myddvai« zusammen. Er beschreibt darin die äußerliche Anwendung von Fingerhutblättern, als Brei angerührt gegen Schwellungen und Abszesse, sowie den innerlichen Gebrauch, vor allem gegen Kopfschmerzen.

In Mitteleuropa wird der Fingerhut unter dem volkstümlichen Namen Fuchskraut erstmals um 1460 in der »Wündth-Ertznei« des Heinrich von Pfalzpaint beschrieben – allerdings nur die äußerliche Anwendung, was möglicherweise darin begründet ist, dass man die Giftwirkung der Pflanze scheute. Der Botaniker Leonhart Fuchs (→ Seite 10) erwähnte schließlich den Fingerhut als Brech- und Abführmittel. Der therapeutische Einsatz zu diesen Zwecken beruhte jedoch überwiegend auf Vergiftungen, und es kam entsprechend häufig zu Todesfällen. Überhaupt war der Fingerhut ein gerne und vielfach gebrauchtes Mittel, um unliebsame Zeitgenossen zu beseitigen. So geriet die Pflanze nicht von ungefähr in Verruf.

Erst durch die Forschungen des Schotten William Withering (1741–1799) sollte sich die Bedeutung des Fingerhuts für die Medizin erweisen. Die Ergebnisse seiner Arbeiten ließen den Fingerhut alsbald zur ersten Arzneipflanze der modernen Medizin aufsteigen. Withering, Arzt, Botaniker und Mineraloge in Birmingham, bewies im 18. Jahrhundert die Wirkung des Fingerhuts bei Herzmuskelschwäche, genau genommen per Zufall. Denn Withering behandelte zunächst die durch das Herzleiden verursachte Wassersucht mit einem Fingerhuttee. Wie sich herausstellte, besserte sich damit

> *Fingerhut hat seinen Namen wegen seiner Blütenform. Auf diese bezieht sich auch der Gattungsname Digitalis: digitabulum heißt Fingerhut.*

Steckbrief

- **Volksnamen:** Fingerpiepen, Handschuhkraut, Potschen, Roter Fingerhut, Waldglocke, Waldnönnchen, Waldschelle
- **Familie:** Braunwurzgewächse (Scrophulariaceae)
- **Blütezeit:** Juni bis August
- **Sammelzeit:** Fingerhut sollte nur in verschriebenen Fertigpräparaten angewendet werden.
- **Vorkommen:** Beheimatet ist der Fingerhut in Europa, vor allem dem östlichen Mittelmeerraum, Nordafrika und eingebürgert in Neufundland und Neuschottland.
- **Verwendete Pflanzenteile:** Arzneilich verwendet werden die Blätter.

auch das eigentliche Übel, die Herzschwäche. Akribisch suchte der britische Arzt daraufhin nach den wirksamen Bestandteilen der Pflanze – er fand sie in den Blättern. Allerdings erwies sich die Anwendung des Fingerhuts als nicht unproblematisch, denn zwischen der wirksamen und der giftigen Dosis liegt nur eine geringe Differenz. Heute nennt man das eine »enge therapeutische Bandbreite«. Dazu kommt, dass der Wirkstoffgehalt des Fingerhuts starken Schwankungen unterliegt. Man musste sich deshalb durch eine langsame Steigerung der Dosis an die wirksame Menge herantasten, was Withering im Laufe seiner zehnjährigen Studien und Versuche zum Einsatz von Fingerhut nach und nach gelang.

Gegen Ende des 19. Jahrhunderts isolierten Wissenschaftler erstmals jenen Stoff, der den Fingerhut zur wirksamen Medizin macht: das Glykosid Digitoxin, dessen Struktur dann 1915 aufgeklärt wurde. Der Einsatz synthetischer Glykoside machte die Therapie mit Digitalis wesentlich sicherer.

Vincent van Gogh hat vermutlich unter dem Einfluss von Digitalis purpurea einige seiner berühmtesten Bilder gemalt. Van Gogh erhielt Digitalis gegen Depressionen, was zu seiner Zeit durchaus üblich war.

> *Wegen der starken Wirkung der herzwirksamen Glykoside sollten nur standardisierte Fertigpräparate angewendet werden. Von der selbstständigen Zubereitung und Anwendung sollten Sie dringend absehen: Fingerhut ist eine der stärksten Giftpflanzen in unseren Breiten.*

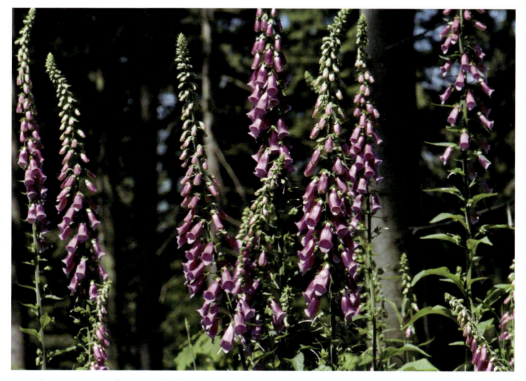

Fingerhut ist extrem giftig – zwei bis drei Gramm können für einen Erwachsenen tödlich sein. In Fertigpräparaten hilft der Digitaliswirkstoff vielen Herzpatienten. Wenden Sie Fingerhut aber nie eigenmächtig an!

Wie uns Fingerhut hilft

Verantwortlich für die Wirkung des Roten Fingerhuts sind die Glykoside, wie Digitoxin, Gitoxin und Digoxin. Sie werden über den Dünndarm aufgenommen und gelangen über das Blutsystem in die Herzmuskulatur, in die Leber und in die Nieren. Digitalisglykoside beeinflussen sowohl Herz- wie Nierenfunktionen: Sie erhöhen die Kontraktionskraft des Herzmuskels und damit dessen Pumpleistung. Dies beschleunigt den Blutumlauf, was seinerseits die Harnausscheidung erhöht und Ödeme ausschwemmt.

Risiken und Nebenwirkungen

Bereits die Einnahme von 0,3 Gramm der getrockneten Blätter bewirkt Vergiftungserscheinungen. Zwei bis drei Gramm können für einen Erwachsenen tödlich sein. Doch selbst bei geringen Mengen muss der Betroffene umgehend ärztliche Hilfe erhalten.

Erste Vergiftungserscheinungen treten ein bis zwei Stunden nach der Einnahme auf. Sie äußern sich zunächst in Erbrechen, Schwindel und Sehstörungen, bei Vergiftungen durch Fingerhutsamen auch durch Durchfälle. Später kommt es zu kolikartigen Schmerzen, Kopfschmerzen, Müdigkeit und Schlaflosigkeit. Toxische Dosen lassen den Puls extrem schnell ansteigen, schädigen die Reizleitung und führen schließlich zum Herzstillstand.

Bereits in therapeutischen Dosen können Kopfschmerzen, Übelkeit und Erbrechen auftreten: Über solche Nebenwirkungen klagen durchschnittlich zehn Prozent der mit Digitalis behandelten Patienten. Höhere Dosen verlangsamen schließlich den Puls, so dass er kaum noch fühlbar ist, und verstärken die Symptome der Herzinsuffizienz. Sie können Psychosen mit Halluzinationen bis hin zum Delirium hervorrufen. Auch wurden Störungen des Farbsehens wie Gelbsehen und unscharfes Sehen beobachtet, beispielsweise sehen die Betroffenen Höfe um helle Lichtquellen.

Für eine Blutspiegelkontrolle muss genau angegeben werden, ob der Patient Digoxin oder Digitoxin einnimmt, denn es besteht Verwechslungsgefahr. Digoxin ist nach einer Woche vollständig durch die Niere ausgeschieden, Digitoxin erst nach drei Wochen.

> *Bei schweren Vergiftungen steht heute ein Gegengift zur Verfügung: ein Digitalis-Antidot mit Digitalis-Antitoxin vom Schaf.*

Gegenanzeigen

Die Empfindlichkeit des Herzens gegenüber Digitalis-Glykosiden ist stark vom Grad seiner Schädigung abhängig. Deshalb muss der verordnende Arzt die standardisierten Medikamente individuell dosieren. Bei richtiger Anwendung gibt es keine Gegenanzeigen.

Gesund mit Fingerhut

Die aus dem Roten Fingerhut gewonnenen Digitalispräparate sind die bekanntesten Herzmittel. Sie kräftigen den Herzmuskel – erhöhen und stabilisieren damit die Pumpleistung des Herzens. Haupteinsatzgebiete für die Therapie mit Herzglykosiden sind Herzschwäche bei oder als Folge von Arteriosklerose und hohem Blutdruck und Herzrhythmusstörungen (zu schneller Herzschlag).

In der Homöopathie spielt Digitalis ebenso eine wichtige Rolle bei der Behandlung des geschwächten Herzens. Das Mittel wird aber auch angewendet bei Depressionen, Schlafstörungen, Migräne, Übelkeit und Prostataleiden.

Anwendung

Fertigpräparate Wenden Sie Digitalis nur und ausschließlich als Fertigarzneimittel mit dem herzwirksamen Glykosid Digitoxin als Inhaltsstoff an. Diese Medikamente sind verschreibungspflichtig – Sie benötigen also ein Rezept.

Flohsamen

Plantago afra L.

Zu den Wurzeln

Flohsamen ist ein einjähriges, aufrecht wachsendes, niedriges Kraut mit schmalen, länglichen Blättern. In den oberen Blattachseln stehen die Blütenzweige und bilden als Blütenstand eine Ähre. Seine Blüten werden durch den Wind bestäubt. Die Samen entwickeln sich in runden Kapseln. Bei Feuchtigkeit quellen sie auf und gelangen im Fell vorbeiziehender Wildtiere oder an den Schuhen der Wanderer klebend an neue Standorte.

Wie uns Flohsamen hilft

Flohsamen wirkt genau genommen auf mechanische Weise: Er hat an der Oberfläche seiner Samen Schleimstoffe. Diese haben die Fähigkeit, enorm aufzuquellen, sobald sie in Kontakt mit Flüssigkeit kommen – auf diese Weise kann ihr Volumen bis auf das 15-Fache anwachsen. Und auf dieser Volumenvermehrung beruht die Wirkung des Flohsamens, denn dadurch wird ein Dehnungsreiz auf die Darmwand ausgeübt, was die Darmbewegungen anregt. Dies und die stuhlerweichende Wirkung sorgen im Verbund für die abführenden Effekte.

In akuten und hartnäckigen Verstopfungsfällen werden vielfach die Flohsamenschalen vorgezogen, denn sie besitzen einen vierfach größeren Quelleffekt als die ganzen Samen, weshalb

> **Flohsamen**
> - regt die Darmtätigkeit an
> - wirkt zuverlässig abführend
> - schützt die Darmschleimhaut
> - verlangsamt die Aufnahme von Zucker ins Blut

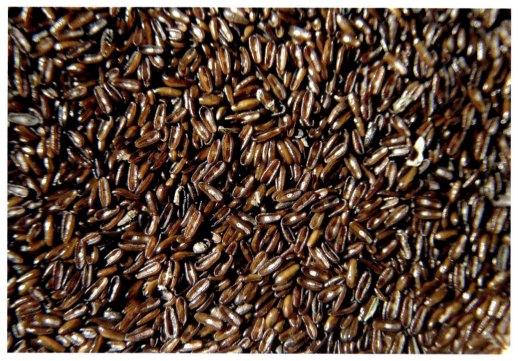

Flohsamen gehören zu den wirksamen Abführmitteln, die man bedenkenlos auch über einen längeren Zeitraum einsetzen kann. Die längerfristige Einnahme von Flohsamen senkt den Cholesterinspiegel.

auch die Dosierung gesenkt werden kann. Die Schleimstoffe des Flohsamens haben zudem die gute Eigenschaft, dass sie die Darmschleimhaut schützen und eventuell vorhandene Giftstoffe absorbieren können.

Flohsamen bewirkt neben einer schwachen cholesterinsenkenden Wirkung auch eine langsamere Aufnahme von Zucker, was für Diabetiker von Bedeutung sein kann. In den USA ist die Pflanze auch zur Vorbeugung der Koronaren Herzkrankheit zugelassen – ein erhöhter Cholesterinspiegel im Blut ist einer der Hauptrisikofaktoren für diese Krankheit.

Auf den ersten Blick überraschend scheint der Einsatz von Flohsamenschalen bei Durchfall. Doch die Schalen binden Wasser und verfestigen so den Stuhl. Bei chronischen Darmentzündungen wie Morbus Crohn oder Colitis ulcerosa können sie daher die Zahl der Durchfälle verringern.

Die im Flohsamen enthaltenen Fette werden leicht ranzig. Zerkleinerter Flohsamen sollte daher höchstens 24 Stunden und vor Feuchtigkeit geschützt aufbewahrt werden.

Risiken und Nebenwirkungen
Beim Abbau der Polysaccharide des Schleims entstehen unter anderem Gase wie Wasserstoff oder Methan. Dies erklärt, warum Flohsamen und -schalen zu Blähungen führen können. Vor allem zu Beginn der Behandlung ist diese Nebenwirkung häufig. Nach zwei bis vier Wochen hat sich die Darmflora umgestellt, die Blähungen verschwinden weitgehend. Im Vergleich mit anderen ballaststoffhaltigen Abführmitteln wie Weizenkleie verursachen Flohsamen weniger Blähungen.

Gegenanzeigen
Flohsamen darf wegen der Gefahr eines Darmverschlusses nicht gleichzeitig mit Medikamenten gegen Durchfall eingenommen werden. Dies betrifft Arzneimittel mit Wirkstoffen wie Diphenoxylat, Diphenoxin, Loperamidhydrochlorid, Opiaten oder verwandten Arzneistoffen. Die Wirkung anderer Medikamente, die mit dem Flohsamen zusammen eingenommen werden, kann verzögert werden. Deshalb sollten Sie Flohsamen immer eine Stunde später einnehmen. Bei insulinpflichtigen Diabetikern kann eine Minderung der Insulindosis erforderlich sein.

Flohsamen darf auch nicht angewendet werden bei Darmverschluss, Verengungen der Speiseröhre oder des Magen-Darm-Kanals, bei Schluckbeschwerden und bei akuten Entzündungen der Speiseröhre, des Magens und des Darms.

Trinken Sie mindestens ein ganzes Glas Wasser zu den Flohsamen, da sie ansonsten nicht richtig quellen und sich zudem ein Pfropf in der Speiseröhre bilden kann.

Gesund mit Flohsamen
Der ganze oder gepulverte Samen sowie auch die Samenschalen werden als mildes Abführmittel eingesetzt. Die offiziell empfohlenen Anwendungsgebiete sind chronische Verstopfung

---

Steckbrief
- **Volksnamen:** Flohkraut, Heusamen, Sandwegerich, Strauchwegerich
- **Familie:** Wegerichgewächse (Plantaginaceae)
- **Blütezeit:** Mai bis September
- **Sammelzeit:** Herbst
- **Vorkommen:** Die Heimat des Flohsamens ist der Mittelmeerraum und Westasien. Kultiviert wird er in Kuba, Indien, Israel, Japan, Pakistan, Spanien, Südbrasilien und in Russland.
- **Verwendete Pflanzenteile:** Arzneilich verwendet werden die Samen.

oder Entzündungen des Dünndarms sowie der Reizdarm. Bei Dünndarmentzündungen kann die Wirkung als Schleimmittel therapeutisch genutzt werden.

Äußerlich werden Flohsamenzubereitungen in Kosmetika wie auch zu Umschlägen bei rheumatischen Erkrankungen und Entzündungen verwendet.

Anwendung
Lassen Sie fünf bis zehn Gramm Flohsamen für etwa eine halbe bis eine Stunde in etwa 100 Milliliter Wasser vorquellen und nehmen diese Menge unter Nachtrinken von mindestens einem Glas Wasser (0,2 Liter) bis zu dreimal täglich ein. Achten Sie dabei auf ausreichende Flüssigkeitszufuhr in Form von Wasser oder Kräutertees – mindestens zwei Liter täglich. Bei ungenügender Flüssigkeitszufuhr kann es sonst zum gefährlichen Darmverschluss kommen.

Im Licht der Wissenschaft
Die längerfristige tägliche Einnahme von zehn Gramm Flohsamen oder -schalen reduziert nachweisbar den Cholesterinspiegel – um zehn Prozent. Dies geht aus einer Studie hervor, an der insgesamt 656 Versuchspersonen über einen Zeitraum von acht Wochen teilnahmen. Während dieser Zeit wurde zudem auf eine fettreduzierte Diät geachtet.

Als Wirkmechanismus wird vermutet, dass Flohsamen Gallensäuren bindet, die mit dem Stuhl ausgeschieden werden. Da Gallensäuren für die Fettverdauung unentbehrlich sind, muss die Leber aus Cholesterin neue Gallensäuren bilden – dies reduziert den Gehalt an Cholesterin im Blut.

Außerdem vermutet man, dass lösliche Fasern der Flohsamen und -schalen zusätzlich Cholesterin aus der Nahrung binden und so dessen Aufnahme behindern. Damit sind Flohsamen und -schalen als unterstützende Maßnahme zu einer cholesterinarmen Diät oder begleitend zu einer Arzneimitteltherapie empfehlenswert.

Flohsamenschalen senken signifikant den Gesamt-Cholesterinwert sowie das LDL-Cholesterin.

Fragen Sie Ihren Arzt oder Apotheker
Präparate mit Flohsamen sind beispielsweise:
Mucofalk Pur, Apfel oder Orange
Pascomucil

> *Flohsamen sowie deren Schalen, Plantaginis ovatae semen und testa, sind mit auf der Liste für den »well established medicinal use« empfohlen (→ Seite 54).*

Flohsamen bei Verstopfung
Bei Verstopfung denken viele an Leinsamen. Doch die Quellfähigkeit des Leinsamens in Wasser ist nicht so gut wie die der Flohsamen. Diese sind zudem auch ein sehr mildes Abführmittel und können ohne Bedenken auch über längere Zeit eingesetzt werden. Andere pflanzliche Abführmittel, wie beispielsweise Sennesblätter, sollten dagegen immer nur kurzfristig eingesetzt werden, da der Körper durch sie auch wichtige Mineralien verliert. Diese Gefahr besteht bei Flohsamen nicht, da sie nur über die Quellung einen Dehnungsreiz auf den Darm ausüben.

Flohsamen können übrigens auch gut bei Diäten eingesetzt werden: Nimmt man sie vor den Mahlzeiten ein, verringern sie das Hungergefühl durch die Quellung. Wichtig ist auch hier, dass Flohsamen immer mit viel Wasser eingenommen werden.

Frauenmantel

Alchemilla vulgaris L.

Zu den Wurzeln

Frauenmantel ist eine recht formenreiche, mehrjährige Halbrosettenstaude mit dickem und holzigem Wurzelstock. Er wächst bevorzugt auf feuchten Wiesen und Weiden, Hängen, Wegrainen und Bachrändern. Die Stängel können bis zu 50 Zentimeter hoch werden. Die Blätter sind rundlich bis nierenförmig, handförmig gelappt, gezähnt sowie an der Ober- und Unterseite behaart. Die unscheinbaren kleinen, gelblich-grünen Blüten stehen in einer Mittellinie zusammen und verströmen einen honigähnlichen Duft.

Die beiden Arten Alchemilla vulgaris und A. alpina – letztere wird nur 10 bis 20 Zentimeter hoch – sind medizinisch wirksam. Die Art A. mollis wird als beliebte Zierpflanze in Blumenbeeten und Staudenrabatten angebaut, hat aber keine medizinische Verwendung. Sie ist erkennbar an ihren großen, leicht blaugrün gefärbten Blättern mit samtig wirkender Oberfläche.

> *Der botanische Name des Frauenmantels leitet sich vom arabischen Wort »alkemelych«, zu Deutsch Alchemie, ab.*

Steckbrief

- **Volksnamen:** Alchimistenkraut, Bärenfuß, Frauenhilf, Frauenrock, Löwenfußkraut, Marienmantel, Marienkraut, Muttergottesmantel, Perlkraut, Sintau, Taumantel, Tauschüssel, Weiberkittel, Wundwurz
- **Familie:** Rosengewächse (Rosaceae)
- **Blütezeit:** Mai bis Oktober
- **Sammelzeit:** Mai bis September
- **Vorkommen:** Der Frauenmantel ist in ganz Europa, Nordamerika und in gemäßigten Zonen Asiens verbreitet.
- **Verwendete Pflanzenteile:** Medizinisch verwendet werden das Kraut und die Wurzel.

Von anno dazumal bis heute

Früher wurde dem Kraut eine magische Kraft zugesprochen. Die Alchimisten versprachen sich davon, dass es ihnen zum »Stein der Weisen« verhelfen sollte, mit dessen Hilfe man Gold herstellen wollte. Auch den vermeintlichen Tautropfen – von den Blättern ausgeschwitzte Wassertropfen – auf dem Frauenmantel sagte man ungeahnte Kräfte nach.

Jenseits aller Magie hatte der Frauenmantel auch medizinische Fähigkeiten: In erster Linie schätzte man ihn als Frauenmittel, worauf auch seine verschiedenen Namen hinweisen. Den Namen Frauenmantel trägt die Pflanze nämlich erst seit etwa 1500. Er leitet sich von den Schutzmantelmadonnen ab, die seit dem 14. Jahrhundert ein Bildtypus der abendländischen Kultur waren – jeder kennt die Schnitzfiguren, auf denen die Gottesmutter unter einem weit geöffneten Mantel den Gläubigen Schutz gewährt. An diesen Mantel erinnern die halbkreisförmigen Blätter, die auch voll ausgebildet den Eindruck erwecken, als besäßen sie eine feine regelmäßige Fältelung. Bis in das 16. Jahrhundert war Frauenmantel ein beliebtes Heilmittel zur Wundversorgung auf den Schlachtfeldern. Weiterhin setzte man das Kraut bei inneren Verletzungen und Brüchen sowie Epilepsie und »hitzigen«, sprich entzündeten Geschwüren ein.

In der Schweiz legte man die Blätter bei Augenentzündungen auf, ein Umschlag mit dem Tee sollte den »Fingerwurm«, eine Nagelbettentzündung, kurieren. Schließlich verwendete man Frauenmanteltee auch zur Spülung bei Nasenbluten.

Wie uns Frauenmantel hilft

Frauenmantel enthält entzündungshemmende Gerbstoffe (Elagitannine), Flavonoidglykoside und in Spuren auch schmerzlindernde Salicylsäure. Die Pflanze hat darüber hinaus blutstillende, antiseptische und blutreinigende Eigenschaften. Sein größtes Potenzial besitzt Frauenmantel jedoch als »Frauenpflanze«. Die Wurzel enthält pflanzliche Hormone, so genannte Phytohormone (→ Seite 526), die progesteronähnliche Wirkungen entfalten. Entsprechend wird die Pflanze bei Frauenleiden angewendet, die im Zusammenhang mit hor-

Frauenmantel
- wirkt antiseptisch
- ist harntreibend
- wirkt adstringierend (zusammenziehend)
- ist blutstillend
- wirkt krampflösend

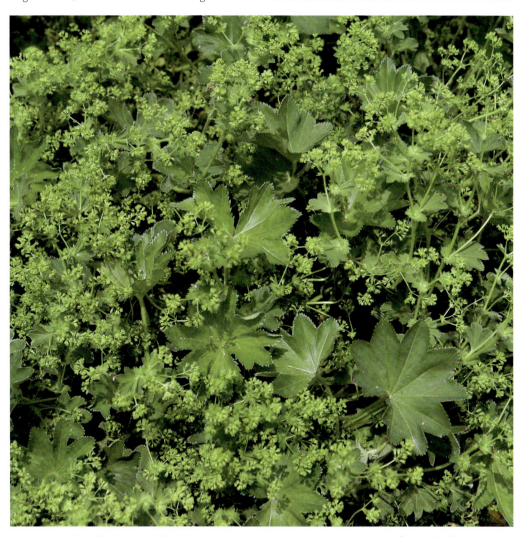

Frauenmantel wird bei Frauenleiden wie Menstruationsstörungen eingesetzt. Die häufig als Zierpflanze angebaute Art A. mollis mit großen samtigen Blättern ist aber nicht arzneilich wirksam.

monellen Ungleichgewichten auftreten, beispielsweise Menstruations- oder Wechseljahresbeschwerden.

Risiken und Nebenwirkungen
Es sind keine Nebenwirkungen bekannt.

Gegenanzeigen
Frauenmantel darf nicht in der Schwangerschaft verwendet werden.

Gesund mit Frauenmantel
Der Tee wird bei Verdauungsbeschwerden, Blähungen und bei Wechseljahresbeschwerden empfohlen. Ebenso ist er angezeigt bei Menstruationsstörungen, zur Förderung der Milchbildung und bei Unterleibsbeschwerden. Äußerlich können Umschläge mit Frauenmanteltee als Wundheilmittel sowie gegen Hautunreinheiten und -entzündungen und Zahnfleischbluten eingesetzt werden.

Anwendung
Tinktur Dazu benötigen Sie 40 Gramm Frauenmantelwurzel, 8 Gramm Blätter und Blüten und eine Tasse 60-prozentigen Alkohol. Die Wurzel schneiden Sie in kleine Scheibchen, Blätter und Blüten werden klein zerpflückt und in ein Konfitürenglas gegeben. Dann sofort den Alkohol zufügen – die Pflanzenteile müssen gut bedeckt sein. Die Zubereitung schütteln und einen Monat im Halbschatten stehen lassen. Dann filtrieren und in dunkle Flasche umfüllen. Bei Menstruationsproblemen nehmen Sie dreimal täglich drei bis vier Tropfen in wenig Wasser ein – beginnend während der zweiten Zyklushälfte, etwa zehn bis 14 Tage vor der Menstruation. Sie können die Tinktur auch für Kompressen bei Augenentzündungen und für Dampfbäder bei Akne anwenden.
Tee Übergießen Sie zwei Teelöffel der Blätter mit einer Tasse kochendem Wasser und lassen dies zugedeckt für zehn Minuten ziehen. Dann durch ein Sieb abgießen. Täglich drei Tassen von dem Tee trinken.

Fragen Sie Ihren Arzt oder Apotheker
Ein Präparat mit Frauenmantelkraut ist beispielsweise:
Sidroga Frauenmantelkraut

Der Tau des Frauenmantels
Frauenmantel scheidet durch feine Poren am Blattrand Wasser aus. Diese so genannten »Guttationstropfen« an den Blättern wurden als »Tau« gesehen – daher der Ausdruck. Viele der Volksnamen beziehen sich auf diesen Tropfen auf den Blättern, die die Pflanze so reizvoll machen. So beispielsweise der Name »Sintau«, der sich vom Mittelhochdeutschen ableitet: sintowe, zu Deutsch Immertau, da der Wassertropfen auch noch stehen bleibt, wenn der Tau verdunstet ist.
Die Tropfen wurden früher aufgefangen – man wusch sich damit das Gesicht und hoffte, dadurch eine schöne Haut zu bekommen. Auch gegen Sommersprossen versprach man sich damit Abhilfe. Doch noch viel größere Wunder traute man den Guttationstropfen zu: Wenn ältere Frauen damit ihre »heimlichen Örter« waschen, so das »New Kreuterbuch« 1588, »bringt es dieselben zusammen als wann sie Jungfrauen wären.«
Ganz besonders angetan waren jedoch die Alchimisten: Ihnen galten die Wassertröpfchen als eine Art natürliches Destillat. Den »Sonnenthau« verwendeten sie zur Bereitung des »Steins der Weisen«, jener geheimnisumwobenen Substanz, die alle unedlen Metalle in Gold und jede Krankheit in Gesundheit verwandeln sollte. Wieder andere wollten im »Himmelstau« des Frauenmantels sogar den Läuterungsprozess der Seele erblicken.

Galgant
Alpinia officinarum L.

Zu den Wurzeln

Galgant ist eine üppige Staude, die bis zu 1,5 Meter hoch werden kann. Er hat bis zu 30 Zentimeter lange Blätter, die sehr schmal und zweizeilig angeordnet sind, die orchideenartigen Blüten sind weiß-rötlich gefärbt. Die Wurzeln werden bei der Ernte in zehn bis zwanzig Zentimeter lange Stücke geschnitten und getrocknet. Man weicht sie vor dem Gebrauch ein bis zwei Stunden in etwas Wasser ein.

Die Wurzeln werden bei uns meist nur in speziellen Asialäden angeboten. Im Gemüsefach des Kühlschranks halten sich die Wurzeln bis zu drei Wochen frisch, wenn sie in Klarsichtfolie eingepackt sind und so vor dem Austrocknen

Galgant
- wirkt antibakteriell
- ist schweißtreibend und fiebersenkend
- hat schmerzstillende Effekte
- ist aphrodisierend
- hat allgemein anregende Wirkungen auf Psyche und Körper
- wirkt verdauungsanregend

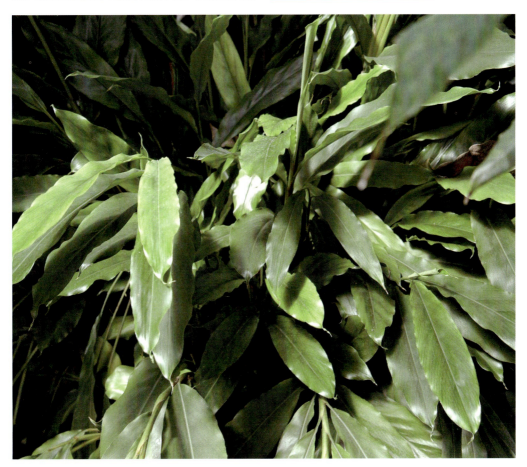

Galgant enthält Inhaltsstoffe, die in der traditionellen chinesischen und der ayurvedischen Medizin gegen vielerlei Beschwerden eingesetzt werden.

geschützt werden. Die fasrige Galgantwurzel kann man auch geschält in dünne Scheiben schneiden und für den Vorrat trocknen. Wem diese Arbeit zu mühsam ist, der greift auf industriell getrocknete Wurzeln und deren Pulver aus Apotheken und dem Fachhandel zurück.

Der beste Galgant kommt aus China, wo er seit dem Altertum unter dem Namen »liang-kiang« bekannt ist, was so viel wie »feiner milder Ingwer« bedeutet.

Von anno dazumal bis heute

Galgant hat seit alters in der chinesischen Medizin, aber auch im Ayurveda, der traditionellen indischen Volksmedizin, seinen festen Platz. Über arabische Händler kam er schließlich im 8. Jahrhundert nach Mitteleuropa. Hier galt Galgant bald als das »universale Herzmittel«, obwohl die Inhaltsstoffe noch unbekannt waren. Die heilkundige Äbtissin Hildegard von Bingen hielt Galgant für das »Gewürz des Lebens«. Sie empfahl ihn bei Herzleiden wie auch bei Magen- und Darmerkrankungen: »Und wer Herzweh hat und wer im Herz schwach ist, der esse bald genügend Galgant, und es wird ihm besser gehen.« Das ist nicht aus der Luft gegriffen, denn wie wir heute wissen, enthält das Ingwergewächs tatsächlich auch herzwirksame Inhaltsstoffe – unter anderem das Eugenol, möglicherweise ein Hoffnungsschimmer für Infarktgefährdete (→ unten).

Galgant wird in Ostasien seit Jahrhunderten als libidoförderndes Mittel für die Männlichkeit, besonders bei Erektionsschwäche, geschätzt.

Wie uns Galgant hilft

Galgant enthält einen hohen Anteil an ätherischen Ölen, darunter Cineol, das den ingwerähnlichen Duft entfaltet. Das Harz Galganol verleiht der Wurzel ihre Schärfe, die an Ingwer erinnert. Diese beiden Stoffe machen den Galgant zu einem guten Heilmittel bei Beschwerden im Verdauungstrakt: Er regt die Magensaftsekretion und damit auch den Appetit an und wirkt krampflösend. Des weiteren hat Galgant antibakterielle, fiebersenkende, schmerzstillende und allgemein stärkende Eigenschaften. So wendet man ihn in China häufig als kräftigendes Tonikum an.

Interessant ist, dass Galgant auch im psychischen und mentalen Bereich wirksam ist: Er wirkt anregend, beseitigt Lustlosigkeit und Müdigkeit.

Risiken und Nebenwirkungen

Zu hohe Dosierungen, mehr als zwei Gramm täglich, oder unsachgemäße Einnahme können bei Patienten mit empfindlichem Magen zu Magendruck oder Magenschmerzen führen.

Gegenanzeigen

Bei Ulcus pepticum, gutartigem Geschwür im Magen-Darm Trakt, sollte Galgant nicht eingenommen werden.

Gesund mit Galgant

Galgant ist auf Grund seiner Wirkungen häufiger Bestandteil von Magentees. Er wird zudem eingesetzt bei entzündlichen Prozessen in

---

Steckbrief

- **Volksnamen:** Fieberwurzel, Galantwurzel, Laos, Siam-Ingwer, Thai-Ingwer
- **Familie:** Ingwergewächse (Zingiberaceae)
- **Blütezeit:** April bis Oktober
- **Sammelzeit:** April bis Oktober
- **Vorkommen:** Galgant wächst wild in den Steppen Südchinas und den tropischen Regionen Asiens.
- **Verwendete Pflanzenteile:** Arzneiliche Verwendung findet der Wurzelstock.

Magen und Darm, zur Behandlung von Blähungen und Verdauungsschwäche – allesamt durch zu wenig Magensäfte bedingt. Auch beim so genannten Roemheld-Syndrom, durch starke Blähungen oder überfüllten Magen hervorgerufenen Herzschmerzen, ist er eine wirksame Hilfe. Äußerlich finden Umschläge und Spülungen mit Galganttee bei rheumatischen Beschwerden, Erkrankungen des Zahnfleisches und bei Hautentzündungen Anwendung.

Anwendung

Tee Übergießen Sie zwei Teelöffel geschnittene Galgantwurzel mit einem Viertelliter kochendem Wasser und lassen dies fünf Minuten ziehen. Dann abseihen und von dem Tee lauwarm dreimal täglich eine Tasse trinken. Gegen Appetitlosigkeit trinken Sie 30 Minuten vor dem Essen eine Tasse.

Tabletten Apotheken, die sich auf »Hildegard-Medizin« spezialisiert haben, bieten Galgantwurzeln gepresst in Tablettenform an.

Pulver Das aus Wurzeln hergestellte Pulver sollten Sie am besten mit Honig mischen, damit der scharfe Geschmack gemildert wird. Nach alten Rezepten wird die Galgantwurzel auch in Wein gekocht und diese Flüssigkeit getrunken.

»Nahrung für das Herz« Ein ayurvedisches Galgantrezept: Weichen Sie einen Esslöffel Rosinen über Nacht in einer Tasse Wasser ein und seihen dies am nächsten Tag durch ein Sieb ab. Das Rosinenwasser trinken Sie dann mit dem frisch gepressten Saft einer Orange sowie je einem Teelöffel Galgantwurzelpulver und Granatapfelkernen vermischt.

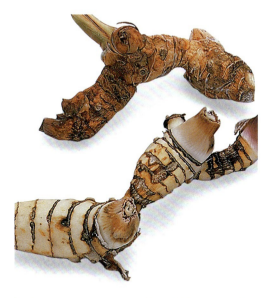

Auch in der so genannten Hildegard-Medizin spielt der Galgant eine wichtige Rolle.

> *Da die ätherischen Öle und Harze stimulierend wirken, eignen sich Zubereitungen mit Galgant gut bei Erschöpfungszuständen und Müdigkeit.*

Im Licht der Wissenschaft

Im Laborversuch ist gezeigt worden – inzwischen gibt es auch schon erste klinische Tests –, dass ein in der Galgantwurzel enthaltenes ätherisches Öl, das Eugenol, die Verklumpung von Blutplättchen verhindern kann. Diese so genannte Thrombozytenaggregation ist ein bedeutender Risikofaktor für Herzinfarkt: An vorgeschädigten Gefäßwänden kann sich dadurch ein Blutgerinnsel, Thrombus, bilden, das die Herzkranzgefäße verschließen und zum Infarkt führen kann.

Wie festgestellt wurde, hemmt Eugenol die Freisetzung der in den Blutplättchen vorhandenen Arachidonsäure. Aus dieser bildet sich eine Substanz namens Thromboxan – einer der Wegbereiter für Thrombosen.

Es sind natürlich noch viele wissenschaftliche Untersuchungen nötig, bis die Entwicklung eines Medikaments für den breiten Markt möglich ist. Dennoch gibt es bereits heute klare Hinweise auf die Wirksamkeit der Galgantstoffe zum Schutz des Herzens, speziell vor Infarkten.

Gänseblümchen — *Bellis perennis L.*

Zu den Wurzeln
Bevorzugte Standorte des beliebten Pflänzchens sind Wiesen, Felder, Wegränder und Gärten – wichtig ist nährstoffreicher Untergrund. Der krautige Korbblütler wird zehn Zentimeter hoch, seine gestielten Blätter wachsen in einer dichten Blattrosette. Jede Blattrosette bringt von März bis Oktober einzelne, gestielte Blütenköpfchen hervor. Was dabei für den botanischen Laien wie eine einzige Blüte aussieht, ist genau genommen ein Blütenköpfchen, das aus mehr als hundert Einzelblüten besteht.

Von anno dazumal bis heute
Den Germanen verkündete das Gänseblümchen mit dem Öffnen seines Blütenkelches die Anwesenheit des Sonnengottes Balder. Sie gaben ihm deshalb den Namen »Balders Auge« – auch die Volksnamen Augenblümchen oder Sonnenblümchen geben einen Hinweis auf diese Assoziation. Ungeahnter Ruhm wurde dem Gänseblümchen zuteil, als es vom französischen König Ludwig IX. (1214–1270) gemeinsam mit der Lilie in sein Wappen aufgenommen wurde. Heilkundliche Ehren sammelte der Korbblütler besonders zur Anregung der Stoffwechselaktivitäten. Ebenso nahm man das Gänseblümchen gerne zur Reinigung der Haut und zur Entschlackung.

> »Bellis« kommt von bellus, hübsch, niedlich, und »perennis« bedeutet ausdauernd – denn Gänseblümchen blühen schließlich auch lange. Der deutsche Name kommt vermutlich daher, dass die Pflanze für Gänse ein wahrer Leckerbissen ist.

Wie uns das Gänseblümchen hilft
Die Blüten enthalten Saponine, ätherische Öle, Gerb- und Bitterstoffe. Dank der Gerb- und Bitterstoffe regt das Gänseblümchen den Stoffwechsel und die Verdauung an. Gänseblümchen wirkt blutreinigend. Der Saft wird bis heute in der Volksheilkunde bei Hauterkrankungen, bei Blutergüssen, Quetschungen, offenen Wunden und Geschwüren eingesetzt. Das Gänseblümchen eignet sich darüber hinaus gut zur Kühlung bei Prellungen, Verstauchungen und Muskelschmerzen.

Risiken und Nebenwirkungen
In geringen Mengen sind Gänseblümchen harmlos, in größeren Mengen allerdings giftig. Symptome einer Vergiftung sind insbesondere Übelkeit, Erbrechen, Durchfälle und Krampfanfälle. Vorsicht ist ebenso geboten bei Überempfindlichkeit gegenüber Korbblütengewächsen.

Gegenanzeigen
Die Pflanze sollte nicht während der Schwangerschaft angewendet werden.

Gesund mit Gänseblümchen
Wegen der schleimlösenden, entzündungshemmenden und reizlindernden Wirkung wird das Gänseblümchen in Tees bei Atemwegserkrankungen wie Husten und Bronchitis ange-

---

Steckbrief
- **Volksnamen:** Angerbleamerl, Augenblümchen, Herzblümli, Himmelsblume, Maiblume, Marienblümchen, Mairöserl, Maßliebchen, Mondscheinblume, Morgenblume, Osterblume, Regenblume, Sonnentürchen, Tausendschön
- **Familie:** Korbblütengewächse (Asteraceae)
- **Blütezeit:** März bis November
- **Sammelzeit:** März bis Oktober
- **Vorkommen:** Die Pflanze ist in ganz Mitteleuropa beheimatet.
- **Verwendete Pflanzenteile:** Verwendet werden die Blüten und das Kraut.

wendet. Seine Inhaltsstoffe machen es auch zu einer guten Pflanze für Frühjahrskuren.

Die Wirkungen nutzt man weiterhin bei Magen- und Darmstörungen, äußerlich zur Klärung der Haut, bei entzündlichen Hautleiden sowie bei stumpfen Verletzungen wie Prellungen und Quetschungen.

Anwendung

Kapern aus Blütenknospen Dazu kochen Sie 200 Gramm frische Gänseblümchenknospen mit 300 Milliliter Estragonessig auf. Noch warm alles zusammen mit einer Prise Salz in gut verschließbare Gläser abfüllen und einige Tage stehen lassen.

Tee Zwei Teelöffel der getrockneten Blätter oder Blüten übergießen Sie mit einem Viertelliter heißem Wasser. Zugedeckt 10 bis 15 Minuten ziehen lassen und dann abseihen. Diesen Tee trinken Sie zwei- bis dreimal täglich, gegen Husten am besten mit etwas Honig vermischt. Äußerlich können Sie mit dem Tee Umschläge und Kompressen machen.

Salbe Sie brauchen 10 Gramm Bienenwachs, 50 Gramm Wollwachs, 100 Milliliter Rosmarin-Olivenöl und 80 Milliliter Gänseblümchentee. Bienenwachs und Wollwachs werden im Wasserbad geschmolzen, dann rührt man das zuvor leicht erwärmte Rosmarin-Olivenöl dazu. Nun tropfenweise den Gänseblümchentee einrühren, bis es knistert. Abfüllen und am besten im Kühlschrank aufbewahren.

> Gänseblümchen
> - wirkt schleimlösend
> - ist entzündungshemmend und reizlindernd
> - wirkt harntreibend
> - ist wundheilend
> - reinigt und klärt die Haut
> - wirkt appetitanregend und verdauungsregulierend
> - hat schmerzstillende Eigenschaften
> - ist blutreinigend
> - regt den Stoffwechsel an

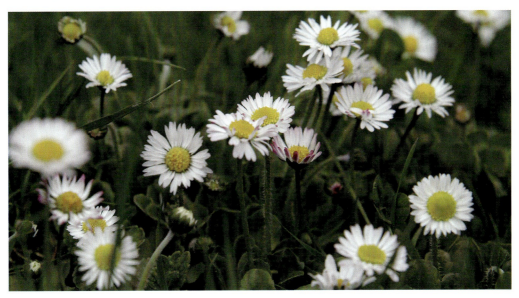

Das heimische Gänseblümchen gehört nicht nur zu den ersten und den letzten Wiesenblumen im Jahr – es ist auch hilfreich in Husten- und Blutreinigungstees und bei Hautleiden, allerdings nicht zum Dauergebrauch.

Gänsefingerkraut

Potentilla anserina L.

Zu den Wurzeln

Gänsefingerkraut bevorzugt nährstoffreiche oder salzhaltige Böden – häufig trifft man es auf Dorfangern und Viehweiden an. Die kriechende, niedrige Pflanze hat gefiederte, dunkelgrüne Blätter, die auf der Unterseite silbrig behaart sind. Im Sommer bilden sich an langen Stielen goldgelbe Blüten. Gänsefingerkraut überdauert mit einem dicken, ästigen Erdstock, der oberseits von den Resten abgestorbener Nebenblätter und Blattstiele bedeckt ist. Mittels seiner bis zu einem Meter langen Ausläufer verbreitet es sich sehr rasch.

Von anno dazumal bis heute

In der Antike war das Gänsefingerkraut noch unbekannt. In den Kräuterbüchern des Mittelalters wurde das Kraut dann jedoch bereits sehr ausführlich beschrieben: als gutes Mittel bei Durchfall, dem so genannten »Stuhlzwang« – weshalb das Gänsefingerkraut auch den Namen »Zwangkraut« trägt. Pfarrer Kneipp soll das Gänsefingerkraut angeblich erfolgreich bei Wundstarrkrampf (Tetanus) eingesetzt haben. Heute allerdings spielt das Gänsefingerkraut keine große Rolle mehr in der Pflanzenheilkunde.

Gänse knabbern gern am Gänsefingerkraut. Die Samen werden mit dem Kot wieder ausgeschieden – auf diese Weise verbreitet sich die Pflanze und kam auch zu ihrem Namen.

Wie uns Gänsefingerkraut hilft

Gänsefingerkraut hat dank seiner Flavonoide krampflösende, durch den vergleichsweise hohen Gerbstoffgehalt leicht entzündungswidrige Wirkungen. So kann die Pflanze bei Krämpfen der glatten Muskulatur, besonders im Magen-Darm-Trakt, bei krampfartigem Husten und Menstruationsschmerzen eingesetzt werden. Ebenso ist Gänsefingerkraut wirksam bei leichten Durchfallerkrankungen und als Gurgelmittel bei Entzündungen der Mund- und Rachenschleimhaut.

Äußerlich kann ein Umschlag mit Tee aus Gänsefingerkraut entzündliche Hauterkrankungen, Wunden, Geschwüre und Ausschläge lindern helfen.

Risiken und Nebenwirkungen

Die Anwendung kann die Beschwerden bei Reizmagen und Magenschleimhautentzündung verstärken.

Gegenanzeigen

Keine bekannt.

Gesund mit Gänsefingerkraut

Gänsefingerkraut empfiehlt sich bei krampfartigen Beschwerden im Verdauungstrakt sowie bei Menstruationsbeschwerden. Weitere Heilanzeigen sind Entzündungen der Mundhöhle und des Rachens, Durchfall und entzündliche Hauterkrankungen.

Anwendung

Tee Übergießen Sie einen Esslöffel Kraut mit einer Tasse kochendem Wasser und lassen dies zehn Minuten ziehen. Danach den Tee durch ein Sieb abgießen und schluckweise trinken.

Steckbrief

- **Volksnamen:** Anserine, Gänserich, Gänsewiss, Grensel, Stierlichrut, Krampfkraut, Krammetkraut, Silberblatt, Silberkraut, Säukraut, Dreckkraut
- **Familie:** Rosengewächse (Rosaceae)
- **Blütezeit:** Mai bis August
- **Sammelzeit:** Mai bis August
- **Vorkommen:** Das Gänsefingerkraut ist fast auf der gesamten Nordhalbkugel verbreitet.
- **Verwendete Pflanzenteile:** Angewendet wird das zur Blütezeit gesammelte Kraut.

Drei Tassen täglich sind empfehlenswert, beispielsweise bei häufigen Darm- und Muskelkrämpfen. Bei Menstruationsbeschwerden sollte drei Tage vor dem erwarteten Regeltermin mit dem Tee begonnen werden.

Milch Dieser Trank lindert schmerzhafte und krampfartige Menstruationsbeschwerden: Kochen Sie einen Teelöffel getrocknetes Gänsefingerkraut mit 200 Milliliter frischer Vollmilch auf. Zehn Minuten ziehen lassen, durch ein Sieb abgießen und mit etwas Honig süßen.

Gänsefingerkraut
- wirkt krampflösend
- ist schwach entzündungshemmend
- wirkt heilungsfördernd

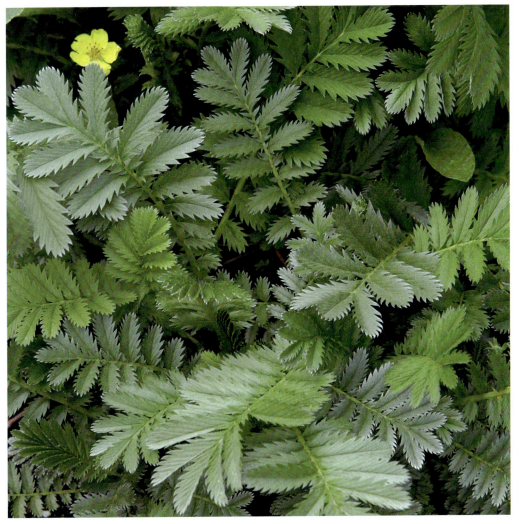

Das Gänsefingerkraut mit den charakteristischen gefiederten Blättern und kleinen gelben Blüten enthält krampflösende Stoffe, die bei Magen-, Husten- und Menstruationskrämpfen zum Einsatz kommen.

Gartenbohne (Grüne Bohne) *Phaseolus vulgaris L.*

Zu den Wurzeln
Phaseolus vulgaris kommt als niedrig wachsende, bis zu 50 Zentimeter hohe Buschbohne und als Kletterpflanze vor, die dann eine Höhe von bis zu vier Metern erreicht – die so genannte Stangenbohne. Die Schmetterlingsblüten sind je nach Sorte weiß, gelblich, violett oder auch leuchtend rot gefärbt, die dreizähligen Blätter gestielt.

Von anno dazumal bis heute
Die Gartenbohne, auch als Grüne Bohne bekannt, ist eine alte Kulturpflanze. So wurde sie schon sehr früh von den Indianern in Süd-, Mittel- und im südlichen Teil von Nordamerika kultiviert. Die ältesten Funde von Bohnensamen in einer Höhle in Peru werden auf die Zeit von 6000 bis 2700 v. Chr. datiert. Als die Spanier den südamerikanischen Kontinent eroberten, wurden die Gartenbohnen von den Indios neben Mais im großen Stil auf Feldern angebaut – beide Nutzpflanzen lieferten die Grundnahrung der Ureinwohner. Mit den spanischen Kolonialherren kamen die Bohnen dann im 16. Jahrhundert nach Europa – die älteste uns überlieferte Beschreibung und Abbildung findet sich im Kräuterbuch von Leonhart Fuchs (→ Seite 10) aus dem Jahr 1543.

Roh genossen können Bohnen zu Vergiftungen führen. Samen wie Schoten enthalten die giftige Eiweißverbindung Phasin, die Magen- und Darmschleimhaut schädigen kann – durch Kochen wird dieser Stoff zerstört.

Wie uns die Gartenbohne hilft
Bohnen sind auf Grund ihres hohen Gehaltes an Eiweiß ein wertvolles Nahrungsmittel. Darüber hinaus können sie aber auch als Heilmittel genutzt werden. Denn besonders in den Bohnenhülsen steckt einiges Gute für unsere Gesundheit: Aminosäuren, Mineralstoffe und Stoffe, die harntreibend und blutzuckersenkend wirken. Zu den wichtigsten Inhaltsstoffen gehören die Chromsalze, die den Gehalt an Zucker im Blut senken können – nicht von ungefähr weisen Diabetiker häufig einen Chrommangel auf. Außerdem enthält die Bohne so genannte Glukokinine, die ähnlich wie Insulin wirken, sowie einen pektinähnlichen Stoff, der zur Senkung des Cholesterinspiegels beiträgt. Die ebenfalls enthaltene Nikotinsäure aktiviert viele wichtige Enzyme im Körper.

Risiken und Nebenwirkungen
Rohe Bohnen und Bohnenschoten enthalten wie viele andere Hülsenfrüchte das giftige Phasin. Eine Vergiftung kann eine schwere Entzündung der Magen- und Darmschleimhaut zur Folge haben. Daher sollten Bohnen niemals roh verzehrt werden. Als Diabetiker sollten Sie Zubereitungen aus Bohnenhülsen nicht ohne ärztlichen Rat anwenden. Denn Bohnenhülsen können den Blutzuckerspiegel senken – daher ist eine Kontrolle des Blutzuckerspiegels erforderlich. Bei empfindlichen Menschen können frische Bohnen zudem juckende Hautentzündungen hervorrufen, die so genannte »Bohnenkrätze«.

Steckbrief
- **Volksnamen:** Fisole, Veits-, Fiz-, Vikesbohne, Windknaller, Musikant
- **Familie:** Schmetterlingsblütler (Fabaceae)
- **Blütezeit:** Juni bis September
- **Sammelzeit:** August bis Oktober
- **Vorkommen:** Die Gartenbohne stammt ursprünglich aus Amerika; heute ist sie im gesamten europäischen Raum verbreitet.
- **Verwendete Pflanzenteile:** Angewendet werden die von den Samen befreiten Fruchthülsen.

Gegenanzeigen

Nicht anwenden bei Wasseransammlungen (Ödemen) infolge von Herz- oder Nierenerkrankungen.

Gesund mit Gartenbohne

Zubereitungen aus den Bohnenhülsen werden zur unterstützenden Behandlung von Harnwegserkrankungen und zur so genannten Durchspülungstherapie verwendet. Die Bohnenschalen hemmen die Produktion von Harnsäure und helfen auf diese Weise mit, rheumatische und arthritische Leiden zu lindern. Auch zur begleitenden Behandlung bei Diabetes können Zubereitungen mit Bohnenhülsen eingesetzt werden.

Anwendung

Bohnenhülsen sind als Bestandteil einiger Arzneimittel oder Teemischungen zur Behandlung von Erkrankungen der Harnwege im Handel.

Tee Übergießen Sie einen Esslöffel getrocknete, samenfreie Bohnenhülsen mit 150 Milliliter Wasser. Kurz aufkochen und nach 15 Minuten abseihen. Trinken Sie zwei- bis dreimal täglich eine Tasse frisch bereiteten Tee.

Gartenbohne
- wirkt harntreibend
- senkt den Blutzuckerspiegel
- senkt den Cholesteringehalt im Blut
- wirkt entzündungswidrig

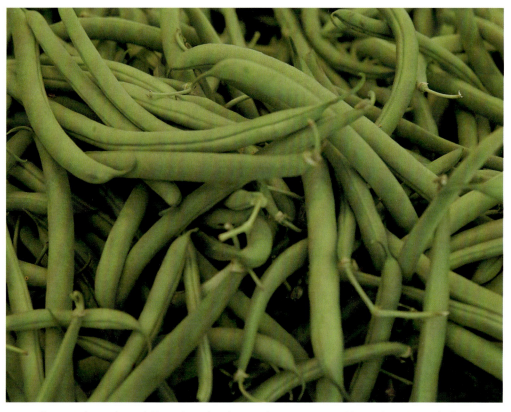

Tee aus leeren Bohnenschoten hilft gut bei Erkrankungen der Harnwege und bei Diabetes. Er senkt den Blutzucker- und den Cholesterinspiegel. Diabetiker sollten vor der Anwendung aber ihren Arzt befragen.

Gelbwurzel (»Jav. Gelbwurz«) *Curcuma xanthorrhiza Roxb.*

Zu den Wurzeln

Gelbwurzel ist eine ausdauernde und krautige Staude, die bis 1,75 Meter groß wird. Die etwa faustgroße Hauptwurzel ist knollig verdickt und eiförmig. Ihr entspringen zahlreiche Nebenwurzeln und -triebe. Die direkt an der Wurzel entspringenden Blätter haben eine ungeteilte, breit lanzettliche oder länglich eiförmige Blattspreite – diese kann die stattliche Länge von über einem Meter erreichen. An der Mittelrippe sind die Blätter durch einen schmalen purpurnen Fleck gekennzeichnet, charakteristisch für die Gelbwurzel. Ebenso wie ihre großen, purpurnen oder karmesinroten, trichterförmigen Blüten. Diese stehen in zapfenartigen Blütenständen in Bodennähe, die ebenso direkt dem Wurzelstock entspringen.

Zur Ernte werden ganze Teile des dichten Wurzelnetzes ausgegraben. Im Unterschied zur Wurzel der Indischen Gelbwurz (→ Seite 334) wird das Erntegut nicht gebrüht, sondern nur getrocknet. Deshalb ist die Farbe des Javanischen Gelbwurzpulvers nicht so leuchtend gelb wie bei seinem indischen Verwandten. Die geschälten Wurzelstöcke lässt man in der Sonne, meist auf erhöhten Gestellen, trocknen. Anschließend werden sie zu Pulver vermahlen, das kühl und lichtgeschützt aufbewahrt werden muss.

> Gelbwurzel stammt von zwei verschiedenen Heilpflanzen, die beide in Südostasien angebaut werden. Die Droge Kurkuma stammt von Curcuma longa (→ Seite 334), die »Javanische Gelbwurz« von Curcuma xanthorrhiza.

Von anno dazumal bis heute

Die Gelbwurzel hat eine lange Vergangenheit als Heilpflanze. Schon um 500 v. Chr. brachten die Araber sie über die alten Karawanenstraßen zum Mittelmeer. Marco Polo berichtete, dass sich der teure Safran durch die Gelbwurz ersetzen lässt. Das trifft zwar hinsichtlich des Geschmacks nicht ganz zu, wohl aber für die gesundheitlichen Wirkungen.

Wie uns die Gelbwurzel hilft

Die wichtigsten Inhaltsstoffe des Gelbwurz-Wurzelstocks sind die so genannten Curcuminoide – die auch für die gelbe Farbe verantwortlich sind – und ätherische Öle. Außerdem sind immunologisch aktive Polysaccharide vorhanden. Auf Grund der Curcuminoide fördert die Gelbwurzel die Entleerung der Gallenblase – damit wirken diese Stoffe gewissermaßen als körpereigene »Abführmittel«. Zu den weiteren heilenden Eigenschaften der Gelbwurz gehört ihre antioxidative Wirkung: Curcumin schützt den Körper vor den schädlichen Effekten freier Sauerstoffradikale. Darüber hinaus wurden auch antimikrobielle Eigenschaften entdeckt. Für die Gelbwurzel sind viren- und bakterienhemmende Effekte bekannt. Ebenso trägt sie mit zur Senkung der Blutfettwerte bei und wirkt entzündungshemmend.

Steckbrief
- **Volksnamen:** Safranwurz, Javanischer Gelbwurzstock, Kurkuma
- **Familie:** Ingwergewächse (Zingiberaceae)
- **Blütezeit:** Das ganze Jahr hindurch
- **Sammelzeit:** Frühjahr und Herbst
- **Vorkommen:** Heimisch ist die Gelbwurzel in den Waldgebieten Indonesiens, vor allem auf Java, den kleinen Sunda-Inseln und den Molukken. Das Hauptanbaugebiet von Curcuma xanthorrhiza ist Java – hier hat sie sogar den Rang einer Nationalpflanze.
- **Verwendete Pflanzenteile:** Medizinisch verwendet werden die getrockneten Wurzelstöcke.

Risiken und Nebenwirkungen
Bei der Verwendung von Gelbwurz-Wurzelstock kann es in seltenen Fällen zu Magenschmerzen, Völlegefühl, Sodbrennen oder Übelkeit kommen. Ferner können Brechreiz, Erbrechen oder Durchfall auftreten.

Gegenanzeigen
Bei einem Verschluss der Gallenwege darf Gelbwurz-Wurzelstock nicht angewendet werden. Schwangeren Frauen und stillenden Müttern kann eine Behandlung von Verdauungsbeschwerden mit Gelbwurz-Wurzelstock nicht empfohlen werden. Kinder unter zwölf Jahren sollen ebenfalls nicht mit Gelbwurz-Wurzelstock behandelt werden.

> Gelbwurzel
> ➤ wirkt antioxidativ
> ➤ fördert den Gallefluss
> ➤ ist viren- und bakterienhemmend
> ➤ trägt zur Senkung der Blutfette bei
> ➤ wirkt entzündungshemmend

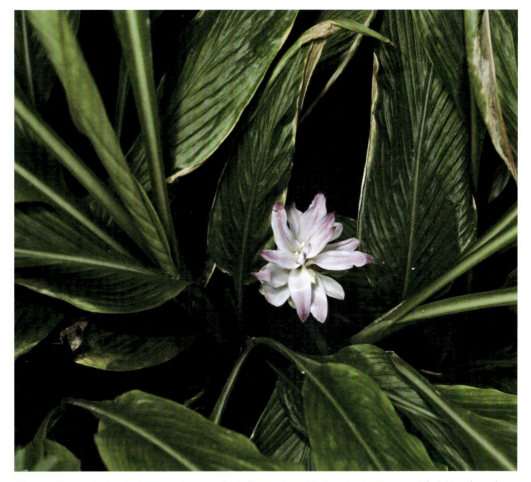

Die aus dem tropischen Indonesien stammende Gelbwurzel wird in ihrer Heimat gegen vielerlei Beschwerden eingesetzt. Erst allmählich entdeckt auch die westliche Medizin die starke Heilwirkung dieser Pflanze.

Gesund mit Gelbwurzel

Gelbwurzel schützt die im Organismus vorhandenen Fette vor dem Angriff aggressiver Sauerstoffmoleküle, was als antioxidative Wirkung bezeichnet wird. Ein weiterer wichtiger Aspekt ist die Anregung der Gallenblase. Diese Effekte unterstützen nicht nur die Heilung von Gallenblasenentzündungen, sie schützen auch die Arterien vor schädlichen Fettablagerungen. Gelbwurzel bremst zudem die Plättchenbildung der Thrombozyten – diese so genannte Thrombozytenaggregation ist ein bedeutender Risikofaktor für Arteriosklerose und Infarkte. Gelbwurzel kann damit wirksam zur Vorbeugung vor Arteriosklerose und deren Folgeerkrankungen wie Herzinfarkt oder Schlaganfall beitragen. Die entzündungshemmende Wirkung der alten indischen Heil- und Gewürzpflanze trägt ferner mit zur Linderung von Hautkrankheiten wie Schuppenflechte bei. Hier wie auch bei Pigmentstörungen und Hautpilz helfen äußerliche Anwendungen. Auch bei Nasennebenhöhlen- und Rachenentzündung ist Gelbwurzel wirkungsvoll. Die entzündungshemmenden Eigenschaften haben zudem nachgewiesene Erfolge bei der Bekämpfung von rheumatischer Arthritis. Gelbwurzel senkt den Gesamt-Cholesterinspiegel im Blut ebenso wie das schädliche LDL-Cholesterin, während es das gute HDL-Cholesterin steigert.

> *Die Qualität der frischen Wurzel lässt sich optisch bestimmen: Je tiefer die gelbe Farbe an einer frischen Bruchstelle leuchtet, desto hochwertiger ist die Ware.*

Anwendung

Fertigpräparate Gelbwurzel ist Bestandteil einiger Arzneimittel aus der Gruppe der Leber- und Gallemittel. Die Tagesdosis sollte bei der Anwendung dieser Präparate drei Gramm nicht übersteigen.

Tee Übergießen Sie einen Teelöffel getrocknete Wurzeln (etwa 1,3 Gramm) mit einer Tasse siedendem Wasser und lassen dies 15 Minuten zugedeckt ziehen. Dann durch ein Teesieb abseihen und zweimal täglich eine Tasse frisch zubereitet trinken.

Pulver Bei Verwendung von Kurkumapulver empfiehlt sich die Einnahme von 0,5 bis 1 Gramm mehrmals täglich zwischen den Mahlzeiten – am besten in ein halbes Glas Wasser eingerührt.

Öl Bei entzündlichen Hautkrankheiten ist folgende Mixtur angezeigt: Mischen Sie einen Esslöffel Mandelöl mit einem Teelöffel zerriebener Gelbwurzel. Mit dieser Mixtur ölen Sie die betroffene Hautstelle ein, lassen dies 15 Minuten einwirken und waschen das Öl dann mit warmem Wasser wieder ab. Diesen Vorgang wiederholen Sie pro Tag dreimal.

Ölmischung Gelbwurzel, gemischt mit Senföl, ist ein altes indisches Hausmittel gegen Pigmentstörungen. Nehmen Sie einen kleinen Mörser, zerstamp-

---

Wenn die Galle hochkommt ...

... ist das nicht unbedingt schlecht. Denn ein verstärkter Gallenfluss befördert mehr Gallensäuren in den Darm. Dort verteilen diese die Fettbestandteile im Darm ganz fein und heben zudem den pH-Wert an. Das steigert die Aktivität der Verdauungsenzyme und fördert die Darmbewegung – grundlegende Voraussetzung für eine gut funktionierende Verdauung und regelmäßigen Stuhlgang. So sind Arzneimittel, die den Gallenfluss fördern, eine gute Unterstützung für die Verdauungsfunktionen und tragen damit zum allgemeinen Wohlbefinden bei. Gelbwurz ist deshalb besonders beliebt bei Menschen mit einem trägen Darm und entsprechend häufiger Verstopfung.

Gelbwurzel (»Jav. Gelbwurz«)

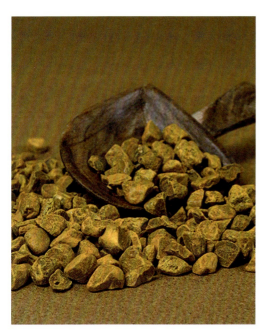

Die Gelbwurzel hilft, in Maßen verwendet, der Leber und der Galle.

fen 500 Gramm frische Wurzeln darin und weichen diese über Nacht in acht Liter Wasser ein. Am nächsten Morgen kochen Sie den Sud samt Wurzeln auf einen Liter ein. Gießen Sie den Sud dann durch ein Sieb und mischen die Brühe mit einem halben Liter Senföl. Kochen Sie die Mixtur anschließend so lange, bis nur das Öl übrig bleibt. Gießen Sie dieses nochmals durch ein Sieb und bewahren den Sud verschlossen in einem Gefäß auf. Reiben Sie mit der Ölmischung morgens und abends die Hautstellen mit den Pigmentstörungen ein. Dabei die Gelbwurzmischung leicht in die Haut einmassieren. Allerdings brauchen Sie dabei Geduld – denn es dauert einige Monate, bis sichtbare Ergebnisse zu verzeichnen sind.

> *Die Gelbwurzel kann zwar auch als Tee eingenommen werden, allerdings sind die Wirkstoffe in der Gelbwurzel schlecht wasserlöslich. Deshalb reicht die Konzentration der Wirkstoffe im Tee allein nicht aus, um einen Heilerfolg zu erzielen.*

Im Licht der Wissenschaft

Wenige Heilpflanzen wurden in den letzten Jahren so intensiv erforscht wie die Gelbwurzel. Dabei wurden mehrere der etwa 50 Unterarten der Gattung Curcuma untersucht. Das Hauptaugenmerk liegt aber nach wie vor auf den beiden bekanntesten Unterarten: der Indischen und der Javanischen Gelbwurz. In der modernen europäischen Pflanzenheilkunde wird die Indische (→ Seite 334) wie die Javanische Gelbwurzel im Moment vor allem zur Behandlung funktioneller Verdauungsbeschwerden eingesetzt.

Weitere Heilanzeigen sind leichtere Gallenbeschwerden, Magengeschwüre und Schmerzen und Entzündungen, die auf rheumatischer Arthritis beruhen. Allgemein empfohlen wird eine Tagesdosis von 1,5 bis 3 Gramm der Droge.

Laut einer Studie von Hautärzten der Universität Frankfurt unterdrückt ein Gelbwurzelextrakt die Freisetzung von Zytokinen, die als Hauptauslöser der Schuppenflechte gelten. Gelbwurzel zeigt dabei eine ähnliche Effektivität wie Kortison – nur mit wesentlich weniger Nebenwirkungen. Bei der Erbkrankheit Mukoviszidose verdicken sich Drüsensekrete, wodurch es zu Entzündungen der Atemwege und Organwucherungen kommt. In einem Laborexperiment konnte festgestellt werden, dass Gelbwurzel diese Drüsensekrete verdünnt und somit die Symptome der Mukoviszidose lindern kann.

Fragen Sie Ihren Arzt oder Apotheker

Präparate mit Extrakten aus der Gelbwurzel sind beispielsweise:
Bilagit mono
Cholosom Dragees oder Tee
Curcumen
Hepaticum-Pascoe novo
Ventracid N

Gewürznelke

Syzygium aromaticum L.

Zu den Wurzeln
Der immergrüne Nelkenbaum wird zehn bis zwanzig Meter hoch. Seine ganzrandigen, ledrigen, 9 bis 12 Zentimeter langen Blätter erinnern an jene des Lorbeerbaums. Die weißlich-rosafarbenen Blüten stehen in dreifach dreigabeligen Dolden. Die geernteten Knospen werden in der Sonne getrocknet.

Von anno dazumal bis heute
Die entzündungshemmenden und desinfizierenden Wirkungen der Nelke sind bereits seit Jahrhunderten bekannt: So wurde die Gewürznelke, allen voran dieser Effekte wegen, schon 1600 v. Chr. von einem ayurvedischen Arzt beschrieben. Auch in der traditionellen chinesischen Medizin sind Gewürznelken schon seit dem 3. Jahrhundert v. Chr. im Einsatz. Welche enormen Wirkungen Gewürznelken in punkto Infektionsschutz haben, zeigt sich am Schicksal der Einwohner der Molukken, der indonesischen Gewürzinseln. Sie waren auf Grund der bakterien- und virenhemmenden Wirkung der Nelken über die Jahrhunderte hinweg vor vielen Krankheiten gefeit. Als die Eroberer aus der alten Welt damit begannen, die Nelkenbäume abzuholzen und der Verzehr der Nelken zwangsläufig abnahm, kam es auf den Inseln zu regelrechten Infektionsepidemien.

Auch in unseren Breiten waren Gewürznelken als Desinfektionsmittel gebräuchlich. Die antiseptische Wirkung nutzten die Ärzte beispielsweise während der großen Pest- und Choleraepidemien: Sie trugen Ketten aus Nelken und kauten diese bei ihren Krankenbesuchen, um sich so gegen die Seuchen zu schützen. Das Öl der Pflanze wurde früher auch häufig als Mittel gegen Brechreiz, als Hustenlöser sowie gegen Darmparasiten verwendet.

> *Die getrockneten Blütenknospen erinnern an einen handgeschmiedeten Nagel – daher die volkstümlichen Namen. Die als Nelken bekannten Blumen wurden wegen ihres ähnlichen Duftes nach den Gewürznelken benannt.*

Steckbrief
- **Volksnamen:** Nägelein, Gewürz-Nägelein
- **Familie:** Myrtengewächse (Myrtaceae)
- **Blütezeit:** März bis Juni
- **Sammelzeit:** Die Ernte erfolgt zur Blütezeit.
- **Vorkommen:** Der Nelkenbaum ist ursprünglich auf den Nordmolukken (Indonesien) und den Philippinen heimisch. Er wächst heute auch in den tropischen Regionen Indiens und auf Sri Lanka. Die bedeutendsten Anbaugebiete sind Madagaskar und Sansibar.
- **Verwendete Pflanzenteile:** Verwendet werden die getrockneten Blütenknospen, von denen man den Fruchtstiel entfernt.

Wie uns die Gewürznelke hilft
Gewürznelken sind hinsichtlich der Wirkstoffe ausgesprochen vielfältig ausgestattet. Besonders reich sind sie an ätherischem Öl, das zu 90 Prozent aus Eugenol besteht. Dieses wirkt hemmend auf das Wachstum von Bakterien, Viren und Pilzen. Auf Grund der starken antimikrobiellen Aktivitäten und der schmerzstillenden Eigenschaften, kann das Öl erfolgreich bei Entzündungen der Mund- und Rachenschleimhäute eingesetzt werden. Gewürznelken sind daher ein geschätztes Mittel in der Zahnheilkunde – nicht zuletzt deshalb, weil sie auch schmerzlindernde Effekte haben. Weiterhin besitzen Eugenol und Eugenolacetat ein krebsabwehrendes Potenzial: Sie scheinen die Wirkung von karzinogenen – krebserregenden – Stoffen in der Nahrung aufzuheben. Bemerkenswert ist

darüber hinaus die Erkenntnis, dass Eugenol in Versuchen der Ansammlung von Blutplättchen, den so genannten Thrombozyten, an den Wänden der Blutgefäße entgegenwirkt. Es kann damit möglicherweise wirksam zum Schutz vor Arteriosklerose und deren Folgen wie Herzinfarkt und Schlaganfall beitragen.

Nelken wirken auch verdauungsfördernd, magenschonend und appetitanregend. Sie können somit bei Durchfall, Blähungen und als vorbeugendes Mittel gegen Erbrechen verabreicht werden. Zusammen mit dem ebenfalls im ätherischen Öl enthaltenen Caryophyllen entspannt Eugenol die Muskeln des Darms und der Atemwege, was man sich bei Bronchialerkrankungen und Unterleibskrämpfen zunutze macht.

Risiken und Nebenwirkungen
Die Einnahme von Gewürznelken in im Haushalt üblichen Mengen ist unbedenklich. Größere Mengen oder die Einnahme von reinem Nelkenöl können jedoch schwere Vergiftungen nach sich ziehen. In zu großen Mengen kann auch Nelkenöl, wie jedes andere ätherische Öl, die Schleimhäute reizen.

Gegenanzeigen
Nelkenöl darf man nicht anwenden bei Überempfindlichkeit gegenüber Eugenol oder Perubalsam. Reines Nelkenöl darf nicht im Rahmen einer Selbstbehandlung angewendet werden.

Gesund mit Gewürznelke
Die Gewürznelke verfügt über eine überdurchschnittlich breite Palette an Wirkstoffen. Die schmerzlindernden Eigenschaften des Öls machen die Gewürznelke zu einer effizienten The-

Gewürznelke
- wirkt antimikrobiell
- regt die Verdauung und den Appetit an
- entspannt die glatten Muskeln
- ist entzündungshemmend
- wirkt schmerzlindernd

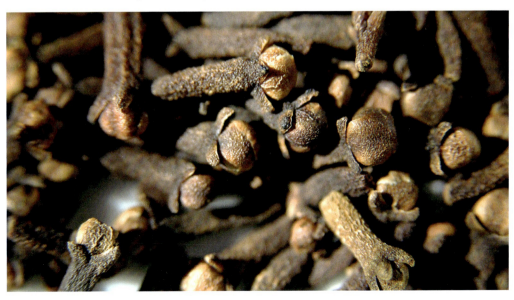

Der Duft von Gewürznelken gehört zu den Kindheitserinnerungen an Advent und Weihnachtsbäckerei. Doch auch die Anwendung von Nelkenöl vor allem gegen Zahnschmerzen hat bei uns Tradition.

rapieunterstützung bei Kopfschmerzen und Migräne ebenso wie bei Zahnschmerzen. In der Zahnheilkunde leistet das pure Nelkenöl gute Dienste als lokaler Schmerzstiller im Sinne einer Ersten Hilfe: Es wird auf ein Wattestäbchen getropft und der schmerzende Zahn damit eingepinselt. Außerdem bildet das Öl in einer Mischung mit Zinkoxid eine erhärtende Masse, die vom Zahnarzt zur Bereitung von provisorischen Füllungen verwendet wird. Die entzündungshemmende Wirkung macht die Pflanze zu einer wirksamen Hilfe bei rheumatischen Erkrankungen, Zahnfleischentzündungen und Stirnhöhlenentzündungen. Bei Bronchialerkrankungen sind Inhalationen sinnvoll, da sich die Gewürznelke hier nicht nur als entzündungshemmendes Schmerzmittel erweist, sondern auch von den antiseptischen und atemwegsentkrampfenden Eigenschaften profitiert werden kann. Die krampflösenden Wirkstoffe sorgen für Linderung bei Unterleibskrämpfen und Darmkoliken.

> *Nelken spielen natürlich auch als duftendes Gewürz eine wichtige Rolle, besonders in der Weihnachtsbäckerei.*

Anwendung

Öl Nelkenöl ist wegen seines hohen Gehalts an schmerzstillendem Eugenol in einigen Mund- und Gurgelwässern enthalten. Die empfohlene Dosierung bei Mundwässern ist ein bis fünf Prozent ätherisches Öl, in der Zahnheilkunde wird es unverdünnt angewendet.

Fertigpräparate Gewürznelken sind Bestandteil einiger fertiger Arzneimittel zur Behandlung von Verdauungsbeschwerden, zum Beispiel als Tinktur zur Anregung des Magens.

Tinktur Nelkentinktur empfiehlt sich bei Magen- und Gallenbeschwerden und Schlafstörungen. Sie benötigen dafür zwei Hand voll Minzeblätter, eine Hand voll Zitronenmelissenblätter, fünf Korianderkörner, zwei Gewürznelken und einem Viertelliter Schnaps (am besten Korn). Für die Zubereitung werden die Gewürze im Mörser zerstoßen. Dann gemeinsam mit den Blättern in ein Glas schichten, mit dem Schnaps übergießen und an einem hellen Ort – aber nicht in der Sonne – vier Wochen stehen lassen. Danach durch ein Tuch filtern und in kleine Flaschen füllen. In einem dunklen, kühlen Raum – beispielsweise in der Speisekammer – noch für einen Monat weiterreifen lassen. Bei Bedarf ein kleines Gläschen davon trinken. Das Rezept ist natürlich nicht für Kinder geeignet.

Tee Einen Teelöffel Nelken mit einer Tasse kochendem Wasser übergießen, 10 Minuten ziehen lassen und abseihen. Den Tee sollten Sie heiß und schluckweise trinken – bei Darmkoliken und rheumatischen Beschwerden zwei bis drei Tassen am Tag.

Im Licht der Wissenschaft

Für Eugenol konnte in zahlreichen Experimenten der Nachweis erbracht werden, dass es die Ansammlung von Blutplättchen (Thrombozyten) in den Blutgefäßen verhindert. Es kann daher als wirkungsvoll zur Vorbeugung von Arterienverkalkung gelten.

Machen Sie den Qualitätstest

Gute, frische Nelken erkennt man daran, dass sie sich fettig anfühlen und etwas Öl absondern, wenn man mit dem Fingernagel gegen ihren Stiel drückt. Auch der Schwimmtest gibt Aufschluss über die Qualität: Hochwertige Nelken sinken in Wasser oder stellen sich zumindest senkrecht mit dem Köpfchen nach oben. Schlechte, mehr oder weniger entölte, Nelken schwimmen dagegen waagerecht auf der Wasseroberfläche.

Ginkgo

Ginkgo biloba

Ginkgo biloba
Dieses Baumes Blatt, der vom Osten
meinem Garten anvertraut,
gibt geheimen Sinn zu kosten,
wie's den Wissenden erbaut.
Ist es ein lebendig Wesen,
das sich in sich selbst getrennt,
sind es zwey, die sich erlesen,
dass man sie als eines kennt.
Solche Frage zu erwidern
fand ich wohl den rechten Sinn,
fühlst du nicht an meinen Liedern,
dass ich eins und doppelt bin.

(Johann Wolfgang von Goethe, 1815,
für seine Verehrerin Marianne Willemer)

Zu den Wurzeln

Das wohl Augenfälligste am Ginkgo sind seine lichtgrünen Blätter, die fächerförmig geformt an

Ginkgo
- verbessert die Fließeigenschaften des Blutes
- fördert die kognitiven Fähigkeiten
- regt die Durchblutung an
- verbessert die Kompensation von Gleichgewichtsstörungen
- schützt die Nervenzellen
- schützt vor freien Radikalen

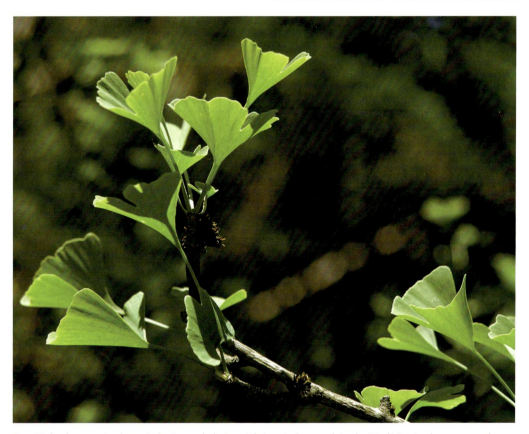

Der Ginkgobaum, eine botanische Besonderheit, spielt inzwischen auch in der Medizin eine herausragende Rolle: Er ist hoch wirksam gegen Hirnleistungs- und Durchblutungsstörungen im Alter.

langen Stielen sitzen. An ihrem vorderen Ende haben sie einen oft tiefen Einschnitt, der sie in zwei Lappen teilt – daher auch »biloba«, zweilappig. Im Herbst kleiden sich die Blätter, die sich wie derbes Leder anfühlen, in schönes Goldgelb. Danach wirft der Ginkgobaum sein Laub ab und überwintert in kahlem Zustand.

Ginkgo biloba nimmt eine Sonderstellung in der Systematik des Pflanzenreichs ein, denn er ist zwar ebenso wie die Nadelhölzer ein Vertreter der uralten Familie der Nacktsamer, gehört aber weder in die Familie der Nadelhölzer, noch in die der Laubhölzer. Da er entwicklungsgeschichtlich vor den Nadelhölzern rangiert, steht er vollkommen isoliert im System der Pflanzenfamilien. Was ihn weiterhin von anderen Pflanzen abhebt, ist das nahezu biblische Alter, das er erreichen kann: In seiner Heimat China finden sich einige Exemplare, die sage und schreibe knapp 4000 Jahre alt sind. Außerhalb Ostasiens kann der Ginkgo an die 200 Jahre alt werden. Der Veteran entwickelt sich im Laufe seines langen Lebens auch zu beachtlicher Größe: Zwischen 30 und 40 Meter kann ein Ginkgobaum hoch werden.

Ginkgo-Damen und -Herren gehen getrennte Wege – es gibt männliche und weibliche Bäume. Die Befruchtung kann erst stattfinden, wenn die Ginkgo-Dame ein Alter von 20 Jahren erreicht hat. Erst dann nämlich setzt sie das erste Mal Blütenknospen an. Ihre Vermehrung überlassen die Ginkgos schlicht dem Wind. Der trägt den männlichen Pollen zu den weiblichen Blüten mit den freiliegenden Samenanlagen. Andere Nacktsamer wie Nadelbäume bewerkstelligen die dann anstehende Befruchtung via unbeweglicher Spermakerne. Ginkgo hingegen – und das ist einzig in der floralen Welt – bildet bewegliche Spermatozoen aus, die den Weg zu den Eizellen frei schwimmend in einem winzigen Tropfen Flüssigkeit zurücklegen. Ist alles geschafft, entwickelt sich der Samen, dessen innerer Kern – vom Fruchtfleischmantel befreit und geröstet – in China und Japan heute als Knabberzeug geschätzt wird, wie bei uns die Erdnüsse.

> Den Ginkgo umgibt eine umfangreiche Symbolik: Er gilt als Sinnbild für die Gegensatzpaare Yin und Yang, für Hoffnung und Langlebigkeit sowie für Freundschaft und Unbesiegbarkeit.

Von anno dazumal bis heute

Der älteste Baum der Welt zog die Menschen schon weit vor Goethes Lebzeiten in seinen Bann. Der Mythos, von dem das »lebende Fossil«, wie Darwin den botanischen Sonderling einst nannte, umgeben ist, inspirierte zahlreiche Künstler und Literaten – nicht nur in seiner Heimat Ostasien, sondern auch im Abendland. Seit Jahrhunderten werden Blätter und Samen des »Baumes aus dem Osten« auch als umfassend wirksame Arzneien geschätzt. In zahlreichen chinesischen Heilpflanzenbüchern aus

---

Steckbrief

- **Volksnamen**, zum Teil ins Deutsche übersetzt: Silberaprikose, Weltenbaum, Elefantenohrbaum, Fächerblattbaum, Tempelbaum, Japanbaum, Weiße Frucht, Beseeltes Ei, Tausend Taler, Mädchenhaarbaum, Entenfußbaum
- **Familie:** Ginkgogewächse (Ginkgoaceen)
- **Blütezeit:** April bis Mai
- **Sammelzeit:** Spätsommer
- **Vorkommen:** Die ursprüngliche Heimat des Weltenbaums liegt in China. Inzwischen trifft man den Ginkgo aber weltweit in gemäßigten Klimaregionen an.
- **Verwendete Teile:** Zu medizinischen Zwecken verwendet werden die Blätter.

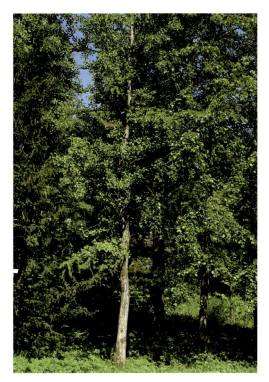

Ein Ginkgobaum kann uralt werden: In seiner Heimat China gibt es Exemplare, die viertausend Jahre alt sind.

cetin sowie Bilobalid und verschiedene Ginkgolide. Sie alle lassen den Ginkgo auf mehreren Ebenen zugleich den Hebel ansetzen. Dieses breite Wirkspektrum ist unter anderem der Grund, weshalb Ginkgo bei Hirnleistungsstörungen so effizient ist. Ginkgo-Spezialextrakt verbessert den Stoffwechsel im Gehirn und hilft, die Funktionen der Nervenzellmembranen aufrechzuerhalten. Weiterhin fördert er die Verwertung von Glukose (Traubenzucker), verbessert die Fließeigenschaften des Blutes und hemmt die Bildung freier Radikale – Ginkgo hat ausgeprägte antioxidative Eigenschaften. Ebenso hemmt der Elefantenfußbaum den so genannten Plättchen aggregierenden Faktor, kurz PAF, und schützt so vor einer Verklumpung der Blutplättchen. Ginkgo verbessert aber auch die Durchlässigkeit der Arterienwände und reguliert deren Anspannungszustand, den Tonus. Dies steigert die Durchblutung der kleinsten Blutgefäße, der Kapillaren. Nicht zuletzt schützt Ginkgo vor altersbedingten Defekten der Nervenbotenstoffe, der so genannten Neurotransmitter.

Die genannten Wirkungen besitzen nur Spezialextrakte aus Ginkgoblättern. Nur sie enthalten die Inhaltsstoffe in ausreichenden Konzentrationen. Mit diesen kann sowohl eine kurzfristige Leistungsverbesserung als auch ein dem Mittelalter und der beginnenden Neuzeit wird der Ginkgo seiner vielfältigen Heilwirkungen wegen gerühmt. Anwendungen mit Ginkgoblättern wurden beispielsweise gegen Asthma empfohlen, gegen Bronchitis und Husten, Frostbeulen, Tuberkulose und Gonorrhoe sowie gegen Magen- und Hauterkrankungen und Unruhezustände. Sogar ein Wundpflaster hat man aus Ginkgoblättern hergestellt.

Wie uns Ginkgo hilft

Die wichtigsten Inhaltsstoffe im Ginkgoblatt sind Flavonoide, Glykoflavonglycoside und Quer-

Ihr ganz privater Ginkgo

Den Weltenbaum können Sie auch gut selbst aus einem Samen ziehen. Dazu befreien Sie den Ginkgosamen vom Fruchtfleisch, weichen ihn über Nacht in lauwarmem Wasser ein und betten ihn am nächsten Tag einen Zentimeter tief in eine Mixtur aus Sand und Erde. Auf eine nicht zu warme Fensterbank stellen und gut feucht halten. Nach rund drei Monaten zeigt sich dann der Lohn Ihrer gärtnerischen Mühen, wenn der Keim austreibt. Diesen dürfen Sie dann allerdings nicht zu sehr der Sonne aussetzen, denn das bekommt ihm schlecht.

langsameres Fortschreiten demenzieller Erkrankungen erreicht werden.

Risiken und Nebenwirkungen
Sehr selten können nach Einnahme von Ginkgopräparaten leichte Magen-Darm-Beschwerden, Kopfschmerzen oder allergische Hautreaktionen auftreten.

Gegenanzeigen
Bei Überempfindlichkeit gegen Ginkgo-Zubereitungen dürfen diese nicht angewendet werden.

Gesund mit Ginkgo
Seit der Frühzeit als umfassend wirksames Heilmittel in ganz Asien geschätzt, bewährt sich Ginkgo heute in der modernen Phytotherapie. Diese bestätigte die überlieferten Anwendungsgebiete und erweitere sie zudem um einige neue. Zu den altbekannten Indikationen gesellten sich unter anderem Durchblutungsstörungen, Konzentrationsschwäche und Steigerung der geistigen Leistungsfähigkeit: Spezialextrakte aus den getrockneten Blättern haben sich als hochwirksame Medikamente zur Behandlung von Hirnleistungsstörungen erwiesen. Besonders zur Behandlung der nachlassenden Denk- und Merkfähigkeit im Alter wird Ginkgo heute eingesetzt. Darüber hinaus sind Ginkgopräparate angezeigt bei Durchblutungsstörungen, Schwindel und Gleichgewichtsstörungen, bei

> *Ginkgoblätter, Ginkgo biloba foliae, sind für den »well-established medicinal use« empfohlen (→ Seite 54).*

Das lebende Fossil
Ginkgo biloba ist der älteste Baum der Erde – er hat sich schlichtweg geweigert, an der Evolution teilzunehmen. Die Ursprünge der Ginkgogewächse lassen sich über 250 Millionen Jahre zurückverfolgen. Die Ginkgoaceen konnten demnach bereits auf eine lange Familientradition zurückblicken, als die ersten Dinosaurier über unseren Planeten trampelten. Ihre größte Formenvielfalt hatten die Ginkgos vom Trias bis zur Kreidezeit, also von vor rund 220 Millionen bis vor 135 Millionen Jahren. Fossilfunde aus dem Jura, 180 Millionen Jahre alt, zeigen, dass es bereits damals Ginkgoarten gab, die der einzigen heute existierenden Art Ginkgo biloba sehr ähnlich waren. Während alle anderen Arten nach und nach aussterben, blieb Ginkgo biloba uns als einziger erhalten. Seit dem Tertiär ist er der Gleiche geblieben und setzt sich damit als letzter seiner Sippe selbst ein Denkmal als »lebendes Fossil«.

Späte Entdeckung
Bis dieses allerdings vom Menschen entdeckt wurde, schrieb man bereits das 11. Jahrhundert – aus dieser Zeit stammen die ältesten Aufzeichnungen über den Ginkgo. Dann aber begann sein Aufstieg – zunächst zum Tempelbaum, wohl vor allem wegen des hohen Alters, das er erreichen kann. Als Zierde der Tempelbezirke wurde er alsbald auch in Japan und Südkorea angepflanzt. Ins Abendland gelangte die Kunde von dem exotischen Sonderling aus dem Osten erstmals 1712, als der deutsche Arzt, Botaniker und Ostasienreisende Engelbert Kämpfer (1651–1716) ihn ausführlich in seinen Reiseberichten beschrieb. In der ersten Hälfte des 18. Jahrhunderts wanderten dann auch schon die ersten Ginkgos nach Europa ein. Heute begegnet man dem Ginkgo mit seiner mächtigen Krone und seinen filigranen Blättern als wertvolles Ziergehölz in öffentlichen Parks und privaten Gärten.

Kopfschmerzen, Ohrensausen und Hörsturz sowie bei Schwerhörigkeit und Verschlechterung der Sehschärfe.

Anwendung
Fertigpräparate Präparate mit Ginkgoextrakten gibt es in flüssigen oder festen Darreichungsformen zum Einnehmen. Empfehlenswerte Präparate sind nur als Monopräparate im Handel. Bei Hirnleistungsstörungen sollte die Dauer der Anwendung mindestens acht Wochen betragen. Nach drei Monaten ist zu überprüfen, ob die Weiterführung der Behandlung noch gerechtfertigt ist. Vor Therapiebeginn sollte abgeklärt werden, ob die Krankheitssymptome nicht auf einer spezifisch zu behandelnden Grunderkrankung beruhen. Die Besserung einer Gehstreckenleistung setzt mindestens sechs Wochen Therapiedauer voraus. Bei Schwindel und Tinnitus bringt eine Anwendung von mehr als sechs bis acht Wochen keine therapeutischen Vorteile. Als Tagesdosis bei Hirnleistungsstörungen gelten 120 bis 240 Milligramm nativer Trockenextrakt, in zwei oder drei Einzeldosen verabreicht. Bei peripherer arterieller Verschlusskrankheit sowie Schwindel und Tinnitus 120 bis 160 Milligramm, in zwei oder drei Einzeldosen.

Im Licht der Wissenschaft
Ginkgo biloba hat sich in den letzten Jahren einen festen Platz in der Behandlung von Hirnleistungsstörungen erobert. Der positive Effekt auf Gedächtnisleistung, Alltagskompetenz und Lebensqualität wurde bereits in vielen Studien bestätigt: Ginkgo-biloba-Extrakte besitzen eine hohe therapeutische Wirksamkeit bei leichten bis mittelschweren Hirnleistungsstörungen und demenziellen Erkrankungen.

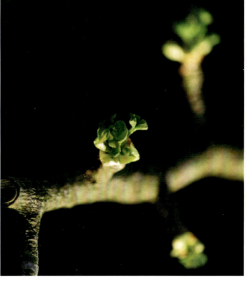

Ginkgo beim Blattaustrieb im Frühjahr. Die winterharten Bäume verlieren im Herbst ihr Laub und treiben spät im Frühjahr neu aus.

Sie bewirken eine signifikante Verbesserung der kognitiven Leistungsfähigkeit und Alltagskompetenz sowie ein nachhaltig verlangsamtes Fortschreiten demenzieller Erkrankungen. Dabei ist Ginkgoextrakt synthetischen Medikamenten gegen Hirnleistungsstörungen vollauf ebenbürtig. Wo Ginkgo hingegen deutlich besser abschneidet, ist bei der guten Verträglichkeit und den geringen Nebenwirkungen.

Abgesehen von Fertigpräparaten mit Ginkgoextrakten können Sie Ginkgo auch in Form von Tees, Tinkturen sowie als homöopathische Arzneien anwenden. Allerdings sind diese Zubereitungen nicht so wirksam, da bei ihnen die Konzentration der Wirkstoffe wesentlich geringer ist.

Fragen Sie Ihren Arzt oder Apotheker
Präparate mit Extrakt aus Ginkgoblättern sind beispielsweise:
Gingopret Filmtabletten und Lösung
Kaveri
Rökan
Tebonin forte, intens oder spezial

Ginseng

Panax ginseng C. A. Meyer

Zu den Wurzeln

Der Ginseng ist eine ausdauernde, aufrechte Pflanze, die das stattliche Alter von 100 Jahren erreichen kann. Dabei wird sie bis zu 80 Zentimeter hoch. Sie hat lang gestielte, fünffingrige Blätter und kleine weißlich-grüne in Dolden stehende Blüten, die später scharlachrote Beeren bilden.

Von anno dazumal bis heute

Der Ginseng wird seit mindestens 5000 Jahren in Ostasien zur Verbesserung der Leistungsfähigkeit, zur Steigerung der Abwehrfähigkeit des Organismus und zur Vorbeugung des Alterns eingesetzt – die bedeutendste Arzneipflanze des ostasiatischen Raums. So galt die Ginsengwurzel in Asien als Sinnbild für Gesundheit und langes Leben und durfte nur von Königen verwendet werden. Entsprechend war sie wertvoller als Gold.
Im 17. Jahrhundert wurde die Ginsengwurzel schließlich auch in Europa populär. Schon früh brachten arabische Seeleute die Pflanze zwar in das maurische Spanien, hier wurde sie aber bald wieder vergessen. Erst im 20. Jahrhundert wurde der Ginseng auf Grund seiner vielfältigen Wirkungen auch hierzulande als Heilpflanze geschätzt. So wird er in der westlichen Medizin zunehmend als wertvolles Mittel zur Erhaltung der körperlichen und geistigen Gesundheit anerkannt. Dabei ist er weder ein Medikament zur Behandlung akuter Krankheiten noch alleiniges Heilmittel bei bestimmten Krankheiten. Ginseng hilft dem gesamten Körper bei der Gesundheitsprophylaxe, zur Unterstützung des Körpers bei chronischen Krankheiten, als Schutz vor Stressfolgen und gegen frühzeitige Altersbeschwerden.

> Im Chinesischen heißt die Ginsengwurzel »Jen Shen«: die Kraft der Erde in der Form eines Menschen. In Korea wird sie auch »Wurzel des Lebens« genannt.

Steckbrief

- **Volksnamen:** Allheilkraut, Menschenwurzel, Lebenswurzel, Lebensverlängerungswurzel, Kraftwurzel
- **Familie:** Araliengewächse (Araliaceae)
- **Blütezeit:** Juni bis Juli
- **Sammelzeit:** Oktober
- **Vorkommen:** Die Heimat des echten koreanischen Ginseng sind die Gebirgswälder Ostasiens. Man findet ihn hauptsächlich in Gebirgs- und Waldregionen Nordkoreas, der Mandschurei und des pazifischen Küstengebietes. In Indien wächst er im östlichen Himalaya; auch in Nepal ist er zu finden.
- **Verwendete Pflanzenteile:** Arzneilich verwendet wird die Wurzel.

Wie uns Ginseng hilft

Die enorme gesundheitliche Bedeutung beruht unter anderem auf den mehr als 20 biologisch aktiven Substanzen des Ginsengs, den so genannten Ginsenosiden. Sie gehören zur Gruppe der Saponine und besitzen daher auch entzündungshemmende und schleimlösende Eigenschaften. Die Ginsenoside werden in verschiedene Gruppen eingeteilt. Die bestuntersuchten Ginsenoside sind die mit der Bezeichnung Rg_1 und Rg_2. Sie wirken sehr unterschiedlich, wodurch sich auch das Wechselspiel der verschiedenen Wirkungen erklären lässt.
Das Ginsenosid Rg_1 wirkt stimulierend und erhöht den Blutdruck, das Ginsenosid Rg_2 wirkt dagegen beruhigend und blutdrucksenkend. Ginseng wirkt sich somit regulierend auf den Blutdruck aus und führt gleichzeitig zu einer Stärkung der Herzkraft.
Personen mit Auswirkungen von Durchblutungsstörungen, wie zum Beispiel Tinnitus,

kalte Hände und Schwindel, können gut von der Einnahme von Ginseng profitieren.

Neben den Ginsenosiden stecken in der Ginsengwurzel auch Vitamine und Mineralstoffe. Besonders erwähnenswert ist hier das Germanium. Es hat eine antibakterielle Wirkung und wirkt auch gegen infektiöse Viren und Pilze. Die Ginsengwirkstoffe besitzen auch die Eigenschaft, wichtige Prozesse in der Leber zu stimulieren, die deren Entgiftungsfunktion stärken. Bei einer längeren Einnahme von Ginseng wurde eine schnellere Entgiftung und Regene-

> **Ginseng**
> ➤ wirkt entzündungshemmend
> ➤ ist schleimlösend
> ➤ reguliert den Blutdruck
> ➤ fördert den Stoffwechsel
> ➤ wirkt antibakteriell, antiviral und pilzhemmend
> ➤ ist entgiftend
> ➤ regeneriert Körper und Geist
> ➤ wirkt allgemein stärkend und vitalisierend

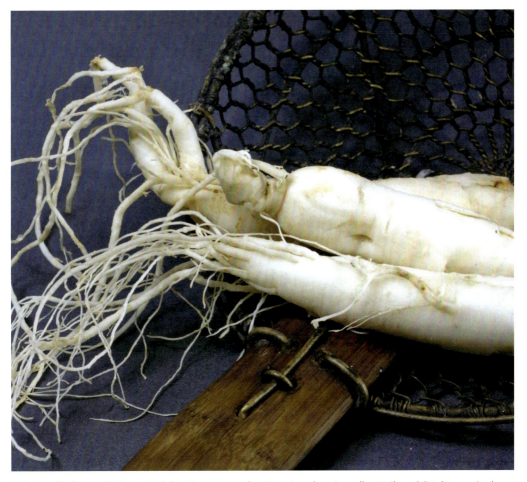

Seit über fünftausend Jahren wird die Ginsengwurzel in Ostasien als universelles Heil- und Stärkungsmittel geschätzt: Sie stärkt den Organismus und beugt den Folgen des Alterns vor.

ration der Leber festgestellt. Ginseng verbessert den Blutkreislauf und die Schlafqualität und hat eine günstige Wirkung bei Magengeschwüren.

Interessant sind die Anwendungsgebiete in der traditionellen chinesischen Medizin: Ginseng treibt Gifte aus, lässt gestauten Schleim abfließen, heilt innere Wunden infolge übertriebenen Geschlechtsverkehrs, kühlt das Feuer, öffnet das Herz, bessert Magenerschöpfung und Husten, vermehrt Wissen, verhindert zu viel Träume und hilft gegen das Verwirrtsein.

> Mindestens eine Woche vor operativen Eingriffen sollte Ginseng abgesetzt werden.

Risiken und Nebenwirkungen
Eine Einnahme sehr hoher Dosen über längere Zeiträume hinweg kann selten zu Übererregbarkeit mit Schlaflosigkeit, Niedergeschlagenheit und nervöser Unruhe sowie zu Magen-Darm-Beschwerden, vaginalen Blutungen oder Bluthochdruck führen.

Gegenanzeigen
Ginsengextrakte sollten nicht gemeinsam mit Koffein enthaltenden Genussmitteln verwendet werden, da dies zu Bluthochdruck, Nervosität, Schlaflosigkeit, morgendlichen Durchfällen und Ödemen führen könnte. Ebenso muss man Hypertonikern von einer Einnahme abraten, da es zu einer Blutdrucksteigerung kommen könnte. Nicht angewendet werden darf Ginseng zudem während Schwangerschaft und Stillzeit, bei Kindern oder Jugendlichen, sowie nicht länger als drei Monate. Personen mit chronischen Grunderkrankungen oder solche, die regelmäßig Medikamente einnehmen, sollten Ginseng-Präparate nicht ohne ärztlichen Rat einnehmen.

Gesund mit Ginseng

Die Wirkung der Ginsengwurzel ist nicht auf bestimmte Krankheiten festgelegt. Man kann die Wirkung eher in verschiedene Bereiche für die Stärkung der körperlichen und geistigen Leistungsfähigkeit aufteilen. Zum einen wird die Antriebskraft gestärkt. Die Ginsengwurzel versorgt den Körper mit neuer Energie, er ist Nervennahrung, sanftes Antidepressivum und Aphrodisiakum. Zum zweiten bewirkt Ginseng eine Steigerung der Konzentrationsfähigkeit und der Gedächtnisleistung. Ein ganz wesentlicher Faktor ist die Unterstützung der körperlichen Widerstandskraft: Die Ginsengwurzel wirkt stärkend auf das Immunsystem. Des Weiteren wirkt die Ginsengwurzel auch als Adaptogen, indem sie Über- oder Unterfunktionen über das vegetative Nervensystem ausgleichen kann.

> **Rot oder weiß – eine Frage der Qualität**
> Neben dem frischen Ginseng wird auch der sonnengetrocknete weiße Ginseng verwendet. Außerdem gibt es den roten Ginseng, bei dem es sich um dieselbe Pflanze handelt, die jedoch mehrere Stunden durch heißen Wasserdampf konserviert wird und dabei ihre Farbe ändert. So sind roter und weißer Ginseng nicht zwei verschiedene Pflanzenarten, sondern nur zwei verschiedene Handelsklassen und Herstellungsverfahren. Für den begehrten und besonders wertvollen roten Ginseng werden meistens höherwertige, bereits sechsjährige Pflanzen ausgewählt. Aufgrund des ausgereiften Wachstumsalters dieser Wurzeln ist der Wirkstoffgehalt des roten Ginsengs in der Regel höher, denn der weiße Ginseng wird schon wesentlich früher geerntet. Der höchste Wirkstoffgehalt ist frühestens fünf Jahre nach der Aussaat erreicht.

Anwendung

Fertigpräparate Es gibt unzählige Ginsengprodukte, viele davon enthalten aber nur einen kleinen Teil Ginseng und stattdessen andere Stärkungsmittel, Vitamine und Aufbaustoffe. Es gibt aber auch pure Ginsengtinktur, Flüssigextrakt und Gelatinekapseln. Am wirksamsten, aber teuersten, ist die wild wachsende Ginsengwurzel. Die empfohlene Tagesdosis liegt bei einem Gramm der getrockneten Wurzel. Ansonsten sollte man sich an die Dosierungsempfehlungen der erworbenen Präparate halten. Ginsengpräparate sind über einen längeren Zeitraum einzunehmen, damit die Wirkung spürbar wird – aber nur maximal drei Monate in Folge. Nach einer Pause von zwei bis drei Wochen ist eine erneute Anwendung möglich.

Tee 2 Gramm der getrockneten Wurzel werden mit einem halben Liter kaltem Wasser in einem geschlossenen Topf aufgekocht. Bei geringer Hitze kann man den Sud ohne Deckel 10 bis 15 Minuten köcheln lassen und anschließend durch ein Sieb abgießen. Kleine Portionen über den Tag verteilt, vor den Mahlzeiten getrunken, entfalten ihre Wirkung am besten.

> *Ginsengwurzeln, Ginseng radix, gehören auch zu den für den »well-established medicinal use« empfohlenen Pflanzen (→ Seite 54).*

Im Licht der Wissenschaft

Die asiatische Wurzel kann auch Erkältungen verhindern – dies zeigte eine kanadische Studie. Die Wissenschaftler konnten darin nachweisen, dass Extrakte aus der Ginsengpflanze Erkältungen dauerhaft mildern können. Auch eine Studie der Uni Mailand hat Belege geliefert, dass Ginseng bei akuter Bronchitis hilfreich sein kann. Es wurde sogar festgestellt, dass die Zeit bis zur Symptomfreiheit kürzer war als bei der Einnahme von Antibiotika. Wichtig dabei: Die Wirkung von Ginseng erhöht sich deutlich, wenn er über längere Zeit eingenommen wird. Deshalb sind längere Kuren (bis zu drei Monaten) empfehlenswert.

Fragen Sie Ihren Arzt oder Apotheker
Präparate mit Ginsengwurzel:
Korea Ginseng extra stark
Tai Ginseng forte, Tai Ginseng N

Ausgleich auf allen Ebenen

Die Ginsengwurzel hat eine so genannte adaptogene Wirkung – das heißt, der Körper kann mit ihrer Hilfe besser mit Umweltbelastungen fertig werden. So können die Wirkstoffe positiv in den Stoffwechsel des Stresshormons Adrenalin eingreifen und dessen schädliche Effekte reduzieren. Ginseng sorgt dazu auch für mehr Energie und Ausdauer, indem er den Zellstoffwechsel anregt: Ermüdungstendenzen werden vermindert und die Leistungsfähigkeit des Organismus gesteigert. Aufgrund der stärkenden Wirkung des Ginsengs auf die Widerstandskraft des Körpers bietet sich Ginseng auch begleitend zur Chemotherapie oder nach Operationen an, um die Eingriffe besser zu verkraften. Einen ausgleichenden Einfluss hat Ginseng auch auf den Gehirnstoffwechsel, des Weiteren aktiviert er die Gehirntätigkeit: Das zeigt sich in der Steigerung der Konzentrationskraft, der Gedächtnisleistung und der Stressresistenz. Die Einnahme von Ginseng kann sich auch positiv auf erhöhte Zuckerwerte auswirken. Ginseng vermindert auch die Folgeerscheinungen von Diabetes, beispielsweise Müdigkeit.

Goldrute

Solidago virgaurea

Zu den Wurzeln

Die Goldrute wächst bevorzugt an Waldrändern, auf Kahlschlägen, Wiesen und Lichtungen – wichtig ist für sie lockere und leichte Erde mit ausreichend Kalk. Der Korbblütler kann eine Höhe von einem Meter erreichen und besitzt aufrechte, behaarte Stängel. Die wechselständigen Blätter sind elliptisch und werden bis zu zehn Zentimeter lang. Die gelben Blüten sitzen zu dichten Rispen gruppiert an den Spitzen der Triebe. Gesammelt wird das Kraut mit den Blüten: Sie schneiden es am besten etwa einen halben Meter über dem Boden ab und hängen es gebündelt und kopfüber zum Trocknen an einem kühlen und dunklen Ort auf.

Von anno dazumal bis heute

Die Goldrute steht schon lange in den Diensten der Medizin: Sie wurde nachweislich bereits im 13. Jahrhundert von dem in Spanien, Frankreich und Italien tätigen Arzt Arnold von Villanosa (um 1240–1311) zur Durchspülung der Harnwege angewendet – jene Heilanzeige, in der diese Pflanze bis heute zum Einsatz kommt. Goldrute war bis in die Neuzeit ein beliebtes Blasen- und Nierenmittel. Martin Luther soll damit auch andere Leiden, unter anderem lockere Zähne und Geschwüre, kuriert haben.

> *In der Volksmedizin wurde Goldrutenkraut auch als »Wundkraut« für Kompressen bei schlecht heilenden Wunden und Geschwüren verwendet.*

Wie uns Goldrute hilft

Goldrute enthält ätherische Öle, Saponine, Harze und Gerbstoffe sowie Flavonoide und Glykoside, die entzündungshemmend und antibiotisch wirken. Darüber hinaus hat die Pflanze harntreibende wie krampflösende Eigenschaften und regt den Stoffwechsel an.

Risiken und Nebenwirkungen

Trinken Sie reichlich, während Sie Goldrutenpräparate anwenden.

Gegenanzeigen

Eine Durchspülungsbehandlung der Harnwege sollte bei Ödemen, die auf eingeschränkte Tätigkeit von Herz oder Nieren zurückgehen, nicht durchgeführt werden.

Gesund mit Goldrute

Auf Grund der harntreibenden, antibiotischen und entzündungshemmenden Eigenschaften werden Präparate mit Goldrute zur Durchspülung der ableitenden Harnwege bei akuten entzündlichen Erkrankungen sowie bei Harnsteinen und Nierengrieß angewendet. Bei Blasenentzündungen gehören Zubereitungen mit Goldrute zu den Mitteln der ersten Wahl. Auch in Tees zur Blutreinigung und zur Unterstützung der Behandlung von rheumatischen Erkrankungen findet sich häufig Goldrute.

Anwendung

Fertige Präparate Goldrute wird meist als Ex-

Steckbrief

- **Volksnamen:** Goldwundkraut, Schoßkraut, Waldkraut, Goldraute, Gülden Wundkraut, Heidnisches Wundkraut, Heilwundkraut, Himmelbrand, Machtheilkraut, Ochsenbrot, Petrusstab, Pferdskraut, Unsegenkraut, Wisselnkraut
- **Familie:** Korbblütler (Asteraceae)
- **Blütezeit:** Juli bis Oktober
- **Sammelzeit:** Juli bis September
- **Vorkommen:** Ursprünglich kommt die Goldrute aus Nordamerika, sie wurde inzwischen jedoch auch in Europa und Asien eingebürgert.
- **Verwendete Teile:** Zu medizinischen Zwecken wird das Kraut verwendet.

trakt einzeln oder in pflanzlichen Kombinationspräparaten angewendet. Daneben sind Goldrutenpräparate auch als Tee erhältlich.

Tee Übergießen Sie einen Esslöffel getrocknetes Goldrutenkraut mit einer Tasse kochendem Wasser. Zehn Minuten zugedeckt ziehen lassen, abseihen und drei Tassen täglich zwischen den Mahlzeiten trinken.

Teemischung Anzuwenden bei Blasenreizungen und -entzündungen: Mischen Sie 50 Gramm Brennnesselblätter, je 30 Gramm Goldrutenkraut und Zitronenmelissenblätter, je 20 Gramm Schafgarbenblüten, Zinnkraut und Birkenblätter. Drei Teelöffel dieser Mischung übergießen Sie mit einem halben Liter kochendem Wasser und lassen dies zehn Minuten zugedeckt ziehen. Dann abseihen und davon drei Tassen täglich zwischen den Mahlzeiten trinken.

Tinktur Geben Sie in eine Glasflasche 20 Gramm getrocknetes Goldrutenkraut und übergießen es mit einem halben Liter 70-prozentigem Alkohol. Eine Woche lang ziehen lassen, dann abseihen und in dunkle Tropfenzählfläschchen umfüllen. Nehmen Sie bei Erkrankungen dreimal täglich zehn Tropfen von der Tinktur ein.

Im Licht der Wissenschaft
In wissenschaftlichen Untersuchungen wurde nachgewiesen, dass die Wirkstoffe der Goldrute das Wachstum bereits bestehender Blasensteine hemmen können.

Fragen Sie Ihren Arzt oder Apotheker
Präparate mit Extrakten aus der Goldrute :
BioCyst
Canephron novo oder S Solidago Filmtabletten
Hewenephron duo
Urol Brause oder Kapseln

Goldrute
- wirkt harntreibend
- löst Krämpfe
- hat antibiotische Effekte
- regt den Stoffwechsel an
- wirkt entzündlichen Prozessen entgegen

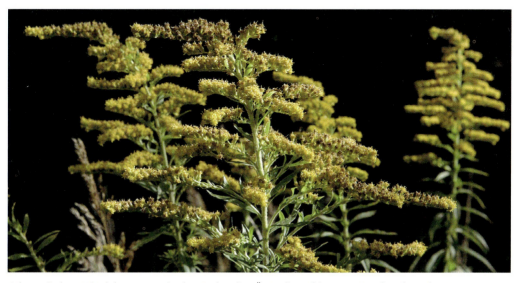

Schon seit dem Mittelalter verwenden kräuterkundige Ärzte die Goldrute zur Durchspülung der Harnwege. Noch heute schätzt man die Wirkung des Heilkrauts bei Blasenentzündung, Nierengrieß und Harnsteinen.

Granatapfel

Punica granatum L.

Zu den Wurzeln

Granatapfelbäume können bis zu 15 Meter hoch und einige hundert Jahre alt werden. Sie haben stumpfe, zehn Zentimeter lange, glänzende Blätter. Von Juli bis September trägt der Baum an den Zweigenden große trichterförmige, achtzählige und orangerote Blüten. Aus diesen reifen später die apfelähnlichen, anfangs grünen und dann orangeroten Früchte mit dunkelroten Samen heran.

Der Granatapfelbaum braucht kalte Winter und sehr heiße Sommer. Deshalb kommen die meisten Früchte aus den Subtropen. Bei uns kann man ihn als Kübelpflanze halten. Er ist allerdings frostempfindlich, überwintert am liebsten kühl bei maximal fünf Grad und braucht in der Zeit nur wenig Wasser.

Die biologische Einzigartigkeit dieser Beerenfrucht zeigt sich unter anderem darin, dass diese Pflanze keine direkten botanischen Verwandten hat.

Von anno dazumal bis heute

Seit über 5000 Jahren wird der Granatapfel kultiviert. Schon im alten Ägypten wusste man ihn wegen seiner Wirksamkeit gegen Darmparasiten zu schätzen. Die Rinde der Wurzeln wurde auch mit Erfolg als wurmtreibendes Mittel gegen Bandwürmer eingesetzt. Die Fruchtschale hat adstringierende, also zusammenziehende Wirkung und wurde in Form von Aufgüssen gegen die Ruhr verwendet.

Wie uns der Granatapfel hilft

Der Granatapfelbaum hält einiges für unsere Gesundheit parat. So birgt er einen seltenen Schatz in seinen dunkelroten Früchten: eine hohe Konzentration von Gamma-Linolensäure, die in der Natur nur in wenigen Pflanzen vorkommt. Die Fettsäure ist mit für die Bildung von Prostaglandinen verantwortlich – Hormonen, die für den Stoffwechsel und die Immunabwehr äußerst wichtig sind und die der Körper selbst bildet. Granatapfelrohsaft ist auch ein höchst wirksames Antioxidans. Denn mit seinem einmaligen Spektrum an Fettsäuren hat er die Fähigkeit, die Wirkungen schädlicher Radikale im Körper abzupuffern. Auch abgesehen davon ist der Granatapfelsaft ein echtes Gesundheitselixier. In ihm stecken die Vitamine C, B1, B2, B3, B6, Bc, PP sowie Beta-Karotin und wichtige Proteine. Außerdem ist er ein guter Kaliumlieferant, der auch noch mit etwas Natrium, Kalzium, Eisen und Nikotinsäure aufwartet.

Neben der hohen Konzentration an Gamma-Linolensäure findet man im Granatapfel noch eine zweite Gruppe von Inhaltsstoffen, die vornehmlich in der Schale vorkommen: die Flavonoide. Sie wirken entzündungshemmend und haben eine antimikrobielle Wirkung, so beispielsweise bei Zahnfleisch- oder Harnwegsentzündungen.

Granatäpfel sollten möglichst groß und schwer sein, eine makellose Schale mit kräftiger Farbe und einigen braunen Flecken haben. Kaufen Sie keine verschrumpelten Früchte und keine mit matter, blasser Farbe. Die Frucht kann im Kühlschrank bis zu drei Wochen gelagert werden, bei Zimmertemperatur nur einige Tage.

Steckbrief

- **Volksnamen:** Granatbaum
- **Familie:** Granatapfelgewächse (Punicaceae)
- **Blütezeit:** Juli bis September
- **Sammelzeit:** Frühjahr
- **Vorkommen:** Ursprünglich kommt der Granatapfel aus Pakistan. Heute ist er auch im gesamten Mittelmeergebiet verbreitet.
- **Verwendete Pflanzenteile:** Arzneilich verwendet werden die Wurzelrinde, die Fruchtschale und die Frucht.

Risiken und Nebenwirkungen
Als Nebenwirkungen beim Konsum größerer Mengen Granatapfel können Aufstoßen, Magenschmerzen, Schwindel, Ohnmachten und Wadenkrämpfe auftreten.

Gegenanzeigen
Keine bekannt.

Gesund mit Granatapfel

Der Granatapfel weist eine große Bandbreite an gesundheitsfördernden Eigenschaften auf. Eine der bedeutendsten ist sicher seine antioxidative Wirkung. Diese ist auch von anderen Pflanzen bekannt, allerdings sind die Radikalfängereigenschaften des Granatapfels sehr stark ausgeprägt – wie auch eine Reihe von wissenschaftlichen Untersuchungen bestätigt (→ unten). Kraft seiner antioxidativen Effekte kann der Granatapfel unter anderem wirksam dazu beitragen, Herz-Kreislauf-Erkrankungen vorzubeugen. Darüber hinaus kann er die unangenehmen Begleiterscheinungen der Wechseljahre lindern. Denn der Granatapfel enthält eine beträchtliche Menge pflanzlicher Hormone, die so genannten Phytoöstrogene (→ Seite 526). Diese üben auf den menschlichen Hormonstoffwechsel eine ähnlich regulierende Wirkung aus wie körpereigene Hormone und können so für einen hormonellen Ausgleich bei prämenstruellen und Wechseljahresbeschwerden sorgen.
Eine weitere wertvolle Eigenschaft des Granat-

> **Granatapfel**
> ➤ wirkt entzündungshemmend
> ➤ ist antioxidativ
> ➤ hat hormonregulierende Eigenschaften
> ➤ stärkt das Immunsystem
> ➤ wirkt antimikrobiell
> ➤ ist allgemein tonisierend und stärkend

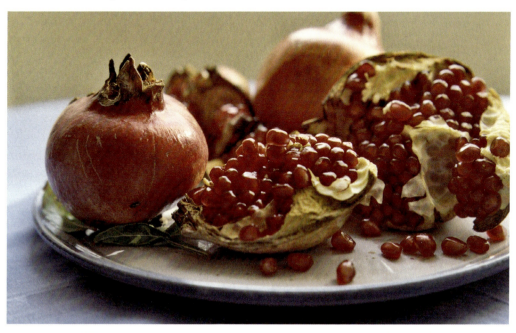

Besonders im arabischen und im östlichen Mittelmeerraum sind Granatäpfel seit Jahrtausenden sehr beliebt. Inzwischen erobert die Frucht auch die westliche Medizin: Granatapfelsaft soll gegen Prostatakrebs helfen.

apfels ist seine entzündungshemmende und schmerzlindernde Wirkung. Diese geht Untersuchungen zu Folge auf verschiedene Bioflavonoide zurück, die entzündungsfördernde Enzyme hemmen können.

Anwendung

Peeling bei Hautproblemen Granatapfelschalenmehl – die kosmetische Runderneuerung: Bei Hautunreinheiten ist ein Peeling mit Granatapfelschalenmehl eine einfache und wirksame Methode. Vermischen Sie die zerdrückten fleischigen Kerne des Granatapfels mit etwas Tonerde und wenig destilliertem Wasser zu einer schnellen klärenden Gesichtsmaske. Sie wird in kreisenden Bewegungen auf die bereits gereinigte Haut aufgetragen. Die Maske zehn Minuten einwirken lassen und dann mit reichlich lauwarmen Wasser wieder abnehmen.

> *Im alten Ägypten zerstieß man Granatapfelkerne, um daraus mit Hilfe von Wachs Scheidenzäpfchen zu rollen – pflanzliche Verhütung: Granatapfel enthält ein Östrogen, das ähnlich der heutigen »Pille« den Eisprung verhindern kann.*

Granatapfelextrakt Diesen Extrakt bekommen Sie in der Apotheke: Zweimal täglich 30 Tropfen mit etwas Wasser einnehmen.

Im Licht der Wissenschaft

Studien haben gezeigt, dass die Gamma-Linolensäure des Granatapfels in der Lage ist, Krebszellen unschädlich zu machen. So könnte der Saft von Granatäpfeln künftig auch im Kampf gegen Prostatakrebs eingesetzt werden. Das schließen amerikanische Forscher aus einer Untersuchung an Mäusen. Je mehr Granatapfelextrakt die Tiere mit dem Trinkwasser zu sich nahmen, desto langsamer schritt der Krebs fort. In weiteren Studien soll nun die Wirksamkeit des Fruchtsafts beim Menschen untersucht werden. Eine dieser Studien ergab bereits, dass sich bei erkrankten Männern, die täglich 1/4 Liter Granatapfelsaft tranken, das Fortschreiten der Krankheit verzögerte.

Eine Studie belegte, dass sich der Granatapfel optimal auf die Blutfette auswirkt und so wirksam vor Herz-Kreislauf-Krankheiten schützen kann: Die Oxidation des LDL-Cholesterins konnte nach dem Verzehr von Granatäpfeln stark reduziert werden. Oxidiertes LDL-Cholesterin legt sich viel eher an den Wänden der Blutgefäße ab, was zu den so genannten arteriosklerotischen Plaques führt – diese gelten als eine Hauptursache von Herz-Kreislauf-Erkrankungen. Es konnte sogar eine deutliche Abnahme der Ablagerungen in den Arterien beobachtet werden.

Im Jahr 2004 wurde durch eine japanische Studie belegt, dass der Granatapfel mit seiner enormen Menge an Phytoöstrogenen Frauen in der Menopause eine spürbare Linderung ihrer Beschwerden bringen kann. Auch prämenstruelle Beschwerden konnten verbessert werden.

Symbol der Fruchtbarkeit

Aufgrund seiner zahlreichen Samen galt der Granatapfel als Symbol der Fruchtbarkeit und des Lebens schlechthin. Im Alten Testament ist er beispielsweise als Sinnbild für die Lebensfülle der Natur dargestellt, im Islam verehrt man den Granatapfel als Symbol der Unsterblichkeit. Im alten China wurde die rötliche Frucht als »konzentrierte Seele« betitelt, was für Langlebigkeit steht.

In unserem Kulturkreis galt der Granatapfel als Symbol der Herrschertugenden und der Herrscherwürde. Im Mittelalter wurde der Granatapfel dann nicht nur zum Symbol von Kaisern und Königen, sondern auch zu dem der Jungfrau Maria.

Guarana
Paullinia cupana

Zu den Wurzeln
Der Guaranastrauch ist eine tropische, bis zu zehn Meter hoch wachsende, immergrüne und mehrjährige Kletterpflanze, die im Amazonas-Gebiet beheimatet ist. Die großen, ledrigen Blätter sind unpaarig gefiedert, die unscheinbaren gelben bis weißlichen Blüten in langen Rispen angeordnet. Die haselnussgroße, gelborange Kapselfrucht platzt bei der Reife auf und gibt ihren braunen Samen frei.

Von anno dazumal bis heute
Viele Völker des Amazonasbeckens kennen die Wirkung von Guarana schon lange. Sie nutzen sie unter anderem, um sich für die Jagd zu stärken. Daneben fanden und finden Guaranasamen auch Verwendung zu schamanistischen Zwecken. Dazu werden die gemahlenen Samen mit Wasser gemischt getrunken, um Zugang »zu geheimem Wissen« zu erlangen.

Die »Früchte der Jugend« dienen in ihrer Heimat bis zum heutigen Tag aber auch als Heilmittel. Die wichtigsten Anwendungsgebiete sind Fieber, Kopfschmerzen und Migräne, Magenbeschwerden und Durchfall. In der Alternativmedizin schätzt man Guarana darüber hinaus als stimmungsaufhellendes, schwach antidepressiv wirksames Mittel.

Den Weg nach Europa und zu uns fanden Präparate mit Guarana erst vor zwei Jahrzehnten. Als Fitmacher wandern sie inzwischen in Kaugummis, Erfrischungsgetränke und andere fertige Zubereitungen.

Guarana
➤ wirkt stimulierend und erfrischend
➤ macht wach und nimmt Müdigkeit
➤ hat aphrodisierende Effekte
➤ hellt die Stimmung auf

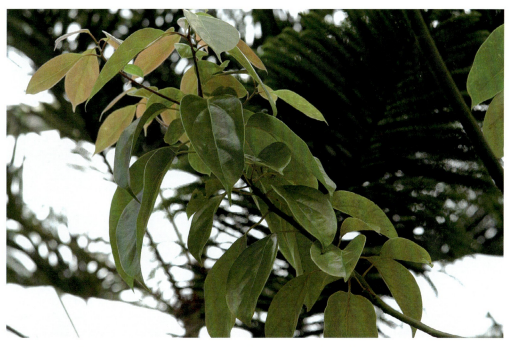

Die Samen des Guaranastrauchs werden von vielen Völkern Südamerikas traditionell als Mittel zur Stärkung und gegen Müdigkeit eingesetzt. Inzwischen ist der ganz legale Wachmacher auch bei uns im Handel.

Wie uns Guarana hilft

In ihrer Heimat am Amazonas werden die Samen der Guarana-Liane »Früchte der Jugend« genannt – mit Recht, denn auf Grund ihres hohen Gehalts an Koffein entfalten sie enorm belebende Wirkungen, die den gesamten Organismus erfrischen und stimulieren: Die Wirkung von Guarana ist dreimal stärker als die von Kaffee und bis zu achtmal stärker als von Maté.

Daneben finden sich in der Schlingpflanze Gerbsäuren, Saponin, Harze, Schleim, Stärke und Mineralstoffe wie unter anderem Kalzium, Magnesium und Natrium. Bemerkenswert ist auch der hohe Gehalt an Ballaststoffen von rund 50 Prozent. Die langsame und über viele Stunden anhaltende Stimulation geht vermutlich auf komplexe Bindungen des Koffeins an Gerbstoffe zurück. Denn dadurch benötigen die wirksamen Inhaltsstoffe mehr Zeit, sich zu lösen und ihre Wirkungen zu entfalten.

> *Die allgemein stimulierenden Eigenschaften machen auch vor der Libido nicht halt: Guaranasamen wirken aphrodisierend.*

Steckbrief
- **Volksnamen,** ins Deutsche übersetzt: Brasilianischer Kakaobaum, Dschungeltee, Cupana
- **Familie:** Seifenbaumgewächse (Sapindaceae)
- **Blütezeit:** Juli bis August
- **Sammelzeit:** Das ganze Jahr
- **Vorkommen:** Guarana wächst im gesamten Amazonasgebiet Brasiliens und Venezuelas. Angesichts der großen Nachfrage in Nordamerika und Europa wird Guarana inzwischen in großem Stil in Kulturen angebaut – beispielsweise in Peru oder Kolumbien.
- **Verwendete Pflanzenteile:** Verwendet werden die Samen.

Risiken und Nebenwirkungen

Vermeiden Sie es, kurz nach oder vor der Einnahme von Guarana Kaffee oder schwarzen Tee zu trinken. Aufgrund der doppelten Stimulation kann es zu Herzrasen und Übelkeit kommen.

Gegenanzeigen

Keine bekannt.

Gesund mit Guarana

»Power aus dem Regenwald«: So werden die Guaranaprodukte gepriesen, die heute in großer Zahl in Europa vertrieben werden. Bis vor einigen Jahren noch ein Insidertipp, erfreuen sich die Guaranafrüchte auf Grund ihrer stimulierenden Wirkungen heute stetig wachsender Beliebtheit. Da Guarana anregt und wach macht, ohne aufzuregen, schätzen es viele Menschen heute als Ersatz für Kaffee oder schwarzen Tee: Das enthaltene Koffein wird langsam vom Körper aufgenommen und entfaltet seine aufputschende Wirkung über viele Stunden hinweg.

Außer dass es Konzentrationsfähigkeit und Energie steigert, hilft Guarana auch, die schlanke Linie zu erhalten. Denn der hohe Anteil an Ballaststoffen vertreibt Hungergefühle, die anregende Wirkung hilft über Energieeinbrüche im Zuge einer kalorienreduzierten Ernährung hinweg.

Anwendung

Den Muntermacher können Sie heute überall in Apotheken, Drogerien und Reformhäusern außer als Pulver auch in Form von Dragées, Kaugummis, Brausetabletten und anderen Zubereitungen mit Guaranaextrakt kaufen.

Die Dosierung von Guarana ist schwer allgemein gültig anzugeben – jeder benötigt unterschiedliche Mengen, um die wach machenden Effekte zu erlangen. Hier muss man einfach ausprobieren.

Hafer
Avena sativa

Zu den Wurzeln

Wer Schwierigkeiten hat, Getreidesorten zu bestimmen, wird den Hafer am leichtesten erkennen: Die Pflanze hat eine lockere, in alle Richtungen verzweigte Rispe. An zarten Ästchen hängen kleine Ähren, die aus zwei bis vier Blüten bestehen. Nach der Fruchtreife hängen die Ährchen herab. Die gebildeten Haferkörner sind von so genannten Spelzen umgeben, mit denen sie jedoch nicht verwachsen sind. Da-

Hafer
- schützt Magen und Darm
- fördert die Verdauung
- ist reich an Ballaststoffen
- wirkt blutdrucksenkend
- reduziert den Gehalt an Cholesterin im Blut
- reguliert den Blutzuckerspiegel
- fördert die Ausscheidung von Harnsäure

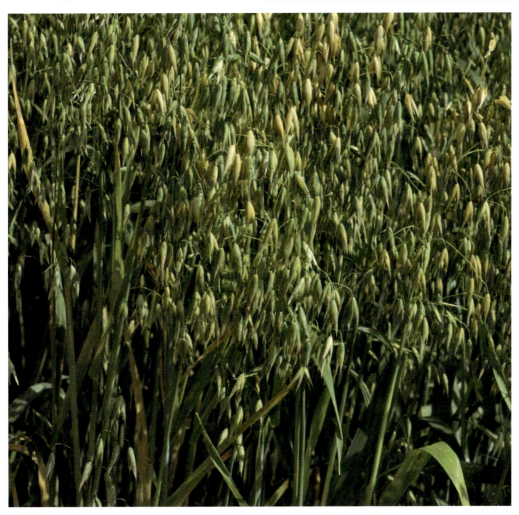

Haferflocken sind nicht zu unrecht ein Hauptbestandteil im gesunden Frühstücksmüsli: Hafer macht munter. Wer viel Hafer isst, hat gute Laune, kann besser denken und pflegt Magen und Darm.

durch unterscheidet sich Hafer von anderen Getreidesorten. Außerdem macht Hafer im Gegensatz zu Roggen, Weizen oder Gerste, deren Körner streng an den Stängeln geordnet sind, einen leichten und büscheligen Eindruck.

Von anno dazumal bis heute

Der Hafer ist eine der ältesten Getreidesorten in der menschlichen Ernährung. Während die Römer den Hafer als Unkraut betrachteten, bauten die Germanen ihn schon früh als Nutzpflanze an. Der griechische Arzt Dieuches (4. Jahrhundert v. Chr.) erwähnt in seinen Aufzeichnungen den Haferbrei, den er als besonders leicht verdaulich bezeichnete. Sein Kollege Dioskurides (1. Jahrhundert n. Chr.) verabreichte Hafer gegen Durchfall und verwendete ihn für Umschläge.

In Mittel- und Nordeuropa war Hafer das Hauptnahrungsmittel der ärmeren Bevölkerung – bis ihn schließlich 1770 die Kartoffel verdrängte. Damit geriet die Nutzpflanze als Nahrungsmittel für den Menschen völlig in Vergessenheit und wurde fast nur noch als Tierfutter angebaut. Es war Pfarrer Kneipp, der den Hafer schließlich wieder aus der Versenkung holte: Er empfahl ihn als kraftspendendes Nahrungsmittel und Arznei, so beispielsweise den Abendtee aus grünem Hafer bei nervösen Schlafstörungen.

Haferschleim ist ein anerkanntes naturheilkundliches Therapiemittel bei Magen-Darm-Entzündungen.

Wie uns Hafer hilft

Hafer enthält wertvolle Ballaststoffe, unverdauliche Nahrungsbestandteile, die eine gelartige Schutzschicht auf entzündeter Magen- und Darmschleimhaut bilden. So wird stark reizender, saurer Magensaft ferngehalten, und die Schleimhaut kann in Ruhe ausheilen. Auch in punkto Cholesterin leistet Hafer gute Dienste: Spezielle Stoffe der Hafer-Schutzschicht im Darm, die Beta-Glukane, halten auch Cholesterin aus dem Nahrungsbrei im Darm zurück. Andere Haferstoffe, die Steroid-Saponine, binden die von der Leber als Hilfe zur Fettverdauung ausgeschiedenen Gallensäuren. Dies behindert die Aufnahme des schädlichen LDL-Cholesterins. Hafer-Saponine binden sich sogar im Blut an das Cholesterin, und fördern so dessen Ausscheidung. Neueste Studien zeigen, dass Hafer sogar ähnlich wirksam sein kann wie moderne Cholesterinsenker (Statine). So wirkt Hafer Arterienverkalkung, der koronaren Herzkrankheit und Herzinfarkt entgegen.

Auch zur Regulierung des Blutzuckerspiegels kann Hafer beitragen. Viele Menschen haben zu viel Zucker im Blut – nicht so ausgeprägt wie bei Diabetikern, aber trotzdem bedenklich. Denn damit erhöht sich die Gefahr von Herzinfarkt und Schlaganfall. Der Grund: Das Hormon Insulin reagiert zu wenig auf den vielen Zucker, der kurz nach dem Essen vom Darm ins Blut übertritt. Deshalb steigen dann die Blutzuckerwerte unerwünscht stark an. Die Hafer-Schutzschicht auf der Darmschleimhaut verlangsamt die Aufnahme des Nahrungszu-

---

Steckbrief

- **Volksnamen:** Biwen, Flöder, Haber, Hattel, Howern
- **Familie:** Süßgrasgewächse (Poaceae)
- **Blütezeit:** Juni bis August
- **Sammelzeit:** August bis September
- **Vorkommen:** Der Hafer stammt ursprünglich aus Kleinasien. Er wird heute auf der ganzen Erde als Kulturpflanze angebaut.
- **Verwendete Pflanzenteile:** Für Heilzwecke werden Haferstroh und Haferfrüchte verwendet.

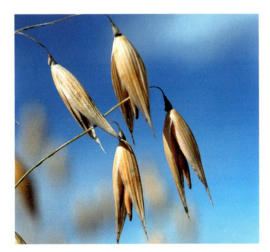
Nicht nur die Körner sind gesund: Grüner Hafertee aus dem gesamten Kraut beruhigt die Nerven und fördert einen gesunden Schlaf.

Risiken und Nebenwirkungen
Bei bestimmten Personen können als Reaktion auf das in Getreide enthaltene Gluten Nahrungsmittelunverträglichkeiten auftreten.

Gegenanzeigen
Keine bekannt.

Gesund mit Hafer

Wer eine Abneigung gegen Haferbrei hat, sollte sie spätestens bei einer Magen-Darm-Entzündung überwinden. Denn Haferkuren sind ein wertvoller Bestandteil einer Aufbaukost nach langer Krankheit und die ideale Schonkost bei Magen- und Darmgeschwüren und Durchfall. Haferkleie erhöht die Stuhlmenge und verbessert die Darmfunktion. Damit trägt Hafer auch zum Schutz vor Darmerkrankungen, Hämorrhoiden und Krebserkrankungen im Verdauungsbereich bei.

Neueste Untersuchungen bestätigen, dass Haferkleie den Cholesterinspiegel senkt (→ unten). Für Teezubereitungen wird in erster Linie der grüne Hafer, also das Haferkraut, verwendet. Das grüne Haferkraut enthält Flavonoide und Kieselsäure. Grüner Hafertee ist in jeder Apotheke erhältlich. Er hat eine allgemein kräftigende und harntreibende Wirkung. Er ist hilfreich bei Müdigkeit, Erschöpfung, Schlaflosigkeit und Nervenschwäche. Auch bei Rheuma und Gicht leistet er gute Dienste, da er die Ausscheidung der Stoffwechselschlacken fördert. Ebenfalls wirksam ist der grüne Hafer als Durchspülungstherapie bei Stein- und Nierenleiden. Für die eher beruhigende Wirkung des Hafers ist das Alkaloid Avenin verantwortlich. In Form eines alkoholischen Auszugs, einer Hafertinktur, kommt die harmonisierende Eigenschaft besonders gut zum Tragen.

ckers in den Körper. Ein übermäßig hoher Blutzuckeranstieg bleibt deshalb aus.

Vom Hafer lassen sich jedoch nicht nur die Körner verwenden, sondern auch das Haferstroh. Abkochungen von Haferstroh enthalten Pektinstoffe, reichlich Kieselsäure und Vitamin A, die alle heilsame Wirkungen auf die Haut entfalten. Schon Hildegard von Bingen empfahl Haferstrohbäder gegen Gicht und Lähmungen. Schließlich ist Hafer ein gutes Mittel zur Ausscheidung überschüssiger Harnsäure. Wer viel Fleisch isst oder Alkohol trinkt, bildet vermehrt Harnsäure als Stoffwechsel-Endprodukt. Diese kann sich in den Gelenken ablagern und sie verdicken, was zu Gicht führen und Schmerzen beim Bewegen bereiten kann. Die organischen Kieselsäureverbindungen im Hafer können hier Linderung schaffen: Sie senken den Harnsäurespiegel im Blut und steigern die Ausscheidung über die Nieren.

> *Haferkörner oder -flocken, die natürlicherweise reich an löslichen Ballaststoffen sind, verringern den Bedarf an blutdrucksenkenden Medikamenten und tragen zur Verbesserung der Blutdruckkontrolle bei.*

Anwendung

Tee Ein gehäufter Esslöffel grüner Hafer – etwa drei Gramm – wird mit einem Viertelliter kochendem Wasser übergossen. Nach Abkühlen auf Zimmertemperatur wird der Aufguss abgeseiht. Mehrmals täglich oder kurz vor dem Schlafengehen eine Tasse Tee ungesüßt oder nur schwach gesüßt trinken.

Haferstroh-Bad Kochen Sie 100 Gramm Haferstroh mit drei Liter Wasser für 20 Minuten auf. Die Abkochung gießt man durch ein Sieb direkt ins angenehm warm temperierte Badewasser. Nicht länger als 15 Minuten baden und höchstens zweimal wöchentlich.

> *Ein Bad mit Haferstroh hilft bei Stoffwechselleiden, Gicht und juckenden, entzündlichen Hauterkrankungen.*

Im Licht der Wissenschaft

Hafer reinigt den Körper von Schwermetallen. Laut einer Studie russischer Wissenschaftler enthält das Getreide viele Stoffe, die Blei, Kadmium oder Chrom binden und so aus dem Körper heraustransportieren. Da Hafermehl in der russischen Volksmedizin als Gegenmittel bei ausgeprägten Bleibelastungen gilt, untersuchten die Forscher verschiedene Getreidesorten auf ihre Effekte bei Schwermetall-Vergiftungen. Es zeigte sich, dass etliche Getreide-Inhaltsstoffe Metalle binden können, die dann mit den im Getreide enthaltenen Ballaststoffen ausgeschieden werden. Hafermehl besitzt nach dieser Studie unter den Getreidesorten die größte reinigende Wirkung, gefolgt von Weizen, Buchweizen, Reis, Hirse und Perlgraupen.

An Personen mit hohem Blutdruck wurde gezeigt, dass eine Diät aus ballaststoffreichem Vollkornhafer den Bedarf blutdrucksenkender Medikamente verringern und die Kontrolle des Blutdrucks verbessern kann. Wenn man dazu die Verbesserung der Blutfette und des Glukosegehalts betrachtet, kann ein erhöhter Verzehr an Vollkornhafer das Risiko von Herz-Kreislauf-Erkrankungen senken.

Die cholesterinsenkende Wirkung des Hafers zeigte sich in einer klinischen Studie mit übergewichtigen Männern zwischen 50 und 75 Jahren: Die Probanden erhielten über zwölf Wochen hinweg täglich 14 Gramm Ballaststoffe aus Hafer. Vor und nach der Untersuchung wurde die Konzentration der Blutfette bestimmt. Es verringerten sich sowohl die Konzentration von kleinem dichten LDL-Cholesterin als auch deren Anzahl.

Fragen Sie Ihren Arzt oder Apotheker
Präparate mit Zubereitungen aus Hafer:
Avena sativa comp
Seda K N

»Den sticht der Hafer«

Volksweisheiten, in Redensarten verpackt, enthalten manchmal altes Wissen und jahrzehntelange Erfahrung – so auch hier. Denn die Redewendung, dass der Genuss von Hafer munter macht, lässt auf eine mögliche Wirkung auf das Nervensystem schließen. Und tatsächlich empfehlen naturheilkundliche Ärzte ratlosen Eltern, deren Kinder morgens nicht in die Gänge kommen, zur Aufmunterung morgendlichen Haferbrei: Das Getreide macht wach.
Auch in der Homöopathie ist Avena sativa ein wichtiges Mittel zur Nervenstärkung. Hier zeigt sich eine zweiseitige, harmonisierende Wirkung auf das Nervensystem. Zum einen hilft es Menschen, die unter nervösen Erschöpfungszuständen leiden oder von Sorgen und Ängsten geplagt werden. Zum anderen wird das Mittel auch bei Schlafstörungen eingesetzt.

Hamamelis (Zaubernuss) — *Hamamelis virginiana* L.

Zu den Wurzeln

Die Hamamelis ist ein langsam wachsender, hoher Strauch mit trichterförmiger Krone und leuchtend gelben Blüten, die erst im Winter blühen. Neben diesem ungewöhnlichen Blütezeitpunkt wartet die Hamamelis mit weiteren botanischen Besonderheiten auf. So können die vier fadenförmigen Blütenblätter bei allzu großer Kälte ein-, und dann bei milderer Witterung wieder ausgerollt werden. Weiterhin beweist

Hamamelis
- wirkt adstringierend (zusammenziehend)
- ist entzündungshemmend
- hat antibakterielle Eigenschaften
- wirkt lokal blutstillend
- ist mild schmerzstillend
- lindert Juckreiz

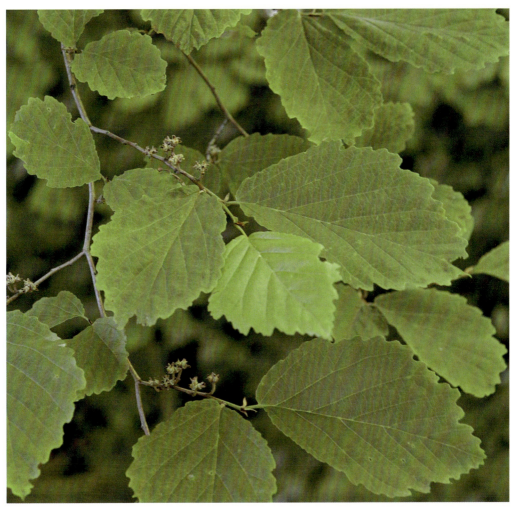

Extrakte aus Blättern und Rinde des Hamamelis-Strauches werden vor allem bei chronischen Hauterkrankungen eingesetzt, die oft mit Juckreiz einhergehen, wie Neurodermitis, Ekzemen oder alterstrockener Haut.

der Hamamelispollen erstaunliche Zähigkeit, indem er nach der Bestäubung eine Ruhezeit von fünf bis sieben Monaten durchmacht, bis es im nächsten Frühjahr zur eigentlichen Befruchtung kommt. Die Samen erlangen ihre Keimfähigkeit erst nach starkem Frost im Boden, ein Teil keimt sogar erst nach einem zweiten Winter.

Der Gattungsname »Hamamelis« leitet sich von den griechischen Wörtern »hama«: zur gleichen Zeit, und »melon«: Frucht, ab – ein Hinweis darauf, dass die Früchte bis zur nächsten Blüte am Strauch verbleiben.

Die Blätter werden kurz vor dem Laubfall geerntet und zügig getrocknet, damit die Wirkstoffe nicht verloren gehen. Die Rinde wird abgeschält oder es werden Äste als Ganzes verarbeitet.

Von anno dazumal bis heute

Die nordamerikanischen Indianer verwendeten die Zaubernuss gegen zahlreiche Beschwerden, indem sie die Rinde mit Wasser aufbrühten. Unter anderem behandelten sie damit Brandwunden, Geschwüre, Juckreiz, Hämorrhoiden, geschwollene, entzündete Augen und Wunden aller Art. Auch bei Magen-Darm-Verstimmungen war Hamamelis als gut wirksames Heilmittel bekannt. Die Siedler übernahmen dieses Wissen – bis heute werden Extrakte und Tinkturen der Hamamelis bei ähnlicher Indikation angewendet.

Zu Fertigarzneimitteln – Salben, Cremes, Gels, Tinkturen oder Zäpfchen – wird sowohl der Extrakt als auch das Destillat verarbeitet.

Wie uns Hamamelis hilft

Die therapeutischen Effekte sind vor allem auf die Gerbstoffe zurückzuführen, die in den Blättern und in noch höherer Konzentration in der Rinde der Hamamelis enthalten sind. In den Blättern findet man hauptsächlich Catechin-Derivate, in Rindenextrakten hingegen Gallussäure-Abkömmlinge, zum Beispiel Gallotannine. Beide Substanzgruppen wirken entzündungswidrig, leicht lokal betäubend, adstringierend und blutungsstillend.

Extrakte aus der Rinde enthalten in der Regel mehr Gerbstoffe (bis zu zwölf Prozent) als solche aus den Blättern. Je höher der Gehalt an wirksamkeitsbestimmenden Gerbstoffen, desto intensiver ist die gelbbraune Färbung der Extrakte. Das wässrig-alkoholische Destillat, das so genannte Hamameliswasser, enthält fast keine Gerbstoffe mehr. Besonders der Hamamelisextrakt wirkt venenstärkend und entzündungshemmend und wird daher bei Krampfaderbeschwerden und Hämorrhoiden, aber auch bei ekzematischen und neurodermitischen Hautbeschwerden eingesetzt.

Risiken und Nebenwirkungen

Bei innerlicher Anwendung können in seltenen Fällen bei empfindlichen Personen Magenreizungen vorkommen.

Gegenanzeigen

Blut im Stuhl oder länger andauernde Beschwerden sollten immer ärztlich abgeklärt werden. Bei großflächigen Hautschäden sollte

---

Steckbrief

- **Volksnamen:** Hexenhasel, Zauberhasel
- **Familie:** Hamamelisgewächse (Hamamelidaceae)
- **Blütezeit:** Januar bis April
- **Sammelzeit:** Juni bis August
- **Vorkommen:** Die rund sechs Hamamelis-Arten sind in den Laubwäldern der atlantischen Staaten der USA sowie Ostasiens heimisch.
- **Verwendete Pflanzenteile:** Arzneilich verwendet werden Blätter und Rinde.

Hamamelis (Zaubernuss)

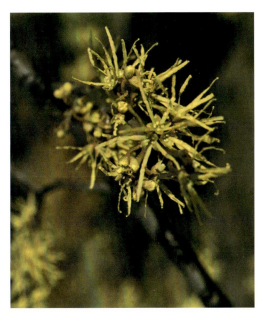

Die Zaubernuss blüht mitten im Winter in Eis und Schnee – dieser Zauber hat ihr den schönen Namen eingebracht.

eine äußerliche Anwendung vermieden werden. Hamamelis-Vollbäder bei fieberhaften und infektiösen Erkrankungen, bei starker Herzinsuffizienz oder stark erhöhtem Blutdruck führen Sie nur nach Rücksprache mit dem Arzt durch.

Gesund mit Hamamelis

Blätter und Rinde der Zaubernuss eignen sich zur inneren und äußeren Anwendung bei Wunden, Hämorrhoiden und Venenbeschwerden: Man vermutet, dass die Inhaltsstoffe der Hamamelis auch einen positiven Einfluss auf die Zirkulation des venösen Blutes haben. Hamamelisextrakte wirken bei äußerlicher Anwendung leicht desinfizierend, entzündungshemmend und blutungsstillend. Hamamelis hat auch einen kosmetischen Effekt: Sie erfrischt als Gesichtswasser, klärt und belebt die Haut. Hamamelis hilft, den Säureschutzmantel der Haut stabil zu halten, indem sie dazu beiträgt, den natürlichen ph-Wert zu erhalten.

Anwendung

Hamamelispräparate sind als Salben, Lösungen, Zäpfchen und Cremes in Apotheken erhältlich oder dienen als Zusätze in Hautpflegemitteln und Haarwässern. Aus den Blättern werden auch Tees bereitet.

Hamameliswasser Das Destillat besorgen Sie sich am einfachsten in Apotheken. Sie können es unverdünnt oder im Verhältnis 1:3 mit Wasser verdünnt anwenden.

Tee Übergießen Sie einen Teelöffel Hamamelisblätter mit einer Tasse siedendem Wasser und lassen dies zehn Minuten ziehen. Dann durch ein Teesieb abseihen und zwei- bis dreimal täglich eine Tasse des frisch bereiteten Aufgusses zwischen den Mahlzeiten trinken.

Im Licht der Wissenschaft

Salben und Cremes mit Destillaten aus Hamamelis versorgen alternde Haut mit Fett und schützen sie vor Entzündungen. Hamamelis wirkt zudem juckreizstillend. Das hat eine offene klinische Studie der Universität Lübeck bei 89 Patienten mit altersbedingter Hauttrockenheit bestätigt.

Eine Untersuchung bei Patienten mit Hämorrhoiden kam zu dem Ergebnis, dass im Verlauf einer dreiwöchigen Behandlung mit Hamamelisextrakt die typischen Symptome (Blutung, Juckreiz, Brennen) bei 70 bis 90 Prozent der Patienten rückläufig waren – im gleichen Ausmaß wie bei Behandlung mit Corticoid-Salbe. Bei Hamamelis-Präparaten treten aber die unerwünschten Nebenwirkungen des Cortisons (dünne, leicht verletzbare Haut) nicht auf.

> Die Rinde der Hamamelis, Hamamelidis cortex, wird auf der Liste für den »well-established medicinal use« (→ Seite 54) empfohlen.

Hanf
Cannabis sativa, Cannabis indica

»Die Götter haben den Hanf den Menschen aus Mitgefühl gegeben, so dass sie die Erleuchtung erlangen können, die Furcht verlieren und sexuelle Begierde behalten.«

(Raja Valabha, Sanskrittext aus dem 17. Jahrhundert)

Zu den Wurzeln

Hanf ist ein ein- bis zweijähriges Kraut mit kräftiger Pfahlwurzel, das bis vier, zum Teil sogar bis zu acht Meter hoch werden kann. Da Hanfpflanzen zweihäusig sind, also entweder nur männliche oder nur weibliche Blüten tragen, müssen sie ihre Vermehrung dem Wind überlassen. Dieser trägt die Samen von der männlichen, dem Femelhanf, zur weiblichen Pflanze, der so genannten Hanfhenne. Die Cannabinoide, die Wirkstoffe des Hanfs, finden sich im Harz der Blütenstände – dem Haschisch. Das THC-haltige Harz aus den Drüsenschuppen des Hanfs schützt die Blüten und Blätter in trockenen Zeiten vor dem Austrocknen. Gewonnen wird Haschisch durch Ausklopfen der Drüsenschuppen oder durch einfaches Abstreifen von den Blüten. Im Gebrauch ist daneben auch Marihuana, das Cannabiskraut. Auch bekannt als »Gras«, handelt es sich dabei um die getrockneten, klein geschnittenen Spitzentriebe von weiblichen wie männlichen Hanfpflanzen.

Da in den Blüten und in den Blättern selbst kein THC enthalten ist, ist »Gras« nicht so stark wie Haschisch.

> *Dem griechischen Historiker Herodot zufolge schätzten die Skythen vor allem Dampfbäder mit Hanf, für die sie die Samen oder einfach ganze Zweige auf heiße Steine legten.*

Von anno dazumal bis heute

Hanf ist ebenso wie der Schlafmohn (→ Seite 473), auf das Engste mit der menschlichen Kultur verbunden. Vor allem als Medizin war diese Pflanze unverzichtbar – sie hat sich über die Jahrtausende hinweg bei einer Vielzahl von Krankheiten als hochwirksam erwiesen und allen voran als Schmerz- und Beruhigungsmittel Medizingeschichte geschrieben. Nicht umsonst gelten Cannabis und Opium als Aspirin und Valium der Antike.

Einer altindischen Legende zufolge hat der Gott Shiva den Sterblichen die Hanfpflanze geschenkt, auf dass sie sich am »Nektar der Verzückung«, am »Heiligen Kraut der Ekstase« laben können. Hanf, eine der ältesten Kulturpflanzen der Menschheit, liefert zugleich auch deren bedeutsamste Rauschmittel und ihre besten Aphrodisiaka: Haschisch und Marihuana. Beide werden seit Jahrtausenden, allein für sich oder in den verschiedensten Zubereitungen, zur Steigerung der Libido und der erotischen Sensivität genossen – nicht von ungefähr gilt Hanf in vielen Kulturen als »Freudenspender«, worauf auch die traditionellen Volksnamen dieser Pflanze hindeuten.

Steckbrief

- **Volksnamen:** Bang, Canape, Kräulein, Gras, El-keif, Das Geheime, Grüne Göttin, Habibabli, Hampa, Hanif, Haschisch, Kif, Knaster, Malak, Maria Juana, Marihuana, Opium der Armen, Glückspflanze, Rauschgiftpflanze, Siddhi, Rauch der Ahnen, Weed, Yama
- **Familie:** Hanfgewächse (Cannabaceae)
- **Blütezeit:** Juli bis August
- **Sammelzeit:** Das ganze Jahr
- **Vorkommen:** Ursprünglich im mittleren Osten und in Zentralasien beheimatet, wächst Hanf heute – mit Ausnahme der tropischen Regenwaldgebiete – weltweit in allen gemäßigten und warmen Klimaregionen.
- **Verwendete Teile:** Verwendet wird das frische oder getrocknete Kraut.

»Ein Heilmittel für die Augen: Sellerie; Hanf; wird zermahlen und im Tau der Nacht gelassen. Beide Augen des Patienten werden damit am Morgen gewaschen.«

(Papyrus Ramesseum II, 1700 v. Chr.)

Cannabis diente nicht nur als wertvoller Rohstoff und zum Lustgewinn, sondern wie erwähnt auch als umfassend wirksames Heilmittel gegen eine Vielzahl von Beschwerden. Wohin auch immer die Hanfpflanze dem Menschen folgte, wurden ihre Blätter, Blüten, Harze und Samen zu Heilzwecken genutzt. Und so hatte Cannabis bereits sehr früh in der Medizin-

Die Cannabinoide des Hanfs
- euphorisieren und stimulieren
- entspannen die Muskeln
- wirken stimmungsaufhellend
- hemmen Brechreiz
- steigern den Appetit
- senken den Augeninnendruck
- beruhigen
- erweitern die Bronchien
- hemmen Schmerz
- lösen Krämpfe
- sind schleimlösend
- wirken antibiotisch

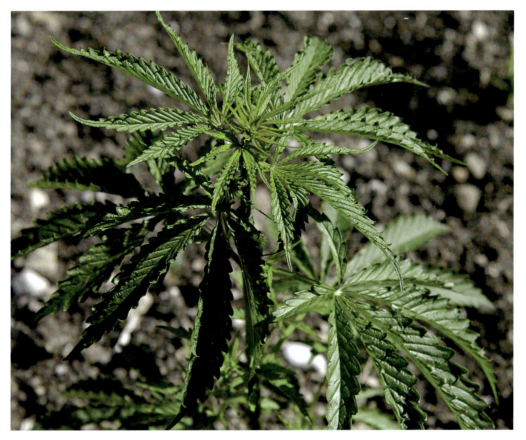

Die uralte Kulturpflanze Hanf ist eine dekorative zweijährige Riesenstaude mit filigranen Fingerblättern. Die getrockneten Blattspitzen wirken, als »Gras« oder Marihuana geraucht, nur leicht euphorisierend.

geschichte einen hohen Stellenwert im Behandlungskanon traditioneller Medizinsysteme.

»Vom archaischen China über die klassische Antike bis zum Anfang des 19. Jahrhunderts war Cannabis wegen seiner schmerzlindernden, krampflösenden und antibakteriellen Eigenschaften eine der wichtigsten Heilpflanzen der Menschheit – das Aspirin der Antike.«

(Aus: »Die Wiederentdeckung der Nutzpflanze Hanf« von Mathias Bröckers)

Belege für den Gebrauch von Hanf als Heilmittel finden sich in großer Zahl in den medizinischen Schriften der alten Ägypter, etwa im Papyrus Ebers, sowie in dem Heilkräuterbuch des legendären Kaisers Shen-Nung – der Sage nach Begründer der chinesischen Heilkunde. Er empfiehlt Cannabis gegen vielerlei Beschwerden und als Pflanze, die den Geist befreit: »Wenn man sie über längere Zeit nimmt, kann man mit Geistern in Verbindung treten, und der Körper wird leichter.«

Auch zahlreiche Autoren der Antike, darunter beispielsweise Plinius und Dioskurides, beschäftigen sich eingehend mit der wahrhaft großen Wirkpalette der Arznei Hanf. Über ein Jahrtausend später schrieb Hildegard von Bingen (1098–1179): »De Hanff-Cannabus: Vom Hanf (...) und sein Same enthält Heilkraft, und er ist für gesunde Menschen heilsam zu essen (...).« (Physica, Kap. 1–11). Von der heilkundigen Klosterfrau stammt übrigens auch das erste schriftliche Zeugnis über die psychoaktiven Wirkungen des Hanfs.

Weitere Fürsprecher für den Hanf als Medizin waren Paracelsus, der berühmte Arzt und Naturforscher der Renaissance, sowie einer der

> **»Drogenfahndung« bei Mumien**
>
> Wie lange der Gebrauch von Hanf zurückreicht, zeigte sich 1991, als Wissenschaftler des Instituts für Anthropologie und Humangenetik der Universität München peruanische und ägyptische Mumien auf rauscherzeugende Wirkstoffe untersuchten. Die Razzia war erfolgreich: Bei 62 peruanischen Mumien, datiert auf 200 bis 1500 n. Chr., sowie neun äyptischen Mumien aus der Zeit von 1100 v. Chr. bis 400 n. Chr. ließen sich in den genommenen Gewebeproben Tetrahydrocannabionol (THC), Kokain und Nikotin nachweisen. Auch an der Mumie des legendären Pharao Ramses II. konnten Hanfpollen identifiziert werden – der rituelle Gebrauch von Hanf, in diesem speziellen Fall im Zuge des Totenkults, ist damit bis in das zweite Jahrtausend vor Christus zurück belegt.
>
> Im altägyptischen Papyrus Ebers, der in dieser Zeit entstanden ist, wird Cannabis indica bereits mehrere Male erwähnt. Damals rauchte man Haschisch allerdings noch nicht, sondern mischte Hanf in Speisen und Getränke.
>
> Die Ergebnisse der Münchner Anthropologen belegten nicht nur die lange Tradition des Cannabisgebrauchs, sondern warfen auch ein neues Licht auf das Phänomen des »therapeutischen Einsatzes« altägyptischer Mumien. Bereits im Mittelalter wurden Mumien außer an Museen auch an Apotheker verkauft. Diese zermahlten sie zu Pulver und handelten sie als »Mumia vera« zu teils horrenden Preisen als universales Heilmittel und Tonikum. Heute ist klar, warum: In dem Mumienpulver befanden sich THC und Kokain in wirksamen Konzentrationen. »Mumia vera« war demnach ein regelrechtes Rauschmittel, was seine bis in unser Jahrhundert hinein währende große Popularität erklärt.

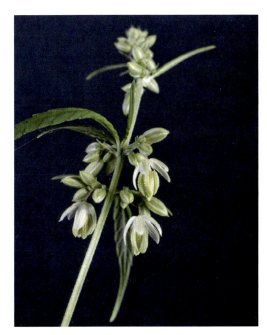

Hanfblüte mit noch unreifen Samen. Der umstrittene Cannabiswirkstoff THC ist hauptsächlich im Harz der Blütenstände enthalten.

»Väter der Botanik«, der Naturforscher Tabernaemontanus, ebenso wie Samuel Hahnemann, der Begründer der Homöopathie. Von 1842 bis 1900 machten in Europa und den USA Cannabispräparate Furore: Die Hälfte aller verkauften Medikamente waren Haschischextrakte, -tinkturen und -elixiere sowie ein sehr starkes Marihuana, gehandelt als »Cannabisextrakt«. Letzteres gehörte zu den Arzneimitteln, die am häufigsten eingenommen wurden. Der von einem britischen Arzt im Auftrag der East India Company 1839 komponierte Cannabisextrakt galt als wahres Universalmittel und wirksames Tonikum.

Bis in das 20. Jahrhundert hinein waren in europäischen und amerikanischen Apotheken Hanfpräparate frei erhältlich. Dann wendeten sich die Geschicke der Medizin: Ab 1915 kam es zur Rezeptpflichtigkeit und schließlich zu weiteren Einschränkungen. In Deutschland wurde Hanf mit dem Betäubungsmittelgesetz von 1982, in dem er als »nicht verkehrsfähiges Betäubungsmittel« deklariert wird, der medizinischen Nutzung vollständig entzogen.

In Deutschland ist die Anwendung von Cannabis bis heute durch das Betäubungsmittelgesetz verboten. Das betrifft auch wirkstofffreie Hanfpräparate wie homöopathische Cannabiszubereitungen.

Wie uns Hanf hilft

Was Hanf zum »sorgenbrechenden Nektar der Verzückung« macht, sind die Cannabinoide. An die 60 an der Zahl hat man bislang unter den über 420 verschiedenen Inhaltsstoffen des Hanfs gefunden. Quantitativ und qualitativ am bedeutendsten ist das Delta-9-Tetrahydrocannabinol, kurz THC. Es wurde isoliert und ist heute der Wirkstoff der medizinisch eingesetzten Cannabispräparate.

Die Cannabinoide sind organische Verbindungen mit 21 Kohlenstoffatomen, stickstofffrei und lipophil, also in Fett löslich. Deshalb sollten Zubereitungen mit Haschisch fetthaltig sein – die Cannabinoide werden durch das Fett besser im Körper aufgenommen.

Ende der achtziger Jahre wurden zwei Rezeptoren entdeckt, an denen die Cannabinoide direkt andocken und so ihre Effekte auslösen. Ebenso stellte sich heraus, dass THC einen ähnlichen chemischen Aufbau besitzt wie der körpereigene Neurotransmitter Anandamid (»ananda« ist ein Begriff aus dem Sanskrit, der altindischen Hochsprache, und bedeutet übersetzt »Glückseligkeit«). Anandamid stimuliert das Belohnungssystem, womit sich die euphorisierenden Wirkungen des THC erklären.

> *Im alten China gab man den Patienten vor Operationen mit Cannabis versetzten Wein zur Betäubung zu trinken.*

Die Wirkung von Cannabis setzt beim Rauchen nach durchschnittlich 15 bis 40 Minuten ein und hält zwei bis sechs Stunden an. Wer Cannabis isst, spürt die Effekte etwas später, nach rund 30 Minuten bis zu zwei Stunden, dafür aber umso nachhaltiger: im Schnitt bis zu acht Stunden lang.

Cannabis bewirkt Entspannung, Heiterkeit und Ausgelassenheit, meist auch einen gesteigerten Appetit sowie als Haupteffekt eine milde bis ausgeprägte Euphorie. Hanf wirkt auch stark erotisierend. Die Fantasie wird angeregt, und die sinnliche Wahrnehmung intensiviert sich. Halluzinationen treten unter THC in der Regel nicht auf, zum Teil wird aber über traumartige Zustände berichtet.

Als psychoaktiv wirksame Dosis werden 4 bis 8 mg THC angegeben, doch schwankt dieser Wert von Mensch zu Mensch ganz beträchtlich.

Risiken und Nebenwirkungen
Zu hoch dosiert kann Cannabis zu Übelkeit und Erbrechen sowie zu Kreislaufstörungen führen. Als Gegenmittel empfiehlt sich eine hohe Dosis an Vitamin C. Weitere Reaktionen, die der Konsum von Cannabis zeitigen kann, sind Augenrötungen, verringerter Speichelfluss und demzufolge ein trockener Mund sowie Müdigkeit.
Bei einigen Risikogruppen, wie Menschen mit Herzerkrankungen, können sich Puls und Herzrhythmus beschleunigen. In diesem Fall ist die Einnahme sofort abzubrechen. Probleme können auch bei Patienten mit Bronchialasthma auftauchen: Bei einigen wurde beobachtet, dass Cannabis nicht wie sonst eine Erleichterung der Beschwerden, sondern vielmehr eine zusätzliche Reizung der Atemwege bewirkt.

Gegenanzeigen
Keine bekannt.

Gesund mit Hanf
Hanf ist ein umfassend wirksames Heilmittel. Im Anschluss finden Sie eine Übersicht über Beschwerden und Erkrankungen, bei denen die Wirksamkeit von Cannabis durch seriöse wissenschaftliche Studien belegt ist.

➤ **Stress**
Cannabis senkt den Blutdruck, erweitert die Arterien und verringert die Körpertemperatur um durchschnittlich 0,5 °C – auf diese Weise wirkt es stressabbauend. So eignet es sich auch gut zur Behandlung von Schlafstörungen, Unruhezuständen und anderen nervös bedingten Beschwerden.

➤ **Schmerzzustände**
Seit Jahrtausenden ist Cannabis das Schmerzmittel schlechthin. Die moderne Wissenschaft steht mit der Erforschung der analgetischen, schmerzstillenden Wirkungen von Hanf zwar noch am Anfang. Doch, wie spätestens seit der Entdeckung der Cannabinoid-Rezeptoren deutlich wurde, besteht ein gewaltiges Potenzial für die Anwendung von Cannabinoiden als Schmerzmittel.

➤ **Arthritis und Rheumatismus**
Cannabis ist ein sehr wirksames lokales Schmerzmittel. So enthielten bis zum Jahr 1937 nahezu alle Medikamente zur Schmerzlinderung bei Muskel- und Gelenkbeschwerden in erster Linie Cannabisauszüge.

➤ **Asthma**
Untersuchungen bestätigten das alte Wissen um die bronchienerweiternde Wirkung von Cannabis. Der THC-haltige Rauch einer Marihuanazigarette wirkt erweiternd auf die Bronchien, womit ein Asthmaanfall gestoppt werden kann.

➤ **Schleimlöser**
Cannabis ist ein natürlicher Schleimlöser, mit dem sich die Lungen von den durch Smog, Staub und Tabak aufgenommenen Schadstoffen befreien lassen. Denn Cannabis bewirkt über die Erweiterung der Bronchien eine deutlich höhere Aufnahme von Sauerstoff.

> Antibiotische/Antibakterielle Wirkung

Junge, noch nicht erblühte Hanfpflanzen enthalten Cannabidiolsäuren (CBD), die sich in Studien als wirksame Antibiotika erwiesen haben. So zeigten Cannabidiolsäuren in einer US-Studie von 1990 eine sehr gute Wirkung gegen Herpes. Doch auch gegen viele andere infektiöse Erkrankungen können die CBDs erfolgreich Anwendung finden. Zur Behandlung von Herpes wird Cannabis nicht geraucht, sondern als Tinktur regelmäßig auf die betroffenen Stellen getupft.

> Antibrechmittel

Die brechreizhemmende Wirkung von Cannabinoiden ist durch Studien belegt: Übelkeit, die unter anderem im Zuge einer Chemotherapie bei Krebs wegen der Zytostatika auftritt, lässt sich durch Cannabinoide gut in den Griff bekommen. Aber auch bei See- oder Reisekrankheit wirkt Cannabis beruhigend auf den nervösen Magen.

> Appetitmangel

Cannabinoide werden zur Anregung des Appetits empfohlen, allen voran für Krebs- und Aids-Patienten, um deren körperlichen Verfall zu verlangsamen. Darüber hinaus ist Cannabis auch ein erprobtermaßen hervorragendes Mittel gegen Magersucht, Anorexia nervosa. Das Gleiche gilt für Bauchspeicheldrüsenkrebs – Menschen, die daran erkrankt sind, müssen besonders viel essen.

> Hautentzündungen und Neurodermitis

Hanfsamenöl hat eine lindernde Wirkung bei Hautentzündungen, äußerlich wie innerlich angewandt. Die Wirksamkeit von Hanfsamenöl gründet vor allem im hohen Gehalt an ein- und mehrfach ungesättigten Fettsäuren. Darüber hinaus besitzt es mit zwei Prozent einen einzigartig hohen Anteil an Gamma-Linolensäure, die eine gute Wirkung bei Hauterkrankungen hat. Im Gegensatz zu anderen Cannabisprodukten ist Hanfsamenöl legal in Apotheken erhältlich.

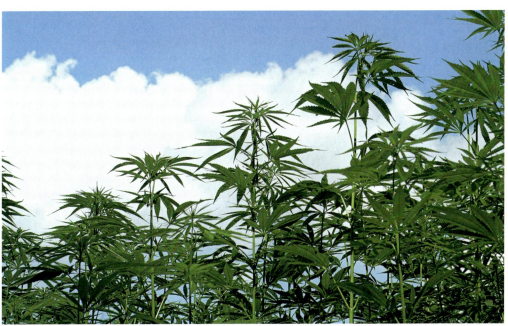

Hanf könnte, würde er als Heilmittel wieder allgemein zugelassen, viele Leiden lindern, für die man heute synthetische Medikamente braucht: von Schmerzzuständen bis zum chronischem Brechreiz Krebskranker.

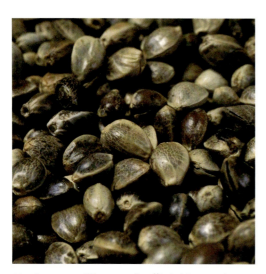

Hanfsamen und ihr wertvolles Öl sind heute schon legal im Handel erhältlich: für die Küche oder zur Behandlung von Hauterkrankungen.

> **Krämpfe und dadurch bedingte Schmerzen**

Cannabis hat beispielsweise bei Schmerzen durch Verspannungen eine hervorragende krampflösende Wirkung. Das Gleiche gilt für Menstruationsbeschwerden. Schweizer Studien kamen zu dem Ergebnis, dass THC wie Kodein zentralnervösen Krämpfen, etwa bei Multipler Sklerose oder Schäden des Rückenmarks, entgegenwirkt. Außer über die Inhalation des Rauchs kann man THC auch in Gestalt einer Kräuterpackung anwenden, die auf die schmerzenden Stellen aufgelegt wird.

> **Epilepsie**

Nach einschlägigen Studien zeigen Cannabinoide bei fast zwei Dritteln aller Epilepsien eine positive Wirkung. Bereits 1971 berichteten die Medical World News: »Marihuana (...) ist vermutlich das wirkungsvollste der Medizin gegenwärtig bekannte Antiepileptikum.«

> **Grüner Star (Glaukom)**

Beim Grünen Star kommt es durch erhöhten Augeninnendruck zum fortschreitenden Verlust des Sehvermögens. Studien zeigten, dass Marihuana wie andere Cannabisprodukte den Augeninnendruck senken, weshalb sie sich gut zur Therapie des Glaukoms eignen.

> **Multiple Sklerose**

Bei Patienten mit Multipler Sklerose ließ sich nach der Einnahme von Cannabis eine erhebliche Minderung der typischen Symptome wie Muskelschwäche und Zittern feststellen.

> **Tumore**

Eine ganze Reihe von Studien kam zu dem Ergebnis, dass sich mit Cannabis gute Erfolge bei der Eindämmung gut- wie bösartiger Tumore erzielen lassen.

Anwendung

THC auf Rezept Wie Sie gelesen haben, ist in Deutschland die Anwendung von Cannabis verboten. Seit dem Jahr 1998 dürfen jedoch Medikamente mit dem Wirkstoff THC zu therapeutischen Zwecken nach Deutschland importiert werden. Die Bundesopiumstelle hat den Import von im Ausland zugelassenen THC-Präparaten autorisiert und eine betäubungsrechtliche Erlaubnis zur Einfuhr an drei Importfirmen erteilt – allerdings ist vorerst nur synthetisch hergestelltes THC erlaubt.

Bei den THC-Präparaten handelt es sich zum einen um Dronabinol, das unter dem Namen Marinol im Handel ist, zum anderen um Nabilon (Cesamet). Beide müssen auf einem BTM-Rezept verschrieben werden; die Höchstverschreibungsmenge beträgt 500 Milligramm in 30 Tagen. Die therapeutische Verwendung von Marinol ist in den USA auf zwei Indikationen beschränkt: Appetitlosigkeit bei Gewichtsverlust von Aids-Patien-

> *In der Homöopathie verordnet man Cannabis indica vor allem bei Asthma, Impotenz und sexueller Schwäche, Appetitlosigkeit und Nervenleiden. Cannabis sativa wird bei Erkrankungen der Harn- und Atemwege angewendet.*

ten sowie Übelkeit und Erbrechen bei Krebs-Chemotherapie. Das deutsche Gesetz sieht eine derartige Beschränkung nicht vor. Bei uns kann der Arzt nach eigenem Ermessen Hanfpräparate verordnen.

Das Rezept wird nach Vorlage bei einer Apotheke zur Importfirma geschickt und von dort zur Bundesopiumstelle zur Prüfung weitergeleitet – gibt diese grünes Licht, kann das THC-Präparat an die betreffende Apotheke ausgeliefert werden.

Im Licht der Wissenschaft

Hanf ist Gegenstand zahlreicher Forschungsarbeiten. Im Bemühen, die überlieferten früheren Anwendungsgebiete – über 130 an der Zahl – zu untersuchen, hat die Cannabisforschung den hohen therapeutischen Wert der Hanfpflanze bereits in vielen Studien bestätigt. So finden sich unter den bislang identifizierten Inhaltsstoffen von Cannabis über 60 Substanzen, die als therapeutisch hochwirksam erkannt wurden.

Cannabis besitzt ein gewaltiges Anwendungsspektrum und kann gegen eine Vielzahl von Beschwerden eingesetzt werden.

Fragen Sie Ihren Arzt oder Apotheker
Präparate mit THC sind beispielsweise:
Marinol als Kapseln mit 2, 55 oder 10 mg THC in Sesamöl
Cesamet als Kapseln mit 1 mg Nabilon

Die Legalisierung von Hanf

Cannabisprodukte gehören laut WHO-Definition nicht zu den suchtbildenden Drogen. Dies deckt sich auch mit den Ergebnissen einer Expertise, die vom Bundesministerium für Gesundheit in Auftrag gegeben wurde. Sie hatte zum Ziel, anhand der aktuellen Literatur den gegenwärtigen internationalen Forschungsstand »zu den Wirkungen des Cannabiskonsums unter pharmakologischen und psychosozialen Aspekten« zu untersuchen. »(…) Bezüglich des Abhängigkeitspotentials fassen wir zusammen: Der Konsum von Cannabis führt keineswegs zwangsläufig zu einer psychischen Abhängigkeit; es kann jedoch zu einer Abhängigkeitsentwicklung kommen. Die Annahme, Cannabis sei die typische Einstiegsdroge für den Gebrauch harter Drogen wie Heroin, ist nach dem heutigen wissenschaftlichen Erkenntnisstand nicht haltbar. (…)« (aus: »Auswirkungen des Cannabiskonsums«, S. XX).

Einen neuen Anstoß, über die Legalisierung von Hanf nachzudenken, gab auch der Beschluss der Landgerichts Lübeck vom Dezember 1991. Dabei ging es um die Frage an das Bundesverfassungsgericht, ob die Tatsache, dass Cannabis und Produkte daraus im Betäubungsmittelgesetz aufgeführt sind, Alkohol und Nikotin hingegen nicht, gegen den Gleichheitssatz des Grundgesetzes der Bundesrepublik Deutschland verstoße. Die Richter kamen damals zum Schluss, dass Alkohol und Nikotin »deutlich gefährlicher seien als Cannabis und Produkte daraus«. Deren Gefahren wurden als gering eingestuft: »Es kann festgestellt werden, dass die individuellen und gesamtgesellschaftlichen Wirkungen von Haschisch denkbar gering sind«, so der Beschluss des Landgerichts in Lübeck 1991.

Ungeachtet der beachtlichen Ergebnisse der Cannabisforschung haben Hanfprodukte nach wie vor keine »Verkehrsfähigkeit« erhalten, um ihr enormes therapeutisches Spektrum legal zu nutzen. Ohne den Nimbus des »Verbotenen« könnte vielen Patienten geholfen werden, denen bislang die Linderung ihrer Beschwerden, offiziell zumindest, versagt bleibt.

Hauhechel

Ononis spinosa L.

Zu den Wurzeln

Die Hauhechel bevorzugt trockene Böden an Hängen, Landstraßen sowie an Wegen und Ackerrändern. Die kleinen, 20 bis 60 Zentimeter hohen Stauden, deren untere Stängel verholzen, besitzen eine kräftige Pfahlwurzel, die bis zu einem Meter lang werden kann. Die Seitentriebe enden meist in Dornen. Gestalt und Größe der Blätter können variieren; in den Blattwinkeln sitzen ein bis drei Blüten – meist gelb oder rötlich.

Beim Ausgraben der Wurzeln ist Vorsicht geboten, da sie bis zu einem Meter lang sein können und sich zum Teil tief in der Erde verankern. Nachdem die Wurzeln gewaschen wurden, reiht man sie auf Schnüre und hängt sie zum Trocknen an einen schattigen Platz.

> *Nach neueren Untersuchungen soll das Kraut, die oberirdischen Teile der Pflanze, sogar stärker wirksam sein als die Wurzel.*

Von anno dazumal bis heute

In der Antike stand die Hauhechel in dem Ruf, Nierensteinerkrankungen heilen zu können – zu diesem Zweck verordneten sie Plinius, Galenus und Dioskurides. Dann jedoch geriet sie bis zum 16. Jahrhundert in Vergessenheit. Erst mit dem Arzt und Botaniker Matthiolus (1500–1577) wurde ihr wieder Beachtung geschenkt: Er verwendete die Rinde ihrer Wurzel als Grundlage für die Herstellung eines Weins, den er gegen Nierenerkrankungen verordnete. Im »New Kreutterbuch« von 1539 beschreibt dann auch der Botaniker und Arzt Hieronymus Bock die heilende Wirkung der Hauhechel bei Erkrankungen der Harnwege sowie bei Stein- und Nierenleiden.

Wie uns die Hauhechel hilft

Hauptwirkstoff der Hauhechel ist ein ätherisches Öl von bislang noch unbekannter Zusammensetzung. Neben Gerbstoffen, Zucker, fettem Öl und Mineralsubstanzen sind als Inhaltsstoffe Saponine sowie die Glykoside Ononid und Ononin nachgewiesen. Die Saponine wirken harntreibend und empfehlen sich für Blutreinigungskuren. Hauhechel wird daher als harntreibendes Mittel bei entzündlichen Erkrankungen der ableitenden Harnwege und zur Durchspülungstherapie bei Nierengrieß eingesetzt.

Risiken und Nebenwirkungen
Keine bekannt.

Gegenanzeigen
Bei Wasseransammlungen (Ödemen) in Folge eingeschränkter Herz- oder Nierentätigkeit darf keine Durchspülungstherapie angewendet werden – egal mit welcher Heilpflanze.

Gesund mit Hauhechel

Hauhechel ist häufig in Blutreinigungstees und Zubereitungen zur Entschlackung enthalten, denn das ätherische Öl und die Saponine der Pflanze bewirken eine Steigerung der Harnausscheidung – um 20 bis 50 Prozent. Durch den

---

Steckbrief

- **Volksnamen:** Harnkrautwurzel, Haudornwurzel, Hechelkrautwurzel, Ochsenbrechwurzel, Stachelkrautwurzel, Hasenöhrle, Heudorn, Schafhechle, Weiberkrieg, Großmausohrwurzel, Magenputzer
- **Familie:** Schmetterlingsblütler (Fabaceae)
- **Blütezeit:** Juni bis September
- **Sammelzeit:** Das Kraut im Juni und Juli, die Wurzeln September bis November
- **Vorkommen:** Die Hauhechel wächst in Europa, Nordafrika und Westasien.
- **Verwendete Pflanzenteile:** Arzneilich verwendet werden Wurzeln und Kraut.

vermehrten Harnfluss werden Erreger ausgeschwemmt. Hauhechel kann daher bei Blasenentzündungen, Wassereinlagerungen und zur Anregung der Nieren eingesetzt werden.

Anwendung
Tee Übergießen Sie etwa zwei Teelöffel zerkleinerte Wurzeln mit 150 Milliliter heißem Wasser. 30 Minuten ziehen lassen und dann durch ein Teesieb abseihen. Von diesem Aufguss wird dreimal täglich zwischen den Mahlzeiten eine Tasse getrunken. Alternativ kann die gut zerkleinerte Droge mit kaltem Wasser angesetzt und anschließend erhitzt werden.

Im Licht der Wissenschaft
Unterschiedlichen Quellen zufolge kommen im Kraut und in der Wurzel von Hauhechel keine Saponine vor – was im Widerspruch zu anderen Angaben steht. Diese Diskrepanz fand ihre Aufklärung durch neuere Untersuchungen: Sie zeigten, dass es saponinhaltige und saponinfreie Hauhechelpflanzen gibt. Ferner wurde nachgewiesen, dass nur saponinhaltige Drogen harntreibend wirken. Dies lässt die lang umstrittene Bedeutung der Hauhechelwurzel als Diuretikum in einem etwas anderen Licht erscheinen.

Fragen Sie Ihren Arzt oder Apotheker
Präparate mit Zubereitungen aus Hauhechel:
Bad Heilbrunner Nieren- und Blasentee N
Biofax

Hauhechel
- wirkt harntreibend
- ist entschlackend
- wirkt schwach entzündungshemmend
- regt den Stoffwechsel an
- fördert die Verdauung

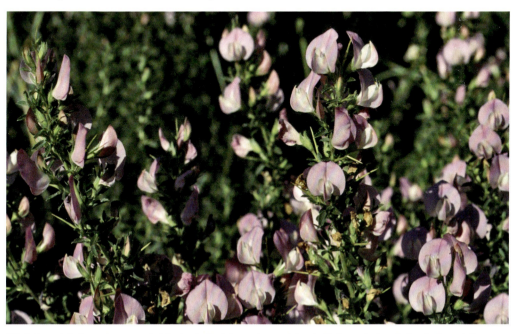

Die bei uns häufig vorkommende Hauhechel wird zunehmend durch die Intensiv-Landwirtschaft verdrängt. Das Kraut und die Wurzel sind wirksam gegen Entzündungen der Harnwege und bei Nierengrieß.

Heckenrose

Rosa canina

Zu den Wurzeln

Die Heckenrose ist ein stacheliger Strauch, der bis zu drei Meter hoch wächst – bevorzugt an Waldrändern oder in Gebüschen und auf tiefgründigem Lehmboden. Er bringt schöne weiße bis rosafarbene Blüten hervor, die fünf Blütenblätter tragen. Die roten Früchte, die Hagebutten, reifen im Spätsommer heran und bleiben noch bis in das nächste Jahr an den Zweigen hängen. Das, was wir landläufig als Früchte ansehen, sind eigentlich Scheinfrüchte, denn im Inneren der Hagebutte befinden sich steinharte Schließfrüchte, die Nüsschen. Diese werden oft fälschlich als Samen bezeichnet. Die Borsten innerhalb der Hagebutte sind als Juckpulver bekannt. Die Laubblätter sind unpaarig gefiedert und bestehen aus fünf bis sieben Fiederblättchen.

Die Schalen der Hagebutten müssen sorgfältig bearbeitet werden, da die innen sitzenden feinen Härchen bei Hautkontakt Juckreiz verursachen. Da Hagebutten ziemlich wasserhaltig sind, sollte man sie bei minimaler Hitze (bis 40°C) im Backofen trocknen.

> Der Name Hagebutte stammt von den Worten Hag für dichtes Gebüsch und Butzen für Klumpen, Batzen.

Steckbrief

- **Volksnamen:** Hagrose, Frauenrosen, Dornrose, Hagebutze, Hainrose, Heinzerlein, Hundsrose, Wildhips, Wilde Rose
- **Familie:** Rosengewächse (Rosaceae)
- **Blütezeit:** Mai bis Juli
- **Sammelzeit:** September bis November
- **Vorkommen:** Die Hagebutte gedeiht in ganz Mitteleuropa. In den Alpen findet man sie bis in 1500 Meter Höhe.
- **Verwendete Pflanzenteile:** Arzneilich verwendet werden die Früchte, die Hagebutten.

Von anno dazumal bis heute

Die Hagebutte war der germanischen Göttin Freya geweiht, einer Schutzgöttin der Frauen – Hagebutten wurden früher als Beistand und Schutz für Gebärende verwendet. Im Mittelalter wurde die Hagebutte schließlich auch bei Magen-Darm-Beschwerden eingesetzt und galt als hilfreich bei Leberbeschwerden.

Wie uns die Heckenrose hilft

Die Früchte, die Hagebutten, sind bekannt für ihren hohen Gehalt an Vitamin C: 100 Gramm der frischen Früchte enthalten 400 bis 500 Milligramm davon. In den roten Vitaminbomben stecken dazu auch noch die Vitamine A, B1, B2 sowie Mineralstoffe wie Eisen, Magnesium, Natrium und zudem Flavonoide und Gerbstoffe. Auf Grund des hohen Gehalts an Vitaminen, Mineralstoffen und Spurenelementen wird die Hagebutte insbesondere zur Stärkung des Immunsystems empfohlen.

Die Früchte wirken weiterhin zusammenziehend, entzündungshemmend und gefäßschützend – Eigenschaften, die vor allem auf die in der Hagebutte enthaltenen Polyphenole zurückzuführen sind. Somit hilft die Hagebutte auch bei der Wundheilung und trägt zur Gewebefestigung bei, was bei Venenleiden, Zahnfleischbluten und Parodontitis hilfreich ist.

Für die leicht abführende und harntreibende Wirkung sind die in den Kernen enthaltenen Früchte verantwortlich. Sie enthalten stoffwechselanregende und säurelösende Substanzen wie Fruchtsäuren und Pektine. Diese Eigenschaften machen die Hagebutte auch zu einem beliebten Mittel zur Blutreinigung und Entschlackung. Schließlich hat die Hagebutte noch einen kosmetischen Effekt: Das aus den Kernen gepresste Hagebuttenöl glättet und heilt trockene, empfindliche und alternde Haut.

Risiken und Nebenwirkungen
Keine bekannt.

Gegenanzeigen
Keine bekannt.

Gesund mit Heckenrose

Aus getrockneten Hagebuttenschalen kann man einen wohlschmeckenden Kräutertee kochen, der nicht nur angenehm frisch und säuerlich schmeckt, sondern auch reichlich Vitamin C enthält und damit das Immunsystem stärkt und aufbaut. Vitamin C verbessert allerdings nicht nur die Abwehrlage des Organismus, sondern hemmt auch die Bildung von freien Radikalen.
Die Inhaltsstoffe der Hagebutte tragen auch mit zur Festigung des Gewebes und zur Stärkung der Blutgefäße bei. Diese Eigenschaften, zusammen mit der entzündungshemmenden und schmerzlindernden Wirkung besonders des Hagebuttenpulvers, sorgen für Linderung bei entzündlichen Prozessen in den Gelenken (→ unten). Für Frühjahrs- oder Fastenkuren ver-

> ### Hagebutte
> - stärkt die Abwehrkräfte
> - hilft, Erkältungen vorzubeugen
> - wirkt entzündungshemmend
> - lindert Gelenkbeschwerden
> - schützt die Gefäße
> - hat antioxidative Wirkungen
> - fördert die Wundheilung
> - wirkt zusammenziehend
> - ist harntreibend
> - wirkt entschlackend
> - kurbelt die Stoffwechselaktivität an

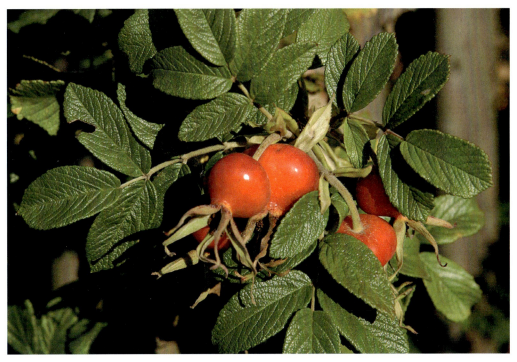

Nicht nur die Früchte der Hundsrose, sondern auch die ihrer Verwandten, der Kartoffelrose, enthalten Vitamin C und weitere Bioaktivstoffe, die wir in Form von Hagebuttentee oder -marmelade genießen.

wendet man besser die Kerne der Hagebutte, da sie stärker wassertreibend sind als der Fruchtmantel. Teemischungen, die außer der Schale auch die Kerne enthalten, werden gerne im Frühjahr zur Blutreinigung und Entschlackung getrunken.

Als Heiltee trinkt man Hagebuttentee zur Vorbeugung gegen Erkältungskrankheiten, bei Fieber und bei allgemeiner Schwäche. Auch kosmetische Anwendungen der Hagebutte gehören in ihren Wirkungsbereich: Sie wirkt glättend auf die Hautstruktur und hat vitalisierende Eigenschaften, die Zellregeneration wird unterstützt und wirkt somit der Erschlaffung der Haut durch Fältchenbildung entgegen. Die Barrierefunktion der Haut wird erhöht und vermindert so den Feuchtigkeitsverlust, so dass die Elastizität erhöht wird. Somit wirkt eine Kompresse aus Schalen auf die Haut glättend und nährend.

> Unter den in der Hagebutte enthaltenen Flavonoiden findet man das Rutin, das bei Besenreisern, Krampfadern oder geplatzten Äderchen im Auge zur Wirkung kommt.

Anwendung

Tee Besonders beliebt bei Erkältungen wie auch als Alltagsgetränk ist der klassische Hagebuttentee: Übergießen Sie etwa zwei Teelöffel gehackter Hagebutten mit einem Viertelliter kaltem Wasser und bringen dieses langsam zum Sieden. Kochen Sie die Mischung zehn Minuten lang, und seihen die Früchte anschließend ab. Nach Belieben mit einem Teelöffel Honig süßen und davon täglich drei Tassen trinken.

Marmelade Marmelade aus Hagebutten wird unter anderem bei Appetitlosigkeit als bewährtes Hausmittel verabreicht. So wird sie hergestellt: Gut ausgereifte Hagebutten sauber waschen, von Stiel- und Blütenresten befreien und mit reichlich Wasser – die Früchte müssen bedeckt sein – zu Mus kochen. Das Mark treibt man durch ein Sieb, so dass die Kerne zurückbleiben. Zu 500 Gramm Mark gibt man 350 Gramm Zucker und kocht nochmals auf, bis die Masse dick und breiig geworden ist. Nach dem Erkalten ist die Marmelade fertig und kann in heiß ausgespülte Gläser abgefüllt werden.

Saft Der Saft empfiehlt sich bei Bronchitis sowie bei Erkältungen. Sie brauchen dazu 100 Gramm Hagebutten grob püriert, 100 Gramm Honig und einen Liter Wasser. Alles vermischen und 15 Minuten lang kochen, dabei den sich bildenden Schaum immer wieder abschöpfen. Anschließend wird filtriert und in sehr saubere Flaschen abgefüllt. Den Saft bewahren Sie im Kühlschrank auf; nach einer Woche sollte er verbraucht sein.

Im Licht der Wissenschaft

In einer Studie an der Universität Freiburg wurde die Wirksamkeit von Hagebuttenpulver bei arthrotischen Beschwerden untersucht. Dabei stellte sich heraus, dass nicht nur der erhöhte Entzündungsparameter durch das Hagebuttenpulver gesenkt wurde, sondern dass auch das »schädliche« LDL-Cholesterin, das sich in den Gefäßen ablagert, reduziert wurde. Kurz gefasst, lässt sich die Wirkung wie folgt beschreiben: Weiße Blutkörperchen (Leukozyten) sind am entzündlichen Prozess in den Gelenken beteiligt. Hagebuttenpulver verhindert, dass die Leukozyten in das Entzündungsgebiet einwandern und das Knorpelgewebe weiter schädigen. Das Knorpelgewebe wird aber auch durch die Bildung von freien Radikalen im Entzündungsprozess geschädigt. Hagebuttenpulver verhindert, dass freie Radikale gebildet werden. Es schwächt damit die Entzündungsreaktion in den Gelenken ab oder unterdrückt sie sogar ganz. Dadurch werden die Schädigung und die Zerstörung des Knorpels gestoppt – was sowohl die Schmerzen lindert, als auch die Beweglichkeit verbessert.

Heidelbeere

Vaccinium myrtillus L.

Zu den Wurzeln

Die kahlen, stark verzweigten Halbsträucher gedeihen am besten auf schattigen Plätzen, in Wäldern, Mooren und Heiden. Die Heidelbeere bevorzugt saure, torfige Böden und kann bis zu einem halben Meter hoch werden. Die grünen Zweige tragen eiförmige, am Rand fein gesägte Laubblätter. Jedes Zähnchen ist mit einem Drüsenhaar besetzt. In den Blattachseln sitzen die grünlichen bis rötlichen Blüten, die eine glockige Form haben. Die reife Frucht ist blauschwarz, kugelig und vielsamig.

Von anno dazumal bis heute

Im 12. Jahrhundert war die Äbtissin Hildegard von Bingen die Erste, die sich der Heilwirkung der Heidelbeere widmete. Aber auch andere Ärzte des Mittelalters wussten um ihren Nutzen und haben dies in ihren Büchern ausführlich vermerkt. »Die Heidelbeere sperrt dem

Heidelbeere
- regt den Stoffwechsel an
- stärkt Bindegewebe
- reguliert den Stuhlgang
- hat ausgeprägte antioxidative Eigenschaften
- wirkt entzündungshemmend
- bindet Schwermetalle
- wirkt entgiftend
- hat schwach blutdrucksenkende Wirkungen
- wirkt schwach antibakteriell
- ist harntreibend

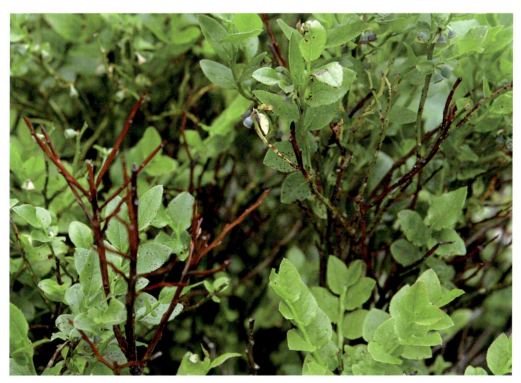

Heidelbeeren enthalten entzündungshemmende Gerbstoffe und einschlaffördernde Aminosäuren. Andere Wirkstoffe binden freie Radikale, stärken das Immunsystem und helfen bei Durchfall.

Arzt die Tür zu« – soweit ein altes Sprichwort, das die zahlreichen Heilwirkungen, die der Pflanze zugeschrieben wurden, als beliebten Merksatz zusammenfasst.

Wie uns die Heidelbeere hilft

Die kleinen blauschwarzen Früchte der Heidelbeere haben es in sich, was gesunde Inhaltsstoffe angeht: Fruchtsäuren, Invertzucker und Pektine, Anthocyane und Flavonoide, darunter das Querzetin, entzündungshemmende Gerbstoffe und die Aminosäure Tryptophan, die beim Einschlafen hilft. Wissenschaftliche Studien belegen, dass Heidelbeeren einen einzigartig hohen Gehalt an Anthocyanen aufweisen, die einen großen Einfluss auf die Gesunderhaltung haben (→ Kasten rechte Seite).

Frische Heidelbeeren sind darüber hinaus reich an Vitamin C und an Mineralstoffen wie Magnesium, Natrium und Kalzium sowie Kalium. Ferner enthalten sie Karotine, die das Immun-

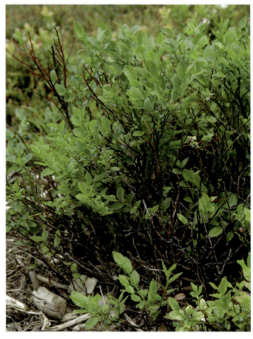

Wildheidelbeeren enthalten eine größere Menge der gesunden Inhaltsstoffe als Kulturheidelbeeren.

> **Steckbrief**
> - **Volksnamen:** Angelbeere, Blaubeere, Hasenbeere, Mostbeere, Schwarze Besinge, Heedelbeere, Hällbeere, Heidel, Hoiwa, Mombeere, Mehlbeere, Worbel, Wehlen, Taubeere, Sentbeere, Schwarzbeere, Schnuderbeeri, Krähenauge, Haselbeeri, Griffelbeere, Bickbeere
> - **Familie:** Heidekrautgewächse (Ericaceae)
> - **Blütezeit:** April bis August
> - **Sammelzeit:** Juni bis August
> - **Vorkommen:** Der Heidelbeerstrauch ist fast weltweit verbreitet. Man findet ihn in Mittel- und Nordeuropa, in den Gebirgen Südeuropas, in Nordamerika sowie in Nordasien.
> - **Verwendete Pflanzenteile:** Verwendet werden Beeren und Blätter.

system stärken, Fettsäuren, Bioflavonoide, Eisen, Selen, Zink und Phosphor.

Heidelbeeren, vor allem getrocknet, haben auf Grund ihres hohen Gehalts an Gerbstoffen auch heilende Wirkung bei Durchfällen, insbesondere bei Kleinkindern. In frischem Zustand allerdings können Heidelbeeren abführend wirken. Die Gerbstoffe können auch Schwermetalle wie beispielsweise Blei binden: Sie bilden aus diesen schädlichen Metallen unlösliche Verbindungen und hemmen dadurch ihre Aufnahme. Heidelbeerenextrakt stärkt weiterhin die Kapillarwände und die Wände roter Blutkörperchen und erhält deren Flexibilität. Ebenso stabilisiert der Extrakt die Bindegewebe, hemmt das Wachstum von Bakterien und ist entzündungshemmend.

Auch bakterielle Blasenentzündungen können mit Heidelbeeren behandelt werden. Bemerkenswert sind weiterhin auch die in den Beeren enthaltenen Stoffe, die stark blutdrucksenkende Wirkung haben und somit eine schützende Funktion auf die Gefäße des Augenhintergrundes ausüben. Mehrere Autoren haben die seit langem bekannte blut- und harnzuckersenkende Wirkung der Droge auf die erwähnten Glukokinine Myrtillin und Neomyrtillin zurückführen können. Weiterhin beobachtet man einen günstigen Effekt der Heidelbeerblätter bei diabetischen Durchblutungsstörungen. Nach neueren Untersuchungen gibt es auch Hinweise darauf, dass Inhaltsstoffe der Heidelbeere möglicherweise sogar den Cholesterinspiegel senken können.

> Die deutsche Bezeichnung Heidelbeere hat ihren Ursprung wohl in »auf der Heide wachsende Beere«.

Risiken und Nebenwirkungen
Die Kerne der Heidelbeere können bei sehr empfindlichen Menschen die Magenschleimhäute reizen.

Gegenanzeigen
Bedingt durch den hohen Gerbstoffgehalt von Heidelbeeren kann es zu einer verschlechterten Aufnahme von zusätzlich angewendeten Arzneimitteln kommen. Daher wird empfohlen, Heidelbeeren nicht zeitgleich mit anderen Arzneimitteln einzunehmen. Schwangere und stillende Mütter sollten Heidelbeeren nur bei leichten Durchfallerkrankungen anwenden und bei schweren, länger als drei Tage anhaltenden Beschwerden einen Arzt aufsuchen. Die gleiche Empfehlung gilt für die Behandlung von Kindern.

Gesund mit Heidelbeere
Heidelbeeren wirken in besonderer Weise den schädlichen Effekten so genannter freier Radikale entgegen. Damit stärken sie das Immunsystem und beugen Herz-Kreislauf-Erkrankungen, Schlaganfall und Krebserkrankungen vor.

Potente Farbtupfer
Anthocyane sind pflanzliche Farbstoffe. Sie geben blauen und roten Früchten ihre Farbe und gehören zur großen Gruppe der sekundären Pflanzenwirkstoffe, deren komplexe Wechselwirkungen und große Bedeutung bei der Stärkung des Immunsystems oder bei der Verzögerung des Alterungsprozesses seit Jahren im Mittelpunkt der Forschung stehen.

Nach wissenschaftlichen Untersuchungen werden den Anthocyanen Schutzwirkungen vor degenerativen Erkrankungen des Herz-Kreislauf-Systems, der Gelenke, der Augen, der Haut oder der Nieren zugeschrieben. Dies beruht auf ihrem ausgeprägten antioxidativen Potenzial – der Fähigkeit, freie Radikale im Körper zu binden und so unschädlich zu machen. Freie Radikale, die durch Strahlung und chemische Substanzen sowie bei vielen Stoffwechselfunktionen im Körper entstehen, greifen die Körperzellen an und verursachen neben dem natürlichen Alterungsprozess auch Krankheiten verschiedener Organe. Freie Radikale werden sogar als auslösender Faktor für Krebs angenommen.

Anthocyane stärken zudem die Augen und dichten die Blutgefäße im Auge ab. Deshalb werden sie heute bei Kurzsichtigkeit, Veränderungen an Aderhaut und Netzhaut, altersbedingten Gefäßveränderungen der Netzhaut, allgemeiner Sehschwäche und Nachtblindheit eingesetzt. Auch für die bei Diabetes häufig auftretende Retinopathie (Schädigung der Netzhautgefäße) sollen Anthocyane hilfreich sein.

Heidelbeeren sind in vielen Ländern auch als Hausmittel zur Verbesserung der Sehkraft bekannt. Als im Zweiten Weltkrieg die Piloten der Royal Air Force vor Nachteinsätzen Heidelbeermarmelade aßen, um besser und länger zu sehen, wurde auch die Wissenschaft auf diesen Effekt aufmerksam.

Heidelbeeren enthalten überdurchschnittlich viele Gerbstoffe. Diese besitzen eine zusammenziehende Wirkung – sie können Eiweißstoffe in den Schleimhäuten binden und damit Barrieren gegen Krankheitserreger errichten. Damit wird den Bakterien auf den Schleimhäuten die Lebensgrundlage entzogen. Das enthaltene Myrtillin hemmt weiterhin das Wachstum von Krankheitserregern im Darm, Ellagsäure zieht Entgiftungsenzyme aus den Darmwänden und eignet sich daher bei chronischen und akuten Vergiftungen. Auf Grund der Eigenschaften der Gerbstoffe wird Heidelbeere auch zur Blutstillung, Wundbehandlung und bei Entzündungen der Schleimhäute in Mund und Rachen sowie bei Hämorrhoiden eingesetzt. Der Tee der getrockneten Heidelbeerblätter wirkt dem Wachstum von Schuppenflechte entgegen. Da die Blätter das blutzuckersenkende Glukochinon enthalten, wird der Blättertee auch zur unterstützenden Maßnahme bei Diabetes empfohlen.

> *Heidelbeersaft wird bei Entzündungen des Mund- und Rachenbereichs genommen und äußerlich auch bei Wunden angewendet.*

Anwendung

Tee Übergießen Sie zwei Esslöffel (etwa 20 Gramm) getrocknete Heidelbeeren mit 150 Milliliter Wasser, kochen dies für zehn Minuten auf und seihen durch ein Sieb ab – ein- bis dreimal täglich eine Tasse von dem frisch bereiteten, etwas abgekühlten Tee trinken.

Mundspülung Kochen Sie einen Esslöffel (etwa 10 Gramm) getrocknete Heidelbeeren mit 100 Milliliter Wasser zehn Minuten und seihen ab. Mit der erkalteten Lösung sollte man bei Zahnfleisch- oder Mundschleimhautentzündungen mehrmals täglich den Mund spülen oder gurgeln.

Im Licht der Wissenschaft

»Mit Blaubeeren gegen zu hohe Cholesterinwerte«: Eine in Heidelbeeren enthaltene Substanz könnte in Zukunft vielleicht herkömmliche cholesterinsenkende Medikamente ersetzen. Ein Inhaltsstoff der blauen Beeren hat sich in einem Laborexperiment amerikanischer Forscher als ebenso wirksam erwiesen wie heute verwendete Cholesterinsenker, ohne jedoch deren Nebenwirkungen zu verursachen. Wie viele Heidelbeeren jedoch gegessen werden müssen, um den Cholesterinspiegel zu senken, können die Forscher noch nicht sagen.

Die Wissenschaftler hatten in Heidelbeeren verschiedene Inhaltsstoffe identifiziert, die chemisch dem bereits aus Trauben und anderen roten Beeren bekannten Antioxidationsmittel Resveratrol ähneln. Die gefundenen Substanzen wurden von den Forschern auf ihre Fähigkeit getestet, in kultivierten Zellen ein bestimmtes Protein zu aktivieren, das eine wichtige Rolle bei der Regulation des Cholesterinspiegels spielt. Im Vergleich zu konventionellen Wirkstoffen gegen zu hohe Cholesterinwerte hatte die Heidelbeersubstanz jedoch einen entscheidenden Vorteil: Sie wirkte ausschließlich auf das zu aktivierende Protein ein, während das Vergleichsmittel auch andere Stoffwechselprozesse in den Zellen beeinflusste – womit einige unerwünschte Wirkungen einhergehen können.

Fragen Sie Ihren Arzt oder Apotheker

Ein Präparat mit Zubereitungen aus Heidelbeere ist beispielsweise:
Sidroga Heidelbeertee

Herzgespann

Leonurus cardiaca L.

Zu den Wurzeln

Herzgespann ist eine anspruchslose Staude, die bis zu eineinhalb Meter hoch werden kann. Aus dem kräftigen Wurzelstock treiben mehrere hohle, vierkantige und gerillte Stängel, die oft rötlich-violett und bis zu einem Meter hoch sind. Die langen, dreispaltigen Blätter sind meist beiderseits weich behaart und etwas herabhängend. Auch die rosa Lippenblüten sind an der Oberlippe außen dicht mit weißen Haaren besetzt. Die Pflanze riecht scharf, fast ein wenig unangenehm.

Das gesammelte Kraut wird gebündelt an einem trockenen und schattigen Ort zum Trocknen aufgehängt. Bitte nicht in großen Mengen sammeln, da die Pflanze in Mitteleuropa mittlerweile sehr selten geworden ist.

Von anno dazumal bis heute

Schon Dioskurides kannte Herzgespann und empfahl ihn gegen Magenleiden. Erst Jahrhunderte später wurde die Pflanze auch als Herzmittel gepriesen: Im »Hortus Sanitatis« (Mainz 1485) beispielsweise wird Herzgespann gegen Herzkrämpfe, Magendrücken und »Engbrüstigkeit« empfohlen. Diese Anwendungen finden sich auch in späteren Kräuterbüchern.

Herzgespann
- wirkt beruhigend
- stärkt die Nerven
- ist krampflösend
- fördert die Verdauung
- unterstützt die Herzfunktion

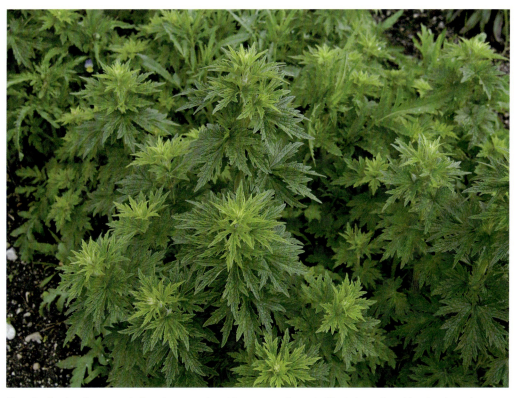

Tee oder Fertigpräparate mit Extrakten aus dem Herzgespannkraut helfen bei nervösen Herzbeschwerden ebenso wie bei Wechseljahresbeschwerden, Angststörungen und nervösen Unruhezuständen.

Dann geriet das Herzgespann immer mehr in Vergessenheit. Trotz seiner stärkenden Wirkungen auf das Herz spielte es nie eine bedeutende Rolle in der Pflanzenheilkunde. In Fernost jedoch wird es traditionell als »Frauenkraut« eingesetzt.

Wie uns Herzgespann hilft

Herzgespann enthält Alkaloide wie das Stachydrin, Bitterstoffglykoside und herzwirksame Glykoside. Auf diese Inhaltsstoffe stützt sich die wichtigste Anwendung des Herzgespanns: die Behandlung von nervösen Herzbeschwerden, auch bei Schilddrüsenüberfunktion. Herzgespann hilft darüber hinaus bei Hitzewallungen, Atemnot, Angstzuständen sowie gegen Nervosität. Auch bei Blähungen und anderen Beschwerden im Verdauungsbereich kann es eingesetzt werden. Die Volksheilkunde verwendet Herzgespann als stärkenden und anregenden Tee, der gleichzeitig beruhigt. Entsprechend sind weitere Heilanzeigen übermäßige nervliche Anspannung und Schlafstörungen.

> *Der Name Mutterwurz bezieht sich auf die traditionelle Anwendung während der Geburt, wo die Pflanze als Kontraktionsmittel für den Uterus gilt.*

Steckbrief
- **Volksnamen:** Bärenschweif, Mutterwurz, Wolfstrapp, Herzgold, Herzheil, Herzkräutl, Löwenschwanz, Wolfskraut
- **Familie:** Lippenblütler (Lamiaceae)
- **Blütezeit:** Juni bis September
- **Sammelzeit:** Während der Blütezeit
- **Vorkommen:** Beheimatet ist das Herzgespann in Europa in Mittelskandinavien bis zum Mittelmeer, selten südlich der Alpen und im Himalaya, Westasien und Ostsibirien.
- **Verwendete Pflanzenteile:** Arzneilich verwendet wird das zur Blütezeit gesammelte Kraut.

Risiken und Nebenwirkungen

In höheren Dosierungen genommen, kann es zu vermehrtem Durst und zu Beschwerden im Darmtrakt kommen. Diese Reaktionen klingen ab, sobald die Einnahme beendet wird.

Gegenanzeigen

Herzgespann darf nicht während der Schwangerschaft angewendet werden. Auch während der Stillzeit oder bei Kindern unter zwölf Jahren ist die Pflanze nicht angezeigt.

Gesund mit Herzgespann

Im Vordergrund der Anwendungen stehen nervöse Unruhe und Herzbeschwerden, Atemnot, Herzklopfen, Angstzustände und starke Kopfschmerzen. Ferner wird die Pflanze unterstützend bei Schilddrüsenüberfunktion eingesetzt, traditionell als krampflösendes Mittel und bei Menopausenbeschwerden – hier empfiehlt sich ein Tee aus Herzgespann und Johanniskraut.

Anwendung

Tee Übergießen Sie einen Teelöffel Herzgespannkraut mit einer Tasse heißem Wasser. Zehn Minuten zugedeckt ziehen lassen und dann durch ein Sieb abseihen. Eventuell mit Honig süßen. Drei- bis viermal täglich eine Tasse des frisch zubereiteten Tees trinken.

Tinktur Aus der Pflanze lässt sich auch eine Tinktur herstellen: ein gutes Beruhigungsmittel, das nicht müde macht und auch keine anderen unangenehmen Nebenwirkungen hervorruft. Die Einnahme darf allerdings zwei Wochen nicht überschreiten.

Fragen Sie Ihren Arzt oder Apotheker

Ein Präparat mit Zubereitungen aus Herzgespann ist beispielsweise:
Biovital Classic

Heublumen

Graminis flos

Zu den Wurzeln

Heublumen sind die Blüten verschiedener Gräser (Gramineae), die auf den Wiesen wachsen und nach dem Schnitt das Heu bilden. Die Zusammensetzung kann je nach Lage der Wiese, von der das Heu stammt, sehr verschieden sein. Eines der häufigsten Wiesengräser ist das Ruchgras (Anthoxantum odoratum), das auch den typischen Geruch der Heublumen hervorruft. Weitere Wiesengräser, die hauptsächlich in den Heublumen zu finden sind: Quecke, Trespe, Wiesenschwingel, Lieschgras und Knäuelgras.

Die Pflanzenteile, die mit der Heugabel nicht erfasst werden und im Laufe der Heulagerung nach unten auf den Heuboden fallen, sammelt man ein. Dann reinigt man sie durch Sieben von Staub und unerwünschten Teilen wie Zweigen oder Wurzeln. Bei der anschließenden Trocknung entsteht dann durch Fermentationsprozesse der typische Geruch.

Von anno dazumal bis heute

Die Volksmedizin verwendet Heublumen schon lange. Noch zu Anfang des 20. Jahrhunderts war ein Heublumenbad auf dem Land völlig alltäglich zur Behandlung vieler Krankheiten. Heilkundlich »salonfähig« wurden Heublumen schließlich vor allem durch den Allgäuer Sebastian Kneipp und seine Therapien – der Klassiker ist der Heublumensack.

Wie uns Heublumen helfen

Heublumen erweisen sich als recht kompliziert, was die Bestimmung ihrer Inhaltsstoffe angeht.

> **Heublumen**
> - wirken lokal durchblutungsfördernd
> - sind beruhigend
> - haben entspannende Effekte
> - lindern Schmerzen
> - wirken schwach entzündungshemmend

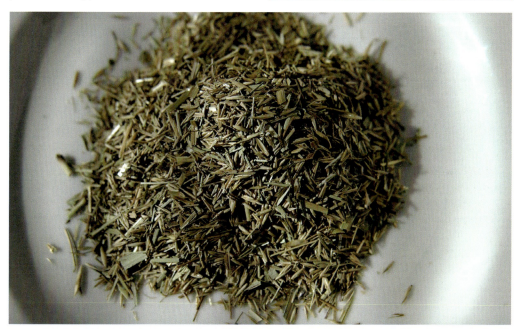

Zu therapeutischen Zwecken verwendet man heute noch die getrockneten Samen von Bergwiesenheu. Besonders Pfarrer Kneipp machte die Heublumenauflage zur Durchblutung und Schmerzlinderung populär.

Diese schwanken naturgemäß, da die Zusammensetzung der enthaltenen Blüten variiert. Dennoch, man kann jene Substanzen eingrenzen, die häufig vorkommen: ätherische Öle, Harze, Flavonoide, Cumarin, Schleimstoffe und Gerbstoffe. Dieses Potpourri lässt Heublumen lokal durchblutungsfördernd, schmerzlindernd und entspannend wirksam werden: Effekte, die im Zuge von Bädern oder Auflagen zur Behandlung von Erkrankungen des rheumatischen Formenkreises, zur Entzündungshemmung wie auch zur Beruhigung genutzt werden.

Risiken und Nebenwirkungen
In seltenen Fällen können allergische Hautreaktionen auftreten (→ Gegenanzeigen).

Gegenanzeigen
Heublumenanwendungen entwickeln eine große Wärmewirkung. Deshalb sollten sie bei Beschwerden, bei denen Wärme die Symptome verschlimmert, nicht angewendet werden – so unter anderem bei akuten rheumatischen Entzündungen. Auch bei offenen Verletzungen verbietet sich der Einsatz von Heublumen. Das Gleiche gilt bei hohem Fieber, Infektionskrankheiten, Herzinsuffizienz oder Bluthochdruck. Für Heuschnupfenpatienten sind die Heublumen natürlich ebenso nicht geeignet, auch andere Allergiker sollten auf die Verwendung von Heublumen verzichten.

Gesund mit Heublumen

Vor allem durch Sebastian Kneipp sind Heublumenbäder, -wickel und sogar -hemden bekannt geworden. Angewendet wird die Blütenmixtur beispielsweise als Sitzbad gegen Blasen- und Nierenleiden, bei Blinddarmschmerzen als warme Heublumenauflagen, bei Blähungen in Form von heißen Heublumenauflagen und bei eiternden Wunden als Teilbäder. Bei Stirnhöhlenvereiterung kann man Heublumen im Backofen erhitzen, in ein Stoffsäckchen geben und so heiß, wie man es verträgt, auf die Stirn legen – so lange wiederholen, bis sich der Eiter löst. Ebenfalls gute Dienste leisten bei Erkältungen Dampfbäder. Weitere Anwendungsgebiete sind Hautausschläge, Nervenschmerzen (Neuralgien), Hexenschuss, Rheuma, Nesselfieber,

> *Es empfiehlt sich die Verwendung fertig gekaufter Heublumensäcke, da sich im Heu Milben und Toxine bildende Mikroorganismen ansiedeln.*

Steckbrief
- **Volksnamen:** keine bekannt
- **Familie:** Gräser (Poaceae)
- **Blütezeit:** Juni bis Oktober
- **Sammelzeit:** Juni bis Oktober
- **Vorkommen:** Heublumen findet man überall dort, wo Heu noch traditionell gemacht wird, wo man also auf Ballenpressen verzichtet.
- **Verwendete Pflanzenteile:** Heublumen sind Blüten verschiedener Gräser – willkommenes Nebenprodukt der Heugewinnung.

Das Morphium Kneipps
So wird der Heublumensack auf Grund seiner beruhigenden und schmerzlindernden Wirkung genannt. Und wirklich wird er seit Generationen vor allem zur Beruhigung und Linderung von Schmerzen, aber auch seiner entkrampfenden und durchblutungsfördernden Wirkung wegen geschätzt. Bei der klassischen Kneipp-Kur bekommen Sie den warmen Stoffsack schon um fünf Uhr morgens aufgelegt – als Rückenschmerzgeplagter beispielsweise auf den Rücken.

Schüttelfrost und Rückenschmerzen sowie Magen-Darm-Krämpfe. Madaus (1939) empfahl das Heublumenbad bei Neurasthenie (»Nervenschwäche«) und allgemeinen Erschöpfungszuständen.

Anwendung

Bad Übergießen Sie 500 Gramm Heublumen mit drei Liter kochendem Wasser und lassen die Mischung eine halbe Stunde ziehen. Dann durch ein Sieb abseihen und dem Badewasser zugeben. Die Badedauer sollte 15 Minuten nicht überschreiten, danach gönnen Sie sich mindestens eine halbe, besser eine ganze Stunde Bettruhe.

Heublumensack Der Heublumensack (→ Seite 40ff.) wird mit so viel kochendem Wasser übergossen, dass er gerade bedeckt ist. Fünf Minuten ziehen lassen, dann das Wasser abgießen und gut abtropfen lassen. Der etwa 42 °C warme Heublumensack wird direkt auf die zu behandelnde Stelle aufgelegt, zur Umgebung hin abgedeckt und 50 Minuten lang liegen gelassen. Soweit nicht anders verordnet, ein- bis zweimal täglich als feuchtheiße Kompresse anwenden. Aus hygienischen Gründen sollten Sie den Heublumensack nur einmal verwenden.

Heublumenwickel Übergießen Sie ein Kilogramm Heublumen mit fünf Liter kaltem Wasser. Kurz aufkochen und 15 Minuten ziehen lassen. Danach abseihen und ein vorgewärmtes Leintuch zehn Minuten lang in die Flüssigkeit tauchen. Das Leintuch auswringen und dann von den Füßen bis unter die Achseln eng an den Körper wickeln. Über das Ganze kommt dann ein trockenes, warmes Leintuch und darüber eine vorgewärmte Decke oder ein Wolltuch. Jetzt bis oben hin gut zugedeckt unter die Bettdecke schlüpfen und zwei Stunden liegen bleiben – schläft man dabei ein, was oft der Fall ist, kann der Wickel auch länger angelegt bleiben.

Umschläge Umschläge macht man wie die Wickel, nur mit Mullbinden oder Leintuchstreifen und auch nicht am ganzen Körper, sondern nur lokal an den betreffenden Stellen. Noch besser ist, man gibt die ausgekochten Heublumen zum Beispiel in ein altes Geschirrhandtuch, schlägt sie ein und wickelt sie mit einer Binde um die betreffenden Stellen. Spätestens nach zwei Stunden mit frischen Heublumen erneuern.

Tee Heublumentee wirkt krampflösend und schmerzstillend, harntreibend, schleimlösend und schweißtreibend. Dazu übergießen Sie einen Esslöffel Heublumen mit einem Viertelliter kaltem Wasser und bringen dies kurz zum Sieden. Zehn Minuten zugedeckt ziehen lassen und dann abseihen.

> **Wirksame Kombi-Packungen**
> Die Beigabe von Ringelblume oder Kamille steigert die entzündungshemmende Wirkung.
> Die Beigabe von Schafgarbe im Sitzbad steigert die Wirkung bei Frauenleiden.
> Die Beigabe von Lindenblüten im Tee steigert die schweißtreibende Wirkung.
> Die Beigabe von Fichte oder Wacholder (gesondert 1–2 Minuten kochen) steigert die Wirkung bei rheumatischen Beschwerden.

Im Licht der Wissenschaft

Erstmals werden Heublumen-Mikrosole, ein neues Forschungsprodukt für eine optimierte Tiefenwirkung, mit hochkonzentrierten ätherischen Pflanzenölen kombiniert. Mikrosole sind ultrafeine Substanzen, die Haut und Gewebe besonders leicht durchdringen können – optimal für die Aufnahme von Wirk- und Pflegestoffen. Heublumen-Mikrosole stellen damit ein neues Prinzip der Hautpflege dar, denn sie vereinen die Wirkstoffe bewährter Heilkräuter mit ihren eigenen Effekten zur Regeneration oder zur tiefenwirksamen Versorgung der Haut.

Hibiskus

Hibiscus sabdariffa L.

Zu den Wurzeln

Hibiskus ist eine einjährige, bis zu fünf Meter hoch wachsende, krautige Pflanze. Die auffallend großen Blüten werden nach dem Verblühen rot und fleischig. Im oberen Teil des Blütenkelchs findet sich dickflüssiger und dunkler Nektar. Eine Besonderheit des Hibiskus ist, dass sich seine Blüten am Morgen öffnen und meist schon am Nachmittag wieder welken. Aber für Nachschub ist immer gesorgt.

Von anno dazumal bis heute

Um 1730 wurde der prachtvolle Strauch nach Europa eingeführt. Seit etwa 100 Jahren wird er züchterisch bearbeitet, besonders in England, Florida und Hawaii.

Wie uns Hibiskus hilft

Die Pflanze enthält Kaliumsalze und Fruchtsäuren wie Zitronen-, Apfel- und Weinsäure sowie die Hibiscussäure. Die Fruchtsäuren, die einen angenehmen säuerlichen Geschmack bewirken, sind verdauungsfördernd: In großen Mengen wirken sie schwach abführend. Deshalb kann Hibiskus gut bei einem trägen Darm und Verstopfung angewendet werden.

Durch den Gehalt an wassertreibenden Kaliumsalzen eignet er sich auch zu Entwässerungskuren. Die Volksheilkunde, vor allem in Afrika, wendet Hibiskus auch gegen nässende Ekzeme und als entzündungshemmendes sowie krampflösendes Mittel an. In der traditionellen asiatischen Medizin wird Hibiskus als Medikament gegen Bluthochdruck und Leberstörungen angewendet.

Ein Extrakt aus Hibiskusblüten hat ähnliche gefäßschützende Eigenschaften wie Rotwein, Traubensaft oder Tee. Denn die im Hibiskus enthaltenen Antioxidanzien haben einen positiven Einfluss auf die Blutfette (→ »Im Licht der Wissenschaft«).

Unter der Bezeichnung Karkadeh ist Hibiskusblütentee in Ägypten und im Sudan ein beliebtes Getränk.

Risiken und Nebenwirkungen

In größeren Mengen kann Hibiskus abführend wirken, vermutlich auf Grund seiner Fruchtsäuren. Nur mit Vorsicht sollte die Pflanze während der Schwangerschaft angewendet werden, denn im Tierversuch zeigte sich eine anregende Wirkung auf den Uterus, so dass eine Gefährdung der Schwangerschaft nicht ausgeschlossen werden kann.

Gegenanzeigen

Keine bekannt.

Gesund mit Hibiskus

Auszüge aus den Blättern sind hilfreich bei Erkältungen, Entzündungen und bei Heiserkeit. Der Tee ist ein idealer Durstlöscher – sowohl warm wie kalt getrunken. Untersuchungen zeigten, dass der Extrakt aus Hibiskusblüten gefäßschützende Eigenschaften hat und somit

---

Steckbrief

- **Volksnamen:** Garteneibisch, Garten-Hibiscus, Straucheibisch, Afrikanische Malve, Roselle, Sabdariff-Eibisch, Sudan-Tee
- **Familie:** Malvengewächse (Malvaceae)
- **Blütezeit:** März bis Oktober
- **Sammelzeit:** Juli bis September
- **Vorkommen:** Die Ursprungsgebiete des Hibiskus liegen vermutlich an den Nigerquellen, in China, Indien und Taiwan. Die Pflanze wird heute in den tropischen Ländern Afrikas, Asiens und Amerikas kultiviert.
- **Verwendete Pflanzenteile:** Verwendet werden Kelche und Außenkelche der Blüten.

möglicherweise eine vorbeugende Wirkung gegen Herz- und Kreislauferkrankungen.

Anwendung

Tee Übergießen Sie 1,5 Gramm (etwa ein halber Teelöffel) zerkleinerte, getrocknete Hibiskusblüten mit einer Tasse siedendem Wasser. Fünf bis zehn Minuten ziehen lassen und dann abseihen.

Im Licht der Wissenschaft

Mit Hibiskus gegen Cholesterin – Ergebnisse taiwanesischer Forscher legen nahe, dass ein Extrakt aus den Blütenblättern für die Vorbeugung oder sogar die Behandlung von Herz-Kreislauf-Erkrankungen nützlich sein könnte, bei denen Cholesterin die ursächliche Rolle spielt. Nach Ansicht der Wissenschaftler könnte Hibiskusextrakt dieselbe positive Wirkung auf den Organismus haben wie der Genuss von Tee und – in Maßen – Wein. Bei Tieren ist der Nachweis bereits erbracht, dass Hibiskus das schädliche LDL-Cholesterin verringern kann. Verantwortlich dafür sind Antioxidanzien, die gefährliche Fettabbauprodukte in den Arterien reduzieren können. Hibiskus ist also möglicherweise eine wirksame Hilfe zur Vorbeugung von Herz-Kreislauf-Erkrankungen, bei denen zu hohe LDL- und Gesamtcholesterinwerte die Ursache sind.

Hibiskus
- wirkt durstlöschend
- ist abführend
- hat antibakterielle Effekte
- wirkt krampflösend
- ist harn- und galletreibend

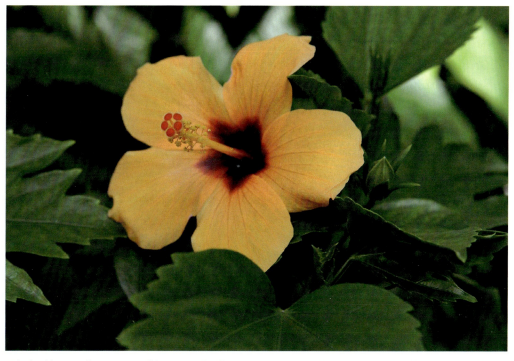

Hibiskusblüten erfreuen uns auf der Fensterbank und als wohlschmeckender und auch heilsamer Tee: Er hilft etwa bei Erkältung und Entzündungen in Mund und Rachen.

Himbeere

Rubus idaeus L.

Zu den Wurzeln

Man findet den Himbeerstrauch zumeist auf Kahlschlägen, in Hecken, Gebüschen und Hainen, aber auch in lichten Laub- und Nadelwaldungen sowie natürlich in Gärten. Der ein bis zwei Meter hohe Halbstrauch trägt aufrechte, holzige Triebe, die dicht mit feinen Dornborsten besetzt sind. Die langen Triebe des ersten Jahres tragen Blätter mit grüner Oberseite und weißfilziger Unterseite, die Kurztriebe des zweiten Jahres haben dann dreifingrige Blätter. Von April bis Juni bildet die Pflanze von den einzelnen Trieben abgehend Blütenstände mit kleinen weißen Blüten aus. Jede Blüte hat jeweils fünf Kelch- und Kronblätter. Die dunkelroten – bei bestimmten Zuchtformen mitunter auch gelben – Früchte sind, anders als der Name suggeriert, keine Beeren. Vielmehr handelt es sich um Sammelsteinfrüchte, die sich aus den einzelnen Fruchtblättern bilden. Anders als bei der Brombeere ist die Himbeere nur lose an den Blütenboden gebunden und kann daher leicht abgezogen werden. Die Himbeerblätter werden jung, aber voll entfaltet geerntet, in dünner Schicht zum Trocknen ausgelegt und öfter umgewendet. Getrocknet haben sie einen schwachen Geruch und einen herben, zusammenziehenden Geschmack.

Beim Sammeln von Himbeeren heißt es gut aufpassen, denn in ihrem Hohlraum befinden sich häufig Maden.

Der Wortursprung der Himbeere kommt von der althochdeutschen Bezeichnung hintperi – was »Beere der Hinde«, der Hirschkuh, bedeutet, die wohl die Beeren gerne verspeist.

Von anno dazumal bis heute

Schon der römische Schriftsteller Plinius (23 n. Chr.) erwähnte eine Pflanze namens Rubus idaeus in seinen Schriften. Die Verfasser der mittelalterlichen Kräuterbücher, wie unter anderem Bock und Fuchs, übernahmen diese frühen Empfehlungen zum arzneilichen Gebrauch des Himbeerstrauchs. Aus dieser Zeit stammen auch die Angaben über die Zubereitung des Himbeersirups – er wurde damals vor allem als Geschmacksverbesserer für bittere Arzneien verwendet. Darüber hinaus wurden Himbeeren in der Volksmedizin als kühlendes Mittel bei allen »hitzigen Krankheiten« empfohlen: unter anderem bei Fieber, Masern und Scharlach. Tees aus den Blättern galten als hilfreiche Unterstützung bei Geburten. Die Mütter in spe tranken den Tee bereits vor der Entbindung und dann noch eine Weile im Wochenbett, da man den Blättern eine kräftigende Wirkung auf die Gebärmutter zusprach.

Wie uns die Himbeere hilft

Die Blätter enthalten Gerbstoffe, darunter Gallus- und Ellagsäure sowie Flavonoide, organische Säuren und Vitamin C – mehr noch als die Früchte. Auf der zusammenziehenden und entzündungshemmenden Eigenschaft der Gerbstoffe beruht die gute Wirksamkeit der Himbeerblätter bei Durchfall, Magen-Darm-Beschwerden und bei Entzündungen der

Steckbrief

- **Volksnamen:** Madebeere, Mollbeere, Hohlbeere, Katzenbeere, Ambas, Waldhimbeere, Runtzelbeere, Millbeere
- **Familie:** Rosengewächse (Rosaceae)
- **Blütezeit:** April bis Juni
- **Sammelzeit:** Die Blätter Mai bis August, die reifen Beeren im Sommer
- **Vorkommen:** Die Himbeere ist in der kühleren gemäßigten Zone der nördlichen Halbkugel verbreitet. Im südlichen Europa ist sie auf die Bergregionen beschränkt.
- **Verwendete Pflanzenteile:** Verwendet werden Blätter und Früchte.

Mund- und Rachenschleimhaut. Himbeerblätter haben auch eine allgemein krampflösende und entspannende Wirkung – insbesondere auf die Gebärmutter. Deshalb findet der Tee aus den Blättern in der Frauenheilkunde seit langem Anwendung bei schmerzhaften Periodenbeschwerden wie auch zur sanften Geburtsvorbereitung.

In Frankreich werden die Blätter auch Männern als Tonikum für die Prostatadrüse empfohlen.

Die reifen Früchte enthalten die Vitamine A, B, C und E sowie Pektin, Aromastoffe und diverse Fruchtsäuren. An Mineralstoffen und Spuren-

> Himbeere
> - unterstützt die Abwehrkräfte
> - wirkt abführend
> - senkt Fieber
> - ist schweißtreibend
> - regt Appetit und Verdauung an
> - wirkt blutreinigend
> - ist erfrischend
> - hat harntreibende Eigenschaften
> - reguliert die Menstruation
> - wirkt allgemein kräftigend und tonisierend

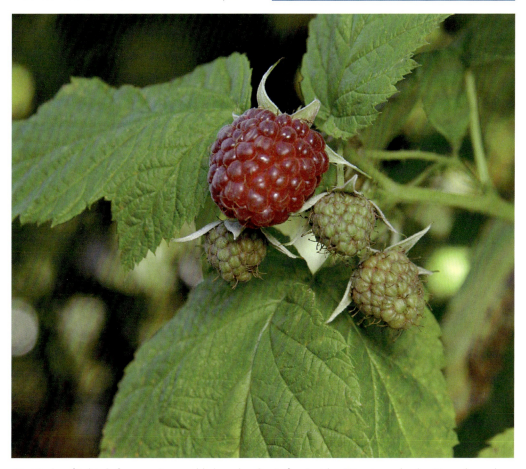

Die Himbeerfrüchte liefern uns einen wohlschmeckenden Saft mit vielen Vitaminen, der den Körper besonders bei fiebrigen Krankheiten und in der Rekonvaleszenz stärkt. Aus den Blättern wird ein heilsamer Tee bereitet.

elementen finden sich Kalium, Phosphor, Magnesium, Eisen und Kalzium. Aufgrund des hohen Vitamingehalts sind die Früchte wie deren Saft ein wirksames Mittel zur Behandlung und Vorbeugung von Erkältungskrankheiten. Auch bei Asthenie, einer Schwäche des Gesamtorganismus, leistet die kräftigende Himbeere gute Dienste. Darüber hinaus üben die Früchte eine schützende Wirkung auf die Blutgefäße aus.

Risiken und Nebenwirkungen
In der Schwangerschaft bis zur 34. Woche sollten hohe Dosen der Blätter vermieden werden, da sie den Uterus stimulieren und möglicherweise eine vorzeitige Eröffnung des Muttermundes hervorrufen können.

Gegenanzeigen
Keine bekannt.

Gesund mit Himbeere

In Himbeerblättern ist sehr viel Gerbstoff enthalten – dessen zusammenziehende Wirkung wird mit Erfolg gegen Durchfall eingesetzt. Die milde Wirkungsweise ist besonders für Kinder geeignet. Himbeerblätter helfen auch bei der Behandlung entzündeter Schleimhäute in Mund und Rachen. Der Tee aus Himbeerblättern soll generell krampflösend wirken.
Die Wirkung von Himbeerblättern bei Schwangeren ist noch nicht wissenschaftlich bewiesen. Es gibt jedoch sehr viele Hebammen, die auf einen solchen Tee zur Geburtsvorbereitung schwören: Er soll die Muskulatur des kleinen Beckens stark auflockern und dadurch die Geburt erleichtern.
Die in Himbeeren enthaltenen Anthocyanine und Ellagsäure werden auch als potenzielle Wirkstoffe gegen freie Radikale propagiert. Dafür sprechen Untersuchungsergebnisse an Zellkulturen und Nagetieren.

> *Guter, naturbelassener Himbeersaft muss mehr hell- als dunkelrot sein und starken Geruch nach Himbeeren haben.*

Anwendung
In der Küche Himbeeren haben zweifelsohne zunächst noch mehr Bedeutung als leckeres Obst, denn als Arznei: ob frisch vom Strauch genascht, als Zutat zu Desserts, zu Marmelade verkocht oder heiß auf Eis …
Saft Selbst hergestellter Himbeersaft kann ein kulinarisches Erlebnis sein. Mit Wasser verdünnt, ist er eine ideale innere Erfrischung an heißen Sommertagen. Zerquetschen Sie ein Kilo frische, vollreife Himbeeren. Auf drei Teile des so entstandenen Saftes geben Sie dann einen Teil Zucker. Diese Mischung wird bis auf Sirupdicke eingekocht und der dabei entstehende Schaum abgeschöpft. Nach dem Erkalten wird der Himbeersaft in gut gereinigte Flaschen gefüllt. Im Kühlschrank können Sie den Saft bis zu drei Monaten aufbewahren – allerdings müssen die Flaschen ungeöffnet sein. Nach dem Öffnen sollten Sie den Saft binnen weniger Tage verbrauchen. Der sehr vitaminreiche, immunstärkende Himbeersaft eignet sich hervorragend als Durstlöscher für fiebrige und rekonvaleszente Kinder.
Tee Wie erwähnt ist dieser Tee altbewährt, vor allem zur Geburtsvorbereitung: Übergießen Sie zwei Teelöffel getrocknete Himbeerblätter mit einer Tasse kochendem Wasser. Fünf Minuten zugedeckt ziehen lassen, dann durch ein Sieb abseihen. Davon drei, höchstens vier Tassen täglich trinken. Die Einnahme zur Geburtserleichterung sollte jedoch frühestens fünf Wochen vor dem errechneten Geburtstermin erfolgen. Beginnen Sie ab der 35. Woche langsam mit einer Tasse Tee pro Tag.
Die Gerbstoffe im Himbeerblättertee bewirken einen bitteren Geschmack. Gemischt mit Früchte- oder Rooibos-Tee, etwas Zucker oder Honig, kann man sich den Tee schmackhafter machen.

Hirtentäschel *Capsella bursa-pastoris L.*

Zu den Wurzeln
Hirtentäschel mag nährstoffreiche Böden. Entsprechend findet es sich bevorzugt in Ackernähe und in Gärten, aber auch an Wegrändern, Gräben und Böschungen. Die Pflanze wird bis zu 60 Zentimeter hoch und trägt unscheinbare, kleine weiße Blüten. In Bodennähe wächst eine Blattrosette, die an Löwenzahnrosetten erinnert, jedoch unregelmäßiger gezackt ist. An den zarten Stängeln sitzen kleine herzförmige Schoten – die »Täschchen«, in denen die Samen heranreifen.

Von anno dazumal bis heute
Hirtentäschel hat eine lange Tradition in der Volksmedizin. Die blutstillende Wirkung des Hirtentäschels war schon im Mittelalter bekannt. So benutzte man Hirtentäschel, um zu starke Monatsblutungen bei Frauen wieder ins Gleichgewicht zu bringen. Daher galt die Pflanze auch als Frauenkraut und wurde zum Beispiel bei Gebärmutterblutungen nach Geburten und zu starker Periode angewendet.

Wie uns Hirtentäschel hilft
Zu den wichtigsten Inhaltsstoffen gehören Kalium und cholinartige Substanzen. Hirtentäschel, insbesondere der Samen, fördert Blutgerinnung und Verdauung und ist somit ein gutes Mittel bei Darmträgheit. Darüber hinaus hat es eine blutdruckregulierende Wirkung. Dank ihrer entzündungshemmenden Effekte kann man die Pflanze auch bei Erkältungen und Infektionen der Atemwege einsetzen. Die harntreiben-

> **Hirtentäschel**
> ▸ fördert die Blutgerinnung
> ▸ regt die Verdauung an
> ▸ ist harntreibend
> ▸ hat entzündungshemmende Effekte
> ▸ hilft, den Blutdruck zu regulieren

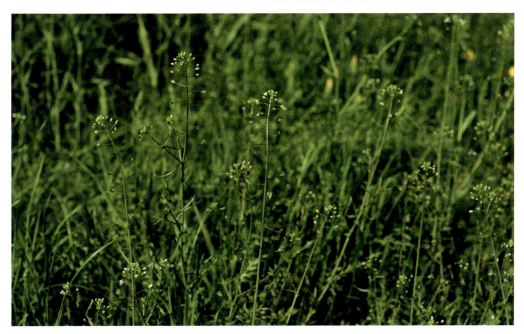

Der bei uns heimische Hirtentäschel wird seit dem Mittelalter als bewährter Blutstiller verwendet. Das Kraut wirkt aber auch entzündungshemmend, und es reguliert Blutdruck und Verdauung.

den Eigenschaften machen Hirtentäschel weiterhin zu einem Mittel gegen Nierenbeschwerden und Harnwegsinfektionen.

Risiken und Nebenwirkungen
Auf Grund der gerinnungsfördernden Eigenschaften darf Hirtentäschel nicht überdosiert werden.

Gegenanzeigen
Hirtentäschelkraut sollte nicht während der Schwangerschaft angewendet werden.

Gesund mit Hirtentäschel
Hirtentäschel regt die Gebärmuttermuskulatur an, was die Geburt erleichtert. Auf die Menstruationsblutung hat das Hirtentäschelkraut eine zweifache Wirkung, die sich scheinbar widerspricht: Die Periode wird einerseits gefördert und ausgelöst, ist sie jedoch zu stark, wird andererseits die Blutung gestillt. Auch auf den Blutdruck hat die Pflanze eine ausgleichende Wirkung. Hoher Blutdruck wird gesenkt und niedriger Blutdruck erhöht. Die blutungsstillende Eigenschaft macht man sich weiterhin bei äußerlichen und innerlichen Blutungen zunutze. Nach Geburten wird Hirtentäscheltee getrunken, um die Nachblutungen zu minimieren.

> *Hirtentäschel gehört zu den wenigen Pflanzen in unseren Breiten, die fast ganzjährig blühen.*

Zudem wird Hirtentäschel seiner entzündungshemmenden Eigenschaft wegen äußerlich angewendet bei Hautausschlägen, Schuppenflechte, Ekzemen sowie bei oberflächlichen Hautverletzungen. Als Spülung oder zum Gurgeln wirkt Hirtentäschel desinfizierend und entzündungshemmend im Mund- und Rachenraum. Mit ihren verdauungsregulierenden Eigenschaften hilft die Pflanze auch bei einem trägen Darm.

Anwendung
Die häufigste Anwendung des Hirtentäschels ist ein Tee aus dem blühenden Kraut. Auch eine Tinktur kann man aus dem Kraut herstellen. Äußerlich wird der Tee für Umschläge oder Spülungen eingesetzt.
Tee Übergießen Sie einen Teelöffel Hirtentäschelkraut mit einer Tasse kochendem Wasser. Fünf Minuten ziehen lassen und dann abseihen. Morgens und abends je eine Tasse trinken.
Teemischung Diese Teezubereitung wirkt blutdrucksenkend bei zu hohem Blutdruck, ein zu niedriger Blutdruck wird dagegen angehoben. Sie benötigen dafür 30 Gramm Mistel, 30 Gramm Hirtentäschel, 20 Gramm Johanniskraut und 20 Gramm Schafgarbe. Mischen Sie die Kräuter, und übergießen Sie einen Teelöffel der Mixtur mit einer Tasse kochendem Wasser. Fünf Minuten ziehen lassen und dann abseihen. Drei Tassen pro Tag sind empfehlenswert.
Saft Bei Nasenbluten den frischen Hirtentäschelsaft aus dem Stängel pressen, auf ein Taschentuch träufeln und dieses in das betroffene Nasenloch stecken.
Umschlag Ein Umschlag mit dem Tee des Hirtentäschelkrauts hilft bei geschwollenen Gliedern und rheumatischen Beschwerden.

Steckbrief
- **Volksnamen:** Beutelschneiderkraut, Blutkraut, Herzkraut, Bauernschinken, Schafschinken, Täschelkraut, Geldbeutel, Schinkensteel, Kochlöffel, Herzkreitsche, Hellerkraut, Himmelmutterbrot
- **Familie:** Kreuzblütengewächse (Brassicaceae)
- **Blütezeit:** Fast das ganze Jahr – von Februar bis November
- **Sammelzeit:** März bis Oktober
- **Vorkommen:** Die Pflanze ist in ganz Europa heimisch.
- **Verwendete Pflanzenteile:** Verwendet wird das ganze Kraut.

Holunder
Sambucus nigra L.

Zu den Wurzeln
Holunder wächst von den Niederungen bis ins Gebirge als Unterwuchs in humusreichen Laub- und Nadelwäldern, auf Schuttplätzen, in verwilderten Parks und Gärten und im Ufergebüsch unverbauter Flüsse und Bäche.

Der bis zu sieben Meter hoch wachsende, weit ausladende Strauch oder Baum trägt glatte Zweige, die mit weißem Mark gefüllt sind. Die gegenständig angeordneten Blätter haben kurze Stiele, ovale Eierform und gesägte Ränder. Die kleinen, gelblich-weißen Blüten sind in großen, flachen Blütenständen angeordnet. Die Holunderbeeren sind glänzend schwarz bis schwarz-violett und kirschkerngroß. Sie schmecken süß-säuerlich und sind nur nach Erhitzen genießbar.

Die ganzen, voll aufgeblühten Blütenstände werden bei trockenem Wetter abgeschnitten, gebündelt oder ausgebreitet und rasch bei etwa 30 °C im Schatten getrocknet. Sobald sich die trockenen Blüten bei leichtem Reiben von den Stielen lösen, werden sie durch ein Drahtsieb gerieben und dadurch von den Blütenstielen getrennt. Die Beeren werden gesammelt, sobald sie tiefschwarz sind.

Holunder
- stärkt die Abwehrkräfte
- wirkt schweißtreibend
- regt den Harnfluss an
- löst Schleim
- fördert die Durchblutung

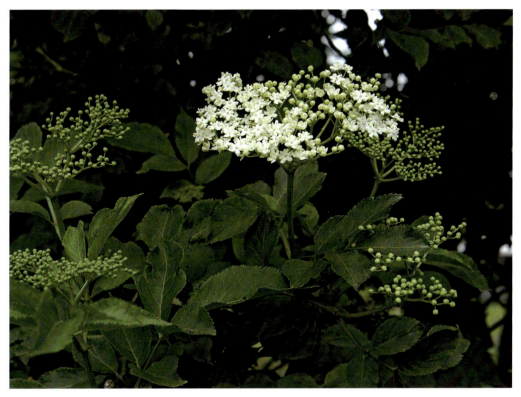

»Holunder wirkt Wunder« hieß es früher. Man verwendete einst alle Teile des Strauchs: die Blüten als Fiebertee, die Beeren als vitaminreiches Kompott, die Rinde als Abführmittel und die Blätter zur Insektenabwehr.

Von anno dazumal bis heute

Die Hippokratischen Schriften empfahlen den Schwarzen Holunder bereits um 400 v. Chr. als abführendes, harntreibendes und gynäkologisches Mittel. Dioskurides verwendete die Wurzel gegen Wassersucht und die frischen Blätter als Auflage bei Furunkeln. Auch die Heilkundler des Mittelalters befassten sich eingehend mit der Pflanze. Interessant ist die These von Albertus Magnus: Er kam im 13. Jahrhundert zu der Erkenntnis, dass die innere Rinde als Abführmittel wirkt, wenn man sie von oben nach unten schabt. Wird sie umgekehrt von unten nach oben von den Zweigen geschabt, wirkt sie als Brechmittel. Bis heute findet sich diese alte Regel in vielen Kräuterbüchern.

Der Frankfurter Arzt Adamus Lonicerus (1528–1586) empfahl Holunder als entwässerndes, fiebersenkendes und blutreinigendes Mittel, das auch äußerlich bei Augenleiden und »zitternden Händen« angewendet werden könne. Der Humanist und Arzt Christoph Wilhelm Hufeland (1762–1836) verordnete seinen Patienten bei Atemwegserkrankungen Dampfbäder und Gurgelwasser aus Holunder.

In der Volksmedizin fand die Pflanze auch noch bei vielen anderen Beschwerden Verwendung, beispielsweise als beruhigendes und schmerzlinderndes Mittel bei Kopf-, Zahn- und Ohrenschmerzen. Im Laufe der Zeit setzte sich immer mehr die Erkenntnis durch, dass die Blüten die Sekretion der Schweißdrüsen fördern, während die Beeren die Nierenfunktion anregen. Deshalb wurden Holunderbeeren bei rheumatischen Beschwerden, Gicht und Hautkrankheiten als so genanntes »Blutreinigungsmittel« eingesetzt.

Holunderblüten werden bis heute bei allen Beschwerden eingesetzt, die durch »Ausschwitzen« gebessert werden können, also Fieber, Erkältungskrankheiten und grippale Infekte.

> *In der Antike benutzte man Holunderbeeren zum Schwarzfärben der Haare und zum Färben von Stoffen und Leder.*

Steckbrief
- **Volksnamen:** Allhorn, Elhorn, Eller, Flieder, Flidder, Flier, Fleeder, Fledder, Haler, Hitschel, Holder, Holderbusch, Holderstock, Holler, Keilken, Kelken, Kisseke, Pisseke, Quebeke, Schibike, Schebike, Schetschke, Schotschke, Zibke
- **Familie:** Geißblattgewächse (Caprifoliaceae)
- **Blütezeit:** April bis Juli
- **Sammelzeit:** Blüten Juni und Juli, Früchte im Spätsommer
- **Vorkommen:** Verbreitet von Mittel- und Südeuropa über die Balkanländer bis nach Zentralasien und Nordafrika
- **Verwendete Pflanzenteile:** Verwendung finden die Blüten und die reifen Früchte.

Wie uns Holunder hilft

Die Früchte enthalten sehr viel Vitamin C und das B-Vitamin Niacin. Weitere Inhaltsstoffe sind die Flavonoidglykoside, die harn- und schweißtreibend wirken. Außerdem stecken in den Beeren Mineralstoffe, Gerbstoffe und das Provitamin A. Der säuerliche Geschmack kommt durch die Fruchtsäuren wie Apfelsäure, Zitronensäure, Baldriansäure, Essigsäure und Weinsäure zustande. Der hohe Gehalt an Holunderlektinen, die die Pflanze vor Virenbefall schützen, wirkt sich auch beim Menschen positiv aus: Sie stärken die Abwehrkräfte.

Hauptwirkstoffe der Holunderblüten sind ätherische Öle und Flavonoide, daneben organische Säuren, Schleimstoffe und Gerbstoffe. Die Flavonoide regen den Kreislauf an, weshalb Holunderblütentee auch so schweißtreibend wirkt.

Holunder

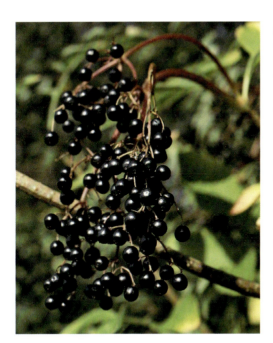

Der Saft aus den reifen schwarzen Holunderbeeren stärkt die Abwehrkräfte im Kampf gegen Erkältung und Fieber.

Gesund mit Holunder

Besonders bei fieberhaften Erkältungskrankheiten eignen sich Holunderblüten als Tee oder Tropfen. Sie können auch in Kombination mit Lindenblüten eingesetzt werden, um eine Schwitzkur durchzuführen. Die frischen Blüten lassen sich als leicht abführendes Mittel verwenden. Bei Ohrenschmerzen wird ein kleines Leinensäckchen mit Holunderblüten überbrüht und warm aufs Ohr gelegt. Der Blütentee kann auch zur Blutreinigung und bei Hautunreinheiten eingesetzt werden. Holundersaft ist entzündungshemmend und steigert die Abwehrkräfte. Bei Durchfall sollte man getrocknete Holunderbeeren einnehmen.

Zudem führt der Tee leicht ab, stimuliert das Immunsystem und hat schleimlösende und auswurffördernde Wirkungen – was bei Katarrhen der Atemwege und bei trockenem Husten zur Vermehrung des Bronchialschleims angewandt werden kann.

Frische Holunderbeeren wirken abführend, während getrocknete Beeren bei Durchfall eingesetzt werden können.

Anwendung

Tee Übergießen Sie zwei Teelöffel Holunderblüten mit einer Tasse siedendem Wasser und lassen dies fünf Minuten ziehen. Dann abseihen, möglichst heiß trinken und ins Bett legen und schwitzen.

Badezusatz Kochen Sie 250 Gramm Holunderblüten in einem Liter Wasser auf und geben diesen Sud dem Badewasser zu.

Erkältungssaft Pressen Sie aus reifen Holunderbeeren etwa 125 Milliliter Saft aus und geben die gleiche Menge Wasser dazu. Hinzu kommen eine Stange Zimt und eine Gewürznelke. Diese Mischung können Sie sanft erwärmen. Wenn der Saft Trinktemperatur erreicht hat, geben Sie noch den Saft einer Zitrone und einer Orange hinzu, die darin enthaltenen Vitamine unterstützen die Wirkung. Süßen Sie mit Honig.

Risiken und Nebenwirkungen

Der Inhaltsstoff Sambunigrin, ein Blausäure-Glykosid, ist vor allem in den unreifen Beeren enthalten. Der Genuss unreifer und roher Früchte kann daher starke Übelkeit, Erbrechen und Durchfall auslösen. Deshalb sollten Sie Holunderbeeren nur vollreif, also schwarz, und gekocht verwenden.

Gegenanzeigen

Keine bekannt.

Fragen Sie Ihren Arzt oder Apotheker

Präparate mit Zubereitungen aus Holunder:
Sidroga Erkältungstee
Sidroga Holunderblüten
Sinupret

Hopfen

Humulus lupulus

Zu den Wurzeln

Das ausdauernde Schlinggewächs wird drei bis sechs Meter hoch und ist von oben bis unten mit rauen Blättern besetzt. Im Sommer lugen zwischen diesen die unscheinbaren hellgrünen Blüten hervor. Diese sind es, die sich später zu den Hopfenzapfen vergrößern und arzneilich sowie auch zum Bierbrauen Verwendung finden – allerdings nur die weiblichen Blütenstände. Dies ist der Grund, warum auch nur weibliche Hopfenpflanzen kultiviert werden.

Von anno dazumal bis heute

Seit der Karolingerzeit ist der Hopfenanbau in Mitteleuropa belegt. Vom 14. Jahrhundert ab wurde Hopfen dann in größerem Umfang kultiviert. Mit den Eigenschaften und Verwendungsmöglichkeiten des Hopfens hat sich auch die heilkundige Äbtissin Hildegard von Bingen beschäftigt. In ihrer »Physica« beschreibt sie seine psychoaktiven Wirkungen und seinen Gebrauch zum Konservieren und Würzen von Bier. Denn Hopfen enthält Bitterstoffe, die antibakteriell und antimykotisch wirksam sind. Darüber hinaus dient Hopfen auch dazu, dem Bier Schäumvermögen zu verleihen.

Der Hopfen ist ein Meister im Klettern: Seine Ranken sind mit ankerartig geformten Haaren besetzt, so dass er an den Drähten der Hopfengerüste emporwachsen kann, ohne dabei abzurutschen.

Von Europas Klöstern aus trat der Hopfen seinen Siegeszug durch die neue christliche Welt, sprich den im Zuge von Missionierung und Kolonisierung erweiterten Einflussbereich der Kirche, an. Mit dem vom bayerischen Herzog Wilhelm IV. im Jahr 1516 erlassenen Reinheitsgebot verdrängte das Hopfengewächs endgültig die früher verwendeten Zusätze wie etwa Bilsenkraut aus dem Bierkrug: »(…) wir wollen, das füran allenthalben in unseren Stetten, Märckten und auff dem Lande zu kainem Pier merer stückh dann allain Gersten, Hopffen und wasser genommen und gepraucht sölle werden.« Nebenbei bemerkt handelt es sich bei diesen Zeilen um das erste Lebensmittelgesetz überhaupt.

Das Hanfgewächs machte aber auch schon früh als Arznei Furore. Erstmals zum medizinischen Gebrauch empfohlen – zur Blutreinigung und zum Kurieren von Gallenleiden –, wurde der Hopfen von dem arabischen Heilkundigen Mesue, der im achten nachchristlichen Jahrhundert in den Diensten des Kalifen von Bagdad stand. Bald darauf erkannte man auch schon die beruhigenden Effekte des Hanfgewächses – Chronisten zufolge einfach dadurch, dass Hopfenpflücker ein ausgeprägtes Schlafbedürfnis entwickelten.

Kraft dieser dämpfenden Wirkungen auf das zentrale Nervensystem avancierte Hopfen zum über Generationen bewährten Hausmittel gegen Nervosität, Unruhe und Schlafstörungen. Dies umfasst jedoch bei weitem nicht alle Indikationen, bei denen ihn die Volksmedizin einsetzte: Auf der langen Liste der Heilanzeigen

---

Steckbrief

- **Volksnamen:** Hopf, Hoppen, Hupfen, Bierhopfen, Hops, Lupolo
- **Familie:** Hanfgewächse (Cannabaceae)
- **Blütezeit:** Juni bis September
- **Sammelzeit:** September bis Oktober
- **Vorkommen:** Hopfen ist seit dem 8. Jahrhundert in Mitteleuropa eingebürgert und wird heute in allen gemäßigten Zonen der Welt kultiviert. Große Anbaugebiete liegen in Deutschland, Tschechien, den USA und Australien. Kultiviert werden nur die weiblichen Pflanzen.
- **Verwendete Teile:** Zu medizinischen Zwecken werden die Hopfenzapfen, die Fruchtstände verwendet.

stehen auch fieberhafte und rheumatische Erkrankungen, Durchfall, Magen- und Verdauungsbeschwerden sowie Blasen- und Nierenleiden. Aufgüsse der Hopfenzapfen dienten der Linderung leichter Hautverletzungen, von Muskelkrämpfen sowie Nerven- und Gelenkschmerzen. Medizinhistoriker berichten ferner von der Behandlung krebsartiger Geschwüre mit Hopfen.

Hopfen war keineswegs nur in der alten Welt ein geschätztes Heilmittel. Nicht nur in China, in Indien und im Abendland – auch jenseits des Atlantiks fand er vielseitigen Einsatz: Bei den amerikanischen Ureinwohnern existierten eine ganze Reihe an Rezepturen mit dem Hanfgewächs. So behandelten beispielsweise die Heilkundigen der Delaware Zahn- und Ohrenschmerzen mit Aufgüssen der Blätter. Die Cherokee, Mohegan und Fox wendeten ihn zur Schmerzlinderung sowie gegen rheumatische und nervös bedingte Beschwerden an.

Hopfen
- dämpft das zentrale Nervensystem
- hat ausgeprägt beruhigende Wirkung
- ist schlaffördernd
- hat östrogenartige Wirkungen
- wirkt antibiotisch
- löst Krämpfe
- fördert den Appetit
- wirkt harntreibend

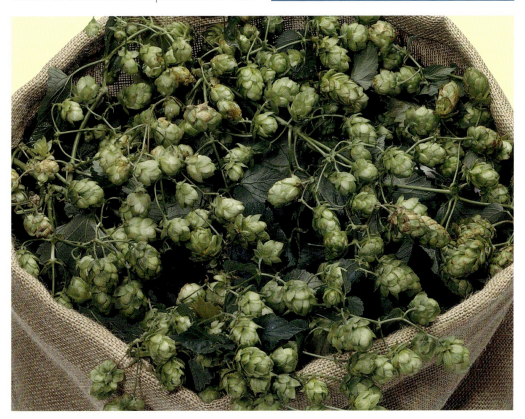

Seit dem frühen Mittelalter wird Hopfen als Mittel gegen vielerlei Beschwerden eingesetzt. Bis heute gleich geblieben sind seine Hauptanwendungsgebiete: Schlafstörungen, Unruhe und nervöse Beschwerden.

Wie uns Hopfen hilft

Die wesentlichen Inhaltsstoffe der Hopfenzapfen sind Bittersäuren – vor allem Lupulon und Humulon. Sie werden im Zuge der Lagerung zu 2-Methyl-3-buten-2-ol abgebaut – jene Substanz, auf die der beruhigende Effekt zurückzuführen ist. Weitere wichtige Inhaltsstoffe des Hopfens sind Flavonoide, überwiegend Glykoside, und ätherische Öle sowie Gerbstoffe, Aspargine ebenso wie Mineralstoffe und Vitamine: Magnesium, Mangan, Eisen, Fluor, Zink, Chlor, Kupfer, in Spuren auch Jod sowie die Vitamine der B-Gruppe. Hopfen wirkt nicht nur beruhigend und schlaffördernd, sondern auch krampflösend und harntreibend.

Die Bitterstoffe des Hopfens hemmen das Wachstum von Bakterien und Pilzen – der Grund, warum Hopfen zum Haltbarmachen von Bier eingesetzt wird. Zudem haben die Bitterstoffe krampflösende und östrogenartige Wirkungen: Bei Männern, die über Jahre viel Bier trinken, stellt sich eine Verweiblichung ein, augenfällig erkennbar an der Entwicklung von Brustansätzen, den so genannten »Biertitten«. Auch die anregende Wirkung auf den Menstruationszyklus und den Milchfluss geht auf die östrogenartigen Wirkungen des Hopfens zurück.

Risiken und Nebenwirkungen

Bei einigen Menschen löst der Hautkontakt mit frischen Hopfenzapfen juckende Hautreizungen aus – im Volksmund als »Hopfenverrücktheit« bekannt. Diese legt sich wieder, sobald die Haut nicht mehr in Berührung mit den Hopfendolden kommt.

Gegenanzeigen

Auf Grund seiner hormonell aktiven Inhaltsstoffe sollte Hopfen in Schwangerschaft und Stillzeit nicht angewendet werden.

> *Lupulon, das antibiotisch wirksam ist, verleiht dem Bier seinen typischen, leicht bitteren Geschmack. Außer zu beruhigen, wirkt es auch dem vorzeitigen Samenerguss, Ejaculatio praecox, entgegen.*

Gesund mit Hopfen

In der traditionellen Volksmedizin spielte Hopfen von jeher eine wichtige Rolle bei der Behandlung von Schlafstörungen sowie allgemeiner Unruhe und nervös bedingten Beschwerden. Dies entspricht auch den Beschwerden, bei denen er heute offiziell vom Bundesgesundheitsamt empfohlen wird. Ein weiteres wichtiges Anwendungsgebiet sind Perioden- und Wechseljahrsbeschwerden.

In Großbritannien und in Neuseeland wendet man Hopfen auch gegen vorzeitige Ejakulation und zur Dämpfung einer übersteigerten männlichen Libido an.

Anwendung

Zum Einsatz kommen die geschnittenen, getrockneten Hopfenzapfen für Teeaufgüsse und Abkochungen. Am besten greifen Sie allerdings auf fertige Präparate aus der Apotheke zurück, die Extrakt aus den Hopfenzapfen enthalten – häufig auch in pflanzlichen Kombinationspräparaten zu finden.

Fertige Präparate Die Extrakte gewährleisten einen ausreichend hohen Gehalt an den wirksamkeitsbestimmenden Inhaltsstoffen der Hopfenzapfen.

Tee Übergießen Sie zwei Teelöffel Hopfenzapfen mit einer Tasse kochendem Wasser und lassen dies 10 bis 15 Minuten lang zugedeckt ziehen. Dann abseihen und in kleinen Schlucken trinken. Zur Schlafförderung am besten eine Stunde vor dem Zubettgehen trinken.

Bad Füllen Sie zwei Hände voll Hopfenzapfen in ein Leinsäckchen, binden es zu und geben es in das Badewasser. Maximal zehn Minuten baden, dann aus der Wanne steigen und abtrocknen.

»Pur« Die Hopfenschuppen werden in unserer traditionellen Volksmedizin auch häufig

»einfach so« verordnet: Zwei- bis dreimal täglich eine Messerspitze voll davon einnehmen und mit Wasser hinunterspülen.

Tinktur Übergießen Sie in einer Glasflasche zehn Gramm Hopfenzapfen mit 20 Milliliter 70-prozentigem Alkohol und lassen dies eine Woche lang ziehen. Dann durch ein Sieb abgießen und in dunkle Tropfenzählfläschchen (aus Apotheke oder medizinischem Fachhandel) umfüllen. Ein Teelöffel der Tinktur etwa eine Stunde vor dem Schlafengehen genommen, schenkt ruhige Träume. Die Tinktur wirkt intensiver als der Tee. Deshalb sollte man sie tagsüber nicht einnehmen.

> *Hopfen bewährt sich auch als Homöopathikum – überwiegend zur Beruhigung und gegen nervös bedingte Magenbeschwerden.*

Im Licht der Wissenschaft

Hopfen ist, wie durch mehrere Untersuchungen bestätigt wurde, ein wirksames pflanzliches Sedativum, ein Beruhigungsmittel. Seine Eigenschaften entfaltet er besonders gut in Verbindung mit anderen sedativ wirksamen Heilpflanzen, vor allem mit Baldrian. Da er dämpfend auf das zentrale Nervensystem wirkt, fördert Hopfen die Schlafbereitschaft und ist deshalb auch bei Schlafstörungen ein nachgewiesen wirksames Phytopharmakon. Werden die Hopfenzapfen geraucht, erzeugen sie eine milde Euphorie, vergleichbar jener, die durch Marihuana hervorgerufen wird.

Fragen Sie Ihren Arzt oder Apotheker

Präparate mit Zubereitungen aus Hopfenzapfen sind beispielsweise:
Baldrian-Dispert Nacht
Baldrian-Hopfen-Kapseln
Galactopharm Hopfenkapseln
Nervenruh forte
Pascosedon
Solaguttae Baldrian-Hopfen Dragees
Valdispert Comp

»Die christliche Seele des Bieres«

Bierbrauen, das ist weithin bekannt, war in früheren Zeiten Sache der Klöster – ab dem späten Mittelalter das Monopol des Klerus und seiner Brauereien. Weniger bekannt ist, dass der aus Hopfen und Malz gebraute Trank den Mönchen vor allem zur Unterdrückung der »fleischlichen Lust«, und weniger dem Nahrungsersatz in den Fastenzeiten dienen sollte. Die Klosterbrüder konsumierten Bier, um sich damit gegen die »Versuchungen des Teufels« zu wappnen. Das hat einen guten und nunmehr auch wissenschaftlich belegten Grund: Hopfen enthält Substanzen, die östrogene Wirkungen haben. Die in den Hopfendolden enthaltenen Bitterstoffe entfalten bei Männern anaphrodisierende, die Libido dämpfende Effekte. Und so sprach man dem Bier hinter klösterlichen Mauern auch reichlich zu. Bis zu fünf Liter, so lässt sich alten Ordensregeln entnehmen, waren den Brüdern täglich gestattet. Dass der Bierkonsum solche Ausmaße annahm, mag sicherlich auch in der harten Klosterarbeit und in der Tatsache begründet liegen, dass Bier einiges an Nährwert zu bieten hat. Die Gesundheitsregeln aus Salerno geben nicht umsonst zu bedenken, dass Bier nicht nur die »Kräfte erhöhet«, sondern auch »das Fleisch im Körper mehret.« Und schließlich: »liquida non frangunt ieiunium«, »Flüssiges bricht das Fasten nicht«. Dennoch sollte Bier stets weniger dem Nahrungsersatz in Fastenzeiten dienen, als vielmehr bei der praktischen Umsetzung des Keuschheitsgelübdes hilfreich sein.

Huflattich — *Tussilago farfara L.*

Zu den Wurzeln

Huflattich ist eine anspruchslose, ausdauernde Pflanze. So findet er sich bevorzugt auf feuchten, lehmigen und kalkhaltigen Böden wie steinigen Äckern und an Wegrändern oder Schuttplätzen. Doch er gedeiht auch in Steinbrüchen und sogar auf reiner Braunkohle. Der Korbblütler ist mehrjährig, wird an die 15 Zentimeter hoch und hat schuppige, aufrechte Stängel. Im Frühjahr erscheinen die goldgelben Korbblüten als einzelstehende Köpfchen – bereits vor den Blättern, denn diese entwickeln sich erst am Ende der Blütezeit. »Filius ante patrem«, »der Sohn vor dem Vater«, nannte man daher den Huflattich im Mittelalter und nahm damit Bezug auf diese besondere Eigenart: zu blühen, lange bevor die Blätter kommen. Die Nachzügler sind langgestielt, eckig-herzförmig, am Rand fein gesägt und an der Unterseite weiß-filzig behaart.

> Der lateinische Name des Huflattichs leitet sich ab vom lateinischen »tussis«: Husten, und »agere«: vertreiben.

Steckbrief
- **Volksnamen:** Brandlattich, Chappeler, Eselschrut, Fohlenfuß, Teeblüemli, Hitzeblätter, Männerblume, Märzblume, Sandblume, Tabakkraut, Ohmblätter, Zytröseli, Brustlattich, Hufblatt, Bachblümli, Lehmblümli, Papenmütz, Roßhub
- **Familie:** Korbblütler (Asteraceae)
- **Blütezeit:** Februar bis April
- **Sammelzeit:** Die Blüten werden von Februar bis April gesammelt, die Blätter von April bis Juni.
- **Vorkommen:** Huflattich wächst in Europa, Westasien, Nordafrika und Amerika.
- **Verwendete Pflanzenteile:** Anwendung finden die Blüten und die jungen Blätter.

Von anno dazumal bis heute

Nomen est omen: Huflattich gilt seit Jahrhunderten als wirkungsvolles Heilkraut bei Hustenerkrankungen. Bereits die Hippokratiker wendeten den »Hustenvertreiber« an, und Dioskurides, Plinius wie Galen empfahlen den Rauch der angezündeten Blätter zur Anwendung bei Husten und Schweratmigkeit. Bei Plinius (1. Jahrhundert n. Chr.) findet sich dazu folgende Anweisung: Bei »veraltetem« Husten sollten Huflattichwurzeln auf glühende Zypressenkohlen gelegt und der entstehende Rauch durch einen Trichter eingeatmet werden.

Wie uns Huflattich hilft

Huflattich enthält neben hohen Konzentrationen an Schleimstoffen auch sehr viele Gerbstoffe sowie Flavonoide und Bitterstoffe. So genannte Schleimdrogen wie Huflattich werden vor allem bei Beschwerden im Bereich der Schleimhäute verwendet, denn sie legen eine hauchdünne Schicht über Haut und Schleimhaut. So vermindern sie die Schmerzempfindlichkeit, mildern den Reiz und bringen Entzündungen schneller zum Abklingen. Die Gerbstoffe festigen und stärken die Schleimhäute. Huflattich erweitert die Bronchien und hat auswurffördernde Wirkung. Damit erleichtert er das Abhusten von zähem Schleim und wird deshalb vor allem zur Behandlung von krampfartigem, chronischem Husten verwendet. Aber auch bei akutem Husten, Bronchitis und Heiserkeit bewähren sich Zubereitungen mit der Pflanze. Dank ihrer krampflösenden, wundheilenden und entzündungshemmenden Eigenschaften wird diese äußerlich auch bei verletzten Hautstellen und Eiterpickeln sowie bei Gelenkschmerzen und rheumatischen Beschwerden eingesetzt. Umschläge mit Huflattichtee fördern das Abheilen von Venenentzündungen und »offenen Beinen« (Ulcus cruris).

Risiken und Nebenwirkungen
Die in Huflattichblättern in geringen bis sehr geringen Mengen enthaltenen Pyrrolizidinalkaloide können leberschädigend und krebserzeugend wirken. Bei bestimmungsgemäßem Gebrauch sind jedoch keine Nebenwirkungen zu befürchten. Die Dauer der Anwendung sollte allerdings vier bis sechs Wochen jährlich nicht überschreiten.

> **Huflattich**
> - wirkt schleimlösend
> - fördert den Auswurf
> - hat entzündungshemmende Eigenschaften
> - stärkt und schützt die Schleimhäute
> - löst Krämpfe
> - unterstützt die Wundheilung

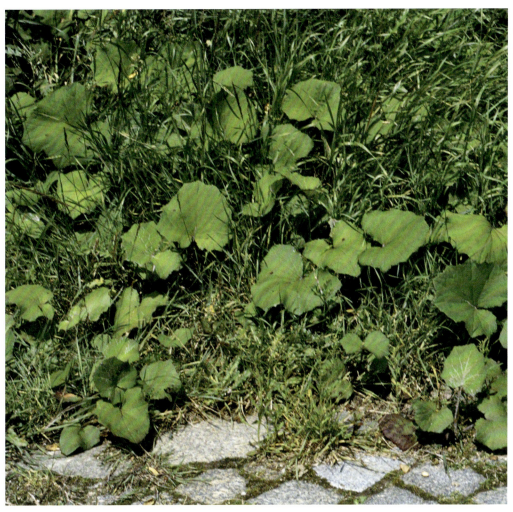

Die Huflattichblätter können bis zu zwanzig Zentimeter Durchmesser erreichen. Sie sind den ganzen Sommer über zu finden, während die gelben Blüten nur im zeitigen Frühjahr erscheinen, um vor dem Blattaustrieb schon zu verwelken.

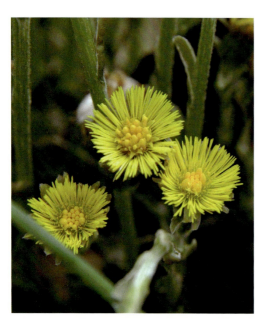

Huflattichblüten werden vor allem für äußerliche Anwendungen wie Gesichtskompressen und -dampfbäder verwendet.

Gegenanzeigen

Kinder unter zwölf Jahren, Schwangere und Stillende sollten Huflattich nicht einnehmen.

Gesund mit Huflattich

Der »Hustenvertreiber« gehört zu den bekanntesten pflanzlichen Hustenmitteln: Ein Tee ist angezeigt bei Bronchitis, Kehlkopf- und Rachenkatarrh, Bronchialasthma und Reizhusten. Huflattich eignet sich auch als Gesichtswasser, Kompresse und Gesichtsdampfbad, indem man aus den Blüten und Blättern einen starken Tee aufgießt. Bei verschwollenen Augen helfen Auflagen von frischen zerquetschten Huflattichblättern, bei schnell fettenden Haaren Spülungen mit dem Tee.

Anwendung

Da Huflattich Pyrrolizidin-Alkaloide enthalten kann, sollten Sie das Kraut in der Apotheke kaufen. Nur so ist gewährleistet, dass die festgelegten Grenzwerte nicht überschritten sind.

Tee Überbrühen Sie zwei gehäufte Teelöffel der getrockneten Blätter mit einem Viertelliter kochendem Wasser. Fünf Minuten ziehen lassen und abseihen. Schauen Sie auf die Uhr: Der Tee sollte höchstens fünf Minuten ziehen und dann abgeseiht werden. In dieser kurzen Zeit können kaum giftige Alkaloide in den Tee übertreten.

Auflage Eine Hand voll frische Blätter zu einem Brei verreiben und auf ein Tuch auftragen. Dieses legt man dann auf die zu behandelnde Region auf.

Gesichtswasser Empfiehlt sich bei schnell fettender Haut: Eine Hand voll Huflattichblüten in einer dunklen Glasflasche mit einem Glas 45-prozentigem Alkohol übergießen. Drei Wochen ziehen lassen, dann abseihen und mit der gleichen Menge Rosenwasser mischen.

Inhalation Einen gehäuften Esslöffel Blüten und Blätter in eine Schüssel kochendes Wasser geben. Die aufsteigenden Dämpfe unter einem Tuch einatmen. Mehrmals täglich wiederholen.

Presssaft Huflattichsaft (Apotheke oder Reformhaus) hilft bei Bronchialerkrankungen wie trockenem Reizhusten, Heiserkeit und Bronchitis ebenso wie bei Entzündungen im Mund- und Rachenraum. Manche Hersteller gewinnen den Saft aus speziellen Huflattich-Züchtungen, die keine Pyrrolizidin-Alkaloide mehr enthalten.

> *Huflattich findet sich auch in Kosmetika, denn durch seinen hohen Schwefelgehalt wirkt er antiseptisch und klärend auf die Haut. Bei fettiger Haut und leicht fettenden Haaren reduziert er die übermäßige Talgdrüsenproduktion.*

Fragen Sie Ihren Arzt oder Apotheker

Ein Präparat mit Zubereitungen aus Huflattich ist beispielsweise:
florabio naturreiner Heilpflanzensaft Huflattich

Ingwer

Zingiber officinale

Zu den Wurzeln

Die Ingwerpflanze ist eine mehrjährige tropische Rhizompflanze. Bei ihrem ausdauernden Wurzelstock handelt es sich um verdickte, knollige, unterirdisch kriechende Triebe, die sich geweihartig verzweigen. Aus dem Rhizom wachsen im Frühjahr aufrechte, schilfartige Stängel mit schmalen, bis über 20 Zentimeter langen Blättern, die jedes Jahr absterben. Der Blütenstiel endet in einer länglichen Ähre mit rot-gelben Blüten. Nach der Ernte werden die Wurzeln gewaschen und eventuell in kleinere Stücke gebrochen. Dann werden sie vorsichtig von der äußeren Korkschicht befreit und einige Tage in der Sonne getrocknet.

Werden die Wurzeln bereits nach fünf Monaten

Ingwer
- verdünnt auf natürliche Weise das Blut und beugt so Thrombosebildung vor
- senkt erhöhten Cholesterinspiegel und Blutdruck
- fördert die Durchblutung
- hat eine antioxidative Wirkung
- wirkt appetitanregend und verdauungsfördernd
- entbläht und fördert die Darmperistaltik
- reduziert übermäßige Magensekretion
- stärkt Herz und Immunsystem
- hält die Darmflora gesund
- stimuliert die Funktionen des Magen-Darm-Trakts, regt die Verdauung an und entbläht
- wirkt keimtötend (antiseptisch)
- unterstützt die Ausleitung von Schlacken- und Giftstoffen
- regt die Schweißproduktion an
- steigert die Kontraktionskraft des Herzmuskels
- wirkt entzündungshemmend und schmerzlindernd

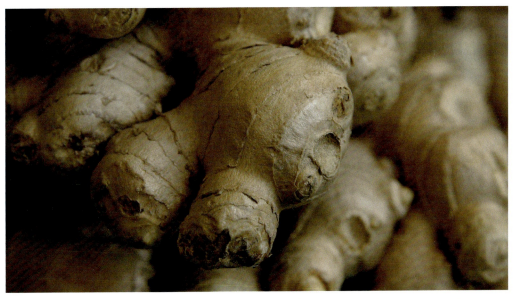

Die universelle Wirksamkeit der Ingwerwurzel wird in der westlichen Medizin erst langsam erkannt. In Asien nimmt Ingwer schon seit Jahrtausenden einen herausragenden Platz unter den Heilmitteln ein.

geerntet, sind sie weniger aromatisch und milder. Dieser faserarme, junge Ingwer wird frisch als »Grüner Ingwer« gehandelt.

Von anno dazumal bis heute

Die ältesten Berichte über Ingwer als Heilpflanze stammen aus China vom zweiten Gelben Kaiser Shen Nung, der etwa 2500 v. Chr. lebte. Er teilte die Heilpflanzen in drei Klassen ein. Die höchste Klasse waren die »Königlichen Pflanzen«: die wertvollsten Heilpflanzen, die auch in größeren Mengen und über einen längeren Zeitraum eingenommen werden durften und keine Nebenwirkungen hatten. Sie sollten den gesunden Menschen vor Krankheit bewahren und seine Lebenskraft erhalten. Für den Gelben Kaiser war Ingwer eine der wichtigsten Pflanzen innerhalb der Königsklasse. Aber nicht nur in China, auch in anderen Ländern werden die runzeligen Wurzeln seit Jahrtausenden geschätzt, nicht zuletzt wegen ihrer verdauungsstärkenden Wirkung. Der große griechische Arzt und Pharmakologe Dioskurides empfahl den Ingwer im 1. Jahrhundert n. Chr. in seiner »Materia medica« explizit gegen Verdauungs- und Magenschwäche. Die Kreuzfahrer des Mittelalters machten den Ingwer schließlich im gesamten mitteleuropäischen Raum populär. Im 16. Jahrhundert führten die Spanier Ingwer nach Westindien und Mexiko ein, wo er sehr bald kultiviert wurde.

> *Die Fischer in der Karibik nutzen seit Jahrhunderten die vorbeugende Wirkung des Ingwerkauens gegen Seekrankheit. Verantwortlich für die Übelkeit hemmende Wirkung sind die Scharfstoffe, die überwiegend aus Gingerolen und Shogaolen bestehen.*

Wie uns Ingwer hilft

Der geweihartigen Wurzeln verdanken ihre umfassenden Wirkungen ihrem hohem Gehalt an ätherischen Ölen und Bitterstoffen. Darunter finden sich die milden Shogaole und die scharfen Gingerole. Letztere sind in ihrer chemischen Struktur und Wirksamkeit der Salicylsäure sehr ähnlich: Sie hemmen die Zusammenballung von Blutplättchen, was das Risiko von Blutgefäßverschlüssen und Arteriosklerose verringert. Ingwer senkt zudem den Cholesterinspiegel und den Blutdruck. Weiterhin sind Gingerole krampflösend, können Säuren absorbieren und Übelkeit wie Brechreiz lindern – und im Verbund mit den ätherischen Ölen den Verdauungstrakt beruhigen: Nicht von ungefähr enthalten viele pflanzliche Arzneimittel gegen Reisekrankheit Zubereitungen aus der Ingwerwurzel.

Über den genauen Wirkungsmechanismus gibt es noch keine genauen Erkenntnisse, aber es wird eine direkte Wirkung auf den Magen-Darm-Trakt vermutet. So erregen beispielsweise die Scharfstoffe Wärmerezeptoren in der Mundschleimhaut, was die Speichel- und Magensaftbildung steigert. Zudem fördert Ingwer die Gallebildung und die Darmfunktion, und er wirkt bakterien- und pilzhemmend. Da die Ingwerstoffe die Durchblutung anregen und auf

---

Steckbrief

- **Volksnamen:** Ingber
- **Familie:** Ingwergewächse (Zingiberaceae)
- **Blütezeit:** Juni
- **Sammelzeit:** Die Ernte der Wurzel erfolgt neun bis zehn Monate nach dem Einpflanzen.
- **Vorkommen:** Der Ingwer kommt ursprünglich von den pazifischen Inseln. Heute wird er überall in den Tropen angebaut.
- **Verwendete Teile:** Verwendet wird der Wurzelstock, das Rhizom.

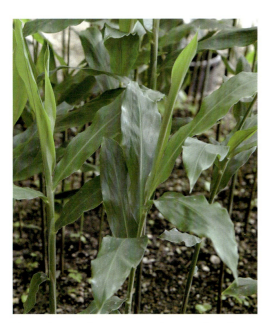

Ingwer kann nach neueren Forschungen Thrombosen vorbeugen, indem er das Zusammenklumpen von Blutplättchen verhindert.

angenehme Weise durchwärmen, wird die knollige Wurzel auch bei Erkältungen in Form eines Tees oder auch ganz einfach pur genommen. Die gute Wirkung bei Erkältungen sowie bei Husten und Bronchialbeschwerden geht auch mit zurück auf die schleimlösenden Effekte des Ingwers.

Die Wissenschaft erforscht intensiv das hohe Potenzial, das noch im Ingwer steckt (→ »Im Licht der Wissenschaft«). In neueren Studien konnte unter anderem ein positiver Einfluss auf die Blutgerinnung beobachtet werden, da Ingwerextrakt die Thrombozytenzusammenballung hemmt. Weiterhin wurde eine entzündungshemmende und schmerzstillende Wirkung bei rheumatischen Erkrankungen belegt. In wissenschaftlichen Studien konnte auch nachgewiesen werden, dass Ingwer bestimmte Inhaltsstoffe enthält, die freie Radikale abfangen können.

Risiken und Nebenwirkungen
Es gibt Untersuchungen, in denen Ingwer erfolgreich gegen Übelkeit während der Schwangerschaft eingesetzt wurde. Da der Wirkmechanismus jedoch noch nicht erforscht ist, sollte man Ingwer während der Schwangerschaft nur mit Vorsicht genießen.

Gegenanzeigen
Bei Gallensteinleiden darf Ingwer nur nach Rücksprache mit einem Arzt angewendet werden, da Ingwer leicht galletreibend wirkt. Kinder unter sechs Jahren sollten keinen Ingwer essen.

Gesund mit Ingwer
Ingwer kann zur Behandlung von Verdauungsbeschwerden, Blähungen, Übelkeit und Erbrechen und zur Vorbeugung einer Reise- oder Seekrankheit verwendet werden. Auch Schwindelgefühle können mit Ingwer behandelt werden. In heißen Ländern ist Ingwer wegen seiner anregenden Wirkung auf die Schweißbildung als Zusatz in Kaffee oder Tee beliebt. Die Volksheilkunde empfiehlt Ingwer weiterhin bei Husten und Halsentzündung sowie bei Migräne. Auch scheint Ingwer eine positive Wirkung bei rheumatischen Gelenkbeschwerden zu haben. Auf Grund der guten wissenschaftlichen Dokumentationen hat die Kommission E Zingiberis rhizoma positiv bewertet und als Monographie aufgenommen: Ingwer wird zur Anwendung bei Verdauungsbeschwerden und zur Verhütung der Symptome der Reisekrankheit empfohlen.

> *Der Name Shogaol leitet sich von »shoga« ab, dem japanischen Wort für Ingwer.*

Anwendung
Ingwer kann als Tee, als Tinktur oder als Pulver, vor allem bei Brechreiz, eingenommen werden. Außerdem ist er als fertiges Arzneipräparat

oder als Bestandteil einiger Kombinationsmedikamente zur Behandlung von Verdauungsbeschwerden, Übelkeit und Erbrechen erhältlich. Die Tagesdosis sollte 2 bis 4 Gramm nicht übersteigen.

Saft Ingwersaft ist ein ausgezeichnetes Tonikum, das den Appetit und die Verdauung anregt. Um ihn zu gewinnen, schabt man ein Wurzelstückchen mit einer Reibe und presst den so gewonnenen Brei durch ein Leinentuch.

Pur Wenn Ihr Mageninhalt dazu neigt, sich auf Autofahrten oder Schiffsreisen ebenfalls auf die Reise zu begeben, nehmen Sie vor der Abfahrt 1/2 Teelöffel gemahlenen Ingwer ein oder kauen ein kleines Stück frische Ingwerwurzel.

In der Küche Ein märchenhaftes Gewürz: Jeder Amateurkoch, der etwas auf sich hält, hat die knorrige Wurzel parat. Ihr ungewöhnliches Aroma, zitronig-scharf und anregend erfrischend, macht es unverzichtbar nicht nur für die asiatische Küche. Ingwer ist zwar exotisch, dennoch allgegenwärtig. Er steckt in Bonbons, Konfekt und Schokoladen, Suppen und vielen Speisen aus der feinen Küche ebenso wie in Parfüms und Kosmetikprodukten. Ein universales und höchst interessantes Pflänzchen, dieser Zingiber – sowohl als Gewürz wie als Heilmittel.

Tee Übergießen Sie ein Gramm (1 Teelöffel entspricht etwa drei Gramm) gepulverte Ingwerwurzel mit einer Tasse siedendem Wasser. Fünf Minuten ziehen lassen, abseihen und mehrmals täglich 30 Minuten vor einer Mahlzeit trinken.

Auflage bei Stirnhöhlenentzündung Zwei bis drei Esslöffel frisch geriebenen Ingwer in ein Leinentuch geben, den Saft herauspressen und mit etwas Wasser vermischen. Die Mischung erhitzen und ein Tuch damit tränken. Dieses auf die schmerzende Stelle legen – so lange, bis die Haut leicht rötlich ist.

Ingwer lässt sich auch zu Hause züchten: Legen Sie ein Stück der Wurzel in Wasser, bis neue Wurzeln austreiben. Den neuen Trieb pflanzen Sie in feuchtwarme Erde an einem sonnigen, wind- und kältegeschützten Platz ein.

Im Licht der Wissenschaft

Im Folgenden werden einige wissenschaftliche Studien mit Ingwer vorgestellt, die sich mit den verschiedenen Wirkungsbereichen der Heilpflanze auseinandersetzen.

▶ **Schwangerschaftsübelkeit**
Ingwer kann die typische Übelkeit während der Schwangerschaft lindern helfen. Präparate aus der Wurzel der Pflanze sind dabei unbedenklich für das Ungeborene. Zu diesem Schluss kommt ein Team britischer und italienischer Wissenschaftler, das sechs Studien zu dem Thema ausgewertet hat.

▶ **Antioxidative Wirkung**
  (Schutz vor freien Radikalen)
Bei Ratten verhinderte die Fütterung von Ing-

Pflanzlicher Herz- und Gefäßschutz

Der Ingwerstoff Gingerol zieht das Interesse der Forschung auf sich, vor allem deshalb, weil er in seinem chemischen Aufbau der Acetylsalicylsäure gleicht, dem Wirkstoff von Aspirin®. Das könnte der Grund sein, weshalb die Knollen so umfassend wirksam sind und warum sie Herz und Gefäße schützen können. Denn sie verhindern, ebenso wie Acetylsalicylsäure, die Zusammenballung von Thrombozyten. Gehen diese auf Schmusekurs, kann es zu Thrombosen kommen. Ingwer verringert dieses Risiko, ebenso wie für Arteriosklerose. Eine dänische Studie kam zu dem Ergebnis, dass die Einnahme von täglich fünf Gramm der frischen scharfen Wurzel die Anfälligkeit für Thrombosen und Schlaganfälle senkt.

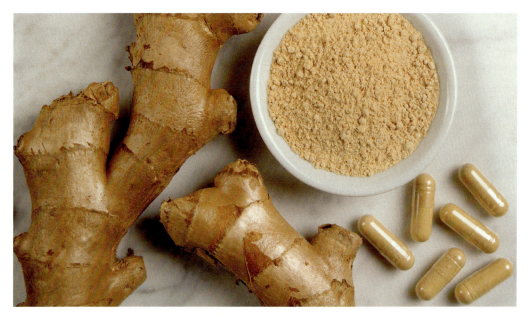

Die scharfen Ingwerwurzeln sind frisch, getrocknet oder als Fertigpräparate erhältlich. Verwenden Sie die frische Wurzel als Gewürz oder gegen Reisekrankheit. Das Pulver dient zur Teebereitung.

werextrakt die Fettoxidation, eine Reaktion, bei der gewebeschädigende Substanzen und Radikale entstehen. Weiterhin erhöhte sich der Glutathiongehalt. Diese Substanz schützt Enzyme und andere Substanzen vor Oxidation und ist an Entgiftungsprozessen beteiligt.

► Arteriosklerose

Bei genetisch veränderten Labormäusen konnte durch die orale Einnahme von Ingwerextrakt die Entwicklung von Arteriosklerose verzögert werden. Die Konzentrationen von Plasma- und LDL-Cholesterin wurden gesenkt, und die Empfindlichkeit von LDL gegenüber Oxidation, (ein wichtiger Schritt bei der Entwicklung der Arteriosklerose) nahm ab.

► Magenprobleme

Die Magenschleimhaut vieler Menschen ist mit dem Bakterium Helicobacter pylori besiedelt. Eine amerikanische Forschergruppe testete im Reagenzglas die Wirkung eines Ingwerextrakts gegen dieses Bakterium. Dabei stellte man fest, dass der Extrakt aus dem Ingwerwurzelstock das Wachstum dieses Bakteriums hemmt und deshalb zur Behandlung des Reizmagens geeignet ist.

► Übergewicht

Oft wird Ingwer als Schlankheitsmittel angepriesen, da er angeblich die Blutgefäße erweitern, die Körpertemperatur erhöhen und den Stoffwechsel steigern soll. Japanische Forscher fütterten Mäuse über acht Wochen mit einer fettreichen Diät. Eine Gruppe der Mäuse erhielt zusätzlich wässrigen Ingwerextrakt. Diese Gruppe nahm weniger zu als die »Kontrollmäuse«. Vermutlich hemmt Ingwer die Fettaufnahme durch den Darm.

Fragen Sie Ihren Arzt oder Apotheker

Präparate mit Zubereitungen aus der Ingwerwurzel sind beispielsweise:
Gastrysat Bürger
Zintona

Iris (Schwertlilie) *Iris germanica L.*

Zu den Wurzeln

Unsere für medizinische Zwecke verwendete Irisart ist eine mehrjährige Pflanze mit kräftigem, kriechendem und verzweigtem Wurzelstock. Sie bevorzugt kalkhaltigen, nährstoffreichen Boden, der nicht zu feucht sein darf, damit die Wurzeln nicht verfaulen. Charakteristisch sind die mitunter knapp einen Meter hohen, schwertförmigen Blätter. Im Frühling erscheinen die violett-lila Blüten. Züchtungen sorgen inzwischen jedoch für weit mehr an Farbenpracht – von weiß über gelb bis dunkelrot changierend.

Die Wurzeln werden nach der Ernte sorgfältig getrocknet und geschält. Dann werden sie bis zu sechs Jahre gelagert, wobei sich der veilchenartige Duft entwickelt – von ihm rührt auch der zweite, eigentlich falsche Name »Veilchenwurzel« her.

> *Die flache, längliche Schwertform der Blätter führte zum deutschen Gattungsnamen Schwertlilie.*

Von anno dazumal bis heute

Die Schwertlilien sind die Pflanzen der griechischen Götterbotin Iris. Deren Aufgabe war es, die Seelen der Sterblichen entlang der Bahn des glänzenden Regenbogens in das Land des ewigen Friedens zu geleiten. Als Überbringerin göttlicher Botschaften wurde die Iris auch in der christlichen Symbolik zur Blume der Verkündigung.

Wegen ihres Wohlgeruchs war die Iris bereits in der Antike geschätzt. Verantwortlich für den zarten Duft ist ein ätherisches Öl, das auch zum Würzen von Wein wie zur Beseitigung üblen Mund- und Schweißgeruchs diente. Im 19. Jahrhundert waren die »Veilchenparfüms« aus der Iriswurzel beliebt. In besonderem Ansehen stand die illyrische Iris: Dioskurides beschrieb, dass sie in »reiner Form gestoßen« und mit Honig vermischt als Mittel zur Abtreibung und als Bestandteil »der Frawen Zäpfflin« – das Pessar der Antike – zu verwenden sei. Die Wurzel wurde gekocht, mit Essig und Rosensalbe vermischt und bei Kopfschmerzen aufgelegt. Innerlich als Tee oder Absud wurde sie als schleimlösendes und harntreibendes Mittel verwendet. Frische Wurzeln fungierten zudem als Abführmittel. Entrindete und getrocknete Sprosswurzeln der Iris wurden einst zahnenden Kindern zum Beißen gegeben.

Steckbrief
- **Volksnamen:** Kinderwurzel, Schwertelwurz, Zahnwurzel, Violwurtz, Veilchenwurzel
- **Familie:** Schwertliliengewächse (Iridaceae)
- **Blütezeit:** Mai bis Juni
- **Sammelzeit:** Im Herbst
- **Vorkommen:** Schwertlilien sind im Mittelmeergebiet heimisch, in unseren Breiten sind sie sehr selten verwildert in warmen Lagen auf Halden, in Weinbergen und auf deren Mauern zu finden.
- **Verwendete Pflanzenteile:** Verwendet wird der Wurzelstock.

Wie uns Iris hilft

Der wichtigste Inhaltsstoff ist das ätherische Öl, das Irone enthält, die für den typischen Duft sorgen. Die Irone entwickeln sich wie erwähnt aber erst nach langer Lagerung des getrockneten Wurzelstocks. Weiterhin besitzt die Iris einen hohen Gehalt an Polysacchariden und Schleimstoffen. Die Wurzel wirkt harntreibend und das Pulver daraus abführend.

Risiken und Nebenwirkungen

Die Einnahme der frischen Wurzel in größeren Mengen kann zu Übelkeit, Erbrechen und zu blutigen Durchfällen führen.

Iris (Schwertlilie)

Gegenanzeigen
Während Schwangerschaft und Stillzeit sollte die Iris nicht angewendet werden.

Gesund mit Iris

Volksmedizinisch wird die Iriswurzel vor allem bei Erkältungskrankheiten genutzt, ebenso bei Asthma, Brechreiz, Blähungen und Kreislaufstörungen. Sie wirkt als Zusatz in Zahnpflegemitteln gegen Mundgeruch. In der Kosmetik- und Parfümindustrie ist sie Bestandteil von Pudern. Reibt man Zähne regelmäßig mit dem Wurzelpulver ein, so bleiben sie weiß. Wegen des veilchenartigen Geruchs findet das ätherische Öl Verwendung zum Aromatisieren von Likören, Weinen und Tabaken.

Anwendung
Fertige Präparate Iriswurzel wird im Allgemeinen nicht einzeln verwendet, sondern ist Bestandteil von hustenreizlindernden Arzneimitteln wie beispielsweise Husten- und Bronchialtees.
Tee Setzen Sie einen Teelöffel getrocknete Wurzeln mit einem Viertelliter kaltem Wasser an und kochen diese kurz auf. Fünf Minuten zugedeckt ziehen lassen, dann abseihen. Täglich drei Tassen trinken.

> **Iris**
> ➤ wirkt harntreibend
> ➤ ist schwach abführend

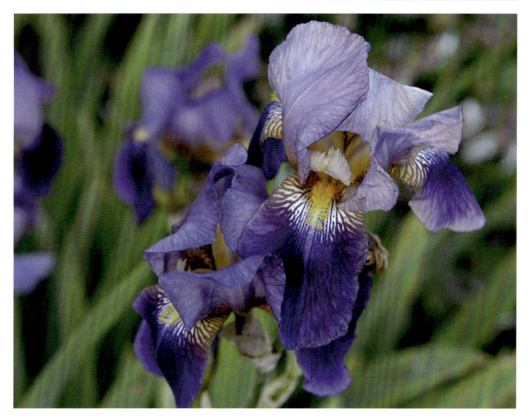

Von den zahlreichen Irisarten wird nur die violett blühende Iris germanica arzneilich genutzt. Ihre getrocknete Wurzel hilft bei Erkältung und Husten ebenso wie bei Brechreiz, Blähungen und Kreislaufstörungen.

Isländisch Moos

Cetraria Islandica L. Ach.

Zu den Wurzeln

Isländisch Moos ist eine botanische Rarität: ein Zwitter aus Alge und Pilz. Botanisch korrekt handelt es sich hier nicht um ein Moos, sondern um eine Strauchflechte. Diese bildet kleine, bodendeckende Polster aus. Die Flechten sind sehr robuste Geschöpfe – schließlich haben sie sich eine raue Gegend als Heimat ausgesucht. Das Isländisch Moos bildet bis zu zehn Zentimeter hohe, schuppige Triebe aus, die sich wie ein Geweih verzweigen. Auf der oberen Seite sind die Triebe bräunlich grün, unterseits weißgrün gefärbt.

Von anno dazumal bis heute

Diese wertvolle Heilpflanze fand erst im 17. Jahrhundert medizinische Anwendung: Wie zu erwarten, ist sie erstmals in ihrer Heimat Island als Arzneimittel erwähnt.

Wie uns Isländisch Moos hilft

Der »Algenpilz« enthält Bitterstoffe, Flechtensäuren und Schleimstoffe, die Vitamine A und C sowie das Spurenelement Jod. Dieser Cocktail, allen voran der hohe Gehalt an Schleimstoffen, macht Isländisch Moos zu einem bewährten Heilmittel gegen Husten, Bronchitis und andere Erkrankungen der Atemwege, denn er wirkt zudem entzündungshemmend, reizlindernd und leicht antibiotisch. Seine Bitterstoffe haben appetitanregende Effekte.

Risiken und Nebenwirkungen

Isländisch Moos kann auf Grund seines Gehalts an Schleimstoffen die Aufnahme von Wirkstoffen aus anderen Arzneimitteln beeinträchtigen – deshalb sollten zwischen deren Einnahme und der von Isländisch Moos mindestens zwei Stunden verstrichen sein.

Gegenanzeigen

Keine bekannt.

> Zur Linderung des trockenen Reizhustens, der beim Einschlafen hinderlich ist, empfiehlt sich das Lutschen von zuckerfreien Isländisch-Moos-Pastillen (Apotheke).

Gesund mit Isländisch Moos

Im Vordergrund der Heilanzeigen stehen aufgrund des hohen Schleimgehalts dieses »Mooses« Husten und Bronchitis wie auch Asthma und Keuchhusten. Isländisch Moos wird auch zur Förderung der Milchbildung stillender Mütter empfohlen. Äußerlich angewendet wirkt es lindernd bei rauem Hals und Heiserkeit, Entzündungen im Mund- und Rachenraum, schlecht heilenden Wunden sowie Hautleiden wie vor allem Akne.

Anwendung

Isländisch Moos wird überwiegend als Lutschtabletten und -dragees, seltener als Tee oder Tinktur angewendet.

Fertige Präparate Isländisch Moos ist in vielen Pastillen, Lutschtabletten und Ähnlichem zur unterstützenden Behandlung von Erkältungen und Atemwegserkrankungen enthalten. In Apo-

---

Steckbrief
- **Volksnamen:** Berggraupen, Matzegge, Heideflechte, Strübli, Rentierflechte, Blutlungenmoos, Fiebermoos
- **Familie:** Schüsselflechten (Parmeliaceen)
- **Blütezeit:** Keine Blüte
- **Sammelzeit:** April bis Oktober
- **Herkunft:** Isländisch Moos ist in den arktischen Gebieten der nördlichen Halbkugel beheimatet.
- **Verwendete Teile:** Zu medizinischen Zwecken werden die getrockneten Fruchtkörper, die so genannten Thalli verwendet.

theken und Reformhäusern finden Sie eine große Auswahl.
Tee Übergießen Sie zwei Teelöffel des getrockneten Flechtenkörpers mit einer Tasse kaltem Wasser. Langsam aufkochen und sofort durch ein Sieb abseihen. Täglich zwei bis drei Tassen von dem Tee trinken; wenn Sie möchten, mit Honig gesüßt.

Fragen Sie Ihren Arzt oder Apotheker
Präparate mit Zubereitungen aus Isländisch Moos sind beispielsweise:
Isla-Cassis
Isla-Mint
Isla-Moos
Weleda Flechtenhonig

> ### Isländisch Moos
> ➤ wirkt schwach antibiotisch
> ➤ hemmt entzündliche Prozesse
> ➤ hemmt das Wachstum von Bakterien
> ➤ wirkt beruhigend und reizlindernd auf die Schleimhäute
> ➤ fördert die Milchbildung
> ➤ lindert Reizhusten

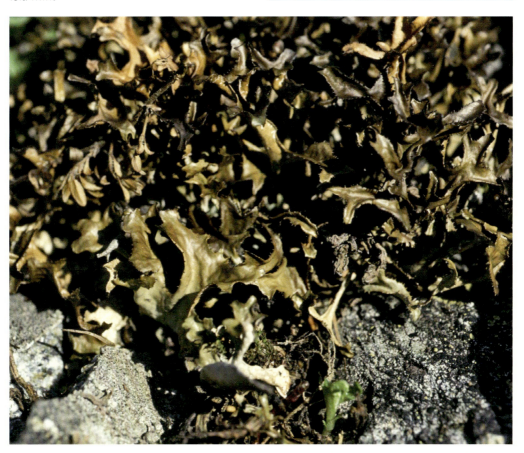

Das Isländische Moos wird wegen seines Schleimstoffgehalts vor allem bei Reizhusten, Bronchitis und Keuchhusten eingesetzt. In Form von wohlschmeckenden Pastillen wird es auch von Kindern gern genommen.

Jasmin (Echter Jasmin, Weißer Jasmin) *Jasminum officinalis*

Zu den Wurzeln

Jasminum officinalis ist die einzige in Südeuropa wachsende Art. Doch auch sie kam einst aus Vorderasien nach Europa. Der bis zu drei Meter hoch wachsende immergrüne Strauch besitzt eiförmig-elliptische, gezähnte hellgrüne Blätter und stark duftende, sternförmige weiße Blüten. In Asien gedeiht noch eine andere Art: der indische oder arabische Jasmin (J. sambac).

Von anno dazumal bis heute

Wegen ihres Duftes waren Jasminblüten stets viel besungen und gerühmt – ob als »Königin der Nacht«, »Königin der Blüten« oder »Mondlicht im Hain«. Auch die Kunst konnte sich dem Zauber des fast schon magisch zu nennenden Jasminduftes nicht verschließen: kaum eine Liebesszene ohne die rosaweißen Jasminblüten. Vor allem im Fernen Osten, besonders in Indien, wo man seit alters um die geheimnisvolle und euphorisierende Kraft dieses Ölbaumgewächses weiß, finden sich Darstellungen von Jasminblüten. Im 17. Jahrhundert gelangte der Jasmin mit den Mauren nach Spanien, von wo aus der weiblichste und sinnlichste aller Düfte seinen Siegeszug durch Europa antrat. Ihm verdankt das »Öl der Erotik« seine betörende Wirkung, die es zum besten Aphrodisiakum macht, das man in der Aromatherapie kennt. Aus diesem Grund ist Jasminöl häufiger Bestandteil stimulierender Parfüms, denen es einen Hauch von Erotik verleiht. Es wird durch Enfleurage der Blüten gewonnen, ein sehr aufwendiges und kostenintensives Verfahren. Entsprechend hat dieses Riechvergnügen einen hohen Preis, weswegen das Öl oft verfälscht und gepanscht im Handel zu finden ist. Deshalb sollte Jasminöl auch nicht innerlich Anwendung finden, da die meisten im Handel erhältlichen Öle mit hohen Konzentrationen an Lösungsmitteln verunreinigt sind.

In China werden die Blüten des echten Jasmins traditionell zur Behandlung von Leberbeschwerden, Hautleiden, Erkältung und Husten verwendet. Auch in der indischen Volksmedizin Ayurveda wird der Jasmin seit vielen Jahrhunderten bei zahlreichen Beschwerden wie unter anderem Magenschmerzen, Menstruations- und Hautproblemen verwendet.

> *Jasmin steht für Liebe und Erotik, wirkt er doch aphrodisierend und entspannend. Die Inder opfern Jasminöl wie -blüten ihren Göttern Shiva und Ganesha.*

Steckbrief

- **Familie:** Ölbaumgewächse (Oleaceae)
- **Blütezeit:** Juni bis September
- **Sammelzeit:** Juni bis September
- **Vorkommen:** Ursprünglich stammt der Jasmin aus dem Himalaya und dem Südwesten Chinas. Heute wird er in Indien, China, Ägypten, Marokko, Algerien, Spanien und Frankreich angebaut. In Südeuropa ist Jasmin auch vielfach verwildert anzutreffen.
- **Verwendete Pflanzenteile:** Verwendet werden die Blüten des Jasmins, aus denen auch das ätherische Öl extrahiert wird.

Wie uns Jasmin hilft

Das ätherische Jasminöl wirkt stimulierend auf die Hypophyse und eignet sich daher zur Behandlung hormonell bedingter Beschwerden, beispielsweise das prämenstruelle Syndrom und Beschwerden der Wechseljahre. Darüber hinaus hat Jasminöl entspannende, antidepressive und schmerzstillende Effekte. Generell ist Jasminöl wegen seines herrlichen Duftes ein guter Zusatz zu Massageölen. Es beruhigt auf sanfte Weise, verringert die Narbenbildung bei

Jasmin

- wirkt entspannend
- gleicht aus und beruhigt
- wirkt schwach aphrodisierend
- hat stimmungsaufhellende Eigenschaften
- lindert Rücken-, Glieder- und Muskelschmerzen
- erleichtert die Geburt
- hilft bei sexuellen Problemen (Potenz- und Libidostörungen)
- lindert Menstruations- und Wechseljahrebeschwerden
- hilft bei Schlafstörungen
- mildert depressive Verstimmungen und Angstzustände
- hilft bei mangelndem Selbstvertrauen
- bessert Hautentzündungen, trockene Haut

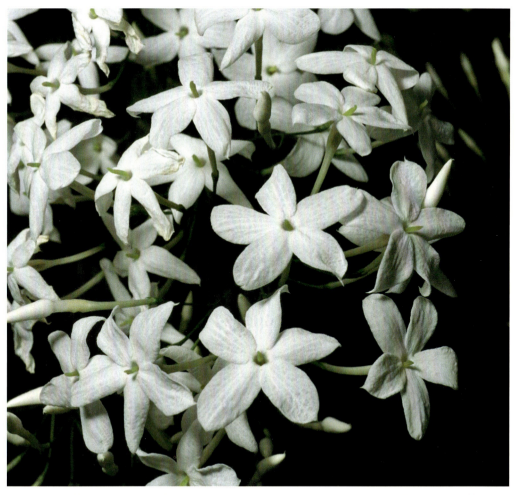

Der Duft des Echten Jasmins hat schon immer die Menschen verzaubert und der Blume ihren Ruf als Pflanze der Erotik eingebracht. Der stimulierende Duft wirkt aber auch heilend bei Unruhe, Schmerzen und Depressionen.

Wunden und lässt Verstauchungen und Muskelkrämpfe schneller abklingen. Ein Tee aus Jasminblüten wirkt wärmend und krampflösend, vor allem auf der emotionalen Ebene: Er beruhigt und hebt zugleich die Stimmung.

Aus den Blüten des Jasmins lässt sich auch ein Sirup herstellen, der als Mittel gegen Husten und Heiserkeit eingesetzt werden kann.

Risiken und Nebenwirkungen
Ätherische Öle sind Konzentrate und dürfen generell nicht unverdünnt angewendet werden.

Gegenanzeigen
Jasminöl darf nicht in die Augen oder auf die Schleimhäute gebracht werden.

> Was als Jasmintee verkauft wird, enthält oft nur synthetisch hergestellte Aromastoffe – selten einen, dann auch nur sehr geringen Zusatz von Jasminblüten.

Flüchtige Elixiere

Aus Pflanzen destillierte ätherische Öle waren über Jahrtausende hinweg fester Bestandteil der Medizin. Schon im Altertum wurden die wohlriechenden Pflanzenöle nicht nur den Göttern gespendet, sondern sollten auch den Menschen dienen: sie beschützen, heilen und ihre Gesundheit stärken. Im Zuge des naturwissenschaftlichen Fortschritts gerieten die flüchtigen Elixiere jedoch immer mehr in Vergessenheit. An ihrer Renaissance war allen voran der Franzose Maurice Gattefossé beteiligt, der die Wirkung von ätherischen Ölen genauer untersuchte. Von ihm stammt auch der 1928 erstmals verwendete Begriff der »Aromatherapie«. Der Osmologe Paolo Rovesi (1902–1983) verwendete ätherische Öle ebenso als medizinische Duftstoffe. Er widmete sich besonders den Effekten auf das psychische Befinden. So stellte er beispielsweise eine auffällige Stimmungsaufhellung durch Bergamotte und andere zitrusartige Öle fest. Auch das ätherische Jasminöl wirkt stimmungsaufhellend, zudem entspannend und aphrodisierend.

Gesund mit Jasmin

Die Wirkungen von Jasminöl sind enorm weit gefächert. In der Aromatherapie setzt man den schweren Duft ein, um die Liebes- und Zuneigungsfähigkeit zu fördern, emotionale Blockaden und Hemmungen zu lösen, Gefühlskälte und Kontaktarmut zu lindern. Man setzt es bei Angespanntheit, Angstzuständen, Nervosität, Niedergeschlagenheit und stressbedingten Beschwerden ein. Zudem wirkt Jasminöl stimmungsaufhellend und stärkt das Selbstvertrauen, gibt neue Zuversicht und wirkt im körperlichen Bereich krampflösend. Auch bei Kopfschmerzen und Verdauungsproblemen leistet das Öl gute Dienste. Wegen seiner entspannenden, schmerzstillenden Wirkung wird es auch gerne als wohltuendes »Geburtsöl« zur Unterstützung der Gebärenden verwendet.

Jasminöl kann zu Einreibungen und Massagen sowie in der Duftlampe verwendet werden, allerdings stets verdünnt in einem Trägeröl wie beispielsweise Mandelöl im Verhältnis von 1:10, und oft kombiniert mit anderen Düften.

Anwendung

Saunaaufguss So kommen Sie mit Genuss ins Schwitzen: Mischen Sie 5 bis 15 Tropfen Jasminöl in einen Liter Wasser, übergießen damit den Saunaofen und genießen den intensiven blumigen Duft.

Massageöl Je 6 Tropfen Jasmin und Marokkanische Rose, dazu 9 Tropfen Sandelholz und 8 Tropfen Kümmel mit 100 Milliliter Jojoba-Öl mischen.

Johannisbeere

Ribes nigrum L., Ribes rubrum

Zu den Wurzeln

Der Johannisbeerstrauch kommt in den gemäßigten Zonen Europas überwiegend kultiviert in Hausgärten vor, ab und zu auch verwildert an Wald- und Wegrändern. Der laubabwerfende, stachellose Strauch wird anderthalb bis zwei Meter hoch. Er trägt drei- bis fünflappige Blätter und kleine, glockenförmige weiß-grüne Blüten. Aus ihnen entwickeln sich die roten oder blauschwarzen, süß-sauren und aromatisch duftenden Beerenfrüchte, die in Trauben von den Stängeln hängen. Die Ernte der Blätter erfolgt im Frühjahr, wenn sie noch eine kräftig hellgrüne Farbe haben, die der Früchte im Hochsommer, wenn die Beeren reif sind – bei den roten Johannisbeeren meist schon ab Juni, bei den schwarzen dann ab Juli. Traditionell beginnt die Ernte der Johannisbeeren am 24. Juni, dem Johannistag, von dem die Beeren auch ihren Namen haben.

> **Johannisbeere**
> - enthält viel Vitamin C
> - stärkt die Abwehrkräfte
> - lindert Durchfall
> - wirkt fiebersenkend
> - ist entzündungshemmend
> - wirkt harn- und schweißtreibend
> - reguliert die Verdauung

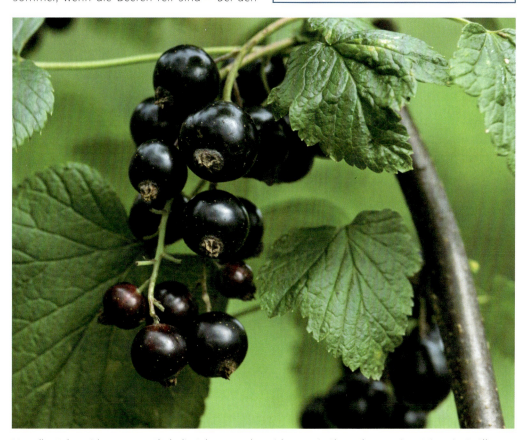

Von allen Johannisbeerarten enthält die Schwarze Johannisbeere mit Abstand am meisten Vitamin C. Alle Vertreter der Gattung stärken die Abwehrkräfte und wirken zuverlässig gegen Durchfall und Fieber.

Von anno dazumal bis heute

Die Johannisbeerarten waren in der Heilkunde der Antike noch unbekannt. In der zweiten Hälfte des 16. Jahrhunderts wurde die Johannisbeere dann schließlich auch als Heilpflanze entdeckt – die schwarze fand dabei aber erst im 18. Jahrhundert Eingang in den Arzneischatz. Dann jedoch avancierten die leckeren Früchte schnell zu beliebten Hausmitteln. So galt der Saft als überaus wirksam bei akuten Durchfallerkrankungen, bei Heiserkeit, zum Senken von Fieber sowie zur Vorbeugung gegen Erkältungskrankheiten.

Früher wurde der Johannisbeerstrauch als »Gichtstock« bezeichnet, da man seinen Früchten und Blättern eine Heilwirkung bei Gicht nachsagte.

Wie uns die Johannisbeere hilft

Untersuchungen bestätigen das alte Volksheilwissen um die vielseitigen Wirkungen der Johannisbeere. So haben die Früchte von allen Gartenfrüchten den höchsten Vitamin-C-Gehalt: Schon in einer Hand voll steckt der halbe Tagesbedarf an diesem Vitamin. Die Beeren sind ferner reich an Mineralien und Spurenelementen wie Kalium, Kalzium und Phosphor. Weiterhin finden sich Gerbstoffe, Pektin und Fruchtsäuren. All diese Komponenten verleihen der Frucht einen hohen gesundheitlichen Wert. Der Saft der Beeren bewährt sich durch seinen außerordentlich hohen Gehalt an Vitamin C vor allem bei Erkältungskrankheiten und zur Stärkung des Immunsystems. Man hat auch entdeckt, dass schwarze Johannisbeeren Substanzen enthalten, die Darm- und Mageninfektionen entgegenwirken und das Wachstum von Bakterien, vor allem von Escherichia coli (Durchfall verursachende Bakterien), hemmen. Sie machen die Früchte zu einer guten Hilfe bei Durchfällen und zur Regulation des Stuhlgangs. Die Johannisbeerblätter enthalten ebenso Gerbstoffe, Flavonoide und Vitamin C. Sie werden zum milden Entwässern und Entschlacken sowie zur Anregung des Stoffwechsels verwendet. Ein Tee aus den Blättern wirkt zusammenziehend und wassertreibend und unterstützt die Behandlung bei rheumatischen Beschwerden und Gicht: Bei kurmäßiger Anwendung werden die Schmerzattacken seltener und sind weniger intensiv. Frisch zerrieben werden die Blätter auch zur Behandlung von Insektenstichen und zur Förderung der Wundheilung verwendet.

Steckbrief
- **Volksnamen:** Alantsbesing, Alpenbeere, Bocksbeere, Brännebeere, Gichtbeere, Gichtbäumchen, Jungfraustrauch, Kakelbeere, Salbeere, Stinkbaum, Stinkstrauch, Schwarze Hausträubchen, Schwarze Meertrübli, Schwerzeitbeere, Wendelbeere, Wanzenbeere, Schwarze Zeitbeere
- **Familie:** Steinbrechgewächse (Saxifragaceae)
- **Blütezeit:** April bis Mai
- **Sammelzeit:** Mai bis Juni
- **Vorkommen:** Die Herkunft ist bis heute unbekannt – vermutet wird das nördliche Europa. Die Pflanze wächst inzwischen in Mittel- und Osteuropa, Australien und Kanada.
- **Verwendete Pflanzenteile:** Verwendet werden die Blätter und die Früchte.

Risiken und Nebenwirkungen
Keine bekannt.

Gegenanzeigen
Tee aus den Blättern der Johannisbeere darf nicht angewendet werden bei Ödemen, die

durch eine eingeschränkte Nieren- oder Herztätigkeit bedingt sind. Auf Grund unzureichender Erfahrungen sollte man Johannisbeerzubereitungen ohne ärztlichen Rat auch nicht während Schwangerschaft, Stillzeit oder bei Kindern unter zwölf Jahren anwenden. Ebenso nicht anzuwenden ist Johannisbeere bei Herzbeschwerden, Nierenerkrankungen oder Leiden, bei denen eine Steigerung der Harnmenge unerwünscht ist.

Ribes rubrum ist der botanische Name der roten, Ribes nigrum der schwarzen Johannisbeeren.

Gesund mit Johannisbeere

Die in den Beeren enthaltenen Flavonoide haben eine regulierende Wirkung auf den Stuhlgang und helfen bei Durchfällen, die durch Gärungsprozesse im Darm verursacht werden. Der ungesüßte Saft der Beeren empfiehlt sich bei Husten und Erkältungskrankheiten. Aus den Blättern bereitet man einen Tee, der schwach harn- und schweißtreibend wirkt. Der Tee wird auch bei rheumatischen Beschwerden, Blasenkatarrh und leichten Darmentzündungen verwendet. Als Gurgelwasser benutzt man ihn bei Halsschmerzen und entzündlichen Beschwerden im Mundraum.

Anwendung

Tee Einen Teelöffel der getrockneten Johannisbeerblätter mit einer Tasse kochend heißem Wasser übergießen und abgedeckt zehn Minuten ziehen lassen. Dann durch ein Teesieb abseihen und nach Geschmack mit Honig süßen. Drei- bis viermal täglich zwischen den Mahlzeiten jeweils eine Tasse des frisch zubereiteten Tees trinken.
Saft Aus den frischen Früchten selbst gepresst oder fertig im Reformhaus gekauft.
Absud Eine Hand voll frischer oder getrockneter Blätter mit einem Liter Wasser aufkochen. Davon trinken Sie täglich zwei Tassen, um die Verdauungsfunktionen zu regulieren. Den Absud können Sie auch als Gurgelwasser, zur äußerlichen Anwendung, etwa als Verband gegen Geschwüre und Wunden, und für Hand- und Fußbäder benutzen.

Im Licht der Wissenschaft

In Forschungen wurde nachgewiesen, dass im Samenöl der Schwarzen Johannisbeere größere Konzentrationen an Gamma-Linolensäure vorkommen. Diese essenzielle Fettsäure nimmt positiven Einfluss auf den Cholesterinspiegel: Sie ist eine Vorstufe von Säuren, von denen sich wichtige Gewebshormone ableiten. Diese Hormone beeinflussen den Cholesterolspiegel, die Erweiterung der Blutgefäße und Entzündungsreaktionen. Die Wirksamkeit von Gamma-Linolensäure auch bei der Behandlung von Ekzemen wurde bereits durch mehrere klinische Studien belegt. Weitere derzeit rege untersuchte Stoffe sind die Anthocyane, die zu den Flavonoiden gehören: sekundäre Pflanzenstoffe, die vielen Beerenarten – auch Erd- oder Himbeeren – ihre leuchtenden Farben geben. Anthocyanidine sind starke Antioxidanzien. Sie schützen vor den schädlichen Effekten freier Radikale und haben umfassende gesundheitsfördernde Wirkungen.

Vitamine aus der tiefen Kühle
Dass Obst und Gemüse auch aus der Tiefkühltruhe sehr vitaminreich ist, haben kürzlich Untersuchungen des Instituts für Ernährungswissenschaften der Universität Bonn ergeben. Wenn das frisch geerntete Obst oder Gemüse sofort eingefroren wird und während des Transports nicht an- oder auftaut, enthält es genauso viele Vitamine wie im frischen Zustand. Wer später im Jahr noch Freude an Johannisbeeren haben möchte, friert sie ein.

Johanniskraut
Hypericum perforatum

Zu den Wurzeln

Die bei uns bekannteste Art ist das Tüpfel-Johanniskraut, dessen Blätter kugelige Sekretbehälter enthalten. Sobald Licht durch die Blätter scheint, sehen die Blätter dadurch wie durchlöchert aus, woraus sich auch der botanische Name »perforatum« herleitet. Hypericum ist eine weit verbreitet vorkommende, krautige Pflanze, die bis zu 60 Zentimeter hoch wird und bevorzugt an trockenen, sonnigen Standorten wie Wegrändern und Bahndämmen wächst. Die hübschen gelben Blüten des Johanniskrauts stehen um Mitte Juni herum in voller Blüte; dann erfolgt auch die Ernte des Krauts.

Von anno dazumal bis heute

Seit alters wird Johanniskraut als Arzneimittel genutzt. Bei dem römischen Naturforscher und Arzt Plinius (23–79 n. Chr.) findet sich ein Hinweis, wonach ein Kraut namens »Hypereikon« ein probates Mittel gegen Verbrennungen sei. Auch wird Johanniskraut als Zutat eines Heiltranks aufgeführt, den Kaiser Nero von seinem Leibarzt Andromachus (1. Jahrhundert n. Chr.) erhielt. Im Mittelalter und in der frühen Neuzeit nutzte man Johanniskraut erstmals gegen psychische Beschwerden. Damals freilich noch als »fuga daemonum«, als Mittel, das den Teufel austreiben sollte. Und so avancierte das Johanniskraut alsbald zum unentbehrlichen Requisit beim Exorzismus: Man setzte Zubereitungen mit Johanniskraut gezielt dazu ein, um den Teufel und anderes Ungemach aus den Körpern der »Besessenen« zu vertreiben. Ferner sollten die Hypericum-Trunke auch Gefolterten, denen der Tod auf dem Scheiterhaufen drohte, das Geständnis abringen, mit dem Teufel im Bunde zu stehen.

Heute wird angenommen, dass die Johanniskrautauszüge zum Ziel hatten, psychisch Kranke, die einst als »vom Teufel besessen« galten, zu beruhigen und ihre depressive Stimmung zu lindern. Ähnliches vermutet man von den »Geständnistrunken«: Sie sollten den unter qualvollen Schmerzen Leidenden die Tortur wenigstens psychisch ein wenig erleichtern. Johanniskraut wurde schon früh bei seelischen Beschwerden eingesetzt. So steht in einem Kräuterbuch aus der ersten Hälfte des 17. Jahrhunderts zu lesen: »Johanniskraut hilft gegen den Schwindel und gegen die fürchterlichen melancholischen Gedanken.«

Wie uns Johanniskraut hilft

Johanniskraut enthält Flavonoide (Rutin, Hyperosid, Quercetin), ätherisches Öl, Harze, Gerbstoffe und Rhodan sowie Hypericin und

---

Möglicherweise stammt die Bezeichnung »Johanniskraut« aus dem gallisch-keltischen Kulturraum und hat sich erst im Zuge der Christianisierung in Mitteleuropa verbreitet. Denn bereits im 6. Jahrhundert war das Kraut in Irland unter diesem Namen, englisch »St. John's Wort«, bekannt.

Steckbrief
- **Volksnamen:** Blutkraut, Teufelsflucht, Teufelsfuchtel, Teufelsbanner, Jageteufel, Johannisblut, Wundkraut, Konradskraut, Jesuwundenkraut, Hartheu, Tüpfelhartheu
- **Familie:** Hartheugewächse (Hypericaceae)
- **Blütezeit:** Juni bis Juli
- **Sammelzeit:** Während der Blütezeit
- **Vorkommen:** Johanniskraut ist im gesamten europäischen Raum und weltweit in gemäßigten Klimaregionen verbreitet.
- **Verwendete Pflanzenteile:** Arzneiliche Verwendung findet das ganze Kraut ohne die Wurzeln.

Hyperforin. Letzteres ist maßgeblich an der Wirkung beteiligt: Hyperforin hemmt bereits in relativ geringen Konzentrationen die Wiederaufnahme von Serotonin und Noradrenalin. Dies führt zur Erhöhung der Konzentration dieser beiden Nervenbotenstoffe – der Wirkmechanismus aller Antidepressiva. Johanniskraut löst also ähnliche Vorgänge aus wie synthetische Medikamente gegen Depressionen. Allerdings hat es eine breitere Wirkpalette: Eine ähnlich starke Hemmwirkung wie auf die Wiederaufnahme von Serotonin und Noradrenalin besteht auch für Dopamin, Gammaaminobuttersäure (GABA) sowie L-Glutamat. Bei Letzteren handelt es sich um Nervenboten, die bei der Entstehung depressiver Störungen ebenfalls eine wichtige Rolle spielen. Hyperforin beeinflusst insgesamt also fünf Neurotransmitter – ein richtiger »Breitbandhemmer«. Keines der bekannten Standardmittel gegen Depressionen hat eine ähnlich große Palette an Wirkungen, denn andere Antidepressiva greifen auf nur einer oder maximal zwei Ebenen an. Das Hyperforin alleine ist es jedoch nicht, was

> **Johanniskraut**
> - wirkt antidepressiv
> - hilft gegen Angst- und Erschöpfungszustände
> - lindert nervöse Magen- und Darmbeschwerden
> - mildert Konzentrations- und Schlafstörungen
> - ist wirksam bei Sportverletzungen
> - heilt offene Wunden und Verbrennungen
> - mildert Wechseljahrsbeschwerden

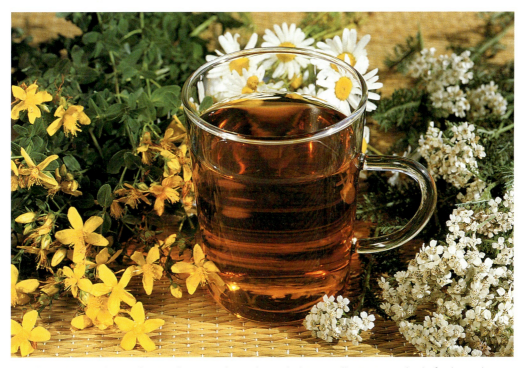

Drei der wichtigsten heimischen Heilkräuter, Johanniskraut (links), Kamille (Mitte) und Schafgarbe (rechts), ergeben zusammen einen beruhigenden Haustee. Das Johanniskraut ist dabei für die Psyche »zuständig«.

Johanniskraut zu einem so wirksamen Antidepressivum macht. Die Forschung kam noch weiteren Inhaltsstoffen auf die Spur, die ebenfalls am zentralen Nervensystem aktiv werden und wahrscheinlich auch allein für sich eine antidepressive Wirkung auslösen können. Es deutet also alles darauf hin, dass im Johanniskrautextrakt noch weitere antidepressive Stoffe wirken.

Risiken und Nebenwirkungen

Johanniskraut erhöht die Lichtempfindlichkeit der Haut: Ihre Haut reagiert schneller und stärker als gewohnt auf UV-Strahlen. Dieser Photosensibilisierung genannte Effekt betrifft vor allem hellhäutige Menschen. Während der Einnahme von Johanniskraut sollten Sie also mit dem Sonnenbaden vorsichtiger sein und einen höheren Lichtschutzfaktor als sonst verwenden. In höherer Dosierung sind Wechselwirkungen mit anderen Arzneimitteln bekannt geworden, die sich in einer Wirkungsverminderung von beispielsweise Digoxin, Ciclosporin, Phenprocumon äußern. Dies gilt es zu berücksichtigen, falls Sie die genannten Medikamente anwenden.

Johanniskraut zeigt auch bei Angstzuständen gute Wirksamkeit, und – wie in der Volksmedizin schon lange bekannt – erweist sich auch bei Bettnässen als erfolgreich.

Gegenanzeigen

Bei bekannter Lichtüberempfindlichkeit sollten Johanniskrautpräparate nicht angewendet werden.

Gesund mit Johanniskraut

Johanniskraut ist ein hochwirksames Therapeutikum bei leichten und mittelschweren depressiven Störungen – ebenso gut wie synthetische Antidepressiva. Worin es diesen jedoch überlegen ist, sind seine Verträglichkeit und seine wesentlich geringeren Nebenwirkungen. Johanniskraut wird auch wesentlich zuverlässiger von den Patienten eingenommen als seine Kollegen

---

Sinnbild des Glücks

Paracelsus' liebste Heilpflanze galt einst als Sinnbild des Glücks: Bis in die Mitte des letzten Jahrhunderts hinein wurden junge Burschen in der Johannisnacht am 24. Juni mit Johanniskraut umkränzt, um sie so vor Unglück, Leid und übelwollenden Menschen zu bewahren. Teufeln, bösen Geistern und allen Mächten der Finsternis, so war man ehedem überzeugt, konnte das »Blutkraut« widerstehen – davon zeugen auch die alten Volksnamen wie »Teufelsflucht, Teufelsfuchtel, Teufelsbanner und Jageteufel«. Der offizielle Name Johanniskraut leitet sich von Johannes dem Täufer ab, dem die christlichen Völker des Abendlandes diese Pflanze weihten. Damals glaubte man, das Johanniskraut sei mit seinen strahlenförmigen Blütenständen besonders mit den Kräften des Himmels verbunden. Zerreibt man die gelben Blüten des Johanniskrauts zwischen den Fingern, tritt ein dunkelroter Saft heraus. Hierbei, so will es die Legende, soll es sich um das Blut des Märtyrers Johannes handeln, der für seinen Glauben auf Wunsch Salomes geköpft wurde. Die Sache mit dem roten Saft hat dem Johanniskraut zu einem weiteren Beinamen verholfen: Johannisblut. Der Besonderheiten nicht genug: Hält man die Blätter gegen die Sonne, sehen sie dank ihrer durchschimmernden, an ätherisch Ölen reichen Sekretbehälter wie durchstochen aus. Der Teufel selbst, so ein weiterer alter Volksglaube, soll, erbost über die Macht des Johanniskrauts gegen böse Geister, die Blätter eines Nachts wütend durchstochen haben.

mit synthetischen Wirkstoffen. Denn bei Antidepressiva, einerlei ob synthetisch oder pflanzlich, dauert es immer eine Weile, bis die Wirkungen eintreten; viel schneller jedoch spürt der Patient die Nebenwirkungen. Dies, »Nebenwirkungen ohne Wirkungen«, ist ein häufiger und verständlicher Grund zum Frust – für viele Patienten Grund genug, um die Behandlung abzubrechen.

Erwarten Sie keine Sofortwirkung: Die antidepressive Wirkung von Johanniskraut stellt sich nicht von heute auf morgen ein. Ebenso wie bei synthetischen Antidepressiva ist etwas Geduld gefragt – wenigstens zehn Tage, bis die ersten Effekte spürbar werden.

Johanniskraut hilft auch gegen den winterlichen Trübsinn – bekannt als saisonal abhängige Depression, kurz SAD. Bei dieser leichten Form depressiver Störungen, die typischerweise ausschließlich in den Wintermonaten auftritt, zeigt die Behandlung mit Johanniskrautextrakten ebenfalls gute Erfolge. Und der Jageteufel verjagt auch Spannungskopfschmerzen – die häufigste Kopfschmerzart überhaupt. Da chronische Spannungskopfschmerzen häufig mit Depressionen einhergehen, zeigen antidepressiv wirksame Medikamente gute Wirkungen, allen voran Johanniskrautextrakte, wie placebokontrollierte Studien bei Patienten mit Spannungskopfschmerzen gezeigt haben.

Wenn Sie Johanniskrautextrakt einnehmen, müssen Sie Ihr Auto nicht in der Garage stehen lassen: Die Präparate beeinträchtigen nicht die Verkehrssicherheit, wie das bei synthetischen Antidepressiva häufig der Fall ist.

Anwendung

Traditionell wird Johanniskraut als Öl oder als Tee angewendet. Der Fokus liegt heute jedoch auf der Anwendung standardisierter Extrakte.

Das Homöopathikum Hypericum wird zur Linderung von Schmerzzuständen sowie gegen depressive Störungen verordnet.

Nur diese enthalten die wirkrelevanten Inhaltsstoffe in ausreichender Menge und gewährleisten so die Wirksamkeit: Um aus dem Stimmungstief zu kommen, müssten Sie Hektoliter an Johanniskrauttee trinken. Denn auf diese Weise angewandt, führen Sie sich nur sehr wenig der wirksamen Inhaltsstoffe zu. Das ist auch das Problem mit »Billigmitteln« aus dem Supermarkt oder Discounter. Solche Johanniskrautpräparate enthalten viel zu wenig an den wirksamkeitsbestimmenden Stoffen – kein Wunder, wenn es dann »nichts hilft«, und sehr schade, wenn der Patient dann lieber zu synthetischen Alternativen greift.

Fertige Präparate Empfehlenswerte Präparate sind nur als Monopräparate im Handel. Diese enthalten als Wirkstoff einen Trockenextrakt aus Johanniskraut, der durch Extraktion mit 50 oder 60 Prozent Ethanol oder 80 Prozent Methanol hergestellt wurde. Als wirksame Tagesdosis gelten 500 bis 800 Milligramm des Trockenextrakts.

Tee Übergießen Sie zwei gehäufte Teelöffel getrocknetes und zerkleinertes Johanniskraut mit einem Viertelliter kaltem Wasser und erhitzen dies bis zum Sieden. Einige Minuten ziehen lassen, abseihen und zwei- bis dreimal täglich eine Tasse von dem Tee trinken.

Tinktur Für die Tinktur übergießen Sie 10 Gramm getrocknetes Johanniskraut in einer Glasflasche mit 50 Gramm 70-prozentigem Alkohol und lassen das Kraut zehn Tage lang ausziehen. Dann abseihen und die Pflanzenteile dabei noch einmal gut auspressen. In eine andere, dunkel getönte Glasflasche oder in Tropfenzählfläschchen aus der Apotheke umfüllen und gut verschließen.

Öl Dieses Öl hilft bei Verrenkungen oder Verstauchungen und lindert Schmerzen. Den vielseitigen Helfer bereiten Sie folgendermaßen

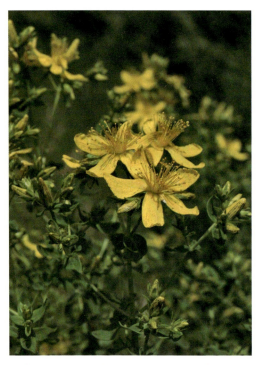

Ende Juni, um den Johannistag am 24. des Monats, beginnt die Blütezeit des Johanniskrauts, dem man früher Zauberwirkung nachsagte.

zu: Auf einen Liter eines guten Speiseöls, am besten Olivenöl, kommen etwa drei Hände voll frisch gesammeltes und noch nicht getrocknetes Heilkraut. Diese Mischung lassen Sie in einem verschlossenen Gefäß 14 Tage lang an der Sonne stehen. Dann geben Sie noch einmal drei Hände voll frisches Kraut dazu und lassen es wieder ein paar Tage an der Sonne stehen. Wenn das Öl eine dunkelrote Farbe angenommen hat, seihen Sie es durch einen feinen Filter ab. Das Öl bewahren Sie an einem dunklen und kühlen Ort auf. Es ist unbegrenzte Zeit haltbar.

Im Licht der Wissenschaft

Johanniskraut hat in den letzten Jahren viele wissenschaftliche Prüfungen bestanden: Seine Wirksamkeit und Verträglichkeit stellte es bereits an vielen tausend Patienten mit leichten, mittelschweren und schweren Depressionen unter Beweis. Johanniskraut ist ebenso wirksam wie synthetische Antidepressiva. Worin es ihnen jedoch überlegen ist, sind seine Verträglichkeit und seine wesentlich geringeren Nebenwirkungen. Nicht umsonst laufen die Extrakte bei der Behandlung von leichten bis mittelschweren Depressionen ihren synthetischen Konkurrenten den Rang ab.

1996 wurde eine Meta-Analyse veröffentlicht, die insgesamt 19 Studien umfasst, in denen Johanniskrautextrakte gegen Placebos getestet wurden. Nach zwei und vier Wochen Behandlung fand sich unter Johanniskrautextrakt eine statistisch signifikant stärkere Verbesserung der Symptome als unter Placebo.

Verschiedene Untersuchungen zeigten außerdem, dass der Hauptwirkstoff im Johanniskraut, das Hyperforin, nicht nur als Antidepressivum wirksam ist, sondern in sehr niedrigen Dosen auch anxiolytische, also angstlösende, Eigenschaften zeigt. Auch eine Verbesserung von Lern- und Gedächtnisleistungen wurde unter Hyperforin beobachtet.

Wissenschaftliche Untersuchungen haben überdies ergeben, dass die Inhaltsstoffe dieser Heilpflanze auch auf Herz und Kreislauf einen günstigen Einfluss haben. Gerade im Hinblick auf die herzschädigenden Effekte synthetischer Antidepressiva erweist sich Johanniskraut als eine besonders günstige Alternative, denn es ist nicht nur frei von solchen Nebenwirkungen, es hat im Gegenteil sogar eine »kardioprotektive« Wirkung – schützt mithin das Herz.

Fragen Sie Ihren Arzt oder Apotheker
Präparate mit Extrakten aus Johanniskraut sind beispielsweise:
Felis
Jarsin
Kira
Neuroplant

Kaffeestrauch

Coffea arabica

Zu den Wurzeln

Der Kaffeestrauch erreicht eine Höhe von bis zu sechs Metern und trägt längliche, schmale Blätter. Aus den schneeweißen, angenehm duftenden Blüten reifen die Früchte, die rot-violetten Kaffeekirschen heran. In ihrem Inneren bergen sie die Kaffeebohnen, die Samen der Kaffeefrüchte. Nach der Ernte, die immer noch von Hand erfolgt, werden die Kaffeekirschen für rund vier Wochen in der Sonne zum Trocknen ausgelegt. Sind sie vollkommen getrocknet, lässt sich die Kaffeebohne leicht aus der Fruchtschale herauslösen. Dann geht es ans Rösten der grünen Kaffeebohnen. Die Kunst des Kaffeeröstens bestimmt über das Aroma und damit über die spätere Handelsqualität der Kaffeebohnen.

> *Ursprünglich wurden die Samen der Kaffeefrüchte nicht geröstet, sondern pur zur Stimulierung gekaut.*

Von anno dazumal bis heute

Vermutlich zu Zeiten Mohammeds (7. Jahrhundert) gelangte die Kaffeebohne aus ihrer Heimat im Osten Afrikas nach Arabien, wo das aus ihr gebraute schwarze Getränk rasch zum wichtigen sozialen und intellektuellen Stimulans geriet – lange, bevor das Abendland Kunde vom Kaffee und seinen Wirkungen hatte. Bis es damit so weit war, schrieb man be-

Kaffee
- wirkt stimulierend auf Kreativität, Intellekt und Libido
- regt Konzentrationsfähigkeit, Herzschlag und Schweißbildung an
- wirkt entwässernd

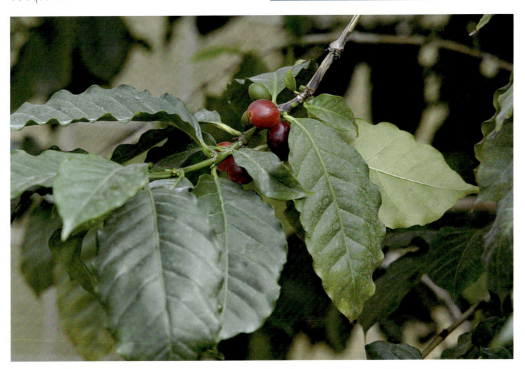

Vor vierhundert Jahren kam der Kaffee in Europa an und war lange ein Luxusgetränk. Heute schätzt die ganze Welt Kaffee als tägliches Stimulans vom Frühstück bis zum Espresso nach dem Abendessen.

reits das Jahr 1601: In England wurde der stimulierende Trank aus dem Osten eingeführt und erlebte dort den gleichen triumphalen Siegeszug wie im Orient. Der Kaffeegenuss breitete sich wie ein Lauffeuer in ganz Europa aus, wobei er zunächst freilich nur der Oberschicht vorbehalten blieb. Diese gab sich in »Logen« der gemeinsamen »Berauschung« am Kaffee hin.

Die größte Anhängerschaft fand der Kaffee zu Zeiten der Aufklärung in intellektuellen Zirkeln: Kant, Voltaire, Rousseau und viele andere Geistesgrößen waren passionierte Kaffeetrinker. Voltaire soll die stattliche Menge von fünfzig Tassen am Tag konsumiert haben. Doch nicht nur Literaten, auch zahlreiche Musiker nutzten Kaffee, oftmals in gewaltigen Mengen, zur Inspiration bei ihrer Arbeit. Das größte Musikwerk, das dem Stimulans gewidmet wurde, ist Johann Sebastian Bachs »Kaffeekantate«. Kaffee stimuliert allerdings nicht nur Kreativität und Intellekt, sondern auch die Libido.

> *Koffein wird auch als indirektes Stimulans bezeichnet, da es nicht an sich anregend wirkt, sondern körpereigene Stimulanzien freisetzt.*

Steckbrief
- **Volksnamen:** Arabica coffee, Cabi, Café, Caféier, Cafeto, Kahwa, Koffie, Kopi, Qahwa
- **Familie:** Rötegewächse (Rubiaceae)
- **Blütezeit:** August bis September
- **Sammelzeit:** Sommermonate
- **Vorkommen:** Die ursprüngliche Heimat liegt vermutlich im Bergland Äthiopiens, heute wird Kaffee in vielen Tropengebieten kultiviert. Die bedeutendsten Anbaugebiete liegen im Tropengürtel Afrikas, in Mexiko, Guatemala, Brasilien, Kolumbien und Nicaragua.
- **Verwendete Teile:** Genutzt werden die Bohnen.

Wie uns Kaffee hilft

Die Hauptinhaltsstoffe der Kaffeebohnen sind die Alkaloide Koffein, Theobromin und Theophyllin. Daneben finden sich Chlorogensäuren, Kaffeeöl und -wachs, Gerbstoffe und die Vitamine B1 und D. Beim Rösten nimmt der Gehalt an Chlorogensäuren stark ab, jener von Koffein bleibt jedoch nahezu unbeeinträchtigt. Im Zuge des Röstens bilden sich noch weitere Stoffe wie Nikotinsäure und Pigmente, die den Kaffeebohnen ihre charakteristische braune Farbe geben. Kaffee macht wach, regt Konzentrationsfähigkeit, Herzschlag, Schweißbildung und Harnausscheidung an.

Die Menge, ab der Kaffee zu diesen Effekten führt, ist bei jedem Menschen unterschiedlich und abhängig von dessen Gewöhnung: Es gibt Menschen, denen eine Tasse Kaffee zur Stimulation für den ganzen Tag genügt, bei anderen läuft unter vier Tassen nichts.

Risiken und Nebenwirkungen

Im Übermaß genossen, verursacht Kaffee Herzrasen, Übelkeit, Zittern, Schlafstörungen und Nervosität. Durch die Chlorogensäure, die den Kaffee sauer macht, kann es zu einem übersäuerten Magen und zu Sodbrennen, Magenschmerzen und Magengeschwüren kommen.

Koffein wird in der Leber abgebaut, dadurch können die Wirkungen anderer Arzneimittel verändert und die Ausscheidungsgeschwindigkeit des Kaffeewirkstoffs beeinflusst werden. Fragen Sie hierzu Ihren Arzt oder Apotheker, wenn Sie Medikamente einnehmen.

Gegenanzeigen

Personen mit Leber- oder Nierenerkrankungen, Herzrhythmusstörungen, Bluthochdruck, Magen- oder Darmgeschwüren oder Schilddrüsenüberfunktion sollten beim Genuss von Kaffee besondere Vorsicht walten lassen.

Gesund mit Kaffee

Außer zur Stimulation bewähren sich die Samen der Kaffeefrüchte auch als Arznei: In Afrika kaut man sie geröstet gegen Kopfschmerzen, Schwächezustände und sogar bei Malaria, in arabischen Ländern schätzt man den Kaffeesatz auf eitrige Wunden und Entzündungen aufgelegt.

Schlaflosigkeit, innere Unruhe, Kopfschmerzen, Zittern, Krämpfe, Blutdruckerhöhung, Herzrasen, Magen-Darm-Beschwerden wie auch Sodbrennen sind Zeichen einer Überdosierung beziehungsweise Unverträglichkeit von Kaffee. Bei uns gilt starker schwarzer Kaffee mit Zusatz von Zitronensaft als probates Mittel gegen Kopfschmerzen und den morgendlichen Kater nach einem zu tiefen Blick ins Glas. Auch eine homöopathische Arznei wird aus den Kaffeebohnen hergestellt: Unter der Bezeichnung Coffea verordnet der Homöopath sie gegen Kopf- und Wundschmerzen, Schlafstörungen und nervöse Übererregtheit.

> *Die Sitte, Kaffee mit gemahlenem Kardamom zu versetzen, verdient es, ab und zu übernommen zu werden. Das verbessert das Aroma und macht den Kaffee auch magenfreundlicher.*

Anwendung

Das Kaffeekochen ist, neben dem Rösten, entscheidend für Geschmack und Bekömmlichkeit des schwarzen Tranks. Dazu hat man überall auf der Welt unterschiedliche Vorgehensweisen ersonnen. So brüht man in Afrika überwiegend die grob zerkleinerten Kaffeebohnen mit kochendem Wasser auf und gibt dem Ganzen zur geschmacklichen Verfeinerung wie zur besseren Bekömmlichkeit Gewürze wie Kardamom bei.

Hierzulande hat es sich dagegen eingebürgert, die Bohne feinstgemahlen in papierene Filter oder spezielle Maschinen zu füllen und mit kochendem Wasser zu übergießen. Filterkaffee, wie er vor allem in Mitteleuropa und den USA üblich ist, wird jedoch von vielen Menschen nicht so gut vertragen wie der in mediterranen und arabischen Ländern getrunkene Espresso oder Mokka. Das liegt vor allem daran, dass beim Filterkaffee jene Stoffe der Kaffeebohne im Papier zurückbleiben, die den Kaffee bekömmlicher machen würden.

Das häufigste Ritual der Welt

Kaffeebereiten und mehr noch das -trinken war, und ist es im Grunde bis heute, mit einem Ritual verbunden. Bei den Sufis und Derwischen war der Kaffee unerlässlicher Bestandteil ihrer Zeremonien, im Islam ist er heilig: Noch immer werden in Moscheen zu vielerlei Anlässen große Mengen an Kaffee getrunken.

Doch so weit muss man sich nicht entfernen, um den rituellen Gebrauch des Kaffees zu beleuchten. Auch in den Kaffeehäusern Wiens, den Bars von Bozen bis Palermo und den Cafeterien anderer Regionen Europas werden tagtäglich die gleichen Rituale vollzogen: Menschen gehen regelmäßig, oftmals zu den immer gleichen Zeiten, an Orte, an denen sie ihre »Kaffeezeremonie« durchführen, einerlei ob mit Espresso, Cappuccino, Melange, Einspännern, kleinen Braunen und wie die vielen Kreationen mit Kaffee sonst noch heißen. Selbst der intime Kaffeegenuss zu Hause, allen voran der morgendliche, stets vollführt in der gleichen Art und Weise, hat im Grunde etwas Rituelles. Auch wenn sich diese Gewohnheit in vielem von jener der Sufis oder Derwische unterscheidet – ihr Zweck ist der Gleiche.

Kakaobaum

Theobroma cacao

Zu den Wurzeln
Der bis zu 15 Meter hoch werdende Kakaobaum hat stark verzweigte, grünrindige Äste. Aus ihnen wachsen die kleinen weiß-rosa Kakaoblüten direkt heraus. Später bilden sich gelbe oder rote Schoten. Aus ihren Samen, den Kakaobohnen, wird das Kakaopulver hergestellt.

Von anno dazumal bis heute
Viele altamerikanische Mythen erzählen von der himmlischen Herkunft des Kakaos, der »Speise der Götter«. Und so lautet der botanische Name des Kakaos auch »Theobroma«, Götterspeise. Bei den Azteken, den Ureinwohnern Mexikos, heißt Kakao Kakahuatl – was übersetzt »hart und gut« bedeutet. Die gerösteten Kakaobohnen dienten als Grundlage eines schäumenden, scharfen und gesalzenen Getränks. Eine noch heute in Mexiko beliebte, für europäische Gaumen allerdings ungewöhnliche Zubereitung, ist eine Mixtur aus Kakaopulver, Honig, Wasser und Maismehl. Sie wird vorwiegend zu scharfen Gerichten getrunken.

> Mit Mais- oder Maniokmehl und Honig zu einer Paste vermischt und in Platten ausgewalzt wurde Kakaopulver zu Xokolatl – dem Urahn der Schokolade.

Kakao war immer auch eine wirksame Medizin. Kakaopulver mit Wasser vermischt, benutzt man bis heute zur Behandlung von Angina, indem man den Hals damit einstreicht und die Paste antrocknen lässt. Wegen seiner harntreibenden Wirkung wird es von den Nachkommen der Azteken aber auch bei Nierenleiden genommen.

Darüber hinaus diente Kakahuatl sogar als Währung: Steuerabgaben und andere Zahlungen leistete man häufig mit rohen Kakaobohnen. Auch Prostituierte entlohnte man gern mit der »göttlichen Speise« – war diese doch auch ein geschätztes Aphrodisiakum. Von dem letzten Aztekenherrscher Montezuma ist überliefert, dass er in »goldenen Bechern ein gewisses Kakaogetränk, dem man die Wirkung eines Liebeselixiers nachsagte« trank, bevor er sich in seinen Harem begab.

Wie uns Kakao hilft
Was ist es, das bei Millionen von Menschen immer wieder aufs Neue jene unbezwingbare Lust auf Kakao, respektive Schokolade erweckt? Ein Stoff namens Theobromin. Dieses Alkaloid löst die Freisetzung von körpereigenen Luststoffen, den so genannten Endorphinen aus, was offensichtlich – Schokoholics wissen dies zu bestätigen – abhängig machen kann. Ebenso wie ein anderer Kakaostoff, das Phenylethylamin. Das schüttet das Gehirn in Kaskaden ins Blut, wenn wir über beide Ohren verliebt sind. Und genau das suchen jene, die sich die »teuflische Versuchung« auf der Zunge zergehen lassen. Nicht umsonst schnellt die Lust auf Schokolade in Zeiten des Trübsinns, so auch bei Liebeskummer, signifikant in die Höhe. Neben den beiden Luststoffen finden sich im Kakao Proteine, Fette, Kohlenhydrate, Koffein und Tannin.

Steckbrief
- **Volksnamen:** Cacahuatl, Kahau, Kaka, Schokoladenbaum, Sia, Xocoatl
- **Familie:** Sterkuliengewächse (Sterculiaceae)
- **Blütezeit:** Das ganze Jahr
- **Sammelzeit:** Sommermonate
- **Vorkommen:** Schon in vorkolumbianischer Zeit wurde Kakao in allen tropischen Regenwaldgebieten Amerikas kultiviert. Heute finden sich auch in Afrika und Südostasien große Anbaugebiete.
- **Verwendete Teile:** Die Samenhüllen der Bohnen

Risiken und Nebenwirkungen
Der Kakaostoff Theobromin kann offensichtlich auch zu einer Art Abhängigkeit führen, die eher psychischer Natur ist.

Gegenanzeigen
Keine bekannt.

Gesund mit Kakao

In Europa hat sich Kakao als Heilmittel nie etabliert – abgesehen davon, dass Kakao und Schokolade als »Hirn- und Nervennahrung« gelten, weil sie die Konzentrations- und Leistungsfähigkeit steigern können. Doch heute ist erwiesen, dass im Kakao noch einiges mehr steckt, vor allem an Gutem für die Gesundheit: Flavanole nämlich, die auch in Rotwein und Tee enthalten und der Grund für deren positive Effekte sind. Nun erfährt auch die Schokolade ihre Rehabilitation – in Maßen genossen. Die Flavanole schützen vor allem Herz und Gefäße. Sie senken ebenso wie die Polyphenole im Wein den Gehalt an LDL-Cholesterin und wirken sich bei erhöhtem Blutdruck positiv aus. Darüber hinaus haben sie antioxidative Eigenschaften, reduzieren also die schädlichen Effekte freier Sauerstoffradikale.

Freuen können sich darüber allerdings nur die Liebhaber von Bitterschokolade – je dunkler die süße Medizin, desto wirksamer. Denn je höher der Kakaogehalt, desto mehr Flavanole hat die Schokolade. Milchschokolade ist deshalb zur

> **Kakao**
> ➤ wirkt stimmungsaufhellend
> ➤ stimuliert und regt an
> ➤ wirkt stärkend auf Körper und Psyche
> ➤ schützt vor den schädlichen Effekten freier Radikale

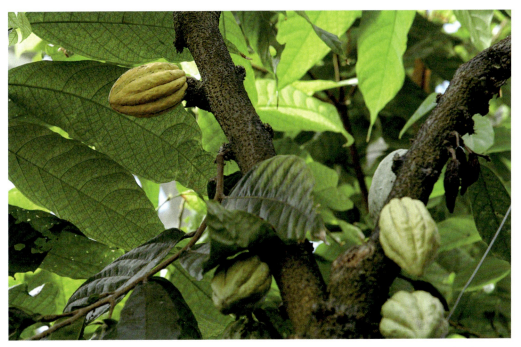

Die Azteken bauten schon Kakao an und nutzten seine anregende Wirkung auf Psyche, Körper und insbesondere die Libido – lange, bevor die Spanier kamen und alle Welt mit der Kakaobohne bekannt machten.

Vorbeugung wenig empfehlenswert, nicht nur, weil sie mehr Fett enthält und in der Folge mehr Kalorien. Vor allem aber blockiert Milch die Aufnahme der guten Schokostoffe in den Körper. Den gleichen Effekt zeitigt übrigens auch ein Glas Milch zur Schokolade. Wenn Sie dunkle Schokolade essen, sollten Sie also möglichst keine Milch dazu trinken. Forscher gehen davon aus, dass sich zwischen den Flavanolen im Kakao und bestimmten Eiweißstoffen der Milch Komplexe bilden. Diese können nicht in die Blutbahn aufgenommen werden und sind somit für den Körper nicht zu verwerten. So kann man sich fragen, ob ein italienischer Schokoladenfabrikant die Gesundheit seiner Kundschaft im Augen hatte, als er seine Marke namens »Puro« auf den Markt brachte. Die Kreation besteht aus 100 Prozent Kakao. Sonst nichts, nicht einmal Zucker – bittere Medizin aus der Süßwarenabteilung, allerdings sorgfältig komponiert aus den feinsten Kakaobohnensorten.

> In den USA wurde bereits eine Schokolade auf den Markt gebracht, die besonders viele Flavanole enthält – Naschen mit Nutzwert.

Süße Lust

Mit den Conquistadores kam die Kakaobohne, benannt als »Manna von Caracas«, schließlich in die Alte Welt. Hier diente sie damals weniger der Stimulation des Geistes und der Leistungsfähigkeit, als vielmehr der sexuellen Lust: Kakao war ein hoch begehrtes Liebesmittel. So schreibt der britische Botaniker William Cole (1626–1692) über die heiße Schokolade: »Von wunderbarer Wirkung für die Zeugung von Kindern; sie regt nicht nur Venus heftig an, sondern bewirkt bei Frauen auch die Empfängnis.« Bei so viel Erotik ließ die Missbilligung seitens der Kirche nicht lange auf sich warten. Bis weit ins 17. Jahrhundert hinein vermutete man im Kakao eine »Versuchung des Teufels«. Angesichts dessen ist es umso pikanter, dass die süße Variante des Kakao, wie wir ihn heute kennen, ein Rezept spanischer Nonnen aus dem 16. Jahrhundert ist.

Anwendung

Kaufen Sie nie billiges Kakaopulver, sondern nur absolut reines von bester Qualität. Auch so genannte Kakaogetränkepulver sollten tabu sein, denn sie enthalten Unmengen an Zucker. Für medizinische Zwecke ist handelsübliches Kakaopulver ungeeignet. Hierfür sollten Sie auf unbehandelte Kakaobohnen oder Kakaohülsentees aus der Apotheke zurückgreifen.

Aztekischer Kakao Um einmal eine kleine Vorstellung davon zu bekommen, wie der »Urkakao« geschmeckt hat, können Sie folgende Rezeptur ausprobieren:
Fünf bis sechs Esslöffel Kakaopulver mit zwei Teelöffeln Zimtpulver, zwei Messerspitzen Kardamom, dem Mark einer Vanilleschote und einer Messerspitze Nelkenpulver in einem halben Liter Wasser fünf Minuten aufkochen lassen. Abseihen und mit Honig süßen.

Im Licht der Wissenschaft

In Fachkreisen setzt man sich intensiv mit der Rehabilitation der Schokolade auseinander. Nicht wenige Experten sind der Ansicht, dass die süße Lust nicht schädlich, sondern im Gegenteil sehr gesund ist. Dies gründet vor allem in den enthaltenen Flavonoiden. Sie schützen vor allem Herz und Gefäße, da sie ebenso wie die Polyphenole im Wein den Gehalt an LDL-Cholesterin senken und sich bei erhöhtem Blutdruck positiv auswirken. Darüber hinaus haben sie antioxidative Effekte. Die »Suchtstoffe« im Kakao sind dagegen in so geringen Mengen enthalten, dass sie keine Gefahr darstellen können.

Kalmus
Acorus Calamus L.

Zu den Wurzeln
Der ausdauernde Kalmus wächst bevorzugt in der Nähe von Gewässern – an Teich- und Seeufern, Bächen und Flüssen. Aus dem daumendicken, kriechenden Wurzelstock entspringen schwertförmige Blätter. Die Blüten des Kalmus sind unscheinbar grün und klein, werden aber auffällig präsentiert: Sie sitzen an einem langen Blütenkolben, der seitlich aus einem Hochblatt hervorwächst. Aus den Blüten entwickeln sich rote Beeren, die in unserem Klima jedoch nicht zur Reife kommen. Die Kalmuswurzel wird nach der Ernte sorgfältig gereinigt, in etwa zehn Zentimeter lange Stücke geschnitten und zum Trocknen ausgelegt.
Der Name Kalmus leitet sich vom lateinischen »calamus« ab und bedeutet Rohr.

Von anno dazumal bis heute
Kalmus war schon im Altertum ein bekanntes Heilmittel. Im Kräuterbuch des chinesischen Kaisers Shen Nung (ca. 2500 v. Chr.) ist er als »Ch'ang-Pu«, Lebensverlängerer, erwähnt. Im alten Ägypten wurde er »Heiliges Rohr« ge-

Kalmus
- wirkt anregend auf die Verdauungsvorgänge
- fördert den Appetit
- hat krampflösende Eigenschaften
- wirkt stärkend und schwach stimulierend
- entbläht
- gleicht den Säure-Basen-Haushalt aus

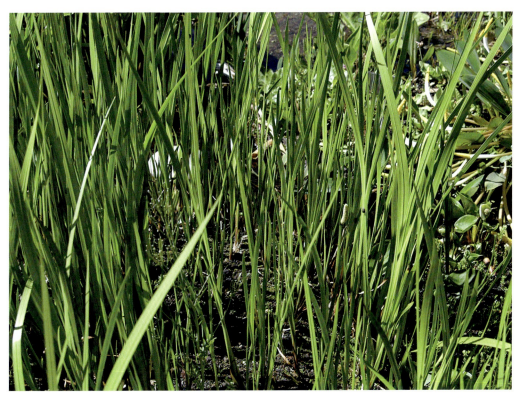

Kalmus hilft, wie ihr volkstümlicher Name »Magenwurz« schon sagt, vor allem bei Verdauungsproblemen wie Appetitlosigkeit und Blähungen. Auch Kindern, die nicht essen wollen, kann man Kalmustee geben.

nannt. Auch in altpersischen Heilschriften wird er lobend erwähnt. In unsere Breiten gelangte die heilkräftige Pflanze erst gegen Ende des 16. Jahrhunderts: Dem Direktor der Kaiserlichen Gärten in Wien wurde 1574 ein Exemplar aus Indien überreicht. Kalmuswurzeln dienten vor allem als Heilmittel gegen Verdauungbeschwerden, Appetitlosigkeit, Blähungen, Krämpfe – bewährte Anwendungsgebiete der Pflanze bis heute.

Wie uns Kalmus hilft

Das Aronstabgewächs enthält in seinen Wurzeln ätherische Öle, die in der Hauptsache für die Wirkungen verantwortlich sind: Die aktiven Substanzen sind dabei α- und β-Asaron, die strukturelle Ähnlichkeit mit Meskalin besitzen. Die Asarone sorgen für die verdauungsanregenden Effekte der Wurzeln. Im Verbund mit den ebenso enthaltenen Bitterstoffen, vor allem Acorin, lindern sie Beschwerden im Magen-Darm-Trakt: Säureüberschuss und Säuremangel werden ausgeglichen, Darmschwäche behoben, Gasansammlungen abgetrieben und die Gallenbildung in der Leber sowie der Gallenfluss günstig beeinflusst.

Es gibt Züchtungen mit hohem und mit niedrigem Asarongehalt. Der Gehalt an ätherischem Öl schwankt stark je nach Herkunftsland. Zu Heilzwecken verwendetes Kalmusöl muss aus asaronarmem Kalmus gewonnen werden. Kaufen Sie Kalmuswurzeln deshalb besser in der Apotheke. Denn in wild wachsenden Pflanzen kann die Konzentration an Asaron mitunter sehr hoch sein.

> *Bei den Fronleichnamsprozessionen in Bayern wird teilweise noch heute Kalmuskraut als »Pranggras« auf die Prozessionswege gestreut.*

Risiken und Nebenwirkungen

Eine kurmäßige Einnahme über einen längeren Zeitraum ist nicht empfehlenswert. Kalmus darf nicht zusammen mit so genannten MAO-Hemmern eingenommen werden, sonst kann es zu Vergiftungserscheinungen und lebensbedrohlichen Kreislaufproblemen kommen.

Gegenanzeigen

Auf die Einnahme während Schwangerschaft und Stillzeit sollte verzichtet werden.

Gesund mit Kalmus

Der Volksname »Magenwurz« verrät schon, wogegen dieses Kraut gewachsen ist: Die Wurzeln des Kalmus verwendet die Volksmedizin bis heute vor allem bei Verdauungsstörungen wie Blähungen oder Appetitlosigkeit. Besonders bei Kindern, die nicht essen wollen, hilft Kalmustee. Auch das Kauen der Wurzel bringt Erfolg, denn das regt auch die Speichelsekretion an.

Kalmusbäder verbessern die Durchblutung, stärken bei Erschöpfungszuständen und in der

---

Steckbrief

- **Volksnamen:** Ackerwurz, Brustwurz, Bitterwurz, Chalmis, Deutscher Ingwer, Karmsem, Kolmes, Magenwurz, Schwerthenwurzel, Kalmus, Deutscher Zitwer
- **Familie:** Aronstabgewächse (Acoraceae)
- **Blütezeit:** Die Pflanze stammt aus Südindien, wo sie im Juni und Juli blüht. In den anderen Regionen blüht sie dagegen nicht, sondern vermehrt sich vegetativ oder wird von Menschen oder Tieren weitergetragen.
- **Sammelzeit:** März bis April und September bis November
- **Vorkommen:** Ursprünglich in Asien beheimatet, ist Kalmus heute in ganz Mitteleuropa zu finden.
- **Verwendete Pflanzenteile:** Arzneilich verwendet wird der Wurzelstock.

Rekonvaleszenz nach langen Krankheiten. Weiterhin lösen sie Verspannungen und werden auch bei Schlaflosigkeit empfohlen. Äußerlich angewendet wird Kalmustee als Umschlag bei Hautausschlägen und gegen Kopfschuppen. Einreibungen mit Kalmusöl fördern die Durchblutung der Haut.

Anwendung

Tee Kalmustee ist ideal bei nervösen Magenbeschwerden, Blähungen und überreiztem Magen: Übergießen Sie zwei Teelöffel getrocknete Kalmuswurzeln mit einer Tasse kaltem Wasser. Eine halbe Stunde ziehen lassen, dann kurz aufkochen und anschließend gleich abseihen. Zu den Mahlzeiten, dreimal täglich, je eine Tasse trinken.

Bad Stärkt, erfrischt und fördert die Konzentration: Geben Sie eine Hand voll getrocknete Kalmuswurzeln in ein Stoffsäckchen und legen es in das heiße Badewasser. Maximal 15 Minuten baden, dann abtrocknen und zugedeckt eine Weile nachruhen.

Tinktur Geben Sie 100 Gramm der getrockneten Wurzeln in eine Glasflasche und übergießen sie mit einem halben Liter 40-prozentigem Alkohol – die Pflanzenteile sollten komplett bedeckt sein. Dann die Flasche gut verschließen und an einen dunklen, warmen Platz stellen. Zwei Wochen ziehen lassen, dann durch ein Sieb abseihen. Anschließend füllen Sie die Tinktur in dunkle Glasflaschen um. Bei Beschwerden im Verdauungstrakt nehmen Sie zehn Tropfen unverdünnt jeweils zu den Mahlzeiten ein.

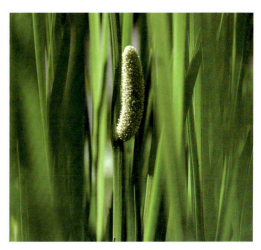

In wild wachsendem Kalmus können giftige Stoffe in größerer Menge enthalten sein. Kaufen Sie Kalmus deshalb besser in der Apotheke.

Nichts für schwache Nerven: Scharfstoffe

Wie der Name schon vermuten lässt, haben Scharfstoffe eine einigermaßen heftige Wirkung: Sie verursachen ein starkes Brennen, was im Rahmen der Phytotherapie allerdings manchmal durchaus erwünscht ist. Denn es ist gerade die Reaktion der Schmerzrezeptoren, die den gewünschten Effekt erzielt. Unter anderem wird die Durchblutung angekurbelt, und etwaige Schadstoffe werden schneller durch das Gewebe transportiert.

Die Wirkung von Scharfstoffen beruht auf einer heftigen Reaktion von bestimmten Sinneszellen in Haut und Schleimhaut, die mit einer mehr oder weniger schmerzhaften Reizung, Rötung und Temperaturerhöhung auch des unter der Haut liegenden Gewebes verbunden ist. Bei einer chronischen Gelenkentzündung beispielsweise erweisen sich Scharfstoffe immer wieder als wohltuendes und heilungsförderndes Mittel. Durch den Impuls der Reaktivierung wird die örtliche Durchblutung erheblich gefördert, und belastende Schadstoffe können von dort vermehrt abtransportiert werden.

Kamille

Matricaria recutita L.

Zu den Wurzeln

Anspruchslos in seinen Lebensbedingungen ist der kleine Korbblütler mit goldgelbem Blütenkopf: Er wächst auf Brachland, Wiesen und Äckern. Bei der Ernte sollte man darauf achten, ob man die Kamille eher zur inneren Einnahme oder für Bäder verwenden will. Für Ersteres benötigt man vor allem die Blütenköpfchen, für Letzteres auch Stiele und Blätter.

Von anno dazumal bis heute

Dass die Kamille zu den bekanntesten Heilpflanzen gehört, ist sicherlich mit auf die lange Geschichte ihrer Anwendung zurückzuführen. Denn schon bei den Heilkundigen des alten Ägyptens standen die weißen Blüten in vielfältigen Diensten, übrigens nicht nur zur Linderung menschlicher Leiden, sondern auch als »Arzt der Pflanzen«: Man pflanzte die Kamille in die unmittelbare Nähe kranker Pflanzen, da man glaubte, sie könne diese von ihrer Krankheit heilen.

Auch quer durch die späteren Epochen fand die Kamille hohe Wertschätzung als Heilmittel. Den nordischen Völkern galt sie sogar als heilig, da sie in den weißen Blüten den Sonnengott Balder sahen.

Die Kamille ist in der Volksmedizin die am meisten verwendete wild wachsende Pflanze – aus gutem Grund, denn mit ihrem hohen Anteil an ätherischem Öl ist sie nahezu ein »Alleskönner«.

So wird der »Pflanzendoktor« in vielen alten Herbarien und Rezeptsammlungen genannt, und auch das »Lorscher Arzneibuch« wartet mit einigen Präparationen auf, in denen die Kamille vertreten ist: in Arzneien gegen Fieber, Lungenbeschwerden und Schmerzen an den Backenzähnen. Ferner geben die Lorscher Mönchsärzte Anleitung zur Bereitung eines Kamillenöls. Dieses, bereits bei den Ägyptern zu kosmetischen Zwecken und zur Balsamierung der Toten in Gebrauch, empfehlen sie für eine Mundspülung gegen schmerzendes und geschwollenes Zahnfleisch: »Koche mit Wein vermischtes Kamillenpulver auf die Hälfte ein und spüle damit kräftig den Mund: Es hilft sofort.« Diese Anwendung von Kamillentee ist auch heute noch bei »Reizungen der Mund- und Rachenschleimhaut und bakteriellen Erkrankungen der Mundhöhle und des Zahnfleisches« angezeigt.

Fraglich ist in medizinhistorischen Kreisen noch, welche der vielerlei Kamillearten in den alten Schriften denn nun gemeint ist. Vieles spricht allerdings dafür, dass es die »Echte Kamille« ist, die wir auch heute anwenden und die

> *Der Name stammt vom griechischen »khamaimelon«: »Apfel auf der Erde« – was von dem apfelartigen Geruch herrührt, den die Blüten verströmen. »Matricaria« bringt die Anwendung der Kamille bei Erkrankungen im Wochenbett zum Ausdruck: Lateinisch »mater« heißt Mutter.*

Steckbrief

- **Volksnamen:** Kummerblume, Mägdeblume, Hermel, Mueterchrut, Apfelkraut, Gartenkamille, Dicke Gramille, Falsche Gramille, Härmelchen, Haugenblum, Heermännle, Kamelle, Karmille, Kamölln, Kuhmelle, Kühmelle, Moderkrud
- **Familie:** Korbblütler (Asteraceae)
- **Blütezeit:** Mai bis Juni
- **Sammelzeit:** Mai bis Juli
- **Vorkommen:** Echte Kamille kommt in Süd- und Osteuropa auf Äckern, Ödland, Feldern oder Schuttplätzen vor, wird jedoch auch als Kulturpflanze angebaut; besonders in südlichen Ländern wie Spanien, Ägypten und Argentinien.
- **Verwendete Pflanzenteile:** Zu medizinischen Zwecken werden die Blütenkörbchen verwendet.

vermutlich erst im Gepäck der Benediktiner aus Südeuropa zu uns kam.

Wie uns Kamille hilft

Die wichtigsten Inhaltsstoffe der Kamille sind das ätherische Öl, in dem unter anderem der Sesquiterpenalkohol Alpha-Bisabolol (INN: Levomenol) mit seinen Oxidationsprodukten Bisabololoxid A, B und Bisabolonoxid sowie das aus dem Matricin gebildete Chamazulen enthalten sind. Weitere Bestandteile der Pflanze sind Flavonoide, Cumarine wie das Herniarin und Umbelliferon sowie Schleimstoffe. Viele Wirkstoffe bewirken viele Effekte: Das ätherische Öl der Kamille hat entzündungshemmende und krampflösende Wirkungen und besitzt zudem bakterizide und fungizide Eigenschaften. Darüber hinaus hemmt das Alpha-Bisabolol die Freisetzung des Verdauungsenzyms Pepsin im Magen und bewirkt damit eine Lin-

> **Kamille**
> - wirkt entzündungshemmend
> - ist krampflösend
> - hat antibakterielle und fungizide Eigenschaften
> - wirkt entblähend
> - ist schweißtreibend
> - lindert Schmerzen
> - wirkt wundheilend
> - fördert die Schlafbereitschaft
> - wirkt beruhigend auf die Nerven

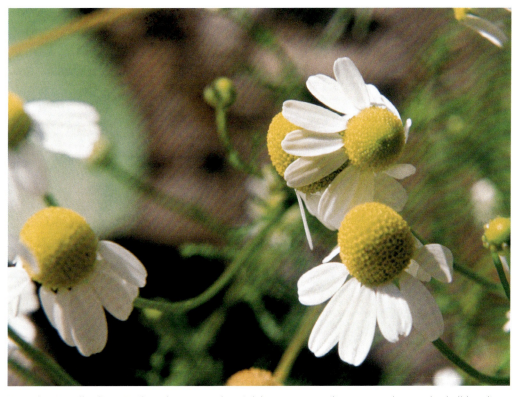

Die Echte Kamille, die zu Heilzwecken verwendet wird, kann man von ihren Verwandten an den halbkugeligen gelben Blütenböden unterscheiden. Bei den anderen Kamillenarten sind sie nicht so erhaben, sondern flach.

derung von Beschwerden, die auf eine erhöhte Bildung von Magensäure zurückgehen – ein Schutzpuffer für den gereizten Magen und hilfreich zur Vorbeugung von Gastritis. Dem Chamazulen hat die Kamille die entzündungshemmenden Wirkungen zu verdanken. Die weiteren Inhaltsstoffe der Kamillenblüten, die Flavonoide, wirken ebenfalls krampflösend und entzündungshemmend.

Risiken und Nebenwirkungen
Immer wieder berichtete allergische Reaktionen und Hautbeschwerden nach Kamillenanwendung sind laut Untersuchungen der Dermatologischen Klinik Eppendorf in Hamburg eher auf unsachgemäße Berichterstattung und vor allem auf verunreinigte Kamille zurückzuführen. Kamillentee-Apothekerware und standardisierte Kamillenextrakt-Fertigpräparate stammen heute jedoch ausschließlich aus patentierter Anbauware. Damit sind Verunreinigungen aus »falschen« Kamillen, in denen das Allergen Anthecolid vorkommen kann, per se ausgeschlossen. Nicht ganz auszuschließen sind dagegen Pollenallergien durch Kamillenpollen, deren allergene Bestandteile sich bei der Aufbereitung der Kamillenblüten im Extraktionsmittel lösen können.
Trinken Sie Kamillentee jedoch nicht ständig als Durstlöscher, sondern nur als Medikament.

Gegenanzeigen
Wer allergisch auf Korbblütler, zu denen auch die Kamille gehört, reagiert, sollte von ihrer Anwendung absehen.

Gesund mit Kamille

Die Kamille ist heute wie früher ein vielseitig eingesetztes Hausmittel. Man denke nur allein an den aus ihren Blüten zubereiteten Tee, den Sie sicherlich auch schon einmal getrunken haben: ein altbekanntes Hausmittel, unter anderem gegen Blähungen. Kamille »im Trank« wurde bereits von Dioskurides hierfür empfohlen, ebenso wie für entzündete Wunden, als Bad gegen Hämorrhoiden und andere Beschwerden im Analbereich.
In der rationalen Phytotherapie finden aus den Blüten gewonnene Kamillenextrakte Anwendung, deren therapeutische Wirksamkeit in einer Reihe von Studien belegt ist. Sie werden eingesetzt bei Krämpfen und entzündlichen Beschwerden des Magen-Darm-Traktes sowie der Mundhöhle, bei Reizzuständen der Atemwege zur Inhalation. Zur äußerlichen Anwendung sind Extrakte aus Kamillenblüten bei entzündlichen Haut- und Schleimhauterkrankungen, beispielsweise Ekzemen, sowie bei bakteriellen Hauterkrankungen und infizierten Wunden angezeigt. Sehr bewährt sind auch Sitzbäder, Spülungen und Inhalationen mit den Kamillenblüten. Ein Kamillendampfbad beispielsweise ist ideal bei Akne sowie zur Inhalation bei Schnupfen, Bronchitis und entzündeten Nebenhöhlen.

Anwendung
Fertigpräparate Dem aktuellen Wissensstand entsprechende Präparate sind ausschließlich als Monopräparate aus Kamille im Handel. Diese enthalten als Wirkstoff einen Extrakt aus Kamillenblüten. Für die Qualität des Extraktes sind das Drogen-Extrakt-Verhältnis (DEV) und das Extraktionsmittel (Alkohol und Wasser) entscheidend. Beides muss im Beipackzettel angegeben sein. Darüber hinaus bestimmen auch die Konzentrationen des im Präparat enthaltenen Bisabolols und Apigenins über dessen Qualität. Auch sie müssen im Beipackzettel deklariert sein.
Bei der Verwendung als Entzündungshemmer beträgt die Tagesdosis neun bis zwölf Gramm

> *Wenn Entzündungen und Krämpfe zu behandeln sind, ist Kamille eines der besten Mittel aus der Naturapotheke.*

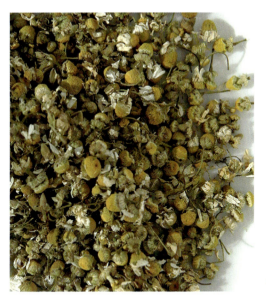

Kamillenblüten werden für den Vorrat traditionell getrocknet. Wer sie selber sammelt, kann sie auch gut einfrieren.

Kamillenblüten. Bei Fertigpräparaten richtet sich die Dosierung nach den jeweiligen Indikationen – die Angaben dazu finden Sie im Beipackzettel vermerkt. Dies gilt auch für die äußerliche Anwendung der Präparate.

Tee Das Beste bei Übelkeit, Magenbeschwerden, schmerzhafter Menstruation und vielen weiteren Alltagsbeschwerden. Übergießen Sie drei Teelöffel Kamillenblüten mit einer Tasse kochendem Wasser. Zehn Minuten zugedeckt ziehen lassen, dann abseihen. Von dem Tee trinken Sie täglich drei bis vier Tassen.

Kopfdampfbad (Inhalation) Angezeigt besonders bei Erkältungen sowie vor allem bei Entzündungen der Nebenhöhlen, der Nase wie auch der Stirn und des Kiefers. Für das Kopfdampfbad können Sie ätherisches Kamillenöl, Tee aus den Blüten oder die Blüten »pur« verwenden. In eine Schüssel kochend heißes Wasser geben Sie entweder zehn Tropfen Öl, eine Tasse Tee oder aber zwei Esslöffel der Blüten. Wie Sie zur Inhalation im Einzelnen vorgehen, ist auf Seite XX beschrieben. Denken Sie daran, nach dem Dampfbaden für eine halbe Stunde nicht an die frische Luft zu gehen. Auch die Fenster sollten Sie währenddessen geschlossen halten. Da die ätherischen Öle der Kamillenblüten Haut und Schleimhäute austrocknen, sollte man Kopfdampfbäder nur über drei bis vier Tage anwenden, jeweils einmal täglich.

Wenn Ihnen während des Kopfdampfbads schwindlig wird oder Sie Kopfschmerzen bekommen, brechen Sie die Anwendung sofort ab.

Tinktur Dazu übergießen Sie in einer Glasflasche 20 Gramm der Blüten mit 100 Milliliter 70-prozentigem Alkohol. Gut verschlossen an einem dunklen Platz zwei Wochen ziehen lassen, dann abseihen und in dunkle Tröpfchenzählflaschen (bekommen Sie in Apotheken und im medizinischen Fachhandel) umfüllen. Von der Tinktur nehmen Sie bei Bedarf zehn Tropfen unverdünnt einmal täglich nach dem Essen ein. Sie können bei Halsentzündungen auch damit gurgeln; dazu verdünnen Sie die Tinktur mit der dreifachen Menge Wasser.

> *Kamillenpräparate sind zum einen als Tee oder Tinktur erhältlich, zum anderen als Extrakte aus den Blüten.*

Rollkur Lange Tradition hat die so genannte »Rollkur« mit Kamille bei Magengeschwüren und Magenschleimhautentzündung. Dafür bereitet man zunächst einen Absud aus 4 Esslöffel Kamillenblüten, die mit einem Liter heißem Wasser überbrüht werden. Nach 3 Minuten abseihen und 15 Milliliter Kamillentinktur zugeben. Davon trinkt man dreimal täglich 2 Tassen: Die erste Portion früh nüchtern noch im Bett trinken und sich jeweils 5 Minuten auf die rechte Seite, auf den Rücken, die linke Seite und schließlich auf den Bauch »rollen«, damit die Magenschleimhaut von allen Seiten benetzt wird. Möglichst eine halbe Stunde nachruhen und dabei einen warmen Wickel auf die Magengegend legen, der zusätzlich beruhigt. Nachmittags und vor dem Schlafengehen den Rest der Teezubereitung trinken. Die Rollkur sollte mindestens acht bis zehn Tage hintereinander durchgeführt werden.

Bad Geben Sie zwei Hände voll Kamillenblüten direkt in das Badewasser. Falls Sie ein Sitzbad (→ Seite 43) machen, genügt auch eine Hand voll Blüten.

Haarspülung Auch zur Verschönerung wird die Kamille von den Frauen seit alters verwendet. Blondes Haar wird durch regelmäßige Spülungen mit Kamillentee noch heller. Gerade im Winter, wenn die Sonne nur wenig scheint, verträgt blondes Haar einen natürlichen Aufheller. Einige Wochen lang nach der Haarwäsche reichlich Tee (Zubereitung wie beschrieben) über das Haar gießen, einwirken lassen und nicht ausspülen. Anschließend das Haar wie gewohnt frisieren. Der Kamillenduft verfliegt sehr schnell.

Im Licht der Wissenschaft

Die Kamille kann nicht nur auf eine Jahrtausende während Anwendung zurückblicken, sie ist auch Gegenstand einer breiten naturwissenschaftlichen Forschung. Bereits 1921 wurde der erste Kamillenextrakt patentiert und in den 1930er-Jahren liefen die ersten pharmakologischen Studien mit Kamillenblütenextrakten und dem Wirkstoff Chamazulen. In der rationalen Phytotherapie finden heute aus den Blüten gewonnene Extrakte Anwendung, deren therapeutische Wirksamkeit in einer Reihe von Studien belegt ist.

So wurde die entzündungshemmende und wundheilende Wirkung der Kamille bereits in Tiermodell- und Zellkulturmodell-Experimenten aus den 1970er- und 1980er-Jahren belegt. Wissenschaftler aus Marburg konnten 2002 auch den zu Grunde liegenden Wirkmechanismus aufklären: Speziell die Wirkstoffe Alpha-Bisabolol und Chamazulen hemmen zwei Enzyme namens Cyclo- und Lipoxygenase. Sie sind die beiden wichtigsten Überträgerenzyme bei entzündlichen Prozessen, der so genannten Entzündungskaskade. In verschiedenen mikrobiologischen Testsystemen erwiesen sich vor allem das ätherische Kamillenöl und seine Einzelbestandteile – am stärksten auch hier das Alpha-Bisabolol – hemmend gegen grampositive Keime wie Staphylo- und Streptokokken und gegen Dermatophyten wie unter anderem Candida albicans. Dass die Kamillenstoffe auch eine Hemmwirkung auf Helicobacter pylori – ein Bakterium, das Magengeschwüre verursachen kann – ausüben, wurde 2002 von einer St. Petersburger Forschergruppe berichtet. Auch die überlieferte Erfahrung der beruhigenden Wirkungen der Kamille hat inzwischen ihre wissenschaftliche Bestätigung gefunden. Im Mittelmeerraum beispielsweise wird Kamillentee traditionell zum Einschlafen getrunken. Zwei italienische Arbeitskreise konnten im Jahr 2000 denn auch eine dämpfende Wirkung des Tees und seines Hauptflavons, des Apigenins, auf das zentrale Nervensystem nachweisen.

Kamillenblüten, Matricariae flos, sind auf der Liste für den »well-established medicinal use« (→ Seite 54) angeführt.

Fragen Sie Ihren Arzt oder Apotheker

Präparate mit Extrakt aus Kamillenblüten sind beispielsweise:
Kamille Spitzner N Lösung
Kamillin Robugen Konzentrat, Kamillin Bad Robugen
Markalakt Pulver
Matmille Bad oder Salbe
Pascoventral
Tonsilgon Dragees oder Tropfen
Ulcu-Pasc Tabletten
Weleda Nasenöl

Kampferbaum
Cinnamomum camphora L.

Zu den Wurzeln
Der immergrüne Kampferbaum erreicht eine Höhe von 50 Metern und einen Durchmesser von fünf Metern und kann bis zu 2000 Jahre alt werden. Sein aufrechter Stamm verzweigt sich weit oben in viele Äste und hat eine graue, schuppige Rinde. Die glänzenden länglichen bis elliptischen Blätter, die mit bis zu 13 Zentimeter Länge ebenfalls eine beachtliche Größe annehmen können, sind anfangs rosa und werden später grün. Der Kampferbaum trägt viele

Kampfer
- fördert die Durchblutung
- wirkt entzündungshemmend
- ist schwach desinfizierend
- wirkt lokal schmerzlindernd
- ist kühlend
- stillt Juckreiz
- wirkt krampflösend
- regt den Kreislauf an

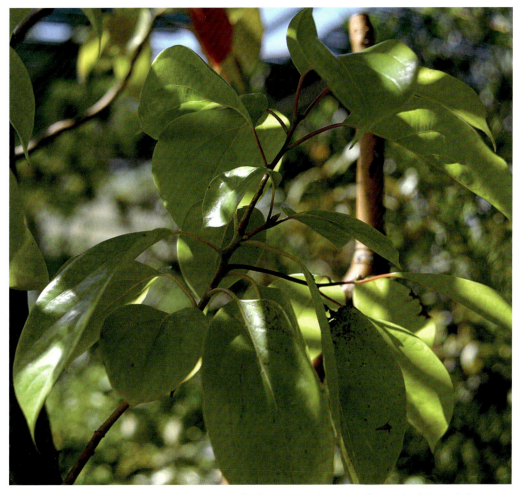

Aus dem Holz des Kampferbaumes wird das Kampferöl gewonnen, das – in Salben und Erkältungsbalsamen – auf die Haut aufgetragen wird und die Durchblutung anregt. Es stillt Schmerzen und löst Hustenkrämpfe.

in Büscheln stehende kleine weiße und unscheinbare Blüten, die süßlich duften und aus denen sich purpurschwarze Früchte entwickeln. Zur Gewinnung des Kampfers, eines festen ätherischen Öls, werden die oberirdischen hölzernen Teile oder Blätter geerntet. Man verwendet dafür bevorzugt das Holz von älteren Bäumen, da der Gehalt an Kampferöl in den unteren Stammabschnitten am höchsten ist. Der Kampfer wird über Wasserdampfdestillation und anschließende Reinigung des Destillats gewonnen.

Die Bezeichnung Kampfer leitet sich vom indonesischen »kapur«, Kalk, ab und wurde über das arabische Wort »Kâfur« zu Kampfer. Im Mittelhochdeutschen bezeichnete man mit Kampfer eine harzige Masse.

> *Da Kampferöl bereits bei Zimmertemperatur verdunstet, sollten Sie es stets kühl und gut verschlossen aufbewahren.*

Von anno dazumal bis heute

Kampfer wird in seiner ursprünglichen Heimat schon lange als Aphrodisiakum und Heilmittel geschätzt. Von den Arabern wurde der Kampferbaum dann im 11. Jahrhundert nach Europa gebracht. Kampfer galt als überaus kostbar: Er wurde mit Gold aufgewogen und von Fürst zu Fürst als Tribut oder Geschenk gesandt. In Japan und in Indien wird Kampfer bis heute traditionell zu rituellen Räucherungen verwendet. In Indien ist er Bestandteil des Betelpäckchens, das von Millionen von Menschen tagtäglich bei Straßenhändlern erworben und gekaut wird. Es enthält gemahlene Betelnuss, eine psychoaktiv wirksame Droge, daneben Kampfer und andere Gewürze, die gemischt und in ein grünes Betelblatt eingewickelt werden. Die Mischung stimuliert den Körper und dämpft Hungergefühle.

Wie uns der Kampferbaum hilft

Kampfer stimuliert das Atemzentrum sowie Gefäßnerven und regt so den Kreislauf an. Geschätzt wird er auch bei akuten Infektions- und Erkältungskrankheiten sowie bei Schwindel. Kampfer wirkt weiterhin entzündungshemmend und krampflösend. Auf Grund der lokal stark reizenden und durchblutungsfördernden Wirkung wird Kampfer auch Salben und alkoholischen oder öligen Lösungen gegen rheumatische Beschwerden, Muskelzerrungen, Neuralgien und Frostbeulen zugesetzt.

Kampfer findet aber auch im kosmetischen Bereich Anwendung: Er ist Bestandteil von Gesichts-, Rasier-, Haut- und Haarwässern, da er schwach antiseptisch, schmerzlindernd und juckreizstillend wirkt.

Risiken und Nebenwirkungen

Bei der Anwendung von Kampferöl reagieren manche Menschen mit Kontaktekzemen. Weiterhin kann er Augen und Atmungsorgane stark reizen. Bei der Einnahme von Kampfer sollte man sich unbedingt an die vom Arzt verordnete Dosis halten. Bei leichten Vergiftungen durch die Einnahme höherer Dosen kommt es zu Übelkeit und Erbrechen, Atemschwäche, rauschähnlichen Zuständen, Krämpfen und

---

Steckbrief

- **Volksnamen:** Kampfer, Karpura
- **Familie:** Lorbeergewächse (Lauraceae)
- **Blütezeit:** Mai bis Juli
- **Sammelzeit:** Das ganze Jahr
- **Vorkommen:** Der Kampferbaum ist in Japan und an Teilen der ostasiatischen Küste beheimatet. Kultiviert findet er sich auch in Ceylon und Ostafrika, Taiwan, Japan, Brasilien, China und Indien.
- **Verwendete Pflanzenteile:** Aus dem zerkleinerten Holz wird das Kampferöl gewonnen.

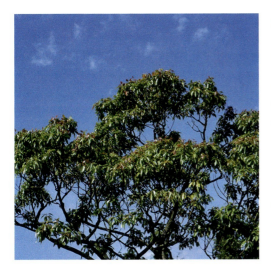
Kampferbäume müssen mindestens 50 Jahre alt sein, bis es sich lohnt, sie zu fällen und aus dem Holz Kampferöl zu destillieren.

Gesund mit Kampferbaum

Kampfer fördert die Durchblutung der Haut und wirkt lokal schmerz- und juckreizstillend. Er wird daher äußerlich als Salbe bei Muskel- und Gelenkschmerzen aufgetragen, ebenso bei neuralgischen oder rheumatischen Schmerzzuständen. Die Anwendung von Kampfer in Erkältungsbalsamen beruht darauf, dass er an den Bronchien eine schleim- und krampflösende Wirkung entfaltet.

Anwendung

Kampfer wird als Salbe, Tinktur zum Einreiben oder als Badezusatz angeboten und ist in vielen Präparaten zur Behandlung von Erkältungskrankheiten, rheumatischen Erkrankungen und Muskelschmerzen enthalten. Er findet sich auch in herz- und kreislaufstabilisierenden Fertigpräparaten, unter anderem in Kombination mit Weißdorn (→ Seite 551).

Kompressen oder Waschungen Bereiten Sie dazu eine Lösung aus fünf Tropfen Kampfertinktur auf ein Glas abgekochtes Wasser zu. Wie Sie Waschungen und Kompressen durchführen, lesen Sie auf den Seiten 36 bis 45.

Inhalation Geben Sie dazu 20 Tropfen Kampfertinktur in eine Schüssel mit heißem Wasser. Zur Durchführung der Inhalation → Seite 42 f.

Fragen Sie Ihren Arzt oder Apotheker

Präparate mit Zubereitungen aus Kampferbaum sind beispielsweise:
Balsamka Schmerzbalsam
Laryngsan
Pinimenthol Erkältungsbad oder Nasensalbe
tetesept Erkältungs- oder Rheumabad, Erkältungsbalsam
Tiger Balm rot oder weiss
Wick VapoRub Salbe
Wick Inhalierstift N

Herzrasen. Größere Dosierungen rufen fortschreitend subkortikale (unter der Hirnrinde gelegene) Erregung hervor, die Krämpfe zur Folge haben können, die an epileptische Anfälle erinnern. Die minimale tödliche Dosis liegt für Kinder bei einem Gramm, für Erwachsene bei 20 Gramm. Bereits ab 6 bis 10 Gramm wurden schwere Vergiftungen mit Angstzuständen, Halluzinationen und Krämpfen beobachtet. Kampfer hebt außerdem die Wirkung fast aller homöopathischen Mittel auf.

> Bei Kreislaufproblemen lässt man 10 bis 15 Tropfen Kampfer auf einem Stück Würfelzucker im Mund zergehen.

Gegenanzeigen

Kampfer darf auf keinen Fall während Schwangerschaft, Stillzeit und bei Kindern unter 14 Jahren angewendet werden. Ebenfalls sollte er nicht auf geschädigte Haut, etwa bei Verbrennungen, oder auf die Schleimhäute aufgetragen werden. Auch bei Asthma und Erkrankungen der Leber oder Galle dürfen Kampfer-Präparate nicht angewendet werden.

Kapuzinerkresse

Tropaeolum majus L.

Zu den Wurzeln

Kapuzinerkresse hat kräftige, fleischige Stängel und dunkelgrüne, nahezu kreisrunde, mitunter schwach gelappte Blätter. Der lange Blattstiel sitzt in der Mitte des Blattes. Die großen Blüten sind orange bis rot gefärbt, mit je fünf Kelch- und Kronblättern. Die Form der Blüten erleichtert gefiederten Besuchern das Leben: Kolibris tauchen ihre langen Schnäbel in die Blüten und laben sich an deren süß-scharfem Nektar. Während die Kapuzinerkresse in unseren Breiten einjährig wächst und jedes Jahr neu gesät werden muss, bildet sie in ihrer Heimat, im feuchtheißen Dschungel Südamerikas, mehrjährige und ausdauernde Bestände: Die Pflanzen können dort beträchtliche Ausmaße annehmen. Im Garten blüht die Kapuzinerkresse reichlich an einem sonnigen Standort in nährstoffarmer Erde.

> *Die schwefelgelben bis orangeroten Blüten haben spitz ausgezogene, farbige Sporne, die an die Kopfbedeckung der Kapuzinermönche erinnert. So kam es zur deutschen Bezeichnung Kapuzinerkresse.*

Steckbrief

- **Volksnamen:** Gelbes Vögerl, Kapuzinerli, Salatblume, Kapernblume, Großindische Kresse
- **Familie:** Kapuzinerkressegewächse (Tropaeolaceae)
- **Blütezeit:** Juni bis Oktober
- **Sammelzeit:** Juni bis August
- **Vorkommen:** Die Kapuzinerkresse stammt ursprünglich aus den Urwäldern Südamerikas, wo fast 80 verschiedene Arten dieser Pflanze wachsen. Von dort gelangte sie um 1600 nach Spanien und von dort sehr schnell nach Großbritannien. Als Gartenpflanze ist sie inzwischen europaweit verbreitet.
- **Verwendete Pflanzenteile:** Angewendet werden die Blätter.

Von anno dazumal bis heute

Die Kapuzinerkresse wurde in der Volksmedizin ihrer ursprünglichen Heimat zur Behandlung von infizierten Wunden eingesetzt. Holländische Händler brachten die Kapuzinerkresse im 16. Jahrhundert aus den peruanischen Anden nach Europa, wo sie rasch Verbreitung fand. Bereits im berühmten barocken Kräuterbuch des »Garten von Eichstätt« aus dem Jahre 1613 findet sich ein Portrait der »Indianischen Kresse«. Diese wurde vielfach in den Klostergärten angepflanzt und ebenfalls zur Heilförderung bei frischen Wunden eingesetzt, aber auch zur allgemeinen Stärkung und zur Blutreinigung. Die Blütenknospen hat man, eingesalzen oder sauer eingelegt, als Kapernersatz verzehrt.

Wie uns Kapuzinerkresse hilft

Kapuzinerkresse enthält Senfölglykoside, unter anderem Benzylsenföle, die antibakterielle Wirkungen haben: Dank dieser besitzt die Pflanze antibiotische Effekte und hemmt Vermehrung und Wachstum von Krankheitskeimen. Besonders bei Harnwegsinfekten gilt Kapuzinerkresse als effektiver Keimhemmer. Aber auch bei Infektionen der Atemwege leistet die Pflanze gute Dienste. Kapuzinerkresse wirkt entzündungshemmend, schleimlösend, fiebersenkend und durchblutungsfördernd. Zudem stärkt sie die körpereigenen Abwehrkräfte, da sie reich an Vitamin C ist. Aus den Senfölglykosiden entsteht im Körper freies Senföl.

Risiken und Nebenwirkungen

Da Senföl die Schleimhäute reizt, sollten Zubereitungen aus der Kapuzinerkresse nicht länger als sechs Wochen angewendet werden. Ansonsten kann es unter anderem zu Schleimhautreizungen im Magen-Darm-Trakt kommen.

Gegenanzeigen

Kapuzinerkresse darf nicht bei chronischen Nierenfunktionsstörungen, beispielsweise bei diabetischen Nierenschäden, sowie Magen- und Darmgeschwüren angewendet werden. Auch Säuglinge und Kleinkinder dürfen wegen der scharfen Senföle keine Zubereitungen aus Kapuzinerkresse bekommen.

Gesund mit Kapuzinerkresse

Kapuzinerkresse wird vor allem innerlich angewendet: Sie bewährt sich bei Infektionen und Entzündungen der ableitenden Harnwege, bei grippalen Infekten, Bronchitis und Pilzerkrankungen der Kopfhaut.

Anwendung

Kapuzinerkresse kann als Extrakt in Fertigpräparaten wie als Tinktur eingenommen oder einfach unter Speisen gemischt werden. Allerdings

> **Kapuzinerkresse**
> - wirkt schwach antibiotisch
> - ist durchblutungsfördernd
> - wirkt schleimlösend und auswurffördernd
> - hat fiebersenkende Effekte
> - fördert die Abwehrkräfte
> - wirkt harntreibend

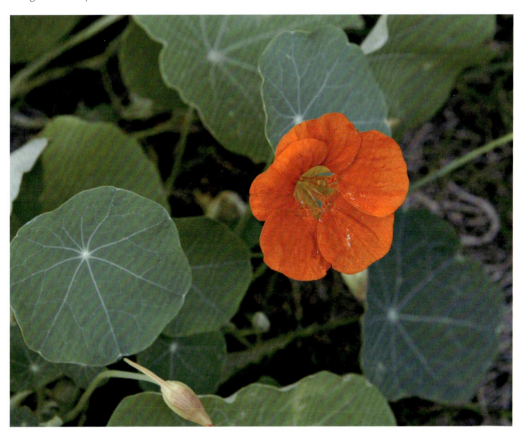

Kapuzinerkresse wächst bei uns als Zierpflanze. Nur die Wenigsten wissen, dass die Pflanze essbar ist – sie gibt vielen Speisen den letzten Pfiff und hilft bei Blasenentzündung und Bronchialinfekten.

sollte man die Zubereitungen wie auch das frische Kraut nicht in heiße und kochende Gerichte geben, da sich die heilsamen Öle sonst verflüchtigen. Aus dem gleichen Grund kann man Kapuzinerkresse nicht, wie andere Heilpflanzen, für den Vorrat trocknen.

In der Küche Ein Salat mit Kapuzinerkresse stärkt die körpereigene Abwehr. Nehmen Sie pro Salatportion aber höchstens zwei frisch gepflückte Blätter. Wegen des stark würzig-pfeffrigen Geschmacks sollten Sie die Blätter klein schneiden und in die Salatsauce geben. Die Blätter eignen sich auch als Pfefferersatz, beispielsweise in Gewürzquark oder Kräuterbutter. Die schönen Blüten machen sich gut als essbare Dekoration für Käse- oder Wurstplatten.

Tinktur Wenn Sie die Heilkraft der Kapuzinerkresse bei Harnwegsinfekten oder Husten und Bronchitis nutzen wollen, stellen Sie eine Tinktur aus den Blättern her. Dazu setzen Sie 100 Gramm Blätter in einem Viertelliter hochprozentigem Alkohol an. Die Flasche gelegentlich schütteln und die Tinktur nach zehn Tagen abseihen. Täglich dreimal 30 Tropfen einnehmen.

Haarspülung gegen Schuppen Geben Sie zwei Hände voll Kapuzinerkresse in einem halben Liter kaltes Wasser und bringen dies zum Kochen. 15 Minuten leise kochen lassen, dann durch ein Sieb abgießen und nach dem Haarewaschen als letztes Spülwasser verwenden.

Im Licht der Wissenschaft

Untersuchungen ergaben, dass die Senföle aus Kapuzinerkresse je nach Wirkstoffkonzentration ausgeprägte antibakterielle Wirkung aufweisen. In bakteriologischen Versuchen zeigte Senföl beispielsweise eine gute Wirksamkeit gegen Bakterien sowie gegen Candida-Pilze. Zu den Keimen, die auf Benzylsenföl empfindlich reagieren, gehören auch die typischen Erreger von unkomplizierten Harnwegsinfekten wie Escherichia coli und Enterokokken. Über die antibakterielle Wirksamkeit hinaus hemmen Senföle auch das Wachstum von Viren, Pilzen und Hefen.

Ein deutlicher Vorteil gegenüber synthetischen Antibiotika ist, dass keine der typischen Nebenwirkungen eintreten. Senföl wird im Darm fast vollständig aufgenommen, eine Schädigung der tieferen Darmabschnitte ist nicht zu befürchten. Die Ausscheidung erfolgt zum Teil unverändert über die Lunge mit der Atemluft und über den Harn.

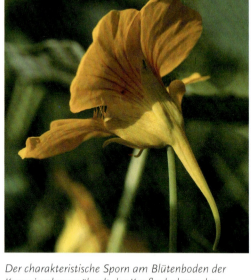

Der charakteristische Sporn am Blütenboden der Kapuzinerkresse ähnelt der Kopfbedeckung der Kapuzinermönche und war Namengeber der Pflanze.

> *Die pharmakologisch-experimentelle und klinische Erforschung der Kapuzinerkresse und des Benzylsenföls begann 1952 – ein denkbar ungünstiger Zeitpunkt, hatten doch gerade die klassischen Antibiotika ihren Siegeszug angetreten.*

Fragen Sie Ihren Arzt oder Apotheker
Ein Präparat mit Zubereitungen aus Kapuzinerkresse ist beispielsweise:
Angocin Anti-Infekt N

Kardamom

Elettaria cardamomum L.

Zu den Wurzeln

Kardamom ist eine ausdauernde, schilfartige Staudenpflanze mit knolligen Wurzeln. Aus den bis zu drei Meter hoch wachsenden Stängeln treiben seitlich die Blütenstiele aus. Die Blüten sind weiß mit rosa- bis lilafarbenen Streifen. Die Samen befinden sich in einer dreifächerigen, eiförmigen bis länglichen Kapsel – den Kapselfrüchten. Der beste Zeitpunkt für die Ernte ist vor der Vollreife. Er muss genau abgepasst werden, damit die Früchte nicht aufspringen und die Samen verloren gehen. Im Handel erhältlich sind die ganzen, je nach Trocknungsmethode grünen oder bräunlichen Kardamomkapseln. Aus den Samen wird durch Destillation das Kardamomöl gewonnen.

Von anno dazumal bis heute

Kardamom gehört mit zu den wertvollsten Gewürzen – gleich nach Safran und Vanille. In Indien gab man ihm daher auch den Namen »König der Gewürze«. In der traditionellen Me-

Kardamom
- fördert den Gallefluss
- ist blähungswidrig
- unterstützt die Verdauung
- hemmt das Wachstum von Bakterien und Pilzen
- wirkt harntreibend und entwässernd
- ist kreislaufanregend

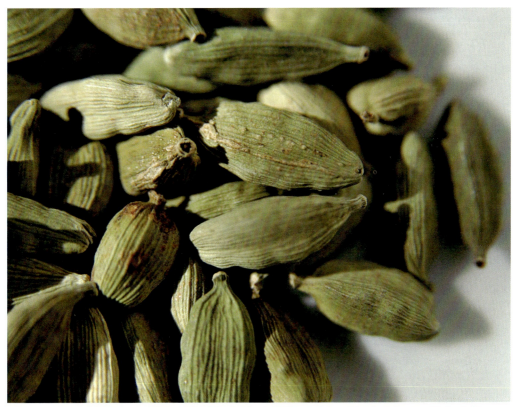

In den Kardamomkapseln befinden sich viele schwarze Samenkörnchen, die zerstoßen oder gemahlen als Gewürz dienen. Kaufen Sie am besten geschlossene Kapseln; Pulver verliert schnell sein ätherisches Öl.

dizin Chinas und Indiens wurde er bereits vor mehr als 3000 Jahren vor allem bei Lungenkrankheiten, Fieber, Verdauungsproblemen und Erkrankungen der Harnwege eingesetzt. Im antiken Griechenland und in Rom wurde die Kardamomessenz wegen des angenehmen Duftes übrigens auch zu Parfüm verarbeitet.
In den arabischen Ländern wird Kardamom bis heute als Kaffeegewürz verwendet. Auch in Finnland pflegt man diesen Brauch.

Wie uns Kardamom hilft

Die Samen des Kardamoms enthalten ein terpenreiches ätherisches Öl, dessen Hauptbestandteile Terpinylacetat und Cineol sind. Das Öl wirkt wachstumshemmend auf Bakterien und Pilze und steigert die Magensaft- und Gallensekretion. Die wichtigsten Heilanzeigen von Kardamom sind deshalb Verdauungsbeschwerden wie vor allem Blähungen, Völlegefühl und Appetitlosigkeit. Er hilft auch bei Magenschmerzen und dem so genannten Roemheld-Syndrom, das durch die Symptome Herzrhythmusstörungen, Beklemmungsgefühl und Schmerzen ähnlich wie bei Angina pectoris gekennzeichnet ist.
Kardamom regt den Kreislauf an, wirkt harntreibend und entwässernd. Das Kauen der Samen erfrischt den Atem besonders nach Knoblauchgenuss und hilft bei Mundgeruch.

Risiken und Nebenwirkungen
Keine bekannt.

Gegenanzeigen
Kardamom sollte in größeren Mengen nicht während Schwangerschaft und Stillzeit angewendet werden, ebensowenig bei Gallensteinleiden.

Möglicherweise wurde Kardamom bereits in den königlichen Gärten von Babylon als Gewürz und Heilmittel angepflanzt.

Gesund mit Kardamom

Kardamom wird vor allem bei Verdauungsstörungen wie Appetitlosigkeit, Blähungen, Magenverstimmungen und Sodbrennen sowie bei Mundgeruch angewendet. Der süß-würzige, wärmende Duft hat auch eine anregende und aphrodisierende Wirkung. Die Wirkungen des Kardamoms kommen vor allem in Verbindung mit Fenchel und Kümmel gut zum Tragen.

Anwendung
Tee Stärkt die Verdauung und hilft gegen Krämpfe im Magen-Darm-Trakt: Kochen Sie einen Viertelliter Wasser auf, und geben Sie einen Teelöffel Pfefferminzblätter und einen Teelöffel frisch gemahlenen Kardamomsamen dazu. Lassen Sie den Tee etwa fünf Minuten ziehen, süßen ihn mit Honig und trinken vor den Hauptmahlzeiten eine Tasse davon.
Kardamommilch Erwärmen Sie ein Glas Milch, geben den frisch zerstoßenen Inhalt einer Kardamomkapsel sowie einen Esslöffel Honig hinzu und rühren gut um. Dieser Trunk wärmt und stimuliert die Durchblutung wie auch die Verdauung.

Steckbrief

- **Volksnamen:** Malabarkardamome
- **Familie:** Ingwergewächse (Zingiberaceae)
- **Blütezeit:** Kardamom blüht das ganze Jahr über, die Hauptblüte ist jedoch von Januar bis Mai.
- **Sammelzeit:** Alle zwei Monate
- **Vorkommen:** Ursprünglich stammt Kardamom von der Malabarküste in Südindien. Dort gedeiht er in den warm-feuchten Bergwäldern. Heute wird Kardamom auch in Indonesien, Sri Lanka, Guatemala, Tansania und Vietnam angebaut.
- **Verwendete Pflanzenteile:** Medizinisch verwendet werden die Samen und das daraus gewonnene ätherische Öl.

Kava-Kava *Piper methysticum*

Zu den Wurzeln
Der buschige, immergrüne Kava-Strauch erreicht eine Höhe von bis zu drei Metern und trägt hellgrüne Blätter, deren Form an ein Herz erinnert. Aus den stets männlichen Blüten, weibliche sind nicht bekannt, entwickeln sich purpurfarbene Beeren. Die Wurzeln, aus denen der Kavatrank bereitet und auch die Kavaextrakte gewonnen werden, sind gewaltig: Bis zu zehn Kilo kann ein Wurzelstock auf die Waage bringen.

Von anno dazumal bis heute
Ins Deutsche übersetzt bedeuten die beiden polynesischen Worte Kava-Kava soviel wie »das bittere Getränk«. Wegen seiner psychoaktiven Effekte ist der immergrüne Kava-Strauch auch unter dem Namen Rauschpfeffer bekannt: Der Trank aus seinen gewaltigen Wurzeln, die bis zu zehn Kilo wiegen können, wird seit undenklichen Zeiten auf den Inseln der Südsee vergleichbar der Tasse Kaffee oder schwarzem Tee

> **Kava-Kava**
> - hat angstlösende Wirkungen
> - wirkt beruhigend (sedierend)
> - fördert den Schlaf
> - löst Verspannungen und Krämpfe der Muskeln
> - hat stimulierende und anregende Effekte
> - wirkt allgemein entspannend auf Körper und Psyche

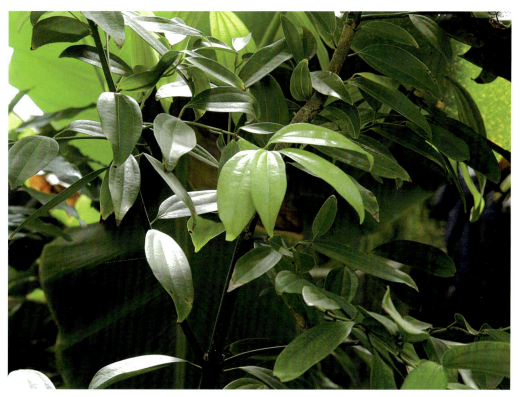

Der Name deutet schon darauf hin: Kava-Kava kommt aus der Südsee. Die Wurzel der Pflanze enthält Stoffe, die angstlösend, beruhigend und entspannend wirken, ohne den Patienten abhängig zu machen.

hierzulande als stimulierendes Getränk konsumiert. Kava trinkt man zur Begrüßung von Gästen und um Einigkeit zwischen den Dorfbewohnern herbeizuführen, wenn im Zusammenhang mit der Gemeinschaft strittige Entscheidungen gefällt werden müssen.

Nicht zu vergessen sind die berühmten Kavazeremonien, im Zuge derer – bedingt durch die Wirkungen dieses Pfeffergewächses sowie des Rituals selbst – das Zusammengehörigkeitsgefühl innerhalb der Stammesgemeinschaft verstärkt und Aggressionsbereitschaft reduziert werden soll: Kava gilt überall im polynesischen Kulturkreis als Symbol der Freundschaft. Entsprechend ist es die höchste Ehre für Besucher, wenn man ihnen zur Begrüßung einen Kavatrunk reicht. Wer mit dem Dorfhäuptling Kava getrunken hat, kann sich der Gastfreundschaft des betreffenden Dorfes sicher sein.

Verbreitet auf den Inseln Ozeaniens ist der Gebrauch von Kavawurzeln als Aphrodisiakum sowie als Schmerzmittel, als Broncholytikum und zur Beruhigung unruhiger Kinder.

In unseren Breiten wurde diese Pflanze erst zu Beginn des 20. Jahrhunderts eingeführt. Am Himmel der rationalen Phytotherapeutika ist Kava-Kava also ein noch recht neuer Stern.

Der polynesische Name Kava-Kava bedeutet übersetzt so viel wie »bitteres Getränk«.

Steckbrief
- **Volksnamen:** Rauschpfeffer, »Bitteres Getränk«
- **Familie:** Pfeffergewächse (Piperaceae)
- **Blütezeit:** März bis Juli
- **Sammelzeit:** Ganzjährig
- **Vorkommen:** Ursprünglich auf den polynesischen Inseln, ansonsten nur kultiviert in Plantagen
- **Verwendete Pflanzenteile:** Medizinische Verwendung findet der Wurzelstock.

Wie uns Kava-Kava hilft

Die wichtigsten Inhaltsstoffe von Kava-Kava sind die so genannten Kavapyrone, auch Kavalactone genannt. Sie sind für die entspannenden, angstlösenden und schlaffördernden Effekte der Wurzeln des Südseestrauches verantwortlich. Zum einen beeinflussen die Kavapyrone die Rezeptoren für den Neurotransmitter Gamma-Amino-Buttersäure, kurz GABA. Sie docken an den Bindungsstellen dieser Aminosäure an und verdrängen sie auf diese Weise vom Rezeptor. Damit kann GABA nicht wieder in die Nervenzelle aufgenommen werden – ein Vorgang, den man Wiederaufnahmehemmung nennt. Zum anderen hemmen die Kavapyrone die Natriumkanäle in den Zellmembranen, was weiterhin zur angstlösenden und beruhigenden Wirkung von Kava-Kava beiträgt. Die wirkrelevanten Inhaltsstoffe von Kava-Kava, die Kavapyrone, unterscheiden sich voneinander hinsichtlich ihrer Wirkstärke. Das Wirkstoffgemisch im Kavaextrakt besitzt eine stärkere Wirkung als die Kavapyrone alleine – ein synergistischer Effekt also, im Zuge dessen sich die einzelnen Pyrone gegenseitig in ihrer Wirkung verstärken. Darüber hinaus wird der Gesamtextrakt besser vom Körper aufgenommen als die einzelnen Kavapyrone.

Der Kavatrunk selbst wirkt stimulierend, entspannend und ruft ein Gefühl der Sorglosigkeit und Zufriedenheit hervor. Er fördert die Geisteskraft, macht den Kopf klar und regt den Appetit an. Halluzinogene Wirkungen treten wie erwähnt erst nach großen Mengen Kava-Getränk ein.

Risiken und Nebenwirkungen

Nebenwirkungen sind keine bekannt. Selten kann es bei länger dauernder Einnahme und höherer Dosierung durch den Inhaltsstoff Flavokawain zu einer Gelbfärbung der Haut kommen. Diese bildet sich nach Therapieende komplett zurück und verursacht keinerlei gesundheitliche Schäden. Eine Wirkungsverstärkung von zentral wirksamen Substanzen wie Alkohol, Barbituraten und Psychopharmaka ist möglich.

Gegenanzeigen
Während Schwangerschaft und Stillzeit sollten keine Präparate mit Kava-Kava eingenommen werden. Das gilt auch für Depressionen.

Gesund mit Kava-Kava
In den letzten Jahrzehnten fanden die Wirkungen von Kava-Kava angesichts synthetischer Präparate gegen die Angst wenig Beachtung. Erst seit kurzer Zeit gewinnen pflanzliche »Angstlöser« wie Kava-Kava-Extrakt an Bedeutung, da jene synthetischer Herkunft mit Nebenwirkungen und einer großen Gefahr der Abhängigkeit belastet sind – ähnlich wie bei synthetischen Medikamenten gegen Depressionen. Vor allem eine mehrwöchige Behandlung, wie sie bei Angstzuständen erforderlich ist, kann dadurch problematisch werden. Angstlösende Präparate wie Kava-Kava-Extrakt sind deshalb eine hervorragende Alternative zur Behandlung von nicht-psychotischen Angst-, Spannungs- und Erregungszuständen. Sie haben die gleiche Wirksamkeit wie ihre chemischen Kollegen, sind dabei aber wesentlich besser verträglich.

Kava-Kava können Sie auch gegen Wechseljahrsbeschwerden, gegen altersbedingten Leistungsabfall und psychische Labilität sowie als krampflösendes Mittel einsetzen.

In der modernen Phytotherapie haben sich Extrakte aus Kava-Kava-Wurzeln als Arznei gegen Unruhe-, Angst- und Spannungszustände in-

> *In den Kava-Wurzeln finden sich an die 15 verschiedene Kavalactone, auch Kavapyrone genannt. Die wirksamsten darunter sind Kavain, Dihydrokavain und Dihydranmethysticin.*

Das Kavaritual
Um den erfrischenden und angenehm berauschenden Kavatrunk zu bereiten, wird die frisch gegrabene Wurzel geschält und dann von jungen Männern eine Weile gut durchgekaut. Der Sinn des Kauens und Einspeichelns liegt darin, dass die schwer wasserlöslichen Kavalactone dabei emulgiert werden und so besser beim Trinken aufgenommen werden können. Die eingespeichelten Wurzeln kommen in »heilige« Behältnisse, werden mit Wasser vermischt und anschließend durch Siebe, meist aus Kokosfasern, in die Trinkschalen abgefüllt. Der dunkeltrübe Kavatrank wird stets frisch bereitet und genossen, denn nach einigen Stunden schmeckt er schal. Frisch hat er einen bitteren, zusammenziehenden Geschmack – er ruft im Mund eine leicht betäubende Wirkung hervor. In der Regel werden bei Kavazeremonien ein halber bis zwei Liter des Getränks pro Person getrunken. Eine berauschende Wirkung soll sich allerdings erst nach einigen Litern einstellen. In den vergleichsweise geringen Mengen im Zuge der Kavarituale zeitigt der Trank eher allgemein entspannende und stimmungsaufhellende Effekte.

Der Ablauf der Zeremonie ist auf den einzelnen Inseln recht ähnlich: Zunächst wird das Getränk unter Gesängen und Gebeten bereitet, und anschließend setzen sich die Teilnehmer zusammen. Vom Oberhaupt der Gemeinde oder dem Priester wird dann an alle der Kavatrank, oft in Kokosschalen, ausgeschenkt.

zwischen bestens bewährt. In der Homöopathie verordnet man Piper methystikum gegen Erschöpfungs- und Erregungszustände.

Anwendung

Wenn Sie Unruhe- oder Angstzustände mit Kava-Kava-Extrakt behandeln möchten, empfiehlt es sich, diese als Fertigpräparat über mindestens zwei Monate einzunehmen. Die Dosierung sollte so gewählt sein, dass Sie täglich zwischen 60 und 120 Milligramm Kavapyrone einnehmen – wie viele Tabletten oder Kapseln dies ausmacht, können Sie einfach anhand der Angaben auf der Packung ersehen. Bei der individuellen Dosierung ist Ihnen auch Ihr Arzt oder Apotheker behilflich. Außer als fertiges Extraktpräparat können Sie Kava-Kava auch in Form von Tees oder Tinkturen, die es heute ebenso in Apotheken wie im gut sortierten Kräuterfachhandel gibt, anwenden. Der Nachteil dabei ist, dass der Gehalt an wirksamen Inhaltsstoffen in Tees oder Tinkturen sehr gering ist: Sie müssen also schon sehr viel Kavatee trinken, um die gleiche Wirksamkeit zu erreichen, wie es bei den hochdosierten Fertigpräparaten in Form von Kapseln oder Tabletten der Fall ist.

Fertige Präparate Empfehlenswerte Präparate sind nur als Monopräparate im Handel, das heißt, diese Medikamente enthalten als einzigen Wirkstoff den Kavaextrakt. Diese enthalten als Wirkstoff Trockenextrakt aus dem Wurzelstock, der durch Extraktion mit 96 Prozent Ethanol, 75 Prozent Aceton oder 90 Prozent Aceton hergestellt wurde. Das Drogen-Extrakt-Verhältnis (DEV) muss angegeben sein. Da als wirksamkeitsbestimmend die Kavapyrone angesehen werden, muss deren Gehalt ebenfalls angegeben sein. Die Anwendung sollte über mindestens zwei, ohne ärztliche Kontrolle jedoch nicht länger als drei Monate erfolgen.

> *Kava-Kava-Wurzeln sind auf der Liste der Pflanzen für den »well-established medicinal use« (→ Seite 54) angeführt. Fertigpräparate mit Kavaextrakten erhalten Sie rezeptfrei in Apotheken.*

Monopräparate mit Kavaextrakt helfen hervorragend bei Lampenfieber und Prüfungsangst. Sie nehmen Anspannung und Angst, ohne müde und unkonzentriert zu machen, was man gerade in diesen Situationen ja gar nicht brauchen kann. Allerdings stellt sich die angstlösende Wirkung nicht sofort ein; deshalb beginnen Sie am besten bereits zwei Wochen vor dem wichtigen Termin mit der Einnahme, denn dann kann nichts schiefgehen.

Im Licht der Wissenschaft

Die angstlösende Wirkung von Kava-Kava wurde in mehreren Untersuchungen nachgewiesen: Kavaextrakt besitzt bei nervösen Angst-, Spannungs- und Unruhezuständen eine eindeutige Wirksamkeit. Darüber hinaus verbessert er den Schlaf und ist sehr gut verträglich. Denn Kava-Kava entfaltet nicht die bei synthetischen Anxiolytika (= Angstlösern) üblichen Nebenwirkungen: Der große Nachteil von Psychopharmaka ist, dass sie in vielen Fällen die Denk- und Konzentrationsfähigkeit sowie die Fahrtüchtigkeit negativ beeinflussen können. Außerdem kann es auch zu Gedächtnisstörungen kommen. Kava-Kava hingegen scheint diese kognitiven Fähigkeiten sogar positiv zu beeinflussen, wie in klinischen Studien gezeigt werden konnte: Es hat keine hypnotischen Wirkungen und beeinträchtigt weder Aufmerksamkeit noch Konzentration. Auch Aufnahmefähigkeit und Reaktionsvermögen werden nicht herabgesetzt.

Dass Kava-Kava auch über lange Behandlungszeiträume wirksam ist, belegt eine Studie von 1996. Sie wurde an 101 Patienten mit nicht-psychotischen Angstzuständen über insgesamt

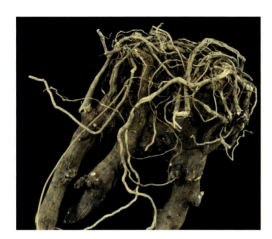

Bis zu zehn Kilogramm bringt ein Kavawurzelstock auf die Waage. Für Fertigpräparate werden die Wirkstoffe mit Alkohol oder Wasser extrahiert.

25 Wochen durchgeführt: Die eine Hälfte der Studienteilnehmer erhielt täglich dreimal 70 Milligramm Kavapyrone, die andere dreimal täglich ein Placebo.

Ziel der Studie war es, zu überprüfen, ob Kava-Kava gegenüber dem Placebo besser wirksam ist. Dem ist in der Tat so: Die Kurzzeitwirkung von Kava-Spezialextrakt nach acht Wochen Behandlung war signifikant höher als die von Placebo. Gleiches gilt für die Langzeitwirkung, allerdings ist diese noch besser als die von kurzen Behandlungszeiträumen. Während der 25 Wochen zeigten sich keinerlei Nebenwirkungen – der Kavaextrakt wurde von allen Patienten gut vertragen.

Auch den Vergleich mit synthetischen Angstlösern muss Kavaextrakt nicht scheuen. Dies belegt eine Doppelblindstudie über sechs Wochen an 172 Patienten in zwölf deutschen Arztpraxen. Die Studienteilnehmer wurden in drei Gruppen eingeteilt: Eine davon erhielt Kava-Spezialextrakt, die anderen beiden jeweils die Benzodiazepin-Präparate Oxazepam sowie Bromazepam. Die Tagesdosis lag bei jeweils dreimal 100 Milligramm Kavaextrakt, 5 Milligramm Oxozepam sowie 3 Milligramm Bromazepam. Fazit: Kava-Spezialextrakt besitzt eine vergleichbare angstlösende Wirkung wie Benzodiazepine. Das wäre schon allein für sich eine gute Nachricht, doch Kava-Kava hat den synthetischen Anxiolytika noch etwas voraus: Im Gegensatz zu ihnen tritt keine Gewöhnung und keine Abhängigkeit ein, und der Extrakt beeinträchtigt nicht das Reaktionsvermögen. Er verbessert Schlafqualität, Aufmerksamkeit sowie Gedächtnisleistung und ist bei all dem – last but not least – sehr gut verträglich.

Fragen Sie Ihren Arzt oder Apotheker
Präparate mit Extrakten aus Kava-Kava sind beispielsweise:
Futuran Kava
Kavacur 120 mg
Kytta-Kava
Maoni forte 120 mg

Entscheidend: Wirkstoffgehalt und Herstellung
Die in Apotheken erhältlichen Präparate mit Kavaextrakt variieren stark hinsichtlich ihres Gehalts an Kavapyronen. Aus diesem Grund sind die einzelnen Kavapräparate auf ihren Gehalt an Kavapyronen normiert. Wie viel davon ein Präparat enthält, ist auf der Packung angegeben – bei der Auswahl sollten Sie dies berücksichtigen. Übrigens auch das Verfahren, in dem der Kavaextrakt hergestellt wurde, denn dieses beeinflusst entscheidend seine Qualität und damit seine Wirksamkeit. Die mit Alkohol gewonnenen Kava-Extrakte enthalten noch harzige Bestandteile, welche die Aufnahme der Wirkstoffe in den Körper beeinträchtigen. Besser sind mit Aceton-Wasser hergestellte Kavaextrakte, denn bei diesen sind unerwünschte Begleitstoffe entfernt.

Kiefer

Pinus sylvestris L.

Zu den Wurzeln

Die Kiefer wächst bevorzugt auf Sandboden, Felsboden und Schuttboden – bis zu einer Höhe von 1800 Metern. Der bis zu 20 Meter hohe Baum hat eine unregelmäßig schirmförmige Krone, deren Äste hoch oben am Stamm beginnen. Die Rinde ist unten am Stamm dunkelbraun bis schwarz, oben und an den Ästen fuchsrot. Die teilweise verharzten Knospen sind eiförmig und am Ende spitz zulaufend. Die blaugrünen Nadeln stehen immer paarweise und besitzen am Grund eine weißgraue Nadelscheide.

Die Kiefer hat eiförmige und schwefelgelbe männliche Blüten, die zahlreich aus den unteren Schuppenblättern eines Jahrestriebes stehen. Die weiblichen »Blüten« entspringen einzeln oder paarweise aus der Spitze junger Triebe und haben zunächst die Form von rotbraunen Zäpfchen. Sie entwickeln sich nach dem Verblühen zu nach unten geneigten, großen, verholzten Zapfen. Die schwärzlichen Samen sind eiförmig-länglich und tragen einen braunen Flügel.

> Zur Harzgewinnung macht man durch die Rinde senkrechte Einschnitte, an deren unterem Ende das Harz in untergestellten Gefäßen aufgefangen wird. Üblich ist auch, die Stämme anzubohren und den ausfließenden Balsam zu sammeln.

Von anno dazumal bis heute

Die Heilkundigen des Mittelalters nutzten die Rinde zu Umschlägen bei Mastdarmvorfall, die Samen bei Nieren- und Blasenleiden und die Nadeln bei Zahnschmerzen, Angina, Leber- und Frauenleiden.

Wie uns die Kiefer hilft

Die ätherischen Öle der Kiefer, unter anderem Pinen, Terpene und Harzsäure, wirken entkrampfend und entzündungshemmend und fördern den Auswurf. Weiterhin haben sie schwach antiseptische und harntreibende Effekte. Auf Grund dieser Wirkungen verschafft Kiefernnadelöl Linderung bei grippalen Infekten, Schnupfen, Husten, Bronchitis, Asthma, Hals- und Rachenentzündungen. Da es die Durchblutung der Muskulatur fördert und Muskelverspannungen löst, hilft es auch bei Muskel- und Gelenkschmerzen. Darüber hinaus wird es bei Überreizung des vegetativen Nervensystems, Erregungszuständen, Schlaflosigkeit und Erschöpfung empfohlen. In der Kosmetik werden die ätherischen Öle der Kiefer Seifen und Reinigungsmitteln zugesetzt, um eine desodorierende, anregende und reinigende Wirkung zu erzielen.

Risiken und Nebenwirkungen

Hohe Dosen des Kiefernnadelöls können vor allem bei Personen mit empfindlicher Haut zu Hautreizungen führen.

Steckbrief

- **Volksnamen:** Waldkiefer, Föhre, Forche
- **Familie:** Kieferngewächse (Pinaceae)
- **Blütezeit:** Mai
- **Sammelzeit:** Die Knospen werden im Februar und März gesammelt, wenn sie noch gut geschlossen sind. Die im Frühjahr austreibenden Zweige sammelt man im Herbst, und das Harz, das aus den Rissen in der Rinde austritt, das ganze Jahr über.
- **Vorkommen:** Die Kiefer findet man im gesamten Europa, in Westsibirien, Russland und der Mongolei.
- **Verwendete Pflanzenteile:** Verwendet werden die frischen Knospen, die Nadeln, das Harz und das aus frischen Nadeln, Zweigspitzen oder Ästen durch Wasserdampfdestillation gewonnene ätherische Öl.

Gegenanzeigen
Für Patienten mit Bronchialasthma und Keuchhusten sind Behandlungen mit dem ätherischen Öl nicht geeignet.

Gesund mit Kiefer

Die Triebe der Kiefer helfen bei Lungenentzündung sowie bei anderen Erkrankungen der Atemwege, von Bronchitis bis zu Grippe und Schnupfen. Sie üben eine wohltuende Wirkung aus, indem sie den Hustenreiz lindern, die

> **Kiefer**
> - wirkt schwach antiseptisch
> - fördert den Auswurf
> - ist blutreinigend
> - wirkt entzündungshemmend
> - löst Verspannungen
> - ist entschlackend
> - wirkt leicht harntreibend
> - löst Schleim

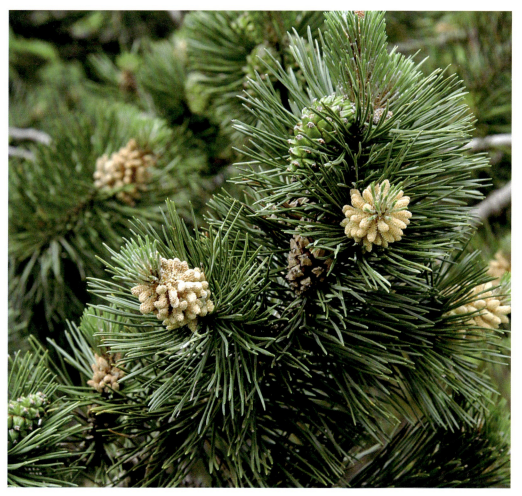

Die ätherischen Öle der Kiefer wirken anregend auf den gesamten Körper. Sie desinfizieren, hemmen Entzündungen und lösen hartnäckigen Schleim. Deshalb sind Kiefernnadelbäder wohltuend bei Erkältung.

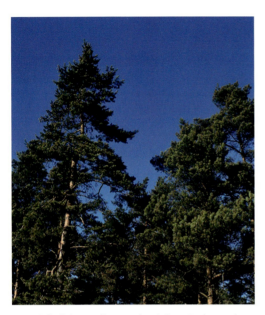

Die Kiefer liebt sandigen und steinigen Boden und wird im Flachland bis zu 20 Meter hoch. Auf den Bergen wachsen niedrigere Latschenkiefern.

Schleimlösung fördern und die Atemwege leicht desinfizieren. Inhalationen aus frischen Kiefernsprossen oder aus destilliertem Kiefernöl erleichtern bei Bronchitis das Abhusten des zähen Schleims und wirken lindernd bei Asthma und Nasennebenhöhlenentzündungen. Aus den jungen Trieben kann man einen Sirup als Hustenmittel bereiten. Eine Abkochung aus den Zweigen mit Nadeln wird als Badezusatz eingesetzt, unter anderem bei Schlaflosigkeit und bei rheumatischen und neuralgischen Beschwerden.

> *Kiefernbäder regen die Haut an, reinigen und desodorieren sie und wirken auf den gesamten Organismus stärkend.*

Anwendung
Kiefernnadelöl wird als Einreibung in Form von alkoholischen Lösungen, Salben, Gelen, Emulsionen, Ölen sowie als Badezusatz und Inhalation angewendet. Kiefernsprossen werden für Teeaufgüsse, als Sirup oder Tinktur angewendet. Zur äußeren Anwendung werden die Sprossen als alkoholische Lösungen, in Ölen oder Salben angeboten.

Inhalation Ätherisches Kiefernöl ist eine Wohltat für Lungen und Bronchien, besonders bei hartnäckigem Husten. Für eine schleimlösende Kieferninhalation können Sie ein paar frische Kiefernnadeln zerkleinern und in eine Schüssel füllen, mit heißem Wasser überbrühen und ein paar Tropfen Kiefernnadelöl hinzufügen. Dann beugen Sie das Gesicht über die Schüssel und atmen zehn Minuten lang tief durch (→ Seite 42 f.). Zusätzlich kann man Rücken und Brust mit einer kiefernharzhaltigen Salbe einreiben. Die Inhaltsstoffe wirken über die Haut und bringen zusätzlich Linderung der Beschwerden sowie eine wohlige Wärme.

Tinktur Legen Sie 10 Gramm frische Knospen in 100 Gramm Alkohol ein und lassen dies zwei Tage stehen. Danach wird abgefiltert. Die Einnahme von täglich 15 bis 20 Tropfen ist empfehlenswert.

Sirup Geben Sie drei Hände voll junge Kieferntriebe in einem Liter Wasser; 20 Minuten leise kochen lassen. Vom Feuer nehmen, abkühlen lassen und drei Tage an einem kühlen Ort zugedeckt ziehen lassen. Durch ein Leinentuch sieben, dabei die Kieferntriebe gut ausdrücken. Den Sud mit einem Kilogramm Kandiszucker erhitzen und zu einem dicken Sirup kochen.

Fragen Sie Ihren Arzt oder Apotheker
Präparate mit Zubereitungen aus Kiefer sind beispielsweise:
Bronchoforton Kinderbalsam
Lindofluid N
Olynth Erkältungsbalsam
Pinimenthol Erkältungssalbe oder -balsam, Nasensalbe
Risin Inhalat
tetesept Erkältungsbad oder -balsam N

Klette

Arctium lappa L.

Zu den Wurzeln

Die Klette wächst in Waldlichtungen, an Wegrändern, auf brachliegenden Feldern und an Ufern – bevorzugt auf lehmigen, nicht zu trockenen Böden. Der bis auf 1,5 Meter Höhe heranwachsende Korbblütler besitzt bis zu einen halben Meter lange Grundblätter. Die kleinen, herzförmigen Stängelblätter sitzen an einem wollig behaarten, aufrechten Stängel. Die Wurzel ist spindelförmig. Die violetten Korbblüten bilden borstige Früchte, die bei Reife vom Stiel fallen. Die Hüllblätter der Fruchtstände haben mit Widerhaken versehene Spitzen, die sich, wenn sie reif sind, im Fell von Tieren festhaken, um weitertransportiert zu werden.

Von anno dazumal bis heute

Die medizinischen Wirkungen der Klette waren schon im Altertum bekannt. Sie wurde bereits von Dioskurides erwähnt. Dank ihrer klettenden Eigenschaft, deren Mechanismus übrigens bei der Erfindung des heute so weit verbreiteten

> **Klette**
> ➤ wirkt entgiftend und blutreinigend
> ➤ stillt Schmerzen
> ➤ ist entzündungshemmend
> ➤ wirkt antiseptisch
> ➤ reguliert den Gallenfluss

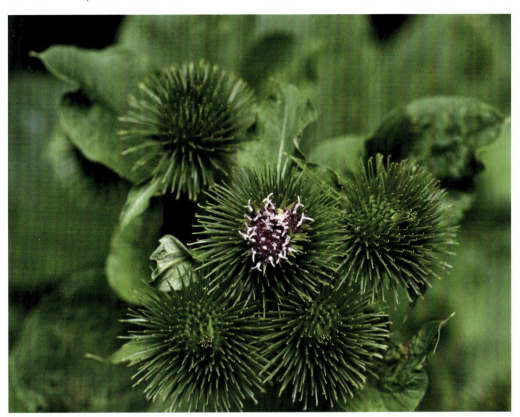

Die Große Klette ist inzwischen nur noch selten anzutreffen, da es durch die intensive Landwirtschaft immer weniger brach liegende Flächen gibt. Extrakte aus der Klettenwurzel können bei entzündlichen, trockenen und schuppenden Hauterkrankungen hilfreich sein.

Klettverschlusses Pate stand, fand die Pflanze mitunter recht skurrile Anwendungen. So wurde sie im Mittelalter auf die Fußsohlen hochschwangerer Frauen platziert, um die Geburt zu erleichtern. Auf den Nabel gelegt sollten Kletten dagegen die Geburt verzögern, und durch Klette auf dem Kopf sollte die Gebärmutter der Frau »emporgezogen« werden. Jenseits dessen wurde die Klette auch in zahlreichen Kräuterbüchern wegen ihrer haarwuchsfördernden Wirkung erwähnt. Darüber hinaus wurde die Klette – Wurzeln und Blätter – gegen Schmerzen, Gicht, Fieber und sogar gegen Nierensteine eingesetzt.

»Arctos« heißt Bär, »lappus« rau. Wem fällt da nicht ein, wie die borstigen Kletten pieksen und kratzen können …

Wie uns die Klette hilft

Die Wurzeln der Großen Klette enthalten antiseptische und entzündungshemmende Stoffe, die zur Behandlung von Ekzemen und anderen Hautkrankheiten wirksam sind. Innerlich angewendet hat die Klette harn- und schweißtreibende Wirkung, was sie zu einem guten Mittel zur Entgiftung macht: Die Wurzeln helfen dem Körper, sich von Abfallstoffen zu befreien, besonders auch von Schwermetallen. Die Klette besitzt auch eine regulierende Wirkung bei der Gallensekretion. Bei Verstauchungen und Verrenkungen können Umschläge mit der Wurzel schmerzlindernd wirken. Darüber hinaus senkt die Klette den Zuckergehalt im Blut.

Risiken und Nebenwirkungen

Bei vorliegender Zuckerkrankheit ist die Große Klette mit Vorsicht anzuwenden, da sie den Blutzucker beeinflusst.

Gegenanzeigen

Klette darf nicht während Schwangerschaft und Stillzeit angewendet werden. Das Gleiche gilt bei individueller Überempfindlichkeit gegenüber Korbblütlern.

Gesund mit Klette

Die harntreibenden, antibiotischen und schwach bitteren Eigenschaften machen die Klette zu einer wertvollen Arznei, die in der Therapie von Ekzemen und anderen Hautkrankheiten angewandt werden kann. Bei äußerlicher Anwendung heilen Akne, Flechten, Geschwüre und Brandwunden erheblich besser. Ein Auszug mit Oliven- oder Erdnussöl wird bei trockenen, schuppenden Erkrankungen der Haut und Kopfhaut, wie bei Schuppenflechte und Ekzemen, erfolgreich angewendet. Auch Gerstenkörner und Lidrandgeschwüre liegen im Wirkungsbereich der Klette.

In der westlichen wie auch in der chinesischen Kräutermedizin dient die Klette als Mittel zur Förderung der Ausscheidung von Toxinen, was

---

Steckbrief

- **Volksnamen:** Bolsternblätter, Borren, Bosemsknöpp, Große Klette, Haarballe, Haarwachswürze, Kinderblätter, Kinzel, Kirmsen, Kirmsgästchen, Kladde, Kladdebusch, Klebern, Klibe, Klibern, Klibusch, Klieben, Kliewen, Klis, Klise, Klitz, Klitzebusch, Klusen, Lederlappen, Loddike, Löreken, Lurk, Ohmblätter, Tönnersbläden, Tabaksblatt, Wolfskraut
- **Familie:** Korbblütler (Asteraceae/Compositae)
- **Blütezeit:** Juni bis Juli
- **Sammelzeit:** September bis Oktober
- **Vorkommen:** Beheimatet ist die Klette in Europa, Nordasien und Nordamerika.
- **Verwendete Pflanzenteile:** Arzneiliche Verwendung finden die gesammelten und getrockneten Wurzeln.

für die Entgiftung bei Infektionen wie bei Mumps oder Masern und bei Überbelastung mit Toxinen bei Fieber eine wertvolle Unterstützung darstellt.
Außerdem senken Klettenextrakte nachweislich den Blutzuckerspiegel.
Wenn Sie Klettenwurzel selbst sammeln möchten, sollten Sie sie ernten, solange der Blütenstand noch nicht ausgetrieben ist, also zwischen dem Herbst des ersten Lebensjahres der Pflanze und dem folgenden Frühjahr. Dann ist die Wurzel besonders zart und fleischig. Im Geschmack erinnert sie an Artischocke. Auch den frisch ausgetriebenen Stängel kann man, geschält, als Gemüse zubereiten.

Anwendung

Fertigpräparate Fertige Zubereitungen mit der Klettenwurzel sind als homöopathische Arzneimittel und als Pflegeprodukte für die Haare im Handel.

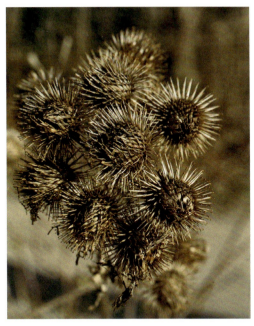

Mit ihren Widerhaken haften die Klettensamen im Fell von Wildtieren, die so zur Verbreitung der Pflanze beitragen.

Klettenwurzelgemüse Das folgende einfache japanische Rezept ist eine schmackhafte Zubereitung und hilft dem Immunsystem bei der Abwehr von Viren. Sie brauchen dafür drei Tassen Wasser, 100 Gramm fein geschnittene Klettentriebe, eine gehackte Zwiebel, fünf zerdrückte Knoblauchzehen, 50 Gramm gewürfelte Okraschoten und zum Würzen Salz, Pfeffer und Kurkuma. Die gesamte Mischung wird einfach zusammen gar gekocht. Die Wurzeln der Klette können übrigens auch roh als Salat gegessen, wie Möhren gekocht oder Kurzgebratenem beigegeben werden. Die Stiele junger Blätter können Sie schaben und wie Sellerie zubereiten.

Tee Klettenwurzeltee zur Behandlung von Hautbeschwerden kann äußerlich wie innerlich angewendet werden. Der Tee kann auch in Kombination mit Löwenzahn zubereitet werden.

Für den Tee übergießen Sie zwei gehäufte Teelöffel geschnittene Wurzeln mit einem halben Liter kaltem Wasser. Fünf Stunden ziehen lassen, dann bis zum Sieden erhitzen. Nach etwa einer Minute durch ein Sieb abseihen und so heiß wie möglich trinken.

Kompresse Eine mit Wurzelsud getränkte Kompresse kann äußerlich bei Akne, Furunkeln, Ekzemen und Krampfadern gute Dienste leisten. Dazu werden 10 Gramm der Wurzeln mit 100 Milliliter Wasser aufgekocht. Abseihen und mit dem Sud ein Tuch tränken. Dieses verwenden Sie dann zum Auflegen als Kompresse.

> *Im Volksglauben sollte die Klette, zu Johanni verräuchert, von Dämonen befreien und gegen Vampire helfen. Dazu wurden Kletten auch in Ställen aufgehängt, damit das Vieh nicht behext werden konnte. Auf dem Hausdach sollte die Klette Glück bringen und Böses fern halten.*

Knoblauch
Allium sativum L.

Zu den Wurzeln
Seine Verwandtschaft mit der Küchenzwiebel (Allium cepa, → Seite 564) ist nicht zu übersehen: Auch der Knoblauch besitzt eine essbare Zwiebel, die sich aus mehreren etwa gleich großen Zwiebelchen, den Zehen, zusammensetzt, in weiße, häutige Schalen eingeschlossen. Die Laubblätter sind flach, ganzrandig, aschgraugrün und oben zugespitzt. Aus der Hauptzwiebel treibt der kahle, bis zur Mitte beblätterte und bis zu 60 Zentimeter hohe Stängel aus. Er bildet im Sommer einen Blütenstern mit vielen rötlich-weißen bis grünlichen Blütenköpfen, aus denen die so genannten Brutzwiebeln hervorgehen.

> Bereits bei den Sumerern, den Ägyptern und Griechen wurde die Kulturpflanze als Heilmittel eingesetzt.

Von anno dazumal bis heute
Die heilkräftigen Wirkungen der Knoblauchknolle sind bereits seit mehr als 5000 Jahren bekannt: Bereits die ägyptischen Pyramidenarbeiter erhielten regelmäßig Knoblauchrationen, um so besser vor Seuchen und Durchfallerkrankungen geschützt zu sein und mehr Ausdauer und Stärke zu entwickeln. Die alten Griechen und die Römer bauten den Knoblauch in speziellen Knoblauchgärten an – zum einen für die Küche, zum anderen als wichtige und vor allem vielseitige Arzneipflanze.

Die Athleten der ersten olympischen Spiele stärkten sich vor den Wettkämpfen mit Knoblauch. Bei den Römern diente er zudem auch zur Stärkung für Liebesspiele: Knoblauch galt als wirksames Aphrodisiakum. So empfahl bereits der Dichter Vergil die gute potenzsteigernde Wirkung des »antiken Viagra«.

Im 19. Jahrhundert begann kein Geringerer als der berühmte Wissenschaftler Louis Pasteur mit der Erforschung der antibakteriellen Eigenschaften der potenten Knollen. Einige Jahrzehnte später wurde unter anderem in den Lazaretten des Ersten Weltkrieges tonnenweise Knoblauch als natürliches Antibiotikum verwendet, um Infektionen zu behandeln und Wunden zu verbinden.

Steckbrief
- **Volksnamen:** Kobel, Knofel, Knoflak, Look, Knuflook, Knuflauk, Gnuwwluch, Knewelauch, Knoblich, Alterswurzel, Gruserich, Knobi, Rockambolle, Stinkwurzel
- **Familie:** Zwiebelgewächse (Alliaceae/Liliaceae)
- **Blütezeit:** Ende Juni bis August
- **Sammelzeit:** Die Zwiebeln werden von September bis Oktober geerntet.
- **Vorkommen:** Knoblauch stammt aus dem zentralasiatischen Raum. Er wächst heute in Nordafrika, Vorderasien und Südeuropa und wird besonders im Mittelmeergebiet kultiviert.
- **Verwendete Pflanzenteile:** Verwendung finden die frischen oder getrockneten Sprosszwiebeln.

Wie uns Knoblauch hilft
Für die zahlreichen gesundheitsfördernden Wirkungen des Knoblauchs ist das Allicin verantwortlich: ein schwefelhaltiger Stoff, dem die Pflanze auch ihren berüchtigten intensiven Geruch verdankt. Es entsteht jedoch erst, wenn das Fruchtfleisch der Zwiebel verletzt wird. Dann erst ist es nämlich möglich, dass die geruchlose und unwirksame Vorstufe Alliin und das Enzym Alliinase reagieren und Allicin bilden.

Allicin blockiert Bakterien, Viren oder Pilze – deren Stoffwechsel wird schwer geschädigt, und sie können nicht mehr ins Gewebe eindringen. Dieser Mechanismus wirkt unspezifisch bei vielen Krankheitserregern. Deshalb kann Allicin durchaus als antimikrobieller Wirkstoff mit breitem Spektrum bezeichnet werden, auf dessen Wirksamkeit schon Louis Pasteur und Albert Schweitzer vertrauten.

Allicin trägt auch dazu bei, den Cholesterinspiegel zu verbessern: Er senkt die gesamten Blutfettwerte und reduziert vor allem das schädliche LDL-Cholesterin. Das macht Knoblauch zu einem wirksamen Mittel zum Schutz der Gefäße und des Herzens und zur Vorbeugung von Herz-Kreislauf-Krankheiten wie Arteriosklerose. Weiterhin wirkt Allicin antioxidativ: Es fängt freie Radikale ab und schützt den Organismus auf diese Weise vor den schädlichen Effekten bei oxidativem Stress.

Kocht man Knoblauch, entsteht aus Allicin die schwefelhaltige Verbindung Ajoen: ein Stoff, der die Blutgerinnung verlangsamt, was ebenso zur herzschützenden Wirkung des Knoblauchs beiträgt. Er hemmt die Zusammenballung von Thrombozyten, verlängert die Blutgerinnungszeit, wirkt lösend auf Fibringerinnsel und senkt dadurch das Risiko der Thrombenbildung.

Weitere wichtige Inhaltsstoffe des Zwiebelgewächses sind Allixin, Adenosin, das Blutdruck, Hormonsystem, Neurotransmitter und Kreis-

Knoblauch
- wirkt antibakteriell
- reguliert den Blutfettspiegel
- hilft, erhöhten Blutdruck zu senken
- reduziert schädliches LDL-Cholesterin
- schützt Herz und Gefäße
- ist ein wirksames Antioxidans: schützt vor oxidativem Stress
- fördert die Durchblutung
- löst Schleim
- stärkt und vitalisiert
- wirkt desinifizierend
- fördert die Verdauung

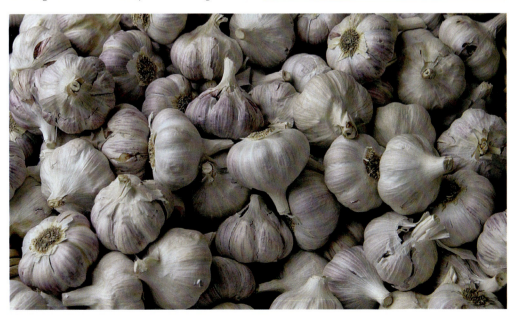

Frische Knoblauchknollen gehören zu den wirksamsten und billigsten antibiotische wirksamen Stärkungsmitteln. Wer sie nicht roh verzehren möchte, kann zu Fertigpräparaten aus der Apotheke greifen.

lauf beeinflusst, sowie Saponine, die ihre Wirkung vor allem gegen niedere Pilze entfalten.
Die Knolle wirkt nicht zuletzt allgemein stärkend und vitalisierend und ist so auch bestens zur Vorbeugung gegen Alterungsprozesse geeignet.
Knoblauch enthält Präbiotika, die das Wachstum der »guten« probiotischen Kulturen im Verdauungstrakt begünstigen, was die Darmgesundheit fördert und das Immunsystem stärkt.

> *Damit sich die therapeutische Wirkung des Knoblauchs voll entfaltet, sollten die Zwiebeln vor dem Verzehr am besten ein Jahr lang kühl, dunkel und luftig gelagert werden.*

Risiken und Nebenwirkungen
Selten können Magen- und Darmbeschwerden oder allergische Reaktionen auftreten. Die Ausdünstungen über Haut und Atem sind zwar nicht schädlich, für geruchsempfindliche Mitmenschen aber zumeist nicht angenehm. Wegen der blutverdünnenden Wirkung sollten Schwangere sicherheitshalber nicht mehr als zwei Zehen täglich verzehren.

Gegenanzeigen
Keine bekannt.

Gesund mit Knoblauch

Knoblauch ist ein hervorragendes Mittel zum Schutz von Herz und Gefäßen, unter anderem vor Arteriosklerose: Knoblauch besitzt ausgeprägte antiarteriosklerotische Eigenschaften. Zudem erweitert Knoblauch die Blutgefäße, senkt damit den Blutdruck und wirkt koronaren Herzerkrankungen entgegen – alles in allem eine wirksame, jung erhaltende Arznei, die Alterserscheinungen vorbeugt und hilft, die Leistungsfähigkeit zu steigern. Da er überdies sehr entspannend auf den Körper wirkt, ist er ein gutes Beruhigungsmittel zur Schlafenszeit. Gesüßter Knoblauchsaft gilt in der Volksheilkunde als bewährtes Mittel bei Keuchhusten und Bronchitis.

Bei einer solchen Fülle gesundheitsfördernder Eigenschaften ist es nicht erstaunlich, dass die Heilwirkung der Knolle schon so früh erkannt wurde. Da vor allem das Allicin seine Wirksamkeit innerhalb weniger Stunden verliert und in andere Schwefelverbindungen umgewandelt wird, stellt man heute ein synthetisches, länger haltbares Allicin her – der Knoblauch hielt Einzug in die Labore.

Anwendung
Der regelmäßige Verzehr frischer Knoblauchzehen schützt besser vor Erkrankungen als Knoblauch in Arzneiform. Um eine optimale therapeutische Wirkung zu erzielen, sollten jedoch zwei Zehen pro Tag über einen längeren Zeitraum hinweg verspeist werden. Um dem bekannten Geruch entgegenzuwirken, empfiehlt sich das gleichzeitige Kauen von geruchshemmenden Gewürzen wie Petersilie, Kardamom, Koriander und Ingwer.

> **Für ein langes Leben...**
> Die Französin Jeanne Calment, die 1998 mit 122 Jahren als bisher ältester Mensch der Welt verstarb, hat liebend gerne Knoblauchmayonnaise gegessen. Hier das Rezept für die so genannte Aïoli: Sie brauchen drei große Knoblauchzehen, je eine Prise Salz und Pfeffer, zwei Eigelb und eine Tasse Olivenöl. Den Knoblauch schälen, durchpressen und mit Salz und Pfeffer in einer Schüssel vermengen. Ein Eigelb nach dem anderen kräftig unterrühren, die Hälfte des Öls tropfenweise unterschlagen. Wenn die Masse beginnt, cremig zu werden, das restliche Öl teelöffelweise hineinrühren.

Knoblauch sollte möglichst an einem dunklen, kühlen und gut belüfteten Ort aufbewahrt werden. Man kann ihn in Kisten legen oder zu den typischen Knoblauchzöpfen flechten.

Mazerat Dazu werden vier Knoblauchzehen gepresst und mit 250 Milliliter Wasser oder Milch verrührt. Über Nacht ziehen lassen und dann abseihen. Das Mazerat sollte man über den Tag verteilt schluckweise trinken.

Sirup Ideal bei Husten, Halsschmerzen oder Bronchitis: 250 Milliliter Knoblauchmazerat mit ebenso viel Wasser ansetzen und mit 250 Gramm Honig verrühren. Den Sirup in ein dunkles Glas füllen und bei Bedarf alle drei Stunden einen Teelöffel davon einnehmen.

Pur bei Akne, Warzen oder Hühneraugen Akne kann man mit frisch aufgeschnittenen Knoblauchzehen einreiben. Zur Behandlung von Warzen oder Hühneraugen Knoblauchzehen auspressen und eine Kompresse damit tränken, die mitsamt der ausgepressten Zehe einige Stunden auf die betroffenen Stellen gebunden wird. So lange durchführen, bis Akne, Warzen oder Hühneraugen verschwunden sind – in der Regel dauert dies zwei Wochen.

Im Licht der Wissenschaft

Eine gemeinsame Arbeitsgruppe der Universität Tübingen und der Gesellschaft für Biotechnologische Forschung, Braunschweig, konnte Beweise dafür vorlegen, dass schwefelhaltige Inhaltsstoffe des Knoblauchs – insbesondere Allicin und Ajoene – in der Lage sind, in bestimmten Leberzellen die Biosynthese von Cholesterin zu beeinflussen. Dabei greifen diese beiden Wirkstoffe an verschiedenen Stellen in die komplexen chemischen Stoffwechselvorgänge ein und blockieren so die Entstehung von Cholesterin. Wie wirksam die Einnahme eines Extraktes aus Knoblauch ist, zeigte eine britische Langzeitstudie an 52 Patienten mit erhöhten Cholesterinwerten. Bei den Studienteilnehmern, die ein halbes Jahr lang Diät hielten, lag der LDL-Gehalt nach der Therapie um sechs Prozent niedriger als zuvor. Patienten, die zusätzlich zur Diät ein Knoblauchpulverpräparat einnahmen, konnten ihre Werte dagegen um zehn Prozent senken. Gute Behandlungserfolge erbrachte eine kanadische Studie an 50 Männern mit erhöhten Blutfettwerten: Hochdosierter Knoblauchextrakt senkte hier den LDL-Gehalt auch im Blut von Patienten, die nicht Diät hielten.

Zur Vorbeugung von Herz- und Kreislaufproblemen eignen sich Knoblauchpräparate offenbar auch bei Gesunden. Regelmäßig eingenommen, hält dies die Gefäße länger geschmeidig und wirkt so altersbedingten Veränderungen entgegen. Eine Untersuchung belegt, dass gesunde Erwachsene, die zwei Jahre lang ein Knoblauchpulverpräparat eingenommen haben, eine deutlich elastischere Hauptschlagader besitzen als unbehandelte Studienteilnehmer gleichen Alters. Diese der Arteriosklerose vorbeugende Wirkung entfaltet der Knoblauch besonders deutlich bei den 60- bis 80-Jährigen.

Wie eine holländische Forschergruppe herausgefunden hat, ist Knoblauch auch ein hervorragendes Mittel gegen Helicobacter pylori – vor allem deshalb, weil sich gegen Knoblauch, anders als gegen ein Antibiotikum, keine Resistenzen entwickeln. So wird das antibakteriell und pilzhemmend wirksame Allicin im Bereich der Mikroorganismenbekämpfung möglicherweise eine große Zukunft haben.

Fragen Sie Ihren Arzt oder Apotheker

Präparate mit Zubereitungen aus Knoblauch sind beispielsweise:
Ilja Rogoff
Kwai
Solaguttae Knoblauch Kapseln

> *Die Knoblauchzwiebel, Allii sativi bulbus, ist für den »well-established medicinal use« (→ Seite 54) empfohlen.*

Koriander

Coriandrum sativum L.

Zu den Wurzeln
Das ein- bis zweijährige, bis zu 60 Zentimeter hohe Doldengewächs besitzt einen aufrechten und festen, stielrunden Stängel. Die Blätter sind gestielt, unten fächerförmig und oben gefiedert. Die zahlreichen weißen oder blaßrötlichen Blüten bringen kugelig-runde, gelb-braune bis gelb-rötliche, gerippte Teilfrüchte zur Reife, die nicht, wie sonst bei den Doldengewächsen üblich, in zwei Teilfrüchte zerfallen.

Von anno dazumal bis heute
Die Pflanze wird bereits in Sanskritschriften, Papyri und in der Bibel erwähnt. In den Gräbern der Pharaonen fanden sich Koriandersamen, und in alten heilkundlichen Schriften wie dem Papyrus Ebers (etwa 1500 v. Chr.) ist die Pflanze häufig aufgeführt. Auch in China und Indien wird Koriander seit vielen tausend Jahren als Medizin und in der Küche verwendet. Bei den Römern zählte der Koriander zu den wichtigsten Gewürzen und hatte auch große Bedeutung als Heilmittel: Plinius beschreibt seine Anwendung bei schlecht heilenden Wunden, Verbrennungen, Karbunkeln, schmerzenden Ohren oder Augenentzündungen. Dioskurides empfiehlt Koriander zur Behandlung von allerlei Geschwülsten, zur Vertreibung von Bandwürmern und zur Steigerung der Potenz.

Die Römer brachten den Koriander schließlich nach Mitteleuropa. So ist er bereits im »Capitulare de villis« Karls des Großen und in den Kräuterbüchern des Mittelalters erwähnt. Er wird also schon seit mindestens 1200 Jahren auch in unseren Breiten angebaut.

Koriander wurde auch zur Bekämpfung von Flöhen und Läusen benutzt. Zudem wurden der Pflanze aphrodisierende Eigenschaften zugeschrieben, weswegen er fester Bestandteil diverser Liebestränke war.

> *Die Blüten des frischen Korianders riechen nach Wanzen. Der Geruch gab dem Koriander seinen Namen, denn »koris« ist das griechische Wort für Wanzen.*

Wie uns Koriander hilft
Koriander hat einen hohen Gehalt an ätherischen Ölen: unter anderem Pinene, Camphen, Phellandren, Estragol und Linalool. Viele von ihnen haben antimikrobielle Eigenschaften, weshalb Koriander auch das Wachstum von Bakterien hemmt. Ein anderes Terpen ist Limonen (auch D-Limonen genannt), das in einigen Früchten, Kräutern, Samen und Gemüsen vorkommt. Limonen kann zur Auflösung von Gallensteinen beitragen. Sowohl in den Körnern wie auch in den Blättern wurde in neueren Untersuchungen ein weiterer antibiotisch wirkender Inhaltsstoff des Korianders entdeckt – das Dodecenal (→ »Im Licht der Wissenschaft«).

Auf Grund der ätherischen Öle wirkt Koriander auch blähungstreibend, denn er regt die Tätigkeit der Darmmuskulatur an, wobei gleichzeitig Darmkrämpfe gelöst werden. Koriander stärkt

---

Steckbrief
- **Volksnamen:** Coliander, Coriander, Wantzendill
- **Familie:** Doldengewächse (Apiaceae/Umbelliferae)
- **Blütezeit:** Juni bis August
- **Sammelzeit:** Die reifen Samen können ab August, bevor sie abfallen, geerntet werden.
- **Vorkommen:** Die ursprüngliche Heimat des Korianders sind der Orient und das Mittelmeergebiet. Heute wird er weltweit angebaut, vor allem in Indien, Russland und in den USA.
- **Verwendete Pflanzenteile:** Arzneiliche Verwendung finden die Früchte.

auch den Magen und wird bei Völlegefühl, bei leichten, krampfartigen Verdauungsbeschwerden und Blähungen sowie als Appetitanreger eingesetzt.

Koriander wird auch pflanzlichen Abführmitteln zugesetzt, um die Verträglichkeit zu erhöhen. Im Karmelitergeist sind die Samen des Korianders ebenfalls ein wichtiger Bestandteil. Die zerquetschten Früchte werden in der Volksmedizin auch bei schlecht heilenden Wunden eingesetzt.

Risiken und Nebenwirkungen
Koriander soll nicht angewendet werden bei Überempfindlichkeit gegenüber Doldengewächsen. Koriander hat sich erfahrungsgemäß zur Ausleitung von Schwermetallen bewährt – Vorsicht ist allerdings geboten bei Amalgamfüllungen im Mund. Es besteht der Verdacht, dass Koriander diese anlösen und somit sogar zu verstärkten Belastungen führen kann.

Koriander
- wirkt antibiotisch
- ist blähungstreibend
- fördert die Durchblutung
- wirkt krampflösend
- ist verdauungsfördernd

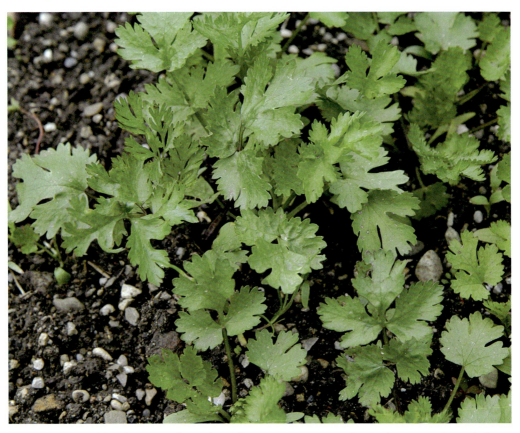

Koriandersamen gehören bei uns zu den traditionellen Brotgewürzen. In Indien ist das Gewürz Bestandteil vieler Currymischungen. Er beugt Verdauungsstörungen vor.

Gegenanzeigen
Keine bekannt.

Gesund mit Koriander

Koriander enthält zahlreiche ätherische Öle, die nicht nur zu seinem typischen Geschmack beitragen, sondern auch seine medizinische Wirkung bestimmen: Die Öle fördern Verdauungstätigkeit und Appetit und helfen bei Blähungen, da sie die Darmperistaltik anregen. Koriander löst zudem Darmkrämpfe und nervöse Spannungen. Entsprechend ist er in vielen Medikamenten gegen Magen- und Darmstörungen enthalten.

Ein Aufguss, als Salesianer-Tee bekannt, wirkt als mildes Mittel gegen Blähungen, Magenverstimmung und Völlegefühl. Die magenbesänftigende Eigenschaft der Korianderfrüchte kann Sodbrennen lindern.

Einige der ätherischen Korianderöle erhöhen in Leber und Darm die Aktivität von Entgiftungsenzymen, wodurch sich Koriander für Reinigungskuren und als Therapie bei Nachwirkungen von übermäßigem Alkoholgenuss eignet. Koriander nimmt auch schlechten Mundgeruch, beispielsweise nach dem Genuss von Knoblauch.

Als Behältnis zur Aufbewahrung von Koriandersamen eignet sich ein gut schließendes Glasgefäß. Kurz vor dem Gebrauch entnommen und frisch zerkleinert, ist das Aroma der Koriandersamen am besten. Das Koriandergrün wird frisch verwendet.

> *Korianderöl wird äußerlich bei rheumatischen Schmerzen angewendet wie auch gegen Migräne.*

Anwendung

In der Küche Korianderblätter werden bei uns kaum genutzt. Gleichwohl ist es das mit am meisten gebrauchte Küchenkraut der Welt: Man findet es auf allen Märkten vom Mittleren Osten bis nach Indien, in China und Japan. Es ist in Südostasien ebenso beliebt wie in Südamerika und Mexiko. In Indien werden Koriandergrün wie Korianderkörner als wichtige Bestandteile verschiedener Curryarten verwendet.

Tee Übergießen Sie 1/2 Teelöffel (etwa ein Gramm) getrocknete, kurz vor Gebrauch zerstoßene Korianderfrüchte mit einer Tasse siedendem Wasser. Den Sud 10 bis 15 Minuten lang zugedeckt stehen lassen und dann abseihen. Zur Anregung des Appetits sollte man 30 Minuten vor den Mahlzeiten, bei Verdauungsbeschwerden nach den Mahlzeiten eine Tasse frisch bereiteten Tee trinken.

Im Licht der Wissenschaft

Koriander ist ein potentes Antibiotikum. US-amerikanische und mexikanische Chemiker haben entdeckt, dass das Kraut eine stark salmonellenabtötende Verbindung enthält. Als Zusatzstoff in Lebensmitteln könnte die geschmacklose Substanz vielleicht Lebensmittelvergiftungen vermeiden helfen. In früheren Untersuchungen wiesen der Forscher und seine Kollegen bereits nach, dass Salsa, eine Sauce, die hauptsächlich aus Tomaten, Chilis und Koriander besteht, antibakterielle Aktivität aufweist. Nun konnten sie zeigen, dass dieser Effekt zumindest teilweise auf den Koriander zurückgeht. Neben einem guten Dutzend weiterer antibakterieller Substanzen enthalten Blätter und Nüsse von Koriander auch Dodecenal. Ungeachtet seiner vergleichsweise schlichten Struktur erwies sich das Aldehyd als zweimal effektiver gegen Salmonellen als das Antibiotikum Gentamicin.

Fragen Sie Ihren Arzt oder Apotheker
Präparate mit Zubereitungen aus Koriander sind beispielsweise:
Gastrysat Bürger
Weleda Balsamischer Melissengeist

Kornblume

Centaurea cyanus L.

Zu den Wurzeln

In Mitteleuropa findet man die Pflanze bevorzugt auf kalkarmen Böden in sandigen bis lehmigen Äckern, auf Getreidefeldern, an Wegrändern, auf Schutt, in Sandgruben und Ackerbrachen. Durch Überdüngung und die Verwendung von Herbiziden wurden die Kornblumen auf den Feldern größtenteils ausgerottet und haben sich nur noch stellenweise erhalten. Die Kornblume hat einen dünnen Stängel mit schmalen Blättern. An der Spitze der Stängeläste sitzen die Blütenköpfchen in einer eiförmigen Hülle mit sich dachförmig überdeckenden Hüllblättern, die einen ausgefransten schwarzen Rand besitzen. Um die vielen winzigen Blüten ordnen sich die blauen Röhrenblüten, die insgesamt eine große Blüte vortäuschen. Diese blauen Blätter werden zur Blütezeit gesammelt und rasch im Schatten getrocknet, damit sie ihre ursprüngliche Farbe behalten.

Von anno dazumal bis heute

Die Kornblume war schon im antiken Griechenland als Heilpflanze bekannt. Wahrscheinlich ist die Pflanze auch im Mittelalter medizinisch verwendet worden. Die Kräuterbücher des 16. bis 17. Jahrhunderts beschreiben die Pflanze als Mittel gegen Wassersucht und sogar gegen die Pest. Kornblumenblüten waren auch bekannt als Bestandteil von Augenwässern bei Entzündungen und Bindehautreizungen. Weitere Anwendungsgebiete waren fiebrige Erkrankungen, Gelbsucht und geschwollene Glieder ebenso wie Mundfäule, Zahnfleisch- und Rachenent-

Kornblume
- wirkt entzündungshemmend
- löst Schleim
- regt Appetit und Gallenfluss an

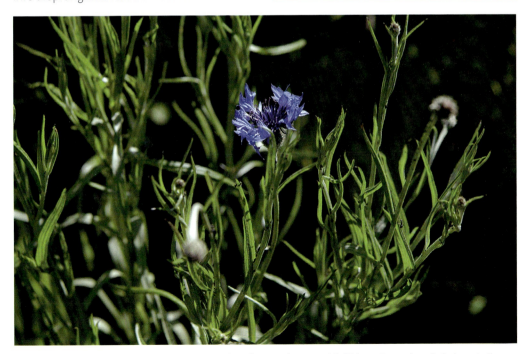

Die Blüten der Kornblume stehen als blaue Farbtupfer in vielen Getreidefeldern. Getrocknet behalten sie ihre Farbe und sind deshalb nicht nur wirksamer, sondern auch dekorativer Bestandteil von Teemischungen.

zündungen. Bei Schuppen und Kopfgrind nahm man die Blüten zu Kopfwaschungen, zu Brei zerquetscht oder als Saft bei eitrigen Wunden, Geschwüren und Blutungen.

Wie uns Kornblume hilft

Im Pollen der Kornblume wurde ein hoher Gehalt an Leukoantozyanen nachgewiesen: pflanzliche Farbstoffe, die kapillarfestigende und entzündungshemmende Eigenschaften besitzen. Ein therapeutischer Einsatz der Kornblume erfolgt ausschließlich in der Volksheilkunde: Anwendungsgebiete sind Fieber, Menstruationsstörungen, Weißfluss und Verstopfung. Die Pflanze wird auch als schleimlösendes Mittel bei Husten und Bronchitis eingesetzt. Die Kornblume fördert die Magensaftsekretion und regt Appetit wie Leber- und Gallenfunktion an. Äußerlich nutzt man Kornblumenblüten als Bestandteil von Augenwässern bei Augenentzündungen und Augenbindehautkatarrhen sowie zu Waschungen des Haarbodens bei Kopfgrind und zur Bekämpfung von Schuppenbildung.

Neben dem Gebrauch zu Heilzwecken werden die hübschen blauen Kornblumenblüten als Schmuckdroge für Teemischungen verwendet.

Risiken und Nebenwirkungen
Keine bekannt.

Gegenanzeigen
Keine bekannt.

Steckbrief

- **Volksnamen:** Bäckerblume, Blaublume, Blaue Flockenblume, Blaue Jungfer, Blaufruchtblust, Blaurose, Dragonerblume, Herrgottskreenli, Hungerblume, Kaiserblume, Kornbeißer, Kornfresser, Kornrosen, Kreuzblume, Pinsel, Rogenpüppi, Roggenblume, Schimmelblume, Schneider, Sichelblume, Tabaksblume, Tremse, Zachariasblume, Ziegenbein, Ziegenbock
- **Familie:** Korbblütler (Asteraceae)
- **Blütezeit:** Mai bis Juli/August
- **Sammelzeit:** Juni bis September
- **Vorkommen:** Die ursprüngliche Heimat der Kornblume erstreckt sich von Italien über den Balkan, die Türkei, den Irak und Iran bis nach Pakistan. Da die Pflanze in Kornfeldern wächst, ist sie als Folge des Getreideanbaus heute nahezu weltweit anzutreffen.
- **Verwendete Pflanzenteile:** Verwendet werden die vom Fruchtknoten abgetrennten Blüten.

Gesund mit Kornblume

Kornblumenblüten werden vor allem als harntreibendes und entzündungshemmendes Heilmittel eingesetzt. Sie können auch als Abführmittel, zum Lösen von Schleim sowie zur Anregung der Funktion von Leber und Galle angewendet werden. Äußerlich benutzt man die Abkochung für Waschungen von Wunden und Geschwüren.

Anwendung

Tee Übergießen Sie ein bis zwei Teelöffel (1 Gramm) Kornblumenblüten mit einer Tasse kochendem Wasser und lassen dies fünf Minuten ziehen. Dieser Tee wird sowohl innerlich als auch äußerlich für Waschungen (→ Seite 45) und Kompressen, unter anderem gegen faltige und müde Haut, angewendet. Er hilft bei Husten, Bronchitis und Entzündungen.

Kornblumenwein Angezeigt besonders bei Bronchialleiden: Weichen Sie 50 Gramm Kornblumen in einem Liter Weißwein ein, und seihen Sie nach 12 Stunden ab. Von dem Wein sollte man bei Bedarf dreimal täglich ein Schnapsglas voll trinken. Nicht für Kinder geeignet.

Küchenschelle

Pulsatilla vulgaris L.

Zu den Wurzeln

Der Name Küchenschelle oder Kuhschelle bezieht sich auf die Form der Blüte: Sechs zipfelförmige Blütenblätter bilden eine hellviolette Glocke oder Schelle, die an eine Kuhglocke erinnert.

Die Küchenschelle wird mit der Blüte 5 bis 50 Zentimeter hoch. Sie hat einen senkrecht im Boden steckenden Wurzelstock und mehrere aufrecht stehende Blütenstängel. Die violetten glockigen Blüten hängen einzeln an den Stängeln und sind von silberweiß behaarten Hochblättern umgeben. Auch der Stiel und die Außenseite der Kelchblätter sind mit silbrigen Haaren bedeckt, die vor Verdunstung von zu viel Wasser schützen. Das Wurzelwerk der

> **Küchenschelle**
> - wirkt schweiß- und harntreibend
> - löst Krämpfe
> - ist schmerzlindernd

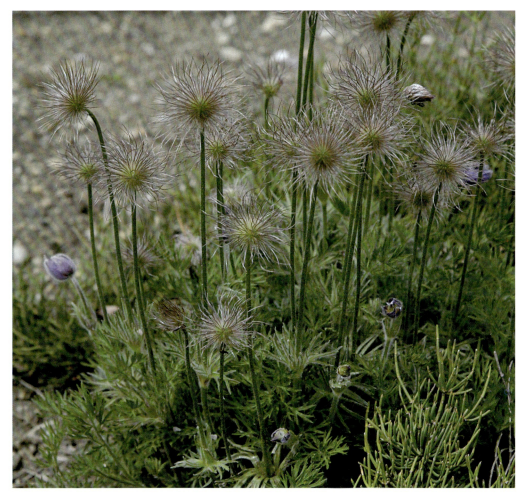

Die Küchenschelle ist bei uns selten geworden und steht unter strengem Schutz. Allerdings sollte sie wegen ihrer giftigen Inhaltsstoffe ohnehin nicht selbst zubereitet, sondern als homöopathisches Mittel verwendet werden.

Blume kann bis in 1,5 Meter Tiefe vordringen und so Wasserreserven nutzen, die für viele andere Pflanzen nicht mehr erreichbar sind. So kann die Pflanze auch an trockenen Standorten überleben.

Die Blätter sind langstielig und vierteilig gefiedert. Die Fruchtknoten bilden längliche Samen, die mit einzelnen Flugorganen versehen sind und durch den Wind in alle Himmelsrichtungen verteilt werden.

Von anno dazumal bis heute

Die Küchenschelle fand bereits in der Antike Verwendung als Heilmittel. Schon die alten Griechen setzten sie zur Menstruationsförderung ein, und Dioskurides empfahl sie unter anderem bei Augenleiden und Geschwüren. In den Kräuterbüchern des 16. Jahrhunderts wurde insbesondere die Wurzel gegen die Pest und Bisse giftiger Tiere gepriesen.

> *Nach der griechischen Sage soll die Küchenschelle aus den Tränen der Venus entstanden sein, als sie ihrem Geliebten Adonis nachtrauerte.*

Im Mittelalter behandelten Bettler mit dem Saft ihre Arme und Beine, um mit den dadurch hervorgerufenen Entzündungen das öffentliche Mitleid zu erregen.

Volksheilkundlich wurde die Küchenschelle bei Schnupfen, Krämpfen im Genitalbereich, entzündlichen Hauterkrankungen, bei Neuralgien und Migräne eingesetzt. Aus der russischen Volksmedizin kennt man eine Verwendung bei Kopfschmerzen und Erkältung: Dazu legte man die frisch zerquetschten Blätter auf dem Hinterkopf auf. Heute wird die Küchenschelle nur noch in der Homöopathie eingesetzt.

Wie uns die Küchenschelle hilft

Küchenschelle enthält Saponine, Gerbstoffe, Glykoside und Harze und besitzt entsprechend schmerzlindernde, schweiß- und harntreibende

---

Steckbrief

- **Volksnamen:** Teufelsbart, Bocksbart, Kuhschelle, Osterblume, Wolfspfote, Schlafblume, Tagschläferle, Haberblume, Heura-Schlaufa, Windblume
- **Familie:** Hahnenfußgewächse (Ranunculaceae)
- **Blütezeit:** März bis Mai
- **Sammelzeit:** Die Küchenschelle steht unter Naturschutz und ist in der Roten Liste der gefährdeten Pflanzen aufgeführt. Daher ist das Sammeln verboten.
- **Vorkommen:** Die Gewöhnliche Küchenschelle ist in West- und Mitteleuropa verbreitet, sie kommt von Frankreich über Deutschland nach Norden bis nach Dänemark und Südschweden vor, ist aber im gesamten Gebiet heute eine seltene Art. Der natürliche Lebensraum der Küchenschelle sind lichte Kiefernwälder und Magerrasen. Sie liebt einen sandigen, kalkhaltigen Boden und hat daher in Deutschland ihr Hauptverbreitungsgebiet auf den Kalkgesteinen der Mittelgebirge. Die Küchenschelle ist heute eine beliebte Gartenpflanze für den Steingarten.
- **Verwendete Pflanzenteile:** Medizinisch verwendet wurden die frischen, oberirdischen Teile zur Zeit der Blüte und das Küchenschellenkraut, die getrockneten, gegen Ende der Blüte gesammelten oberirdischen Teile. Volksmedizinisch wird die Küchenschelle nicht mehr verwendet, da mittlerweile feststeht, dass sie in hohem Maße giftig ist, was die Handhabung sehr riskant macht. Die potenzierte Anwendung in der Homöopathie ist dagegen üblich.

Küchenschelle

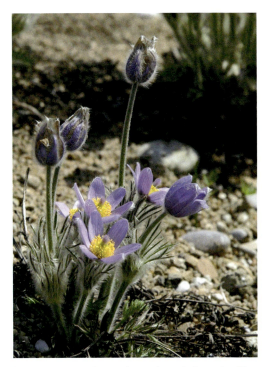

In der Homöopathie ist die Küchenschelle, Pulsatilla, eines der wichtigsten Mittel für Frauen, speziell bei Zyklusstörungen.

sowie krampflösende Wirkungen. Allerdings birgt diese Pflanze in sich auch sehr giftige Stoffe, wie Protoanemonin und den so genannten Pulsatillakampfer. Aus diesem Grund wird die Küchenschelle heute nicht mehr in der Pflanzenheilkunde angewendet, denn die Risiken von Vergiftungen sind zu hoch.
In der Homöopathie stellt Pulsatilla jedoch ein wichtiges Konstitutionsmittel dar und gilt als das »Frauenmittel«: bewährt bei einer Vielzahl von Frauenbeschwerden, unter anderem bei Zyklusstörungen oder zur Förderung der Fruchtbarkeit. Pulsatilla D6 kann, in der ersten Zyklushälfte eingenommen, den Eisprung anregen. Die homöopathisch aufbereitete Küchenschelle wirkt auch einer weiteren häufigen Ursache der Unfruchtbarkeit entgegen: dem Gelbkörpermangel.

Risiken und Nebenwirkungen
Küchenschelle ist giftig: Ihre Inhaltsstoffe können zu Reizungen, Entzündungen und Schwellungen der Haut und Schleimhäute führen. Bereits bei kurzem Hautkontakt mit dem frischen Kraut kann es zu einer allergischen Reaktion in Form von Blasenbildung kommen. Entsprechend stärker ist die ätzende Wirkung auf Schleimhäute. Bei der Einnahme treten brennende Zungen- und Halschmerzen auf, zudem kann es zu Durchfall, kolikartigen Bauchschmerzen, Schwindel, Ohnmacht und Kollaps kommen.

Gegenanzeigen
Keine bekannt.

Gesund mit Küchenschelle
Küchenschelle wird heute wegen des giftigen Alkaloids Protoanemonin nicht mehr als Heilkraut angewendet. Ihr Einsatz beschränkt sich auf die Homöopathie – sie gehört zu den ersten homöopathisch genutzten Pflanzen überhaupt. Die wichtigsten homöopathischen Anwendungsgebiete sind Frauenleiden, aber auch bei Erkältung und Verdauungsproblemen wird Pulsatilla verordnet. Erfahrene Therapeuten setzen ihr potenziertes Gift auch wirkungsvoll gegen depressive Verstimmungen, Bronchitis, Kopfschmerzen und rheumatische Beschwerden ein.

> *Beim Trocknen des Krautes geht das hochgiftige Protoanemonin in das weniger giftige Anemonin über.*

Anwendung
Als potenziertes Mittel wird Küchenschelle in der Homöopathie angewendet. Als Teezubereitung oder in anderer Form ist sie auf Grund der giftigen Inhaltsstoffe nicht mehr in Gebrauch.

Kümmel

Carum carvi L.

Zu den Wurzeln

Die Kümmelpflanze bevorzugt feuchte Wälder, Flussufer und Auen. Häufig findet man sie auch als Unkraut in Parkanlagen und Gärten. Die bis zu einem Meter hohe Pflanze entwickelt im ersten Jahr eine Blattrosette in Bodennähe mit möhrenähnlichem Blattwerk. Erst im zweiten Jahr wachsen aus der fleischigen, rübenartigen Wurzel die kantigen, hohlen Stängel mit schmalen Blättern. Diese sind doppelt bis dreifach gefiedert. Die untersten Blattpaare sind kreuzweise gestellt und bilden das so genannte »Kümmelkreuz«. Die weißen bis rosafarbenen Blüten stehen in acht- bis 16-strahligen Dolden. Kümmel bildet eine länglich-elliptische Frucht, die in zwei sichelförmige Teilfrüchte mit dem charakteristischen Kümmelgeruch zerfällt. Die Ernte erfolgt vor der Vollreife. Dazu werden die Dolden abgeschnitten und kommen zum Nachreifen in einen dunklen, gut belüfteten Raum, wo die Früchte trocknen können.

> *Kümmelsamen sollten vor Licht geschützt in gut verschlossenen Gefäßen aufbewahrt und erst unmittelbar vor dem Gebrauch gemahlen werden.*

Steckbrief
- **Volksnamen:** Kämen, Karbei, Köm, Kümmich, Krautkümmel, Krämerkümmel, Gartenkümmel, Linsenkümmel, Wilder Kümmel, Wiesenkümmel
- **Familie:** Doldenblütler (Apiaceae)
- **Blütezeit:** Mai bis Juli
- **Sammelzeit:** Juni bis Juli
- **Vorkommen:** Kümmel ist in ganz Europa und Asien heimisch. Der medizinisch verwendete Kümmel wird hauptsächlich aus Polen, Ostdeutschland, Holland und Ägypten importiert.
- **Verwendete Pflanzenteile:** Arzneilich angewendet werden die reifen und getrockneten Früchte des Kümmels.

Von anno dazumal bis heute

Kümmel ist eines der ältesten Gewürze Europas: Die ältesten Samen sind 5000 Jahre alt und wurden in südeuropäischen Ausgrabungen von frühen Pfahlbauten gefunden. Auf Tontäfelchen der minoischen Villa zu Hagia Triada auf Kreta bezeichnete man den Kümmel als Handelsprodukt mit »ku-mi-na«. Daraus hat sich die griechische Bezeichnung »küminon« entwickelt, woraus auch das lateinische »cuminum« und das deutsche »Kümmel« hervorgingen. Seine verdauungsfördernde Wirkung würdigte schon Dioskurides. Er empfahl die Verwendung von Kümmelfrüchten bei schwer verdaulichen Speisen. Allerdings meinten die antiken Heilkundigen des Mittelmeerraums den zur gleichen Pflanzenfamilie gehörenden, im Süden wachsenden Römischen oder Kreuzkümmel (Cuminum cyminum L.). Dieser schmeckt ganz anders als unser Wiesenkümmel, hat aber die gleichen medizinischen Wirkungen, weshalb die beiden Arten hier nicht gesondert behandelt werden. Die ersten schriftlichen Aufzeichnungen über die heilkundliche Wirkung der beiden Kümmelarten stammen aus dem »Capitulare de villis« Karls des Großen. Die Ärzte des Mittelalters nahmen Kümmel zur Stärkung des Magens, zur Förderung der Verdauung und zur »Zerteilung der Winde und des Grimmens«. Mit »Kümmeltuch« versuchte man, Zahnweh, Kopfschmerzen und rheumatische Beschwerden zu lindern. Man legte dazu in ein Tuch eingewickelte Kümmelfrüchte auf eine Herdplatte zum Erwärmen.

Wie uns Kümmel hilft

Kümmelsamen verdanken ihren angenehmen Geruch und Geschmack dem hohen Gehalt an ätherischen Ölen, dessen Hauptbestandteile Carvon und Limonen sind. Diesen werden die

Hauptwirkungen des Kümmels zugeschrieben. Weiterhin sind fettes Öl, Polysaccharide, Proteine, Cumarine und Flavonoide enthalten.

Die ätherischen Öle des Kümmels wirken krampflösend im Magen-Darm-Trakt und verdauungsfördernd, denn sie bewirken eine vermehrte Freisetzung von Gallensäuren, regen die Magensaftproduktion an, fördern die Durchblutung der Magen- und Darmschleimhaut und steigern den Appetit. Carvon hat zudem eine wachstumshemmende Wirkung auf Bakterien und Pilze.

Destillate von Kümmelöl werden in der Likörherstellung verwendet. Zu den bekanntesten Kümmelschnäpsen zählt der Aquavit, der gerne nach reichlichem Tafeln als verdauungsfördernder Abschluss getrunken wird.

Kümmel
- wirkt antibakteriell
- ist blähungswidrig
- ist durchblutungsfördernd
- löst Krämpfe
- wirkt magenstärkend
- regt den Milchfluss an
- fördert die Verdauung
- stimuliert Gallenfluss und Magensaftbildung

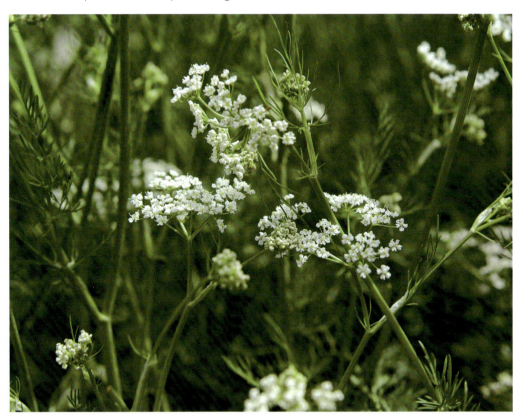

Kümmel kennen wir als verdauungsförderndes Gewürz gegen Blähungen und Krämpfe. Dabei handelt es sich um die Samen eines weißen Doldenblütlers, der aber leicht mit anderen Arten verwechselt werden kann. Deshalb nicht selbst sammeln!

Risiken und Nebenwirkungen
Keine bekannt.

Gegenanzeigen
Keine bekannt.

Gesund mit Kümmel

Eines der ältesten Gewürze ist das beste pflanzliche Mittel gegen Verdauungsbeschwerden wie Blähungen und Völlegefühl. Besonders häufig werden Kümmelpräparate in der Kinderheilkunde eingesetzt. Andere Anwendungen erfolgen als Gurgelmittel oder äußerlich als Einreibungen zur Durchblutungsförderung. Außerdem wird Kümmel traditionell als Gewürz und bei der Zubereitung von schwer verdaulichen oder blähungsfördernden Lebensmitteln, wie beispielsweise bei verschiedenen Kohlsorten und frischem Brot, verwendet.

In der Volksmedizin wird Kümmel zudem zur Förderung der Milchproduktion angewendet. Er hilft auch gegen Husten, bei Zahn- und Kopfschmerzen, zur Linderung von Menstruationsbeschwerden und bei nervösen Herz-Magen-Beschwerden. Zur Beseitigung von Mundgeruch reicht es, einige Kümmelsamen zu kauen.

> *Bei Säuglingen und Kleinkindern, die festsitzende Blähungen haben, bringen Einreibungen mit einer Mischung aus einem Teil Kümmel- und neun Teilen Olivenöl Linderung: mit kreisenden Bewegungen im Uhrzeigersinn den Bauch einreiben. Der Nabel sollte ausgespart werden.*

Anwendung
Die Samen werden als Tee verwendet, gelegentlich auch gequetscht, zerstoßen oder pulverisiert Teepräparaten zugefügt. Häufig ist Kümmel zusammen mit anderen ätherische Öle enthaltenden Pflanzen Bestandteil von Magen- und Darmmitteln und Milchbildungstees. Wegen seiner antimikrobiellen Wirkung wird er auch Mundwässern zugesetzt.

In der Küche Als aromatisches Würzmittel bereicherte Kümmel schon die Küche der Antike. Heute verfeinert er deftige Hausmannskost, Brot, Käse und Spirituosen.

Tee Zerstoßen Sie einen halben Teelöffel Kümmelfrüchte im Mörser und übergießen sie mit 150 Milliliter siedendem Wasser. 10 bis 15 Minuten ziehen lassen und dann abseihen. Da die ätherischen Öle leicht flüchtig sind, ist es wichtig, den Tee jedes Mal frisch zuzubereiten und beim Ziehen abzudecken. Wer sich diese Arbeit sparen möchte, nimmt ätherisches Kümmelöl: zwei bis drei Tropfen in etwas Wasser gelöst zu den Mahlzeiten trinken.

Ätherisches Öl Kümmelöl zeichnet sich durch leicht flüchtige Inhaltsstoffe aus, hat einen charakteristischen Geruch und einen aromatischen Geschmack. Da sich Kümmelöl rasch verflüchtigt, muss die Flasche immer gut verschlossen sein. Die Tagesdosis sollte 1,5 bis 6 Gramm nicht überschreiten.

Im Licht der Wissenschaft

Bei Patienten mit funktioneller Dyspepsie, die sich in unspezifischen Symptomen wie Oberbauchschmerzen, Sodbrennen, Übelkeit und Völlegefühl äußert, hat sich eine Kombination von Pfefferminzöl und Kümmelöl in kontrollierten Studien gegen ein Placebo bewährt. Kümmelöl wirkt prokinetisch, das heißt, es ist ein Mittel, welches die Fortbewegung des Darminhalts fördert. Der krampflösende Effekt des Kümmelöls konnte nachgewiesen werden.

Fragen Sie Ihren Arzt oder Apotheker
Präparate mit Zubereitungen aus Kümmel sind beispielsweise:
Cholosom-Tee
Enteroplant
Gastrysat Bürger
Pascoventral

Kürbis
Cucurbita pepo

Zu den Wurzeln
Über 800 Arten gibt es in der Familie der Kürbisgewächse. Allen gemeinsam ist, dass sie sehr schnell wachsen und dabei recht stattlich werden können. Ebenso sind alle Kürbisse rankende und kriechende Pflanzen, deren Stängel, Blätter und Blüten dicht behaart sind. Bevor-

Kürbis
- fördert die Blasenfunktionen
- lindert gutartige Prostatabeschwerden
- stärkt die Abwehrkräfte
- unterstützt die Hautfunktionen

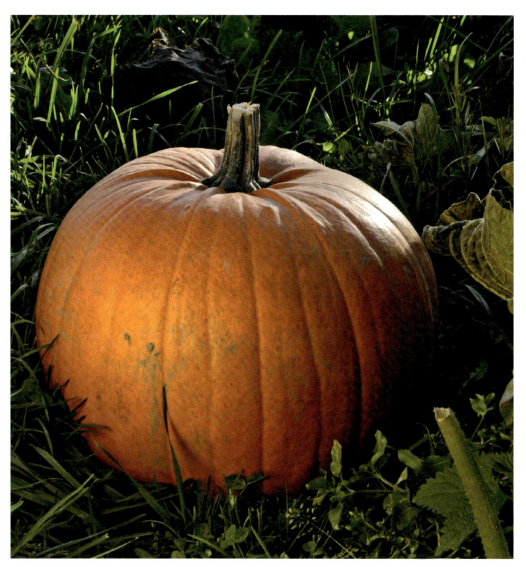

Der gute alte Kürbis feiert bei uns ein grandioses Comeback als herbstlicher Schmuck, aber auch durch die Kunde vom wirksamen Öl des Steirischen Ölkürbis, das bei Prostatabeschwerden hilft.

zugte Standorte sind humusreiche Böden, die viel Wasser führen. Schließlich besteht eine Kürbisfrucht zu 80 Prozent aus Wasser. Die Früchte reifen aus den goldgelben Blüten heran und tragen in ihrem Inneren ölhaltige Kerne, aus denen unter anderem das intensiv grüne und nussig schmeckende Kürbiskernöl gewonnen wird – ein sehr gesundes und beliebtes Speiseöl.

Von der pharmazeutischen Forschung am besten untersucht ist bisher die Sorte »Steirischer Ölkürbis«, dessen Samen deshalb auch zur Zubereitung der in der Apotheke erhältlichen Kürbissamenpräparate verwendet wird.

Von anno dazumal bis heute

In der Volksmedizin wurden Kürbissamen als Mittel gegen Wurmerkrankungen, besonders gegen Band- und Spulwürmer, eingesetzt. Darüber hinaus galten sie als gut wirksames harntreibendes Mittel. Packungen und Wickel mit zerstampften Kürbissamen kamen vielfach bei schlecht heilenden Wunden zur Anwendung.

Wie uns Kürbis hilft

Kürbissamen enthalten Phytosterine, zu denen auch das Sitosterin gehört. Weitere Inhaltsstoffe sind Aminosäuren, Selen, Tocopherol, fettes Öl und Eiweiße. Ein Extrakt aus den Kürbissamen kann die Beschwerden bei der gutartigen Prostatavergrößerung, dem so genannten Prostataadenom, wirksam lindern: Es bewirkt eine Abnahme einer Hormonvorstufe, des Di-Hydrotestosteron, im Prostatagewebe. Dadurch sinkt die Konzentration eines prostataspezifischen Antigens im Blut, das mit am Krankheitsgeschehen beim Prostataadenom beteiligt ist. Darüber hinaus haben Kürbissamen eine kräftigende Wirkung auf die Blasenmuskulatur und normalisieren die Funktionen der Harnblase. Im Fruchtfleisch des Kürbisses stecken wichtige Spurenelemente wie Eisen und vor allem Beta-Karotin, die Vorstufe zu Vitamin A und ein wirksames Antioxidans.

Risiken und Nebenwirkungen
Keine bekannt.

Gegenanzeigen
Keine bekannt.

Gesund mit Kürbis

Kürbissamenextrakte werden bei Beschwerden beim Wasserlassen, besonders im Zuge einer Vergrößerung der Prostata (Prostataadenom Stadium I bis II) und bei Reizblase angewendet. Der Extrakt wird dazu vielfach mit anderen pflanzlichen Prostatamitteln kombiniert ein-

---

Kürbissamen, Cucurbitae semen, sind auf der Liste für den »well-established medicinal use« (→ Seite 54) aufgeführt.

Steckbrief

- **Volksnamen:** Flaske, Kerbs, Kerwes, Malune, Pepone, Plutzer, Türkenkopfsamen
- **Familie:** Kürbisgewächse (Cucurbitaceae)
- **Blütezeit:** Juni bis September
- **Sammelzeit:** September bis Dezember
- **Vorkommen:** Als Kulturpflanze der amerikanischen Ureinwohner war der Kürbis in ganz Nord- und Mittelamerika anzutreffen. Nach der Entdeckung Amerikas wurde er in Europa eingeführt und von dort weltweit verbreitet. Die arzneilich verwendeten Kürbissamen stammen heute vorwiegend aus osteuropäischen Ländern.
- **Verwendete Pflanzenteile:** Zu medizinischen Zwecken werden die von der Schale befreiten Samen verwendet.

gesetzt. Die Kürbiskerne und das aus ihnen gepresste Öl sind ebenso seit langem als traditionelles Hausmittel bei Blasen- und Prostatabeschwerden bekannt. Allerdings sind in diesen »Zubereitungen« die Konzentrationen der dafür relevanten Inhaltsstoffe bei weitem nicht so hoch wie in Extrakten.

Anwendung
Kürbissamen werden entweder »pur« geknabbert oder als Extrakt aus den Samen in festen Zubereitungen zum Einnehmen angewendet. Auch das fette Öl der Kürbissamen wird häufig in Präparaten eingesetzt.
Qualitativ hochwertiges, reines Kürbiskernöl zerläuft nicht auf dem Teller, sondern bleibt in seiner ursprünglichen Tropfenform erhalten.
In der Steiermark, wo der Ölkürbis heute wieder vermehrt angebaut wird, verwenden die Bauern das Öl für die tägliche Küche: für die Salatsauce, zum Braten und sogar zum Kuchenbacken.

Fragen Sie Ihren Arzt oder Apotheker
Ein Präparat mit Zubereitungen aus Kürbis ist beispielsweise:
tetesept Sabal-Kürbis-Kapseln

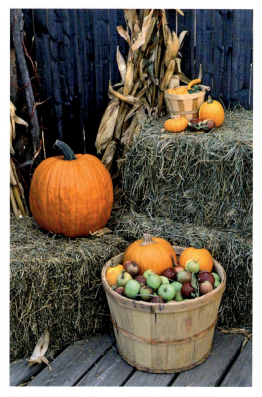

Kürbisfleisch ist sehr gesund. Medizinisch wirksam sind aber nur die Samen, die das wertvolle Kernöl enthalten.

In der indianischen Medizin

Neben dem Mais zählt der Kürbis zu den ältesten indianischen Nutzpflanzen. Für die Navajo ist er eine der vier heiligen Pflanzen und wird mit der Himmelsrichtung Norden in Verbindung gebracht. In den Totenkulten vieler mexikanischer Nativer, in denen sich indianische Spiritualität und christliche Religiosität vermischt haben, wird ein Kürbis mit eingeschnittenem Mund, Nase und Auge den Verstorbenen zur Ehrung und Ernährung bei den jährlich stattfindenden Zeremonien überreicht.

Kürbiskerne nutzen indianische Heiler bis heute als harntreibendes Mittel. Bei Verrenkungen und Stauchungen werden die großflächigen Blätter erhitzt und aufgelegt. Roh gegessen dient Kürbisfleisch als Mittel gegen Heuschnupfen. Über einen längeren Zeitraum genommen, wirkt diese Anwendung auch vorbeugend. Das gilt auch bei nervlichen Anspannungen und Blockaden. Die Catawba und Menominee kauten frische oder getrocknete Kürbiskerne gegen Nierenleiden und zur Unterstützung der Harnbildung. Weitere Indikationen sind Bronchitis und unreine Haut, die mit in etwas Salz gekochten Kernen behandelt werden.

Kurkuma

Curcuma longa L.

Zu den Wurzeln

Kurkuma ist eine krautige, bis zu einem Meter hohe Pflanze mit spiralig angeordneten, sehr großen Blättern. Die Wurzel ist knollig und quergeringelt gegliedert. Die Hauptwurzel bildet eine ganze Reihe von Nebenwurzeln, die sich bisweilen von der Hauptwurzel abtrennen und eigene Wurzelstöcke bilden. Die großen gelben Blüten haben eine trichterförmige Blütenkrone und sind in einem bis zu 20 Zentimeter langen Blütenstand zapfenförmig angeordnet.

> Der Name Gelbwurz deutet auf eine Verwendung von Kurkuma hin: Sie dient als Mittel zum Gelbfärben.

Vor der Trocknung werden die Wurzelstöcke mit heißem Wasser gebrüht, um ein Austreiben zu verhindern. Dadurch verkleistert die Stärke, und der austretende Farbstoff färbt das Wurzelgewebe orangegelb.

Dieses Verfahren unterscheidet die Gewinnung der Droge von der bei Curcuma xanthorriza, der Javanischen Gelbwurz, die vor dem Trocknen nicht gebrüht wird (→ Seite 194) und deshalb nicht die intensive Farbe von Kurkuma aufweist.

Steckbrief
- **Volksnamen:** Safranwurz, Indischer Safran, Gelbwurzel
- **Familie:** Ingwergewächse (Zingiberaceae)
- **Blütezeit:** Die Kurkumapflanze blüht ganzjährig.
- **Sammelzeit:** Geerntet wird der Wurzelstock zehn Monate nach dem Anpflanzen der Kurkuma, wenn die Blätter verwelken.
- **Vorkommen:** Beheimatet ist die Kurkumapflanze in Indien und Südostasien.
- **Verwendete Pflanzenteile:** Verwendet wird die nach dem Welken der Blätter geerntete Wurzel.

Von anno dazumal bis heute

In Indien ist die Wurzelknolle ein heiliges Gewürz und eine bewährte Heilpflanze der traditionellen ayurvedischen Medizin: Ihre Verwendung ist mindestens 3000 Jahre alt. Wahrscheinlich gelangte Kurkuma durch arabische Kaufleute nach Europa. Seit dem frühen Mittelalter ist Kurkuma auch in Nordafrika und Europa gebräuchlich – auch wenn man in Mitteleuropa Kurkuma vor allem als Bestandteil des Currypulvers und weniger als Heilpflanze kennt.

Wie uns Kurkuma hilft

In Kurkuma sind Curcuminoide enthalten, die sich aus Curcumin und anderen nicht flüchtigen, gelben Pigmenten zusammensetzen. Kurkuma enthält zudem Kalium, Vitamin C, das Öl Turmerin und einen sehr hohen Gehalt an Stärke. Nahezu alle gesundheitlichen Effekte der Kurkumastoffe sind auf deren antioxidative Wirkungen zurückzuführen: Curcuminoide schützen vor den schädlichen Effekten freier Radikale, sogar fünfmal stärker als Vitamin E. Weiterhin hemmen diese Stoffe Enzyme, die Entzündungsreaktionen verursachen, wirken wundheilend und senken das LDL-Cholesterin und Triglyzeride. Nicht zuletzt stärken die Kurkumastoffe das Immunsystem und regen den Gallefluss an. Dadurch sorgen sie für eine bessere Fettverdauung, nehmen Druck- und Völlegefühl nach fettreichen Mahlzeiten und anderen Beschwerden, die auf einer gestörten Fettverdauung beruhen. Die ätherischen Öle des Gewürzes wirken zudem beruhigend und krampflösend auf die Muskulatur von Magen und Darm.

Risiken und Nebenwirkungen

Kurkuma kann bei empfindlichen Personen allergische Hautausschläge auslösen und die

Lichtempfindlichkeit erhöhen. Bei längerem Gebrauch und bei Einnahme zu hoher Dosen können Magenbeschwerden mit Übelkeit und Erbrechen auftreten.

Gegenanzeigen
Kurkuma ist nicht anzuwenden bei Verschluss der Gallenwege. In der Schwangerschaft, der Stillzeit und bei Kindern unter zwölf Jahren sollte Kurkuma außer nach ärztlicher Verordnung nicht angewendet werden, da dazu noch

> **Kurkuma**
> ➤ wirkt antioxidativ
> ➤ ist antimikrobiell
> ➤ reguliert den Blutfettspiegel
> ➤ stärkt das Abwehrsystem
> ➤ ist entzündungshemmend
> ➤ wirkt galletreibend
> ➤ fördert die Verdauung (vor allem von Fetten)

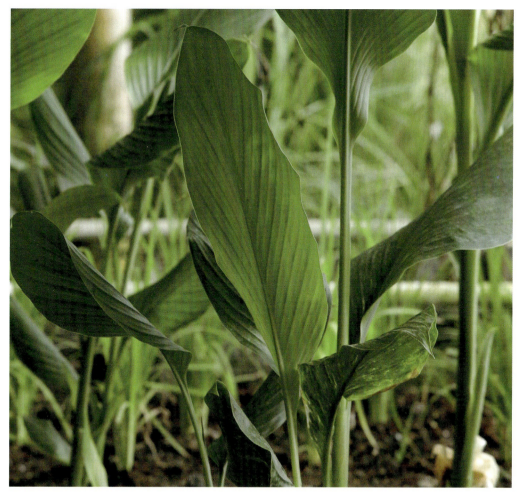

Die gegen Entzündungen wirksame Kurkumapflanze ist in Indien und Südostasien daheim. Zur Unterscheidung von der Javanischen Gelbwurzel wird sie auch Indische Gelbwurz genannt.

keine verlässlichen Daten vorliegen. Der Verzehr von geringen Mengen Kurkuma als Speisegewürz ist jedoch unbedenklich.

Gesund mit Kurkuma

Die alte Heilpflanze besitzt eine hohe Wirksamkeit gegen dyspeptische Beschwerden. Deren typische Symptome sind Druck und Schmerz im Oberbauch, Völlegefühl, Blähungen, langsame Verdauung und Fettunverträglichkeit. Bei der Fettverdauung und gegen Blähungen kommt die Wirkung der bitteren Kurkuma unmittelbar zum Tragen. Kurkuma fördert die Bildung von Gallensäure und sorgt für eine vermehrte Entleerung der Gallenblase. Sie reguliert außerdem die körpereigene Bildung von Cholesterin und senkt beziehungsweise normalisiert den Cholesterinspiegel. Als Antioxidans neutralisiert sie freie Radikale und hilft auf diese Weise, zahlreichen Erkrankungen vorzubeugen: unter anderem chronischen Entzündungen und degenerativen Erkrankungen sowie koronaren Herzerkrankungen.

> *Der Wurzelstock der Gelbwurzel, Curcumae longae rhizoma, ist in der Liste der pflanzlichen Arzneimittel für den »well-established medicinal use« (→ Seite 54) vertreten.*

Anwendung

Die Heilpflanze kann als Tee, Tinktur oder als Fertigarzneimittel eingesetzt werden. Die Teebereitung ist allerdings kritisch, weil sich die Inhaltsstoffe nur schlecht in Wasser lösen. Eine ausreichende Ausbeute ist wegen der geringen Wasserlöslichkeit unwahrscheinlich. Daher sind standardisierte Fertigpräparate zu bevorzugen.

Pulver Das Kurkumapulver wird in Mengen von einem halben bis einem Gramm mehrmals täglich zwischen den Mahlzeiten eingenommen. Die maximale Tagesdosis beträgt drei Gramm. Für äußere Anwendungen kann eine Paste aus dem Pulver, vermengt mit Zitronensaft, hergestellt werden. Indische Heilkundige streichen diese Paste auf Pickel und Pusteln und waschen sie nach dem Eintrocknen ab.

Kurkumaöl Gemischt mit Öl, trägt man Kurkuma bei entzündlichen Hauterkrankungen auf. Mischen Sie einen Esslöffel Mandelöl mit einem Teelöffel zerriebener Gelbwurzel. Mit dieser Paste die betroffene Hautstelle bestreichen und nach 15 Minuten mit warmem Wasser abwaschen; dreimal täglich wiederholen.

Im Licht der Wissenschaft

Untersuchungen und Studien mit der gelben Wurzel sind viel versprechend. Sie lieferten unter anderem positive Ergebnisse im Hinblick auf die Behandlung von Krebs- und Herz-Kreislauf-Erkrankungen sowie entzündlichen Krankheiten. In einer Studie der Frankfurter Universität wurde beispielsweise gezeigt, dass Kurkumaextrakt die Freisetzung von Zytokinen, den Hauptauslösern der Schuppenflechte, unterdrückt. Die Effektivität ist der von Kortison ähnlich – allerdings mit deutlich weniger Nebenwirkungen. Auch chronische Gelenkentzündungen können mit Curcumin behandelt werden: Curcumin hemmt die Bildung der entzündungsauslösenden Prostaglandine. Eine Studie mit Rheumapatienten ergab Verbesserungen bei Symptomen wie Gelenkschwellung, Morgensteifigkeit und Gehzeit. Das Curcumin zeigt weiterhin in Labortests antikanzerogene Wirkung gegen bestimmte Tumortypen. Darüber hinaus zeigt Curcumin auch antimutagene Wirkung und könnte so die Metastasenbildung verschiedener Krebsarten verhindern. Neuere Untersuchungen belegen die antibakterielle Wirkung von Curcumin. Es hemmt nicht nur mit dem Infektionsbeginn verbundene Reaktionen von Bakterien, sondern auch das Anhaften der Bakterien an die infizierten Zellen.

Lärche
Larix decidua L.

Zu den Wurzeln
Die Lärche ist ein bis zu 35 Meter hoch wachsender Baum mit quirlig angeordneten, waagerecht abstehenden Ästen. In ihrer Jugend wächst sie sehr schnell in die Höhe, erst später entwickelt die Lärche ihr Breitenwachstum.
Die hellgrünen Blätter sind nadelförmig und weich und verfärben sich im Herbst goldgelb. Die Pflanze besitzt männliche und weibliche Blüten: Die weiblichen Blüten sind purpurrote Zapfen, die männlichen Blüten kugelig und schwefelgelb. Für das Lärchenharz wird der Stamm im Frühjahr nahe am Boden angebohrt und das Bohrloch durch einen Zapfen verschlossen. Das angesammelte Harz wird im Herbst aus der Öffnung entnommen. Die einjährigen Sprossen mit den Nadeln werden im Frühjahr gesammelt.

Von anno dazumal bis heute
Lärchenterpentin wurde bereits bei Dioskurides und Plinius als Mittel zur Linderung von Katarrhen und zur Kräftigung der Atmungsorgane erwähnt. Das Harz war bis weit ins 20. Jahrhun-

> **Lärche**
> - wirkt desinfizierend
> - ist durchblutungsfördernd
> - wirkt schleimlösend
> - fördert die Wundheilung

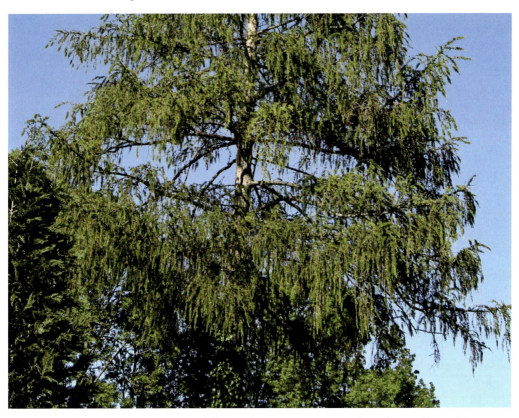

Die Lärche ist der einzige einheimische Nadelbaum, der im Winter sein »Laub« verliert und im Frühling neu austreibt. Sein Harz enthält schleimlösende und desinfizierende Inhaltsstoffe.

dert hinein unter der Bezeichnung »Venezianisches Terpentin« – Venedig war der Haupthandelsplatz – in Apotheken erhältlich und wurde zu medizinischen Zwecken verräuchert. Im Gegensatz zum Kiefernharz bleibt das Lärchenterpentin stets flüssig. Das »Manna von Briançon«, die zuckerhaltigen Ausscheidungen der Lärchenblätter, wurden auf den Bergen bei Briançon gesammelt und früher als Abführmittel benutzt.

Wie uns die Lärche hilft

Lärchenharz besitzt einen Terpentingehalt von bis zu 25 Prozent. Es fördert die Durchblutung und hat schleimlösende sowie antiseptische Eigenschaften. Zubereitungen aus Lärchenterpentin werden äußerlich zur Behandlung von rheumatischen Schmerzen, Erkältungen und Atemwegsbeschwerden angewandt. Die wundheilenden und desinfizierenden Eigenschaften kommen äußerlich in Umschlägen mit dem ätherischen Öl bei Wunden, Ekzemen und Schuppenflechte zum Einsatz.

> *Die Lärche ist eine Besonderheit im Reich der Nadelbäume, denn sie verliert jedes Jahr ihre Nadeln, als wäre sie ein Laubbaum. Der Neuaustrieb findet dann im Frühling statt.*

Risiken und Nebenwirkungen

Lärchenharz sollte von Nierenkranken nicht angewendet werden.

Gegenanzeigen

Keine bekannt.

Gesund mit Lärche

Lärchenharz hat vielfältige Anwendungsbereiche. Es hilft bei vielerlei Hautbeschwerden und bei Nervenschmerzen. Angewärmt und auf Watte getropft kann es bei Ohrenschmerzen angewendet werden. Lärchenterpentin wird zu Salben gegen rheumatische Beschwerden verarbeitet, weiterhin verwendet man es in Präparaten für Inhalationen bei entzündlichen Erkrankungen der Atemwege.

Anwendung

Inhalation Die Dämpfe einer heißen Abkochung aus frischen einjährigen Trieben lösen Verschleimungen der Atemwege bei Erkältungen. Dazu eine Hand voll der jungen, frisch gepflückten Triebe in einer Schüssel mit einem Liter kochendem Wasser übergießen. Auf einen Tisch stellen, den Kopf über die Schüssel beugen und mit einem Handtuch bedecken. Die aufsteigenden Dämpfe inhalieren (→ Seite 42 f.).

Umschlag Als Umschlag hilft das ätherische Lärchenöl bei Hauterkrankungen: Ein Tuch in heißes Wasser tauchen, ausdrücken und ätherisches Öl darauf tropfen. Da die Wirkstoffe der Lärche sehr intensiv sind, sollte man den Umschlag nach spätestens 30 Minuten entfernen und erst einen Tag später einen neuen Umschlag machen.

Steckbrief

- **Volksnamen:** Lorchbaum, Lörbaum, Lärchtann, Lerbam, Lertanne, Lörtanne, Schönholz
- **Familie:** Kieferngewächse (Pinaceae)
- **Blütezeit:** März und April
- **Sammelzeit:** Mai bis August
- **Vorkommen:** Die Lärche ist in den gebirgigen Regionen Mitteleuropas zu finden. Das Verbreitungsgebiet ist in vier Bereiche gegliedert: Alpen, Sudeten, Karpaten und Weichselniederungen.
- **Verwendete Pflanzenteile:** Medizinisch verwendet werden das als Lärchen- oder Venezianisches Terpentin bezeichnete Harz des Holzstamms, Sprossen und Nadeln, selten auch die Rinde.

Lavendel

Lavandula angustifolia

Zu den Wurzeln

Der Echte Lavendel ist ein stark verzweigter, teilweise verholzter Halbstrauch. Er bevorzugt sonnige Standorte mit trockenem und kalkhaltigem Boden. Die aufrechten Zweige des Lavendels sind grün und vierkantig und erreichen eine Höhe von etwa 75 Zentimetern. Sie tragen gegenständige graugrüne, behaarte Blätter mit ganzem, nach unten eingerolltem Rand. Ihre äußerst schmale, lanzettliche Form hat der Art auch den Namen »angustifolia«: schmalblättrig, verliehen. Die tiefblauen bis dunkellila Blüten sind in ährenartigen Blütenständen angeordnet. Der breitröhrige, grauviolette Kelch hat sehr kurze Zähne.

Lavendel
- wirkt antibakteriell
- ist beruhigend und entspannend
- wirkt blähungstreibend
- ist desinfizierend
- ist krampflösend
- wirkt stimmungsaufhellend
- ist schmerzstillend

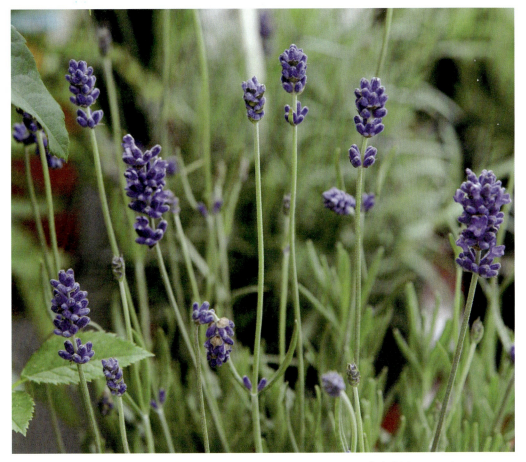

Lavendel wird seit Tausenden von Jahren vor allem wegen seines intensiven Dufts kultiviert. Daneben nutzte man schon immer auch seine antibakteriellen Inhaltsstoffe und seine beruhigende und entspannende Wirkung.

Der botanische Gattungsname Lavandula soll sich vom lateinischen »lavare«, waschen, ableiten und damit auf die Verwendung beim Wäschewaschen hinweisen.

Von anno dazumal bis heute

Bereits die alten Ägypter stellten aus dem Lavendel einen lindernden und heilenden Balsam her, der auf Grund seines angenehmen Duftes auch Teil ihrer Mumifizierungsriten war: Man gab den Toten eine Parfüm-Urne mit ins Jenseits. Als man das Grab des Tut-ench-Amun freilegte, roch es immer noch stark nach Lavendel – und das nach 3000 Jahren.

Die Römer schätzten die Lavendelblüten mehr im Alltag – allen voran für Bäder und Waschungen. Die römischen Legionäre trugen das Kraut wegen seiner antiseptischen Wirkung zur Wundheilung auf ihren Feldzügen bei sich. Im 11. Jahrhundert brachten Mönche das violette Heilkraut von Südfrankreich nach Nordeuropa und bauten es in ihren Klostergärten an. In der Volksmedizin wurde Lavendeltee gegen Magenschmerzen, Migräne, Krämpfe, Schwindel, nervöse Unruhe und Schlaflosigkeit empfohlen.

> *Der Wert des Lavendelöls richtet sich nach der Blütenqualität, der Verarbeitungsmethode und seinem Gehalt an Linalool, der von Sorte zu Sorte stark schwankt.*

Das ätherische Lavendelöl rühmte man im späteren Mittelalter als wahres Wundermittel im Kampf gegen Pest und Cholera: Anscheinend schützten die antiseptischen, bakteriziden und antiviralen Eigenschaften des Öls tatsächlich ein wenig vor der Ansteckung.

Wie uns Lavendel hilft

Die Lavendelblüten liefern ein farbloses oder schwach gelbliches, stark und angenehm duftendes ätherisches Öl – bislang hat man darin über 40 verschiedene Komponenten identifiziert. Zudem sind im Lavendel Harze, Gerb- und Bitterstoffe sowie Cumarine und Saponine enthalten.

Die wesentlichen Bestandteile des Öls sind Linalylacetat und Linalool. Sie wirken beruhigend auf das Zentralnervensystem, sowohl innerlich angewendet wie auch über die Haut oder durch Inhalation. Das Linalool besitzt auch antimikrobielle Eigenschaften – so wirkt Lavendelöl stark desinfizierend, reinigend und klärend.

Auch in der Aromatherapie hat Lavendelöl seinen festen Platz: Es besänftigt, beruhigt und entspannt die Nerven und kann helfen, klare Gedanken zu fassen – zu ordnen und Struktur zu schaffen. Das Öl wirkt ausgleichend auf Körper und Seele und hat die Fähigkeit, positiv »umzustimmen«. Als krampflösendes Mittel hilft Lavendel, am besten als Tee, auch bei Verdauungsbeschwerden: Es regt den Gallefluss an und lindert Blähungen.

Risiken und Nebenwirkungen

Das Öl der Heilpflanze sollte nicht zu reichlich verwendet werden, da es wegen des hohen Cu-

---

Steckbrief

- **Volksnamen:** Balsam, Fanda, Hirnkraut, Lavander, Narden, Nervenkräutlein, Schwindelkraut, Speik, Zitterblümchen, Zöpfli, Spitznarde
- **Familie:** Lippenblütler (Lamiaceae)
- **Blütezeit:** Juli bis September
- **Sammelzeit:** Die Blüten werden vor ihrer völligen Entfaltung im Juli oder August geerntet.
- **Vorkommen:** Ursprünglich kommt der Lavendel aus dem westlichen Mittelmeergebiet. Inzwischen findet man ihn auf allen Kontinenten.
- **Verwendete Pflanzenteile:** Arzneiliche Verwendung finden die Blüten mit Kelch.

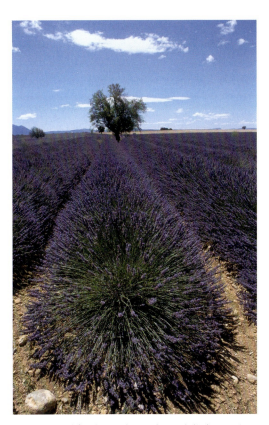

Der Lavendel für die medizinische und die kosmetische Industrie gedeiht unter der heißen Mittelmeersonne, wo er den maximalen Ölgehalt erreicht.

maringehaltes zu Kopfschmerzen und Benommenheit kommen kann. Inhalationen sollten bei Herz- und Kreislaufproblemen mit Vorsicht angewendet werden.

Gegenanzeigen
Keine bekannt.

Gesund mit Lavendel

Die Volksmedizin wendet den Lavendel seit alter Zeit als beruhigendes Mittel bei allgemeinen Erregungszuständen, Unruhezuständen und Einschlafstörungen an. Er eignet sich ausgezeichnet, um unruhige Babys zum Einschlafen zu bringen: Lavendelsträußchen, in die Wiege gehängt, führen die Kleinen meist schnell ins Land der Träume. Diese einschlaffördernde Wirkung der Lavendelsträußchen beruht darauf, dass aus den frischen Lavendelblüten ständig ätherische Öle abdunsten, insbesondere Linalylacetat.

Lavendelöl wird auch als Einreibung bei Nervenschmerzen, rheumatischen Beschwerden und Gicht eingesetzt, wie auch in Form von Umschlägen bei Wunden und Schwellungen. Bei Verbrennungen lindert das ätherische Öl den Schmerz, verhindert Brandblasen und

---

Aqua mirabilis aus der Glockengasse 4711

Das so genannte »aqua mirabilis«, das ein Kartäusermönch im Jahr 1792 dem jungen Kaufmannssohn Wilhelm Mülhens und seiner Braut als Hochzeitsgeschenk überreichte, enthielt neben vielen anderen Zutaten auch Lavendelöl. Die Essenz galt als hilfreich gegen Herzklopfen und Kopfschmerzen. Sie war offensichtlich so wirksam, dass die Familie Mülhens in der Kölner Glockengasse Nr. 4711 größere Mengen des Wassers nach der Rezeptur des Mönches herstellte. Französische Soldaten, die um 1800 das Rheinland besetzt hatten, schickten schließlich einige Fläschchen des »Eau de Cologne« in ihre Heimat. Mit dem Export im großen Stil wurde es zunächst schwierig, denn das Gesetz verlangte damals schon, dass die Rezeptur jedes Arzneimittels bekannt sein muss. So beschlossen die Mülhens, ihr »Kölnisch Wasser« nicht mehr als Arzneimittel zu vertreiben. Verständlicherweise wollten sie dessen Zusammensetzung geheim halten – und so entstand aus der einstigen Arznei das weltbekannte Duftwasser 4711.

nimmt bei Insektenstichen den Juckreiz. Die krampflösenden und schmerzlindernden Eigenschaften machen Lavendelöl weiterhin zu einem wirksamen Mittel gegen Kopfschmerzen, Migräne, Krämpfe und Asthma. Auch als verdauungsförderndes Mittel, bei nervösem Reizmagen, Roemheld-Syndrom (Herzbeschwerden oder Magenschmerzen durch einen Blähbauch oder Luft im Darm), Blähungen und nervösen Darmbeschwerden leistet die Pflanze gute Dienste.

Anwendung

Fertigpräparate Man findet Lavendel häufig in Badezusätzen, in kosmetischen Zubereitungen und gelegentlich auch als Duftstoff in pharmazeutischen Präparaten. In Salben und Cremes wirkt Lavendel lindernd bei Hautreizungen.

Lavendelöl Die Anwendung des Öls ist sicherlich die effektivste Methode, da die Hauptwirkstoffe des ätherischen Öls sehr gut über die Haut und Atmung aufgenommen werden. Ätherisches Lavendelöl eignet sich für den Einsatz in der Duftlampe zur Beruhigung und Raumreinigung. Außerdem kann man es als Badezusatz, Cremezutat und für Hautöle benutzen.

Gegen Schuppenflechte kann man Lavendelöl mit Mandelöl vermischen und die betreffenden Hautpartien damit einreiben. Bei geistiger Erschöpfung massiert man einige Tropfen oberhalb der Schläfe ein. Bei Schlafstörungen können Sie ein bis vier Tropfen ätherisches Lavendelöl auf ein Stück Würfelzucker geben und vor dem Schlafengehen einnehmen oder abends ein zehnminütiges Vollbad mit Lavendel nehmen.

Tee Übergießen Sie zwei Teelöffel Lavendelblüten mit einer Tasse kochendem Wasser und lassen dies fünf Minuten zugedeckt ziehen. Abseihen und jeden Abend eine bis zwei Tassen trinken – entfaltet eine sanfte schlaffördernde Wirkung und hilft bei Unruhezuständen und Einschlafstörungen. Der Tee ist auch bei nervösem Reizmagen, nervösen Darmbeschwerden sowie bei Blähungen hilfreich.

Vollbad Ein Vollbad mit Lavendelblüten kann in Sachen Stressabbau ebenfalls sehr wirkungsvoll sein. Übergießen Sie dazu 100 Gramm Lavendelblüten mit zwei Litern heißem Wasser. Lassen Sie den Sud fünf Minuten ziehen, seihen ab und

Gute Gerüche machen leistungsfähiger

Zu diesem Schluss kommt ein Wissenschaftler der Britischen Psychologischen Gesellschaft in Glasgow. Gute Gerüche wie Orangen- oder Lavendelduft haben bei Versuchspersonen an der Universität Liverpool zu besseren Leistungen geführt. Der Forscher Simon Chu zeigte den Probanden eine Liste mit 40 Wörtern, die sie sich merken sollten. Dabei rochen sie angenehme Düfte. Nach einer Pause von zehn Minuten wurden die Versuchspersonen aufgefordert, die Wörter zu wiederholen. Jene, die auch hier wieder den angenehmen Duft zu riechen bekamen, erzielten ein um 20 Prozent besseres Ergebnis als solche, die einem anderen oder gar keinem speziellen Geruch ausgesetzt waren.

Der Wissenschaftler wiederholte das Experiment, um negative Einflüsse von Gerüchen nachzuweisen. Dabei mussten Versuchspersonen eine schwierige Aufgabe in 30 Sekunden bewältigen. Einige Minuten später bekamen die Probanden eine neue Aufgabe zu lösen. Die Probanden, die wieder dem gleichen Geruch ausgesetzt wurden, reagierten daraufhin mit wesentlich schlechteren Ergebnissen als eine Kontrollgruppe, die sich ohne Düfte oder mit anderen Gerüchen am Rätsel versuchte.

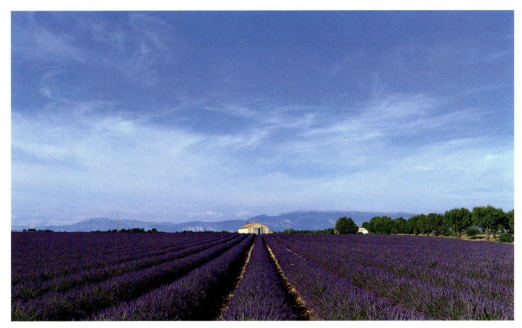
Einige Gegenden Südfrankreichs sind berühmt für ihre riesigen blau leuchtenden Lavendelfelder. Besonders in der Umgebung der alten Parfümstadt Grasse wird die Pflanze seit Jahrhunderten gewerbsmäßig angebaut.

geben Sie die Zubereitung in Ihr Vollbad. Der Sud kann auch als Badezusatz bei Gliederschmerzen angewendet werden und hat eine wohltuende Wirkung auf die Nerven.

Kräuterkissen Ein Lavendelsträußchen oder Stoffsäckchen mit Lavendelblüten in der Nähe des Bettes hat sich vor allem bei Einschlafproblemen von Säuglingen und Kleinkindern gut bewährt. Lavendelkissen in den Kleiderschränken vertreiben Motten und verleihen der Wäsche einen angenehmen Geruch.

Im Licht der Wissenschaft

Mehrere klinische Untersuchungen bestätigten die beruhigenden und entspannenden Wirkungen des Lavendels, vor allem des Lavendelöls. So reduzierte die Inhalation von Lavendelöl bei Probanden die Aktivität jener Gehirnregionen, die für Aufmerksamkeit, Erwartung und Wachheit zuständig ist. Im Tierversuch verminderte Lavendelöl die spontane motorische Aktivität. Eine weitere Studie zur innerlichen Anwendung von Lavendeltinktur konnte eine antidepressive Wirkung des Lavendels zeigen. Wissenschaftler vermuteten früher, dass Geruchsrezeptoren die beruhigenden und entspannenden Wirkungen der Blüten und des Öls vermitteln. Aufgrund von Daten aus aktuellen Experimenten halten sie heute auch eine direkte Wirkung auf das Zentralnervensystem für denkbar. Ebenso wurde nachgewiesen, dass Lavendel den Blutzucker stabilisiert: Ein bis zwei Tropfen Lavendelöl, 15 Minuten vor dem Essen eingenommen, reduzieren spürbar den Hunger auf Süßes.

Fragen Sie Ihren Arzt oder Apotheker
Ein Präparat mit Zubereitungen aus Lavendel ist beispielsweise:
Sidroga Entspannungstee

Lebensbaum

Thuja occidentalis L.

Zu den Wurzeln

Der immergrüne Lebensbaum kann bis zu 20 Meter hoch werden und einen Stammdurchmesser von 120 Zentimetern erreichen. Seine Rinde ist von rötlich-brauner Farbe und ist meist in schmale Streifen gespalten. Der Lebensbaum lässt sich in vielseitige Formen stutzen. Durch seine schuppenförmigen Blätter sieht er aus der Ferne wie ein Nadelbaum aus. In die Blattspitzen sind spezielle Drüsen eingebettet, in denen die Pflanze ätherisches Öl speichert. Zerreibt man ein Blatt zwischen den Fingern, wird das Öl freigesetzt und verströmt seinen intensiven Geruch. Die weiblichen Blüten bestehen aus ein Zentimeter langen, erst grünen und sich später braun verfärbenden Zapfen, die männlichen sind kugelförmig. Die glatten, zäpfchenförmigen, gelblich-braunen Früchte sitzen an den Astspitzen.

Der Name Lebensbaum stammt von der im 18. Jahrhundert gebräuchlichen Bezeichnung »arbor vitae«, möglicherweise wegen der immergrünen Blätter, die selbst im Winter »lebendig« aussehen und so vielen Kulturen als Symbol des Lebens galten. Thuja leitet sich vom griechischen »thyon«, opfern, ab. Dies bezieht sich auf die rituellen Räucherungen, für die Lebensbaumholz im Altertum eingesetzt wurde. »Occidentalis« bedeutet abendländisch und verweist auf den Ursprung dieser Art.

> *Der Lebensbaum wurde als Sinnbild der Lebenskraft bei der Geburt eines Kindes oder auch bei der Gründung eines Dorfes gepflanzt. Wenn der Baum kräftig wuchs, galt dies als positives Zeichen. Als Friedhofsbaum symbolisiert er die Sehnsucht nach dem ewigen Leben.*

Von anno dazumal bis heute

Die heilkräftige Wirkung des Lebensbaumes ist bereits seit dem 16. Jahrhundert bekannt. Überliefert wird, dass während einer europäischen Expedition durch Kanada der Expeditionsleiter seine erkrankte Mannschaft auf Rat der Ureinwohner mit einer aus Rinde und Blättern des Lebensbaumes hergestellten Brühe behandelte. Damit soll er ihnen das Leben gerettet haben.

In der Volksmedizin schätzte man die Pflanze zur äußerlichen Behandlung von Gicht und Hautgeschwüren. Innerlich wurden Extrakte der Pflanze gegen Wassersucht und Fieber verabreicht, aus den jungen Zweigen bereitete man Salben gegen Gelenkschmerzen zu. Innerlich angewendet diente der Lebensbaum als schweiß- und harntreibendes Mittel, als Mittel gegen Syphilis, Würmer und rheumatische Beschwerden.

Ein Tee aus Lebensbaumblättern wurde vielfach als Abtreibungsmittel eingesetzt, mit dem die Frau jedoch auch ihr eigenes Leben aufs Spiel

Steckbrief

- **Volksnamen:** Sumpfzeder, Totenbaum, Weiße Zeder, Nordlebensbaum, Atlantischer Lebensbaum
- **Familie:** Zypressengewächse (Cupressaceae)
- **Blütezeit:** April bis Mai
- **Sammelzeit:** Im Frühsommer werden die Zweigspitzen einjähriger Triebe gesammelt.
- **Vorkommen:** Beheimatet ist der abendländische Lebensbaum in den ausgedehnten Sumpfgebieten Nordamerikas und in Sibirien. In Europa wird der Lebensbaum als Zierstrauch in Parkanlagen, Gärten und auf Friedhöfen angepflanzt.
- **Verwendete Pflanzenteile:** Zu arzneilichen Zwecken werden die frischen, beblätterten einjährigen Zweige verwendet.

setzte: Immer wieder kam es dabei zu schweren Vergiftungen, die mitunter tödlich endeten. Thujon wirkt in höherer Dosierung krampferregend und führt zur Lähmung des Zentralnervensystems. Aus diesem Grund sollten Sie auch auf die Herstellung von Tees verzichten, und auf Fertigprodukte aus der Apotheke zurückgreifen.

Wie uns der Lebensbaum hilft
Der Lebensbaum enthält die ätherischen Öle Pinen, Fenchon und Thujon sowie Gerbstoffe, Harze und Glykoside. Diesen Substanzen verdankt die Pflanze ihre antibiotischen, entzündungshemmenden und schweißtreibenden Wirkungen. Weiterhin fördern Zubereitungen mit Lebensbaum die Durchblutung.

Risiken und Nebenwirkungen
Thujon reizt in höheren Konzentrationen die Haut und kann zu Krämpfen sowie Blutungen der inneren Schleimhäute führen.

Gegenanzeigen
Zubereitungen mit Lebensbaum nicht während der Schwangerschaft anwenden, weil sie Fehlgeburten auslösen können.

Gesund mit Thuja
Die Tinktur kann – vorsichtig dosiert – auf Warzen sowie Herpesbläschen an den Lippen aufgetragen werden. Auch bei bakteriellen Hautinfektionen können Präparate mit Lebensbaum hilfreich sein.

Anwendung
Auf Grund des Gehalts an Thujon sollten nur Fertigprodukte aus der Apotheke angewendet werden.

Lebensbaum
- wirkt antibiotisch
- ist schweißtreibend
- hemmt Entzündungen

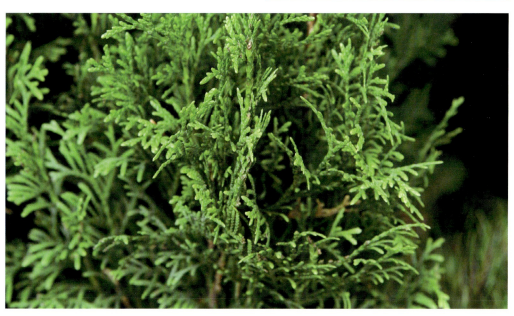

Der Lebensbaum faszinierte die Menschen früher ebenso wie der Buchs – beides Gewächse, die auch in harten Wintern immergrün waren. Deshalb galt er als wirksam gegen eine ganze Reihe von Beschwerden.

Lein

Linum usitatissimum

Zu den Wurzeln
Lein ist ein einjähriger Halbstrauch mit aufrechten Stängeln und schmalen, ganzrandigen Blättern. Die Blüten sind himmelblau und erscheinen in lockeren Dolden. Aus den Blüten entstehen kugelförmige Knötchen – die Samenkapseln, die nach langer Reifezeit etwas größer als Erbsen sind.

Von anno dazumal bis heute
Als Nutzpflanze ist der Lein, auch Flachs genannt, wohl schon seit der Steinzeit bekannt. Zusammen mit Linse, Erbse, Gerste, Emmer und Einkorn wurde er bereits in der Frühzeit des Ackerbaus kultiviert. Die ersten Nachweise stammen aus dem 5. Jahrtausend vor Christus. In Ägypten war das aus Lein gewobene weiße Linnen Symbol für Licht und göttliche Reinheit. Die Pharaonen wurden vor ihrer Mumifizierung in Leinentücher gehüllt, und auch die Bibel erwähnt die nützliche Pflanze.

> *Ballaststoffe sind eine Alternative zu Abführmitteln. Leinsamen und Flohsamen leisten einen wesentlichen Beitrag zur Stuhlregulierung – sowohl bei Durchfall als auch bei Verstopfung.*

Bis vor nicht allzu langer Zeit war Leinen auch bei uns eine der wichtigsten Faserpflanzen. Auch als Heilpflanze spielte Lein früher bereits eine wichtige Rolle: Die Hippokratiker empfahlen ihn als Mittel gegen Katarrhe, Leibweh und Durchfall. Paracelsus erwähnt ihn zur Reizlinderung bei Husten. Hildegard von Bingen setzte ihn gegen Gürtelrose ein und als erweichenden und schmerzstillenden Umschlag gegen Seitenschmerzen, Brandwunden und Milzschmerzen.

Wie uns Lein hilft
Die Leinsamen enthalten eine Menge wichtiger Mineralien und Vitamine: Fluor, Jod, Kalzium, Kalium, Magnesium und Eisen sowie Vitamin E und Pyridoxon. Daneben finden sich Leinöl mit der Linolen- und Linolsäure, Eiweiß und Schleimstoffe. Diese stecken vor allem in den Schalen und machen Leinsamen zu einem mild wirksamen Abführmittel – zugleich Quell- und Gleitmittel. Zum einen binden Leinsamen Wasser im Darm, was zu einer achtfachen Volumenzunahme und dadurch zu einem erhöhten Füllungsdruck führt. Dieser löst einen Dehnungsreflex auf die Darmwand aus, wodurch die Darmperistaltik angeregt wird. Zum anderen überziehen Leinsamen die Darmschleimhaut mit einem schützenden Film und werden auch zum Schutz geschädigter Darmschleimhaut eingesetzt. Die Samen des Flachses haben zudem eine regulierende Wirkung auf die Darmflora, stoppen Fäulnis- und Gärungsprozesse und nehmen Blähungen.

Was Leinsamen weiterhin auszeichnet, ist sein hoher Gehalt an Ballaststoffen – in 100 Gramm stecken immerhin 36 Gramm davon. Nun sind Ballaststoffe in vieler Hinsicht wichtig für die Gesundheit – zumal die im Leinsamen. Sie enthalten nämlich reichlich Lignane, die antioxida-

Steckbrief
- **Volksnamen:** Dreschlein, Flachs, Flas, Glix, Haar, Haarlinsen, Klengel, Leinwanzen, Stempenhaar
- **Familie:** Leingewächse (Linaceae)
- **Blütezeit:** Mai bis August
- **Sammelzeit:** Gesammelt werden die Samenkapseln zur Vollreife im September.
- **Vorkommen:** Die wichtigsten Anbaugebiete sind Europa, China, Indien, Nordamerika und Argentinien. Die Wildform kommt vom Mittelmeerraum bis Südwestasien vor.
- **Verwendete Pflanzenteile:** Angewendet werden die Samen und das daraus kalt gepresste Öl.

tive Wirkungen haben: Sie schützen vor den schädlichen Effekten freier Radikale.

Risiken und Nebenwirkungen
Bei insulinpflichtigen Diabetikern kann eine Reduzierung der Dosis notwendig werden.

Gegenanzeigen
Darmverschluss jeglicher Ursache.

Gesund mit Lein
Leinsamen sind zur innerlichen Anwendung angezeigt bei Verstopfung und generell zur Förderung der Verdauung. Aber auch bei Magen- oder Darmschleimhautentzündungen und Entzündungen im Mundraum kann diese Pflanze angewendet werden. Äußerlich wird das als Hausmittel bekannte Leinsamensäckchen bei Zahnschmerzen, Ischias, Rheuma sowie Blasen- und Nierenleiden heiß aufgelegt.

Lein
- regt die Darmperistaltik an
- ist mild abführend
- reguliert den Stuhlgang
- schützt die Darmschleimhaut
- wirkt entzündungswidrig
- ist schmerzstillend

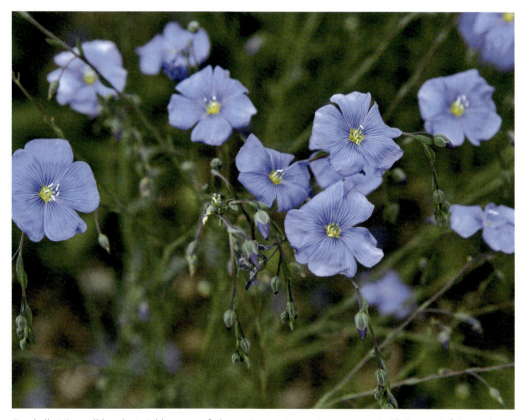

Das helle Himmelblau der Leinblüten war früheren Generationen ein vertrauter Anblick. Vor Einführung der Baumwolle war der Flachsanbau Grundlage für den Leinenstoff. Heute verwenden wir weniger die Faser als das Öl und die Samen des Leins.

Anwendung
Leinsamen werden in verschiedenen Formen angeboten: als Pulver, Kapseln und Öl. Fertig angebotene Pulver enthalten oft mehr Lignane als frischer Leinsamen. Bei Leinsamenkapseln sind die öligen Komponenten entfernt, sie ergänzen nur die aktiven Inhaltsstoffe, die Lignane. Leinsamenöle enthalten meist nur geringe Mengen an Lignanen.

Kaufen Sie möglichst nur Leinsamen aus kontrolliertem biologischem Anbau. Denn auf Grund des hohen Fettgehaltes finden sich immer wieder Rückstände von Schadstoffen, allen voran Schwermetalle.

Zum Abführen Leinsamen sollen bei Verwendung als Abführmittel stets grob geschrotet und mit reichlich Flüssigkeit eingenommen werden. Die meisten Reformhäuser und Apotheken haben einen Leinsamenschroter, und so lässt sich diese Maßgabe gut erfüllen. Wenn Sie Leinsamen ganz einnehmen, müssen Sie gut kauen. Als wirksame Dosen gelten 15 bis 30 Gramm Leinsamen, verteilt über den Tag: dreimal täglich, morgens, mittags und abends, vor den Mahlzeiten ein Esslöffel mit reichlich Wasser, etwa einem Viertelliter. Das Gute am Leinsamen ist, dass er sich zum dauerhaften Gebrauch eignet – was man sonst von keinem Abführmittel uneingeschränkt behaupten kann. Allerdings sollten Sie bei regelmäßiger Einnahme der Samen deren nicht geringen Nährwert berücksichtigen: In einem Esslöffel Leinsamenschrot stecken immerhin an die 315 Joule (75 Kalorien).

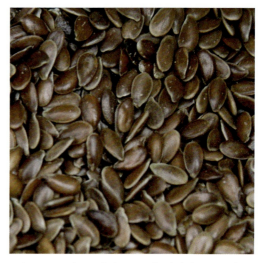

Leinsamen gehören bei uns zu den beliebtesten Abführmitteln. Verwenden Sie sie jedoch stets geschrotet, und nehmen Sie sie mit reichlich Flüssigkeit ein.

Kräutersäckchen (→ Seite 39) mit Leinsamen helfen bei Furunkeln und Eiterbeulen.

Tee Übergießen Sie zwei Teelöffel der Samen mit einem Viertelliter kaltem Wasser und kochen dies kurz auf. Dann 20 Minuten ziehen lassen, abseihen und den Tee lauwarm trinken.

Umschlag Zwei Esslöffel Leinsamen (ganz) mit einem Viertelliter Wasser übergießen, drei Minuten aufkochen. Abseihen und ein Tuch mit der Flüssigkeit tränken. Auf die zu behandelnde Stelle auflegen und den Umschlag öfter wechseln.

Absud Ein Hausmittel bei Magenschleimhautentzündung: 50 Gramm ungeschroteten Leinsamen mit einem Liter Wasser kalt ansetzen, kurz aufkochen und unter gelegentlichem Umrühren abkühlen lassen. Die Abkochung durch ein feines Sieb gießen und davon über den Tag verteilt je eine Tasse vor den Mahlzeiten trinken. Die Wirkung wird gesteigert, wenn Sie gleich nach dem Aufkochen drei Teelöffel Kamillenblüten beimischen.

Die Flüssigkeit von zerstoßenem, abgekochtem Leinsamen ergibt ein wirksames Gurgelwasser bei Entzündungen im Mund- und Rachenraum.

In der Küche Leinöl darf natürlich in der Küche nicht fehlen. Viele Spezialitäten, wie zum Beispiel Pellkartoffeln mit Quark und Leinöl aus dem Erzgebirge, erhalten erst so ihren unverwechselbaren Geschmack.

Liebstöckel
Levisticum officinale Koch

Zu den Wurzeln

Das ausdauernde Doldengewächs wird mannshoch und braucht auch in der Breite bis zu einen Meter Platz. Diese stattliche Größe erreicht der Liebstöckel, wenn er an seinem bevorzugten sonnigen bis halbschattigen Ort mit feuchtem, nahrhaftem Boden steht.

Im ersten Jahr treibt die Pflanze aus dem dauerhaften Wurzelstock eine grundständige Blattrosette. Der Wurzelstock selbst entwickelt sich über die Jahre zu einem kurzen, aber dicken, fleischigen und vielköpfig verzweigten Gebilde, das außen bräunlich und innen weiß ist. Im zweiten Jahr erscheint dann der bis zu zwei Meter hohe Stängel, der am Grund bis zu vier Zentimeter dick ist und deutlich sichtbar die Narben der vorjährigen Blätter trägt. Der Stängel ist fein gerippt und verzweigt sich mit aufrecht abstehenden Ästen. Die Blätter erreichen die stattliche Größe von 70 Zentimetern, in Höhe wie Breite. Sie sind zwei- bis dreifach fiedrig geteilt, kräftig dunkelgrün und glänzend.

> **Liebstöckel**
> - wirkt harntreibend
> - ist krampf- und schleimlösend
> - wirkt schweißtreibend
> - regt Stoffwechsel und Verdauung an
> - entbläht
> - entwässert

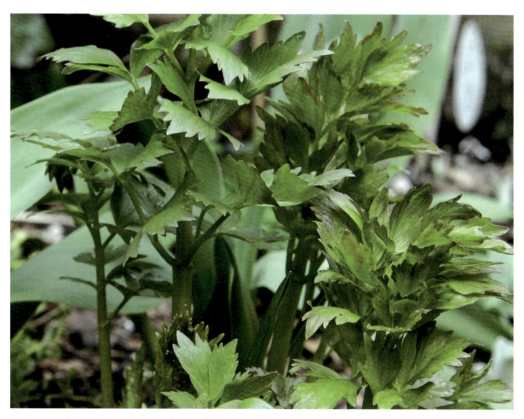

Der weit verbreitete Name »Maggikraut« für den Liebstöckel deutet auf seine bevorzugte Verwendung als Suppengewürz hin. Liebstöckel hilft bei der Behandlung von Blasen- und Verdauungsbeschwerden.

Von Juni bis August erscheinen an den Zweigenden die bis zu handgroßen 10- bis 20-strahligen Dolden mit zahlreichen kleinen, gelblichen Zwitterblüten und vielen linealen Hüllblättchen. Daraus entwickeln sich gerippte Spaltfrüchte, die bei der Reife in zwei Teile zerfallen.

Über den Ursprung des deutschen Namens gibt es verschiedene Thesen. Hier die pikanteste, die sich auf die angebliche aphrodisierende Wirkung bezieht: Wollte ein Mann, auf den eine Frau ein Auge geworfen hatte, nicht so recht anbeißen, sollte sie ihm einen Absud von Liebstöckel ins Badewasser gießen.

Liebstöckel wird auch Maggikraut genannt. Nun bestehen zu der Fertigwürze zweifelsohne geschmackliche Parallelen. Allerdings war und ist darin keine Spur vom Liebstöckel enthalten.

In das nördlichere Europa kam der Liebstöckel mit den im Mittelmeerraum beheimateten Benediktinermönchen.

Steckbrief
- **Volksnamen:** Maggikraut, Badkraut, Gebärmutterkraut, Gichtstock, Leibstöckle, Leppstock, Levestock, Liebesröhre, Liebrohr, Liebstengel, Lobstock, Lübstock, Luststecken, Luststöckel, Nervenkräutel, Rübestöckel, Saukraut, Sauerkrautwurz, Schluckwehrohr, Wasserkräutel
- **Familie:** Doldengewächse (Apiaceae, Umbelliferae)
- **Blütezeit:** Juni bis August
- **Sammelzeit:** Blätter im Frühjahr und Frühsommer, Früchte im Spätsommer, Wurzeln im Herbst
- **Vorkommen:** Ursprünglich ist der Liebstöckel in Südwesteuropa beheimatet. Mittlerweile ist er jedoch auch in Mitteleuropa kultiviert wie verwildert anzutreffen.
- **Verwendete Pflanzenteile:** Verwendung finden Blätter, Wurzel und Samen.

Von anno dazumal bis heute
Liebstöckel war schon im Altertum als Heil- und Gewürzpflanze in Gebrauch. Dioskurides erwähnte ihn als harntreibendes, verdauungsförderndes und erwärmendes Mittel. Hildegard von Bingen empfahl ihn bei »Halskranckheiten«: Dazu hieß es, die Liebstöckelwurzel zusammen mit Salbei und Fenchel in gutem Wein ziehen zu lassen und diesen dann erwärmt zu trinken. Hieronymus Bock verwendete das Maggikraut bei Magenbeschwerden, Vergiftungen, Geschwüren, Schlangenbissen und Verwundungen. Die Volksmedizin übernahm viele dieser Anwendungen. Heiße Milch mit Liebstöckel beispielsweise wurde bei Halsschmerzen verabreicht.

Darüber hinaus setzte man Liebstöckel bei Frauenleiden wie starken Menstruationsschmerzen und zur Förderung der Monatsblutung ein. Interessant ist auch die Anwendung, die man in manchen Gegenden Deutschlands bei Erkältung pflegte: Man sog durch den hohlen Stängel des Liebstöckels warme Milch oder Wasser. Die Flüssigkeit reicherte sich auf ihrem Weg durch diesen Strohhalm mit dem ätherischen Öl an und konnte so tatsächlich gegen Bronchitis wirksam werden. Aus dem gleichen Grund benutzte man die Stängel auch zur Inhalation: Ein Ende des Stängels wurde angezündet und der aufsteigende Duft des glimmenden Rohrs am anderen Ende eingeatmet.

Wie uns Liebstöckel hilft
Die Pflanze enthält ätherische Öle, Apiol, Apfelsäure sowie Bitter- und Gerbstoffe. Weiterhin finden sich Kampfer, Cumarine, Myristicin und Umbelliferon. Besonders die Blätter sind reich an Mineralien wie Kalium, Kalzium, Mangan, Zink, Eisen und Jod. Auf Grund der Wirkungen dieses Potpourris setzt man Liebstöckel heute vor allem als Diuretikum ein: als harntreiben-

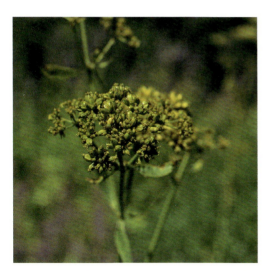

Die Liebstöckelpflanze erreicht bis zu zwei Meter Höhe. Im Winter sterben die oberirdischen Teile ab, im Frühling treiben aus dem Wurzelstock neue Blätter aus.

des Mittel, unter anderem zur Unterstützung der Blasen- und Nierenfunktionen. So ist Liebstöckel auch häufige Zutat in Nieren- und Blasentees. Daneben fördert die Pflanze auch die Verdauung und lindert Blähungen und Krämpfe im Verdauungstrakt.

Risiken und Nebenwirkungen
Die in der Pflanze enthaltenen Furanocumarine können in Verbindung mit UV-Licht Entzündungen der Haut hervorrufen. Solche phototoxischen Reaktionen sind aber nur bei äußerlicher Anwendung bekannt.

Gegenanzeigen
Vorsicht ist geboten bei eingeschränkter Nierentätigkeit und Nierenentzündung. Hier darf Liebstöckel nicht eingenommen werden. Ebenso sind Tees und andere Zubereitungen mit Liebstöckel nicht während Schwangerschaft und Stillzeit anzuwenden. Die Verwendung als Gewürz in üblicher Menge ist jedoch unbedenklich.

Weniger bekannt ist, dass Liebstöckel im kosmetischen Bereich angewendet wird: So soll er – als Waschung oder auch als Badezusatz – für eine schöne, glatte und zarte Haut sorgen, Sommersprossen und rote Flecken im Gesicht vertreiben und auch Pickel und Mitesser bekämpfen. Der volkstümliche Name »Badekraut« dürfte darauf zurückgehen.

Gesund mit Liebstöckel
Angesichts der harntreibenden Wirkung ist Liebstöckel zur Durchspülung bei entzündlichen Erkrankungen der ableitenden Harnwege und zur Vorbeugung von Nierengrieß angezeigt. Man nimmt dazu die getrocknete Wurzel, häufig auch in Kombination mit anderen harntreibenden Pflanzen wie Brennnessel oder Löwenzahn (→ Seite 130 und 356). Tees mit Liebstöckel empfehlen sich auch zur Beruhigung der Verdauungsorgane und bei Blähungen.

Anwendung
Tee Einen Teelöffel der getrockneten Wurzeln mit 150 Milliliter kochendem Wasser übergießen und nach 10 Minuten abseihen.

In der Küche Für den Gebrauch in der Küche sind vor allem die jungen Blätter zu empfehlen. Sie würzen frisch oder getrocknet Suppen, Eintöpfe, Salat, Kräuterbutter und Quark sowie Fleischgerichte. Man kann die jungen Triebe auch blanchiert als Gemüse essen. Die Samen eignen sich zum Würzen von herzhaften Backwaren. Das Öl findet Verwendung in der Likörindustrie.

> Liebstöckel ist ein guter Salzersatz – ideal für alle, die aus gesundheitlichen Gründen ihren Kochsalzkonsum einschränken müssen.

Fragen Sie Ihren Arzt oder Apotheker
Ein Präparat mit Zubereitungen aus Liebstöckel ist beispielsweise:
Canephron Dragees oder Tropfen

Linde

Tilia europaea L.

Zu den Wurzeln

Linden wachsen in sommerwarmen Mischwäldern und werden oft als Allee- und Dorfbäume gepflanzt. Es handelt sich um große Bäume, die bis zu 30 Meter hoch werden und in Europa weit verbreitet sind. Sie haben eine stattliche Krone, ihre Rinde ist rissig und am Stamm grau- oder schwarzbraun, an den Zweigen glatt. Die Blätter sind lang gestielt und breit herzförmig. Bei der Winterlinde sind die Blätter oberseits dunkelgrün mit bläulich-grüner Unterseite, bei der Sommerlinde sind die Blätter etwas größer als bei der Winterlinde und haben eine weich behaarte Unterseite. Die Blüten erscheinen in den Monaten Juni und Juli und stehen in Trugdolden: Die Kronblätter sind zungenförmig und grünlich oder gelblich gefärbt. Die stark duftenden Blüten der Sommerlinde erscheinen meist etwa zwei Wochen früher als die der Winterlinde. Beide Arten eignen sich zu Heilzwecken.

> Der Name geht auf das indogermanische »lento« zurück und bedeutet »Baum mit biegsamem, weichem Bast«.

Steckbrief

- **Volksnamen:** Augustlinde, Bastbaum, Bastholzlinde, Hartlinde, Frühlinde, Spätlinde, Steinlinde, Waldlinde
- **Familie:** Lindengewächse (Tiliaceae)
- **Blütezeit:** Juni bis Juli
- **Sammelzeit:** Die Blüten werden im Hochsommer, Juni bis Juli, bei trockenem Wetter gesammelt. Die Lindenblätter erntet man am besten im Frühling beim Steigen des Saftes.
- **Vorkommen:** Die Linde ist in Europa, Westsibirien und Kleinasien heimisch. Hauptexportländer sind Südosteuropa, Polen und Russland.
- **Verwendete Pflanzenteile:** Medizinische Verwendung finden die Blüten.

Von anno dazumal bis heute

Die Linde ist seit der Antike als Heilmittel bekannt: Plinius verwendete Lindenblüten gegen Aussatz, Bock und Matthiolus setzten sie bei Durchfall und zur Wundbehandlung ein. Lindenblütentee zählte zu den bekanntesten volksmedizinischen Rezepten. Er wurde bei Erkältungskrankheiten, Husten, Blasen- und Nierenleiden und Kopfschmerzen getrunken. Die nervenberuhigende und krampflösende Wirkung machte man sich bei Unruhezuständen und Nervosität zunutze. Als Mittel gegen Migräne und für unruhige Kinder wurde ein Bad genommen, dem man Lindenblüten zugab.

Wie uns die Linde hilft

In den Lindenblüten stecken ätherisches Öl, Flavonoide, Schleim- und Gerbstoffe sowie Zucker. Das in dem Öl enthaltene Farnesol ruft den angenehmen Geruch hervor. Die Flavonoide wirken antibiotisch und erhöhen über ihren Einfluss auf das Wärmeregulationszentrum im Gehirn die Aktivität der Schweißdrüsen und des Immunsystems. Durch vermehrtes Schwitzen entsteht die so genannte Verdunstungskälte, die sich günstig auf die Heilung von fiebrigen Erkältungen auswirkt und den Lindenblütentee zum Klassiker der Volksmedizin machte. Darüber hinaus dichten die Flavonoide kleine »Lecks« an den feinen Blutgefäßen ab, was sich bei Schnupfen positiv auswirkt: Die Reizung der Nasenschleimhaut geht zurück und damit die lästigen Symptome wie laufende Nase und ständiger Niesreiz.

Dazu wirken Lindenblüten entzündungshemmend und steigern die Abwehrkräfte. Ihre wassertreibende Wirkung wird bei Blasen- und Nierenleiden, die krampflösende Wirkung bei Magen- und Unterleibsbeschwerden sowie bei Kopfschmerzen und Migräne genutzt.

Risiken und Nebenwirkungen
Keine bekannt.

Gegenanzeigen
Keine bekannt.

Gesund mit Linde
Ein Tee aus Lindenblüten ist ein uraltes Mittel der Volksmedizin. Er eignet sich ganz besonders bei Erkältungen und grippalen Infekten, bei denen eine Schwitzkur angezeigt ist. Empfehlenswert ist er vor allem bei den ersten Anzeichen einer Erkältung: Lindenblütentee trinken und einmal richtig durchschwitzen – und am nächsten Tag ist die Erkältung meistens verflogen.

Da der Tee das Immunsystem stärkt, kann er gut zur Vorbeugung gegen Erkältungen in der kalten Jahreszeit getrunken werden. In dieser Zeit kann man ihn durchaus zum Haustee machen. Daneben eignet er sich zur Beruhigung. Besonders abends vor dem Schlafengehen ist er bestens zum Entspannen.

Anwendung
Tee Zwei Teelöffel Lindenblüten mit einer Tasse kochend heißem Wasser übergießen und zehn Minuten zugedeckt ziehen lassen. Abseihen, etwas süßen und möglichst heiß trinken.
Bad Gut bei Nervosität: Übergießen Sie zwei Hände voll Lindenblüten mit einem Liter kochendem Wasser, und lassen Sie dies 20 Minuten ziehen. Abseihen und dem Badewasser zugeben.

Fragen Sie Ihren Arzt oder Apotheker
Präparate mit Zubereitungen aus Linde sind beispielsweise:
Caelo Lindenblüten
Sidroga Erkältungstee N

> **Linde**
> ➤ wirkt beruhigend
> ➤ ist stark schweißtreibend
> ➤ wirkt krampflösend
> ➤ hat antibiotische Effekte
> ➤ wirkt entzündungshemend

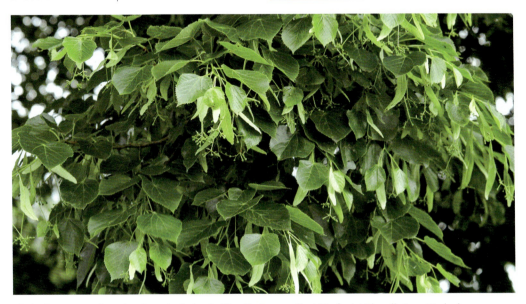

Lindenbäume werden sehr alt und sehr hoch. Wer die Augen offenhält, findet überall einen Lindenbaum, um die Blüten für den winterlichen Fiebertee zu ernten.

Lorbeerbaum *Laurus nobilis L.*

Zu den Wurzeln
Der Echte Lorbeerbaum ist ein immergrüner, bis zu zwölf Meter hoher Baum mit grauer, glatter Rinde. Er kann mehrere hundert Jahre alt werden. Die ledrigen, oberseits glänzenden Blätter enthalten ätherische Öle und duften aromatisch. Die kleinen grüngelben Blütendolden bringen glänzende blauschwarze Beeren hervor. Aus ihnen wird das begehrte Lorbeeröl gewonnen, das Oleum lauri.

Bei der Ernte werden die Triebspitzen mit den ausgereiften Blättern abgeschnitten, mit einer Schnur zu Sträußchen zusammengebunden und an einem luftigen Platz zum Trocknen aufgehängt.

Von anno dazumal bis heute
Lorbeer wird bereits in 7000 Jahre alten Keilschriften erwähnt. Schon die Sumerer überreichten Lorbeerkränze als Siegessymbol im Faustkampf – eine Sitte, die von vielen Kulturen übernommen wurde: Die Sieger der Olympischen Spiele bekamen Lorbeerkränze, ebenso wie siegreiche Feldherren des antiken Rom. Lorbeerblätter waren zudem die wichtigsten der in Delphi benutzten Räuchermittel für Orakel.

Blätter wie Früchte des Lorbeerbaums fanden aber auch schon früh Verwendung als Heilmittel. Dioskurides empfahl Lorbeer, um Nierensteine zu brechen, und bei Leberschwäche. Ein Bad im Lorbeersud sollte bei Blasen- und Gebärmutterleiden hilfreich sein. Hildegard von Bingen hat Wein mit Lorbeer gegen Gicht und Fieber im Repertoire, das Lorbeeröl äußerlich gegen Gelenkbeschwerden. Die Beeren in Wein gekocht sollten die »stinkenden Säfte« im Magen überwinden und »rechte Säfte« im Körper bereiten. Die Volksmedizin setzte Lorbeer weiterhin zur Förderung der Wehen und der Periodenblutung, gegen Wechselfieber und Koliken ein. Das salbenartige Öl der Früchte wurde gegen Koliken auf den Bauch gerieben und bei rheumatischen Schmerzen, aber auch Geschwüren aufgetragen. Äußerlich angewendet dienten die Früchte auch als Mittel gegen Krätze und Läuse – auch und besonders in der Tierheilkunde. Die klein gestoßenen Blätter wurden zudem gerne bei Insektenstichen aufgetragen.

Frische Lorbeerblätter sind aromatisch, aber auch bitter. Das Trocknen vermindert die Bitterkeit, andererseits sollten sie aber nicht zu lange getrocknet werden, da sie sonst wie Heu schmecken.

Steckbrief
- **Volksnamen:** Suppenblatt
- **Familie:** Lorbeergewächse (Lauraceae)
- **Blütezeit:** März bis April
- **Sammelzeit:** Die Blätter können ganzjährig geerntet werden, die reifen Früchte zur Herstellung von Lorbeeröl werden von Juli bis August gesammelt.
- **Vorkommen:** Im gesamten Mittelmeerraum heimisch. Heutiger Anbau vor allem in Italien, Griechenland, Marokko, auf dem Balkan und in der Türkei.
- **Verwendete Pflanzenteile:** Verwendung finden die Blätter und das Öl aus den Früchten.

Wie uns Lorbeer hilft
Die Blätter des Lorbeerbaums enthalten ätherisches Öl, darunter Cineol, sowie Schleim- und Gerbstoffe. Das ätherische Öl der beerenartigen Steinfrüchte hat ähnliche Bestandteile wie die Blätter, außerdem enthalten die Früchte noch einen hohen Anteil fettes Öl. Lorbeer beruhigt den Magen und fördert die Verdauung. Er wirkt antiseptisch, blähungstreibend und fördert die Durchblutung. In größeren Mengen kann Lorbeer Rauschzustände erzeugen, besonders wenn er als Tee verwendet wird.

Risiken und Nebenwirkungen
Lorbeer in größeren Mengen genossen, kann Rauschzustände und Bewusstseinsstörungen hervorrufen, besonders wenn die Blätter als Tee zubereitet werden.

Gegenanzeigen
Keine bekannt.

Gesund mit Lorbeer

Das Öl aus den Früchten ist wegen seiner antiseptischen und durchblutungsfördernden Wirkung Bestandteil von erweichenden Salben für Geschwüre und Hauterkrankungen. Lorbeeröl findet sich auch in Massagecremes für Sportverletzungen sowie in reiner Form in der Veterinärmedizin als Eutersalbe. In der Kosmetik dient das Öl zur Aromatisierung.

Anwendung
Der Einsatz beschränkt sich heute weitgehend auf den Gebrauch als Gewürz.
In der Küche Die jungen Blätter dienen zum Würzen von schwer verdaulichen Fleisch- und Fischspeisen, eingelegten Gurken und Heringen, für Suppen, Sülze und zur Essigaromatisierung.
Öl Lorbeeröl eignet sich zum Einreiben bei Verstauchungen, Prellungen und rheumatischen Beschwerden.

> Lorbeer
> ➤ wirkt antiseptisch
> ➤ fördert die Durchblutung
> ➤ ist verdauungsfördernd
> ➤ regt den Appetit an

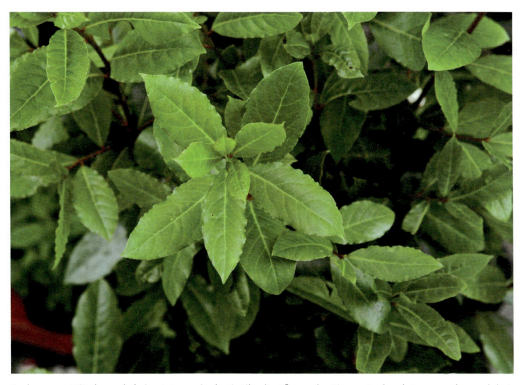

Lorbeer, am Mittelmeer beheimatet, war in der Antike die Pflanze des Siegers. Lorbeerkränze wurden auch bei den alten Olympischen Spiele überreicht. Heute ist die Pflanze hauptsächlich als Gewürz von Bedeutung.

Löwenzahn

Taraxacum officinale L.

Zu den Wurzeln

Der Löwenzahn kommt vor allem auf stickstoffreichen Böden vor und liebt dabei sonnige und helle Plätze wie Wiesen- und Ackerränder. Die bis zu 30 Zentimeter hohe Pflanze besitzt eine kräftige Pfahlwurzel und einen hohlen Stängel, der einen weißen Milchsaft enthält. Die Blätter stehen in einer grundständigen Rosette. Die Blütenköpfchen sind leuchtend gelb und verwandeln im Frühjahr oft ganze Wiesen in ein Blumenmeer. An den Früchten sitzen fallschirmartige Anhängsel, Pappus genannt.

Von anno dazumal bis heute

In der Antike war Löwenzahn als Heilpflanze noch nicht bekannt. Zum ersten Mal wird er von den arabischen Ärzten des frühen Mittelalters erwähnt, besonders von Avicenna und Rhazes. Auch damals standen die harntreibenden Eigenschaften im Vordergrund: Der Leibarzt Friedrichs des Großen verabreichte Löwenzahnzubereitungen, um so die Neigung des Preußenkönigs zu Wasseransammlungen in den Griff zu bekommen.

Damals war der Name »Bettseicher«, »Seichkrank« oder »Bettpisser« für den Löwenzahn sehr verbreitet. In Frankreich heißt er bis heute »pissenlit«.

> Der Name Löwenzahn leitet sich von den zahnartigen Zacken der Blätter ab, die tatsächlich an echte Löwenzähne erinnern.

Wie uns Löwenzahn hilft

Löwenzahn ist eine enorm wirkstoffreiche Pflanze. Das Spektrum umfasst Bitterstoffe, Cholin, Inulin, ferner Kalzium, Natrium, Kalium, Kieselsäure und Schwefel. Die Bitterstoffe, Taraxine genannt, regen die Tätigkeit der Verdauungsdrüsen an. Die sekretionssteigernde Wirkung wird über eine Erregung der Bitterrezeptoren in den Geschmacksknospen des Zungengrundes hervorgerufen, sobald eine bestimmte Mindestkonzentration an Bitterstoffen erreicht ist.

Der Wirkstoffkomplex des Löwenzahns regt auch die Lebertätigkeit an, was zu einer verstärkten Entgiftungsleistung des Organs führt. Die Bildung der Gallenflüssigkeit in der Leber wird gesteigert und gleichzeitig der Gallenfluss verbessert. Da Gallenflüssigkeit eine notwendige Voraussetzung dafür ist, dass die mit der Nahrung aufgenommenen Fette im Darm emulgiert und dadurch resorbierbar gemacht werden, verbessert Löwenzahn unter anderem auch die Fettverdauung. Das enthaltene Cholin regt die Darmbewegung an – der Grund, warum Löwenzahn leicht abführend wirkt. Der hohe Gehalt an Kalium gibt dem Löwenzahn seine harntreibende, entwässernde Wirkung.

Risiken und Nebenwirkungen

Wie bei allen bitterstoffhaltigen Pflanzen kann es zu Magenbeschwerden kommen, die durch eine vermehrte Produktion an Magen- und Gallensäure entstehen. Der Kontakt mit dem

---

Steckbrief

- **Volksnamen:** Ackerzichorie, Butterblume, Kettenblume, Kuhblume, Pfaffendistel, Pfaffenröhrlein, Pferdeblume, Pusteblume, Seicherwurzel, Milchstöck, Lichterblume, Milchbusch
- **Familie:** Korbblütler (Asteraceae, Compositae)
- **Blütezeit:** März bis August
- **Sammelzeit:** Im April und Mai wird die ganze Pflanze mit der Wurzel vor der Blütezeit gestochen.
- **Vorkommen:** Löwenzahn ist auf der gesamten Nordhalbkugel heimisch.
- **Verwendete Pflanzenteile:** Verwendung findet die ganze Pflanze – Blätter, Blüten und die Wurzel.

Milchsaft kann zu allergischen Reaktionen führen. Er wirkt haut- und schleimhautreizend.

Gegenanzeigen
Bei Verschluss der Gallenwege und Erkrankungen, bei denen eine Steigerung der Magensaftsekretion unerwünscht ist, darf Löwenzahn nicht angewendet werden. Auch bei Allergie gegen Korbblütler sollte die Pflanze nicht verwendet werden.

Gesund mit Löwenzahn
Dank seiner Wirkungen wird Löwenzahn gerne kurmäßig zur Entschlackung und Entwässerung eingesetzt – im Zuge der klassischen Frühjahrskuren oder »Blutreinigungskuren«. Dazu verwendet man vielfach Löwenzahnsaft, oft zusammen mit dem Saft von Brennnesseln. Löwenzahn ist auch ein guter Begleiter beim

---

Löwenzahn
- wirkt harntreibend und entwässernd
- ist blutreinigend
- wirkt verdauungsfördernd
- regt den Stoffwechsel an
- gleicht den Blutzuckerspiegel aus

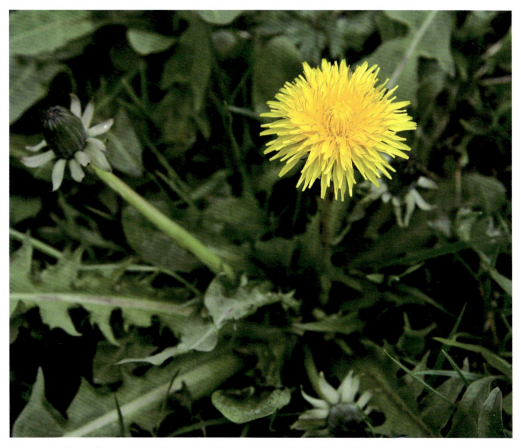

Löwenzahnblüten färben im Frühjahr ganze Wiesen leuchtend gelb. Diese Blume kennt wohl jedes Kind. Umso erstaunlicher, dass wir die Pflanze so wenig für Heilzwecke nutzen.

Abnehmen, da er mit seinen Inhaltsstoffen den Stoffwechsel ordentlich ankurbelt. Ob als Tee, Tabletten oder Saft – Löwenzahn wirkt wie ein Hausputz von innen. In der Volksheilkunde werden die Löwenzahnblätter auch bei Leber- und Galleleiden sowie bei rheumatischen Beschwerden verwendet.

Anwendung
Die Pflanze lässt sich im Frühjahr und Sommer frisch pflücken. Wer auch im Winter gerne frische Löwenzahnblätter genießt, sollte im Herbst die Wurzeln ausgraben, in eine Kiste mit sandiger Erde einpflanzen, mit Papier zudecken und an einem kühlen Ort treiben lassen. Einfacher ist die Verwendung eines frisch gepressten Heilpflanzensaftes aus Apotheke oder Reformhaus.
Löwenzahnkur Der Saft kann kurmäßig über vier bis sechs Wochen genommen werden: Trinken Sie täglich drei Likörgläschen davon.
Löwenzahnsalat Man pflückt vor allem die zarten und jungen Blätter der Pflanze und schneidet sie in feine Streifen. Anschließend reibt man eine Schüssel mit einer Knoblauchzehe ein, gibt die frisch geschnittenen Blätter dazu, deckt die Schüssel ab und lässt das Ganze etwa 30 Minuten lang ziehen. Der Salat wird mit einer klassischen Salatsauce aus Essig, Öl, Senf, saurer Sahne und Kräutern der Provence gewürzt.
Löwenzahnknospen Eine besondere Delikatesse sind die kleinen, festen Blütenknospen des Löwenzahns im Frühjahr. Sie werden in kochendem Wasser kurz weich gekocht, dann in Butter gedünstet und mit Salz, Pfeffer, Petersilie und etwas Zitronensaft abgeschmeckt.
Löwenzahnwurzelgemüse Löwenzahnwurzeln gründlich waschen und in kleine Stückchen schneiden. Dann röstet man sie mit Butter an und dünstet sie in wenig Gemüsebrühe,

> *Blattstiele und Stängel des Löwenzahns enthalten einen weißlichen Milchsaft, der zu Kontaktausschlägen führen kann: Die enthaltene Taraxinsäure ist ein potentes Kontaktallergen.*

Sojasauce und zerdrücktem Knoblauch. Mit saurer Sahne gebunden, passen die so zubereiteten Löwenzahnwurzeln gut zu Fleisch oder als Beilage zu Getreidegerichten.
Tee Übergießen Sie einen Esslöffel Löwenzahnwurzel und -kraut mit einer Tasse kochendem Wasser. Zugedeckt 10 Minuten ziehen lassen, dann durch ein Sieb geben und je nach Geschmack süßen. Dreimal täglich eine Tasse frisch zubereiteten Tee trinken – zur Appetitanregung vor den Mahlzeiten, bei Verdauungsbeschwerden danach.
Gesichtswasser Für klare und glatte Haut: Eine Hand voll frische Löwenzahnblüten in zwei Tassen Wasser 15 Minuten sieden lassen. Abkühlen lassen und abseihen. Die Flüssigkeit mit einem Wattepad auf das Gesicht auftragen, etwas wirken lassen und dann mit lauwarmem Wasser abwaschen. Das Blütenwasser eignet sich übrigens auch als Spülung bei sprödem und strapaziertem Haar.
Tinktur Hilfreich bei rheumatischen Beschwerden und zur Anregung des Stoffwechsels. Dazu 20 Gramm gewaschene Wurzeln in ein Glasgefäß legen und mit 150 Milliliter Weingeist übergießen. Das Gefäß verschließen und zwei Wochen an einen sonnigen Platz stellen. Anschließend durch ein feines Sieb abseihen und von der Tinktur bei Bedarf vor den Mahlzeiten 15 Tropfen mit Wasser einnehmen.

Fragen Sie Ihren Arzt oder Apotheker
Präparate mit Zubereitungen aus Löwenzahn sind beispielsweise:
Cholosom-Tee
florabio naturreiner Heilpflanzensaft Löwenzahn
Hepar-Hevert
Hevert Stoffwechsel-Tee N
Sidroga Magentee forte

Mädesüß
Filipendula ulmaria L.

Zu den Wurzeln

Mädesüß bevorzugt feuchten Untergrund, es wächst an Bachläufen und in Mooren. Die mehrjährige Pflanze wird bis zu 1,50 Meter hoch. Aus dem kriechenden Wurzelstock treiben mehrere kantige Stängel aus, die sich im oberen Bereich verzweigen. Die behaarten Blätter wachsen im unteren Bereich dichter, nach oben hin werden sie spärlicher. Sie stehen unpaarig gefiedert und haben einen gesägten Rand. Die gelbweißlichen Blüten sind in Trugdolden angeordnet. Sobald sie richtig aufgeblüht sind, sehen sie weiß und flauschig wie Zuckerwatte aus.

Von anno dazumal bis heute

Mädesüß ist eine alte Heilpflanze. Schon Theophrast erwähnte sie: »… die Blüten in Wein gekocht und getrunken, befreit die Pflanze von Anfällen des Viertagefiebers«. Lonicerus und Hieronymus Bock bezeichneten die Wurzeln des Mädesüß als »gallereinigend« und nützlich

> **Mädesüß**
> ➤ wirkt harntreibend
> ➤ ist schmerzstillend
> ➤ wirkt schweißtreibend

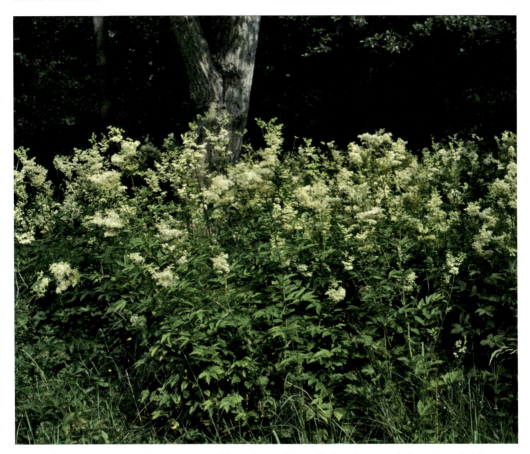

Mädesüß hat seinen eigenartigen Namen wohl von dem süßen Duft, den das Kraut beim Mähen, bei der Mahd, verströmt. Als Tee wirkt es fiebersenkend, schmerzstillend und harn- und schweißtreibend.

bei der Roten Ruhr. Das Kraut sollte, äußerlich angewandt, »Geschwüre zerteilen« und Pfeile und Dornen ausziehen. Die Pflanze fand in der Volksmedizin als krampfstillendes, harntreibendes und schweißtreibendes Mittel Verwendung – bei Erkältungskrankheiten, Rheuma und zu Blutreinigungskuren.

Im Mittelalter, als man vor Festbanketten und anderen besonderen Gelegenheiten den Fußboden mit wohlriechenden Kräutern bestreute, wurde Mädesüß auch für diesen Zweck benutzt. Der englische Botaniker Gerard schreibt 1597: »Sein Geruch macht das Herz lustig und froh und beglückt die Sinne.«

Die getrockneten Blüten wurden in Säckchen zwischen die Wäsche gelegt, um der Wäsche einen feinen Duft zu verleihen und Motten abzuhalten. In England wurde Mädesüß Duftpotpourris beigemischt, um diesen eine etwas rundere Note zu geben. Sie war die bevorzugte Duftpflanze der englischen Königin Elisabeth I. Doch wird der süß-herbe Duft nicht von allen gleichermaßen geschätzt. Einige Menschen empfinden den Geruch als zu aufdringlich, was der Pflanze auch den volkstümlichen Namen »Wiesenschabe« eingetragen hat.

Wie uns Mädesüß hilft

Die Blüten enthalten Salicylate, Flavonoide, Gerbstoffe und ätherische Öle sowie Schleimstoffe. Die Pflanze wirkt harn- und schweißtreibend und besitzt auf Grund der Salicylate leicht schmerzlindernde Effekte.

Risiken und Nebenwirkungen

Keine bekannt.

Gegenanzeigen

Mädesüß enthält Acetylsalicylsäure. Bei bekannter Allergie gegen Salicylate sollte diese Pflanze daher nicht verwendet werden.

> Der Name Mädesüß hat mit Mädchen nichts zu tun, sondern kommt aus dem Englischen: »meadow-sweet« heißt zu Deutsch Wiesensüß.

Gesund mit Mädesüß

Der Tee wird zur unterstützenden Behandlung bei Erkältungserkrankungen, rheumatischen Beschwerden sowie als schweißtreibendes und harntreibendes Mittel angewendet. Er hilft auch gegen Übersäuerung und Schleimhautentzündungen des Magens, da er die Ausschüttung von Magensäure hemmt.

Anwendung

Fertigpräparate Mädesüß ist Bestandteil von einigen Erkältungstees, aber auch von Präparaten zur Schmerzlinderung.

Tee Er eignet sich bei Erkältungen oder grippalen Infekten, denn er senkt nicht nur das Fieber, sondern lindert auch Schmerzen und hilft beim Abschwellen der Schleimhäute. Er lässt sich gut mit Linden- oder Holunderblüten kombinieren. Zwei Teelöffel der Blüten mit einer Tasse kochend heißem Wasser übergießen, zehn Minuten zugedeckt ziehen lassen und dann abseihen. Davon drei Tassen täglich zu den Mahlzeiten trinken.

Steckbrief
- **Volksnamen:** Johanniswedel, Krampfkraut, Rüsterstaude, Sumpf-Spiräe, Spierstaude, Roter Steinbrech, Wiesengeißbart, Wiesenkönigin, Wurmkraut
- **Familie:** Rosengewächse (Rosaceae)
- **Blütezeit:** Mai bis Oktober
- **Sammelzeit:** Die Blüten Juni bis August, die Wurzeln Herbst und Frühling
- **Vorkommen:** Ursprünglich in Europa beheimatet. Heute wird Mädesüß in Nordamerika, Polen, der Mongolei und Bulgarien angebaut.
- **Verwendete Pflanzenteile:** Medizinisch verwendet werden die Blüten.

Mäusedorn

Ruscus aculeatus L.

Zu den Wurzeln

Der Stechende Mäusedorn ist ein immergrüner, bis zu einen Meter hoch wachsender Halbstrauch. Eigentlich eine mediterrane Pflanze, gedeiht er auch in deutschen Gärten. Die Pflanze ist an trockene Sommer angepasst und besitzt daher auf kleine, bräunliche Schuppen reduzierte Laubblätter, wogegen grüne, blattartige, in einen Dorn auslaufende Kurztriebe (Phyllokladien) die Photosynthese übernehmen. Die kleinen, grünlich-weißen Blüten bilden als Frucht kugelige rote Beeren, die auf einem Blatt zu sitzen scheinen.

Mäusedorn
- unterstützt die Behandlung von Krampfadern
- wirkt gefäßabdichtend
- lindert Venenleiden
- wirkt wassertreibend
- wirkt zusammenziehend
- lindert hämorrhoidale Beschwerden
- kräftigt die Venenwände
- lindert Ödeme

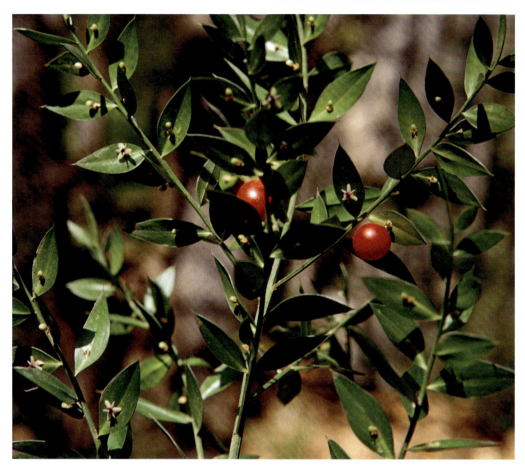

Ruscus, der Mäusedorn, ist uns als stachelige Trockenpflanze für Dekorationszwecke bekannt. Nur die wenigsten wissen, dass er eine potente Arznei gegen Venenbeschwerden und Hämorrhoiden darstellt.

Ruscus wird heute auch als dekorative Zierpflanze für den Garten angeboten. Bei uns kann sie allerdings nur als Kübelpflanze gehalten werden, den Winter muss sie an einem frostfreien Platz im Haus verbringen. Die Zweige des Mäusedorns werden für Dekorationszwecke in Trockensträußen, besonders zur Weihnachtszeit, verarbeitet.

Von anno dazumal bis heute

Die Arzneipflanze des Jahres 2002 ist eine bereits vor über 2000 Jahren zur medizinischen Anwendung beschriebene Heilpflanze. Im Mittelalter galt der Mäusedorn als wirksames Mittel gegen Wassersucht, was sich heute nachvollziehen lässt. In Italien, Frankreich und der Schweiz ist der Mäusedorn längst ein bekanntes Venentherapeutikum.

In der Antike fand sich der Mäusedorn sogar auf dem Speiseplan: Seine jungen unterirdischen Sprosse wurden wie Spargel als Gemüse verzehrt. Ebenfalls aus der Antike stammen die ersten arzneilichen Anwendungen, die sich über das Mittelalter bis in die großen Kräuterbücher des 16. und 17. Jahrhunderts erhalten haben. Diese Anwendungen waren aber in der Regel nicht sehr spezifisch – bis auf die Empfehlung, eine Wurzelabkochung bei Wassersucht zu nutzen. Denn tatsächlich bilden sich Wasseransammlungen im Gewebe bei regelmäßiger Anwendung von Ruscusextrakt zurück.

Der Name Mäusedorn bezieht sich auf den historischen Gebrauch der stacheligen Zweige zum Fernhalten von Mäusen aus der Vorratskammer.

Die venenstabilisierenden Eigenschaften des Mäusedorns wurden erst in den 1950er-Jahren wiederentdeckt. Verantwortlich dafür sind die Inhaltsstoffe Ruscogenin und Neoruscogenin, die auch gegen Hämorrhoiden angewandt werden. Inzwischen ist die Wirksamkeit des Extrakts aus den unterirdischen Sprossen bei chronischer Venenschwäche klinisch belegt.

Wie uns Mäusedorn hilft

Die im getrockneten Wurzelstock enthaltenen Saponine Ruscin und Ruscosid sowie die Steroid-Sapogenine Ruscogenin und Neo-Ruscogenin sind verantwortlich für seine Wirkung. Mäusedorn-Extrakt wird empfohlen »zur unterstützenden Therapie von Beschwerden bei chronisch-venöser Insuffizienz wie Schmerzen und Schweregefühl in den Beinen, nächtlichen Wadenkrämpfen, Juckreiz und Schwellungen«. So stimuliert der Wurzelextrakt den lymphatischen Transport und den venösen Tonus und vermindert damit das Gewebevolumen. Zudem schützt Ruscusextrakt die Venenstützfaser Elastin und strafft so das Bindegewebe und hält die Venen elastisch. Wegen ihrer antiödematösen und antiphlogistischen Wirkung werden die isolierten Steroid-Sapogenine aus Ruscus auch gegen Hämorrhoiden angewendet.

Mäusedorn hat eine gefäßabdichtende Wirkung, die zusätzlich die Venen zusammenzieht. Er ist daher bestens geeignet zur Unterstützung einer Behandlung von Krampfadern. Da sich die Wirkung des Mäusedorns aber erst

---

Steckbrief

Volksnamen: Dornmyrte
Familie: Spargelgewächse (Asparagaceae)
Blütezeit: Februar bis April
Sammelzeit: Frühjahr und Herbst
Vorkommen: Im Mittelmeerraum und auf den Kanaren an trockenen, sonnigen Hängen und in Gebüschen bis 1000 Meter Höhe wild wachsend. Eingebürgert in Belgien und England.
Verwendete Pflanzenteile: Medizinisch verwendet wird der Wurzelstock.

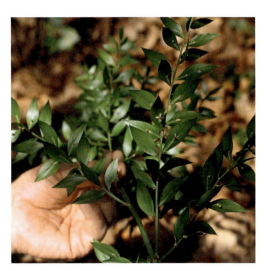

Die stechenden Zweige hat man früher um aufgehängte Vorräte in der Speisekammer gewunden, sodass vorwitzige Mäuse wirksam abgeschreckt wurden.

nach einigen Tagen oder sogar Wochen einstellt, sollte man eine Behandlung schon vor der warmen Jahreszeit beginnen, in der ja die Beschwerden am stärksten sind. Die in Zusammenhang mit Krampfadern stehenden Schmerzen, Wadenkrämpfe und die oft beklagte Beinschwere können so gemildert werden. Darüberhinaus lindert der Mäusedorn Beschwerden bei Hämorrhoiden wie Juckreiz und Brennen. Zur Behandlung von Hämorrhoiden dienen Präparate, die das zuckerfreie, lipidlösliche Neoruscogenin enthalten. Tagesdosis: 7 bis 11 Milligramm Gesamtruscogenine.

Dank seiner harntreibenden, reinigenden und entzündungshemmenden Merkmale ist der Mäusedorn auch eine hervorragende Kosmetikpflanze. Die Mäusedorn-Extrakte empfehlen sich vor allem zur Pflege zarter, empfindlicher und zu Rötungen neigender Haut mit schwacher Durchblutung. Die schützende Wirkung der Pflanze ist auch sehr wertvoll im Kampf gegen die negativen Auswirkungen von Sonne, Wind und starken Temperaturschwankungen.

Zu Risiken und Nebenwirkungen
Ruscusextrakte haben einen, wenn auch schwachen, gefäßverengenden Effekt. Aus theoretischen Überlegungen erscheint die Einnahme nicht sinnvoll bei Patienten, die Alphablocker etwa zur Blutdrucksenkung einnehmen.
Das Auftreten von Wasseransammlungen (Ödemen) unter einer Behandlung mit Kalziumantagonisten kann möglicherweise durch die Einnahme gebessert werden.

Gegenanzeigen
Obwohl bisher noch keine Risiken bekannt wurden, sollten insbesondere während der ersten drei Schwangerschaftsmonate Ruscuspräparate nicht ohne Anraten des Arztes verwendet werden. Es ist nicht bekannt, ob die Inhaltsstoffe in die Muttermilch übergehen.

Bei plötzlich auftretenden Schmerzen sollte ein Arzt aufgesucht werden, da dies ein Hinweis auf eine Beinvenenthrombose sein kann.
Im allgemeinen sind Präparate aus dem Mäusedornwurzelstock gut verträglich. Nach Einnahme können Magen-Darm-Beschwerden oder Durchfälle auftreten. Bei anhaltenden Durchfällen sollte das Präparat sofort abgesetzt werden.

Gesund mit Mäusedorn
Es stehen verschiedene Fertigpräparate zur Verfügung, die den Gesamtextrakt oder isolierte Ruscogenine alleine oder in Kombination mit anderen Bestandteilen enthalten. Verwendet werden Fertigarz-

> *Extrakte aus dem Wurzelstock des Mäusedorns werden schon seit Jahrhunderten als Heilmittel genutzt. Heute gibt es Fertigextrakte in Form von Kapseln und Tabletten, die vor allem bei Venenerkrankungen helfen. Ihre Inhaltsstoffe wirken entzündungshemmend und gefäßerweiternd.*

neimittel mit alkoholischen Extrakten aus dem Mäusedornwurzelstock. Die empfohlene Tagesdosis beträgt 7 bis 11 Milligramm Ruscogenine, entsprechend 70 bis 75 Milligramm Trockenextrakt.

Im Licht der Wissenschaft

Vor allem in Frankreich und Italien ist der Stechende Mäusedorn (Ruscus aculeatus) bereits ein bekanntes Mittel gegen Venenschwäche. Weil dieses Gewächs aber auch hierzulande immer mehr Aufmerksamkeit findet, wurde es vom Studienkreis »Entwicklungsgeschichte der Arzneipflanzenkunde« an der Universität Würzburg zur Arzneipflanze des Jahres 2002 gewählt.

Schätzungsweise sechs Millionen Bundesbürger leiden an einer chronischen Venenschwäche: Sie haben Schmerzen und Schweregefühl in den Beinen, sie müssen nächtliche Wadenkrämpfe, Juckreiz und Schwellungen erdulden. Vor allem in Italien und Frankreich gehören Ruscus-Präparate bereits zu den Venentherapeutika der ersten Wahl. In Deutschland ist der Mäusedorn hingegen weniger bekannt. Dabei sind die pharmakologischen Daten überzeugend, wie der Studienkreis mitteilt: Der Wurzelextrakt erhöht die Spannung der Venen und stimuliert den lymphatischen Transport, wodurch das Gewebevolumen signifikant abnimmt. Neuesten Studien zufolge schützen die Wirkstoffe der Ruscuswurzel auch die Venenstützfaser Elastin. Die Heilanzeigen des Ruscus, die sich bisher auf pharmakologische Untersuchungen und die therapeutische Erfahrung gründeten, wurden inzwischen durch plazebokontrollierte Doppelblindstudien belegt.

Die positiven Effekt des Mäusedornextrakts auf die Venen sind beträchtlich stärker als die von Rosskastanien- oder Hamamelisextrakten.

Fragen Sie Ihren Arzt oder Apotheker

Empfehlenswerte Präparate mit Extrakt aus Mäusedorn sind beispielsweise:
Phlebodril Kapseln
Venen Ruscus Kapseln N
Sanhelios – Venen Ruscus Kapseln
Fagorutin-Ruscus Kapseln

Die chronische venöse Insuffizienz (CVI)

Mäusedornextrakte sind in anderen Ländern die Mittel der Wahl bei CVI. Doch worum handelt es sich bei dieser Erkrankung eigentlich?

- Im Anfangsstadium treten abends typische Beschwerden auf wie geschwollene Knöchel, dicke Beine, Schwere- und Stauungsgefühl in den Beinen und Kribbeln. Auch erste blaue Äderchen und Besenreiser können auftreten.
- Danach sind erstmals Stauungsödeme an den Beinen zu sehen, also Wasseransammlungen im Gewebe, die nicht über Nacht verschwinden. Braune Flecken auf den Beinen können zwar behandelt werden, zeigen aber an, dass das Eisen roter Erythrozyten aus den Venen ausgetreten ist.
- Im nächsten Stadium treten weiße, verhärtete Stellen auf der Haut auf, die nicht mehr zu beseitigen sind. Ab diesem Stadium sollten Sie spätestens zum Arzt gehen und nicht mehr selbst versuchen, Ihre Krankheit in den Griff zu bekommen.
- Das nächste Stadium ist nämlich schon das gefürchtete »Offene Bein«, medizinisch Ulcus cruris genannt. Das sind großflächige offene, schwer heilende Wunden am Unterschenkel.

Majoran   *Origanum majorana L. oder Majorana hortensis L.*

Zu den Wurzeln

Die Majoranpflanze wird 30 bis 50 Zentimeter hoch. Sie ist leicht zu erkennen an ihren graufilzig behaarten, eiförmigen Blättchen, die mit vielen Drüsen besetzt sind, und den weiß-lila Blüten. Majoran ist in unseren Breiten einjährig, in den warmen Mittelmeerländern gedeiht er als ausdauernder Halbstrauch.

Majoran
- wirkt krampflösend
- fördert die Verdauung
- ist schleimlösend
- hat beruhigende Wirkung
- wirkt entblähend

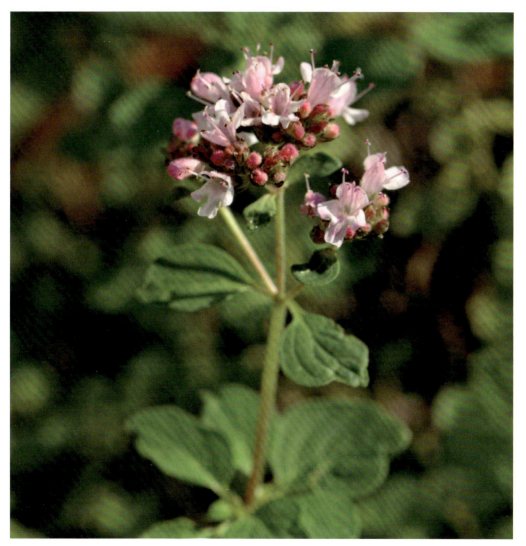

Majoran wird wie sein enger Verwandter, der Dost, heute meist als Küchengewürz verwendet. Seine entblähende und krampflösende Wirkung macht man sich in der Majoransalbe zunutze.

Weil sein Gehalt an ätherischen Ölen stark von Klima, Bodenbeschaffenheit und Jahreszeit abhängig ist, benötigt Majoran einen möglichst windgeschützten, warmen und sonnigen Platz im Kräutergarten. Wollen Sie Majoran für Heilzwecke nutzen, dann kaufen Sie besser hochwertige getrocknete Ware in der Apotheke oder im Kräuterfachhandel. Die hauptsächlich in Spanien, Italien und Südfrankreich geernteten Majoranblätter enthalten im Vergleich zu den bei uns gewachsenen oft ein Vielfaches an ätherischem Öl.

Von anno dazumal bis heute

Bereits die alten Ägypter bauten Majoran an. Ebenso wie Griechen und Römer würzten sie damit nicht nur Speisen, sondern auch Wein. Bei den Griechen und Römern gab es kaum ein Fleischgericht ohne Majoran und bei den Kräuterkundigen des Mittelalters kaum eine Krankheit, die nicht mit Majoran behandelt wurde: von Augenringen und Asthma über Leibschmerzen und Schwindsucht bis zum Zipperlein.

> *Majoransalbe ist schwierig herzustellen. Deshalb sollten Sie sich das Präparat fertig in der Apotheke besorgen.*

Den Weg nach Norden in unsere Breiten fand der Majoran erst im 16. Jahrhundert. Er wurde jedoch stets mehr in der Küche denn zu Heilzwecken verwendet.

Wie uns Majoran hilft

Majoran enthält ätherische Öle, darunter Kampfer und Borneol, sowie Bitter- und Gerbstoffe, Mineralstoffe und Vitamine. Er wirkt krampf- und schleimlösend, beruhigend und nimmt Blähungen.

Risiken und Nebenwirkungen
Keine bekannt.

Gegenanzeigen
Keine bekannt.

Gesund mit Majoran

Als Tee zubereitet lindert er Erkältungskrankheiten und Bronchitis. Weiterhin ist Majoran hilfreich gegen Verdauungsbeschwerden und Blähungen besonders bei Säuglingen und Kleinkindern. Bei ihnen empfiehlt sich auch die Majoransalbe, die sanft auf den Bauch einmassiert wird – ideal gegen Blähungen und unspezifisches Bauchweh.

Anwendung
In der Küche Besonders für fettreiche Speisen ist der Majoran ein gutes Gewürzkraut. Er unterstützt mit seinen Inhaltsstoffen die Verdauung, allen voran der Fette. Im Gegensatz zu vielen anderen frischen Kräuterblättchen verliert der Majoran durch das Kochen nicht an Aroma. Er kann also in Eintöpfen und Fleischgerichten etwa von Anfang an mitgekocht werden.
Tee Übergießen Sie einen Teelöffel getrocknetes Kraut mit einer Tasse kochend heißem Wasser. Zehn Minuten zugedeckt ziehen lassen, dann abseihen und davon zwei Tassen täglich trinken.

Steckbrief
- **Volksnamen:** Wurstkraut, Badkraut, Bratekräutche, Bratenkräutel, Gartenmajoran, Kuchelkraut, Kuttelkraut, Mairan, Mairalkraut, Mairon, Miran
- **Familie:** Lippenblütler (Lamiaceae)
- **Blütezeit:** Juni bis September
- **Sammelzeit:** Juni bis Oktober
- **Vorkommen:** Majoran ist im Mittelmeerraum heimisch, wächst aber auch in mitteleuropäischen Gebieten. Bei uns wird er jedoch als einjährige Pflanze kultiviert.
- **Verwendete Pflanzenteile:** Verwendet wird das zur Blütezeit geerntete Kraut, hauptsächlich die frischen Triebspitzen.

Malve
Malva silvestris L.

Zu den Wurzeln
Die Malve bevorzugt Ödland, Wegränder und Mauern sowie stickstoffreiche, nicht zu kalkarme Böden. Sie wird bis zu 150 Zentimeter hoch. Die mit zahlreichen Büschelhaaren besetzten Stängel haben innen ein lockeres Mark und verholzen unten in ihren äußeren Teilen. Die grasgrünen Laubblätter sind drei- bis siebenlappig. Die Blüten stehen in Blattachseln, mit rosavioletten Kronenblättern, die je drei dunklere Längsstreifen haben. Die zahlreichen Staubblätter verwachsen, typisch für Malvengewächse, mit ihren Filamenten zu einer Säule. Diese umhüllt den Griffel und gibt spitzenwärts nur die Narbe frei. Die scheibenförmigen Früchte sehen wie kleine abgeflachte runde Käselaibe aus – daher auch die Volksnamen, die sich auf Käse beziehen.

Von anno dazumal bis heute
Die Malve begleitet den Menschen schon seit sehr langer Zeit – als Heil-, Nutz- und Gemüsepflanze. Dioskurides empfahl Malve bei Gebärmutterleiden sowie bei Darmproblemen, Wespen- und Skorpionstichen sowie bei Halsentzündungen. Plinius sprach ihr geburtsfördernde Wirkung zu: Dazu genüge es, wenn die Gebärende ein Blatt der Pflanze unterlege. Bei

Malve
- wirkt reizmildernd
- ist adstringierend (zusammenziehend)
- wirkt entzündungshemmend
- löst Schleim
- fördert den Auswurf

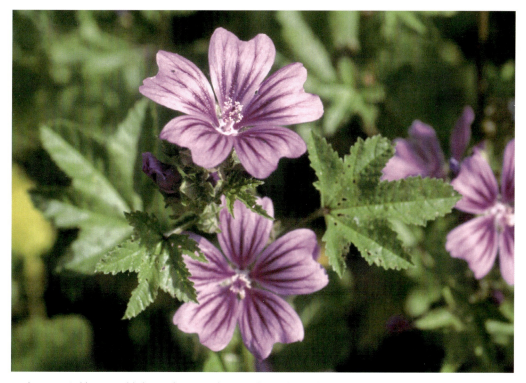

Malventee wird hauptsächlich aus den getrockneten Blüten der Malve zubereitet und wirkt durch seinen hohen Gehalt an Schleimstoffen wohltuend bei Husten, Halsentzündungen und Infektionen der Atemwege.

Verstopfung wurde von den Ärzten der Antike der Genuss von Malvenblättern als Gemüse verordnet. Hildegard von Bingen riet dagegen wegen des hohen Schleimgehaltes – den »dicken, giftigen Säften« – vom Genuss der rohen Pflanze ab. Sie empfahl aber die Einnahme von zermörserten Blättern bei schwachem Magen. Um das Sehvermögen zu verbessern, solle man im Morgengrauen von Malvenblättern gesammelten Tau um die Lider streichen.

Ein spanisches Sprichwort sagt: »Malve im Gemüsegarten lässt den Doktor draußen warten.«

Der Name stammt von Dioskurides: Er nannte sie »malakos«, was so viel wie weich bedeutet.

Wie uns die Malve hilft

Malve ist reich an Schleimstoffen, die Zuckerverbindungen wie Galaktose, Glukose, Arabinose und Xylos enthalten. Weiterhin finden sich in der Pflanze Gerbstoffe und ätherische Öle. In den Blüten steckt der Farbstoff Malvin, ein Anthocyanglycosid. Es färbt sich mit Säuren hellrot, mit Basen hellgrün. Der Farbstoff kann zum Färben von Lebensmitteln eingesetzt werden. Früher verwendete man ihn, um hellen Rotweinen ein kräftigeres Rot zu verleihen.

Die Malve wirkt insgesamt reizmildernd, entzündungshemmend und wegen der Gerbstoffe auch zusammenziehend.

Risiken und Nebenwirkungen

Wie bei allen schleimstoffhaltigen Mitteln kann während der Anwendung von Malvenzubereitungen die Aufnahme anderer Arzneistoffe vermindert werden. Es sollte daher ein Abstand von einer Stunde zwischen der Einnahme von Malventee und der anderer Arzneimittel liegen.

Gegenanzeigen

Keine bekannt.

Gesund mit Malve

Malventee hilft bei Katarrhen der Atemwege, bei Reizhusten, Heiserkeit und Halsentzündungen sowie bei Schleimhautreizungen im Mund- und Rachenraum. Dabei bilden die Schleimstoffe einen Schutzfilm für empfindliche Hautbereiche aus. Auflagen mit dem Tee können auch als abschwellendes Mittel, etwa bei Insektenstichen, sowie zur Unterstützung der Wundheilung eingesetzt werden.

Anwendung

Tee Übergießen Sie drei Teelöffel Malvenblätter und -blüten mit einer Tasse lauwarmem Wasser. Acht Stunden ziehen lassen, dann abseihen und vor dem Trinken leicht anwärmen. Nicht kochen, denn sonst werden die Schleimstoffe zerstört. Ein- bis zweimal täglich und abends vor dem Schlafengehen eine Tasse Tee, nach Belieben mit Honig gesüßt, trinken.

Steckbrief

- **Volksnamen:** Käsepappel, Schwellkraut, Zigerli, Rosspappel, Feldmalve, Katzenkäse, Hanfpappel, Hasenpappel, Mauretanische Malve, Mohrenmalve, Pappelblume, Poppein, Rossmalve, Stockrose, Waldmalve
- **Familie:** Malvengewächse (Malvaceae)
- **Blütezeit:** Mai bis September
- **Sammelzeit:** Die Blüten und Blätter Juni bis August und die Wurzeln März bis April und Oktober.
- **Vorkommen:** Ursprünglich stammt die Pflanze aus dem mittleren Asien und aus Südeuropa. Heute ist sie in allen gemäßigten und subtropischen Zonen weit verbreitet.
- **Verwendete Pflanzenteile:** Verwendung finden Blätter und Blüten, manchmal auch die Wurzeln.

Mariendistel

Silybum marianum

Zu den Wurzeln

Die in Europa und Kleinasien heimische Distel wird bis zu 150 Zentimeter hoch. Medizinisch genutzt werden die reifen Früchte mit Schale. Mariendistelfrüchte stammen ausschließlich aus angebauten Beständen.

Ihren Namen verdankt die Mariendistel einer alten Legende. So soll sich Maria während der Flucht nach Ägypten zum Stillen ihres Sohnes im Schutz der dornigen Blätter einer Distel niedergelassen haben. Dabei tropften einige Blätter Muttermilch auf die grünen Blätter, woraufhin sich die Blattnerven weiß verfärbten und die Blätter weiße Flecken bekamen.

Ihre großen Blätter stehen an dem stark verästelten Stängel und sind grün-weiß marmoriert. Am Rand tragen sie dornige Zacken. Die im Juli/August erscheinenden Blüten sind purpurrot bis violett und kugelförmig. Sie sitzen einzeln an den Stängelspitzen. Die Hüllblätter des

> **Mariendistel**
> - schützt die Leber
> - wirkt entgiftend
> - fördert die Verdauung
> - hat antioxidative Wirkungen

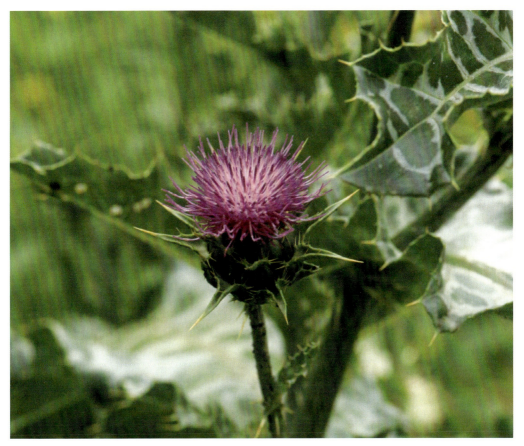

Die Samen der auch bei uns heimischen Mariendistel sind das pflanzliche Lebermittel schlechthin. Dafür sollte man allerdings zu Fertigpräparaten greifen, während der Tee vor allem gegen Verdauungsstörungen wirkt.

Köpfchens sind bestachelt und laubblattähnlich ausgebildet. In den Blütenständen entwickeln sich samenartige Früchte, die an der Spitze mit einem Haarschopf versehen sind.

Von anno dazumal bis heute

Als »sillybon« bereits den antiken Medizinern bekannt, gelangte die Mariendistel wie so viele andere in Südeuropa beheimatete Pflanzen mit den Benediktinern gen Norden und in unsere Breiten. Hier hatte sie alsbald einen festen Platz im volksheilkundlichen Behandlungskanon inne. Erstmals 512 in der Prachtausgabe des »Kräuterbuchs« von Dioskurides erwähnt, findet sich die Mariendistel unter dem Namen »vehedistel« in der »Physica« bei Hildegard von Bingen wieder. »Vehe« bezieht sich dabei nicht auf Schmerz, sondern stammt von »veh« für bunt, gefleckt, was sich auf die weißgefleckten Blätter der Arzneipflanze bezieht. Die Heilkundige vom Ruppertsberg riet zur Mariendistel gegen »Stechen im Herzen« sowie gegen »Seitenstechen« und zwar sobald die Beschwerden auftreten »gequetscht und gemeinsam mit einigen gequetschten Salbeiblättern und Wasser als Saft eingenommen«. Hildegards Empfehlung ist in zweifacher Hinsicht bemerkenswert: zum einen, weil hier die alte Signaturenlehre angewandt wird, wonach Heilmittel bei in Aussehen oder Auftreten ähnlichen Beschwerden hilfreich sind. In diesem Fall bezieht sich die Ähnlichkeit auf die stechende Distel gegen mit Stechen einhergehende Beschwerden. Zum anderen bestätig die moderne Forschung heute, dass die Mariendistel tatsächlich die von Hildegard genannten Beschwerden zu lindern vermag.

Die Volksmedizin setzte die Mariendistel auch als Wickel und Kompressen bei Unterschenkelgeschwüren (Ulcus cruris) und als Tee bei Krampfadern ein.

Wie uns Mariendistel hilft

Mariendistelfrüchte enthalten Bitterstoffe, ätherisches Öl, Harze, Tyramin, Histamin und Flavanonderivate wie Silymarin, Silydianin und Silychristin. Letztgenannte Inhaltsstoffe wirken antagonistisch gegenüber zahlreichen leberschädigenden Giften – das gilt besonders für das Silymarin. Der Wirkstoffkomplex hat eine schützende Wirkung auf die Leberfunktionen und tritt typischen Symptomen von Leberbeschwerden – so auch dem bereits in der Physica genannten »Seitenstechen« – entgegen. Silymarin schützt die Leberzellen, indem es deren Membran so verändert, dass Zellgifte nicht in sie eindringen können. Außerdem fördert es die Regeneration der Leber durch Steigerung der Proteinsynthese.

Risiken und Nebenwirkungen

Vereinzelt wirken Zubereitungen aus Mariendistel leicht abführend.

Gegenanzeigen

Keine bekannt.

Steckbrief
- **Volksnamen:** Milchdistel, Liebfrauendistel, Frauendistel, Fieberkraut, Gottesgnadenkraut, Christi Krone, Heilandsdistel, Marienkörner, Stechkörner, Venusdistel, Schreckdistel
- **Familie:** Korbblütler (Asteracae)
- **Blütezeit:** Juli bis August
- **Sammelzeit:** August bis September
- **Vorkommen:** Ursprünglich im Mittelmeerraum beheimatet, trifft man die Mariendistel inzwischen auch hierzulande verwildert an.
- **Verwendete Pflanzenteile:** Zu medizinischen Zwecken werden die Samen mit Schale verwendet.

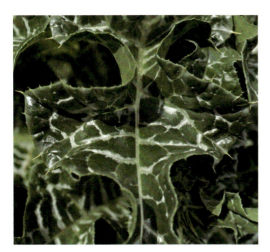

Die feinen weißen Adern auf den stachelbewehrten Blättern der Mariendistel sind das Kennzeichen der Heilpflanze.

Gesund mit Mariendistel

Die Leberschutzwirkung der Mariendistel ist heute hinreichend wissenschaftlich belegt: Mariendistelpräparate mit einem Trockenextrakt aus den Früchten sind als Lebertherapeutika zur unterstützenden Behandlung von »chronisch-entzündlichen Lebererkrankungen, Leberzirrhose und toxischen Leberschäden« zugelassen. Auch als homöopathisches Mittel verordnet man die Mariendistel gegen Leberbeschwerden sowie gegen Gallenblasenerkrankungen. Der Tee enthält kaum Silymarin, er wird daher zur Behandlung von Verdauungsstörungen eingesetzt.

> *Die Früchte der Mariendistel, Cardui mariae fructus, stehen auf der Liste für den »well-established medicinal use« (→ Seite 54).*

Anwendung

Fertige Präparate Da beim Überbrühen der Mariendistelfrüchte viel von dem wirkrelevanten Inhaltsstoff Silymarin verloren geht, setzt man überwiegend standardisierte Mariendistelextrakte ein. Diese sind als feste Zubereitungen zum Einnehmen in Apotheken erhältlich.

Tee Übergießen Sie einen Teelöffel Mariendistelfrüchte mit einem Viertelliter kochendem Wasser, lassen dies zehn Minuten ziehen und seihen durch ein Sieb ab. Der Tee wird dreimal täglich heiß und schluckweise getrunken – morgens nüchtern, dann 30 Minuten vor dem Mittagessen und abends vor dem Schlafengehen, jeweils eine Tasse.

Im Licht der Wissenschaft

Spezialextrakte mit einem hohen Silymarin- bzw. Silibiningehalt aus dem Samen der Mariendistel zeigten in tierexperimentellen Untersuchungen in einem weiten Spektrum akuter oder chronischer Leberschäden eine gute pharmakologisch-antihepatotoxische Wirksamkeit. Vor allem bei Leberschäden durch Alkohol, aber auch bei medikamenten- und arbeitsstoffbedingten Leberschäden wird unter Silymarin eine beschleunigte Normalisierung der Leberparameter und ein Rückgang der Beschwerden erzielt. Bei Patienten mit Leberzirrhose wurde eine Erhöhung der Überlebensrate nachgewiesen. Die Wirkung von Silymarin kann im Wesentlichen auf drei Eigenschaften zurückgeführt werden: auf seine Funktion als Radikalfänger – die antioxidativen Effekte –, Stabilisierung der Leberzellmembranen und Stimulierung der Proteinbiosynthese und damit der Leberregeneration.

Fragen Sie Ihren Arzt oder Apotheker
Präparate mit Extrakten aus Mariendistel sind beispielsweise:

HepaBesch S
Hepar-Hevert
Hepar-Pasc
Hepatos Mariendisteldragees
Legalon protect
Silimarit
Silymarin Stada

Mate (Yerbapalme) *Ilex paraguariensis*

Zu den Wurzeln

Mate-Tee wird aus den getrockneten und gerösteten Blättern der Yerbapalme bereitet: ein immergrüner Baum, der ursprünglich in Brasilien, Argentinien und Paraguay beheimatet ist. Eigentlich müsste es also Yerbablättertee heißen, doch Mate hat sich weltweit eingebürgert. Die Mateblätter werden traditionell von Indianern geerntet: Sie schlagen die Zweige der Yerbapalme ab, ziehen sie durch ein Holzfeuer, trocknen sie drei Tage über einem Feuer, zerschlagen die trockenen Zweige schließlich mit Holzbrettern und verpacken die Blattstücke dann in Säcke.

Von anno dazumal bis heute

Die Yerbapalme wurde bereits vor mehreren tausend Jahren in Südamerika kultiviert – dies belegen Funde von Mateblättern in peruanischen Gräbern aus jener Zeit. Das Mate-Trinken ist aufs Engste mit der Kultur der Ureinwohner im Verbreitungsgebiet der Yerbapalme verknüpft. Die Schamanen der Guarani-Indianer nutzen Mate, um in hellsichtige Trance zu verfallen. In ganz Südamerika hat man das Materitual von den Indianern übernommen: In einem ausgehöhlten Kürbis, der Cuya, werden Mateblätter mit heißem Wasser übergossen und mittels silberner Trinkrohre, der Bombillas, getrunken. Der Kürbis wird in der Runde herumgereicht, und jeder Gast nimmt einen Zug daraus aus seiner eigenen Bombilla.

In die Alte Welt gelangte der Mate-Tee durch die Jesuiten, weshalb er auch als Jesuitentee bekannt ist. Vor allem in den letzten Jahren erfreut er sich hierzulande zunehmender Beliebtheit, denn er regt nicht nur an, sondern dämpft auch Hungergefühle und ist deshalb eine gute Unterstützung bei Schlankheitskuren.

> In Argentinien liegt der jährliche Pro-Kopf-Verbrauch von Mateblättern bei sechs Kilo – zwölfmal so viel wie Kaffee.

Wie uns Mate hilft

Hauptwirkstoff ist das Koffein, das an Gerbstoffe gebunden ist und daher langsamer in den Organismus freigesetzt wird. Die wachmachende Wirkung hält daher länger an als jene des Koffeins im Kaffee (→ Seite 283). Zudem ist das Matekoffein besser verträglich als jenes von Kaffee und schwarzem Tee. Weitere Inhaltsstoffe des Mate sind Theobromin, Theophyllin, Gerbstoffe, Harze, in Spuren Vanillin sowie Vitamin C, Magnesium, Kalzium und Eisen. Außer geistig und körperlich anregend, wirkt Mate-Tee auch harntreibend und leicht abführend. Er entschlackt und mindert wie erwähnt den Appetit – ideal also bei Fasten- und Schlankheitskuren, drei- bis viermal täglich eine Tasse. Mehrere Tassen Mate-Tee über den Tag verteilt getrunken, wirken auch als mildes Abführmittel.

Risiken und Nebenwirkungen

Wie alle koffeinhaltigen Getränke sollte Mate besser nicht abends und auch nicht in zu großen Mengen getrunken werden.

Gegenanzeigen

Keine bekannt.

Steckbrief

- **Volksnamen:** Guaraniblatt, Grünes Gold, Südseetee, Missionstee, Jesuitentee, Yerba mate
- **Familie:** Stechpalmengewächse (Aquifoliaceae)
- **Blütezeit:** Oktober und November
- **Sammelzeit:** April bis September
- **Vorkommen:** Brasilien, Argentinien und Paraguay
- **Verwendete Pflanzenteile:** Verwendet werden die getrockneten Blätter und die Blattstiele.

Gesund mit Mate

Zubereitungen mit Mateblättern stimulieren – ähnlich wie Kaffee, Schwarztee oder Cola-Getränke. Mate-Tee kann auch unterstützend bei Diäten zum Abnehmen wirken und wird deshalb als »Schlankheitsmittel« gepriesen. Was schlank macht, ist aber nicht Mate, sondern einzig und allein die geringere Kalorienzufuhr. Der Tee wirkt lediglich dämpfend auf den Appetit und bewirkt durch eine gesteigerte Diurese einen Wasserverlust.

Anwendung

Mate-Tee gibt es in Apotheken, Reformhäusern, Naturkostläden, Kräuter- und Teehandlungen zu kaufen. Sie sollten allerdings darauf achten, Mate aus kontrolliert biologischem Anbau zu erstehen, da die Belastung mit Spritzmitteln oft sehr hoch ist.

Tee Für Mate-Tee übergießen Sie zwei Esslöffel der Blätter mit einem Liter heißem Wasser (Grundmenge: zwei Gramm Blätter für eine Tasse), lassen dies drei bis fünf Minuten ziehen und seihen durch ein Sieb ab. Lässt man die Blätter länger ziehen, nimmt die anregende Wirkung ebenso wie beim schwarzen Tee ab. Mate-Tee können Sie nach Belieben süßen. Wenn Sie den rauchig-herben Geschmack aufbessern möchten, geben Sie einige Spritzer Zitronensaft hinzu. Mate kann kalt, warm oder heiß, auch mit Milch und einem Schuss Rum, genossen werden.

Mate
- wirkt anregend auf Körper und Psyche
- hält wach
- fördert die Konzentration
- wirkt harntreibend
- ist entschlackend
- fördert die Verdauung
- dämpft Hungergefühl und Appetit

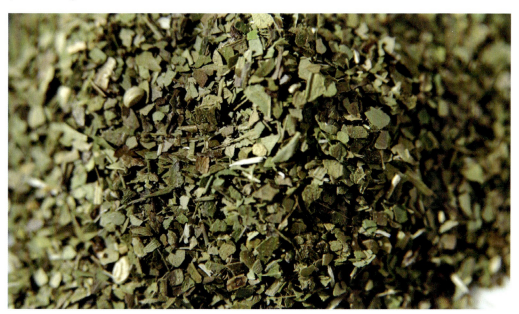

Nicht nur bei den indianischen Ureinwohnern Südamerikas ist Mate-Tee weit verbreitet. Unzählige Menschen schätzen ihn, weil er wach macht. Außerdem vertreibt er den Hunger und hilft so beim Abnehmen.

SPEZIAL: Pflanzen, die den Geist bewegen

Die Mehrheit der Pflanzen, die den Menschen seit Jahrtausenden als wirksame Arzneien wie auch als Genussmittel begleiten, sind jene mit psychoaktiven Eigenschaften. So sind Pflanzen mit Wirkung auf die Psyche keineswegs botanische Sonderlinge, sondern fester Bestandteil des täglichen Lebens. Allerdings ist uns diese Tatsache, zumindest in der modernen westlichen Welt, kaum bewusst – obwohl in unserem Körper täglich psychoaktive Substanzen wirken, sei es bei einer Tasse Kaffee, beim Schoppen Wein oder beim Zug an der Zigarette.

Trotz ihrer Allgegenwärtigkeit blieb der Mythos erhalten, der psychoaktive Pflanzen seit jeher umgibt. Zahllose Kunstwerke, Gedichte und Lieder haben ihm bereits Ausdruck verliehen.

> »Psychoaktiv« steht für: »die Geistestätigkeit stimulierend, den Geist bewegend«.

Eines der bekanntesten Beispiele ist das Ginkgo-Gedicht von Johann Wolfgang von Goethe (→ Seite 201). An weiteren Zeugnissen für den Einfluss der »den Geist bewegenden« Flora auf die menschliche Kultur mangelt es wahrlich nicht. Denn »die durch psychoaktive Pflanzen hervorgerufenen inneren Bilder und Visionen haben vermutlich seit der Steinzeit die Kunst des Menschen beeinflusst«, wie Braem im Jahr 1994 in seiner »Enzyklopädie der psychoaktiven Pflanzen« notierte. So entstanden auch die Bilder des niederländischen Künstlers Hieronymus Bosch (1450–1516) unter dem Einfluss psychoaktiver Pflanzen, finden sich in den Werken späterer Meister wie Max Ernst, René Magritte und Salvador Dalí die Spuren von rauschhaften Erlebnissen.

Systematik der psychoaktiven Flora

Die Wirkungen psychoaktiver Pflanzen sind enorm vielfältig. Sie reichen von den mild anregenden Wirkungen einer Tasse Tee über die stimmungsaufhellenden des Johanniskrauts bis hin zu Halluzinationen, wie sie beispielsweise die Tollkirsche hervorrufen kann. In den 1920er-Jahren begann man, psychoaktive Pflanzen anhand ihrer Wirkungen in verschiedene Gruppen zu gliedern. Diese Einteilung bewährt sich bis heute.

▸ **Stimulanzien**
Zu dieser Gruppe gehören Stoffe, die anregen, Motivation und Konzentration steigern und wach machen, jedoch keine Veränderungen in der Wahrnehmung und Empfindungsfähigkeit bewirken. Stimulanzien sind beispielsweise Kaffee, Kakao, Tee, Guarana, Mate, Tabak und Betel.

▸ **Sedativa, Hypnotika und Narkotika**
Dazu zählen Stoffe, die beruhigen, den Schlaf fördern, Angst lösen, betäuben und Schmerz stillen. Unter anderem sind dies Hopfen, Melisse, Baldrian, Passionsblume, Kava-Kava und Schlafmohn (Opium und Morphin).

▸ **Halluzinogene**
Darunter fallen Stoffe, die Veränderungen der Wahrnehmung, der emotionalen Verfassung sowie des räumlichen und zeitlichen Empfindens bewirken, etwa die Nachtschattengewächse Tollkirsche, Alraune und Bilsenkraut.

Auch die schreibende Zunft behalf sich häufig mit Halluzinogenen, so wie beispielsweise Lewis Caroll die Wirkungen des Fliegenpilzes für seinen Kinderbuchklassiker »Alice im Wunderland« nutzte. Aldous Huxleys Sciencefiction-Roman »Schöne neue Welt« entstand wiederum über weite Teile hinweg unter dem Einfluss von Peyote und seinem Wirkstoff Meskalin. Auch in den Songs von Musikern wie Bob Dylan, den Rolling Stones oder den Doors klingt die Magie jener Pflanzen an, die die Menschen schon lange begleiten und faszinieren.

Die Vorgänge bei der Weiterleitung von Nervenimpulsen werden Neurotransmission genannt.

Der direkte Draht zur Psyche

Ungeachtet ihrer Effekte – ob entspannend, stimulierend oder halluzinogen – haben alle psychoaktiven Pflanzen eines gemeinsam: Sie enthalten Stoffe, die die Signalweiterleitung in unserem Nervensystem unmittelbar beeinflussen können. Dafür, dass die Kommunikation der rund hundert Milliarden Nervenzellen in unserem Körper störungsfrei abläuft, sorgen die Neurotransmitter: Botenstoffe, die elektrische Impulse von einer Nervenzelle zur anderen weitergeben (→ Raster). In dieses komplexe Geschehen greifen psychoaktive Pflanzen ein. Denn zu vielen Neurotransmittern unseres Nervensystems gibt es gleichartige Wirkstoffe in psychoaktiven Pflanzen. Die Pflanzenwirkstoffe sind zwar nicht identisch mit den Botenstoffen unseres Körpers, reagieren aber wie die körpereigenen Originale, da sie ihnen in ihrem strukturellen Aufbau sehr ähnlich sind.

Psychoaktive Stoffe erzeugen vergleichbare

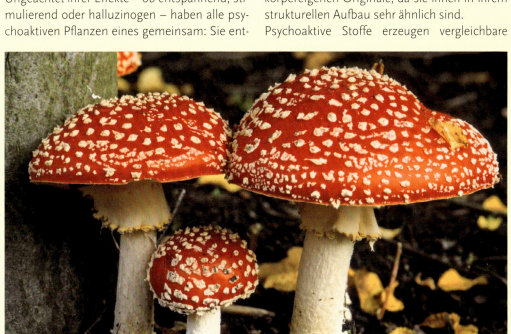

Der Fliegenpilz enthält Halluzinationen hervorrufende Giftstoffe, die aber kaum tödlich wirken. Deshalb hat man ihn schon seit alter Zeit als kultisches Rauschmittel benutzt, unter anderem bei den Völkern Sibiriens.

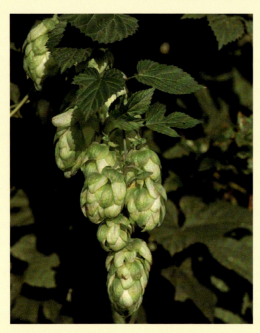

Hopfen ist ein mildes Schlaf- und Beruhigungsmittel, das seit alter Zeit angewendet wird.

Wirkungen wie körpereigene Neurotransmitter und können ebenso wie diese das psychische Befinden beeinflussen. So kann beispielsweise das im Johanniskraut enthaltene Hyperforin an Rezeptoren von Nervenzellen andocken. Da diese eigentlich für das Serotonin reserviert sind, wird eine vergleichbare Reaktion ausgelöst wie durch den körpereigenen Botenstoff.

Die wissenschaftliche Untersuchung psychoaktiver Wirkungen steht erst am Anfang – die intensiven Forschungen auf diesem Gebiet werden uns also noch spannende Erkenntnisse liefern.

Grüne Medizin für die Seele

Psychoaktive Pflanzen dienen kraft ihrer anregenden oder berauschenden Wirkungen nicht nur dem Genuss, sie können auch heilen. Denn vielen psychischen Erkrankungen liegen Störungen bei der Übermittlung von Nervenimpulsen zu Grunde. Zu derartigen Pannen bei der Neurotransmission kommt es beispielsweise, wenn nicht genügend Neurotransmitter vorhanden sind, um die Botschaft von einer Nervenzelle zur anderen zu übermitteln. In anderen Fällen kann die Zahl der Nachrichtenempfänger, der Rezeptoren, zu gering sein, um die gewünschte Reaktion hervorzurufen.

So ist bei Depressionen die Übertragung von Nervenimpulsen durch ein Ungleichgewicht der Botenstoffe im Gehirn gestört. Zum einen nehmen die Nervenzellen wieder zu viele Neurotransmitter in sich auf, zum anderen bauen bestimmte Enzyme die Botenstoffe sofort wieder ab.

Der aus den Fugen geratene Stoffwechsel der Nervenboten lässt sich jedoch austarieren. Wie heute bekannt, sorgen im Wesentlichen die drei Neurotransmitter Noradrenalin, Serotonin und Dopamin für emotionales Gleichgewicht und entsprechendes Wohlbefinden. Antidepressiv wirksame Stoffe erhöhen die Konzentrationen dieser Neurotransmitter. Dazu haben sie zwei Möglichkeiten: Einmal, indem sie ein Enzym namens Monoaminooxidase – kurz MAO – hemmen, das den Abbau der Nervenbotenstoffe bewirkt. Und einmal, indem sie Proteine blockieren, die die freigesetzten Neurotransmitter wieder in die Absendernervenzelle zurückbringen. Einerlei, welcher der beiden Wege beschritten wird: Im Ergebnis stehen ausreichend Noradrenalin, Serotonin und Dopamin zur Verfügung. Der Informationsfluss zwischen den Nervenzellen ist wieder gesichert – der erste Schritt aus dem seelischen Tief.

Das eben geschilderte Wirkprinzip haben so-

> *Psychoaktive Pflanzen beeinflussen die Signalweiterleitung in unserem Nervensystem, indem sie direkt auf die körpereigenen Botenstoffe zwischen den Nervenzellen einwirken.*

wohl pflanzliche Antidepressiva (wie Johanniskrautextrakte) als auch synthetische. Was die grünen Medikamente im Gegensatz zu ihren Kollegen jedoch nicht haben, sind deren negative Begleiterscheinungen.

Wirksam und gut verträglich
Die Behandlung psychischer Erkrankungen mit pflanzlichen Arzneimitteln, das zeigen Studien und die tägliche Praxis, ist hochwirksam und gut verträglich: Phyto-Psychopharmaka sind synthetischen in der Wirksamkeit ebenbürtig, rufen dabei jedoch keinerlei Nebenwirkungen hervor. Zudem machen sie nicht abhängig.

> *Psychopharmaka – ob pflanzlich oder synthetisch – regulieren die Aktivität des zentralen Nervensystems und bringen die gestörte Neurotransmission wieder ins Gleichgewicht.*

Pflanzliche Psychopharmaka bewähren sich vor allem bei Schlafstörungen und Depressionen, bei nervöser Unruhe sowie bei Angstzuständen. Aber auch bei Hirnleistungsstörungen und demenziellen Erkrankungen wie Alzheimer zeigen psychoaktive Pflanzen gute Erfolge. Dabei sind es besonders die leichten bis mittelschweren psychischen Beschwerden, bei denen die Pflanzen für die Seele ihre beste Wirksamkeit entfalten und so eine sinnvolle Alternative zu synthetischen Medikamenten darstellen. Bei sehr schweren psychischen Erkrankungen, starken Psychosen oder Phobien, können pflanzliche Arzneimittel die Therapie mit synthetischen Psychopharmaka zwar nicht ersetzen, aber wirkungsvoll unterstützen.

Risiken und Nebenwirkungen
Psychopharmaka mit synthetischen Wirkstoffen wurden zunächst als großer Fortschritt in der Therapie psychischer Erkrankungen gewertet. Zweifelsohne stellte ihre hohe Wirksamkeit eine enorme Hilfe für die Betroffenen dar. Die Euphorie legte sich jedoch schon bald, denn abgesehen davon, dass synthetische Psychopharmaka vielfach schon nach kurzer Zeit abhängig machen können, rufen sie mitunter erhebliche Nebenwirkungen hervor. Damit rückten die Pillen für die Psyche in ein anderes Licht: Man erkannte, dass sie nicht zu unterschät-

---

Botschafter des Körpers
Sie erkennen jemanden auf der Straße und begrüßen ihn, Sie ziehen den Finger schleunigst von der heißen Herdplatte weg – dass solche Reaktionen wie zahllose andere Vorgänge im Körper in Sekundenbruchteilen ablaufen, gewährleisten die Nervenbotenstoffe. Bei diesen so genannten Neurotransmittern handelt es sich um Substanzen, die elektrische Impulse von einer Nervenzelle zur anderen weiterleiten, und zwar sowohl innerhalb des zentralen Nervensystems wie auch an jede periphere Nervenzelle, beispielsweise bis in die Spitze des kleinen Zehs. Dazu werden die Neurotransmitter, die in den Synapsen, den Kontaktstellen zwischen den einzelnen Nervenzellen, gespeichert sind, beim Eintreffen eines Impulses umgehend freigesetzt. Sie docken an den Synapsen der benachbarten Nervenzellen an und geben so das Signal weiter. In der Empfängerzelle wird die Botschaft ebenfalls wieder in ein elektrisches Signal »übersetzt« – so gelangt der Impuls blitzschnell von einer Nervenzelle zur nächsten.
Jede Nervenzelle setzt an ihren Kontaktstellen nur einen ganz bestimmten Botenstoff frei. Wichtige Neurotransmitter sind Acetylcholin, Adrenalin und Noradrenalin, Dopamin, Serotonin sowie GABA (Gamma Amino Butter Acid).

zende Gefahren bergen, die den Nutzen weit übersteigen. So suchten viele nach einer Alternative, die den Heilungserfolg nicht durch andere gesundheitliche Störungen schmälert. Sie fand sich in pflanzlichen Psychotherapeutika: Diese vereinen gute Wirksamkeit mit Risikoarmut, haben kein Suchtpotenzial und beeinträchtigen nicht im Alltag. Dass die Nachfrage nach pflanzlichen Arzneimitteln gegen psychische Störungen stetig steigt, hat gute Gründe. Nicht zuletzt ist die Compliance (→ Seite 20f.) bei pflanzlichen Psychopharmaka wesentlich höher als bei ihren synthetischen Kollegen.

Anwendung psychoaktiver Pflanzen
Zur Behandlung psychischer Beschwerden werden in der Regel Präparate mit standardisierten Extrakten der jeweiligen Pflanze verabreicht. Psychoaktive Pflanzen können allerdings noch auf viele andere Arten angewendet werden – beispielsweise als Tee, Räucherung und Inhalation. Im Laufe der langen Zeit, in der psychoaktive Pflanzen den Menschen begleiten, haben sich zahllose Verfahren und Rituale entwickelt, in denen ihre Effekte genutzt werden. Die Teezeremonie der Asiaten gehört dabei sicherlich zu den schönsten.

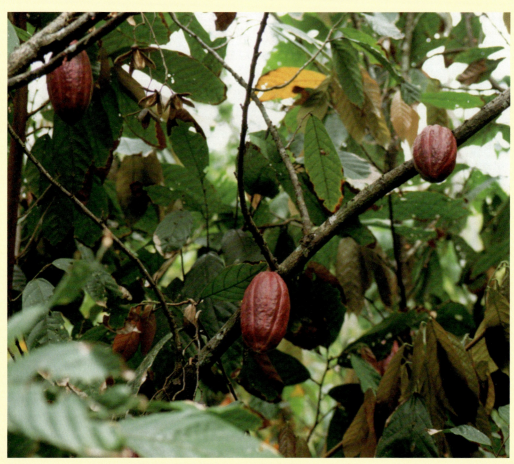

Kakaobohnen enthalten Phenylethylamin, Koffein und Theobromin – allerdings in so geringen Mengen, dass eine Tasse Kakao oder einige Stücke Bitterschokolade zwar anregen, aber nicht süchtig machen.

»Den Geist bewegende« Pflanzen

Typische Vertreter psychoaktiver Pflanzen, die teilweise auch im großen Steckbriefteil beschrieben sind:

- Alraune (Mandragora officinarum), Seite 72
- Ayahuascaliane (Banisteriopsis caapi)
- Baldrian (Valeriana officinalis), Seite 89
- Betelpalme (Areca cathechu)
- Bilsenkraut (Hyoscyamus niger), Seite 113
- Damiana (Turnera diffusa)
- Fliegenpilz (Amanita muscaria)
- Ginkgo (Ginkgo biloba), Seite 201
- Guarana (Paullinia cupana)
- Hanf (Cannabis sativa, Cannabis indica), Seite 224
- Hopfen (Humulus lupulus), Seite 256
- Johanniskraut (Hypericum perforatum), Seite 278
- Kaffeestrauch (Coffea arabica), Seite 283
- Kakaobaum (Theobroma cacao), Seite 286
- Kava-Kava (Piper methysticum), Seite 305
- Kokastrauch (Erythroxylum coca)
- Kolabaum (Cola vera, Cola spp.)
- Mate-Teestrauch (Ilex paraguariensis), Seite 372
- Melisse (Melissa officinalis), Seite 383
- Muskatnuss (Myristica fragrans), Seite 394
- Passionsblume (Passiflora incarnata), Seite 415
- Peyote (Lophophora williamsii)
- Safran (Crocus sativus), Seite 451
- Schlafbeere (Withania somnifera)
- Schlafmohn (Papaver somniferum), Seite 473
- Stechapfel (Datura stramonium), Seite 497
- Tabak (Nicotiana tabacum), Seite 504
- Teestrauch (Camellia sinensis), Seite 511
- Tollkirsche (Atropa belladonna), Seite 521
- Weinrebe (Vitis vinifera), Seite 547
- Yohimbébaum (Corynanthe yohimbe)
- Zauberpilz (Psilocybe cubensis)

Folgende psychoaktive Pflanzen finden medizinische Anwendung:

Pflanze	Einsatzgebiete
Baldrian (Valeriana officinalis)	Nervöse Unruhe, Schlafstörungen
Ginkgo (Ginkgo biloba)	Hirnleistungsstörungen
Hopfen (Humulus lupulus)	Angstzustände, nervöse Unruhe, Schlafstörungen
Johanniskraut (Hypericum perforatum)	Depressive Störungen, Angstzustände, nervöse Unruhe
Kava-Kava (Piper methysticum)	Angst- und Spannungszustände, nervöse Unruhe
Lavendel (Lavandula officinalis)	Nervöse Unruhe, Schlafstörungen
Melisse (Melissa officinalis)	Schlafstörungen
Passionsblume (Passiflora incarnata)	Nervöse Unruhe, Schlafstörungen, Erregungszustände
Rauwolfia (Rauwolfia serpentina)	Nervöse Unruhe, Spannungszustände

Meerrettich
Armoracia rusticana

Zu den Wurzeln
Ein sehr tiefgründiger, humushaltiger Boden eignet sich am besten für Meerrettich. Die bis zu einem Meter hohe, ausdauernde Pflanze bildet kantige, gefurchte Stängel, die sich im oberen Teil ästig verzweigen. Die kleinen, wohlriechenden, weißen Blüten sitzen in traubigen Blütenständen. Der Wurzelstock – außen braun, innen weiß – hat walzenartige Form, wie eine Art Knüppel. Er wird etwa einen halben Meter lang und kann bis zu fünf Zentimeter Durchmesser erreichen.

Für den Namen gibt es mehrere Erklärungen. Eine ganz romantische ist, dass die Wurzel über das Meer nach Frankreich gekommen sei. Ein Indiz dafür wäre, dass Meerrettich oft wild an Küsten wächst und ihn die Seefahrer gerne als Vitamin-C-Lieferanten mitgenommen haben. Andere Forscher vertreten die Meinung, dass der Name Meerrettich von Mähre (= altes Pferd) kommt und so seinem englischen Namen »horse-radish« bzw. dem französischen »radis de cheval« entspricht.

> *Jeden Tag ein Löffel Meerrettich, mit Honig vermischt, hilft gegen Erkältungskrankheiten –* meint der Volksmund. Und: Legt man ein Stückchen Meerrettich in die Geldbörse, wird sie niemals leer sein.

Von anno dazumal bis heute
Die Pflanze selbst war wohl schon in der Antike bekannt: Auf einem alten Wandgemälde aus Pompeji ist eine Meerrettichpflanze zu erkennen. Auch der altrömische Schriftsteller und Politiker Cato befasste sich in seinen Schriften mit dieser Pflanze. Seit dem 12. Jahrhundert ist die Verbreitung des Meerrettichs in Mitteleuropa belegt.

Der Engländer John Gerard berichtete 1597 in seinem grundlegenden Werk »The Herbal or General History of Plants«, dass »der gestampfte und mit etwas Essig verrührte Meerrettich bei den Deutschen für Saucen zu Fischgerichten und bei Speisen beliebt ist, die wir mit Senf essen«. Damals waren Meerrettich und Senf die einzigen »Scharfmacher« der europäischen Küche und entsprechend kostbar. Beliebt war der Meerrettich nicht nur als Gewürz, sondern wegen des hohen Vitamin-C-Gehaltes auch als Schutz vor Skorbut – allen voran bei Seefahrern.

Steckbrief
- **Volksnamen:** Kren, Bauernsenf, Fleischkraut, Krien, Märek, Mirch, Pfefferwurzel, Rachenputzer
- **Familie:** Kreuzblütengewächse (Brassicaceae, Cruciferae)
- **Blütezeit:** Mai
- **Sammelzeit:** Frühjahr und Herbst
- **Vorkommen:** Ursprünglich kommt der Meerrettich aus den Steppengebieten der Mongolei. Heute wird er in Mitteleuropa kultiviert, kommt aber auch verwildert vor.
- **Verwendete Pflanzenteile:** Die dicke Wurzel wird getrocknet oder frisch als Gewürz oder zu medizinischen Zwecken verwendet.

Wie uns Meerrettich hilft
Der »Kren«, wie ihn die Österreicher nennen, hat es in sich: Er enthält doppelt so viel Vitamin C wie die Zitrone, dazu reichlich andere Vitamine wie B1, B2 und B6 und Niacin. Auch Mineralstoffe und Spurenelemente hat Meerrettich zu bieten, unter anderem Kalzium, Kalium, Magnesium, Eisen und Phosphor. Daneben finden sich noch ätherische Öle und antibiotische Substanzen: die Senföle, denen die Wurzel ihre Schärfe zu verdanken hat und die sie wie Knoblauch und Zwiebel zu einem natürlichen Antibiotikum machen.

Risiken und Nebenwirkungen
Keine bekannt.

Gegenanzeigen
Kinder unter vier Jahren sollten keinen Meerrettich bekommen. Auch bei Magenbeschwerden und Gastritis ist Meerrettich ungeeignet.

Gesund mit Meerrettich

Meerrettich stärkt die Abwehrkräfte und hilft, Erkältungen vorzubeugen, wirkt fördernd und stabilisierend auf die Verdauung, anregend auf den Kreislauf und hemmt durch seinen Reichtum an Senfölen Bakterien. Die Schärfeempfindung macht man sich auch für äußerliche An-

> **Meerrettich**
> ► wirkt antibiotisch
> ► ist schleimlösend
> ► wirkt entzündungshemmend
> ► stillt Hustenreiz
> ► stärkt die Abwehrkräfte

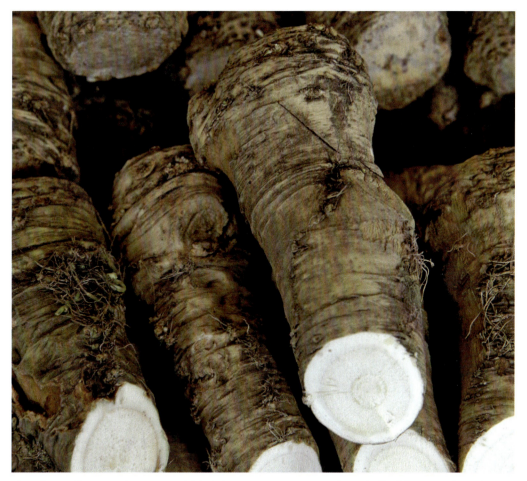

Einmal angepflanzt, wuchert Meerrettich in jedem Gemüsegarten. Verzehren Sie die dicken Wurzeln am besten frisch gerieben. So können die enthaltenen scharfen Senföle als natürliche Antibiotika Bakterien zu Leibe rücken.

wendungen zunutze: Meerrettichpflaster sind bewährte Hausmittel bei Hexenschuss, Ischias und Gelenkschmerzen. Bei Insektenstichen hilft geriebener Meerrettich auf der Stichstelle. Meerrettich regt wie viele scharfe Gewürze den Appetit an und fördert den Kreislauf.

Anwendung
Am besten verwenden Sie Meerettich frisch gerieben. Das Reiben selbst stellt dabei schon eine Art Therapie für die Nasennebenhöhlen dar, denn die ätherischen Öl steigen auf und reizen zu Tränen und Sekretion aus den Nasenschleimhäuten. Nachdem das überstanden ist, kann man den Meerrettich zu verschiedenen Speisen nehmen, besonders zu Fleischgerichten und zu Saucen.

Auflage Eine Nackenauflage mit Meerrettich bewirkt reflektorisch eine vermehrte Durchblutung der Nasennebenhöhlen und lässt das Sekret besser abfließen. Dazu wickeln Sie ein pflaumengroßes Bällchen aus frisch geriebenem Meerrettich in ein Taschentuch ein, so dass auf einer Seite der Meerrettich von nur einer Stofflage bedeckt ist. Mit dieser Seite voran legen Sie die Kompresse auf den Nacken. Sobald die Stelle intensiv brennt, was meist nach fünf Minuten der Fall ist, wird die Kompresse entfernt und die gerötete Haut eingeölt. Die Auflage kann auch bei Ischiasbeschwerden und Hexenschuss auf den Lendenbereich gelegt werden.

Meerrettich-Kur Eine Meerrettichkur eignet sich, um das Immunsystem auf Trab zu bringen – ideal in der Erkältungszeit und ganz simpel: Man nimmt morgens und abends je einen Teelöffel frisch geriebenen Meerrettich, zwei Wochen lang.

Im Licht der Wissenschaft
Heute ist nachgewiesen, dass die Benzyl- und

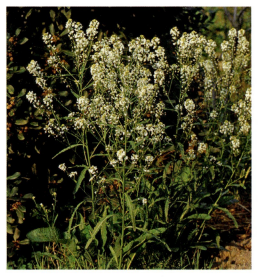

Blüht der Meerrettich, so offenbart er seine Zugehörigkeit zur Familie der Kreuzblütler – er ist verwandt mit Kresse, Rauke, Senf und Rettich.

Allylsenföle im Meerrettich antibiotische sowie immunstimulierende Eigenschaften haben. In der modernen Naturheilkunde wird Meerrettich bei infektiösen Erkrankungen der ableitenden Harnwege und Infektionen der oberen Atemwege eingesetzt.

Dabei zeigen die Senföle im Meerrettich ein breites Wirkspektrum: Sie hemmen grampositive und gramnegative Keime, Influenzaviren, Faden- und Schimmelpilze sowie Streptokokken. Unter der Behandlung mit Meerrettich treten keine Nebenwirkungen und Resistenzen wie bei synthetischen Antibiotika auf. Auch die Darmflora wird nicht gestört.

> *Ein altes Hausmittel gegen Erkältungen: einen Meerrettich aushöhlen, mit Honig füllen und etwas erwärmen. Nach einigen Stunden den Honig einnehmen.*

Fragen Sie Ihren Arzt oder Apotheker
Ein Präparat mit Zubereitungen aus Meerrettich ist beispielsweise:
Angocin Anti-Infekt N

Melisse (Zitronenmelisse) *Melissa officinalis L.*

Zu den Wurzeln

Die Melisse ist ein stark verästelter Strauch, der bis zu 70 Zentimeter hoch werden kann. Die weißgelben Blüten verströmen einen zarten, angenehmen Duft. Die Heimat der Melisse liegt in den östlichen Mittelmeerländern; sie gedeiht jedoch auch hierzulande gut im Garten oder auf dem Balkon – wichtig sind feuchte, humusreiche Böden und ein geschützter, sonniger Standort sowie regelmäßiges Düngen. Wenn Sie möchten, können Sie sich also Ihr Nerventonikum im Garten selber ziehen.

Melisse
- hat dämpfende Effekte auf das zentrale Nervensytem
- beruhigt
- fördert die Schlafbereitschaft
- wirkt entspannend
- stärkt die Nerven
- wirkt karminativ (entblähend)
- löst Krämpfe
- stärkt die Verdauungsfunktionen

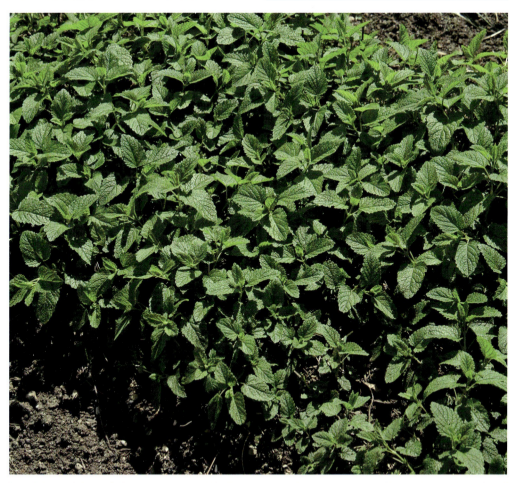

Die Melisse gehört im Kräutergarten zu den Wucherern. Ernten Sie sie kurz vor der Blüte – sie wirkt beruhigend und entspannend und verhilft – abends vor dem Zubettgehen getrunken – zu einem tiefen Schlaf.

Der Name Melisse kommt vom griechischen »melissa«, zu deutsch: Honigbiene, da die Pflanze während der Blütezeit bei den Insekten besonders beliebt ist.

Von anno dazumal bis heute

Von ihrer ursprünglichen Heimat im östlichen Mittelmeergebiet gelangte die Melisse mit den Benediktinermönchen in die hiesigen Klostergärten und wurde ab dem Jahr 812, nach der Landgüterverordnung »Capitulare de villis« Karls des Großen, im großen Stil angebaut – als Gewürzkraut und Heilpflanze.

Ihr Volksname Herztrost deutet bereits an, welches Zipperlein die Melisse unter anderem bessern sollte: nervöse Herzbeschwerden, denn wie der mittelalterliche Volksmund wusste, »tröstet Melisse das Herz und bläst alle Traurigkeit weg«. Auch Hildegard von Bingen hebt besonders die Wirkung der Melisse bei Herzbeschwerden hervor: »Innerlich genossen, macht die Pflanze fröhlich und erheitert sie das Herz«. Das dürfte auch auf die Herzform der Melissenblätter zurückzuführen sein, in der man die Signatur des Herzens erblickte. Die sedative, also beruhigende Wirkung des ätherischen Öls wirkt aber zweifelsohne tatsächlich positiv auf Herzbeschwerden. Darüber hinaus standen heilkräftige Rezepturen mit Melisse stets in ärztlichen Diensten zur Beruhigung der Nerven und zur Wiederherstellung eines erholsamen Schlafes. Nach wie vor gilt das Lippenblütengewächs in der Volksmedizin als wirksam nervenberuhigendes und schlafförderndes Heilkraut – angewandt als Tee, Badezusatz oder in Gestalt des bekannten Melissengeistes, der aus den Blättern gewonnen wird. Er ist eine der wichtigsten Darreichungsformen: ursprünglich destilliert von den Karmelitermönchen und eines der universalsten Heilmittel überhaupt.

Die zu arzneilichen Zwecken verwendete Melisse ist die Zitronenmelisse – von ihr ist auch im Folgenden stets die Rede.

Wie uns Melisse hilft

Die nervenberuhigende Wirkung der Melisse ist heute von der Wissenschaft bestätigt, ebenso, woher sie rührt: Ihre Blätter enthalten neben Gerbstoffen, Flavonen und Flavonolen ein beruhigend wirkendes ätherisches Öl mit den Bestandteilen Citronellal, Citronellol, Linalool und Citral. Für diese Substanzen sind dämpfende Effekte auf das zentrale Nervensystem nachgewiesen worden. Dafür zeichnen weniger die Einzelbestandteile verantwortlich, als vielmehr deren Zusammenspiel. Entsprechend wird heute der aus den Blättern gewonnene Gesamtextrakt, meist in Kombination mit Baldrianwurzelextrakten (→ Seite 89), bei Unruhezuständen und nervös bedingten Einschlafstörungen empfohlen.

Risiken und Nebenwirkungen
Keine bekannt.

Gegenanzeigen
Keine bekannt.

Steckbrief

- **Volksnamen:** Bienenkraut, Frauenwohl, Herztrost, Zitronenkraut, Immechrut, Honigblume
- **Familie:** Lippenblütengewächse (Lamiaceae)
- **Blütezeit:** Mai bis August
- **Sammelzeit:** Kurz vor der Blüte
- **Vorkommen:** Die Heimat der Melisse liegt in den östlichen Mittelmeerländern; sie gedeiht heute jedoch auch hierzulande.
- **Verwendete Pflanzenteile:** Zu medizinischen Zwecken werden die Blätter verwendet.

Gesund mit Melisse

Der aus den Blättern gewonnene Extrakt wird in Kombination mit Baldrianwurzelextrakten bei Unruhezuständen und nervös bedingten Einschlafstörungen eingesetzt. Einzeln für sich ist Melissenextrakt angezeigt bei funktionellen Magen-Darm-Beschwerden, Gastritis sowie Magen- und Darmkrämpfen. Ebenso eignet er sich zur lokalen Behandlung von Herpes labialis. Ein Tee aus den Melissenblättern ist ein altbewährtes Hausmittel bei Blähungen. In »vergeistigter« Form dienen die Blätter bis heute als Rohstoff für das Universalheilmittel Melissengeist.

> *Will man nur das ätherische Melissenöl erhalten, bedient man sich der Wasserdampfdestillation der ganzen Pflanze, nicht nur der Blätter.*

Anwendung

Melissenblätter können Sie als Tee oder Tinktur anwenden. Den Extrakt aus den Blättern bekommen Sie als Fertigpräparat zum Einnehmen in Apotheken.

Fertige Präparate Die Melissen-Extrakte werden durch schonende Trocknung der Blätter bei höchstens 40 °C – so bleibt das ätherische Öl erhalten – und durch anschließenden Auszug mit Ethanol gewonnen.

Tee Diesen Tee sollten Sie kurmäßig über zwei bis drei Wochen täglich trinken. Dazu übergießen Sie drei Teelöffel frische oder getrocknete, geschnittene Melissenblätter mit einem Viertelliter kochendem Wasser und lassen dies zugedeckt für zehn Minuten ziehen. Dann abseihen und täglich drei Tassen in kleinen Schlucken langsam trinken; die letzte Tasse abends rund 30 Minuten vor dem Schlafengehen.

Bad Für das Melissenbad eine Hand voll frische oder getrocknete Melissenblätter mit einem Liter Wasser übergießen und zum Sieden erhitzen. Nach zehn Minuten abseihen und dem Badewasser zugeben. Sie können natürlich auch auf die einfachere Variante des fertigen Badezusatzes zurückgreifen; jede Apotheke hat eine Auswahl in ihrem Sortiment.

Melissengeist Melissengeist ist ein altes Hausmittel bei Erkältungen, zur Vorbeugung von Erkältungskrankheiten, bei Herz- und Kreislaufbeschwerden, Magenschmerzen oder Übelkeit. Hierzu setzt man 200 Gramm frische Melissenblätter in einem Liter 60-prozentigem Branntwein an. Verschließen Sie die Flasche gut und stellen sie an einen Ort, an dem etwa 25 bis 30 °C herrschen, also im Sommer an die Sonne und im Winter am besten in die Nähe einer Heizung oder eines Ofens. Hier sollte er zehn Tage lang ziehen. Anschließend filtrieren Sie den Geist und pressen die Kräuter in einem Leintuch aus. Pro Tag werden zur innerlichen Anwendung täglich vier- bis fünfmal je 10 bis 20 Tropfen empfohlen (Kinder höchstens die Hälfte).

Im Licht der Wissenschaft

Klinische Studien zu Melissenblättern, so wie sie mit Extrakten aus Baldrianwurzel durchge-

---

> **»Nie war er so wertvoll wie heute«**
>
> Das berühmte Elixier verdankt seinen Ursprung der 1775 geborenen Maria Clementine Martin, die als Klosterapothekerin im Orden der »Unbeschuhten Karmeliterinnen« auch in »die Kunst, das ächte Carmeliter- und Melissenwasser zu verfertigen« eingewiesen wurde. Mit diesen und anderen pharmazeutischen Kenntnissen sowie gutem Geschäftssinn ausgestattet, gründete die Klosterfrau schließlich 1826 in Köln ein Unternehmen zur Herstellung jenes Geistes, der nahezu weltweite Bekanntheit erlangen sollte.

führt wurden, gibt es bisher nicht. Ihre Wirkungen konnte Melissa officinalis immer nur im Verbund mit anderen pflanzlichen Schlaf- und Beruhigungsmitteln unter Beweis stellen.

In vielen Studien erwiesen sich Baldrian-Melissen-Extrakte dem Plazebo signifikant überlegen, wenn es um das Verbessern von Schlafqualität, Tagesbefinden und klinischem Gesamteindruck ging: Die Patienten schliefen schneller ein oder besser durch, wachten ausgeruhter auf, fühlten sich am Tag besser und waren leistungsfähiger.

> *Eine Teekur mit Melissentee ist bei Herzbeschwerden nervösen Ursprungs sowie allgemein bei Nervosität und Stresskopfschmerzen angezeigt. Dafür 4 bis 6 Wochen täglich 3 Tassen Tee trinken.*

Die Wirksamkeit der pflanzlichen Beruhigungsmittel entspricht dabei jener von Barbituraten und Benzodiazepinen in niedriger Dosierung – so beispielsweise das Fazit einer Schlaflaborstudie, in dem ein Baldrian-Melisse-Präparat gegen das Benzodiazepin Triazolam getestet wurde: 20 Probanden erhielten neun Tage lang täglich 0,125 Milligramm Triazolam beziehungsweise Extrakte aus Baldrian und Melisse. Ergebnis der Beobachtungen im Schlaflabor war, dass die Effekte des Baldrian-Melisse-Präparates jenen des Benzodiazepins in jeder Hinsicht ebenbürtig waren. Die Schlafeffizienz wurde gleich stark verbessert; interessant war, dass der Tiefschlaf durch das pflanzliche Beruhigungsmittel deutlich zunahm. Konzentrations- und Leistungsfähigkeit wurden nicht beeinträchtigt, ebenso trat bei den Baldrian-Melisse-Schläfern keine Beeinträchtigung der Leistungsfähigkeit tagsüber auf.

Voll alltagstauglich

Trotz ihrer beruhigenden Eigenschaften beeinträchtigen pflanzliche Beruhigungsmittel nicht die Konzentrations- und Reaktionsfähigkeit – ein Aspekt, der vor allem für Berufstätige sowie für die Teilnahme am Straßenverkehr eine große Rolle spielt und ein weiteres gutes Argument für Baldrian, Melisse und Co. ist: Pflanzliche Sedativa eignen sich deshalb sowohl für tagsüber als auch zur nächtlichen Beruhigung. Eine Tatsache mit amtlicher Prüfplakette – nämlich vom TÜV Rheinland in Köln. Dieser ließ 18 Personen jeweils 15 Tage ein Baldrian-Melisse-Präparat einnehmen und testete die Wirkungen anschließend gegen ein Plazebo. Am Ende jeder Einnahmephase bekamen die Probanden zusätzlich alkoholische Getränke (0,5 Promille Blutalkoholkonzentration), um mögliche Wechselwirkungen zu prüfen. Mit computergesteuerten Testeinrichtungen ging es dann in medias res: Kontrolliert wurden Dauerkonzentration, Wahrnehmung, Bewegungskoordination, Vigilanz und Reaktionsvermögen. Ergänzt wurden diese Tests durch Befindensskalen und die Erfassung weiterer Sicherheitsparameter. Ergebnis der Untersuchungen: Zwischen den Konsumenten von Phytopharmaka und Plazebo bestanden keinerlei Leistungsunterschiede. Auch unter dem Einfluss von pflanzlichen Arzneimitteln plus Alkohol waren die Leistungen nicht schlechter als unter Alkohol allein.

Fragen Sie Ihren Arzt oder Apotheker

Präparate mit Zubereitungen oder Extrakten aus Melisse sind beispielsweise:
Baldriparan N
Dormarist Schlafkapseln
Euvegal
Klosterfrau Melissengeist
Melisse Stress Perlen
Pascosedon Filmtabletten
Sedariston Tropfen
Weleda Balsamischer Melissengeist

Mistel — *Viscum album L.*

Zu den Wurzeln

Als klassischer Halbschmarotzer wächst sie nicht auf dem Boden und im Garten, sondern gibt verschiedenen Baumarten die zweifelhafte Ehre, sich auf ihnen niederzulassen und ihre Wasser- und Nährstoffversorgung anzuzapfen. Viscum album sucht sich dazu Laubbäume aus, ihre Kolleginnen wenden sich dagegen Tannen oder Kiefern zu. Diese Mistelart ist auch die einzige, die weiße Beeren und Samen bildet. Misteln erreichen eine Größe bis zu einem Meter – sie strecken ihre Zweige in alle Richtungen aus, was ihnen ihre kugelige Gestalt verleiht. Aus den unscheinbaren grünen Blüten reifen weiße Beeren heran, die einen zähen und klebrigen Schleim enthalten.

Von anno dazumal bis heute

»Hat krafft und gewalt für böse gespenst«, sagte ihr bereits Hieronymus Bock 1551 in seinem »Kreuterbuch« nach: Die Mistel war stets mythenumrankt, sicherlich auch deshalb, weil sie als Halbschmarotzer, der die Wasser- und Nährstoffleitungen seiner Wirtspflanzen für den Eigengebrauch anzapft, botanisch aus der Reihe tanzt. Da zwischen dem Ungewöhnlichen und dem geheimnisvoll Okkulten vielfach nur ein schmaler Grat liegt, haben Pflanzen wie die Mistel den Volksglauben schon immer inspiriert: Über Jahrhunderte hinweg galt sie als probater Abwehrzauber gegen finstere Mächte. Den Druiden, den Priestern der Kelten, war die Mistel die »heilige, alles heilende« Pflanze, die

> **Mistel**
> ▸ stimuliert das Immunsystem
> ▸ wirkt zytostatisch
> ▸ hat tumorhemmende Effekte
> ▸ erhöht Aktivität und Menge natürlicher Killerzellen
> ▸ lindert Nebenwirkungen von Chemotherapien

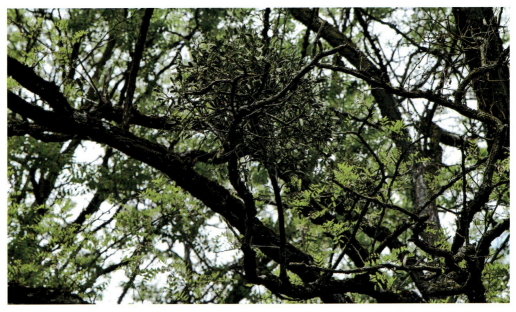

Die Mistel galt schon immer als Zauberpflanze – wirkte sie wegen ihres Aufenthalts hoch auf den Ästen ihrer Wirtsbäume doch wie eben vom Himmel gefallen. Auch als Heilpflanze wird sie seit vorchristlicher Zeit genutzt.

sie mit goldenen Sicheln abschnitten: aus Ehrfurcht vor ihren sagenhaften Kräften, welche – wie wir dank Asterix und Obelix wissen – dazu befähigten, ganze Legionen von römischen Soldaten in die Flucht respektive in die Luft zu schlagen.

Doch Viscum album ist auch ein lange bewährtes Arzneimittel, dessen Gebrauch zurück bis ins fünfte vorchristliche Jahrhundert datiert: Die ersten schriftlichen Aufzeichnungen über die Heilkräfte des Mistelkrauts finden sich in den Hippokratischen Schriften. Später, im 1. Jahrhundert nach Christus, notierte Plinius in seiner Historia naturalis, dass die Mistel gegen Fallsucht und Schwindelanfälle wirksam sei, Hieronymus Bock (1498–1554) wie auch P. A. Matthiolus (1501–1577) vermerkten in ihren Schriften heilende Eigenschaften von Mistelsalbe bei Geschwüren und eitrigen Wunden, während Paracelsus (1493–1541) und später Hufeland (1762–1836) Mistelblätter gegen Epilepsie empfahlen. Sebastian Kneipp wiederum setzte sie zur Blutstillung und bei einem gestörten Blutkreislauf ein.

Der stimulierenden Wirkungen auf das Abwehrsystem wurde man jedoch erst zu Beginn des 20. Jahrhunderts gewahr, und zwar durch Rudolf Steiner (1861–1925), den Begründer der Anthroposophischen Gesellschaft. Gerhard Madaus legte um 1930 schließlich ein schulmedizinisch begründetes Konzept zur Anwendung bei Tumorerkrankungen vor und begann mit der systematischen Untersuchung der Inhaltsstoffe der Mistel.

Miraculix' Tonikum als pflanzliches Zytostatikum: In den 1920er-Jahren wurden die Inhaltsstoffe der Mistel untersucht und Extrakte der Pflanze erstmals als immunstimulierendes Arzneimittel zur Begleittherapie bei Krebs eingesetzt.

Wie uns die Mistel hilft

Als wirksamkeitsbestimmender Inhaltsstoff gelten heute die Mistellektine: Eiweißverbindungen, die eine Stimulierung des Immunsystems bewirken, indem sie Zahl und Aktivität der natürlichen Killerzellen steigern, die für die körpereigene Abwehr verantwortlich zeichnen. Zudem kann Mistellektin Krebszellen auch direkt abtöten, besitzt also auch ein eigenes zytostatisches Potenzial. Darüber hinaus lindert Mistel die Nebenwirkungen der Chemotherapie, allen voran die behandlungsbedingte Müdigkeit. Durch die unterstützende Therapie mit Mistellektinen kann sowohl die immunologische Reaktionslage verbessert wie auch die Lebensqualität erhöht werden. Misteltee hilft außerdem bei Bluthochdruck.

Risiken und Nebenwirkungen

Bei der Anwendung kann es sehr selten zu Schüttelfrost, Kopfschmerzen, hohem Fieber, pektanginösen Beschwerden, Orthostase und allergischen Reaktionen kommen. Letztere können sich auch an der Injektionsstelle durch Rötungen und Schwellungen zeigen.

Steckbrief

- **Volksnamen:** Hexenbesen, Bocksfutter, Donnerbesen, Geißkraut, Heil aller Schäden, Hexenkraut, Immergrüne, Kinster, Leimmistel, Marentaken, Misple, Mistele, Nistel, Wespe, Wispen, Drudenfuß
- **Familie:** Mistelgewächse (Loranthaceae)
- **Blütezeit:** März bis Mai
- **Sammelzeit:** März und April sowie Oktober und November
- **Vorkommen:** Misteln sind in ganz Europa und Asien beheimatet.
- **Verwendete Pflanzenteile:** Zu medizinischen Zwecken werden die jungen Zweige mit Blättern, Blüten und Früchten verwendet.

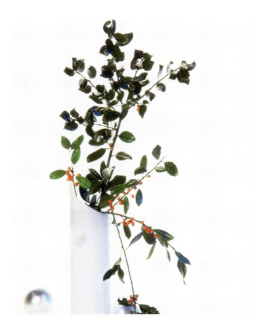

Die jungen Mistelzweige werden mit Blättern, Beeren und Blüten zu medizinischen Zwecken geerntet und die Wirkstoffe als wässriger Auszug gewonnen.

Anwendung

Fertige Präparate Empfohlen werden nur wässrige Auszüge aus Mistelkraut oder unverholzten Mistelzweigen mit Blättern – als Lösung zur subcutanen und intravenösen Injektion sowie zur Infusion mit isotonischer Kochsalzlösung. Das Drogen-Extrakt-Verhältnis (DEV) und das Extraktionsmittel – in diesem Fall Wasser – sind für die Qualität des Extraktes entscheidend. Die Dosierung sollte exakt auf das Körpergewicht des Patienten abgestimmt sein. Nicht zuletzt auch deshalb ist es essenziell, dass ein konstanter Gehalt an Mistellektin im Gesamtextrakt durch eine entsprechende Standardisierung auf diesen Wirkstoff gewährleistet ist.

Tee Übergießen Sie einen Teelöffel Mistelkraut mit einem Viertelliter kaltem Wasser. 10 bis 20 Stunden ziehen lassen, dann abseihen, täglich zwei Tassen trinken.

Im Licht der Wissenschaft

Mistellektine besitzen immunmodulierende Eigenschaften und eignen sich daher zur Unterstützung herkömmlicher Behandlungen bei Tumoren. Dies ist das Ergebnis einer Studie der Gesellschaft für Therapieforschung mbH München (GTM), an der 884 Patienten mit bösartigen Tumoren teilnahmen. Die Patienten erhielten drei Monate lang zusätzlich zu einer Strahlen- oder Chemotherapie ein Extrakt aus Pappelmistel.

Gegenanzeigen

Bei bekannter Überempfindlichkeit gegenüber Eiweiß und bei chronisch-fortschreitenden Infektionen wie Tuberkulose dürfen Mistelpräparate nicht angewendet werden. Auch während Schwangerschaft und Stillzeit sollten Injektionslösungen aus Mistel nicht angewendet werden. Das gilt auch bei Kindern unter zwölf Jahren.

> Dem aktuellen Wissensstand entsprechende Mistel-Präparate werden als rationale Phytopharmaka und nicht im Sinne einer anthroposophischen Therapie eingesetzt.

Gesund mit Mistel

Auf Grund ihrer belegten stimulierenden Wirkungen auf das Immunsystem bewähren sich Mistelauszüge heute zur Unterstützung der Therapie bei bösartigen Tumorerkrankungen. Dabei verbessern sie nicht nur das Krankheitsbild, sondern ganz wesentlich auch die Lebensqualität der Betroffenen.

Fragen Sie Ihren Arzt oder Apotheker

Präparate mit Zubereitungen oder Extrakten aus der Mistel sind beispielsweise:
Cefavora
Ilja Rogoff
Lektinol Injektionslösung
viscum aar

Mönchspfeffer (Keuschlamm)   *Vitex agnus-castus L.*

Wider der »vnkuscheyt begirde«
»Vnd diß wurt darvmb gehessen kuschlamp, wan der same, bletter vnd blomen benemen die bösen vnkuschen gelust vnd machen den menschen kusch glich dem lamp. Item welcher diß krut by ym hait oder den samen nutzet mit wyn, der begert keyn vnkuscheyt zu volnbrengen.«
(= Und diese Pflanze wird deshalb Keuschlamm genannt, weil ihre Samen, Blätter und Blüten die bösen unkeuschen Gelüste nehmen und den Menschen keusch wie ein Lamm machen. Wer dieses Kraut bei sich hat oder den Samen mit Wein nutzt, der begehrt keine Unkeuschheit zu vollbringen.)

(Aus dem »Hortus sanitatis«, Mainz 1485)

Zu den Wurzeln
Der Mönchspfefferstrauch kann bis zu sechs Meter hoch werden und wächst bevorzugt an Bach- und Flussufern sowie in feuchten Niederungen. An den hellbraunen Zweigen sprießen kreuzweise gegenständige und unterseits befilzte Blätter. Im Spätsommer und Herbst öffnen sich die kleinen violett-blauen, bisweilen auch rosa Blüten. Die Früchte sind kugelig bis länglich und in voller Reife dunkelrot gefärbt. Sie bestehen aus einer viersamigen Scheinbeere, die becherförmig vom Kelch umschlossen wird.

Diese Pflanze rangiert unter den beiden Namen Keuschlamm und Mönchspfeffer. Wenn Sie also mal die eine, mal die andere Bezeichnung hören, sollten Sie nicht irritiert sein. Es handelt sich stets um Vitex agnus-castus.

Von anno dazumal bis heute
»Getrunken mäßigt er den Drang zum Beischlaf«, ließ Dioskurides die Leser seiner »Materia medica« wissen: Beim Mönchspfeffer handelt es sich ganz offensichtlich um ein durch und durch keusches Pflänzchen. Dies blieb auch den Botanikern nicht verborgen und so nicht ohne Wirkung auf die Namensgebung: Agnus castus heißt zu deutsch »das keusche Lamm«, zusammengenommen wurde dann Keuschlamm daraus, die zweite, heute mehr gebräuchliche Bezeichnung für den Mönchspfeffer.
Wie uns durch Dioskurides überliefert ist, legten sich die Damen im antiken Hellas die Zweige des Mönchspfeffers unter ihr Schlaflager, um keinen Versuchungen zu erliegen. Aber auch Männer, so wusste man schon früh, macht Agnus castus lammfromm. »Dissen samen, krut vnd blomen«, steht beispielsweise im »Hortus sanitatis«, einem berühmten Heilpflanzenmanual des Spätmittelalters zu lesen, »mogen nutzen man vnd frauwen die vnkuscheit begirde do mit zu stillen.« Weiter im Text erfährt man, wie dazu vorgegangen werden soll. Männer mögen ihr »gemecht« mit einer Abkochung der Samen und Blüten waschen, um ein »ragen« desselben zu verhindern – ein Ereignis, das es ganz besonders vom Klerus zu vermeiden galt. Damit erklärt sich, weshalb der Mönchspfeffer gerade im klösterlichen Leben eine wichtige Bedeutung hatte: Er sollte den Mönchen nicht Pfeffer geben, sondern vielmehr nehmen. Hierfür wurde den »geistlich

Steckbrief
- **Volksnamen:** Abrahamstrauch, Keuschbaum
- **Familie:** Eisenkrautgewächse (Verbenaceae)
- **Blütezeit:** August bis Oktober
- **Sammelzeit:** Oktober
- **Vorkommen:** Keuschlamm ist im gesamten Mittelmeergebiet, auf der Krim und in Zentralasien heimisch.
- **Verwendete Pflanzenteile:** Zu medizinischen Zwecken werden die getrockneten Früchte verwendet.

lude« geraten, Blätter und Blüten vom Mönchspfeffer in ihre Bettstatt zu legen, um so gegen fleischliche Begierden gefeit zu sein. Novizen streute man symbolisch auf ihrem Weg ins Kloster Keuschlammblätter vor die Füße.

Angesichts seiner vielfältigen Heilwirkungen weihten die alten Griechen das keusche Pflänzchen Asklepios, am griechischen Götterhimmel zuständig für die Heilkunde. So waren Statuen und Bildnisse von Asklepios auch aus dem Holz des Mönchspfefferstrauches geschnitzt. Dem Demeter- und Artemiskult geweiht, war der Mönchspfeffer über die Jahrhunderte hinweg stets auch Symbol des Fraulichen und Mütterlichen.

Außer zur Minderung der männlichen wie weiblichen Libido verordnete ihn die Ärzteschaft von anno dazumal gegen Menstruationsbeschwerden und Erkrankungen der Gebärmutter sowie zur Förderung des Milchflusses. Die Anwendung bei Frauenbeschwerden hat sich bis in unsere Tage erhalten und, durch viele Untersuchungen und nicht zuletzt der guten Erfahrungen zahlreicher Patientinnen belegt, bestens bewährt.

Wie uns Mönchspfeffer hilft

Die Früchte des Mönchspfeffers entfalten dopaminerge Effekte, was die Waagschalen des Hormonhaushalts wieder auf gleiche Höhe bringt. Die Inhaltsstoffe, die dafür verantwort-

> **Mönchspfeffer**
> ▸ hat dopaminerge Effekte
> ▸ wirkt hormonell ausgleichend
> ▸ lindert hormonell bedingte Beschwerden

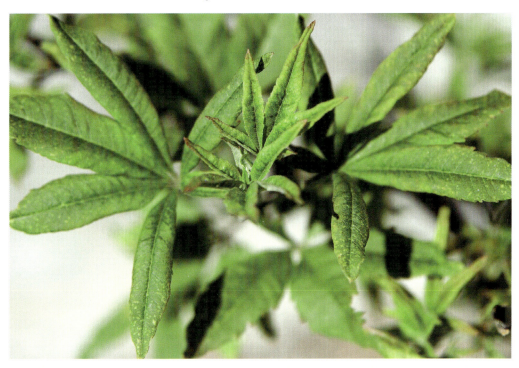

Die Inhaltsstoffe des Mönchspfeffers wirken auf den menschlichen Hormonhaushalt. Heute werden sie gegen Menstruations- und Menopausenbeschwerden eingesetzt.

lich zeichnen, sind so genannte Dopamin-Antagonisten: Stoffe namens Diterpene, die den Nervenbotenstoff Dopamin hemmen und so die Ausschüttung des Hormons Prolaktin senken. Daneben harmonisiert sich das Östrogen-Progesteron-Verhältnis. Damit reduzieren sich auch die prämenstruellen Beschwerden, insbesondere das schmerzhafte Spannen der Brüste. Denn ein erhöhter Prolaktinspiegel ist die Hauptursache für Beschwerden vor und während der Periode. Im Übrigen kann das auch die Ursache für eine Gelbkörperschwäche sein und die damit einhergehende schlechtere Fruchtbarkeit. Wie sich gezeigt hat, kann die Hemmung der Prolaktinausschüttung auch Fertilitätsstörungen entgegenwirken. Auslöser für die überschießende Abgabe des Hormons Prolaktin sind meist dauerhafte psychische und körperliche Überbelastung und der damit einhergehende Stress.

Außer der Ausschüttung von Prolaktin bremst Keuschlamm auch die Freisetzung des follikelstimulierenden Hormons (FSH). So wird das Östrogen-Gestagen-Verhältnis in Richtung Ge-

> *Mönchspfeffer wird heute erfolgreich zur Behandlung des Prämenstruellen Syndroms eingesetzt.*

Hormone von der Plantage

Was im menschlichen Organismus die Fäden aller körperlichen und psychischen Vorgänge zieht, existiert auch im Reich der Flora: die Phytohormone, Botenstoffe, die in Pflanzen ähnliche Aufgaben übernehmen wie die Hormone im Körper des Menschen. Sie gehören zu den so genannten sekundären Pflanzenstoffen. Unter diesem Begriff sind Substanzen zusammengefasst, die zwar im primären Energiestoffwechsel der Pflanzen keine Rolle spielen, indem sie keinen Nährstoffcharakter besitzen, und die auch nur in geringen Mengen vorkommen. Doch sekundär im Sinne von »unwichtig« sind sie keineswegs. Im Gegenteil, sekundäre Pflanzenstoffe dienen der Pflanze unter anderem zur Abwehr von Schädlingen oder als Duftstoff. Auch Farbstoffe, wie beispielsweise das Karotin, mit denen die Pflanze ihre Blätter, Blüten und Früchte einfärbt, zählen zu den sekundären Pflanzenstoffen. Was der Flora frommt, dient auch der menschlichen Gesundheit. Die wissenschaftlichen Erkenntnisse über die Wirkungen von sekundären Pflanzenstoffen lassen aufhorchen. Sie sind in unserem Körper vielfach ähnlich wirksam wie Arzneimittel und bergen ein hohes therapeutisches Potenzial.

Auch Phytohormone sind seit Jahren Gegenstand intensiver Forschungen und inzwischen bestens bewährt bei jenen Beschwerden, die Frauen in den Wogen des hormonellen Wechselspiels treiben lässt. Das sind zum einen die sich mit den Wechseljahren einstellenden Störungen des Wohlbefindens, zum anderen die allmonatlich anstehenden Tage vor den Tagen und das mit ihnen vielfach einhergehende gestörte Wohlbefinden durch schmerzhafte Schwellung der Brüste und Unregelmäßigkeiten im menstruellen Fahrplan.

Gegen Erscheinungen dieser Art, Prämenstruelles Syndrom, Mastodynie, Zyklusstörungen und menopausale Beschwerden genannt, ist ein Kraut gewachsen. Und zwar nicht nur eines, sondern zwei: der Mönchspfeffer und die Traubensilberkerze. Die beiden haben in ihrem Repertoire an Inhaltsstoffen auch solche, die regulierend in den weiblichen Hormonhaushalt eingreifen.

stagen verschoben – was weiterhin zur Linderung der prämenstruellen Störungen beiträgt.

Risiken und Nebenwirkungen
Als sehr seltene Nebenwirkung treten Magenbeschwerden sowie Hautreizungen (Exantheme) bei der inneren Anwendung von Mönchspfeffer auf.

Gegenanzeigen
Während Schwangerschaft und Stillzeit sollte Mönchspfeffer nicht angewendet werden.

Gesund mit Mönchspfeffer
Bereits Dioskurides empfahl den Mönchspfeffer bei Menstruationsbeschwerden – das hat sich bis in unsere Tage erhalten und bestens bewährt. Dass Agnus castus die Symptome des prämenstruellen Beschwerdekomplexes wirksam und nachhaltig bessert, belegen viele Studien und nicht zuletzt auch die Erfahrungen zahlreicher Patientinnen.

Präparate mit Extrakten aus den Früchten des Mönchspfeffers werden heute zur Therapie beim Prämenstruellen Syndrom, bei Menstruationsstörungen und Brustspannen vor der Menstruation – der so genannten Mastodynie – angewendet.

Anwendung
Fertige Präparate Zur Behandlung empfehlen sich allen voran Präparate, die Trockenextrakte oder Tinkturen aus reifen, getrockneten Keuschlammfrüchten (Agni casti fructus) enthalten. Diese bekommen Sie als Filmtablette, Kapsel oder Tropfen rezeptfrei in Apotheken. Für die Qualität des Extraktes sind Drogen-Extrakt-Verhältnis (DEV) und Extraktionsmittel (Ethanol 50 bis 70 Prozent) entscheidend; beides muss im Beipackzettel angegeben sein.
Als wirksam gelten Tagesdosen von 30 bis 40 Milligramm. Dies entspricht 2,1 bis 3,7 Milligramm Trockenextrakt beziehungsweise 175 bis 350 Milligramm Tinktur pro Tag. Die Tagesdosis ist im Beipackzettel der Präparate angegeben. Zur Verordnung zugelassen sind nur Monopräparate aus Agnus castus, deren tägliche Dosis 30 bis 40 Milligramm Extrakt aus den Früchten beinhaltet.

Tee Mönchspfeffer können Sie auch als Tee anwenden. Allerdings sind darin die wirksamen Inhaltsstoffe deutlich geringer konzentriert. Für den Tee übergießen Sie einen Teelöffel der Früchte mit 200 Milliliter kochendem Wasser. 15 Minuten zugedeckt ziehen lassen, dann abseihen und trinken – dreimal täglich eine Tasse.

Die Früchte des Mönchspfeffer sind auf der Liste für den »well-established medicinal use« (→ Seite 54) aufgeführt.

Im Licht der Wissenschaft
Der jahrhundertelange Gebrauch des Mönchspfeffers gegen Frauenbeschwerden hat heute seine wissenschaftliche Bestätigung gefunden: Agnus castus besitzt dopaminerge Effekte und setzt die Prolaktin-Sekretion herab. Dies reduziert, wie in zahlreichen Studien belegt, deutlich die Symptome des prämenstruellen Beschwerdekomplexes. Präparate mit Extrakten aus den Früchten des Mönchspfeffers werden heute zur gut verträglichen und nebenwirkungsarmen Therapie beim Prämenstruellen Syndrom, bei Menstruationsstörungen und Schwellung der Brüste (Mastodynie) eingesetzt und sind zur Verordnung zugelassen.

Fragen Sie Ihren Arzt oder Apotheker
Präparate, die Zubereitungen oder Extrakte aus Mönchspfeffer enthalten, sind beispielsweise:
Agnolyt Lösung und Hartkapseln
Agnucaston Lösung und Filmtabletten
Femicur N Kapseln
Femisana mens
Mastodynon
Pascofemin Tropfen

Muskatnussbaum *Myristica fragrans*

Zu den Wurzeln

Der Muskatnussbaum kann bis zu 20 Meter hoch werden. Er trägt immergrüne, längliche Blätter und hat weißgelbe Blüten, die sehr gut duften und ein wenig an Maiglöckchen erinnern. Ab einem Alter von acht Jahren tragen die weiblichen Muskatnussbäume pfirsichartig aussehende Früchte, in deren Innerem die mit einem leuchtend roten Fruchtmantel überzogene Muskatnuss verborgen ist. Die Früchte werden geerntet, der rote Samenmantel entfernt, die Nüsse getrocknet und anschließend von ihrer Schale befreit – so kommen sie dann zu uns in den Handel.

Der rote Samenmantel der Muskatnuss, »Macis«, fälschlich auch als Muskatblüte bezeichnet, wird ebenfalls seit dem Mittelalter bei uns gehandelt. Heute verwenden wir Macis als Kuchengewürz.

Von anno dazumal bis heute

Im alten Indien nannte man die Muskatnuss die »betäubende Frucht«, die nicht nur als Gewürz, sondern auch als Aphrodisiakum in häufigem Gebrauch war. Das ist sie bis heute. Besonders im Ayurveda, der traditionellen indischen Medizin, spielt sie immer noch eine wichtige Rolle, auch als Heilmittel. Wohl mit den Kreuzfahrern kam die Muskatnuss aus Asien dann in unsere Breiten. Hildegard von Bingen (1098–1179) wusste bereits um die psychoaktiven Wirkungen der reizenden Nuss und widmete ihr unter anderem diese Zeilen: »… und es dämpft die Bitterkeit des Herzens und deines Sinnes, und es macht deinen Geist fröhlich und reinigt deine Sinne …«

Im 17. Jahrhundert war die Muskatnuss eine hochbegehrte und teure Handelsware, um deren Monopol die großen Kolonialmächte erbittert kämpften. Aus England ist überliefert, dass man hier zu früheren Zeiten mit in Bier zerriebenen Muskatnüssen Abtreibungen vorgenommen hat.

In den 1950er- und 1960er-Jahren diente Muskatnusspulver in den USA als Marihuana-Ersatz.

> Ihren botanischen Namen bekam die Muskatnuss vom griechischen »myron«, das heißt: »Balsam, Wohlgeruch«.

Wie uns Muskatnuss hilft

Im ätherischen Öl der Muskatnuss sind einige Stoffe enthalten, die psychoaktiv wirksam sind: Myristicin, Safrol und Elemicin. Man nimmt an, dass diese Substanzen in unserem Stoffwechsel zu zentralaktiven Amphetaminen verwandelt werden. Aus dem Safrol wird beispielsweise MDMA, heute als »Ecstasy« bekannt, gewonnen. Darüber hinaus enthält die Muskatnuss fettes Öl, Eiweiß und Stärke. Die Wirkungen des ätherischen Öls der Muskatnuss werden als leicht halluzinogen und berauschend empfunden. Allerdings muss die Dosierung dafür schon recht hoch sein.

Risiken und Nebenwirkungen

Muskat darf nur in kleinen Mengen eingenommen werden. In höheren Dosierungen kann es zu Vergiftungserscheinungen wie unter anderem Schwindel und Kopfschmerzen kommen.

Steckbrief

- **Volksnamen:** Juz, Moscade, Muscadier, Muschatennuss
- **Familie:** Muskatnussgewächse (Myristicaceae)
- **Blütezeit:** März bis Juli
- **Sammelzeit:** August bis Dezember
- **Vorkommen:** Ursprünglich auf den Molukken beheimatet, gedeiht der Muskatnussbaum heute in allen tropischen Regionen, sowohl kultiviert als auch wild.
- **Verwendete Pflanzenteile:** Angewendet werden die Nüsse und der Samenmantel.

Gegenanzeigen
Keine bekannt.

Gesund mit Muskatnuss

Muskat beruhigt Nerven und Psyche. Neben den Wirkungen auf das Nervensystem wirkt Muskat lindernd bei Beschwerden im Verdauungstrakt, allen voran bei Blähungen und Durchfällen. Auch die Homöopathie verwendet Muskatnuss bei nervösen Magenbeschwerden.

Anwendung
Gewürz Heute wird die Muskatnuss überwiegend als Gewürz eingesetzt – in der Regel fügt man sie den Speisen frisch gerieben bei. Muskatnüsse, ganz oder pulverisiert, können Sie überall als Gewürz kaufen. Beim ätherischen Öl ist es schwieriger: Es findet sich ab und an im Aromastoffhandel oder in Naturkostläden.

> **Muskatnuss**
> ➤ wirkt schwach halluzinogen
> ➤ hat berauschende Effekte
> ➤ stärkt die Verdauung
> ➤ wirkt entblähend

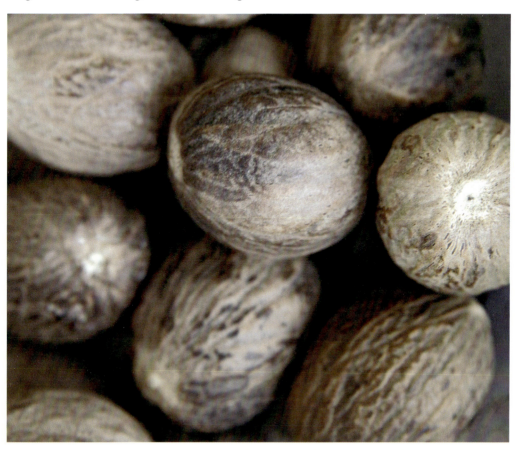

Muskatnüsse kommen ursprünglich von den Gewürzinseln, den Molukken, wo sie den Einwohnern traditionell als Heilmittel dienten. Ihre psychoaktiven Wirkstoffe können hoch dosiert Vergiftungen hervorrufen.

Myrrhe

Commiphora myrrha

Zu den Wurzeln

Der Myrrhebaum oder -strauch wird bis zu drei Meter hoch und bildet knotige Äste mit Dornen. Kurze Zweige stehen in Büscheln, an deren Enden kleine Blätter sitzen. Die Blüten bilden gelborange Rispen. Die Rinde enthält Sekretgänge, aus denen spontan oder nach Verletzung eine gelbliche Masse austritt, die an der Luft zu einem rotbraunen Klumpen aushärtet – der Myrrhe.

Das Wort Myrrhe stammt wahrscheinlich vom arabischen »murr«, bitter.

Von anno dazumal bis heute

Myrrhe ist untrennbar mit den religiösen Gebräuchen der orientalischen und abendländischen Kulturen verbunden. Die Heiligen Drei Könige überbrachten dem neugeborenen Jesuskind neben Gold und Weihrauch die kostbare Myrrhe. Die Gaben hatten vor allem symbolische Bedeutung: Gold stand für das Königtum, Weihrauch für die Heiligkeit und die bittere Myrrhe für das Leiden. Die Myrrhe diente jedoch nicht nur als rituelles Räuchermittel, sondern sie wurde auch zum Einbalsamieren von ägyptischen Mumien, bei den Opferbräuchen und als Arznei verwendet.

Theophrast, Dioskurides und Plinius beschreiben die Myrrhe bereits. Dioskurides schreibt dem Harz eine Vielfalt von Heilkräften zu. Es soll betäubend, austrocknend, zusammenziehend und menstruationsfördernd wirken. Er empfiehlt es bei Husten und Heiserkeit, Seiten- und Brustschmerzen, Durchfall, Gebärmutterleiden, Kopfschmerzen, Zahnfäule und andere Beschwerden. Auch das Mittelalter übernimmt die antiken Anwendungsbereiche. Hildegard von Bingen verschreibt Myrrhe ebenfalls als Fiebermittel, gegen Migräne und Zahnfäule, sie preist es aber vor allem als apotropäisches, also unheilabwehrendes Zaubermittel, was sicherlich mit dem uralten Gebrauch des Harzes als Räuchermittel zu kultischen Zwecken im Zusammenhang steht.

Wie uns Myrrhe hilft

Die Hauptwirkungen der Myrrhe gehen auf das enthaltene ätherische Öl zurück. Es wirkt zusammenziehend (adstringierend), desinfizierend und fördert die Wundheilung. Darüber hinaus ist Myrrhe ein gutes Mittel zur Pflege des Mund- und Rachenraums. Sie festigt das Zahnfleisch und beugt Parodontitis vor. So heilt entzündetes Zahnfleisch schnell ab, wenn man die betroffenen Stellen mehrmals täglich mit einer Tinktur aus Myrrhe massiert.

Risiken und Nebenwirkungen
Keine bekannt.

Gegenanzeigen
Keine bekannt.

Steckbrief

- **Volksnamen:** Echte Myrrhe, Männliche Myrrhe, Rote Myrrhe
- **Familie:** Balsambaumgewächse (Burseraceae)
- **Blütezeit:** Mai bis April
- **Sammelzeit:** Die Harzgewinnung der Myrrhe erfolgt nach der Regenzeit, von Juni bis August.
- **Vorkommen:** Myrrhe ist in Nordostafrika und Südwestasien heimisch, besonders in der Region um das Rote Meer.
- **Verwendete Pflanzenteile:** Arzneiliche Verwendung finden die Harzstückchen.

Gesund mit Myrrhe

Bei Problemen mit dem Zahnfleisch ist Myrrhentinktur angesagt: Man kann sie zum Gurgeln nehmen oder direkt mit einem Pinsel oder Wattestäbchen zwei- bis dreimal täglich unverdünnt auftragen, etwa auf entzündete Partien der Mundschleimhaut oder des Zahnfleischs.

Anwendung
Myrrhentinktur ist als Monopräparat oder als Bestandteil von Mundspüllösungen in der Apotheke erhältlich. Geben Sie 5 bis 10 Tropfen auf ein halbes Glas warmes Wasser und gurgeln damit. Danach nicht hinunterschlucken, sondern ausspucken.

Fragen Sie Ihren Arzt oder Apotheker
Präparate, die Zubereitungen aus Myrrhe enthalten, sind beispielsweise:
Caelo Myrrhentinktur
Inspirol-P forte
Myrrhentinktur »Hetterich«
Ratania comp.
Repha-Os Mundspray S
Weleda Zahnfleisch-Balsam

> **Myrrhe**
> ➤ ist desinfizierend und antibakteriell
> ➤ wirkt gewebsstärkend
> ➤ fördert die Wundheilung
> ➤ wirkt zusammenziehend
> ➤ fördert die Narbenbildung
> ➤ beugt Parodontitis vor
> ➤ stärkt das Zahnfleisch
> ➤ heilt Zahnfleischentzündungen

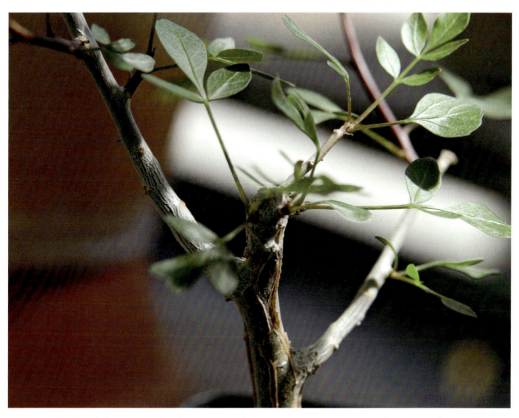

Das Harz des Myrrhebaums wurde schon dem Jesuskind vor zweitausend Jahren als wertvolles Geschenk dargebracht. Heute nutzen wir die königliche Gabe ganz profan als Mundspüllösung.

Nachtkerze

Oenothera biennis L.

Zu den Wurzeln

Die Nachtkerze wurde 1612 nach Europa gebracht und ist seit Anfang des 18. Jahrhunderts eingebürgert. Ursprünglich wurde sie als Schmuckpflanze in Gärten und Parks kultiviert, dann verwilderte sie und siedelte sich in der Umgebung an. Sie wächst bevorzugt auf trockenen, steinigen und sandigen Böden und gedeiht als Pionierpflanze in Steinbrüchen, auf Schuttplätzen und an Eisenbahndämmen. Die Nachtkerze ist eine zweijährige krautige Pflanze, die eine spindelförmige, fleischige, rübenartige Wurzel bildet.

Im ersten Jahr treibt die Pflanze nur eine Blattrosette aus, im zweiten Jahr einen bis zu einen Meter hohen verzweigten Stängel mit den großen Blüten – je nach Art gelb, rot oder weiß. Diese öffnen sich erst gegen Abend – daher

> *Der Name Nachtkerze kommt daher, dass sich die Blüten erst am Abend öffnen.*

auch der Name dieser Pflanze. Die Blüten werden von Nachtfaltern bestäubt und welken beim ersten Sonnenschein. Aus den befruchteten Blüten entwickelt sich eine längliche, zottig behaarte Kapsel, aus deren reifen Samen das Nachtkerzenöl gewonnen wird. In einer Samenkapsel stecken mitunter bis zu 150 000 Samen.

Heute werden die Blätter der Nachtkerze kaum noch verwendet, das Öl der Samen findet dagegen vielfach Einsatz: Allen voran für Fertigarznei- und Nahrungsergänzungsmittel sowie für Haut- und Körperpflegemittel. Das Nachtkerzenöl (Oenothera biennis oleum) wird durch Kaltextraktion mit Hexan, einem organischen Lösungsmittel, aus dem reifen Samen der Pflanze gewonnen und anschließend gereinigt. Neuerdings werden auch Verfahren eingesetzt, bei denen noch mehr wichtige Inhaltsstoffe wie beispielsweise Triterpenester erhalten bleiben. Dazu wird das Öl durch kalte Pressung gewonnen und nicht raffiniert.

Von anno dazumal bis heute

In ihrer nordamerikanischen Heimat diente die Nachtkerze als Nahrungsmittel, zudem wurde sie zur Linderung von Hautkrankheiten angewandt: Dazu legte man Pulver aus gemahlenen Samen auf die entsprechenden Stellen auf. In Europa wurde die Nachtkerze zunächst als Zierpflanze und Küchenkraut verwendet; besonders die Wurzel nutzte man als Gemüse und Salat. In der Volksheilkunde galten Blätter und Wurzeln als »blutreinigendes« Mittel. Darüber hinaus wurde der Nachtkerze – zumindest in Europa – jedoch keine große Heilwirkung zugeschrieben. Das änderte sich, als man 1919 entdeckte, dass die Samen einen hohen Anteil an Gamma-Linolensäure enthalten. Gamma-Linolensäure ist eine lebensnotwendige Fettsäure, die für die Bildung von Prostaglandinen verantwortlich ist.

Steckbrief

- **Volksnamen:** Schinkenwurzel, Rapontikawurzel, Chupa-sangre (aus Südamerika, zu deutsch »Bluttrinker«)
- **Familie:** Nachtkerzengewächse (Onagraceae = Oenotheraceae)
- **Blütezeit:** Juni bis August
- **Sammelzeit:** Die Samen werden im Herbst, wenn sie vollständig ausgereift sind, geerntet.
- **Vorkommen:** Ursprünglich im nordamerikanischen Raum beheimatet – das Verbreitungsgebiet reicht von Kanada bis New Mexico. Heute kommt die Nachtkerze auch in ganz Europa vor, bis auf die höheren Lagen der Mittelgebirge und der Alpen.
- **Verwendete Pflanzenteile:** Verwendung finden die Blätter und vor allem die Samen.

Wie uns die Nachtkerze hilft

Wichtigster Inhaltsstoff der Nachtkerze ist die Gamma-Linolensäure. Diese dreifach ungesättigte Fettsäure wird im Körper in Dihomo-Gamma-Linolensäure und Arachidonsäure umgewandelt – beides Vorstufen bestimmter Gewebshormone, der Prostaglandine und Leukotriene. Weitere Inhaltsstoffe der Samen sind Eiweiße, an deren Aufbau Aminosäuren wie Gystein, Methionin, Tryptophan beteiligt sind, sowie Zellulose und Lignin. Außerdem kommen als weitere wichtige Fettsäuren die Linol- und die Ölsäure vor.

Risiken und Nebenwirkungen

Bei der Einnahme von Nachtkerzensamenöl kann es selten zu Verdauungsstörungen, Bauchschmerzen und Durchfall kommen. Außerdem können Übelkeit und Erbrechen auftreten, ebenso wie allergische Hautreaktionen. Diese können jedoch durch eine langsame Steigerung der Dosis oder durch eine Einnahme nach den Mahlzeiten vermieden werden. Patienten, die blutverdünnende Medikamente, so genannte Antikoagulantien einnehmen, sollten Nachtkerzenöl nur nach Rücksprache mit dem Arzt oder gar nicht einnehmen. Schmerzmittel wie nichtsteroidale Antirheumatika, kurz NSAR, können die Wirkung von Nachtkerzenöl abschwächen.

Gegenanzeigen

Es besteht der Verdacht, dass Nachtkerzenöl Anfälle bei Epileptikern begünstigt. Weiterhin warnt ein Anbieter vor der Einnahme von

---

Nachtkerze
- ➤ wirkt gefäßerweiternd
- ➤ ist entzündungshemmend
- ➤ beinflusst die Blutfettwerte positiv
- ➤ wirkt schleimlösend
- ➤ aktiviert den Stoffwechsel
- ➤ wirkt leistungssteigernd

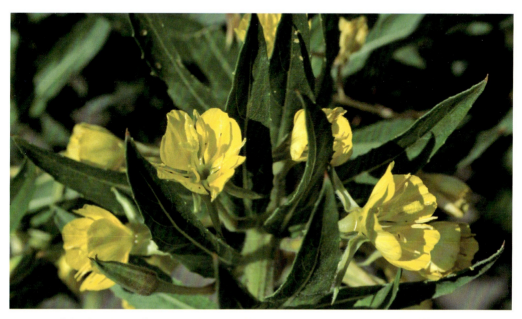

Zitronengelb leuchten die großen Blüten der Gelben Nachtkerze, wenn sie sich in der Abenddämmerung öffnen, um am nächsten Morgen wieder zu verblühen.

Nachtkerzenöl bei Frauen, die an einer östrogenabhängigen Brustkrebserkrankung leiden.

Gesund mit Nachtkerze

Heute nutzt man das Öl zur Linderung von Hauterkrankungen, allen voran Neurodermitis, unterstützend in der Behandlung der diabetischen Polyneuropathie, bei Gelenkbeschwerden wie unter anderem der rheumatoiden Arthritis und bei Prämenstruellem Syndrom. Weitere Einsatzgebiete sind zyklische Mastodynie, wiederkehrendes Spannungsgefühl in der Brust, sowie eine spezielle Form von Gefäßkrämpfen, das so genannte Raynaud-Phänomen.

Anwendung

Nachtkerzensamenöl Pharmazeutisch Oenotherae biennis Oleum genannt, kommt das Öl als Fertigarzneimittel (Kapseln) in den Handel. Es hat eine goldgelbe Farbe und schmeckt nussartig. Damit es vor Oxidation geschützt und länger haltbar ist, wird Vitamin E zugesetzt. Bei kühler und trockener Lagerung sind die Kapseln etwa drei Jahre haltbar.

Aufguss Dazu werden 15 Gramm getrocknete Sprossspitzen mit einem Viertelliter kochendem Wasser überbrüht. 10 Minuten ziehen lassen, dann abseihen. Entzündete Hautstellen werden mit dem Aufguss vorsichtig abgewaschen oder mit im Aufguss getränkten Mullbinden belegt. Bei Bedarf nach drei Stunden wiederholen.

Tee Ein Tee wird als Mittel gegen Erkältungen der oberen Luftwege empfohlen. Er soll schleim- und krampflösend sowie beruhigend wirken und bei Husten, Keuchhusten und Bronchitis Linderung bringen. Dazu drei Gramm getrocknete Sprossspitzen in eine Tasse geben und mit 100 Milliliter kochendem Wasser überbrühen. Wiederum 10 Minuten ziehen lassen und abseihen. Von dem Tee dreimal täglich eine frisch aufgebrühte Tasse trinken.

> Nachtkerzensamenöl-Kapseln gelten als diätetisches Lebensmittel.

Im Licht der Wissenschaft

Und das sagt die Forschung zu einigen der Anwendungsgebiete von Nachtkerzensamenöl:

Hauterkrankungen, vor allem Neurodermitis Durch Einnahme von Nachtkerzensamenöl kann das Hautbild deutlich gebessert werden: Die Haut wird geschmeidiger, die Ekzeme gehen zurück. Der Erfolg der Therapie mit Nachtkerzensamenöl ist inzwischen in zahlreichen Untersuchungen nachgewiesen worden.

Gelenkbeschwerden Nachtkerzensamenöl hat eine entzündungshemmende Wirkung. So konnte gezeigt werden, dass mit dem Öl schmerzhafte Entzündungen der Gelenke gelindert werden. Auch aus Erfahrungsberichten und Untersuchungen geht hervor, dass Nachtkerzenöl bei Patienten mit rheumatoider Arthritis positiv wirken kann.

Prämenstruelles Syndrom Frauen mit Prämenstruellem Syndrom (PMS) haben ungewöhnlich hohe Fettsäurewerte. Die Höhe des Linolsäureanteils ist zwar meistens normal, der Arachidonsäureanteil hingegen immer erniedrigt. Wie klinische Untersuchungen bestätigten, kann Nachtkerzensamenöl die Zusammensetzung der Fettsäuren ausgleichen und so mit zur Linderung der Beschwerden bei PMS beitragen.

Mastodynie (Spannungsgefühl in der Brust) Frauen mit zyklischer Mastodynie weisen niedrige Konzentrationen an Stoffwechselprodukten der Gamma-Linolensäure auf. Durch die Einnahme von Nachtkerzenöl besserten sich die Beschwerden. Allerdings zeigte sich die Wirkung häufig erst nach 12 bis 16 Wochen.

Nervenerkrankung bei Diabetes (Diabetische Polyneuropathie) Nachtkerzenöl kann bei milder diabetischer Neuropathie (einer mit Diabetes einhergehenden Nervenerkrankung) helfen, da Gamma-Linolensäure ein essenzieller Bestandteil der Membran von Nervenzellen ist.

Niembaum

Melia azadirachta

Zu den Wurzeln

Nimba ist ein großer, immergrüner Baum, der extrem schnell wächst: Nach knapp einem Jahr sind die Bäume drei bis vier Meter hoch. Im Freiland können sie sich zu stattlicher Größe entwickeln. Sie werden bis zu 30 Meter hoch, und ihre Krone kann 20 Meter weit ausladen. Schon früh, nämlich bereits nach drei bis fünf Jahren, bekommen sie ihre ersten Blüten. Diese sind weiß und erinnern an die von Flieder, allerdings sind sie zierlicher und sitzen nicht so dicht beisammen. Nach der Blüte bilden sich die kleinen Niemfrüchte, die ähnlich wie die Blätter auf kurzen Stielchen an einem Zweig hängen und zunächst grün gefärbt sind. Die Früchte wachsen zur Größe von Oliven heran und unterscheiden sich auch in der Form kaum von ihnen. Die Niemsamen werden geerntet, wenn sie weich und gelblich sind. Zunächst wird dann das weiche Fruchtfleisch mit Hilfe von Reibbrettern oder Reibmühlen vom Kern gelöst. Nachdem es mit Wasser von den Kernen abgespült wurde, müssen die nackten Samen getrocknet werden, da andernfalls die Gefahr von Pilzbefall sehr hoch ist.

Die Samen des Niembaums enthalten eine

Niembaum
- ist antiseptisch
- wirkt antimikrobiell
- ist blutreinigend und entgiftend
- wirkt zusammenziehend
- ist entzündungshemmend
- stärkt das Immunsystem

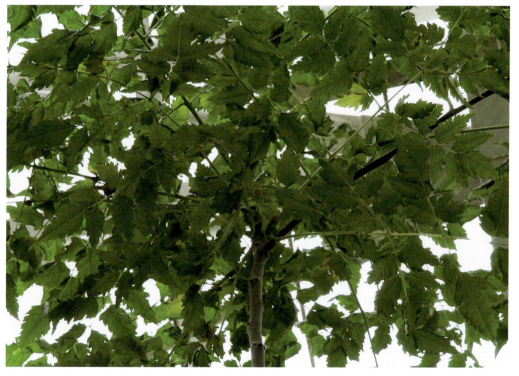

Das Öl des Nimba-Baums oder Niembaums wird seit Tausenden von Jahren als Allheilmittel geschätzt. Tatsächlich wirkt es antimikrobiell, es stärkt das Immunsystem, senkt Fieber und heilt Hautentzündungen.

ganze Palette an Inhaltsstoffen, die sowohl medizinisch als auch kosmetisch eingesetzt werden können. Außerdem sind sie hervorragend als Schädlingsbekämpfungsmittel geeignet.

Von anno dazumal bis heute

Der Niembaum ist schon seit über 2000 Jahren als Medizinbaum bekannt. In seiner Heimat Myanmar (dem ehemaligen Birma) und Indien wird er seit jeher als »Heilsspender« für Pflanzen, Tiere und Menschen verehrt. Der Glaube frommer Hindus besagt, dass der Niembaum einst himmlischen Nektar erhalten habe und deshalb so außergewöhnlich sei. Sie verehren den Niem als heiligen Baum und feiern religiöse Feste zu seinen Ehren.

Da der Niembaum gerade für Menschen in punkto Gesundheit Enormes zu bieten hat, trägt er mancherorts den Beinamen »Dorfapotheke« – angesichts seines umfassenden Wirkspektrums und der zahlreichen Anwendungsbereiche völlig zu Recht.

> *»Niem« stammt aus dem Sanskrit, dem Ursprung aller indoeuropäischen Sprachen, und bedeutet übersetzt »Heilsspender und Krankheitserleichterer«.*

Wie uns der Niembaum hilft

Niem enthält ein natürliches Wirkstoffgemisch, das aus rund 40 verschiedenen Inhaltsstoffen besteht. Neben Azadirachtin, dem wichtigsten Wirkstoff, gibt es drei weitere aktive Verbindungen: Salannin, Meliantropin und Nimbin. Azadirachtin, das zu den so genannten Limonoiden gehört, hat antimikrobielle Wirkungen – es kann Viren, Pilze und Bakterien in ihrem Wachstum hemmen.

Der Ölanteil der Samen liegt bei 40 bis 50 Prozent, was den Niembaum auch zu einem wichtigen Öllieferanten macht. Das Öl besteht hauptsächlich aus Glyceriden der Palmitin-, Stearin-, Öl- und Linolsäure – ist also dem Öl der Sojabohne oder dem der Olive ähnlich. Weiterhin enthalten die Samen eine große Menge an ätherischem Öl, bekannt als Margosa oder Neemöl.

In der ayurvedischen Medizin wird Niemrinde zum Senken von Fieber und zur Stärkung des Immunsystems angewendet. Man behandelt in Indien damit auch Entzündungen der Haut, der Ohren und am Zahnfleisch. In Krankenzimmern wird bis heute die Rinde wegen ihrer keimabtötenden Wirkung verräuchert.

Risiken und Nebenwirkungen

Die bisher beobachteten unerwünschten Wirkungen gehen vermutlich auf den schwer wasserlöslichen Limonoidanteil zurück. Limonoid kann im Tierversuch Vergiftungserscheinungen, Leberschäden und Fruchtbarkeitsstörungen bei männlichen Tieren auslösen. Inwieweit diese Substanzen durch die intakte Haut in den Organismus aufgenommen werden können, ist noch nicht geklärt.

Steckbrief

- **Volksnamen:** Neem, Margosa, Nimba, Indischer Zedrach
- **Familie:** Mahagonigewächse (Meliaceae)
- **Blütezeit:** Juni bis August
- **Sammelzeit:** Geerntet werden die Niemsamen das ganze Jahr über.
- **Vorkommen:** Ursprünglich in Indien und Südostasien beheimatet, heute auch in Ost- und Westafrika sowie in Mittelamerika und in der Dominikanischen Republik verbreitet.
- **Verwendete Pflanzenteile:** Der wohl am häufigsten verwendete Pflanzenteil sind die Früchte und deren Samen. Daneben finden auch die Rinde und die Blätter Anwendung.

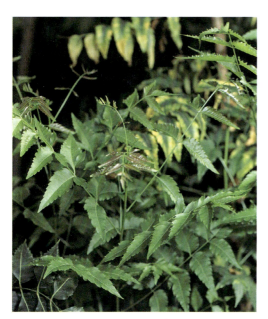

Niembaumöl ist auch in Körperpflegemitteln, zum Beispiel in Shampoos, enthalten – eines der wirksamsten Mittel gegen Kopfläuse bei Kindern.

Viele Seifen, Zahnpasten, Gesichtslotionen oder Nagelöle enthalten Niemextrakt zur Reinigung und Pflege.

Anwendung
Hierzulande ist die Anwendung auf das Niemöl beschränkt. Frische oder getrocknete Blätter sowie Samen sind kaum erhältlich. Dafür findet sich das potente Öl zunehmend in Zahnpasten, Cremes, Lotionen und Shampoos – allerdings verfeinert, meist durch Destillation. Dabei werden auch freie Fettsäuren entzogen, die für das Ranzigwerden verantwortlich sind. Auf diese Weise ist das Öl viel länger haltbar.
Beim Kauf von Niemöl ist es wichtig, auf die Herstellungsweise zu achten: nur kaltgepresstes Öl ist qualitativ hochwertig. Solches Öl besitzt eine dunkelgelbe Farbe und verfestigt sich bei Temperaturen unter 23 °C.
Das Niemöl eignet sich wegen seiner antiseptischen Eigenschaften auch gut für medizinische Seifen und Pharmazeutika wie Salben und Einreibemittel.

Gegenanzeigen
Nicht anwenden während Schwangerschaft und Stillzeit sowie bei Säuglingen und Kleinkindern.

Gesund mit Niembaum
Seine antibakterielle Wirkung wird bereits in so mancher Zahnpasta genutzt, um Karies und Zahnfleischerkrankungen vorzubeugen. Mückenstiche oder Hautverletzungen werden mit aufgelegten Niemblättern oder Niemsud behandelt. Gegen Fieber und Magen-Darm-Beschwerden, sogar gegen Malaria und Virusinfektionen werden Niemtees eingesetzt. Läuse, Krätzmilben und Flöhe werden mit wässriger Niemsamenlösung oder fertigem Niemshampoo vertrieben.

In der traditionellen indischen Medizin
Niemöl ist eines der stärksten blutreinigenden und entgiftenden Mittel im ayurvedischen Arzneischatz. Es wird auch als Fiebermittel geschätzt und demgemäß bei Malaria eingesetzt – meist in Kombination mit schwarzem Pfeffer. Die Niemblätter fördern das allgemeine Wohlbefinden und wirken ausgleichend bei Magenverstimmungen. Die adstringierende Wirkung wird zur Förderung der Wundheilung genutzt. Da die Pflanze stark desinfizierende, antiseptische Eigenschaften hat, wird sie bei Reinigungszeremonien mit anderen Kräutern unter anderem zur Reinigung der Atmosphäre verräuchert. Die Niembaumrinde setzt man für Kompressen und Umschläge bei schlecht heilenden Wunden und Geschwüren ein. Sie gilt als eines der am besten desinfizierenden und heilungsfördernden Mittel bei Hautkrankheiten.

Odermennig
Agrimonia eupatoria L.

Zu den Wurzeln
Odermennig wächst auf mageren Wiesen, an sonnigen Waldrändern, in Gebüschen und an Wegrändern. Die ausdauernde Pflanze kann bis zu einem Meter hoch werden. Die gefiederten Blätter duften beim Zerreiben angenehm und haben eine leicht bitteren, zusammenziehenden Geschmack. Die kleinen gelben Blüten sitzen an einem stängelartig aufragenden Ährenstand. Aus ihnen entwickeln sich Klettfrüchte, die im Fell von Wildtieren Verbreitung finden.

Von anno dazumal bis heute
Odermennig war eine der berühmtesten Heilpflanzen des klassischen Altertums und der Göttin Pallas Athene geweiht. Eupatorios wurde von Dioskurides als Wundmittel und als Mittel gegen Ruhr und Schlangenbisse gelobt. Als weitere Heilanzeige kam dann später noch die Anwendung des Krautes als Lebermittel hinzu. Nach Plinius ist der Name Eupatorius auf den König Eupator (Mithridates VI.) von Pontos zurückzuführen, der das berühmte Antidot »Mithridat« – ein Gegengift gegen zahlreiche Giftstoffe – aus 54 Heilpflanzen kreierte.

Die Pflanze genoss auch in der Klostermedizin höchstes Ansehen: Walahfrid Strabo, der kräuterkundige Abt des Klosters Reichenau am Bodensee, widmete in seinem berühmten Gedicht »Hortulus« auch dem Odermennig so manche Zeile.

Der deutsche Name soll von »ottermächtig« kommen, was sich auf die Heilsamkeit bei Schlangenbissen bezieht. Er wird aber auch asl volkstümliche Verstümmelung des botanischen Namens »Agrimonia« gedeutet.

Wie uns Odermennig hilft
Das Odermennigkraut enthält Gerb- und Bitterstoffe, Kumarine, Kieselsäure, Flavonoide, ätherische Öle, Polysaccharide, Triterpene und Schleimstoffe. Die Pflanze hat zusammenziehende, entzündungshemmende, harntreibende und keimhemmende Eigenschaften. Zudem regt sie den Appetit an und fördert die Verdauung.

Risiken und Nebenwirkungen
Keine bekannt.

Gegenanzeigen
Keine bekannt.

Gesund mit Odermennig
Die Wirkungen des Odermennig werden in vielen Teemischungen genutzt, die bei Magen-Darm-Beschwerden, Durchfall und Appetitlosigkeit sowie zur Unterstützung der Leber- und Gallentätigkeit angewendet werden. Der Tee kommt – zu gleichen Teilen gemischt mit Salbei – auch als Gurgelmittel bei Schleimhautentzündungen im Mund- und Rachenraum sowie bei Halsentzündung zum Einsatz. Außerdem ist Odermennigtee ein probates Mittel gegen Schlafstörungen.

Steckbrief
- **Volksnamen:** Ackerkraut, Ackermännchen, Ackermeng, Ackermenning, Bruchwurz, Bubenläuse, Fünffingerkraut, Griechisches Leberkraut, Hawermünnkraut, Kletterkraut, Königskraut, Leberklee, Leberklette, Magenkraut, Milzblüh, Nordrose, Odermandli, Sängerkraut, Schafklette, Schlangenkraut, Steinwurz
- **Familie:** Rosengewächse (Rosaceae)
- **Blütezeit:** Juni bis August
- **Sammelzeit:** Juni und Juli
- **Vorkommen:** Die Pflanze ist in den gemäßigten Zonen Europas heimisch.
- **Verwendete Pflanzenteile:** Medizinisch verwendet wird das Kraut.

Anwendung

Tee Übergießen Sie einen Teelöffel Odermennigkraut mit einer Tasse siedendem Wasser. 10 bis 15 Minuten ziehen lassen und dann abseihen. Zwei- bis viermal täglich eine Tasse Tee trinken oder mit dem lauwarmen Tee spülen oder gurgeln. Letzteres hilft auch bei Heiserkeit nach langem Reden oder Singen.

Odermennig
- wirkt adstringierend (zusammenziehend)
- ist entzündungswidrig
- wirkt harntreibend
- ist leicht antibiotisch
- fördert Appetit und Verdauung

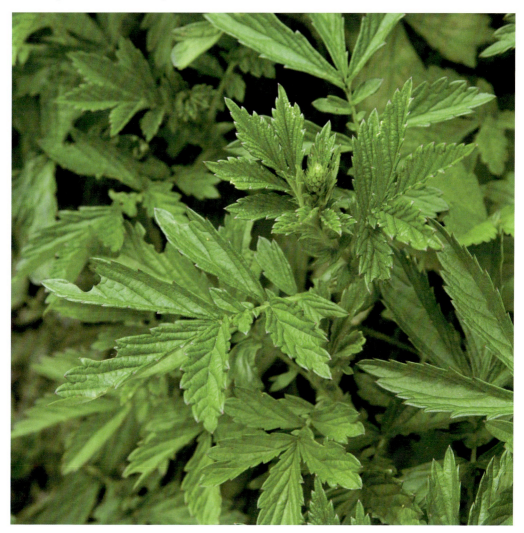

Das Kraut des heimischen Odermennigs ist getrocknet Bestandteil vieler Teemischungen gegen Verdauungsbeschwerden und zur Unterstützung der Leber und der Gallentätigkeit. Aber auch zum Gurgeln bei Heiserkeit hat es sich bewährt.

Ölbaum
Olea europea

»Hier entsprang das Gewächs, dessen sich Asien nicht und nicht die gewaltige dorische Insel des Pelops rühmt; ein Gewächs, nie alternd, sich selbst entsprossen, bestaunt vom Feind, der Stolz dieser heimischen Fluren, grau schimmerndes Laub des ewig zeugenden Ölbaums. Kein Junger, kein Alter wird je sich erdreisten, an die heiligen Bäume zu legen die Hand.«

(Sophokles in seinem »Oidipos«, 400 v. Chr.)

Zu den Wurzeln

Der Ölbaum ist ein immergrüner Baum, der eine Höhe zwischen 10 und 16 Metern erreichen kann – und ein wahrhaft biblisches Alter: Exemplare, deren Jahresringe sich auf weit über tausend belaufen, sind keine Seltenheit. In Griechenland finden sich vereinzelt Olivenbäume, die über 2000 Jahre alt sind. Auch was seine Widerstandsfähigkeit und Zähigkeit angeht, stellt der Ölbaum viele andere Bäume im wahrsten Sinne des Wortes in den Schatten. Charakteristisch sind sein knorriger, zerfurchter Stamm und die üppige, silbrig schimmernde Blattkrone. Bei jungen Bäumen ist der Stamm noch glatt und grau – mit jedem Lebensjahr wird dieser jedoch dunkler, spröder und verkrümmter. Die Blätter selbst sind immergrün und erneuern sich etwa alle drei Jahre. Sie fühlen sich ledrig an, erinnern in Form und Größe an Weidenblätter, sind an der Unterseite behaart und silbrig-grau gefärbt. Von April bis Juni hängen kleine weiße Blüten in Trauben von den Ästen herab und verströmen einen zarten, angenehmen Duft.

Sonne, Steine, Trockenheit, Ruhe und Einsamkeit … Das, so eine italienische Bauernregel, sind die fünf Voraussetzungen, damit ein Ölbaum prächtig gedeiht und Frucht trägt.

Die Frucht des Ölbaums ist eine Steinfrucht mit einer dünnen Fruchthaut und sehr ölreichem Fruchtfleisch. Der harte Steinkern enthält meist nur einen ölreichen Samen. Im Herbst beginnen die Früchte zu reifen. Nun verwandeln sich der Fruchtzucker und die Fruchtsäure der Oliven in Öl – das ist die so genannte Lipogenese.

Die Bildung von Öl dient eigentlich dazu, die Olive resistent gegen Hitze zu machen und so die Vermehrung der Pflanze zu sichern – eine kluge Taktik der Natur, die sich die Menschheit seit Jahrtausenden zu Nutze macht. Der Vorgang der Ölbildung zeigt sich nach außen in einem Farbenwechsel: Aus dem unreifen grünen »Olivenkind« wird ein violett gefärbter »Jüngling«, der sich mit zunehmender Reife immer dunkler zeigt. Währenddessen entwickelt die Olive beständig Öl. Ist sie schließlich vollständig ausgereift, beträgt der Ölanteil, je nach Sorte, zwischen 15 und 35 Prozent. Ab Oktober, abhängig von Anbaugebiet und gewünschtem Reifegrad der Oliven, beginnt deren Ernte.

Die grüne, violett-bräunliche und schwarze Färbung von Oliven zeigt ihren Reifegrad zum Zeitpunkt der Ernte an: Grüne Oliven wurden unreif, schwarze in voller Reife gepflückt.

Steckbrief
- **Volksnamen:** Olivenbaum
- **Familie:** Ölbaumgewächse (Oleaceae)
- **Blütezeit:** April bis Juni
- **Sammelzeit:** Oktober bis Anfang Dezember
- **Vorkommen:** Die ursprüngliche Heimat ist das östliche Mittelmeergebiet, heute wird der Ölbaum in zahlreichen Ländern auf allen Kontinenten mit den entsprechenden klimatischen Bedingungen angebaut.
- **Verwendete Pflanzenteile:** Verwendung finden die Früchte, das aus ihnen gepresste Öl und die Blätter.

Von anno dazumal bis heute

Der Ölbaum ist eine der ältesten Kulturpflanzen der Erde, seine Früchte und ihr Öl gehören neben Getreide und Wein zu den ältesten bekannten Nahrungsmitteln unserer Zivilisation. »Mit Ausnahme des Rebstockes«, so der römische Historiker Plinius in seiner »Naturalis historia«, »trägt keine andere Pflanze Früchte, die mit der Bedeutung der Olive vergleichbar wären.« Ihr Öl kam nicht nur bei Tisch zum Einsatz, sondern diente auch der Körperpflege und als Medizin. Wann genau und wo der Ölbaumanbau seinen Ursprung nahm, lässt sich nicht mit Sicherheit sagen. Um 6000 v. Chr. haben

> ### Olivenöl
> - schützt Herz und Kreislauf
> - verdünnt das Blut
> - senkt den Blutdruck
> - erhöht das »gute« HDL- und senkt das »schlechte« LDL-Cholesterin
> - ist ein hochwirksames Antioxidans
> - wirkt antibakteriell
> - regt die Verdauung an und führt auf milde Weise ab
> - wirkt entzündungshemmend
> - ist heilungsfördernd und desinfizierend

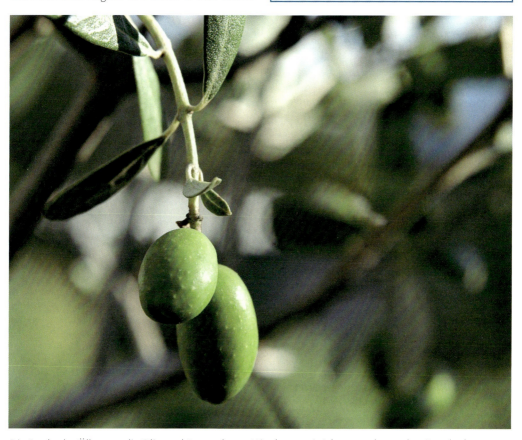

Die Frucht des Ölbaums, die Olive, gehört rund ums Mittelmeer seit Jahrtausenden zu den Grundnahrungsmitteln. Erst seit Bekanntwerden der vielen guten Inhaltsstoffe im Olivenöl ist die Nachfrage nach dem »flüssigen Gold« auch bei uns immens.

kleinasiatische Siedler wohl den enormen Nutzen des Olivenbaums entdeckt und mit seinem Anbau begonnen.

Selbstverständlich wurde das »Oleum olivarum« in der Antike auch zu Heilzwecken angewendet. In den alten Schriften finden sich zahlreiche Vermerke über die vielfältigen therapeutischen Einsatzmöglichkeiten des Olivenöls, ebenso wie Rezepte zu seinem heilsamen Gebrauch: »Zwei Flüssigkeiten«, so Plinius, »sind es, die dem menschlichen Körper angenehm sind, innerlich der Wein und äußerlich das Olivenöl, die beide von Bäumen stammen, aber das Öl ist das Notwendigere.«

Nicht minder kundig über die Heilwirkungen des Olivenöls war man im alten Griechenland: Der Philosoph Demokrit beispielsweise legte seinen Zeitgenossen ans Herz, dass man 100 Jahre alt werde, wenn man »innerlich Honig und äußerlich Olivenöl« anwende. Auch aus Südfrankreich, dem Vorderen Orient, selbst aus Indien und Persien sind zahlreiche Anwendungsgebiete und Heilrezepte für das Öl überliefert.

Dass der Olivenanbau weiterhin gefördert wurde, ist in erster Linie das Verdienst der Klöster. Allen voran Benediktiner und Zisterzienser trugen dazu bei, die Olivenhaine im mediterranen Raum zu erhalten.

Der größte Olivenproduzent weltweit ist heute Spanien. Mit großem Abstand folgen Italien, Griechenland, die Türkei und Syrien.

Wie uns Olivenöl hilft

Olivenöl besteht zu 8 bis 14 Prozent aus gesättigten Fettsäuren, zu 55 bis 83 Prozent aus einfach ungesättigten Fettsäuren, der Ölsäure, und zu 4 bis 20 Prozent aus mehrfach ungesättigten Fettsäuren, vor allem der Linolsäure. Doch nicht nur diese ideale Kombination der Fettsäuren macht das »flüssige Gold« so wertvoll. Eine nicht minder wichtige Rolle spielen die so genannten Begleitstoffe, die im Olivenöl enthalten sind. Einer der wichtigsten ist das Oleuropein. Wie Untersuchungen zeigen, wirkt dieser Stoff blutdrucksenkend, krampflösend, schützt vor Herzrhythmusstörungen und erweitert die Blutgefäße. Olivenöl besitzt auch einen hohen Anteil an Vitamin E – ein hervorragendes Antioxidans, das die Zellen vor dem Angriff freier Radikale schützt. Weiterhin enthält Olivenöl die beiden Vitamine A und D, Kalium, Kalzium und Magnesium, das allen voran die Herzgesundheit schützt, sowie Beta-Karotin, einen sekundären Pflanzenstoff.

Da das Öl der Früchte im Mittelpunkt der Nutzung des Ölbaums steht, ist nachfolgend vom Olivenöl und nicht vom Baum die Rede.

Risiken und Nebenwirkungen

Keine bekannt.

Gegenanzeigen

Keine bekannt.

Im Reich der Pharaonen

In das alte Ägypten gelangten Ölbäume mit Beginn des Neuen Reiches, etwa um 1550 v. Chr. Oliven und ihr Öl hatten sich bald ihren festen Platz im altägyptischen Alltag gesichert: Olivenöl wurde den Göttern geopfert, diente als Grundlage für Salben sowie als Schmiermittel beim Transport von Obelisken und Steinblöcken, fand Verwendung als Lampenöl und natürlich als Arznei. Ramses II., der von 1290 bis 1224 vor Christus herrschte, soll gegen jedwede Beschwerde Olivenöl eingenommen haben – gut möglich, dass er dieser »Therapie« sein für damalige Verhältnisse legendäres Alter von 64 Jahren zu verdanken hatte.

Gesund mit Olivenöl

Die umfangreichen gesundheitsfördernden Wirkungen von Olivenöl beruhen sowohl auf seinem hohen Gehalt an einfach ungesättigten Fettsäuren als auch auf dem hohen Gehalt an antioxidativ wirksamen Inhaltsstoffen wie Vitamin E und sekundären Pflanzenstoffen.

Mit Olivenöl kann man die Aufnahme an einfach ungesättigten Fettsäuren erhöhen und zugleich sichergehen, ausreichend mehrfach ungesättigte Fettsäuren, wie die Linolsäure, zu sich zu nehmen.

Olivenöl besitzt die ideale Kombination an Fettsäuren, um die Blutfette optimal einzustellen – in dieser Form findet sie sich bei keinem anderen Öl. »Olivenöl erhält die Lebenskraft« sagt man nicht umsonst in den südlichen Ländern. Dort gibt man in ländlichen Regionen den Kindern noch heute täglich ein Gläschen pures Olivenöl zu trinken – statt Lebertran und Aufbaupräparat. Darüber hinaus verabreicht man es gegen Wurmbefall und Milchschorf, den Frauen zur Haut- und Haarpflege, den Landarbeitern gegen Geschwüre an Händen und Beinen und als Schutz gegen Kälte, den Alten bei Problemen mit der Verdauung und gegen Leberbeschwerden, Trinkern für den Magen und Bettlägrigen zum Schutz vor dem Wundliegen. Die Liste der Beschwerden, bei denen Olivenöl eingesetzt wurde und wird, ist lang. Nachfolgend einige Aspekte im Hinblick auf sein hohes Ansehen als Heilmittel.

Olivenöl ist von allen Fetten das Magenverträglichste, denn es schützt die Magenschleimhaut und reduziert überschüssige Magensäure. Es erleichtert die Verarbeitung schwer verdaulicher Stoffe, indem die enthaltene Ölsäure diese für den Darm aufschließt: So kann der Körper die enthaltenen Nährstoffe in vollem Umfang resorbieren. Zudem stärkt und schont Olivenöl die Leber, schützt vor freien Radikalen, lindert Gelenkschmerzen und wirkt antirheumatisch. Nicht zuletzt ist es ein gutes Hautöl, das entzündungshemmend wirkt und bei Beschwerden wie Neurodermitis und Schuppenflechte erfolgreich Anwendung findet.

Oliven frisch vom Baum zählen nicht gerade zu den Gaumenfreuden. Erst ein Bad in Salzlake macht die Ölfrüchte genießbar. Nach zwei Tagen im Salzbad lässt man die Oliven trocknen und legt sie ein.

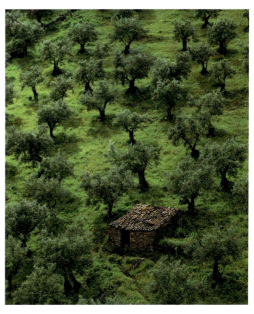

Uralt können die Olivenbäume werden. Richtig beschnitten, treiben sie immer wieder aus und prägen als knorrige Stämme das Bild ganzer Landschaften.

> *Ein Teelöffel Olivenöl in ein Glas warmem Wasser verrührt und morgens auf nüchternen Magen sowie abends vor dem Schlafengehen getrunken, hilft einem trägen Darm sanft wieder auf die Sprünge.*

Anwendung

In der Küche Olivenöl spielt eine zentrale Rolle in der Küche der Mittelmeerländer: kaum ein Gericht ohne wenigstens einen Spritzer die-

Oleologisches

Indikator höchster Qualität ist der Gehalt an freien Fettsäuren. Er bestimmt darüber, in welcher Güteklasse sich ein Olivenöl einreihen darf. Denn je weniger freie Fettsäuren, desto besser ist das Öl.

Die erste und beste Kategorie sind Olivenöle mit der Bezeichnung nativ – von lateinisch nativus, angeboren, natürlich. Der Säuregehalt dieser Öle darf maximal ein bis zwei Prozent betragen. Bei den nativen Olivenölen wird unterschieden in:

Natives Olivenöl extra (Olio extra vergine di oliva, Huile d'olive vierge extra)
Diese drei Worte garantieren hochwertigstes, naturreines Olivenöl: kaltgepresst und ohne chemische Zusätze. Der Anteil freier Fettsäuren darf höchstens ein Gramm je 100 Gramm Öl betragen.

Natives Olivenöl (Olio vergine di oliva, Huile d'olive vierge)
Hier übersteigt der Säuregehalt die Einprozentmarke, muss aber unter zwei Gramm freie Fettsäuren je 100 Gramm Öl bleiben.

Die zweite Qualitätskategorie stellen die raffinierten Olivenöle, Olio di oliva raffinato beziehungsweise Huile d'olive raffinée. Sie werden aus der Raffination von nativem Olivenöl gewonnen, sind also erhitzt und dadurch verändert worden. Der Säuregehalt von raffiniertem Olivenöl darf 0,5 Gramm je 100 Gramm Öl nicht übersteigen.

Bei der dritten von der EU festgelegten Güteklasse handelt es sich um Olivenöle, die auf Grund zu hoher Säurewerte nicht einwandfrei in Geschmack und Geruch sind. Deshalb wird ihnen natives Öl beigemischt, um wieder an das typische Olivenölaroma heranzukommen. Dieser Verschnitt kommt unter der Bezeichnung Olivenöl in den Handel, und sein Säuregehalt kann bis zu 1,5 Gramm je 100 Gramm Öl betragen.

Bei Olivenöl sollten Sie höheren Preisklassen den Vorzug geben – dies macht sich im wahrsten Sinn bezahlt. Ein halber Liter hochwertiges Öl aus Griechenland, Spanien oder Portugal kostet Sie zwischen 7 und 15 Euro, aus Italien und Frankreich zwischen 8 und 20 Euro. Schnäppchen unter 5 Euro für den halben Liter lassen Sie im Regal stehen, denn der finanzielle Aufwand ist gut angelegt – nicht nur dem Gaumen, sondern insbesondere auch der Gesundheit zuliebe. Achten Sie darauf, dass das Öl ungefiltert ist, und auf das Verfallsdatum. In der Regel liegt das zwei Jahre nach dem Zeitpunkt der Herstellung – so wissen Sie, wie reif Ihr Olivenöl ist.

Damit das »flüssige Gold« bei bester Qualität bleibt, sollten Sie es gut verschlossen, »kellerkühl« und vor allem dunkel aufbewahren. Licht und Sonneneinstrahlung schaden Olivenöl, deshalb gehört es auch in dunkle Glasflaschen oder Behältnisse aus Ton oder Keramik. So ist Olivenöl bis zu 18 Monate haltbar. Ist die Flasche einmal geöffnet, sollten Sie das Öl innerhalb von drei Monaten verbrauchen. Sobald ein Öl tranig riecht und ranzig schmeckt, sollte es in den Müll wandern, nicht nur aus geschmacklichen, sondern auch aus gesundheitlichen Gründen.

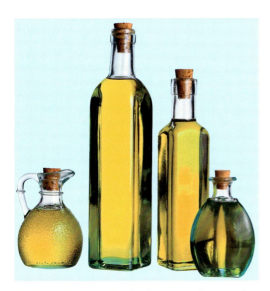

Das beste Olivenöl sollte für Ihre Gesundheit gerade gut genug sein: Es wird unter dem Namen »Natives Olivenöl extra« gehandelt.

ser wertvollen Zutat. Wobei der Grund, warum man am Mittelmeer so gesund ist, nicht allein im Olivenöl zu suchen ist. Doch zurück zum Kochen. Olivenöl ist nicht nur, was sein Aroma und seinen gesundheitlichen Wert betrifft, das Beste unter den Kochfetten. Olivenöl kann im Gegensatz zu anderen Fetten und Ölen auf Temperaturen bis zu 170 Grad erhitzt werden, ohne in seinem chemischen Aufbau verändert zu werden. Der Siedepunkt von Olivenöl – jener Augenblick, an dem es zu rauchen beginnt – liegt wesentlich höher als bei anderen Fetten. Weshalb natives Olivenöl extra gut zum Braten und für andere »heiße« Zubereitungen geeignet ist.

»Ölziehen« Regelmäßiges morgendliches Spülen des Mundraumes mit Öl, allen voran Olivenöl, unterstützt die Entgiftung und Entschlackung des Körpers. Denn das Öl löst Stoffwechselschlacken und Giftstoffe, die sich über Nacht in den Mund- und Rachenschleimhäuten angesammelt haben, nimmt sie auf und leitet sie aus dem Körper aus. Am besten ist es, das »Ölziehen« über einen längeren Zeitraum hinweg durchzuführen. Zum »Ölziehen« nehmen Sie morgens nach dem Aufstehen einen Schluck Olivenöl in den Mund, ziehen dieses zwischen den Zähnen hin und her und spülen den Mundraum damit; dann ausspucken und mit frischem Öl wiederholen. Wichtig ist, das Öl nicht zu lange im Mund zu behalten, damit die gelösten Schadstoffe nicht wieder in den Körper zurückgelangen können.

Ölmischungen

► Bei Akne und unreiner Haut: Lavendel (→ Seite 339) wirkt sanft desinfizierend und ebenso wie das Olivenöl entzündungshemmend bei Akne und unreiner Haut: Betupfen Sie die betroffenen Hautstellen mehrmals täglich mit einer Mischung aus fünf Tropfen ätherischem Lavendelöl (aus Apotheke oder Reformhaus) und zwei Esslöffel Olivenöl.

► Rückfettendes Ölbad: Vermischen Sie einen Esslöffel Olivenöl mit einem Viertelliter Vollmilch, geben diese Mischung in das Badewasser (35–37 °C) und baden etwa 10 Minuten darin. Danach die Haut vorsichtig trockentupfen, um sie nicht erneut zu reizen, und mit einer wasserhaltigen Salbe oder Lotion einreiben.

► »Heilöl«: Ein altes Hausmittel zur Behandlung wunder Hautstellen: Rühren Sie 10 Gramm Bärlauchblätter, 5 Gramm Ringelblumenblüten sowie je 2 Gramm Rosmarin- und Lavendelblüten in eine Tasse etwas erwärmtes Olivenöl ein und erhitzen dies kurz in einem Topf (nicht kochen). Dann lassen Sie die Mischung über Nacht erkalten, erhit-

> *Bei akuten Neurodermitisschüben betupfen Sie die betroffenen Hautstellen mit Olivenöl. Gut ist auch, dem Bade- oder Waschwasser einen Schuss Olivenöl beizugeben – das beruhigt die rissige, trockene Haut.*

zen sie am nächsten Tag noch einmal kurz und rühren sie gut durch. Sobald die Kräuterölmischung lauwarm geworden ist, seihen Sie sie durch ein Leinentuch ab und füllen sie in eine verschließbare Flasche um. Das Heilöl mehrmals täglich auf die wunden Hautstellen auftragen.

- Bei Erkältungen und Atemwegsbeschwerden: Mischen Sie zehn Tropfen ätherisches Eukalyptusöl mit 50 Milliliter Olivenöl, und reiben Sie mehrmals täglich den gesamten Brustkorb, auch seitlich und am Rücken, damit ein.
- Bei Husten: Ein altes Hausmittel aus Sizilien ist Olivenöl mit Zitrone. Dazu mischen Sie in einem kleinen Fläschchen je vier Esslöffel Olivenöl und frisch gepressten Saft von ungespritzten Zitronen, schütteln dies gut durch und nehmen von der Mixtur stündlich einige kleine Schlucke ein.
- Bei Gelenk- und Muskelschmerzen: Geben Sie zehn Tropfen ätherisches Minzöl auf 50 Milliliter Olivenöl und reiben die betroffenen Stellen mehrmal täglich damit ein.
- Hautnähröl: Eine reichhaltige Rezeptur zur täglichen Pflege: Mischen Sie in einer großen Glasflasche einen halben Liter Olivenöl, 50 Milliliter Weizenkeimöl, 200 Milliliter Mandelöl und vier Tropfen ätherisches Lavendelöl. Alles gut verschütteln und den Körper nach dem Baden oder Duschen damit einölen.
- Peeling: Massieren Sie Ihre Haut mehrmals wöchentlich mit einer Mischung aus Olivenöl und grobem Meersalz zu gleichen Teilen.
- Haarpackung: Verwöhnen Sie Ihre Haare bei jeder dritten Wäsche mit einer Ölpackung: Massieren Sie Olivenöl in Haare und Kopfhaut ein, lassen es mit einem Handtuch um den Kopf gewickelt 15 Minuten einziehen und waschen dann wie gewohnt Ihre Haare. Spülen Sie mehrmals hintereinander, damit alle Ölreste entfernt werden.

> *Glättet Fältchen: Massieren Sie Ihr Gesicht dreimal in der Woche ganz sanft mit einer Mischung aus je einem Esslöffel Olivenöl und dem frisch gepressten Saft einer ungespritzten Zitrone.*

Mediterrane Ernährung

Die mediterrane Küche erfüllt viele Forderungen der modernen Ernährungswissenschaft. Dies ergab unter anderem die »Sieben-Länder-Studie«: Beim grenzüberschreitenden Topfgucken zeigte sich, dass zwischen Nordeuropa und den Mittelmeerländern ein deutliches Gefälle hinsichtlich der Gesundheit der Bewohner besteht. Heute wird die traditionelle Mittelmeerkost offiziell als Vorsorgemaßnahme empfohlen. Das Geheimnis liegt im Zusammenspiel der Zutaten: Pflanzliche Lebensmittel – Brot und Teigwaren, Gemüse, Salat und Obst – machen den Löwenanteil dessen aus, was täglich auf den Tisch kommt. Fisch und Geflügel werden mehrmals wöchentlich, dunkles Fleisch dagegen nur selten serviert. Milch und Milchprodukte wie Joghurt und Käse gibt es täglich, jedoch in mäßigen Mengen. Diese Dosierung gilt auch für Wein, den man regelmäßig, jedoch vorwiegend zu den Mahlzeiten zu sich nimmt. Die Hauptfettquelle ist Olivenöl. Aus dieser Zusammenstellung des Speiseplans ergibt sich eine optimale Nährstoffbilanz. Mediterran essen heißt: wenig gesättigte Fettsäuren und Trans-Fette, dafür viele einfach und mehrfach ungesättigte Fettsäuren – besonders Omega-3-Fettsäuren. Weiterhin positiv ist der hohe Gehalt an Kohlenhydraten und Ballaststoffen – ganz zu schweigen von den vielen Vitaminen und Mineralstoffen sowie Antioxidanzien.

Orthosiphon

Orthosiphon aristatus

Zu den Wurzeln

Die krautige Pflanze wird zwischen 40 bis 80 Zentimeter hoch, hat vierkantige Stängel und längliche Blätter mit grob gesägtem bis gezähntem Rand. Auf der hellen Blattunterseite fällt eine kräftige, drüsige Punktierung ins Auge. Die blauen bis hellvioletten Lippenblüten sind in Quirlen angeordnet. Charakteristisch sind die auffallend langen Staubblätter, die an die Barthaare von Katzen erinnern – daher auch der Name Katzenbart.

Von anno dazumal bis heute

Orthosiphon ist in den alten Kräuterbüchern nicht vertreten – schließlich wurde er auch erst

Orthosiphon
- wirkt harntreibend
- ist krampflösend
- hat keimhemmende Eigenschaften
- wirkt entzündungshemmend

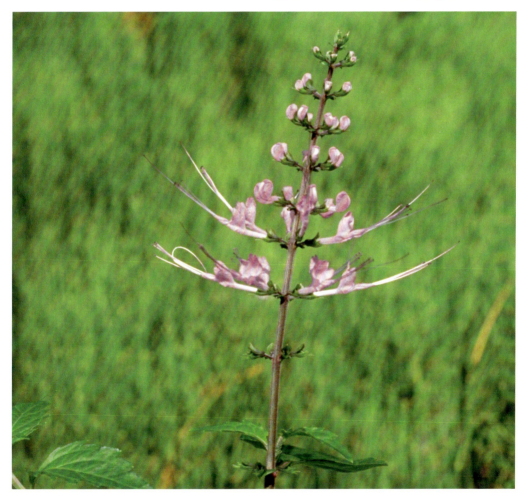

Orthosiphon ist hierzulande unter der Bezeichnung »Indischer Nieren- und Blasentee« bekannt. Fertigpräparate und Tee helfen bei Harnwegserkrankungen.

1905 in die holländische Pharmakopoe aufgenommen. Die Kolonialmacht Holland hatte das Kraut in seiner Heimat Indonesien kennengelernt – der Name Javatee erinnert heute noch daran. 1927 gelangte die Kenntnis davon dann nach Deutschland. Allerdings ist die Pflanze unter ihrem damals eingeführten Namen Orthosiphon noch immer kaum bekannt. Der Name »Indischer Nieren- und Blasentee« ist hierzulande eher geläufig. Den Namen Orthosiphon hat man damals aus den Bestandteilen »orthos« (griechisch: gerade) und »siphon« (griechisch: Röhre) zusammengesetzt. Er nimmt wie der deutsche Name Katzenbart die auffallende Form der Staubgefäße auf.

Der ursprüngliche Name Katzenbart rührt von den langen Staubgefäßen her, die aus den Blütenröhren ragen.

krampflösend und hat auch keimabtötende Wirkungen.
All das macht den Katzenbart zu einem guten Mittel bei Blasen- und Nierenentzündungen. Darüber hinaus bewährt er sich zur Entwässerung bei Wasseransammlungen im Gewebe.

Zu Risiken und Nebenwirkungen
Keine bekannt.

Gegenanzeigen
Überdosierungen sollten vermieden werden. Der Tee darf nicht verwendet werden bei Ödemen (Wasseransammlungen), die auf eingeschränkter Nieren- und Herztätigkeit beruhen.

Wie uns Orthosiphon hilft
Die Blätter des Katzenbartes enthalten ein komplex zusammengesetztes ätherisches Öl, Saponine, Flavonoide, Kaliumsalze und Gerbstoffe. Dieses Wirkstoffgemisch verleiht der Pflanze wassertreibende und entzündungshemmende Effekte. Zudem ist Orthosiphon schwach

Gesund mit Orthosiphon
Die Orthosiphonblätter werden bei entzündlichen und bakteriellen Erkrankungen der ableitenden Harnwege und bei Nierengrieß mit Erfolg eingesetzt. Auch zur vorbeugenden Behandlung von Nierensteinen kann der Tee angewendet werden.

Anwendung
Fertige Präparate Orthosiphonblätter können als Extrakt in Form von Dragees oder Kapseln eingenommen werden. Sie sind allein oder in Kombination mit anderen Pflanzen in Fertigarzneimitteln zur Behandlung von Blasen- und Nierenleiden erhältlich. Bei der Anwendung sollten Sie auf zusätzliche Flüssigkeitszufuhr achten, denn Katzenbart wirkt sehr wassertreibend. Die Tagesdosis sollte 12 Gramm getrocknete Blätter nicht übersteigen.
Tee Übergießen Sie zwei Teelöffel (etwa 2 Gramm) fein zerschnittene, getrocknete Orthosiphonblätter mit einer Tasse (etwa 150 Milliliter) kochendem Wasser. Zugedeckt 15 Minuten ziehen lassen und abseihen. Mehrmals täglich eine Tasse des frisch bereiteten Tees trinken.

Steckbrief
- **Volksnamen:** Katzenbart, Koemis Koetjing, Indischer Nierentee, Javatee, Kumis, Kutjin
- **Familie:** Lippenblütler (Lamiaceae)
- **Blütezeit:** ganzjährig
- **Sammelzeit:** Die Blätter werden während der Blütezeit gesammelt.
- **Vorkommen:** In den Tropen Asiens beheimatet. Heute überwiegend im tropischen Afrika und Asien bis hin nach Australien anzutreffen.
- **Verwendete Pflanzenteile:** Medizinische Verwendung finden die getrockneten Blätter.

Passionsblume   *Passiflora incarnata*

Zu den Wurzeln

Diese schöne, ausdauernde Kletterpflanze wird drei bis neun Meter lang. Sie hat holzige, längsgestreifte Stängel mit grauer Rinde. Ihre Heimat ist der Süden der Vereinigten Staaten von Virginia bis Florida und Texas im Süden und im Westen bis zum Missouri, wo sie in Gebüschen auf trockenem Gelände vorkommt.

Die tief dreilappigen kahlen Blätter sind am Grund etwas keilförmig. Die Lappen sind lanzettlich und gesägt. Die eigenartige Blüte hat einen Durchmesser von etwa acht Zentimetern. Sie besitzt fünf oberseits weißliche Kelchblätter. Mit den Kelchblättern abwechselnd stehen die fünf weißen Kronenblätter von etwa gleicher Größe. Die Blütenhüllblätter sind flach ausgebreitet. An ihrem Grund sind sie zu einem kesselförmigen Behältnis miteinander verwachsen. Aus ihm erhebt sich die stielartig verlängerte Blütenachse etwa einen Zentimeter hoch. Diese trägt an der Spitze den eiförmigen Fruchtknoten mit drei weit auseinander spreizenden Griffeln, die sich am Ende zu einer kopfförmigen Narbe verdicken. Dicht unterhalb des Fruchtknotens spreizen die Staubfäden bogig auseinander. Sie sind auf grünlichem Grund tiefrot punktiert. Mehrere Reihen papillöser Fäden versperren für kleinere Insekten den Weg zum Nektar. Die wohlriechenden Blüten sind nur einen Tag lang geöffnet und stark protandrisch. Sie stehen einzeln in den Achsen der Blätter. Die Blütezeit reicht vom Juli bis in den September hinein. Die Frucht ist eine ovale, apfelgroße, blass orangegelbe Beere. Von Passiflora coerulea, einer anderen Passionsblumenart, ist sie leicht zu unterscheiden, da diese eine blaue Blumenkrone und tief fünflappige Blätter besitzt.

> ### Passionsblume
> ➤ wirkt beruhigend
> ➤ fördert die Schlafbereitschaft
> ➤ gleicht aus und harmonisiert

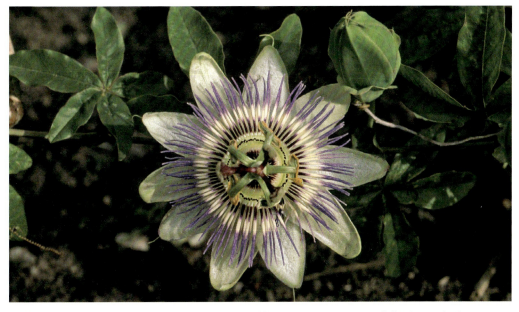

Die Passionsblume ist in den amerikanischen Regenwäldern zu Hause. Bei uns gedeiht sie nur als Zimmerpflanze. Passionsblumenextrakte helfen gegen Nervosität und Einschlafstörungen.

Von anno dazumal bis heute

Auf seinen Reisen fand ein spanischer Pater Namens Simone Parlasca in den Regenwäldern Mexikos eine blühende Kletterpflanze, die er nach einer Vision »Passiflora«, Passionsblume taufte. Der Missionar sah in den Blüten Symbole des Martyriums Christi: die Blütenkrone als Dornenkrone, die fünf Staubbeutel als Wundmale und die drei Griffel als Kreuznägel. Für den Klerus war diese Entdeckung ein eindeutiges Zeichen und ein Anlass mehr, die christliche Lehre in der Neuen Welt zu verbreiten.

Schon lange vor der spanischen Eroberung wussten die Maya und die Azteken sowie die Völker im südlichen Nordamerika von den nervenberuhigenden, stärkenden und entkrampfenden Eigenschaften der Passiflora.

Heute noch wird Passionsblume von indianischen Heilern gegen Verstopfung, Schlaflosigkeit und Nervosität angewendet – die beiden letztgenannten sind jene Heilanzeigen, in denen die Pflanze auch hierzulande Anwendung findet.

> *Passionsblumenkraut, Passiflorae herba, ist für den »well-established medicinal use« empfohlen (→ Seite 54).*

Steckbrief
- **Volksnamen:** Jesuitenblume
- **Familie:** Passionsblumengewächse (Passifloraceae)
- **Blütezeit:** August bis Oktober
- **Sammelzeit:** August bis September
- **Vorkommen:** Nahezu alle der rund 450 Arten der Passiflora sind in den tropischen Regenwäldern Mittel- und Südamerikas beheimatet. Sie gedeihen aber auch in Mitteleuropa als Zier- und Zimmerpflanzen.
- **Verwendete Teile:** Zu medizinischen Zwecken werden die oberirdischen Pflanzenteile, die blühenden Ranken verwendet.

Wie uns die Passionsblume hilft

Im Passionsblumenkraut finden sich Umbelliferon, Cumarin und Vitexin, außerdem Maltol und Flavonoide, die für die beruhigende Wirkung der Passionsblume verantwortlich sind. Sie docken an den Rezeptor eines Neurotransmitters an und verdrängen so den Nervenbotenstoff von der Stelle, an die er sich sonst bindet: Dies führt zu den beruhigenden Effekten von Passionsblumenkraut.

Risiken und Nebenwirkungen
Keine bekannt.

Gegenanzeigen
Keine bekannt.

Gesund mit Passionsblume

Extrakte aus Passionsblume werden gegen nervöse Unruhezustände und nervös bedingte Schlafstörungen angewendet – meist in Kombination mit anderen beruhigend wirksamen Heilpflanzen wie Baldrian und Hopfen.

Anwendung

Fertige Präparate Präparate, die Passionsblumenextrakt enthalten, bekommen Sie als Kombinationsmittel in Apotheken.

Tee Übergießen Sie einen gehäuften Teelöffel Passionsblumenkraut mit einer Tasse kochendem Wasser. 10 Minuten zugedeckt ziehen lassen, dann abseihen. Von dem Tee trinken Sie zwei bis drei Tassen täglich, die letzte etwa 30 Minuten vor dem Zubettgehen.

Fragen Sie Ihren Arzt oder Apotheker
Präparate mit Extrakten aus Passionsblume sind beispielsweise:
Neuropas balance
Seda K N
Sidroga Schlaf- und Nerventee N
Valeriana mild – Hevert

Petersilie

Petroselinum crispum

Zu den Wurzeln

Die Petersilie gehört zur Familie der Doldengewächse. Die Pflanze ist zweijährig und wird zwischen 30 und 100 Zentimeter hoch. Die intensiv dunkelgrünen Blätter sind zwei- bis dreizählig gefiedert und je nach Sorte glatt oder kraus.

Die Petersilie benötigt fruchtbaren, feuchten, aber wasserdurchlässigen Boden. Sie ist frosthart und wächst am besten in voller Sonne oder im Halbschatten. Für den Anbau in Garten oder Balkonkasten ist zu beachten, dass Petersilie nie dort gesät werden sollte, wo sie im Vorjahr stand. Ebenso sind Standorte anderer Doldengewächse wie Möhre, Sellerie oder Dill zu meiden.

Die Varietät Petroselinum tuberosum (Knollenpetersilie) bildet verdickte größere Wurzeln aus, welche als Wurzelgemüse beliebt sind. Der Geschmack der Petersilienwurzeln liegt zwischen Petersilie und Sellerie.

Petersilie
- ist sehr vitamin- und mineralstoffhaltig
- wirkt allgemein stärkend und blutbildend
- wirkt harntreibend
- ist entschlackend
- entbläht
- fördert Appetit und Verdauung
- wirkt antiseptisch
- hat schmerzlindernde Eigenschaften
- ist krampflösend
- wirkt entzündungshemmend

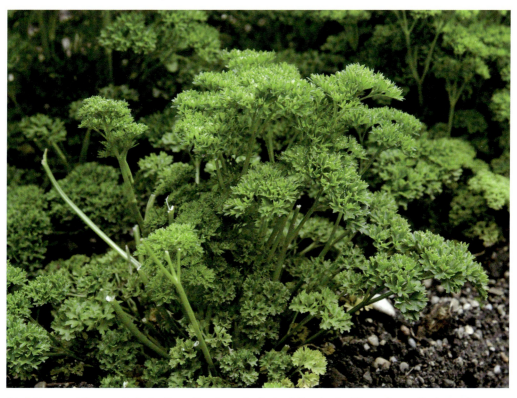

Die Blüten- und Samenstände der Petersilie sehen wie die des Dills oder des Kümmels aus. Doch sind Petersiliensamen bei Überdosierung giftig und können Fehlgeburten auslösen.

Von anno dazumal bis heute

Schon Griechen und Römer schätzten die Heilkraft der Petersilie: Dioskurides bezeichnete sie als harntreibend sowie menstruationsfördernd und setzte die Wurzeln bei Gicht, Rheuma, Nierengrieß und Krankheiten, bei denen eine entwässernde Wirkung erwünscht war, ein. Frisch zerquetschte Petersilienblätter legte man auf Quetschungen und Verstauchungen, Mückenstiche und Geschwüre. Auch im Mittelalter war die Pflanze ein verbreitetes Gartenkraut. Man schätzte sie allerdings weniger als Gewürz, sondern vielmehr als Heilpflanze – vornehmlich bei Verdauungsstörungen und Erkrankungen der Harnwege. Hildegard von Bingen empfahl Petersilie in Verbindung mit verschiedenen anderen Kräutern bei Herz-, Milz- und Seitenschmerzen, schwachem Magen und Nierensteinen; darüber hinaus gegen leichtes Fieber und äußerlich bei Lähmungen. Sie berichtet, dass sie für den Menschen besser roh als gekocht zu essen sei und ihr Genuss im Geist des Menschen »Ernst« erzeuge. Die Bemerkung der heilkundigen Äbtissin findet auch heute noch Beachtung, denn in der Regel wird Petersilie nicht mitgekocht, sondern kurz vor dem Servieren frisch beigegeben.

Im Verlauf der Jahrhunderte nahm die Bedeutung der Petersilie als Würzkraut ständig zu. Sie wurde vor allem zu fetthaltigen Speisen gegeben, um diese besser verdaulich zu machen und Blähungen und Bauchkrämpfen vorzubeugen. Im 17. Jahrhundert war Petersilie dann fest etabliert in der feinen Küche. Ein französischer Kochbuchautor schrieb damals, ein Koch könne ohne sie seine Künste erst gar nicht ausüben.

Petersilie hatte übrigens auch einen guten Ruf als Aphrodisiakum. Ihr Genuss sollte bei Männern die Libido anregen: »Petersilie hilft dem Mann aufs Pferd …«. In diesem Zusammenhang sei auch Wilhelm Busch zitiert, der den Sachverhalt kurz und knapp so resümierte: »Zuweilen brauchet die Familie als Suppenkraut die Petersilie«.

> Der Name kommt vom griechischen »petros«: Felsen, und »selinon«, der Bezeichnung für Doldengewächse.

Wie uns Petersilie hilft

Petersilienkraut ist reich an Vitaminen und Mineralien – besonders der Gehalt an Vitamin A, B1, B2, C und E ist im Vergleich zu anderen Pflanzen erstaunlich hoch. Schon 20 Gramm gehackte Petersilie decken zwei Drittel des Tagesbedarfs an Vitamin C. An Mineralstoffen finden sich Eisen, Kalium und Kalzium, ferner enthalten sind Folsäure und Niacin. Darüber hinaus steckt im Peterlein einiges an ätherischen Ölen, vor allem Myristicin und Apiol, sowie Terpene, Flavonoide, Polyene und Cumarine.

Dank ihrer vielen Vitamine und Mineralien ist die Petersilie gut geeignet zur Unterstützung der Abwehrkräfte und zur allgemeinen Stärkung. Die Wirkstoffe entfalten zudem einen sanften diuretischen, wassertreibenden Effekt – anders als viele synthetische Diuretika greifen sie nicht massiv in den Mineralienhaushalt ein. Die ätherischen Öle Myristicin und Apiol haben harntreibende und krampflösende Eigenschaf-

---

Steckbrief
- **Volksnamen:** Bittersilche, Grönte, Kräutel, Peterle, Peterling
- **Familie:** Doldenblütler (Apiaceae)
- **Blütezeit:** Juni und Juli
- **Sammelzeit:** Juli bis September
- **Vorkommen:** Ursprünglich stammt die Petersilie aus dem östlichen Mittelmeergebiet und Südwestasien. Heute wird sie weltweit angebaut.
- **Verwendete Pflanzenteile:** Verwendet werden das ganze frische Kraut, die Samen und die getrockneten Wurzeln.

ten. Myristicin kommt auch in der Muskatnuss vor und hat eine leicht psychoaktive, berauschende Wirkung. Apiol regt Verdauungsvorgänge und die Menstruation an, außerdem wirkt es leicht keimabtötend. Da der Petersilienstoff die Blutgefäße der Nieren erweitert, führt er zur Steigerung der Nierentätigkeit. Im Zusammenspiel mit Kalium ergibt sich ein ausgeprägter harntreibender Effekt.
Allerdings: Apiol wirkt abortiv und ist deshalb bedenklich für Schwangere. Es kann im schlimmsten Fall eine Fehlgeburt auslösen. Daher blieb schon früher in keinem Kräuterbuch unerwähnt, dass Schwangere auf den Genuss von Petersilie möglichst verzichten sollten. Diese Gefahr besteht bei der Verwendung als Gewürz allerdings nicht – dazu müsste kiloweise Petersilienkraut konsumiert werden.

> Eine ganz andere Nutzung der Petersilie hat sich aus der chemischen Ähnlichkeit des Myristicins mit Amphetaminen ergeben: Das Petersilienöl dient als Grundstoff für die illegale Herstellung von Phenylethylaminen. Diese ähneln in ihrer Wirkung Ecstasy.

Risiken und Nebenwirkungen
In seltenen Fällen treten allergische Haut- oder Schleimhautreaktionen auf. Insbesondere bei hellhäutigen Personen sind phototoxische Reaktionen möglich, das bedeutet, dass Petersiliensaft auf der Haut zusammen mit Sonnenlicht Vergiftungsreaktionen entstehen lässt. Die Samen sind bei Überdosierung giftig.

Gegenanzeigen
Petersilie, vor allem Petersiliensamen, sollte nicht während der Schwangerschaft zu medizinischen Zwecken angewendet werden. Bei Ödemen infolge eingeschränkter Herz- oder Nierentätigkeit darf Petersilie nicht zur Durchspülungstherapie angewendet werden.

Gesund mit Petersilie
In der Medizin werden von der Petersilie heute sowohl das Kraut als auch die Wurzel verwendet. Sie eignet sich sowohl zur Durchspülungstherapie bei Erkrankungen der ableitenden Harnwege als auch zur Prävention und Behandlung von Nierengrieß. Um einen therapeutischen Effekt zu erzielen, muss man jedoch relativ hoch dosieren. Für eine wirkungsvolle Durchspülungstherapie reicht die Verwendung als Gewürz nicht aus.

Glücksbringer und Zauberkraut
Im Volksglauben ranken sich zahlreiche Geschichten um diese Pflanze. So trägt in Galizien die Braut auf dem Weg zur Kirche Brot und Petersilie unter dem Arm, um das Böse fern zu halten. Bei Hochzeiten wurde Petersilie verräuchert, um böse Geister und Unglück von den frisch Vermählten und ihrem Heim fern zu halten und dafür Glück, Freude und Wohlstand einziehen zu lassen. In Slowenien legte man der Wöchnerin die Blätter unters Leintuch, um sie vor Zauberei und vor dem Teufel zu schützen. Vorher wurde das Zimmer mit glimmendem Petersilienkraut ausgeräuchert, um die Geburt eines gesunden Kindes zu gewährleisten. Diese Maßnahme ist nicht wirklich aus der Luft gegriffen, denn die Petersilienblätter wirken desinfizierend.
In Mähren bekamen Kinder am ersten Jahrestag ihrer Geburt einen Kranz aus Petersilie aufgesetzt. So feierte man den glücklichen Umstand, dass die gefährliche Säuglingszeit überstanden war.

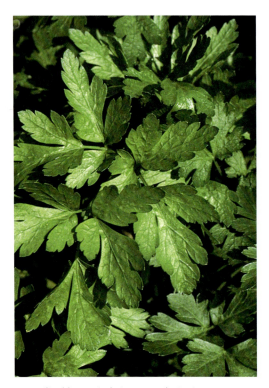

Petersilienblätter sind eine gesunde Speisewürze. Zur Therapie von Harnwegs- und Menstruationsbeschwerden verwendet man aber die Wurzel.

Deshalb sollte man zu diesem Zweck Tee aus Petersilienwurzel trinken.

Außer zur Förderung von Verdauung und Nierentätigkeit kann Petersilie als Auflage bei Quetschungen und Stauchungen eingesetzt werden. Zudem hilft sie, Menstruationsschmerzen zu lindern, und ist ein hervorragendes Reinigungsmittel für fettige, unreine Haut.

Anwendung

In der Küche Petersilie ist bis heute in Europa eines der wichtigsten Kräuter zum Würzen und Garnieren. Das Kraut sollte stets frisch verwendet werden, die Wurzel wird dagegen mitgekocht. Französische Köche binden sie ins »Bouquet garni«. Das ist ein Kräutersträußchen zum Würzen von Suppen, Eintöpfen und Schmorgerichten, das aus Kräutern wie Petersilie, Thymian und Lorbeer, Rosmarin, Knoblauch, Porree, Sellerie, Estragon oder Basilikum besteht. Das Öl der Petersilie wird industriell für die Herstellung von Speisewürzen verwendet.

Tee Übergießen Sie zwei Teelöffel fein gehackte Petersilienwurzeln mit einem Viertelliter kochendem Wasser und lassen dies 10 bis 15 Minuten ziehen. Zwei Tassen pro Tag zur Durchspülung der Harnwege und zur Vorbeugung von Nierengrieß trinken. Der Tee wird auch gegen Gicht und Arthrose, Blasen- und Nierenentzündungen sowie Menstruationsbeschwerden und Appetitmangel empfohlen.

Sud Ein bekanntes Hausmittel gegen Sommersprossen: Einige Stängel Petersilienkraut mit einer Tasse kochendem Wasser übergießen und 15 Minuten ziehen lassen. Den Absud verwendet man zweimal täglich nach der Gesichtsreinigung als Gesichtswasser.

Gesichtswasser Ideal bei fettender und unreiner Haut: Eine Hand voll frisches Petersilienkraut waschen, in ein Schraubdeckelglas geben und mit 100 Milliliter 70-prozentigem Alkohol übergießen. Fest verschließen und ein bis zwei Wochen stehen lassen. Dann durch einen Papierfilter gießen und mit 300 Milliliter destilliertem Wasser versetzen.

Hustensaft Verrühren Sie den Saft von drei ungespritzten Zitronen, eine Hand voll gehacktes Petersilienkraut und zwei Teelöffel Honig. Alles in ein Gefäß geben, mit einem Tuch abdecken und über Nacht stehen lassen. Am nächsten Tag nimmt man davon jede Stunde einen Esslöffel ein.

Petersilien-Honig-Wein Ein altes Kreislaufmittel: Acht Stängel Petersilie mit zwei Esslöffel Weinessig aufkochen, dann einen Liter Kabinettwein und 150 Gramm Honig dazugeben und nochmals fünf Minuten leise kochen lassen. Abseihen und bei Bedarf ein Likörgläschen voll einnehmen.

Pfefferminze

Mentha piperita L.

»Nimmer fehle mir auch ein Vorrat gewöhnlicher Minze, so verschieden nach Sorten und Arten, nach Farben und Kräften. Eine nützliche Art soll die raue Stimme, so sagt man, wieder zu klarem Klang zurückzuführen vermögen, wenn ein Kranker, den häufige Heiserkeit quälend belästigt, trinkend einnimmt als Tee ihren Saft mit nüchternem Magen.«

(Aus dem »Hortulus« des Walahfrid Strabo, 827 n. Chr.)

Zu den Wurzeln

Die Pfefferminze ist eine krautige Pflanze, die knapp einen Meter hoch werden kann. Die in Europa und Amerika kultivierte Pflanze bevorzugt Moor- oder tonigen Kalkboden und wuchert stark. Der vierkantige verzweigte Stängel trägt gegenständige, eilanzettliche Blätter und violette, in verlängerten Scheinähren stehende Blüten. Mentha piperita ist ein vor mehr als 200 Jahren in England gezüchteter Bastard zwischen Mentha crispa und Mentha aquatica, der nur durch seine oberirdischen Ausläufer vermehrt werden kann, da die wenigen keimfähigen Samen aufspalten.

Pfefferminze
- wirkt krampflösend
- ist entblähend
- wirkt schmerzlindernd
- ist entzündungshemmend
- fördert den Gallenfluss
- das Öl wirkt antibakteriell und schleimlösend

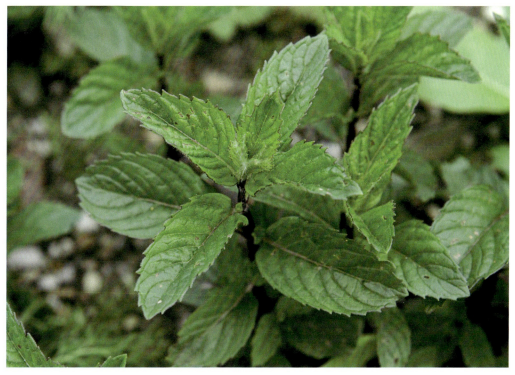

Die Pfefferminze hilft uns vor allem durch ihren Hauptwirkstoff, das ätherische Öl Menthol. Pfefferminztee setzt man als hervorragend wirkendes Mittel gegen Verdauungsbeschwerden ein, das Öl lindert Kopfschmerzen.

Von anno dazumal bis heute

Die Anwendung der Pfefferminze zu Heilzwecken hat lange Tradition: Minzen dienten bereits den Ärzten des alten Ägypten als wertvolles Mittel gegen eine ganze Reihe von Beschwerden. Um welche Minzart oder -arten es sich dabei allerdings handelte, wird wohl ungeklärt bleiben. Denn es gibt zahllose verschiedene Arten, wie man schon im Mittelalter wusste: »Wenn aber einer die Kräfte und Arten und Namen der Minze samt und sonders zu nennen vermöchte, so müsste er gleich auch wissen, wie viele Fische im Roten Meere wohl schwimmen.« So steht es bei Walahfrid Strabo

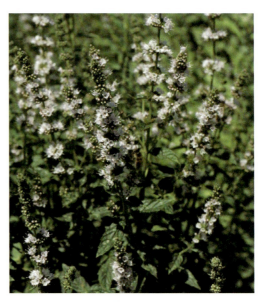

Wenn die Minze blüht, ist der beste Erntezeitpunkt schon vorüber: Kurz vor dem vollständigen Erblühen sollte man die Triebspitzen abzupfen.

> ## Steckbrief
> - **Volksnamen:** Balsam, Balsme, Englische Minze, Hausminz, Katzenkraut, Minze, Mutterkraut, Priminzen, Prominzen, Schmecker, Aderminze, Teeminze, Katzenbalsam, Flohkraut
> - **Familie:** Lippenblütler (Lamiaceae/Labiatae)
> - **Blütezeit:** Juni bis August
> - **Sammelzeit:** Mehrfache Ernten sind in der Zeit zwischen Juli und September möglich.
> - **Herkunft:** Die Pfefferminze kommt überall in Europa und Nordamerika in gemäßigten Klimaregionen vor. Für medizinische Zwecke verwendete Pflanzen stammen ausschließlich aus Kulturen – vor allem aus der Ukraine, den Balkanländern und dem ehemaligen Jugoslawien sowie aus Griechenland und Deutschland.
> - **Verwendete Pflanzenteile:** Zu medizinischen Zwecken verwendet werden die getrockneten Blätter und die blühenden Zweigspitzen sowie das durch Wasserdampfdestillation gewonnene ätherische Öl.

zu lesen, dem heilkundigen Abt, der das berühmte botanische Lehrgedicht »Hortulus« verfasste.

Der legendäre griechische Arzt Dioskurides notierte über die arzneilichen Tugenden der Pfefferminze: »Der Saft, mit Essig getrunken, tötet die runden Würmer, reizt zum Liebesgenuss, bringt den Schluckauf, den Brechreiz und die Cholera zur Ruhe. Auf die Stirn gelegt, lindert er Kopfschmerzen. Überhaupt ist sie dem Magen zuträglich und eine gute Würze.« Um die Wirksamkeit der Minze gegen Kopfschmerzen wussten auch viele andere Heilkundige quer durch die Epochen. »Frische Minze und Ladanum reibt man mit Essig und streicht es auf die Stirn: Es heilt wunderbar!«, lässt eine mittelalterliche Medizinschrift ihre Leser wissen. Auch die wohltuende Wirkung bei Magenbeschwerden war bekannt, denn »zur Erwärmung des Magens« rät eine alte Rezeptur zur Einnahme eines Absuds »von Raute, Dill, Minze und Sellerie je ein Bund in drei Bechern Wasser«. Ebenso findet sich ein Bund Minze als Zutat in einem Essigmet gegen Magenschmerzen und alle Arten von Wechselfieber. Interessant ist die Anwendung zerriebener Minzeblätter gegen »Geschwüre am Kopf«, auf die davon betroffenen Stellen aufgelegt.

Auch in einer Rezeptur gegen das gefürchtete Antoniusfeuer wird Minze verwendet: »Reib gepressten Minzensaft mit Schwefel sowie Essig und streich das mit einer Feder auf.« Bei dem Feuer des Antonius handelt es sich um eine mit schweren Verstümmelungen einhergehende Mutterkornvergiftung, den so genannten Ergotismus – eine früher vergleichsweise häufige Erkrankung, die durch mit Mutterkornpilzen verseuchte Getreideprodukte ausgelöst wird.

Wie uns Pfefferminze hilft

Der wichtigste Wirkstoff der Pfefferminze ist ihr ätherisches Öl, das Menthol. Es hat ausgeprägte schmerzlindernde und entzündungshemmende Wirkungen. Daneben macht es die Pfefferminze zu einem guten Mittel gegen Blähungen und entfaltet auch krampflösende Effekte. Zusätzlich bewirkt Pfefferminzöl eine Erhöhung der Gallenproduktion, weshalb die Pflanze sich auch bei Verdauungsbeschwerden bewährt. Die gute Wirksamkeit von Pfefferminzöl bei Muskel- und Nervenschmerzen sowie Kopfschmerzen beruht darauf, dass Menthol auf der Haut einen Kältereiz ausübt und damit schmerzlindernd wirkt.

Risiken und Nebenwirkungen

Das ätherische Minzöl sollten Sie zur innerlichen Anwendung stets in Wasser verdünnen, da es ansonsten die Schleimhäute des Verdauungstraktes zu stark reizt. Sowohl Tee als auch ätherisches Öl sollten Sie nicht über einen längeren Zeitraum einnehmen, denn das kann zu Magenreizungen führen.

Gegenanzeigen

Wenn Sie zu Sodbrennen neigen, sollten Sie Pfefferminzöl nicht innerlich anwenden, ebenso keine Fertigpräparate mit dem Öl, denn damit können sich die Beschwerden noch verschlimmern. Bei Gallensteinen sollten Sie vor Anwendung von Pfefferminzpräparaten Ihren Arzt befragen.

Gesund mit Pfefferminze

Pfefferminzölpräparate werden zur Behandlung krampfartiger Beschwerden im Magen-Darm-Bereich und bei Beschwerden der Gallenblase und -wege eingesetzt. Dies umfasst Beschwerden wie Bauchschmerzen, Blähungen, Völlegefühl, Verstopfung und Durchfall. Die offizielle Indikation lautet »funktionelle und motalitätsbedingte Magen-Darm-Störungen, Gastritis, Magen- und Darmkrämpfe sowie Ulcus ventriculi und duodeni« (Magen- und Zwölffingerdarmgeschwür).

Daneben wird das ätherische Öl zur Behandlung von Katarrhen der oberen Luftwege und von Mundschleimhautentzündungen empfohlen. Äußerlich kommt das Öl bei Muskel- und Nervenschmerzen, rheumatischen Erkrankungen, bei Kopfschmerzen und bei Migräne zur Anwendung. Weit verbreitet ist bei uns natürlich auch der Konsum von Pfefferminztee – kaum ein Hausmittel, das bei Magen-Darm-Beschwerden und Übelkeit, aber auch bei Menstruationsschmerzen häufiger zum Einsatz kommt.

Inhalationen mit Pfefferminztee können wissenschaftlichen Untersuchungen zufolge die Symptome bei Erkältungskrankheiten deutlich lindern.

> *Mentha kommt vom griechischen Wort »minthe«. Nach einer griechischen Sage ist die Nymphe Minthe, Tochter des Kokytes, von Proserpina in diese Pflanze verwandelt worden.*

Anwendung

Fertige Präparate mit Pfefferminze enthalten entweder das ätherische Öl oder Auszüge aus den Blättern. Diese bekommen Sie als reines ätherisches Öl, Tropfen, Tabletten oder als Badezusatz. Pfefferminzöl oder -auszüge sind auch in zahlreichen pflanzlichen Kombinationsmitteln enthalten.

Tee Kaum ein Hausmittel wird wohl häufiger bei Magen-Darm-Beschwerden und Übelkeit verabreicht: Übergießen Sie einen gehäuften Esslöffel Pfefferminzblätter mit zwei Tassen kochendem Wasser. Zugedeckt zehn Minuten ziehen lassen, dann abseihen und am besten ungesüßt trinken.

Öl Minzöl bewährt sich als Zusatz zu Inhalationen bei Husten, Schnupfen und – wie schon die Alten wussten – gegen Kopfschmerzen auf Stirn und Schläfen aufgetupft. Die Wirksamkeit bei Kopfschmerzen haben inzwischen auch wissenschaftliche Studien bestätigt.

Pfefferminzöl, Menthae piperitae aetherolum, ist auf der Liste der Pflanzen für den »well-established medicinal use« (→ Seite 54).

Auflage Frische, gestoßene Minzeblätter, in ein Mulltuch eingeschlagen, helfen als Auflage gegen leichte Kopfschmerzen.

Bad Ideal bei Erkältungskrankheiten: Geben Sie zehn Tropfen unverdünntes Minzöl in das Badewasser. Maximal 15 Minuten baden und anschließend warm zugedeckt 30 Minuten nachruhen.

Im Licht der Wissenschaft

In Untersuchungen der Uniklinik Kiel zeigte sich, dass Minzöl bei Spannungskopfschmerzen sehr wirkungsvoll ist: Auf Schläfen und Stirn getupft, bewirkt es eine starke Kühlung und damit eine Hemmung der Schmerzrezeptoren. Zudem blockiert es die Weiterleitung der Schmerzempfindungen zum Gehirn. Diese Effekte treten bereits nach 15 Minuten ein. Damit lassen sich mit Minzöl vergleichbare Wirkungen erzielen wie mit den Schmerzmitteln Acetylsalicylsäure oder Paracetamol.

Fragen Sie Ihren Arzt oder Apotheker

Präparate mit Zubereitungen aus Pfefferminze sind beispielsweise:
Balsamka Schmerzbalsam
Bronchoforton Kapseln oder Salbe
Caelo Pfefferminzblätter
Enteroplant
Euminz
Gastrysat Bürger
Hepaticum-Pascoe novo
Heumann Magentee Solu-Vetan und Verdauungstee Solu-Lipar
Klosterfrau Franzbranntwein Menthol
Laryngsan
Optipect N Tropfen
Pascoventral
Salviathymol N
Tiger Balm rot N oder weiß
Weleda Nasenöl

Menthol – enormes Wirkspektrum

Der Minzenstoff Menthol hat eine enome Bandbreite an Wirkungen zu bieten. Er wirkt erregend auf Atemzentrum und Herzmuskel, während die Erregbarkeit des Zentralnervensystems etwas herabgesetzt wird. Dagegen werden jene Nervenenden stimuliert, die Kälteempfindung weiterleiten: Menthol auf Haut und Schleimhaut gegeben, löst ein erhebliches Kältegefühl aus. Zudem mindert es die Schmerzempfindung. So kann Menthol eine – allerdings auf die oberen Hautschichten beschränkte – lokale Anästhesie bewirken. Das ätherische Öl der Pfefferminze wirkt auch stark antiseptisch: In einer Verdünnung von 0,1 Prozent hemmt es das Wachstum der meisten Bakterien. Und: Menthol stillt Juckreiz, wie in Untersuchungen inzwischen ebenso nachgewiesen wurde.

Preiselbeere

Vaccinium vitis-idaea

Zu den Wurzeln

Preiselbeeren gedeihen nur auf sauren Lehmböden, vorzugsweise in Misch- und Nadelwäldern, aber auch in Hochmooren und auf alpinen Zwergstrauchheiden. Der bis zu 30 Zentimeter hohe Halbstrauch blüht hellrosarot, die festen, glänzenden und immergrünen Blätter haben eine umgekehrte Eiform. Sie sind an der Unterseite braun punktiert – der entscheidende Unterschied zur Bärentraube (→ Seite 94), die an ähnlichen Standorten wächst.

Im Spätsommer reifen die roten Beeren in gedrängten Trauben. Ihr Fruchtfleisch ist hell, fest, knackig und schmeckt recht sauer und herb.

Von anno dazumal bis heute

Preiselbeeren besitzen nicht nur als Lebensmittel, sondern auch als Volksheilmittel eine lange

Preiselbeere
- wirkt harntreibend
- ist leicht antibakteriell
- wirkt entzündungswidrig
- hat zusammenziehende Eigenschaften
- fördert Verdauung und Appetit
- hat fiebersenkende Effekte
- lindert Durchfall

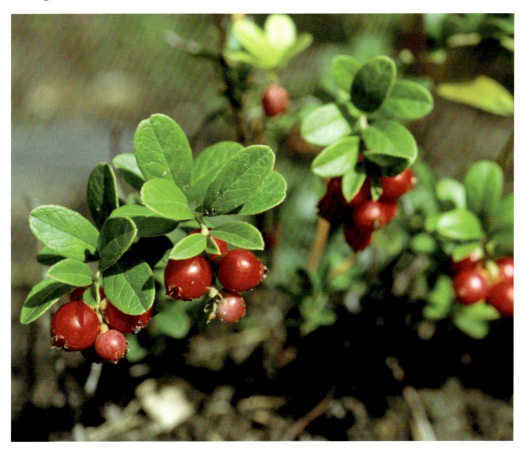

Preiselbeeren schmecken nicht nur gut, sie wirken auch zuverlässig gegen Bakterien zum Beispiel in den Harnwegen und helfen, Blasenentzündungen zu heilen.

Tradition. Bereits die amerikanischen Ureinwohner, die Indianer, wussten die herbe, tiefrote Frucht als Heilmittel zu schätzen. Sie wuschen Wunden mit dem Saft aus und legten Umschläge aus den zerdrückten Beeren auf, um Gift aus Pfeilwunden zu ziehen.

Wie uns die Preiselbeere hilft

Preiselbeeren enthalten Arbutin, Pektine, Natrium, Phosphor und sind besonders reich an Kalium. Bemerkenswert ist ihr hoher Gehalt an Vitamin C: In 100 Gramm stecken bis zu 40 Milligramm des Vitamins. Wichtige Inhaltsstoffe der Preiselbeere sind zudem so genannte Proanthocyane. Diese Substanzen sind zum einen für die Farbe und zum anderen für die therapeutische Wirksamkeit der Preiselbeere verantwortlich. Der Wirkstoff Quirin unterstützt die Leber bei der Ausscheidung von Giftstoffen.

Die Inhaltsstoffe der Preiselbeerblätter wirken harntreibend, entzündungswidrig sowie blutreinigend und desinfizierend. Wichtige Anwendungsgebiete sind demzufolge Infektionen der Harnwege, allen voran Blasenentzündungen. Hier bewähren sich auch die Beeren und beispielsweise ein Saft daraus.

> *Spezielle Inhaltsstoffe und eine Wachsschicht um die Früchte machen es möglich, dass die Beeren mehrere Monate gelagert werden können und so auch im Winter noch genießbar sind.*

Zu Risiken und Nebenwirkungen

Die Blätter haben eine leichte blutzuckersenkende Wirkung. Insulinpflichtige Diabetiker sollten den Tee deshalb nur unter ärztlicher Aufsicht einnehmen.

Gegenanzeigen

Keine bekannt.

Gesund mit Preiselbeere

Vor allem bei Infektionen von Blase und Nieren bewähren sich die kleinen roten Beeren. Dafür hat die Wissenschaft gleich drei triftige Gründe parat: Zum einen erhöhen Preiselbeeren den Säuregehalt des Urins, was Bakterien alles andere als zuträglich ist. Zum anderen enthalten sie Substanzen, die selbst die Bakterien angreifen, und zum Dritten verhindern eben diese Stoffe, dass sich infektiöse Keime an den Wänden der Harnwege festsetzen können. Ohne festen Halt werden die Bakterien ausgespült und führen nicht zu Entzündungen in Blase oder Nieren. Ein Tee aus den Blättern wirkt zudem bei Durchfall und Blähungen sowie als Gurgelmittel bei Schleimhautentzündungen in Mund- und Rachenraum.

Anwendung

Tee Für einen Tee wird ein Teelöffel des getrockneten Krautes mit zwei Tassen kochendem Wasser übergossen. Zehn Minuten zugedeckt ziehen lassen und abseihen. Davon trinken Sie drei Tassen täglich in kleinen Schlucken.

Teemischungen Preiselbeerblätter eignen sich zum Mischen mit anderen Kräutern als gesunder Haustee für den Alltag. Probieren Sie zum Beispiel eine Mischung aus Brombeer- oder Erdbeer-, Himbeer- und Preiselbeerblättern.

Steckbrief

- **Volksnamen:** Spreißelbeere, Praußbeere, Steinbeere, Kronsbeere, Fuchsbeere, Reißelbeere, Wilder Buchsbaum
- **Familie:** Heidekrautgewächse (Ericaceae)
- **Blütezeit:** Mai bis Juli
- **Sammelzeit:** September und Oktober
- **Vorkommen:** Bis vor 50 Jahren war die Preiselbeere weit verbreitet, heute findet man sie in unseren Breiten fast nur noch in Naturschutzgebieten.
- **Verwendete Pflanzenteile:** Verwendet werden Blätter und Früchte.

Quendel (Feldthymian)   *Thymus serpyllum L.*

Zu den Wurzeln

Der aromatisch duftende, niederliegende Zwergbusch wächst bevorzugt auf sonnigen Böschungen und Lichtungen, trockenen Hängen und Feldern. Quendel hat bis zu 40 Zentimeter lange vierkantige Stängel, die an den Kanten behaart sind. Die gegenständigen, eiförmigen Blätter werden bis zu 15 Millimeter lang, sind ganzrandig und am Grund lang bewimpert. Die Blüten stehen zu mehreren in den Achseln der oberen Blätter und bilden einen büscheligen Blütenstand, dessen kleine Blütenröhren rosa bis purpurfarben sind. Die Samen des Quendels sind kleine, runde Nüsschen.

Von anno dazumal bis heute

Der wilde Thymian wurde schon im 15. Jahrhundert als Heilpflanze in den Gärten angebaut. Seine arzneiliche Verwendung lässt sich bis in das Mittelalter verfolgen. So diente Quendel unter anderem als Mittel gegen Atemwegsbeschwerden. Ein Absud mit Wein wurde gegen Schlangen- und Skorpionbisse angewendet. Mittelalterliche Kräuterbücher rühmen Quendel aber auch als »Frauenmittel« zur Linderung von Menstruationsbeschwerden.

Wie uns Quendel hilft

Die gesamte Pflanze, besonders aber die purpurroten Blüten und die Blätter, enthalten ätherisches Öl. Die Hauptwirkstoffe sind dabei – wie auch beim Thymian – Thymol und Cymol. Diese Substanzen besitzen krampflösende und

---

Quendel
- wirkt desinfizierend
- ist krampflösend
- fördert den Auswurf
- löst Schleim
- unterstützt die Bildung von Magensaft

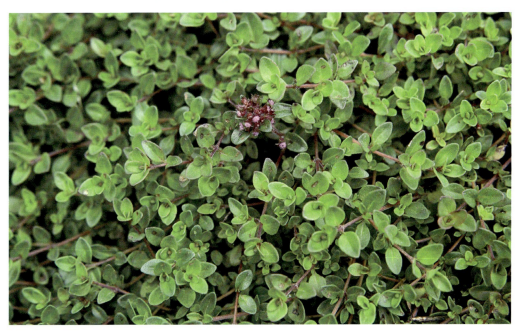

Quendel, der wilde Thymian, wirkt wie sein Namensvetter lindernd bei Halsentzündungen, Bronchitis und Reizhusten. Äußerlich angewendet hilft der alkoholische Auszug bei rheumatischen Gelenkbeschwerden.

desinfizierende Eigenschaften. Der Gehalt an ätherischem Öl ist auch hier extrem standortabhängig – je sonniger der Standort, desto mehr ätherisches Öl wird gebildet. Quendel enthält neben ätherischem Öl auch Glykoside sowie Bitter- und Gerbstoffe. Diese Kombination macht ihn zu einem aromatischen Bittermittel. Es wirkt entkrampfend auf die Bronchien, ist schleimlösend und hemmt außerdem das Bakterienwachstum.

Risiken und Nebenwirkungen
Quendel sollte nicht über längere Zeit in hohen Dosen angewendet werden.

> *Da Quendel viel ätherisches Öl enthält, wird er häufig als aromatische Beigabe zu Salaten verwendet.*

Gegenanzeigen
Bei schweren Leberschäden oder Schilddrüsenfunktionsstörungen sollte man vor der innerlichen Anwendung ärztlichen Rat einholen, da Thymol in hoher Dosierung diese Krankheiten verschlimmern kann.

Steckbrief
- **Volksnamen:** Sandthymian, Wilder Thymian, Quendelthymian, Zitronenquendel, Feldkümmel, Kostenz, Froschpoley, Hühnersalbe, Kundelkraut, Gundel, Wurstkraut, Rainkümmel, Marienbettstroh, Kümmlingskraut, Wilder Polei
- **Familie:** Lippenblütler (Labiatae)
- **Blütezeit:** Juli bis September
- **Sammelzeit:** Juni und dann wieder August bis September
- **Vorkommen:** Verbreitet in Nordafrika, Europa und Zentralasien.
- **Verwendete Pflanzenteile:** Verwendung findet die zur Blütezeit gesammelte ganze Pflanze mit Ausnahme der Wurzel.

Gesund mit Quendel
Quendel findet auch heute Anwendung bei Atemwegsbeschwerden und Menstruationsstörungen. Quendeltee lindert Halsentzündungen, Bronchitis, Reiz- und Keuchhusten und regt Verdauung und Appetit an.
Bei rheumatischen Beschwerden empfehlen sich Einreibungen mit Quendelspiritus, einem alkoholischen Auszug. Auch Verstauchungen lassen sich damit lindern. Bei Menstruationsbeschwerden ist Quendel innerlich wie äußerlich zu empfehlen: als Tee oder als Auflage, für die man das getrocknete Kraut in ein Kräuterkissen füllt.

Anwendung
Tee Übergießen Sie zwei Teelöffel des Krauts mit einer großen Tasse kochendem Wasser und lassen dies zehn Minuten zugedeckt ziehen. Abseihen und davon zwei bis drei Tassen am Tag trinken.
Teemischung Bei Bronchitis und Keuchhusten bewährt sich Quendel im Verbund mit Spitzwegerich. Übergießen Sie je einen Teelöffel Spitzwegerich- und Quendelkraut mit einer Tasse heißem Wasser. Fünf Minuten ziehen lassen, etwas Zitrone dazugeben und schluckweise trinken; bis zu fünf Tassen täglich trinken.
Bad Bäder mit einem Zusatz von Quendelkraut wirken stärkend, helfen gegen überreizte Nerven und fördern einen gesunden Schlaf. Dazu bereiten Sie einen Tee aus Quendelkraut wie beschrieben zu, nehmen aber vier statt zwei Teelöffel des Krauts. Den Tee geben Sie dann direkt in das warme Badewasser.
Gesichtsdampfbad Ein Gesichtsdampfbad mit Quendeltee hat eine reinigende, antiseptische Wirkung bei fettiger und unreiner Haut. Geben Sie eine Tasse des Tees direkt in das heiße Wasser, und führen Sie das Dampfbad wie auf Seite 42 beschrieben durch.

Quitte
Cydonia oblonga

Zu den Wurzeln

Die Quitte ist ein strauchförmig wachsender Baum mit sparrig abstehenden, dornenlosen Ästen, der flach wurzelt und je nach Sorte eine Höhe von acht Metern bei einer Kronenbreite von bis zu sieben Metern erreicht. Die Rinde ist grau und im Alter leicht korkig. Die ganzrandigen und gegenständigen Laubblätter sind jung beiderseits dicht und wollig behaart. Voll ausgewachsen tragen sie die Behaarung dagegen nur noch unterseits. Die an der Basis des Stiels sitzenden Nebenblätter welken rasch und fallen ab. Die Blüten entfalten sich im späten Frühjahr nach den Blättern. Die Quitte bildet im Unterschied zu Birne und Apfel einzeln stehende und

Quitte
- wirkt entzündungshemmend
- ist krampflösend
- wirkt verdauungsfördernd
- regt den Appetit an
- wirkt adstringierend (zusammenziehend)

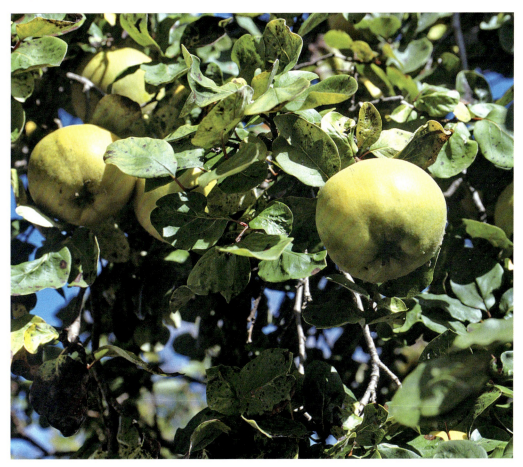

Die angenehm und betörend duftenden »Quittenäpfel« erfreuen sich seit der Antike großer Beliebtheit als Lebens- und Genussmittel wie als Heilpflanzen. Die Früchte und ihre Samen heilen viele Beschwerden von Husten über Durchfall bis zu Magenschmerzen.

fast stiellose, angenehm duftende weiße bis rosa Blüten. Die Kelchblätter bleiben auch nach dem Abblühen erhalten und finden sich eingetrocknet im Kelch der Frucht. Quittenblüten sind eine gute Bienenweide, darüber hinaus wird sie auch durch Hummeln bestäubt. Viele Sorten bestäuben sich auch selbst. Die quittengelben, leicht gerippten Früchte haften in der Regel ohne Stiel direkt am Fruchtholz und lösen sich erst bei voller Reife vom Trieb ab. Das Fruchtfleisch ist je nach Sorte, Boden und Witterung unterschiedlich – von saftig-weich bis sehr hart und von weißer bis gelber Farbe. Wie Birnen enthält es oft Steinzellen, die sich offenbar besonders bei Trockenheit bilden, im Schalenbereich aber auch durch Viren ausgelöst werden.

Eine nahe Verwandte ist die Japanische Scheinquitte (Chaenomeles) – ein beliebter Zierstrauch, dessen stark säurehaltige Früchte ebenfalls essbar sind.

> *Der griechische Name »kydonion«, von dem das Wort Quitte kommt, stammt von der Stadt Kydon (heutiges Chania) auf Kreta, die in der Antike für den Quittenanbau berühmt war.*

Steckbrief
- **Volksnamen:** Quittich, Kittenbaum, Köttenbaum, Schmeckbirne
- **Familie:** Rosengewächse (Rosaceae)
- **Blütezeit:** Mai und Juni
- **Sammelzeit:** September bis Oktober
- **Vorkommen:** Die ursprüngliche Heimat der Pflanze ist vermutlich der Kaukasus und Kleinasien. Von dort verbreitete sich die Quitte östlich bis in den Himalaya und China und westlich nach Griechenland. Mit den Römern kam sie dann nach Mitteleuropa und bis nach Großbritannien.
- **Verwendete Pflanzenteile:** Verwendet werden die Früchte und die Samen.

Von anno dazumal bis heute

Seit der Antike ist die Quitte Nahrungs- und Heilmittel zugleich – nicht umsonst wurde sie in Hieronymus Bocks Kräuterbuch von 1539 als »Apotheke für arme Leute« bezeichnet.

Die wärmeliebenden Quittenbäume wurden von den Römern als Begrenzungshecken der Weinberge angepflanzt.

Die Hippokratiker empfahlen Quitten gegen Durchfall und Fieber, Dioskurides beschreibt diverse Heilmittel bei Magenbeschwerden: rohe, gekochte oder in Honig eingelegte Quitten sowie gesüßten Quittenwein. Umschläge aus den Blüten fanden den Einsatz bei Augenentzündungen. Weitere Indikationen waren Cholera, Blutsturz und übermäßige Menstruation. Bei Plinius sind insgesamt 21 Anwendungsgebiete genannt, teilweise sprach er den Quitten wahrhafte »Wunderheilkräfte« zu. So sollten sie, in Wein gekocht und mit Wachs auf Glatzen aufgestrichen, das Haar wieder sprießen lassen. Auch Galen, der Leibarzt Marc Aurels, hielt von Quittenarzneien mehr als von denen aus »anderen Äpfeln«. Von Galen ist uns ein Rezept für Quittensirup überliefert, das Magenbeschwerden und Verdauungsstörungen vorbeugen sollte. Es bestand aus Quitten, Honig, Ingwer, Pfeffer und Essig. Sehr beliebt war die Latwerge, ein Quittengelee oder -mus, das als reinigende und abführende Medizin eingesetzt wurde. Es hieß Marmeleiro – abgeleitet von malomellum, Honigapfel. Im Laufe der Jahrhunderte wurde daraus unser Wort Marmelade. Quittenmarmelade sowie in Honig oder Wein eingelegte Quitten waren auf den portugiesischen Entdeckerfahrten ein geschätztes Mittel gegen Skorbut.

Außer zu Gelee wurden Quitten auch zu anderen erlesenen Süßigkeiten verarbeitet: Unter anderem zu Quittenbrot, das zum Teil mit ver-

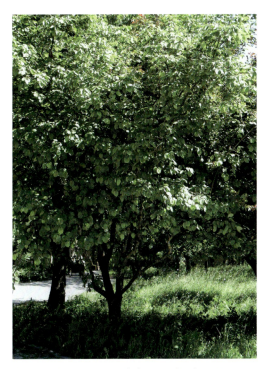

Quittenbäume, ursprünglich im arabischen Raum des Nahen Ostens zu Hause, werden heute verbreitet in Europa kultiviert.

goldeten Wappen oder Sprüchen verziert und in kunstvollen Spanschachteln verschenkt wurde. Von Nostradamus sind uns übrigens einige Quittenrezepte überliefert, wie etwa das folgende: »Einen durchsichtigen Quittensaft zu machen ist teurer, aber wer seiner bedarf für Fürsten und große Herren, der dürfte keinen anderen machen. Nimm 12 oder 14 Quitten, schäle sie fein und auf das Zarteste, zerschneide sie und tue die Körner gründlich heraus. Lass sie in einem gut Teil Wasser sieden tue drei oder vier Pfund Zucker hinein. Treibe sie durch ein sauberes, weißes Leinentuch, drücke sie nicht aus. Lass das so Gesottene in einer Pfanne über einem sanften Kohlenfeuer sieden und beschaue es oft mit einem silbernen Löffel ob es gekocht ist und gut zusammengeronnen. Denn es wird bald fest und bekommt ein gutes Aussehen und lässt sich wie Gelee von eingemachten Kalbsfüßen schneiden. Dann tue es in Laden, Schachteln oder gläserne Schalen und gieße Wappen oder großer Herren Sprüche hinein, wie du es für gut hältst«.

Symbolträchtige Frucht

Die Quitte galt als Symbol für Liebe, Fruchtbarkeit (wohl wegen der relativ zahlreichen Kerne), Klugheit, Glück und langes Leben. Im antiken Griechenland war die Frucht deshalb auch der Liebesgöttin Aphrodite geweiht. Sie prangte entsprechend auf einer Münze der Kykladeninsel Milos, wo sich auch das berühmte Kultbild der Göttin befindet. Im 6. Jahrhundert v. Chr. erließ der Athener Solon ein Gesetz, nach dem die Braut, bevor sie das Brautgemach betritt, ein Stück Quitte kauen sollte. Plutarch deutete dieses Ritual später als Symbol der Zwiespältigkeit in der Ehe: Der Vorgeschmack der Freuden, der süße Quittenduft, und gleichzeitig der Leiden, ihr herber, zusammenziehender Beigeschmack. Vielleicht hatte der Athener Erlass aber auch nur einen angenehmen Mundgeruch zum Ziel ... Bei den Römern wurden Quitten wegen ihres Duftes in den Empfangsräumen ausgelegt, später legte man Quittenfrüchte zwischen die Wäsche.

Die antike Liebes- und Fruchtbarkeitssymbolik hielt sich bis ins Mittelalter mit ähnlichen Ritualen. Eine Schachtel mit Quittensüßigkeiten galt noch im viktorianischen England als Geschenk, um ernste Heiratsabsichten auszudrücken. In Dalmatien und Griechenland durfte die Quitte auf der Hochzeitstafel nicht fehlen.

> »Das Quittenbrod ist nicht nur für Leckermäuler, sondern es hat auch seinen Nutzen in der Artzney: Indem es stärcket und anhält, daher es bey dem Erbrechen, der rothen Ruhr und im Durchlaufe mit Nutzen gegeben wird.«
>
> (Aus einem Lexikon des 18. Jahrhunderts)

Wie uns die Quitte hilft

Quitten enthalten große Mengen Gerb- und Bitterstoffe sowie Tannine. Weiter finden sich Flavonolglykoside, wie beispielsweise Quercetin, Vitamin B, C und Karotin, verschiedene Mineralstoffe sowie die beiden Spurenelemente Zink und Jod.

Der intensive Quittenduft geht auf Ester im Öl der Quittenschalen zurück: 150 flüchtige Verbindungen sind daran beteiligt, weit mehr als bei Äpfeln und Birnen.

Das Potpourri der Inhaltsstoffe verleiht der Quitte entzündungshemmende und krampflösende Eigenschaften. Außerdem wirkt sie adstringierend und regt Verdauung wie Appetit an.

Risiken und Nebenwirkungen

Die Kerne sollten nicht zerkaut werden, da sie extrem bitter schmecken und Blausäureglykoside enthalten.

Gegenanzeigen

Keine bekannt.

Gesund mit Quitte

Ein Sud aus Quittensamen wird gegen Entzündungen im Atemwegsbereich eingesetzt, da er schleimfördernd wirkt. Der aus den Samen gewonnene Schleim wird äußerlich bei rissiger und trockener Haut verwendet. In der Naturkosmetik gibt es auch Kuren mit Quittenpasten bei trockener Haut. Getrocknete Quittenkerne können bei Halsschmerzen und vor allem bei Husten als »Bonbon« gelutscht werden. Durch das Lutschen entsteht auf der äußersten Schicht der Kerne eine schleimige Substanz, welche die Beschwerden lindert. Quittenmus und -mark ist ein bewährtes Hausmittel bei Magen- und Darmbeschwerden und Durchfall. Die rohe wie die gegarte Frucht und der Saft wirken nicht nur bei Magen-Darm-Problemen, sondern auch bei Entzündungen der Atemwege und gegen Mundgeruch. Die enthaltenen Tannine stärken die Schleimhäute und helfen dem Körper so bei der Erkältungsabwehr.

Anwendung

Tee Übergießen Sie einen Esslöffel getrocknete Samen mit einer Tasse kochend heißem Wasser. Zehn Minuten zugedeckt ziehen lassen, dann abgießen, heiß schluckweise täglich zwei bis drei Tassen trinken. Leicht abgekühlt, kann der Tee auch für Umschläge und Kompressen verwendet werden.

Öl Schälen Sie 500 Gramm unbehandelte Quitten vorsichtig ab und legen die Schalen für eine Woche in gutem Olivenöl ein. In dieser Zeit geht das Wachs in Lösung und damit auch das in der Schale enthaltene ätherische Öl. Dann gießt man das Quittenöl ab und hat ein pflegendes Hautöl – ideal bei feuchtigkeitsarmer, gereizter Haut.

Quittenschleim Einen Esslöffel Quittenkerne mit acht Esslöffel kaltem Wasser übergießen und kräftig schütteln. Über Nacht stehen lassen, bis sich der Schleim gebildet hat. Er wirkt kühlend und besänftigt gereizte, entzündete Hautpartien. Quittenschleim kann auch bei rauem und gereiztem Hals zum Gurgeln und zum Trinken verwendet werden, denn er legt sich als Schutz über die strapazierten Schleimhäute.

Gesichtsmaske Eine Maske für unreine, großporige Haut besteht aus 2 Esslöffel Quittenschleim, 1 Esslöffel Honig und 1 Teelöffel Obstessig. 20 Minuten einwirken lassen.

> *Kerne und Fleisch der Quitte enthalten sehr viel Pflanzenschleim, der sich wie ein Schutzfilm über die oberen Atemwege legt.*

Reis

Oryza sativa

Zu den Wurzeln

Als so genannte »Halbwassersprosspflanze« mag es Reis natürlich am liebsten feucht. Am besten gefällt es ihm, wenn er nasse Füße hat. Sprich, wenn er in stehend nassen Böden steht, wie es beispielsweise in den Reisterassen Südostasiens gewährleistet ist. So war Reis auch ursprünglich nur in feuchtheißen tropischen Regionen zu finden. Mittlerweile gibt es jedoch auch Zuchtsorten, die in trockenen oder kühlen Gegenden gedeihen, wie etwa den Bergreis. Neben Feuchtigkeit braucht die Reispflanze auch Wärme: während der Blütezeit mindestens 30 bis 35 Grad Celsius.

Der Kulturreis bildet einen 50 bis 160 Zentimeter hohen Halm aus, der eine schmale überhängende Rispe mit einblütigen Ähren trägt. Die Pflanze kann bis zu 30 Seitentriebe ausbilden, und an jedem können 80 bis 100 Körner sitzen. Aus einem Saatkorn können somit nahezu 3000 Reiskörner geerntet werden – eine unvorstellbare Fruchtbarkeit.

> **Reis**
> - wirkt entwässernd und entschlackt
> - reguliert den Blutdruck
> - wirkt Fettstoffwechselstörungen entgegen
> - stabilisiert die Darmflora
> - führt schädliche Keime aus dem Verdauungstrakt
> - wirkt klärend und reinigend auf der Haut

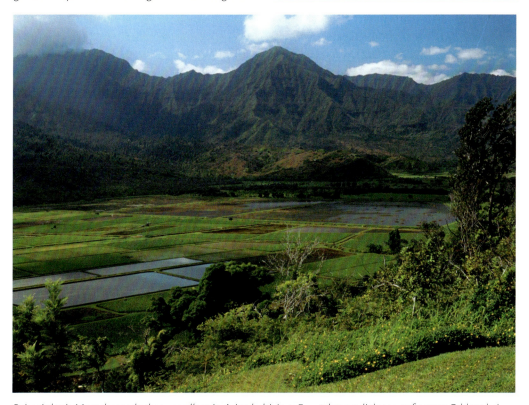

Reis wird seit Menschengedenken vor allem in Asien kultiviert. Er wächst am liebsten auf nassen Feldern bei tropischen Temperaturen von über 30°C. Seine Inhaltsstoffe wirken vor allem beruhigend und entgiftend.

Der Spelz bildet die äußerste Hülse des Reiskorns. Darunter liegen Frucht- und Samenschale, die miteinander verwachsen sind und zusammen mit der eiweißreichen Aleuronschicht das so genannte Silberhäutchen bilden. Das Korn selbst besteht fast nur aus reiner Reisstärke. An seinem schmalen Ende sitzt der Keimling, der eine neue Pflanze hervorbringen kann. Keimling und Silberhäutchen enthalten die meisten Nährstoffe, die jedoch bei der maschinellen Verarbeitung zu Weißreis verloren gehen.

Sobald die Rispen vergilbt sind, wird der Reis geerntet. Dazu werden zunächst die Felder trockengelegt, dann schneidet man die Reispflanzen und legt die Rispen zum Trocknen aus.

> »Oryza« ist das griechische Wort für Reis.

Steckbrief
- **Familie:** Gräser (Poaceae/Gramineae)
- **Blütezeit:** Drei Monate nach der Aussaat
- **Sammelzeit:** Von der Aussaat bis zur Reife braucht die Pflanze je nach Sorte und Standortbedingungen drei bis fünf Monate. Die Erntezeit beginnt, sobald der Reis voll ausgereift ist.
- **Vorkommen:** Reis wurde offenbar an mehreren Orten der Welt unabhängig voneinander domestiziert: Südchina, in den Tälern des mittleren Yangtze und des Huai, in Südasien, in den Hochländern Südwestchinas, Nordindien, vielleicht im Gangestal und in Südindien. Der Echte Reis, Oryza sativa, stammt wahrscheinlich aus Indien. In Europa ist der Reisbau in Norditalien (Poebene) und Spanien von Bedeutung. In den USA wird er vor allem in Kalifornien, Louisiana, Texas und Arkansas angebaut.
- **Verwendete Pflanzenteile:** Verwendet werden die Samen, die Reiskörner.

Sobald der Reis trocken genug ist, wird er gedroschen, um die Körner aus den Ähren zu lösen.

Von anno dazumal bis heute

Reis wurde in Indien und China bereits vor über 7000 Jahren angebaut. Wahrscheinlich gelangte er durch die Feldzüge Alexanders des Großen nach Europa. Auf der Speisekarte und besonders als wichtiges Grundnahrungsmittel blieb er in unseren Breiten allerdings eher die Ausnahme, abgesehen von einigen Regionen in Norditalien, etwa in der Poebene. Anders verhielt es sich bekanntermaßen in den Heimatregionen von Oryza: Hier war und ist er das Nahrungsmittel Nummer eins. Nicht umsonst ist in vielen asiatischen Sprachen das Wort für »essen« gleichbedeutend mit »Reis essen« – Essen ohne die weißen, braunen oder schwarzen Körner ist mithin undenkbar.

Auch die modernen japanischen »Kaiser«, die Unternehmen der Automobilindustrie, sind dem Reis sehr eng verbunden. So bedeutet »Toyota« übersetzt »reiches Reisfeld«. Wer auf einer »Honda« sitzt, hat dagegen ein »Hauptreisfeld« unter seinem Allerwertesten.

Wann sich der Reis auch hierzulande mehr Raum auf den Tellern verschafft hat, ist nicht genau zu sagen. Als Heilmittel hingegen ist er schon länger in Gebrauch. So nutzte unsere Volksheilkunde das universale Nahrungsmittel auch gerne als Arznei bei Magen-Darm-Leiden, meist als Brei oder gekocht äußerlich zu Umschlägen.

Wie uns Reis hilft

Die kleinen Körner haben es in sich – nämlich einen wahren Fundus an wichtigen Vitalstoffen: die Vitamine der B-Gruppe, vor allem B1, B2 und B6, Vitamin E sowie Folsäure und Niacin. An Mineralstoffen finden sich Natrium, Kalium,

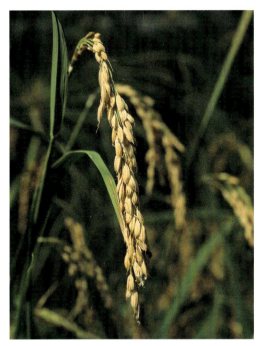

Reis ist ein Getreide. Seine Körner werden ausgedroschen wie bei uns Weizen oder Gerste. Er ist glutenfrei und auch für Säuglinge gut verträglich.

sammensetzt. Reis verhindert die Cholesterinsynthese, reguliert den Blutdruck und regt die Nierenfunktion an. Damit wirkt er entwässernd und eignet sich bestens zur Entschlackung. Ebenso hilft er wirksam dabei mit, überflüssige Pfunde zum Schmelzen zu bringen. Zudem reguliert er die Darmflora und führt schädliche Keime aus dem Darm aus – Reiswasser ist nicht von ungefähr ein uraltes und bewährtes Hausmittel bei Durchfallerkrankungen.

Nicht zuletzt fördert Reis auch Sehkraft und Herztätigkeit und kann äußerlich, in Form von Waschungen mit Reiswasser oder Reisschleimmasken und -einreibungen, lindernde Effekte bei Hautbeschwerden entfalten.

Risiken und Nebenwirkungen
Keine bekannt.

Gegenanzeigen
Keine bekannt.

Gesund mit Reis

Wegen seines enormen Reichtums an Vitalstoffen und komplexen Kohlenhydraten und seinem extrem niedrigen Fettgehalt ist Reis ein überaus wertvolles Nahrungsmittel. Geben Sie allerdings vollwertigem Naturreis, der noch sein Silberhäutchen besitzt, den Vorzug. Abseits von seinem hohen kulinarischen und ernährungsphysiologischen Nutzen ist Reis auch als Heilmittel vielseitig einsetzbar. Dabei beruht die Heilwirkung vor allem auf seinem hohen Natriumgehalt und Kaliumreichtum.

Reis und Reisstärke sind bei allen gastritischen Erkrankungen hervorragend geeignet als Diät. Reis ist glutenfrei und spielt deshalb eine wichtige Rolle in der Säuglingsernährung. Dazu ist Reiskochwasser

Magnesium und Kalzium, an Spurenelementen Eisen, Kupfer, Jod, Phosphor und Kobalt. Doch das ist noch längst nicht alles, denn schließlich hat Reis auch eine Menge an Nährwert zu bieten. Reichlich komplexe Kohlenhydrate, Fruchtzucker, Traubenzucker, Rohrzucker und auch Aminosäuren. Dazu kommen noch die wertvollen Ballaststoffe, die unter der Schale stecken. Doch all die guten Reisstoffe sind vor allem im Naturreis enthalten, er ist noch vollwertig im wahrsten Sinne. Denn er besitzt noch das Silberhäutchen, das sich aus der Fruchtschale, der Samenschale und der Aleuronschicht zu-

> *In Indien galt ein Brei aus frischer Reiskleie als gängiges Heilmittel bei zahlreichen Erkrankungen. Heute werden durch Fermentation von Reis- oder Weizenkleie hoch wirksame Antioxiantien gewonnen, was die Heilwirkung des traditionellen indischen Mittels bestätigt.*

ein ideales Mittel bei allen Durchfallerkrankungen. Diäten mit Reis wirken stark entwässernd und helfen beim Abnehmen.

Anwendung
In der Küche Das Zubereiten von Reis ist eine Sache für sich und vor allem je nach Kulturkreis verschieden. Hier drei der gängigsten Arten, Reis zu kochen:
Wassermethode: Bei der Wassermethode werden die Reiskörner in reichlich Wasser aufgesetzt, gar gekocht und das überflüssige Wasser danach abgegossen. Schade, denn in dem Reiswasser stecken wertvolle Stoffe, die auf diese Weise allesamt in den Abfluss wandern.
Quellmethode: Beim Quellen werden pro Tasse Reis 1 1/2 bis 2 Tassen Wasser zugegeben. Der Reis wird darin bei geringer Hitze langsam gegart: Er quillt dabei auf und wird allmählich weich.
Risottomethode: In Norditalien wächst überwiegend der Rundkornkreis, der vor allem für Risotto verwendet wird. Dazu gibt man etwas Öl oder Butter in einen Topf, lässt es etwas heiß werden und fügt dann die Reiskörner hinzu. Kurz anbraten, mit Flüssigkeit wie Brühe oder auch einfach nur Wasser ablöschen. Nach und nach weiter Flüssigkeit zugießen und so allmählich weich garen. Dabei ist es wichtig, ständig zu rühren, sonst klebt der Reis leicht am Boden des Topfes an.
Die letzten beiden Methoden sind der Wassermethode vorzuziehen, weil bei ihnen kein wertvolles Reiskochwasser verloren geht.
Umschläge und Kompressen Mit dem Reiskochwasser lassen sich gut Umschläge und Kompressen bei Hautbeschwerden machen. Sie können das Reiswasser – natürlich abgekühlt – aber auch für Waschungen verwenden.

Im Licht der Wissenschaft
Reiskörner könnten eines Tages zur Schluckimpfung gegen Heuschnupfen verwendet werden. Zu diesem Ergebnis sind japanische Biotechnologen und Mediziner bei Versuchen mit Mäusen gekommen. Allergische Beschwerden, wie sie etwa durch Pollen von Gräsern und Bäumen hervorgerufen werden, lassen sich oft durch eine zur Toleranz führende Immuntherapie lindern. Hierzu erhält der Patient mehrere Injektionen jenes pflanzlichen Eiweißes, das die Symptome hervorruft. Anstelle des kompletten Eiweißes werden in jüngerer Zeit mitunter nur die wirksamen Teile des Moleküls, die so genannten Epitope, verwendet.
Auf dieser Grundlage beruht auch das Verfahren der japanischen Forscher: Die Wissenschaftler statteten Reispflanzen mit zwei Genen der Sicheltanne (Cryptomeria japonica) aus. Der Blütenstaub dieser Bäume ist in Japan eine der Hauptursachen für Pollenallergien.
Die Gene für die Epitope der beiden Polleneiweiße führten dazu, dass die entsprechenden Molekülfragmente in den Samen der Reispflanzen gebildet wurden. Mäuse, die mit diesem Reis gefüttert wurden, reagierten deutlich weniger allergisch auf den Baumpollen als ihre Artgenossen. Reis als Schluckimpfung gegen Allergien wäre nach Überzeugung der Forscher leichter und sicherer anzuwenden als die bisherige Immuntherapie.

Ästhetik vor gesundheitlichem Wert
Obwohl er alle wertvollen Nährstoffe enthält, spielt der Naturreis auf dem Weltmarkt nur eine untergeordnete Rolle. In Asien wie auch in Europa wird der weiße polierte Reis von den Konsumenten vorgezogen. Das Polieren des Reises wurde im 19. Jahrhundert eingeführt, um dem Reis seine schmutzig-graue Farbe zu nehmen und ein ästhetisch weißes Produkt zu erhalten.

Rettich

Raphanus sativus

Zu den Wurzeln

Der Schwarze Rettich bevorzugt humusreichen, sandig-lehmigen Boden und eine regelmäßige Wasserversorgung. Seine rosettenartigen Blätter sind bis zu 40 Zentimeter lang, fiederlappig und unterseits auf den Blattnerven rau behaart. Die violetten oder weißen, dunkel geäderten Blüten, die sich im zweiten Jahr entwickeln, stehen in lockeren Trauben am Ende des Stängels. Als Frucht bilden sie Schoten, über die sich das Kreuzblütengewächs vermehrt. Die Wurzel ist dickfleischig und wächst meist bis dicht unter den Blätterschopf.

Weltweit findet man zahlreiche verschiedenfarbige Rettichsorten im Handel. Bei uns sind neben dem schwarzen Winterrettich noch halblange rote oder weiße Rettiche im Handel, die

> **Rettich**
> - wirkt schleimlösend
> - hat antibiotische Eigenschaften
> - ist leicht harntreibend
> - stärkt die Abwehrkräfte
> - fördert den Gallenfluss

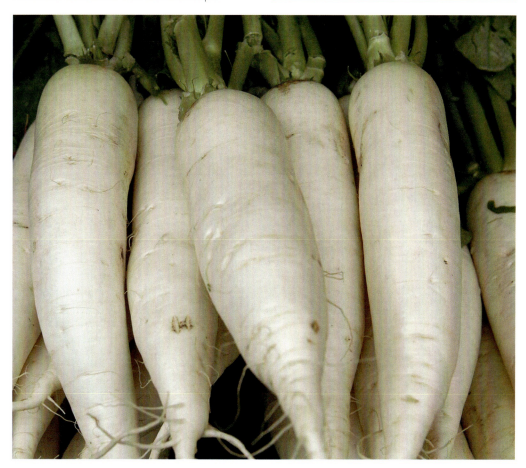

Rettich hat als Heilpflanze vor allem in China einen hohen Stellenwert. Aber auch unsere Großmütter kannten Rettich mit seinen scharfen Inhaltsstoffen als antibiotisch wirksames Hausmittel.

bereits im Mai als Bundware verkauft werden. Sie müssen im Gegensatz zum Schwarzen Winterrettich nicht geschält werden. Dessen schwarze Schale ist sehr schwer verdaulich. Im Spätsommer und im Herbst kommen bei uns die langen weißen Rettiche auf den Markt, die in Bayern traditionell im Biergarten serviert werden – in Spiralen geschnitten und gesalzen. Insgesamt ist der Rettichverbrauch bei uns mit 250 Gramm pro Kopf und Jahr sehr bescheiden. In Fernost, wo der Rettich weniger roh, denn als Kochgemüse von großer Bedeutung ist, werden gewaltige Mengen des gesunden Gemüses verzehrt: In Japan durchschnittlich 13 und in Korea sogar 30 Kilogramm jährlich pro Einwohner. Radieschen sind eine kleinere und zarte Rettichart mit einer rot- oder weißschaligen Wurzel.

Von anno dazumal bis heute

Rettich wurde bereits zur Zeit des klassischen Altertums erwähnt, beispielsweise von Theophrast (4. Jahrhundert v. Chr.), der sogar verschiedene Sorten nannte. Plinius (23–79 n. Chr.) schrieb über den Rettich: »In kalten Gegenden gedeiht er so gut, dass er in Germanien

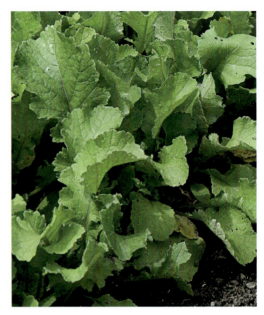

Rettich wird bei uns hauptsächlich roh als typische bayerische Biergartenspeise serviert. In Asien gehört er zu den beliebtesten Kochgemüsen.

die Größe neugeborener Kinder erreicht ...«. Nicht nur diese Zeilen belegen, dass der Rettich bereits um die Zeitenwende in den Mittelmeerländern und stellenweise auch im römischen Germanien angebaut wurde. Man aß ihn roh mit Salz oder Essig sowie gekocht wie Kohlrüben. Daneben waren die Wurzeln auch zu Heilzwecken in Gebrauch – ihrer schleimlösenden Wirkung wegen setzte man sie vor allem gegen Husten ein. Mit Rettichöl wurden Hauterkrankungen kuriert.

Im Mittelalter kultivierte man den Rettich vor allem in Klostergärten. Hildegard von Bingen beschrieb seine reinigende Wirkung – auch auf das Gehirn – und empfiehlt ihn ebenso als schleimlösendes Mittel. Pfarrer Kneipp verordnete einige Jahrhunderte später vor allem den frischen Rettichsaft, da er die Gallenbildung anrege, bei Gallensteinen, Leberleiden und Rheumatismus helfe.

Steckbrief

- **Volksnamen:** Bierrettich, Rettsch, Bierwurz, Radi, Retwurzel, Furzwurzel, Furzwurz, Hedrich
- **Familie:** Kreuzblütengewächse (Brassicaceae, Cruciferae)
- **Blütezeit:** Juni bis September
- **Sammelzeit:** Ab Juni bis in den Spätherbst hinein
- **Vorkommen:** Der Ursprung des Rettichs liegt im östlichen Mittelmeergebiet und im Kaukasus.
- **Verwendete Pflanzenteile:** Verwendet werden die frischen Wurzeln.

Wie uns Rettich hilft

Die Hauptwirkstoffe des Rettichs sind ätherische Öle, allen voran schwefelhaltige Senfölglukoside. Aus ihnen entstehen Senföle, die schleimlösend und antibiotisch wirksam sind. Darüber hinaus fördern sie den Gallenfluss und beugen der Bildung von Gallensteinen vor. Auch der scharfe Geschmack geht auf die Senföle zurück.

Weiterhin stecken im Rettich reichlich Vitamin C, die Vitamine B1, B2 und A sowie Kalium. Ihm hat der Rettich seine harntreibende Wirkung zu verdanken. Rettich beugt Nieren- und Blasensteinen vor. Mit seinem hohen Vitamin-C-Gehalt unterstützt er die körpereigenen Abwehrkräfte.

> *Rettiche können je nach Anbaugebiet stark nitrathaltig sein, besonders wenn sie aus dem Treibhaus stammen. Kaufen Sie deshalb besser Bioware ein.*

Risiken und Nebenwirkungen

Besonders wer bei scharfen Speisen zu Magenbeschwerden neigt, sollte Rettich nur in mäßigen Mengen zu sich nehmen.

Gegenanzeigen

Bei Magen- und Darmentzündungen sollten Rettich und Rettichsaft wegen der Senföle nicht verwendet werden.

Gesund mit Rettich

Der Saft des Rettichs wirkt schleimlösend und empfiehlt sich mit Honig bei Husten, Keuchhusten und Heiserkeit. Auch bei Verdauungsstörungen ist der Rettich hilfreich. Er unterstützt die Gallensekretion und wirkt Entzündungen im Magen-Darm-Trakt entgegen. Die Wurzel trägt mit dazu bei, die Darmflora zu regulieren, was sich unter anderem gut bei Darmträgheit auswirkt.

Wegen seiner antientzündlichen Wirkung besonders auf die Darmschleimhäute ist Rettich die ideale Heilkost für ältere Menschen, die zunehmend weniger Abwehrstoffe gegen eine schädliche Darmbesiedelung durch Pilze, Viren und Bakterien produzieren.

Anwendung

Den Rettich kann man frisch – mit Salz, was ihn zum »Weinen« bringt – essen, oder Sie besorgen sich Rettichsaft aus Reformhaus oder Naturkostladen. Übrigens können Sie auch das frische, knackige Grün der Rettiche aus dem eigenen Garten essen: Es eignet sich, klein geschnitten, als Brotbelag oder als mild-scharfe Würze von grünem Salat, Kräutersuppen und -saucen.

Rettichsaftkur Täglich ein Glas Rettichsaft stärkt Magen und Darm, fördert die Gallenfunktionen und wirkt sich auch positiv auf rheumatische Beschwerden aus. Für Rettichsaft aus eigener Herstellung reiben Sie eine Wurzel ganz fein und pressen die Masse kräftig aus – am besten durch ein Tuch. Den Saft über den Tag verteilt in kleinen Schlucken trinken, um den Magen möglichst wenig zu belasten.

Tee Einen Esslöffel geriebene Rettichwurzel mit einer Tasse Wasser übergießen. Zehn Minuten leise kochen lassen und anschließend für fünf Minuten zugedeckt ziehen lassen. Dann abseihen und dreimal täglich eine Tasse Tee trinken.

Hustenmittel Ein altbewährtes Hausmittel: Höhlen Sie eine große, möglichst dicke Rettichwurzel vom dickeren, oberen Ende an aus und machen am unteren Ende eine kleine Öffnung. Dann füllen Sie Kandiszucker, Rohzucker oder Honig in die ausgehöhlte Mulde und stellen das Ganze aufrecht in eine Schüssel. Den ausfließenden Saft nehmen Sie nach Bedarf löffelweise ein. Alternativ können Sie den Rettich in feine Scheiben schneiden, mit Zucker oder Honig bedecken und über Nacht zugedeckt ziehen lassen.

Ringelblume

Calendula officinalis

Zu den Wurzeln

Der Korbblütler mag zwar lieber die wärmeren Regionen, gedeiht aber auch in unseren Breiten. Die Ringelblume wird bis zu 50 Zentimeter hoch, hat kantige und filzig behaarte Stängel und flaumig behaarte Blätter, die an ihrem Rand mit kurzen Wimpern besetzt sind. Die Blüten besitzen bis zu 5 Zentimeter breite Köpfchen, die aus zwei bis drei Reihen von Zungenblüten bestehen. Diese strahlen weithin in hübschem Gelborange oder leuchtendem Sonnengelb, was die Ringelblume auch zu einer beliebten Zierpflanze in Gärten und Balkonkästen macht.

Die Ringelblume ist einjährig, muss also jedes Jahr neu ausgesät werden. Allerdings sät sie sich auf zusagenden Standorten bereitwillig von selbst aus. Ihren deutschen Namen hat sie übrigens der eigenartigen Form ihrer Samen zu verdanken, kleinen länglich-spitzen Sicheln, die sich an den Enden nach innen »ringeln«. Der botanische Name »Calendula« ist lateinisch und heißt: »Kleiner Kalender« – die Pflanze zeigt durch Öffnen und Schließen des Blütenstandes Tag und Nacht an. Aber auch bei Regenwetter öffnen sich die Blüten nicht. Geschlossene Ringelblumenblüten bei trockenem Wetter deuten auf herannahenden Regen oder feuchte Luft hin.

> Im Mittelalter war die Ringelblume der »Safran des armen Mannes« und wanderte als Gewürz in Pfannen und Töpfe.

Von anno dazumal bis heute

In ihrer Wirkung wird die Ringelblume gerne mit der Arnika verglichen, denn wie diese hemmt die Ringelblume, äußerlich angewandt, bei eitrigen, nässenden und schrundigen Wunden Entzündungen und wirkt heilend. In dieser Funktion wird sie seit dem Altertum verwendet. Hildegard von Bingen nennt die Pflanze »Ringula« und preist sie als wirksames Mittel gegen Gifte und Bisse giftiger Tiere, als Waschung gegen Kopfgrind und zusammen mit Ingwer als Magenmittel. Im 15. Jahrhundert wird sie als probates Wundheilmittel in der Chirurgie erwähnt. Ringelblumensalbe ist bis heute nahezu jedem als Wundheilmittel bekannt. Auch als Tinktur findet die Ringelblume Anwendung bei Geschwüren, Sportverletzungen, Blutergüssen, Hämorrhoiden und Warzen. Ein bekanntes altes Hausmittel ist die Ringelblumenbutter als Einreibung bei Bauchschmerzen, Gelenkschmerzen und Muskelkater. Ringelblumentee diente in der Volksheilkunde vielen Generationen als krampfstillendes und schweißtreibendes Mittel.

Wie uns Ringelblume hilft

Die Inhaltsstoffe der Ringelblume sind Karotinoide, Flavonoide, Schleim- und Bitterstoffe, organische Säuren und ätherische Öle. Aus

---

Steckbrief

- **Volksnamen:** Butterblume, Dotterblume, Goldblume, Regenblume, Ringelken, Ringeln, Ringelrose, Sonnenwende, Studentenblume, Totenblume, Weinblume, Marigold, Sonnenblümli, Jesusblume
- **Familie:** Korbblütler (Asteraceae)
- **Blütezeit:** Juni bis Oktober
- **Sammelzeit:** Juli bis Oktober
- **Vorkommen:** Die Ringelblume kommt in ganz Europa vor, wo sie in Gärten angepflanzt wird, hin und wieder aber auch verwildert auftaucht. Die Hauptanbaugebiete der medizinisch genutzten Pflanzen liegen in Deutschland, Südost- und Osteuropa und rund ums Mittelmeer.
- **Verwendete Pflanzenteile:** Zu medizinischen Zwecken werden die Zungenblüten oder die getrockneten Blütenkörbchen verwendet.

ihrem Zusammenspiel ergibt sich das umfassende Wirkspektrum der Calendula: Sie wirkt entzündungshemmend, antibakteriell und keimtötend, fördert die Wundheilung und unterstützt die Blutgerinnung. Zudem aktiviert sie die Fresszellen des Immunsystems. Auf diese Weise werden geschädigte Gewebeteile schneller ausgesondert und abtransportiert, was den Aufbau neuer Zellen und damit die Wundheilung begünstigt. Ein Tee aus den Blüten fördert zudem den Gallenfluss und stimuliert die Bildung von Lymphflüssigkeit.

> ### Ringelblume
> ➤ fördert die Wundheilung
> ➤ ist entzündungshemmend
> ➤ wirkt antibakteriell
> ➤ regt Galle- und Lymphfluss an

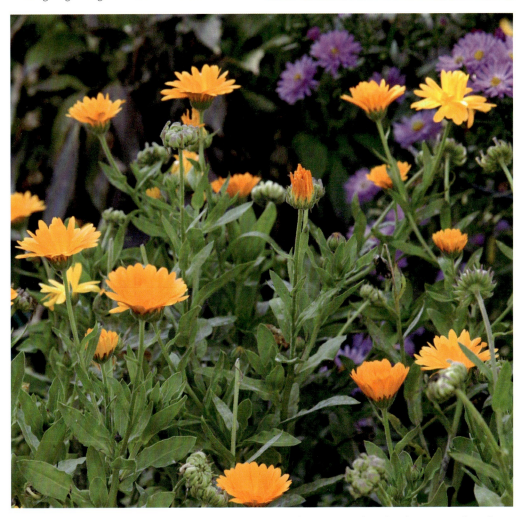

Die Ringelblume wächst in unseren Gärten als einjährige Zierpflanze. Zu Heilzwecken kommt vor allem die Ringelblumensalbe zum Einsatz. Sie fördert die Wundheilung und hilft selbst bei entzündeter Haut.

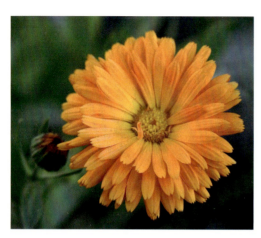

Die leuchtend gelben und orangefarbenen Blütenblätter der Ringelblume finden sich getrocknet in vielen Kräuterteemischungen.

Risiken und Nebenwirkungen
Keine bekannt.

Gegenanzeigen
Wenn Sie eine Allergie gegen Korbblütler haben, zu denen auch die Ringelblume gehört, sollten Sie Präparate mit dieser Pflanze nicht anwenden.

Gesund mit Ringelblume
Äußerlich werden Präparate mit Ringelblume – Salben oder Tinkturen – bei Riss-, Quetsch- und Brandwunden sowie auch bei schlecht heilenden Wunden, beispielsweise bei Unterschenkelgeschwüren (Ulcus cruris) eingesetzt. Häufige Anwendung findet die Pflanze auch bei Entzündungen von Haut und Schleimhäuten, auch im Mund- und Rachenbereich.

Anwendung
Ringelblumensalbe ist zweifelsohne das am häufigsten verwendete Präparat aus der Pflanze; daneben finden Sie Tinkturen und Teemischungen im Sortiment der Apotheken. Ringelblumenextrakte werden vielen Kosmetikprodukten zur Hautpflege zugesetzt.

Salbe Ringelblumensalbe ist das Wundmittel schlechthin. Sie leistet auch hervorragende Dienste bei Furunkeln und Karbunkeln, bei Gicht und rheumatischen Beschwerden.

Sie erhalten Ringelblumensalbe in jeder Apotheke, oft auch im Reformhaus, können sie aber auch selbst herstellen. Dazu zerkleinern Sie zwei Hände voll Ringelblumenblüten und kochen sie für eine Stunde in 500 Gramm Schweinefett. Nach dem Abkühlen verrühren Sie diese Masse mit einem Esslöffel erwärmtem Bienenwachs, bis sie sich gut verstreichen lässt, und füllen sie in kleine Tiegelchen ab. Im Kühlschrank aufbewahren, so ist die Salbe drei oder vier Wochen lang haltbar.

Tee Übergießen Sie ein bis zwei Teelöffel Ringelblumenblüten mit 150 Milliliter heißem Wasser. Zugedeckt zehn Minuten ziehen lassen, dann durch ein Sieb abseihen. Von dem Tee trinken Sie täglich zwei Tassen.

Mundspülung Bei Entzündungen im Mund- und Rachenraum wird mit dem noch warmen Tee mehrmals täglich gegurgelt oder gespült.

Auflagen Zur Wundbehandlung tränken Sie ein sauberes, fusselfreies Tuch mit dem Tee und legen es auf die Wunde. Die Umschläge mehrmals täglich wechseln.

> *Ringelblumenblüten werden auch Teemischungen als Schmuckdroge zugesetzt, da die goldgelben Blüten die Optik verbessern.*

Fragen Sie Ihren Arzt oder Apotheker
Präparate, die Zubereitungen oder Extrakte aus Ringelblume enthalten, sind beispielsweise:
Calendula-Wundsalbe
Wecesin
Weleda Calendula-Essenz
Weleda Heilsalbe

Rizinus
Ricinus communis

Zu den Wurzeln
Die Pflanze bevorzugt sonnige, warme und windstille Standorte mit humus- und nährstoffreichen, gut durchlässigen Böden. Auffällig an der Rizinuspflanze sind die langen, gestielten, handförmig gelappten Blätter mit gezähntem Blattrand. Sie sind grün, oft bläulich grau, die jüngeren sind rot. Die Blüten stehen in Griffeln, oben sitzen die weiblichen roten Blüten, darunter die männlichen mit ihren gelben Staubgefäßen. Die Samen entwickeln sich in einer kugelförmigen, stacheligen Kapsel – sie sind zunächst rötlich, werden später grün und verholzen bei der Reife.

Von anno dazumal bis heute
Das Rizinusöl war schon vor über 4000 Jahren im Land am Nil bekannt: Im berühmten Papyrus Ebers, dem wichtigsten Zeugnis der altägyptischen Medizin, wird es als Abführmittel und Haaröl erwähnt. Ebenso wurde das Öl den Verstorbenen mit auf die Reise ins Jenseits gegeben. Rizinusöl war damals auch ein geschätztes Lampenöl. Im Orient verwendete man das Öl auch zur Körperpflege.

> **Rizinus**
> ➤ wirkt stark abführend

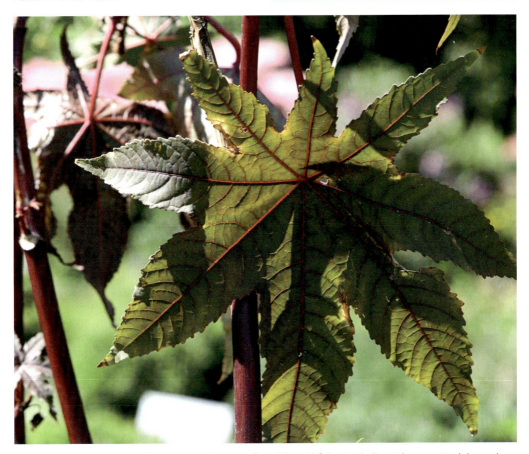

Rizinus ist eines der am zuverlässigsten wirksamen pflanzlichen Abführmittel, die wir kennen. Doch besonders für Kinder kann das Öl aus den Samen auch eine Gefahr darstellen: Schon fünf Samen wirken tödlich.

Die beim Ölpressen anfallenden Rückstände nahm man zur Herstellung von Rattengift – was seine Wirkung getan haben dürfte, denn schließlich ist Rizinus giftig.

So wusste beispielsweise Tabernaemontanus zu berichten, dass auch »Maulwürffe sollen ein sonderliche natürliche Widerwärtigkeit gegn diesem Kraut haben / also dass sie nicht hinkommen / wo es angepflanzet ist.« Ungeachtet seiner Giftigkeit fand Rizinusöl rege Verwendung als Abführmittel – in Europa jedoch erst seit Anfang des 19. Jahrhunderts.

Der Name Ricinus stammt entweder vom lateinischen »ricinus«: Zecke, da die Samen der Pflanze Zecken ähneln, oder vom griechischen »rikinos«, Wunderbaum.

Wie uns Rizinus hilft

Der wichtigste Wirkstoff des Rizinus ist die Ricinolsäure, eine Fettsäure, die eine Zunahme des Wassergehaltes des Stuhls bewirkt und die Darmschleimhaut reizt.

Beide Reaktionen sind für die abführenden Effekte verantwortlich. Diese treten, abhängig von der Dosierung, nach zwei bis acht Stunden ein.

Steckbrief

- **Volksnamen:** Christuspalme, Wunderbaum, Hundsbaum, Läusebaum, Kreuzbaum, Palma Christi
- **Familie:** Wolfsmilchgewächse (Euphorbiaceae)
- **Blütezeit:** Juni bis September
- **Sammelzeit:** September und Oktober
- **Vorkommen:** Die Pflanze ist ursprünglich in Nordostafrika und im Nahen Osten beheimatet. Mittlerweile ist sie jedoch in allen tropischen Zonen verbreitet.
- **Verwendete Pflanzenteile:** Medizinisch verwendet wird das aus den Samen kaltgepresste Öl.

Risiken und Nebenwirkungen

Rizinus enthält den Eiweißstoff Ricin: Vor allem die Samen sind hochgiftig. Bereits fünf Samen können für Kinder tödlich sein. Aber auch eine Überdosis des Öls kann tödlich sein. Da erste Vergiftungserscheinungen erst nach mehreren Stunden auftreten und eine Giftentfernung lebensrettend sein kann, sollte auch in Verdachtsfällen sofort medizinische Hilfe in Anspruch genommen werden. Erste Symptome einer Vergiftung sind Übelkeit, Erbrechen, Bauchschmerzen und Durchfälle. Später können Fieber, Leberschädigung und Nierenversagen auftreten. Der Tod tritt durch Kollaps oder Lähmung des Atemzentrums ein.

Gegenanzeigen

Bei chronischer Verstopfung, unklaren Bauchschmerzen und Darmverschluss darf Rizinusöl nicht angewendet werden.

Gesund mit Rizinus

Rizinusöl dient zur Behandlung von akuter Darmträgheit und Verstopfung. Es darf nur für einen ganz kurzen Zeitraum und nicht zu häufig angewendet werden, da ansonsten ein zu großer Wasser- und Mineralverlust – ganz besonders von Kalium – nicht auszuschließen ist.

Anwendung

Nehmen Sie 10 bis 30 Milliliter (1 bis 2 Esslöffel) Rizinusöl auf nüchternen Magen ein. Wegen des üblen Geschmacks sollten Sie etwas Zitronensaft oder schwarzen Kaffee hinzufügen. Die Wirkung tritt nach zwei bis vier Stunden ein. Eine geringere Dosierung bewirkt einen verzögerten Wirkungseintritt.

Inzwischen gibt es auch Fertigpräparate mit Rizinusöl in Kapselform – die geschmacklich zweifelsohne angenehmere Variante.

Rosmarin
Rosmarinus officinalis L.

Zu den Wurzeln

Der Rosmarin ist ein dicht verzweigter Kleinstrauch mit meist aufrechten, im zweiten Jahr verholzenden Ästen. Die flaumig behaarten, jüngeren Zweige tragen nadelförmige Laubblätter, die kreuzweise gegeneinander stehen. Die ledrig glatten, dunkelgrünen Blättchen sind zur graufilzigen Unterseite hin eingerollt. In den Achseln der Blätter öffnen sich an kurzen Seitentrieben bis zu zehn blau-violette Lippenblüten. In günstigen Lagen seiner mediterranen Heimat blüht der Rosmarin sogar ganzjährig. Die gesamte Pflanze verströmt einen harzig aromatischen Duft – ein Charakteristikum der mediterranen Strauchheiden.

Rosmarin
- wirkt stärkend und belebend
- ist verdauungsfördernd (macht besonders fette Speisen besser bekömmlich)
- regt die Durchblutung an
- stabilisiert den Kreislauf
- stärkt Herz und Magen
- heitert das Gemüt auf
- ist antiseptisch
- fördert die Gallensaftsekretion
- beruhigt die Nerven
- steigert den Blutdruck
- wirkt krampflösend

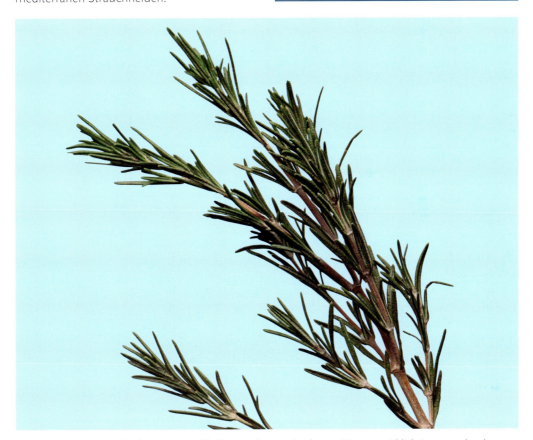

Rosmarin kommt von den kargen Strauchheiden rund ums Mittelmeer. Wenn er reichlich Sonne tanken konnte, verströmen seine Nadeln einen starken Duft, den ein ganzes Potpourri von ätherischen Ölen hervorruft.

Von anno dazumal bis heute

Rosmarin wird seit der Antike als Heilmittel hoch geschätzt. Dies belegen die zahlreichen Huldigungen seiner heilkräftigen Wirkungen in den Schriften berühmter Heilkundiger. Seine Einsatzgebiete waren vielfältig: Paracelsus beispielsweise, der große Arzt der Renaissance, schätzte ihn vor allem als Rheumamittel. Andere hingegen empfahlen Rosmarin zur Anregung der Durchblutung und des Kreislaufs – ein Einsatzgebiet, das sich bis heute gehalten hat.

Eine so bedeutende Pflanze wie Rosmarin ist natürlich von allerhand Symbolik umgeben. So gilt sie – ihrer immergrünen Blätter wegen – als Sinnbild ewiger Treue und soll Ehesegen spenden sowie die »ehelich wercke« fördern. Darin klingt schon an, dass Rosmarin auch als Liebesmittel eine lange Tradition hat. Der Liebesgöttin Aphrodite geweiht, sprach man dem Rosmarin aphrodisierende Wirkungen zu. Waschungen mit Rosmarinwasser sollten unter anderem »Mädchen, Weiber und ältere Männer zum Coitus treiben«. Möglicherweise mit Erfolg,

> Der Name geht vermutlich auf das lateinische »ros marinus«, Meertau, zurück, was sich auf die blauen Blüten beziehen könnte.

schließlich meinte man in Griechenland mit der Aussage »ich trinke Rosmarinwein« so viel wie »ich habe eine Liebelei«.

Wie uns Rosmarin hilft

Der stark duftende Rosmarin enthält ein ganzes Potpourri ätherischer Öle wie unter anderem Borneol, Kampfer, Cineol und Pinen. Daneben ist er reich an Bitter- und Gerbstoffen, Triterpen- und Carbonsäuren, Harzen, Saponinen und Tanninen. An Mineralstoffen und Vitaminen mangelt es ebenso nicht – Rosmarin enthält unter anderem Vitamin C, Eisen, Niazin und Kalzium.

Vor allem die ätherischen Öle verleihen dem Rosmarin seine kreislauf- und durchblutungsanregenden Wirkungen. Weiterhin fördern sie Verdauung sowie Gallen- und Magensaftproduktion und haben krampflösende sowie leicht antiseptische Wirkungen. Zudem wird Rosmarin eine allgemein tonisierende, belebende und stimmungsfördernde Wirkung zugeschrieben.

Risiken und Nebenwirkungen

Bei zu hoher Dosierung kann Rosmarin Krämpfe und Schwindelanfälle verursachen.

Gegenanzeigen

Während der Schwangerschaft und Stillzeit darf Rosmarin nicht zu Heilzwecken genutzt werden. Das gilt auch bei Bluthochdruck, da dieser noch weiter steigen könnte.

Gesund mit Rosmarin

Rosmarin wird seit jeher zur Anregung des Kreislaufs geschätzt – ideal auch für all jene, die mit niedrigem Blutdruck zu kämpfen haben. Weiterhin ist er eine gute Pflanze zur Stärkung des Herzens, da er die Durchblutung des Herzmuskels verbessert. Seine durchwärmenden und krampflösenden Wirkungen bewähren sich

---

Steckbrief
- **Volksnamen:** Kranzenkraut, Meertau, Rusemarie, Anthoskraut, Antonskraut, Brautkleid, Hochzeitsblümchen, Kid, Kranzenkraut, Meertau, Rosmarein, Rosmariggen, Weihrauchkraut
- **Familie:** Lippenblütler (Lamiaceae)
- **Blütezeit:** Mai bis Juni
- **Sammelzeit:** Vor und nach der Blüte
- **Vorkommen:** Rosmarin ist im gesamten Mittelmeerraum heimisch. Man findet ihn inzwischen in ganz Europa.
- **Verwendete Pflanzenteile:** Verwendung finden die Blätter.

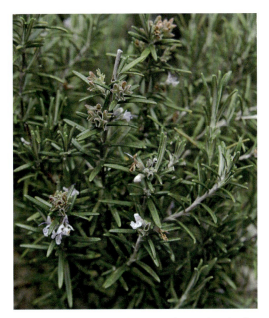

Rosmarinöl ist stark durchblutungsfördernd und sollte nicht abends angewendet werden. Es regt den Kreislauf an, wirkt belebend und blutdrucksteigernd.

bei rheumatischen Beschwerden und Muskelschmerzen – äußerlich angewandt, am besten in Form von Bädern, Salben oder Ölen.

Anwendung

In der Küche Er gibt vielen Gerichten eine mediterrane Note und macht besonders fettreiche Speisen um einiges besser bekömmlich. Nehmen Sie Rosmarin besser nicht frisch – dann schmeckt er noch recht stark nach Kampfer. Getrocknet geht diese Komponente verloren. Allerdings sollten Sie die ganzen Blätter direkt über den Speisen zerreiben. Fertig pulverisiert verlieren sie rasch an Aroma.

Tee Zur Anregung des Kreislaufs und bei Verdauungsstörungen: Übergießen Sie einen Teelöffel der Blätter mit einer Tasse kochendem Wasser. Zugedeckt zehn Minuten ziehen lassen und dann abseihen. Von dem Tee über mehrere Wochen hinweg zweimal täglich eine Tasse tagsüber trinken.

Bad Überbrühen Sie zwei Hände voll der Blätter mit einem halben Liter kochendem Wasser. Zugedeckt 20 Minuten ziehen lassen und dann durch ein Sieb abgießen. Die abgeseihte Flüssigkeit ins Badewasser geben. Die Badedauer sollte maximal zehn Minuten betragen. Baden Sie auch nicht abends, denn das regt zu sehr an. Das Bad wirkt lindernd bei rheumatischen Beschwerden und Muskelverspannungen. Zudem macht es wohlig warm, wenn man durchgefroren ist.

Wein Rosmarinwein besitzt eine lange Tradition als Herz- und Kreislauftonikum: Legen Sie dazu 150 Gramm frische Rosmarinblätter in einen Liter starken, trockenen Rotwein ein. Eine Woche – am besten in einer dunklen Glasflasche – ziehen lassen und dann durch ein Sieb abgießen. In eine andere Flasche umfüllen und bei Bedarf ein Likörgläschen vor den Mahlzeiten trinken.

Tinktur für Einreibungen Beispielsweise bei Muskelschmerzen und rheumatischen Beschwerden: Eine Hand voll frischer oder getrockneter Blüten mit einem halben Liter 90-prozentigem Alkohol übergießen. Eine Woche gut verschlossen an einem hellen, warmen Ort stehen lassen. Jeden Tag öfter schütteln, dann abfiltern. Mit der Rosmarintinktur reiben Sie mehrmals täglich die schmerzenden Stellen ein.

Fragen Sie Ihren Arzt oder Apotheker

Präparate, die Zubereitungen aus Rosmarin enthalten, sind beispielsweise:
Canephron Dragees oder Tropfen
tetesept Rheuma Bad N
Weleda Rheumasalbe M

> *Da Rosmarin sehr belebend wirkt, sollte man gegen Abend keine Anwendungen mehr mit ihm durchführen – weder innerlich noch äußerlich.*

Rosskastanie

Aesculus hippocastanum L.

Zu den Wurzeln

Die Rosskastanie ist ein bis zu 35 Meter hoher, sommergrüner Baum mit großer, regelmäßiger Krone – ein klassischer Schattenspender in bayerischen Biergärten. Die Laubblätter sind fünf- bis siebenfach gefiedert. Die hübschen weißen, gelb- oder rötlichen Blüten sitzen in kegelförmigen, steil aufrechten Rispen. Die gelbgrünen, kugeligen Früchte sind mit weichen Stacheln besetzt und enthalten glänzend braune Samen mit einem großen, hellen Nabelfleck.

Von anno dazumal bis heute

»Die Türken nennens Roßcastanien, darumb daß sie den keichenden Rossen sehr behülfflich sind«, notierte Matthiolus im Jahre 1565 über die aus Konstantinopel zunächst nach Wien eingeführte Pflanze – im mitteleuropäischen Raum heimisch wurde der heute weit verbreitete Baum erst im 16. Jahrhundert. Dass dessen Früchte allerdings nicht nur den »Rossen« helfen, sondern auch dem Menschen, wusste man bereits damals: Matthiolus und mit ihm andere Verfasser medizinischen Schriftwerks empfahlen Rosskastanien gegen »Blutspeyen, Bauchflüsse« und die »rote Ruhr« sowie als »bewehrt zu allerley stopffung«.

Die Volksmedizin setzte sie dagegen vor allem gegen Blutergüsse, krampfartige Menstruationsbeschwerden, Wadenkrämpfe in der Schwangerschaft, Durchblutungsstörungen, Neuralgien, rheumatische Erkrankungen sowie zur Verbesserung des Haarwuchses ein. Seit langem traditionell angewendet werden Rosskastaniensamen auch bei Venenleiden, wie unter anderem Krampfadern, Venenentzündungen und Hämorrhoiden, aber auch bei allgemeinem Schweregefühl in den Beinen sowie bei Juckreiz und Schwellungen. Eine, wie heute durch pharmakologische Untersuchungen und klinische Studien hinreichend belegt ist, vollauf berechtigte Indikation.

Die Esskastanie gehört zur Familie der Buchengewächse und besitzt, abgesehen von den Früchten, keinerlei Ähnlichkeit mit der Rosskastanie. Deren Früchte sind nicht für den Verzehr geeignet.

Wie uns Rosskastanie hilft

Wirksamkeitsbestimmend sind Triterpensaponine, allen voran das so genannte Aescin. Weiterhin stecken in den Samen fette Öle, Flavonglykoside, Phytosterine, Purinderivate und die Vitamine B1, C und K. Besagtes Aescin besitzt antiexsudative, entzündungshemmende Effekte. Zudem entfaltet es ausgeprägte antioxidative Aktivitäten – kann also die schädlichen Wirkungen freier Radikale mindern. Damit nicht genug: Enzyme, die an der oxidativen Blutgefäßschädigung beteiligt sind, unter anderem Xanthinoxidase und Myeloperoxidase, werden durch Aescin gehemmt. Das stoppt die vermehrte Bildung von Sauerstoffradikalen und verhindert so die Schädigung der Gefäßwände. Daneben besitzt Aescin eine im Labor und durch Studien nachgewiesene vorbeugende Wirksamkeit gegen Wasseransammlungen, so genannte Ödeme.

Steckbrief

- **Volksnamen:** Judenkastanie, Gichtbaum, Vixirinde, Judenkest, Saukastanie
- **Familie:** Rosskastaniengewächse (Hippocastanaceae)
- **Blütezeit:** Mai und Juni
- **Sammelzeit:** September und Oktober
- **Vorkommen:** Rosskastanien sind in ganz Europa, ferner in Kleinasien, Nordindien und dem Kaukasus beheimatet.
- **Verwendete Pflanzenteile:** Verwendet werden die Samen.

Risiken und Nebenwirkungen
Mitunter können bei der Einnahme von Rosskastanienextrakten Juckreiz, Übelkeit und Magenbeschwerden auftreten. Diese Symptome verschwinden, sobald Sie die Präparate wieder absetzen.

Gegenanzeigen
Bei Erkrankungen von Niere oder Leber sollten Zubereitungen mit Rosskastanie nicht ohne ärztlichen Rat angewendet werden. Das gilt auch bei gleichzeitiger Behandlung mit gerinnungshemmenden Medikamenten, wie Marcumar oder Aspirin. Denn durch den Gehalt an Cumarinen wie durch Aescin selbst kann es zu einer Verstärkung der blutgerinnungshemmenden Wirkung kommen.

> Rosskastanie
> ➤ wirkt entzündungshemmend
> ➤ hat antioxidative Eigenschaften
> ➤ schützt die Blutgefäße
> ➤ beugt Ödemen vor

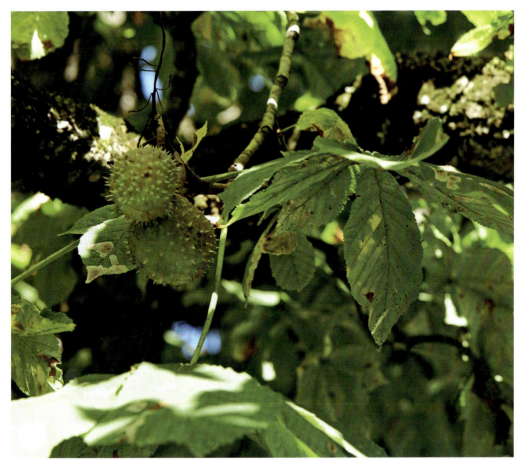

Die Früchte der Rosskastanie sind zwar nicht essbar, doch enthalten sie wirksame Stoffe zur Behandlung von Venenleiden und Wasseransammlungen in den Beinen. Im Handel sind Fertigpräparate zur innerlichen und zur äußerlichen Anwendung zu bekommen.

Gesund mit Rosskastanie

Dass die Rosskastanie schon so lange gegen Venenerkrankungen angewendet wird, hat sich durch pharmakologische Untersuchungen und klinische Studien als vollauf berechtigt erwiesen. Entsprechend werden die Extrakte zur Therapie von Beschwerden angewendet, die durch eine Erkrankung der Beinvenen verursacht sind.

Anwendung

Rosskastanienpräparate bekommen Sie als Kapseln, Tabletten oder Dragees zur inneren Anwendung sowie als Creme, Gel, Lotion und Badezusatz zur äußeren Anwendung.

Fertigpräparate Venentherapeutika mit Rosskastaniensamenextrakt sind nur als Monopräparate im Handel. Diese enthalten als Wirkstoff einen Trockenextrakt aus den Samen, der durch Extraktion mit Ethanol (50 oder 60 Prozent) oder mit Methanol (80 Prozent) hergestellt wurde. Für die Qualität des Extraktes sind das Drogen-Extrakt-Verhältnis (DEV) und das Extraktionsmittel (Alkohol) entscheidend; beides muss im Beipackzettel angegeben sein. Weiterhin bestimmt der Gehalt an Aescin über die Qualität des Präparates. Der Gehalt pro Einzeldosis muss daher ebenso angegeben werden. Als wirksame Tagesdosis gelten 100 Milligramm Aescin.

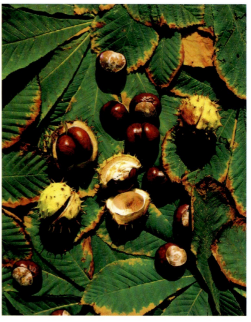

Die Samen der Rosskastanie wurden lange Zeit nur in der Volksmedizin angewendet. Inzwischen hat die Wissenschaft ihre Wirksamkeit bestätigt.

Im Licht der Wissenschaft

Extrakte aus den getrockneten Samen der Rosskastanie sind ein wichtiges pflanzliches Heilmittel zur Behandlung von Venenerkrankungen, besonders der chronischen Veneninsuffizienz (CVI). Im Vergleich zur Kompressionstherapie (Kompressionsstrümpfe, Wickel) wird die Einnahme von Rosskastanienextrakten von den Patienten viel besser angenommen. Verschiedene Studien haben bei Patienten mit CVI nach der Behandlung mit Rosskastanienextrakten eine deutliche subjektive und objektive Besserung der Symptome nachgewiesen: signifikante Verringerung der transkapillaren Filtration und des Beinvolumens sowie deutlich reduzierte Beinödeme.

> Rosskastaniensamen, Hippocastani semen, sind für den »well-established medicinal use« empfohlen (→ Seite 54).

Fragen Sie Ihren Arzt oder Apotheker

Präparate, die Zubereitungen oder Extrakte aus Rosskastanie enthalten, sind beispielsweise:

Aescusan
Essaven Kapsel
Noricaven retard
Pascovenol classic Dragees
Rephastan Salbe
Venen-Fluid
Venopas Tropfen
Venoplant retard S

Safran

Crocus sativus

Zu den Wurzeln

Der Safran ähnelt in seinem Aussehen stark dem Krokus oder der Herbstzeitlose. Diese haben jedoch Zwiebeln, während der Safran eine Knolle besitzt. Auffällig am Safran, und das unterscheidet ihn ebenfalls von seinen Verwandten, sind die großen roten Blütengriffel mit ihren drei Narbenschenkeln, den Safranfäden – jener Teil der Pflanze, der zu arzneilichen Zwecken sowie in der Küche Verwendung findet. Von Herbst bis Frühjahr entwickelt der Safran grasähnliche Blätter, die er im Sommer verliert – eine Eigenheit, der er den Volksnamen »Nackthure« verdankt. Die Knolle ruht in der »blätterlosen« Zeit. Erst im Herbst entwickeln sich die Blüten.

Von anno dazumal bis heute

Safran gehört zu den ältesten Kulturpflanzen. Erstmals erwähnt wurde er in einem Stadtnamen: Azupirano, zu deutsch »Safran-Stadt«, die wahrscheinlich am Euphrat lag.

Seit dem Altertum schreibt man dem Safran, von den alten Ägyptern »Blut des Herakles« genannt, umfassende heilende, aber auch aphrodisierende Kräfte zu. Die aromatische Pflanze rühmten bereits König Salomon und Homer (8. Jahrhundert v. Chr.). Auch die Hippokratiker hatten ihn in ihrem Arzneirepertoire – er sollte der Manneskraft wieder aufhelfen und der Trunkenheit entgegenwirken.

In der Antike galt Safran als der König der Pflanzen. Von Plinius, dem römischen Historiker und Naturforscher (1. Jahrhundert), ist uns fol-

> **Safran**
> ▸ wirkt einschläfernd und narkotisierend
> ▸ hat krampflösende Eigenschaften

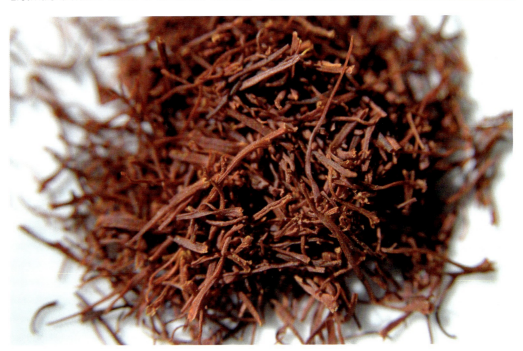

Safran, die getrockneten Blütengriffel einer Krokus-Art, ist seit der Antike eines der teuersten Gewürze überhaupt. Es galt seit alters als Heilmittel, das Krämpfe löst und entspannt.

gende Anmerkung überliefert: »Safran ist ein herrlicher Zusatz zu Wein, nimmt alle von der Trunkenheit entstandene Unordnung, gerieben dient er dazu, die Theater mit Wohlgerüchen zu erfüllen.« Und weiter: »Er bewirkt Schlaf, hat gelinde Wirkung auf den Kopf und reizt den Geschlechtstrieb.«

Im Mittelalter durfte der Safran bei niemandem, der auf sich hielt, im Küchengarten fehlen, denn wie in einem »Kreuterbuch« aus dieser Zeit zu lesen steht: »Es bekommt wohl dem Magen, fürdert die Dewung (Verdauung), bringet dem Leib eine gute Farb, macht fröhlich und stärkt alle innerliche Glieder.«

Da für ein einziges Kilogramm rund 100000 Safranblüten gepflückt werden müssen, wurde kaum ein anderes Gewürzkraut so häufig verfälscht und gestreckt wie der Safran – trotz der drakonischen Strafen, die darauf standen. Denn wer im Mittelalter »Safran fälschte und für gut verkaufte«, wurde samt seiner Ware öffentlich verbrannt, und wer »dazugeholfen«, lebendig begraben.

> *Überall dort, so erzählt eine alte Legende, wo sich Juno und Jupiter der Liebe hingegeben haben, erwuchs aus ihren wollüstigen Ausdünstungen der Safran. So erklärt sich, weshalb man in der Antike die Brautbetten mit Safranblüten bestreute.*

Safran soll zu den Ingredienzien der berühmt-berüchtigten Hexensalben gehören. Möglicherweise hielt man ihn für einen Liebeszauber: Schließlich war und ist er in den arabischen Ländern und auf dem indischen Subkontinent bis heute ein geschätztes Aphrodisiakum.

Wie uns Safran hilft

Safran enthält ätherisches Öl, Bitterstoffe, vor allem das Picrocrocin, das sich bei Lagerung in Safranal verwandelt, sowie drei verschiedene gelbe Farbstoffe.

Die Pharmakologie des Safrans ist noch nicht sehr gut untersucht. Dennoch ist bekannt, dass er dem Opium ähnliche narkotisierende und einschläfernde Wirkungen hat. Der Extrakt aus den Blütennarben hat stimulierende und entkrampfende Wirkungen.

Risiken und Nebenwirkungen

Safran kann äußerst gefährlich sein: Bereits fünf Gramm Safranfäden können zu Frühgeburten und tödlichen Vergiftungen führen. Deshalb dürfen Sie ihn stets nur in sehr geringer Dosierung verwenden – maximal drei Fäden.

Gegenanzeigen

Keine bekannt.

Gesund mit Safran

Safran findet heute überwiegend in der Küche Anwendung.

Anwendung

Kaufen Sie besser Safranfäden. Denn gemahlen oder gepulvert verliert Safran sehr schnell an Aroma. Aufbewahren sollten Sie das edle Gewürz in dunklen Glasbehältern. Die Fäden vor dem Unterrühren in einem Esslöffel heißem Wasser auflösen.

Steckbrief

- **Volksnamen:** Gewürzsafran, Karkum, Kesar, Zafran
- **Familie:** Schwertliliengewächse (Iridaceae)
- **Blütezeit:** Oktober bis November
- **Sammelzeit:** Herbst
- **Vorkommen:** Die Gebiete, in denen Safran kultiviert wird, liegen vor allem in Kleinasien, der Türkei, Persien, Griechenland, Indien und Spanien.
- **Verwendete Pflanzenteile:** Zu medizinischen Zwecken werden die Blütennarben verwendet.

Sägepalme (Sabal serrulata) — *Serenoa repens*

Zu den Wurzeln

Sabal wächst bevorzugt auf sandigen Böden in Dünen und Kiefernwäldern. Die niedrigstämmige buschige Palme hat einen kriechenden Wurzelstock, fächerförmige Blätter und stachelige Blattstiele. Ihre kurzen, axillären Blütenstände sind dicht behaart und rispig verzweigt. Die tiefpurpurnen Früchte sind eiförmige, etwa drei Zentimeter große einsamige Beeren – sie schmecken erst süß, dann scharf brennend.

Von anno dazumal bis heute

Die von Florida bis Nordcarolina verbreitete Sägepalme wurde erst zu Beginn des 20. Jahrhunderts in den europäischen Arzneimittelschatz aufgenommen. In ihrer Heimat fanden sowohl die Früchte als auch die Blätter breite Anwendung in der traditionellen Medizin der nordamerikanischen Ureinwohner.

Wie uns die Sägepalme hilft

Als wichtigste Inhaltsstoffe der Sägepalmenfrüchte wurden Steroide (Beta-Sitosterol und deren Glukoside), Flavonoide, wasserlösliche Polysaccharide und fettes Öl ausgemacht. Weiterhin finden sich in den Früchten Farnesol, Phytol und Rutin sowie die Alkohole Hexacosanol, Octacosanol und Triacontanol.

Sägepalmenfrüchte wirken antiandrogen: Sie hemmen vorübergehend die Wirkung der männlichen Geschlechtshormone, der so genannten Androgene. Das Gleiche trifft, wenn

> **Sägepalme**
> ➤ wirkt entzündungshemmend
> ➤ ist antiandrogen
> ➤ wirkt schwach antiöstrogen

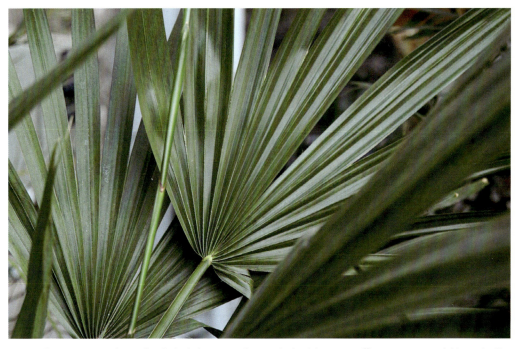

Die an den Küsten Nordamerikas heimische Sägepalme enthält wirksame Stoffe gegen Prostataleiden, wie die Forschung erst in jüngerer Zeit nachgewiesen hat. In der traditionellen indianischen Medizin wird die Pflanze seit langem angewendet.

auch schwächer ausgeprägt, für die weiblichen Geschlechtshormone, die Östrogene, zu. Diese werden ebenfalls durch Sägepalmenextrakte vorübergehend in ihrer Wirkung abgeschwächt. Darüber hinaus besitzt die Pflanze auch entzündungshemmende Eigenschaften.

Risiken und Nebenwirkungen
Sehr selten kann es bei der Einnahme von Sägepalmenpräparaten zu Magenbeschwerden kommen.

Gegenanzeigen
Keine bekannt.

Gesund mit Sägepalme
Präparate mit Extrakten aus Sägepalmenfrüchten werden gegen Beschwerden beim Wasserlassen infolge einer gutartigen Prostatavergrößerung in den Stadien I und II eingesetzt. Sie haben eine nachgewiesen gute Wirksamkeit gegen die typischen Beschwerden wie unter anderem nächtlichen Harndrang und Nachträufeln nach dem Wasserlassen. Angeblich hilft das Mittel auch gegen Haarausfall.

> »Serrulata« ist das lateinische Wort für »kleine Säge«. Den Namen Serenoa führt die Pflanze nach dem amerikanischen Botaniker Sereno Watson.

Anwendung
Extrakte aus den Früchten der Sägepalme bekommen Sie als Monopräparat oder in Kombination mit Extrakten aus Brennesselwurzeln. Für die Qualität des Extraktes sind Drogen-Extrakt-Verhältnis (DEV) und Extraktionsmittel (Alkohol oder Hexan) entscheidend. Im Falle eines Kombinationspräparates mit Urticaextrakt müssen DEV-Werte für beide Drogen angegeben werden. Bei Monopräparaten beträgt die wirksame Tagesdosis 320 Milligramm des Extraktes. Bei Kombinationen liegt die wirksame Tagesdosis bei 160 Milligramm Extrakt aus Sabalfrüchten und 120 Milligramm Trockenextrakt aus Brennesselwurzeln.

Im Licht der Wissenschaft
Extrakte aus den Früchten der Sägepalme (Sabal fructus) haben ihre therapeutische Wirksamkeit bei leichter bis mittelschwerer benigner (gutartiger) Prostatahyperplasie, kurz BPH, in Studien unter Beweis gestellt. Getestet wurden ein kombiniertes Präparat aus Sabalextrakt und Urticaextrakt (aus der Brennnessel) ebenso wie ein Monopräparat, das nur Sabalextrakt enthält. Diese Präparate zeigten eine dem synthetischen Arzneistoff Finasterid vergleichbare Wirksamkeit, was die Besserung der Harnwegsbeschwerden betrifft. Die Nebenwirkungen sind aber wesentlich geringer.

Fragen Sie Ihren Arzt oder Apotheker
Präparate mit Sägepalme sind beispielsweise:
Hewesabal mono
Prosta Urgenin Uno Kapseln
Prostagutt Uno
Prostagutt forte Kapseln und Lösung
Remiprostan Uno Kapseln
Sabal uno Apogepha
tetesept Sabal-Kürbis-Kapseln

Steckbrief
- **Volksnamen:** Sägezahnpalme, Zwergpalme, Deichpalme, Sabalpalme
- **Familie:** Palmengewächse (Arecaceae)
- **Blütezeit:** Frühjahr
- **Sammelzeit:** Herbst
- **Vorkommen:** Die Sägepalme ist heimisch in den küstennahen Südstaaten Nordamerikas, vor allem in Südcarolina und Florida. Die zu medizinischen Zwecken verwendeten Pflanzen stammen aus Wildsammlungen in den USA.
- **Verwendete Pflanzenteile:** Zu medizinischen Zwecken werden die getrockneten Früchte verwendet.

Salbei
Salvia officinalis

*»Leuchtend blühet Salbei ganz vorn am
Eingang des Gartens, süß von Geruch,
voll wirkender Kräfte und heilsam zu trinken.
Manche Gebresten der Menschen zu heilen,
erwies sie sich nützlich.«*

(Aus dem »Hortulus« des Walahfrid Strabo, 827 n. Chr.)

Zu den Wurzeln

Salbei bevorzugt sonnige und trockene Standorte mit steinigen Böden. Der bis zu 60 Zentimeter hohe Strauch trägt aufrechte Stängel mit vielen filzig behaarten Seitenästen. Die Blätter sind gestielt und länglich, oberseits fast kahl und unterseits weißfilzig behaart. Die Salbeiblüten sind als fünf- bis zehnblütige Scheinquirle angeordnet – blauviolett, rosa oder weißlich. Der gesamte Strauch duftet angenehm aromatisch und sehr intensiv, was man sich im Garten auch zunutze machen kann: Damit wehrt er erfolgreich Raupen, Läuse und Schnecken ab und kann, an den Rand des Gemüsegartens gepflanzt, Salat- und Kohlköpfe vor den gefräßigen Schädlingen schützen. Seine violetten Blüten und das blaugrüne Laub passen auch gut als Unterpflanzung zu Rosen, die er vor Blattläusen schützt. Salbeistauden werden

Salbei
- ist entzündungshemmend
- löst Krämpfe
- beruhigt
- ist antiseptisch
- wirkt blähungstreibend
- wirkt zusammenziehend (adstringierend)
- fördert die Sekretion
- hemmt die Schweißabsonderung

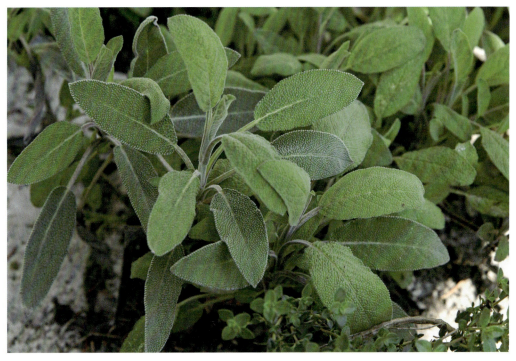

Salbei stammt zwar aus wärmeren Gefilden in Südosteuropa, gedeiht jedoch auch bei uns. Sein charakteristischer Duft rührt von seinem Gehalt an ätherischen Ölen her.

nach der Blüte um mindestens ein Drittel zurückgeschnitten, damit sie nicht zu groß werden und auseinanderfallen. Über den Winter mit Reisig gut geschützt, kann der Strauch viele Jahre im Garten bleiben.

Die heilkräftigen Salbeiblätter erntet man am besten bei sonnigem, trockenem Wetter kurz vor der Blüte bei zunehmendem Mond; dann ist der Wirkstoffgehalt am höchsten.

Von anno dazumal bis heute

Dem Lippenblütler mit den charakteristischen grünweißen Blättern und dekorativen violetten Blüten wurde bereits in den frühen Hochkulturen große Wertschätzung zuteil: Die Blätter des Salbeis standen seit der Antike sinnbildlich für das ewige Leben und galten entsprechend als universale Medizin und wirksames Zauber- und Liebesmittel. Das gesamte Mittelalter hindurch war die Salbeipflanze als »heiligende Ratgeberin der Natur« in jedem Klostergarten vertreten. Denn, wie beispielsweise im »Regimen Sanitatis Salernitanum« zu lesen steht: »Warum stirbt denn überhaupt der Mensch, dem Salbei im Garten wächst? Salbei schafft Remedur, Salbei, der Rat der Natur!«

Auch im berühmten »Hortulus«, einem Lehrgedicht des Mönchs Walahfrid Strabo über die zu Heilzwecken angebauten Gartenpflanzen, finden sich lobende Zeilen: »Der Salbei leuchtet an erster Stelle hervor, lieblich im Geruch, bedeutend an Kraft und nützlich als Trank; hilfreich ist er befunden in den meisten Krankheiten der Menschen und hat es verdient, sich stets einer grünen Jugend zu erfreuen.« Die umfassende Wirksamkeit des Salbeis klingt bereits in seinem botanischen Namen an, der sich von »salvare«, heilen, ableitet. Nomen est omen, und so rühmten die Heilkräfte des Salbeis, die wie Strabo vermerkte, bei »manchen Gebresten nützen«, auch spätere »Väter der Botanik« wie unter anderem Hieronymus Bock (1498–1554). Er notierte 1539 in seinem »New Kreütterbuch«: »Under allen stauden ist kaum ein gewechs / uber die Salbey / denn es dienet dem Artzet / Koch / Keller / armen un reichen.« Hildegard von Bingen empfahl, gegen »starke Verschleimung und stinkenden Atem« Salbeiblätter in Wein zu kochen und diese Mixtur zu trinken. Gegen mangelnden Appetit riet die Äbtissin zu einer Würzmischung aus »Salbei, Kerbel und Zwiebel in Essig«.

> *Im Altertum standen die Blätter des Salbeis, wie viele andere stark aromatische Pflanzen, als Zauber- und Liebesmittel in hohem Ansehen.*

Steckbrief

- **Volksnamen:** Salver, Salwie, Saphei, Schuwen, Selwe, Sophie und Zaffee, Dalmatinersalbei, Edelsalbei, Fischsalbe, Rauchsalbei, Sabikraut, Scharlachkraut, Scharlei, Chüechlichrut, Müsliblätter, Salbine
- **Familie:** Lippenblütler (Lamiaceae)
- **Blütezeit:** Juni bis August
- **Sammelzeit:** Juni bis August
- **Vorkommen:** Salbei ist heute im gesamten mediterranen Raum verbreitet. Der Ursprung der Art liegt vermutlich im Bereich Dalmatien bis Serbien – daher auch der Beiname Dalmatinersalbei. Salbei für die medizinische Verwendung wird heute vor allem in Albanien, Mazedonien und Ungarn angebaut.
- **Verwendete Pflanzenteile:** Zu medizinischen Zwecken werden die getrockneten Blätter verwendet.

Wie uns Salbei hilft

Salbeiblätter enthalten reichlich ätherisches Öl, dessen Hauptkomponenten Thujon, Cineol und Kampfer sind. Außerdem lassen sich in den Blättern Gerbstoffe, Diterpen-Bitterstoffe, Triterpene, Steroide, Flavone und Flavonglykoside nachweisen. Die Inhaltsstoffe des Salbei ergänzen sich ideal – Synergismus, wie es fachsprachlich heißt: In Kombination verleihen sie dem Salbei entzündungshemmende, antiseptische und beruhigende Wirkungen. Darüber hinaus ist er krampf- und blähungslösend. Eine der wichtigsten Eigenschaften ist aber sicherlich, dass Salbei die Schweißbildung hemmt – sowohl innerlich wie äußerlich angewendet. Naturmedizinisch orientierte Hebammen empfehlen Salbeitee, um die Milchbildung beim Stillen zu reduzieren und das Abstillen sanft einzuleiten. Auch eine kosmetische Anwendung der Salbeiblätter kennt die Volksmedizin – nämlich als »Zahnbürste«. Die rauhe Blattoberfläche und die leicht bakterizide Wirkung der Inhaltsstoffe machen den Salbei für die natürliche Zahnpflege so geeignet.

Das Kauen frischer Salbeiblätter ist ein gutes Mittel gegen Mundgeruch.

Risiken und Nebenwirkungen
Bei länger andauernder Einnahme von alkoholischen Extrakten und des reinen ätherischen Öls können epileptiforme Krämpfe auftreten.

Gegenanzeigen
Während Schwangerschaft und Stillzeit soll Salbei und Zubereitungen daraus nicht in größeren Mengen eingenommen werden. Salbei hemmt die Milchbildung während der Stillzeit.

Gesund mit Salbei
Extrakte aus Salbeiblättern werden zur Behandlung von Entzündungen der Mund- und Rachenschleimhaut sowie bei Hautentzündungen eingesetzt. Spülungen mit Tee aus Salbeiblättern sind eine wirksame Hilfe gegen Zahnfleischentzündungen. Innerlich lindern sie Störungen im Magen-Darm-Trakt – allen voran Blähungen, leichte Durchfallerkrankungen und Entzündungen der Darmschleimhaut. Als Tee oder Inhala-

Salbei in der indianischen Medizin
Zu den zentralen Pflanzen indianischer Heilkultur gehört neben Tabak, Mais, Sassafras und Peyote auch »Indian Sage«, der Indianische Salbei. Allerdings handelt es sich dabei nicht um eine Salbei-, sondern eine Beifußart: Artemisia tridentata, den Wüstenbeifuß. Er wird nicht nur medizinisch, sondern auch rituell verwendet. Sage wird hauptsächlich zur spirituellen Reinigung gebraucht, er fehlt bei fast keiner Zeremonie. Der Rauch glimmender Salbeiblätter wird auf die geistig zu reinigende Person geblasen. Ähnlich verfahren Medizinleute bei der magischen Säuberung von Zeremonieplätzen. Neben dem Rauch von Indian Sage wird auch den Blättern, in Kreis- und Schlangenform ausgestreut, schützende Kraft beigemessen. Die Wirkung der Pflanze, die nach indianischer Weisheit Inspiration fördert und Gedanken öffnet, wird auch zur Meditation genutzt, indem man frische oder auch getrocknete Blätter kaut. Medizinisch wird Sage wegen seiner beruhigenden Wirkung gegen Erkältungskrankheiten von Husten bis Bronchitis und generell bei Atembeschwerden genommen. Gegen Gelenkrheumatismus helfen Auflagen aus den Blättern. Auch in der Küche der amerikanischen Nativen spielt das Kraut eine wichtige Rolle: als Gemüse, Heiltee, Gewürz und zum Gerben von Fleisch. Dazu wird das Fleisch mit den Blättern von Indian Sage umwickelt und für einen Tag in der Erde vergraben.
Indian Sage gibt es bei uns in gut sortierten Kräuterfachgeschäften zu kaufen.

tion sind die Blätter auch bei Erkrankungen der Atemwege und bei Husten angezeigt sowie gegen übermäßiges Schwitzen und zur Verminderung von überreichem Milchfluss stillender Mütter.

Anwendung
Salbei kommt zum einen als Tee zur Anwendung, zum anderen gibt es alkoholische Salbeitinkturen und Frischpflanzenpresssäfte. Viele Mundwässer und antiseptische Mundspüllösungen enthalten ebenfalls Salbei. Extrakte aus Salbeiblättern bekommen Sie als Zutat pflanzlicher Kombinationspräparate in Apotheken.
In der Küche Als Küchengewürz macht sich Salbei frisch oder getrocknet, gemahlen oder gehackt, allein oder in Gewürzmischungen bestens. Er ist entsprechend in vielen Lebensmitteln zu finden, unter anderem in Wurstwaren wie Corned Beef, Mortadella und Salami. Dabei dient er nicht nur dem Geschmack, sondern auch der besseren Haltbarkeit: Salbei schützt vor Fettverderb, sprich vor dem Ranzigwerden – ein Vorzug, der schon seit langem genutzt wird und inzwischen auch wissenschaftlich untersucht wurde. Dabei stellte sich heraus, dass von zahlreichen getesteten Gewürzen der Salbei die Haltbarkeit von Lebensmitteln am wirksamsten verbessert.
Gurgellösung Entweder nehmen Sie zur Spülung des Mund- und Rachenraums frisch zubereiteten Salbeitee, oder Sie geben drei Tropfen des ätherischen Öls auf ein Glas lauwarmes Wasser.
Salbeiwein Vor dem Essen ein kräftiger Schluck Salbeiwein dient der allgemeinen Stärkung: Dazu 10 Gramm trockene Salbeiblätter in ein sauberes Gefäß geben. Dann einen Liter trockenen Weißwein darübergießen, das Gefäß verschließen und den Wein im Kühlen eine Woche ziehen lassen. Zwischendurch immer wieder gut schütteln. Danach durch ein Haarsieb oder ein Tuch abfiltern und in eine dunkle Glasflasche umfüllen.
Salbeiblätter mit Milch Für Kinder ist der Salbeiwein natürlich nicht zu empfehlen. Sie bekommen zur Stärkung Salbeiblätter in Milch. Dafür täglich einige frische Salbeiblätter fein hacken und mit etwas Milch verrühren. Davon dem Kind jeden Tag 3 Teelöffel über den Tag verteilt eingeben. Die Anwendung sollte kurmäßig über zwei bis drei Wochen durchgeführt werden.
Tee Übergießen Sie einen Teelöffel getrocknete Salbeiblätter mit einem Viertelliter heißem Wasser. Zehn Minuten zugedeckt ziehen lassen und dann abseihen. Davon zwei bis drei Tassen pro Tag trinken – wenn Sie möchten, mit etwas Honig gesüßt.
Bad Übergießen Sie 100 Gramm frische Salbeiblätter mit einem Liter kochendem Wasser. Das Ganze zehn Minuten ziehen lassen, abseihen und dem Badewasser zugeben.

Gegen Fußschweiß soll es helfen, wenn man die Füße mit fein zermahlenem Salbeipulver aus getrockneten Blättern pudert. Sie können aber auch ganze Salbeiblätter in ihre Schuhe legen.

Im Licht der Wissenschaft
In einer Studie wurde die Wirksamkeit einer Zubereitung aus Rhabarber- und Salbeiextrakt bei Lippenherpes getestet und mit einem künstlich hergestellten Standardwirkstoff, Aciclovir, verglichen. Die Anwendung beider Mittel erfolgte äußerlich. Im Ergebnis erwies sich die Kombination aus Rharbarber und Salbei als genauso wirksam wie Aciclovir.

Fragen Sie Ihren Arzt oder Apotheker
Präparate, die Zubereitungen aus Salbei enthalten, sind beispielsweise:
Aperisan Gel
Caelo Salbeiblätter
Salvysat Bürger
Viru-Salvysat Bürger

Sanddorn

Hippophae rhamnoides

Zu den Wurzeln

Sanddorn wächst bevorzugt auf kargen und sandigen Böden. Der baumartige Strauch trägt stachelbewehrte Äste und erreicht eine Höhe zwischen 1,5 bis 4,5 Metern. Die schmalen Blätter erinnern an die der Weide, an ihrer Unterseite sind sie silberweiß behaart. Die Blüten sind unscheinbar, im Spätsommer reifen aus ihnen leuchtend orangefarbige Beeren heran. Sie haben ein weiches Fruchtfleisch und einen sauren, herben Geschmack.

Sanddorn
- stärkt das Immunsystem
- stärkt und vitalisiert allgemein
- ist antioxidativ wirksam
- regt den Appetit an
- wirkt entzündungshemmend
- ist stoffwechselanregend
- hat antibakterielle Effekte
- fördert die Wundheilung

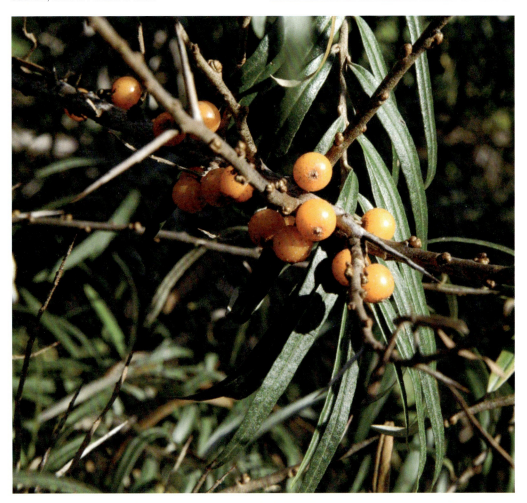

Sanddorn liebt sandige Böden und ist salzverträglich. Deshalb gedeiht er hervorragend im Küstenbereich und wird dort traditionell zu Marmelade und Saft verarbeitet. Sein Vitamin-C-Gehalt ist besonders hoch.

Weil er in Deutschland selten geworden ist, steht der Sanddorn mittlerweile unter Naturschutz. Plantagen sorgen für die Befriedigung der weiterhin steigenden Nachfrage.

Von anno dazumal bis heute

Das heilkräftige Potenzial des Sanddorns wurde genau genommen erst um 1940 erkannt: Deutsche Wissenschaftler entdeckten den hohen Vitamingehalt der Früchte. In Folge wurde der Busch systematisch in den Küstenregionen angebaut.

Wie uns Sanddorn hilft

Sanddorn ist eine Vitaminbombe, vor allem in puncto Vitamin C: Sein Gehalt in den Sanddornbeeren – im Schnitt 450 Milligramm pro 100 Gramm – wird von keiner einheimischen Obstsorte übertroffen. Sogar die Zitrone enthält zehnmal weniger Vitamin C. Die Beeren enthalten weiterhin Vitamin E (Alpha-Tocopherol), Beta-Karotin und die Vitamine B1, B2, B6 und B12. Damit nicht genug: Im Sanddorn stecken auch wichtige Mineralstoffe und Spurenelemente wie Eisen, Kalzium, Mangan und Magnesium sowie sekundäre Pflanzenstoffe wie Phytosterine, Amine und Polyphenole. Sanddorn weist auch einen hohen Gehalt an heilsamem Öl auf. Dank dieses Wirkstoffcocktails empfiehlt sich Sanddorn besonders zur Stärkung des Immunsystems – vorbeugend oder therapiebegleitend eingesetzt, zum Beispiel bei erhöhter Infektanfälligkeit.

> *Im alten Griechenland verwendete man die Pflanze als Heilmittel für die Augen der Pferde. Daher der botanische Name Hippophae: »Hippos« heißt Pferd, und »paos« bedeutet Licht. Rhamnoides heisst »kreuzdornähnlich«, was sich auf den Strauch Kreuzdorn bezieht.*

Risiken und Nebenwirkungen
Allergische Reaktionen sind bei empfindlichen Personen möglich.

Gegenanzeigen
Keine bekannt.

Gesund mit Sanddorn

Das breite Spektrum an wertvollen Inhaltstoffen macht Sanddorn zu einer Art Tonikum. Es ist gerade in den Herbst- und Wintermonaten hervorragend geeignet zur Vorbeugung und Stärkung des Immunsystems: Mit drei Esslöffeln Sanddornsaft täglich ist der Bedarf an wichtigen Vitaminen gedeckt. Therapiebegleitend kann Sanddorn auch bei Erschöpfungszuständen, Appetitmangel oder Infektanfälligkeit helfen. Dabei ist er kein Heilmittel mit spezifischer Wirkung, sondern er wirkt unterstützend.

Anwendung

Zum Frischverzehr sind die Beeren viel zu sauer. Nach einigen Minuten Kochen verliert

---

Steckbrief
- **Volksnamen:** Audorn, Fasanenbeere, Haffdorn, Korallenbeerdorn, Rote Schlehe, Sandbeere, Seedorn, Stechdorn, Stranddorn, Weidendorn
- **Familie:** Ölweidengewächse (Elaeagnaceae)
- **Blütezeit:** März bis Mai
- **Sammelzeit:** August bis September
- **Vorkommen:** Sanddorn findet sich vor allem in den Dünenregionen Nord- und Osteuropas, im Schotter der Alpenflüsse und in trockenen mediterranen Küstengebieten. Ursprünglich stammt der Sanddorn jedoch aus Zentralasien und ist auf dem Land- und Seeweg verbreitet worden.
- **Verwendete Pflanzenteile:** Angewendet werden die reifen Früchte.

sich das jedoch. Anschließend kann man sie pürieren, zu Saft oder Marmelade verarbeiten. Alles das gibt es natürlich auch fertig zu kaufen – im Reformhaus und in der Apotheke. Auch Salben, Cremes, Lotionen, Emulsionen sowie das reine Kernöl sind inzwischen im Handel erhältlich.

Saft-Cocktail Den Saft kann man pur oder mit anderen Säften vermischt trinken, beispielsweise mit Apfel oder Karotte. Probieren Sie auch einmal ein Glas Orangensaft mit jeweils zwei Esslöffeln Heidelbeer- und Sanddornsaft vermischt. Jeden Tag ein solcher Cocktail macht fit für die Erkältungssaison.

Im Licht der Wissenschaft

Eine Studie aus China zeigte bei chronischen Lebererkrankungen wie unter anderem Hepatitis gute Ergebnisse mit Sanddornextrakt: Die Leberfunktionen der Patienten, die Sanddornextrakte mehrmals täglich zu sich nahmen, konnten schneller regeniert werden.

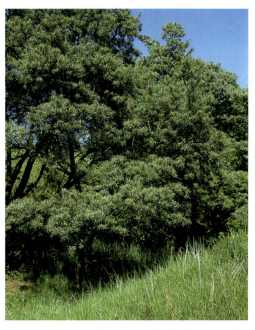

Die Beeren des Sanddorns enthalten in Fruchtfleisch und Kernen auch ein wertvolles Öl, das in der Kosmetik eingesetzt wird.

Sanddornöl

Hierzulande ist es kaum in Gebrauch, in der Heimatregion des Sanddorns – vor allem in Tibet – wird das Öl jedoch seit mehr als 1200 Jahren medizinisch genutzt. Es gibt Fruchtfleischöl und Kernöl: Das Fruchtfleischöl wird durch Kaltpressung des Fruchtfleisches gewonnen. Es hat die typisch orangerote Farbe des Sanddorns und einen hohen Anteil an Karotinoiden. Das Kernöl wird aus den nussartigen Samen gewonnen. Es ist schwach rötlich, da weniger Karotinoide enthalten sind. Stattdessen hat es einen hohen Anteil ungesättigter Fettsäuren wie Linol- und Linolensäure.

Fruchtfleischöl regt innerlich genommen den Stoffwechsel an und lindert Sodbrennen und Magen-Darm-Erkrankungen – dazu werden wenige Tropfen täglich in Wasser oder Saft eingerührt. Gegen Mandel- und Rachenentzündungen wird mit dem Fruchtfleischöl gegurgelt, oder man pinselt die betroffenen Stellen mit dem Öl ein.

Das Kernöl ist entzündungshemmend und antibakteriell wirksam, zudem beschleunigt es die Wundheilung: Leichte Verbrennungen und Sonnenbrand bessern sich durch das Einreiben mit dem Öl schneller. Auch die Kosmetik schätzt das Kernöl, denn es regeneriert die Haut, wirkt der Faltenbildung und natürlichen Hautalterung entgegen, desinfiziert und beugt Entzündungen vor. Präparate mit Sanddornöl werden auch bei Akne oder Neurodermitis zur Hautpflege empfohlen.

Sandelholz (Weißer Sandelholzbaum) *Santalum album*

Zu den Wurzeln

Sandelholz ist ein dorniger Baum oder Strauch, der als Halbparasit auf den Wurzeln verschiedener Bäume wächst. Er erreicht eine Höhe von acht bis zwölf Metern und ist immergrün. Das ganze Jahr über schmückt sich Sandelholz mit roten, gelben oder rosa Blüten.

Aus dem gelblichen, schweren Kernholz des Stammes und der Zweige wird durch Wasserdampfdestillation das ätherische Sandelholzöl gewonnen. Es ist hellgelb und verströmt einen balsamisch-süßen, würzig-holzigen Duft, der die Menschen seit Jahrhunderten in seinen Bann zieht. Nicht umsonst ist Sandelholzöl eines der teuersten unter den ätherischen Ölen. Wie bei vielen anderen Ölen unterscheidet sich auch beim Sandelholzöl die Qualität je nach Anbaugebiet. Während das des Ostindischen Baumes weicher, intensiver und balsamischer duftet, wirkt das des Westindischen härter und holziger.

Von anno dazumal bis heute

Sandelholz spielt seit Tausenden von Jahren eine herausragende Rolle in der hinduistischen Religion. Der in Indien heilige Baum wird bereits in den Veden, den alten indischen Sanskrit-Texten, erwähnt. Auch in den Schriften der jahrtausendealten chinesischen Medizin finden sich Heilrezepturen mit dem Öl und dem Holz. Das ätherische Öl aus dem Holz dient seit dem Altertum als wichtiges Aphrodisiakum und als Räucherwerk, zum Einbalsamieren und zur Herstellung kosmetischer Präparate. Es durfte auch bei religiösen Zeremonien nicht fehlen – heute noch wird Sandelholzöl gerne bei Meditationen und spirituellen Übungen verwendet. Vergleichsweise profan findet das Öl auch Verwendung als Antiseptikum (Oleum santali). Aus dem harten und lange wohlriechende Holz werden bis heute kleine Möbel und Aufbewahrungsbehälter hergestellt. Dank des Duftes sind aus Sandelholz gefertigte Gegenstände resistent gegen Ameisen und anderes Ungeziefer – die Tiere finden ganz offenbar wenig Gefallen an dem Bukett.

Wie uns Sandelholz hilft

Die wichtigsten Inhaltsstoffe von Sandelholz sind Harz, Gerbstoffe und ätherisches Öl. Dieses besteht zu 90 Prozent aus Sesquiterpenolen und Sesquiterpenen. Die Hauptbestandteile des Öls sind Alpha- und Beta-Santalen.

Sandelholz wirkt krampflösend, harntreibend und entzündungshemmend, so dass es auch bei Infektionen der Harnwege (Blasenentzündung) und der Geschlechtsorgane eingesetzt werden kann.

Außerdem hilft es bei trockener und schuppiger, juckender und unreiner Haut. Ferner hat Sandelholz auch entblähende und schleimlösende Eigenschaften.

Das Öl wirkt antidepressiv, beruhigend und entspannend – es ist also ideal bei Angst, Stress und Schlaflosigkeit. Außerdem wirkt es auch aphrodisierend: In wissenschaftlichen Untersuchungen wurde festgestellt, dass das mit dem

---

Steckbrief

- **Familie:** Sandelholzgewächse (Santalaceae)
- **Blütezeit:** Ganzjährig
- **Sammelzeit:** Ganzjährig
- **Vorkommen:** Die Heimat des Sandelholzbaumes liegt in Südostindien. Man findet ihn in den Bundesstaaten Karnataka und Tamil Nadu. Inzwischen wächst er auch in Indonesien, Malaysia, China, Australien und Hawaii.
- **Verwendete Pflanzenteile:** Medizinisch verwendet wird das von der Rinde und dem Splint befreite Kernholz des Stammes und der Zweige sowie das aus dem Holz extrahierte Öl.

männlichen Achselschweiß ausgeschiedene Hormon Androstenol in geringer Konzentration dem Duft von Sandelholz stark ähnelt und strukturell dem männlichen Sexualhormon Testosteron gleicht.

Neben- und Wechselwirkungen
Gelegentlich können bei der Einnahme von Sandelholzzubereitungen Übelkeit und Hautjucken auftreten. Sandelholz sollte nicht länger als sechs Wochen ohne Rücksprache mit dem Arzt angewendet werden.

Sandelholz
- wirkt krampflösend
- ist harntreibend
- hat entzündungshemmende Eigenschaften
- entbläht
- wirkt schleimlösend
- gleicht Stimmungsschwankungen aus
- beruhigt und entspannt
- wirkt aphrodisierend

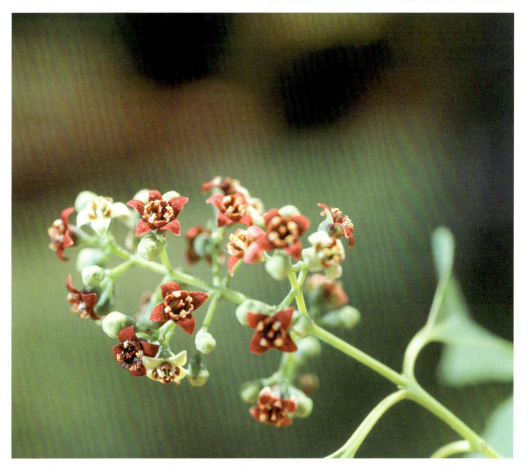

Der Sandelholzstrauch wächst auf den Wurzeln anderer Bäume, von deren Wasser und Nährstoffen er lebt. Aus dem Holz des Strauchs wird ein duftendes Öl destilliert, das in seiner Heimat Indien zu vielen Heilanwendungen dient.

Gegenanzeigen
Sandelholz darf nicht bei akuter Nierenentzündung eingenommen werden.

Gesund mit Sandelholz
Im Grunde sind unsere Heilanzeigen die gleichen wie in den Ursprungsländern des Sandelholzbaumes. Dank der antiseptischen, harntreibenden und krampflösenden Wirkungen eignet sich Sandelholz zur Unterstützung der Behandlung von Nieren- und Blasenentzündungen, Harnwegsinfektionen und Scheidenentzündungen. Auch bei Kopfschmerzen, nervöser Anspannung und Schlafstörungen empfiehlt sich Sandelholz – als Einreibung mit dem ätherischen Öl, in der Duftlampe oder auch als Tee aus dem Holz.

Das ätherische Sandelholzöl findet in der Aromatherapie vielfältigen Einsatz, unter anderem bei Verdauungsstörungen, Kopfschmerzen, Erkrankungen der Harnwege sowie bei Bronchitis, Husten und Schnupfen. Auch bei Hautproblemen wie Akne, trockener und entzündeter Haut und Schwangerschaftsstreifen wird das Öl empfohlen. Weitere Anwendungsgebiete sind Schlaflosigkeit, depressive Verstimmungen, Nervosität, Anspannung und Angstzustände – nicht zu vergessen die stimulierenden Wirkungen auf die Libido.

> *Gepulvertes rotes Sandelholz wird zu Färbezwecken in der Lebensmittelindustrie sowie als Schmuckdroge in Teemischungen eingesetzt.*

Sandelholz im Ayurveda
Die Heimat des Sandelholzbaumes liegt in Indien, und so liegt es auf der Hand, dass er in der traditionellen Heilkunde des Subkontinents auch eine wichtige Rolle spielt.

Sandelholz wird im Ayurveda eine kühlende und beruhigende Wirkung auf das Kreislauf- und Verdauungssystem, den Atemtrakt und das Nervensystem zugeschrieben. Dazu gilt es als blutstillend, blutreinigend, desodorierend und entgiftend. Es verringert die beiden Doshas (= Konstitutionen nach der ayurvedischen Lehre) Pitta und Kapha.

Man verordnet es zum Lindern von Fieber und dem Empfinden von Brennen. Da Sandelholz antiseptisch, harntreibend und krampflösend wirkt, gilt es auch als gutes Mittel bei Nieren- und Blasenentzündungen, Harnwegsinfektionen, Scheidenentzündungen und Weißfluss. Dank der schleimlösenden Effekte findet es auch Anwendung bei chronischem Husten und Bronchialkatarrh. Sandelholz wird zudem bei entzündlichen Zuständen der Haut angewendet, bei akuter Dermatitis, Flechten, Juckreiz, Pickeln und Geschwüren. Auch bei Kopfschmerzen, nervöser Anspannung und Konzentrationsschwäche wird Santalum album empfohlen.

Anwendung
Tee Übergießen Sie zwei Teelöffel zerkleinertes Sandelholz mit einer Tasse kochendem Wasser. 5 Minuten ziehen lassen und dann abseihen. Mehrmals täglich eine Tasse Tee, frisch zubereitet und in kleinen Schlucken, trinken.

Erotisierendes Massageöl Mischen Sie 6 Tropfen Sandelholzöl, 3 Tropfen Korianderöl und 1 Tropfen Ingweröl mit 3 Esslöffeln Trägeröl – am besten Mandelöl –, und bewahren Sie das Massageöl in einer dunklen Flasche gut verschlossen auf. Zur Anwendung nehmen Sie etwas von der Mischung zwischen die Handflächen und massieren Ihren Partner oder Ihre Partnerin.

Erholungsbad Wirkt schmerzlindernd und entspannend bei

Kopfschmerzen: 3 Tropfen Angelikaöl, 2 Tropfen Sandelholzöl, 2 Tropfen Lavendelöl und 2 Tropfen Bergamotteöl in einen Becher Sahne einrühren und die Mischung direkt in ein Vollbad geben.

Gesichtsöl Zur Pflege sehr trockener Haut sowie bei Ekzemen ist folgendes Öl angenehm: 3 Tropfen Kamillenöl, 3 Tropfen Neroliöl, 3 Tropfen Sandelholzöl und 30 Milliliter Jojobaöl mischen. In eine dunkle Flasche geben, gut durchschütteln und fest verschlossen aufbewahren. Tragen Sie das Gesichtsöl nach der morgendlichen und abendlichen Reinigung mit lauwarmem Wasser auf die Haut auf.

Der rote Bruder von Santalum album
Der rote Sandelbaum (Pterocarpus santalinus L.) gehört zur Familie der Schmetterlingsblütengewächse (Fabaceae) und wächst auf den Philippinen, in Südindien und auf Sri Lanka.

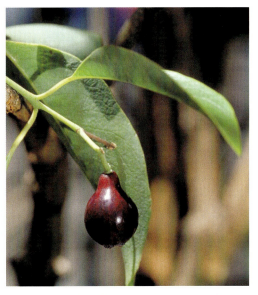

Die Beeren des Sandelholzstrauchs sind für Heilzwecke nicht von Bedeutung. Sie werden gern von Vögeln gefressen, die die Samen weit verbreiten.

Sandelholzöl

Der warme und samtige Sandelholzduft scheint die gesamte Fazination des Orients in sich zu tragen: die geheimnisvolle Schönheit der Menschen, die uralte Kultur zwischen Tradition und Moderne, den überwältigenden Reiz der indischen Landschaft, ihre üppige tropische Vegetation, mondbeschienene Paläste, unbekannte Gerüche. Dieses exotische Öl bringt ein Stück Morgenland zu uns. Wenn Rosenöl das Öl der Frauen ist, dann ist Sandelholz das Männeröl. Denn seines harzigen Holzduftes und seiner erotisierenden Wirkung wegen ist es seit der Antike quer durch alle Kulturen bei den Herren besonders beliebt. Der aphrodisierende Effekt ist seit kurzem auch wissenschaftlich belegt. Man hat herausgefunden, dass Androstenol, ein Verwandter des männlichen Geschlechtshormons Testosteron, wie Sandelholz riecht. Ähnlich diesem Stoff scheint also auch Sandelholz verborgene, aber wirksame Signale an das andere Geschlecht auszusenden. Dies macht die unwiderstehliche Anziehung von »Sandelholzträgern« auf die Damen in ihrer Umgebung vielleicht verständlicher …
Mehr als bei jeder anderen Essenz steht bei Sandelholz die Duftwirkung im Vordergrund, weshalb es zu einem der bedeutendsten »Rohstoffe« in der Parfümindustrie anvancierte.
Dieses Öl ist im indischen Yogasystem traditionell dem »Höchsten« und zugleich dem »Niedrigsten«, dem Sitz von Weisheit und Erleuchtung sowie den Geschlechtsorganen und der Sexualität zugeordnet. Sandelholzöl vermag demnach zu harmonisieren, inneres Ungleichgewicht zu beseitigen und entfaltet eine ausgleichende und beruhigende Wirkung auf angespannte, überlastete Menschen

Sauerampfer

Rumex acetosa L.

Zu den Wurzeln

Sauerampfer liebt nährstoff- wie stickstoffreiche und lehmige Böden. Er ist eine bis zu 1,20 Meter groß werdende, krautige Pflanze mit dicken, kantigen Stängeln. Die Wurzel wächst senkrecht in die Erde. Die glatten Blätter sind pfeilförmig und grasgrün, im unteren Bereich lang gestielt und nach oben hin immer schmaler. Die kleinen rötlichen Blüten wachsen rispig in Scheinquirlen. Die Früchte sind dreikantig, erst grün und später braunrot. Das geerntete Kraut wird frisch gekocht oder gebündelt und an einem luftigen, schattigen Ort getrocknet.

> »Ampfaro« ist das altdeutsche Wort für sauer – Sauerampfer ist damit doppelt sauer…

Von anno dazumal bis heute

Ägypter und Römer verwendeten Sauerampfer bereits als Würzkraut, besonders für fette Speisen. Im Mittelalter war der Sauerampfer vor allem auf den britischen Inseln weit verbreitet, und man schrieb ihm, wahrscheinlich fälschlicherweise, eine fiebersenkende Wirkung zu. Außerdem war Sauerampfer als Mittel gegen Skorbut, eine Vitamin-C-Mangelkrankheit, geschätzt – das allerdings vollkommen zu Recht.

Wie uns Sauerampfer hilft

Die Pflanze weist einen hohen Gehalt an Vitamin C sowie an Mineralstoffen auf. Das macht sie zu einem guten abwehrstärkenden Mittel, zudem besitzt sie harntreibende Eigenschaften. Sauerampfer entschlackt und wird traditionell zur »Blutreinigung«, meist im Rahmen einer Frühjahrskur, eingesetzt.

Risiken und Nebenwirkungen

Sauerampfer enthält Oxalsäure und Kaliumoxalat, das zu Magen- und Nierenstörungen führen kann.

Gegenanzeigen

Sauerampfer sollte wegen des hohen Oxalsäuregehalts nicht bei Gicht sowie bei rheumatischen und arthritischen Beschwerden verwendet werden.

Gesund mit Sauerampfer

Hauptsächlich wird Sauerampfer zu Frühjahrskuren verwendet – ob frisch und roh als Salat zubereitet, als Frischsaft – täglich zwei Teelöffel pur oder in Tee – oder als Tee täglich eine Tasse. Sauerampfer kann auch gekocht als Gemüse wie Spinat zubereitet oder mit diesem gemischt werden. Allerdings verliert er dann seine schöne grüne Farbe.
Im Salat sollten Sie Sauerampfer immer nur als würzige Beigabe nutzen – zu Kopfsalat, Kartoffelsalat oder gemischt mit milden Wildkräutern. Pur wäre er zu sauer und, in größerer Menge, der Gesundheit nicht zuträglich.
Frischer Sauerampfer wird traditionell auch bei Appetitmangel empfohlen und – in Wein gekocht – von Pfarrer Kneipp auch gegen Unterleibsschmerzen.

Steckbrief

- **Volksnamen:** Grindwurz, Mergelwurz, Ampfer, Gartensauerampfer, Großer Sauerampfer, Sauerampfl, Sauergras, Feldampfer, Kuckuckskraut, Lauskraut, Wiesenampfer
- **Familie:** Knöterichgewächse (Polygonaceae)
- **Blütezeit:** April bis Mai
- **Sammelzeit:** Vor Beginn der Blüte.
- **Vorkommen:** Weit verbreitet in Deutschland und ganz Mitteleuropa
- **Verwendete Pflanzenteile:** Anwendung findet das Kraut, das kurz vor der Blüte über der Erde abgeschnitten wird.

Sauerampfer

Anwendung
Tee Überbrühen Sie einen Teelöffel des frischen Krauts mit einer Tasse kochendem Wasser. Fünf Minuten zugedeckt ziehen lassen und dann abgießen. Der Tee wird schluckweise getrunken.

Sauerampfer
- wirkt harntreibend
- stärkt die Abwehrkräfte
- entschlackt
- regt den Stoffwechsel an

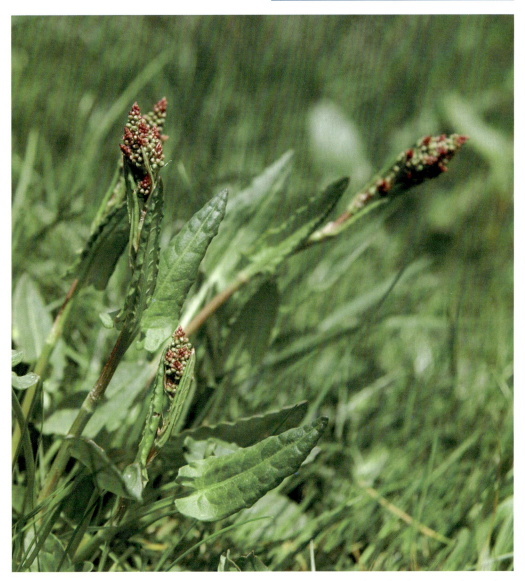

Sauerampfer wächst wild auf nährstoffreichen, lehmigen Böden. Das sauer schmeckende Kraut wird im Salat oder als Frischsaft zur Blutreinigung verzehrt. Größere Mengen sind aber gesundheitsschädlich.

Schachtelhalm

Equisetum arvense

Zu den Wurzeln

Der Schachtelhalm ist eine ausdauernde Pflanze, deren oberirdische Teile im Winter erfrieren. Im Frühling wachsen etwa 20 Zentimeter große, blassgelbliche Stängel mit einer Sporenähre an der Spitze. Der Stängel setzt sich aus mehreren Abschnitten zusammen, die ineinander verschachtelt sind – daher auch der Name Schachtelhalm. Der Frühlingstrieb des Schachtelhalms enthält kein Chlorophyll und ernährt sich einzig aus seinem Wurzelgeflecht. Er dient ausschließlich der Fortpflanzung. Danach sterben die Frühlingstriebe ab, und die grünen Sommertriebe erscheinen. Sie können bis zu 50 Zentimeter hoch werden und erinnern in ihrer Form an kleine Nadelbäume: Sie haben einen Stängel, von dem quirlförmig grüne »Zweiglein« abstehen, welche die Blätter ersetzen. Auch Blüten hat der Schachtelhalm nicht, da er eine Sporenpflanze ist. Der botanische Namen Equisetum setzt sich aus equus (Pferd) und seta (Schwanz) zusammen – tatsächlich sind die Halme hart wie Pferdeborsten.

> Vor 400 Millionen Jahren war der Schachtelhalm noch baumgroß und bevölkerte zusammen mit Riesenfarnen und Moosen riesige Wälder.

Von anno dazumal bis heute

Dank des hohen Gehalts an Kieselsäure nutzt man die Pflanze seit langem zur Reinigung von Metall. Nicht von ungefähr kommt der Volksname Zinnkraut. Klarinettenspieler benutzen Schachtelhalm übrigens noch heute, um die Holzblättchen abzuschleifen, die den Ton erzeugen.

Bereits im Altertum wurde Schachtelhalm aber auch als harntreibendes Mittel und zur Wundbehandlung genutzt: Dioskurides beschreibt die Pflanze als harntreibend, Plinius dagegen hebt die blutstillenden Eigenschaften hervor.

Wie uns Schachtelhalm hilft

Unter den Inhaltsstoffen besticht zunächst der hohe Gehalt an Kieselsäure. Daneben finden sich Glykoside und Gerbstoffe. Auch Eisen, Mangan, Kalium, Aluminium und Magnesium sowie Flavonoide stecken in dem Sporenträger. Die Wirkung des Schachtelhalms beruht überwiegend auf der Kieselsäure. Sie ist wichtig für den Aufbau von Haut, Knochen, Nägeln und Zähnen und stärkt das Bindegewebe. Die Pflanze wirkt blutstillend, harntreibend und entzündungshemmend.

Risiken und Nebenwirkungen
Keine bekannt.

Gegenanzeigen
Bei Ödemen infolge eingeschränkter Herz- oder Nierentätigkeit sollte keine Durchspülungstherapie erfolgen – weder mit Schachtelhalm, noch mit anderen Mitteln.

Steckbrief

- **Volksnamen:** Jattenswans, Kattstert, Katzenschwanz, Kannenkraut, Katzenwedel, Pferdeschwanz, Pipenstal, Reibwisch, Schafheu, Schafstroh, Scheuergras, Zinngras, Zinnkraut
- **Familie:** Schachtelhalmgewächse (Equisetaceae)
- **Blütezeit:** Schachtelhalm blüht nicht, sondern vermehrt sich durch Bildung von Sporen.
- **Sammelzeit:** Mai bis August
- **Vorkommen:** Der Schachtelhalm ist in Europa und anderen Regionen mit gemäßigtem Klima weit verbreitet.
- **Verwendete Pflanzenteile:** Verwendung findet das Kraut – die getrockneten, grünen Sommertriebe.

Gesund mit Schachtelhalm

Der Tee wird zur Durchspülungstherapie bei bakteriellen und entzündlichen Erkrankungen der ableitenden Harnwege und bei Nierengrieß angewendet. Waschungen und Umschläge dienen zur unterstützenden Behandlung von schlecht heilenden Wunden. Zudem gilt Schachtelhalm als probates Mittel zur Lymphreinigung und zur Stärkung des Bindegewebes.

Anwendung

Tee Übergießen Sie zwei Teelöffel der getrockneten Triebe mit einem Viertelliter kaltem Wasser. Den Ansatz lassen Sie über Nacht ziehen. Dann leicht anwärmen und täglich zwei bis drei Tassen davon trinken – allerdings über mindestens zwei Wochen hinweg.

Bäder und Wickel Man kann den Schachtelhalm auch als Badezusatz benutzen sowie für Umschläge und Wickel. Bereiten Sie sich dazu größere Mengen Tee – 500 Gramm der Triebe mit drei Litern Wasser ansetzen.

Für ein Bad geben Sie den Tee direkt ins Badewasser, für Umschläge und Wickel tauchen Sie Tücher in den Tee und legen sie auf die betroffenen Stellen.

Bei Nasenbluten kann man mit einem Tampon versuchen, die Blutung zu stillen: Ein Stück Mullbinde in Schachtelhalmtee tränken und zusammengerollt in das Nasenloch stecken.

> ### Schachtelhalm
> ► stärkt das Immunsystem
> ► wirkt harntreibend
> ► ist entzündungshemmend
> ► stillt Blutungen
> ► stärkt das Bindegewebe
> ► unterstützt Hautfunktionen sowie Haar- und Nagelwachstum

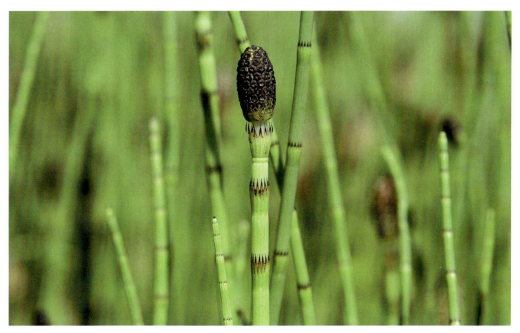

Durch seinen hohen Kieselsäuregehalt wirkt Schachtelhalm kräftigend und aufbauend auf das Bindegewebe wie auf Zähne, Nägel und Haare. Der Name Zinnkraut erinnert daran, dass die Pflanze früher verbreitet zur Reinigung von Metall verwendet wurde.

Schafgarbe

Achillea millefolium

Zu den Wurzeln

Schafgarben wachsen bevorzugt auf sonnigen und stickstoffhaltigen Böden, zum Beispiel auf Wiesen, Rainen, an Wegen und auf Schuttplätzen. Die mehrjährige krautige Pflanze treibt im Frühling aus ihrem Wurzelstock eine Rosette aus fiederigen Blättern aus. Später wächst ein Stängel, auf dem sich die Blüten bilden. Der Stängel ist zäh und innen markhaltig, die Blätter sind fiederschnittig. Die Blüten bilden eine Scheindolde und sind meist weiß bis schwach gelblich.

> *Garbe kommt vom althochdeutschen »garwan«, heilen, gesund machen. Schafe fressen die Pflanze besonders gern – daher der deutsche Name.*

Von anno dazumal bis heute

Die »Augenbraue der Venus«, wie die Schafgarbe einst auch genannt wurde, ist seit der Antike das Wundheilkraut schlechthin: Der Name Achillea leitet sich vom griechischen Helden Achilleus ab. Er soll der Legende zufolge seinen im Kampf verletzten Fuß erfolgreich mit Schafgarbe behandelt haben. Auf göttlichen Rat – nämlich von Aphrodite persönlich. Ihrer Eigenschaften wegen wurde die Pflanze besonders zur Behandlung blutender Kampfwunden verwendet – so nannte man sie nicht umsonst Soldatenkraut, Herba militaris. Auch Goethes Götz von Berlichingen lindert die Beschwerden des verwundeten Ritters mit Schafgarbe: »Sie stillt das Blut, gibt neue Kraft.«

Wie uns die Schafgarbe hilft

Zerreibt man die Schafgarbenblätter zwischen den Fingern, so verbreiten sie einen kampferähnlichen Geruch. Tatsächlich enthält die Schafgarbe ätherische Öle, darunter Cineol und Chamazulen, Kampfer und Eukalyptol, sowie Gerb- und Bitterstoffe. Weiterhin finden sich antibiotische Substanzen, Flavonoide und Salicylsäure. Dabei handelt es sich um das natürliche Pendant zum bekannten Wirkstoff Acetylsalicylsäure – der Wirkstoff des Schmerzmittels Aspirin. Der Gehalt an Salicylsäure verleiht der Schafgarbe ihre entzündungshemmende und schmerzlindernde Wirkung. Darüber hinaus ist sie krampflösend, tonisierend und antiseptisch wirksam. Ihre Wirkstoffe sind bei leichten krampfartigen Magen-, Darm- und Gallenstörungen hilfreich, die Bitterstoffe regen zudem den Appetit an. Auch zur unterstützenden Behandlung von Menstruationsbeschwerden und anderen Frauenleiden wird die Schafgarbe verwendet.

Risiken und Nebenwirkungen

In seltenen Fällen lösen die enthaltenen Sesquiterpenlaktone Allergien aus. Wie bei anderen

---

Steckbrief

- **Volksnamen:** Achilles, Allheil, Barbarakraut, Bauchwehkraut, Fasankraut, Feldgarbe, Gänsezungen, Garbenkraut, Gerwel, Grensing, Gotteshand, Gotteskraut, Grillenkraut, Heil aller Schäden, Herrgottrückenkraut, Judenkraut, Jungfernaugenbrauen, Kachelkraut, Katzenschwanz, Katzenzahl, Kelke, Magaretenkraut, Neunkraft, Releke, Rippel, Rippenkraut, Röhlke, Schafrippe, Schafzunge, Sichelkraut, Tausendblatt, Teufelsnessel
- **Familie:** Korbblütler (Asteraceae/Compositae)
- **Blütezeit:** Juni bis Oktober
- **Sammelzeit:** Juni bis August
- **Vorkommen:** Schafgarbe ist in den gemäßigten Klimazonen Europas, Amerikas und Asiens weit verbreitet.
- **Verwendete Pflanzenteile:** Verwendet wird das ganze blühende Kraut oder nur die Blüten.

Korbblütlern können Unverträglichkeiten wie die so genannte »Wiesendermatitis« – juckende, entzündliche Hautveränderungen mit Bläschen – auftreten.

Gegenanzeigen
Bei Überempfindlichkeit gegen Korbblütler sollte Schafgarbe nicht angewendet werden.

Gesund mit Schafgarbe

Die Blüten und Blätter der Schafgarbe werden bei Magen- und Darmstörungen sowie bei Quetschungen, schwachen Blutungen und kleinen Wunden eingesetzt. Auch zur Linderung von Darmkrämpfen, Blähungen, unregelmäßiger, schmerzhafter Menstruation und zur För-

Schafgarbe
- wirkt desinfizierend (antiseptisch)
- regt den Appetit an
- ist blutstillend
- wirkt entzündungshemmend
- ist krampflösend
- fördert die Wundheilung

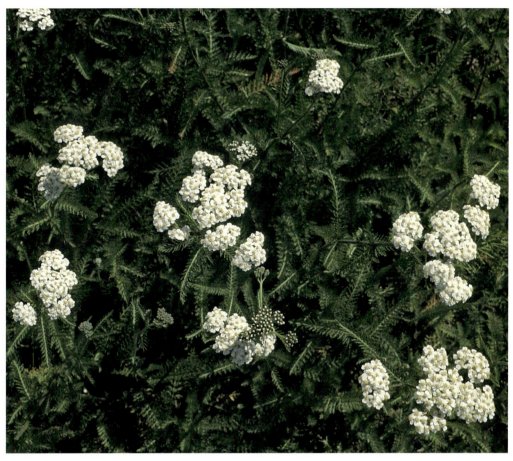

Die Schafgarbe gehört bei uns zu den weit verbreiteten Wiesenblumen. Ihr eigenartiger Geruch beruht auf dem Gehalt verschiedener ätherischer Öle, die krampflösend und wundheilend wirken.

Die heilenden Wirkstoffe der Schafgarbe sind im gesamten Kraut enthalten, besonders aber in den Blüten.

derung eines gesunden Appetits wird die Pflanze verabreicht. Äußerlich setzt man sie in Form von Umschlägen und Bädern bei schlecht heilenden Wunden ein. Zur Blutstillung kann man auch die frischen Blätter verwenden, die man einfach mit den Fingern zerreibt, sodass etwas Saft austritt. Diese dann direkt auf die blutenden Wunden auflegen.

Anwendung

Tee Übergießen Sie zwei Teelöffel Kraut mit einer Tasse heißem Wasser (wegen des ätherischen Öls nicht kochen). Zehn Minuten zugedeckt ziehen lassen und täglich drei bis vier Tassen mäßig warm zwischen den Mahlzeiten trinken.

Voll- oder Teilbäder 100 Gramm Schafgarbenkraut mit einem Liter heißem Wasser übergießen und nach 15 Minuten ins temperierte Badewasser gießen.

Kopfdampfbad Übergießen Sie eine Hand voll Schafgarbenkraut mit einem Liter kochendem Wasser. Dann wie auf Seite 42 beschrieben ein Kopfdampfbad durchführen. Die reinigende Wirkung wird gesteigert, wenn Sie mit dem Sud, der 15 Minuten gezogen hat, ein Tuch tränken und es auf Ihr Gesicht legen.

In der Küche Wildpflanzenköche verwenden die Schafgarbe auch gern in der Küche. Aus den Blütenköpfen lässt sich ein feiner alkoholfreier Aperitif bereiten, der hübsch anzusehen ist und den Appetit fördert: Dafür eine Hand voll schöne Schafgarbenblüten in ein Bowlengefäß mit frischem Wasser einlegen und einige Stunden in der Sonne stehen lassen.

Auch die Blätter lassen sich in der Küche verwenden – so kann man die wertvollen Inhaltsstoffe der Pflanze ganz frisch genießen. Die gefiederten Blättchen sollten Sie kurz nach dem Austrieb ernten, solange sie noch zart und hellgrün sind, und vor Erscheinen der Blüte. Fein gehackt, geben sie grünen Salaten ein wunderbares Aroma. In England hat man die Blätter früher in Butter gebraten und als Wildgemüse serviert. Sie passen als dekorative und würzige Zutat aber auch in milde Speisen wie Kartoffelsalat, Bratkartoffeln oder Rührei. Nicht mehr ganz junge Blätter sollte man dafür aber in heißem Wasser einige Minuten blanchieren, damit sie weicher werden.

> *Eine Mischung zu gleichen Teilen mit anderen krampflösenden und entzündungshemmenden Pflanzen wie Pfefferminze und Kamille bewährt sich bei Magen-Darm-Beschwerden.*

Fragen Sie Ihren Arzt oder Apotheker

Präparate, die Zubereitungen aus Schafgarbe enthalten, sind beispielsweise:
Caelo Schafgarbenkraut
Sidroga Magentee mild
Venopas Tropfen

Schlafmohn
Papaver somniferum

Zu den Wurzeln

Papaver somniferum kommt, zumindest nach dem heutigen Kenntnisstand, nicht wild vor. Vielmehr wurde er seiner Samen, deren Öl ein wertvolles Nahrungsmittel ist, sowie seines Saftes wegen gezüchtet. Das Kraut des Schlafmohns hat einen langen Stängel mit wechselständigen Blättern und einer einzelnen Blüte. Aus ihr geht die Samenkapsel hervor, die den begehrten milchigen Saft enthält.

Aus dem Saft gewinnt man das Opium, indem die grünen Mohnkapseln mit einem mehrklingigen Messer an ihrer Oberfläche angeritzt werden. Der milchige Saft, der sofort nach dem Anritzen aus der Kapsel austritt, gerinnt zu einer braunen Masse und wird mit einem Schaber abgekratzt. Zu Kugeln gerollt, lässt man das Rohopium in der Sonne trocknen, um seinen Wassergehalt auf rund zehn Prozent zu verringern. Rohopium kommt jedoch äußerst selten in den Handel: Dieser konzentriert sich auf die isolierten und weiterverarbeiteten Alkaloide.

Schlafmohn
- wirkt narkotisch (stark schmerzstillend)
- beruhigt und hypnotisiert in höheren Dosen
- verlangsamt den Atem
- ist krampflösend
- lindert Hustenreiz
- fördert die Durchblutung

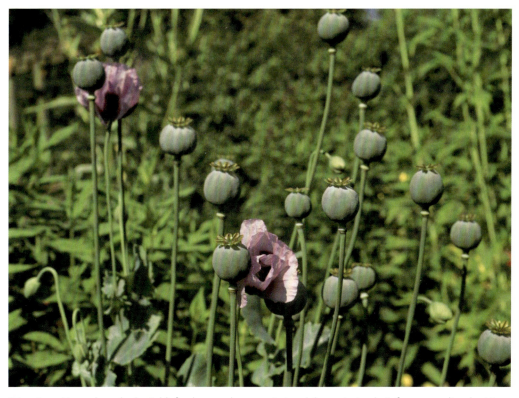

Die grünen Samenkapseln des Schlafmohns werden angeritzt und der austretende Saft gesammelt – das ist das Rohopium. Aus ihm werden seit Menschengedenken Heil- und Rauschmittel hergestellt.

Von anno dazumal bis heute

Papaver somniferum ist eine der wichtigsten Heilpflanzen der Medizingeschichte. Er war bereits zu Zeiten der ersten Pharaonen im Land am Nil in Gebrauch, überwiegend zu medizinischen Zwecken: In medizinischen Papyri, den Heilschriften des alten Ägyptens, finden sich viele Hinweise auf Opium als Betäubungs- und Schmerzmittel sowie zur Beruhigung und für besseren Schlaf.

Auf einer sumerischen Keilschrifttafel ist der Schlafmohn als »Pflanze des Glücks« erwähnt. Sehr treffend – denn außer Schmerzen zu betäuben, in Träume zu wiegen und das Gemüt zu besänftigen, lässt der Mohnsaft auch höchste sinnlich-erotische Freuden erfahren. Das ist nicht weiter erstaunlich, denn Theokrit zufolge soll der Mohn aus den Tränen der Aphrodite erwachsen sein, als sie ihrem Geliebten Adonis nachtrauerte – was dem Kummer der Göttin der sinnlichen Liebe und Wollust entsprossen ist, wird seit Jahrtausenden zur Stimulierung eben dieser Empfindungen eingesetzt. Als im Abendland das Zeitalter der Renaissance begann, feierte man Opium in Peking als das beste Aphrodisiakum überhaupt.

> *Die Wiege des Opiumgebrauchs stand in unseren Breiten – im Mitteleuropa der Steinzeit. Archäologische Funde belegen, dass Mohn bereits vor 30 000 Jahren von den Neandertalern genutzt wurde.*

Opium ist also nicht nur eines der bedeutendsten Rausch- wie auch Heilmittel der Menschheit, sondern auch eines ihrer wirksamsten Aphrodisiaka. Meist wird es geraucht, mit Gewürzen vermengt gegessen oder aber mit den berühmten »Orientalischen Fröhlichkeitspillen«, einem der besten Liebesmittel, geschluckt.

Für Johann Wolfgang von Goethe war Opium »der Inbegriff der holden Schlummersäfte«. Dieser wird in vielen Heilbüchern auch als »göttliches Medikament« geehrt.

Wie uns Schlafmohn hilft

Im Opium sind über 40 verschiedene Alkaloide gefunden worden; unter anderem Morphin, Papaverin und Codein. Letzteres ist ein allseits guter Bekannter. Zum einen, weil es in vielen Hustensäften enthalten ist, da es schmerz- und hustenreizstillend wirkt. Zum anderen, da Codein auch in unserem Körper natürlich vorkommt.

Papaverin hat krampflösende Eigenschaften, erweitert die Blutgefäße im Gehirn und wird, da es den Bluteinfluss in die Schwellkörper des Penis steigert, zur Behandlung von Impotenz injiziert. Darüber hinaus wird Papaverin zur Steigerung der lokalen Durchblutung bei einer Reihe von Beschwerden verordnet.

Der wichtigste Opiumstoff ist jedoch das Morphin, ein hocheffizientes Schmerz- und Betäubungsmittel, das als solches eine jahrtausendelange Vergangenheit hat.

Steckbrief

- **Volksnamen, zum Teil ins Deutsche übersetzt:** Feldmohn, Gartenmohn, Garden poppy, Lieblicher Kürbis, Pflanze des Lebens, Ölsamen, Schwarzer Magsaamen
- **Familie:** Mohngewächse (Papaveraceae)
- **Blütezeit:** Je nach Standort, bei uns Mai/Juni bis August
- **Sammelzeit:** Während der Blütezeit
- **Vorkommen:** Heute wird Schlafmohn weltweit gezüchtet. Der Anbau ist allerdings genehmigungspflichtig, da Opium unter das Betäubungsmittelgesetz fällt.
- **Verwendete Pflanzenteile:** Zu medizinischen Zwecken verwendet wird der Saft, aus dem das Opium gewonnen wird.

Das Kraut des Vergessens – eine Chronik
Die jahrtausendealte Geschichte des Opiums ist enorm facettenreich.
- Mohnsaft war eine der wichtigsten Arzneien der Hippokratiker – gegen unzählige Beschwerden, besonders jedoch zur Beruhigung, Schlafförderung und als Schmerzmittel.
- Schon in der Antike stellten die Ärzte ein Mittel namens Theriak her, das zunächst nur als Mittel gegen Schlangenbisse wirken sollte. Es enthielt zunächst wohl nur Kümmel, Anis und Fenchelsamen, wurde aber schon bald mit magischen Zutaten wie Entenblut und Schlangenfleisch angereichert. Der Leibarzt von Kaiser Nero soll es gewesen sein, der zu den Zutaten Opium hinzufügte und angeblich täglich Theriak einnahm, um gegen Giftanschläge immun zu werden. Im Mittelalter galt Theriak schließlich als Wundermittel und Arznei gegen alle denkbaren Krankheiten – bis ins 20. Jahrhundert war Opium ein wesentlicher Bestandteil.
- Im 3. Jahrhundert begannen die Ärzte in China, ihre Patienten bei Operationen mit einer Mischung aus Opium und Hanfsaft zu narkotisieren.
- Avicenna, einer der bedeutensten Mediziner des Mittelalters, führte Opium in die islamische Medizin ein. Da es vor allem zur Narkotisierung verwendet wurde, erhielt der Araber den berühmten Beinamen »Vater des Schlafes«.
- Vom Orient gelangte Opium bald nach Europa, wo es ebenso als Anästhetikum, oftmals in Gestalt der so genannten »Schlafschwämme« – in Opiumlösung getunkte Schwämme, die den Patienten auf die Nase gedrückt wurden – Anwendung fand. Narkotika auf Opiumbasis oder Opium allein wurden auch zur Betäubung bei Hinrichtungen und Folterungen verabreicht.
- Theophrastus Bombastus von Hohenheim, bekannt als Paracelsus, preist 1527 Opium als sein »wirksamstes Mittel« und nennt es »Laudanum«, lobenswert. Unter dem gleichen Namen kreierte er eine Mixtur, basierend auf spanischem Wein, die neben Opium Gewürznelken, Safran und Zimt enthielt. Laudanum wurde bis in dieses Jahrhundert hinein als universelle Medizin gegen nahezu alle Beschwerden verordnet und auch als Rauschmittel eingenommen.
- 1804 gelang dem deutschen Apotheker Sertürner die Isolierung des Inhaltsstoffes Morphin aus dem Opium. Er nannte ihn Morphium, nach Morpheus, dem Gott der Träume. Mit der Isolierung des Morphins wendeten sich die Geschicke des Opiums. Damit begann eine unheilvolle »Karriere«, in der es als Ausgangssubstanz einer der gefährlichsten Drogen endet: Heroin.
- Im viktorianischen England war Opium wie auch hierzulande fester Bestandteil des ärztlichen Behandlungskanons und fehlte in so gut wie keiner Hausapotheke. Bis ins 20. Jahrhundert hinein war es auch weit verbreitet, unruhigen Kleinkindern ein wenig Opium ins Fläschchen zu geben, damit sie besser durchschlafen. Ebenso beliebt waren Mohnschnuller, die es überall in Apotheken zu kaufen gab.
- In den zwanziger Jahren des vergangenen Jahrhunderts war der Opiumgenuss derart populär geworden, dass sich die Regierungsoberhäupter zu einem weltweiten Verbot genötigt sahen – es besteht bis heute.

Zu Risiken und Nebenwirkungen
Alle Teile des Schlafmohns – bis auf die Samen in der Kapsel – sind giftig. Opium wirkt recht schnell; die Effekte halten bis zu acht Stunden an. Häufige unerwünschte Nachwirkungen am nächsten Tag sind Übelkeit, Verstopfung und Erbrechen.

Gegenanzeigen
Nur unter strenger ärztlicher Kontrolle anwenden, denn Opium kann, regelmäßig genommen, abhängig machen. Allerdings ist das Suchtpotenzial von Opium für sich bei weitem nicht so groß, wie es oft dargestellt wird. Weitaus gefährlicher, da stärker suchterzeugend, sind die isolierten Inhaltsstoffe Morphin und das daraus hergestellte Heroin: »Morphin verhält sich zu Opium wie Alkohol zu Wein«, wie es ein französischer Mediziner einmal treffend beschrieb.

> *Die oft als »paradiesischer Zustand, vollkommene Losgelöstheit und Glückseligkeit« beschriebene Wirkung des Opiums wurzelt im Zusammenspiel seiner drei Hauptwirkstoffe.*

Heroin oder wie man den Teufel mit dem Beelzebub austreibt

Wird Morphin in seinem chemischen Aufbau künstlich verändert, indem man ihm Wasserstoffatome nimmt und durch Acetylgruppen ersetzt, entsteht Heroin. Diesen synthetischen Abkömmling des Morphins dachte man sich als wirksames Gegenmittel gegen die Abhängigkeit von jenem Stoff, aus dem er ursprünglich stammt.

Anfangs als Arznei gegen die Opiumsucht gefeiert, erwies sich Heroin allerdings sehr bald – da wesentlich wirksamer als Morphin – auch als entsprechend stärker suchterzeugend. Die Ketten jener Abhängigkeit, die es sprengen sollte, wurden durch andere, wesentlich stabilere ersetzt: Wer morphinsüchtig war, wurde nun abhängig von Heroin, die Menschheit von einem Übel durch ein weitaus größeres »befreit«. Heroin ist heute eine der gefährlichsten Drogen weltweit und hat bereits unzählige Opfer gefordert.

Gesund mit Schlafmohn

Das aus Opium isolierte Morphin ist das stärkste natürliche Schmerzmittel, das es gibt. Es hat beruhigende bis hypnotische, schmerzbetäubende, narkotische sowie atemverlangsamende Wirkungen. Morphin ist besonders zur Behandlung chronischer Schmerzen, mit denen unter anderem auch Krebserkrankungen einhergehen, geeignet. Mixturen aus Morphin und den Wirkstoffen der Tollkirsche wie unter anderem Atropinsulfat werden auch heute noch zur Narkose sowie zur Beruhigung gegeben.

Der Opiumstoff ist ein Neurotransmitter unseres Körpers, der auch bei höheren Wirbeltieren vorkommt – sowohl in der menschlichen Muttermilch wie auch in der Kuhmilch ist Morphin enthalten. Morphin ist demnach ein körpereigenes Schmerzmittel. Der menschliche Körper besitzt Rezeptoren, an die das Morphin andockt und so Schmerzempfindungen reguliert.

Anwendung
Opium unterliegt weltweit dem Betäubungsmittelgesetz und kann nur mit Spezialrezepten verordnet werden. Gleiches gilt für Morphin. Codein ist Bestandteil zahlreicher, allerdings verschreibungspflichtiger Hustenmittel. Es hat aus naheliegenden Gründen das Heroin aus den Medikamenten verdrängt, nachdem dessen Gefährlichkeit und vor allem die Suchtgefahr, die mit diesem Stoff einhergeht, bekannt wurde. Papaverin ist ebenso nur gegen Rezept erhältlich.

Schlehdorn
Prunus spinosa

Zu den Wurzeln

Man findet den Schlehdorn meist wild an Waldrändern, er wird aber auch als Hecke angepflanzt – am besten behagen ihm nährstoffreiche und trockene Böden. Der sparrige und dicht verzweigte Strauch wird bis zu drei Meter hoch. Seine Zweige sind leicht behaart und tragen an den Enden Dornen. Noch bevor die ersten Blätter sprießen, zeigen sich die kleinen, leuchtend weißen und duftenden Blüten. Sie stehen meist einzeln, sind aber so dicht über die Zweiglänge verteilt, dass der ganze Strauch weiß erstrahlt und zahlreiche Insekten anzieht. Nach der Blüte entwickeln sich die gesägten, ovalen Blätter. Die Steinfrüchte des Schlehdorns ähneln der Pflaume – sie haben ein grünes, saures Fleisch, und ihre Farbe ändert sich von grün im unreifen Zustand ins blaugrau, wenn sie reif sind. Erst nach dem ersten Frost sind sie mild und genießbar.

Von anno dazumal bis heute

Vorgeschichtliche Funde weisen darauf hin, dass die Schlehe schon in der jüngeren Steinzeit in Mitteleuropa heimisch war und verwendet wurde. Ob nur als Nahrungsmittel oder

---

Schlehdorn
- regt den Stoffwechsel an
- wirkt mild abführend
- ist harntreibend
- wirkt entzündungshemmend
- entschlackt
- wirkt zusammenziehend (adstringierend)

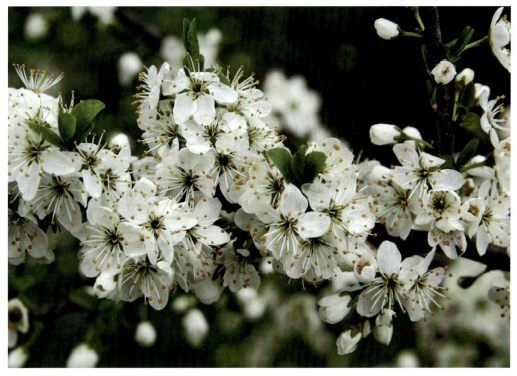

Schlehen wachsen bei uns wild. Im Frühling sind sie von duftenden weißen Blütenwolken überzogen, aus denen im späten Herbst graublaue Beeren entstehen. Beide – Blüten und Beeren – dienen zu Heilzwecken.

auch zu Heilzwecken, ist nicht bekannt. Wir wissen aber, dass Pfarrer Kneipp ein großer Anhänger von Schlehenblütentee war – er schätzte ihn zum sanften Abführen und zur Stärkung des Magens und empfahl ihn für jede Hausapotheke.

Wie uns Schlehdorn hilft

Die Beeren weisen einen hohen Anteil an Flavonoiden auf, vor allem Quercetin und Kämpferolglykoside. Weiterhin enthalten sie Vitamin C, Cumarinderivate, Gerb- und Bitterstoffe, Zucker, Pektin sowie Spuren von Amygdalin, ein Blausäureabkömmling. Auch in den Schlehenblüten stecken reichlich Flavonoide und Gerbstoffe. Schlehdorn wirkt durch seinen Flavongehalt harntreibend und schwach abführend. Dieser Wirkung verdankt er die häufige Verwendung in Blutreinigungs- und Abführtees. Darüber hinaus wirkt die Schlehe zusammenziehend, entzündungshemmend und stärkt den Magen.

> *Ihren botanischen Namen hat die Schlehe vom lateinisch-griechischen Wort »prunus/proumnos« für Zwetschge. »Spinosa« heißt stachelig – sie ist also eine stachelige Zwetschge.*

Steckbrief
- **Volksnamen:** Heckendorn, Schwarzdorn, Bockbeerli, Haferpflaume, Hagedorn, Heckendorn, Kietschkepflaume, Sauerpflaume, Schlehe
- **Familie:** Rosengewächse (Rosaceae)
- **Blütezeit:** März bis April
- **Sammelzeit:** Die Blüten April und Mai, die Früchte im Oktober und November
- **Vorkommen:** Ursprünglich stammt der Schlehdorn aus dem Orient, heute ist er, vor allem als Strauch in Wildhecken, auf der gesamten Nordhalbkugel verbreitet.
- **Verwendete Pflanzenteile:** Anwendung finden die getrockneten Blüten und die Früchte.

Risiken und Nebenwirkungen
In größeren Mengen können die Beeren zu Übelkeit, Erbrechen und Durchfall führen.

Gegenanzeigen
Keine bekannt.

Gesund mit Schlehdorn

Einen Tee aus den Schlehenblüten kann man als mildes Abführmittel und zur Stärkung des Magens trinken. Auch bei Appetitlosigkeit, Husten und Entzündungen im Mund- und Rachenraum bewährt sich der Tee.

Anwendung

Tee Übergießen Sie zwei Teelöffel der Blüten mit einem Viertelliter kaltem Wasser. Langsam bis zum Sieden erhitzen und dann abseihen. Täglich davon zwei Tassen trinken.

In der Küche Sowohl die Blüten als auch die Früchte lassen sich vielfältig in der Wildpflanzenküche einsetzen. Man sollte aber darauf achten, beides von Hecken fernab der Straße zu ernten. Mit frischen Schlehenblüten lassen sich im Frühjahr Salate und Süßspeisen dekorativ verfeinern. Aus den Früchten können Sie zum Beispiel einen aromatischen Essig bereiten.

Schlehenessig Für den Essig zerdrücken Sie ein Kilogramm Schlehenfrüchte und lassen sie in einem verschlossenen Gefäß bei Zimmertemperatur eine Woche gären. Dann durch ein Tuch filtern und in Flaschen abfüllen.

Schlehenmus Ein Mus aus den Früchten gilt als allgemeines Stärkungsmittel in der Rekonvaleszenz. Es wirkt auch appetitanregend etwa bei älteren Menschen, die zu wenig essen. Dafür ein Kilogramm Schlehenfrüchte mit einem Achtelliter Wasser und einem Viertelliter Weißwein weichkochen und durch ein Sieb streichen. Den Brei mit einem Viertelliter Weißwein und 500 Gramm Zucker zu einem Mus kochen.

Schlüsselblume

Primula veris

Zu den Wurzeln

Die Schlüsselblume ist auf sonnigen oder halbschattigen, leicht feuchten Wiesen und in lichten Gebüschen leicht zu finden: Die wohlriechenden dottergelben Blüten leuchten weithin. Die eiförmigen bis eilänglichen Blätter stehen in einer grundständigen Rosette, sind rückwärts eingerollt und fast regelmäßig auf ihrer Unterseite von Mehltau befallen. Die Blüten stehen in Dolden und tragen fünf rotgelbe Flecken am Schlund. Der Kelch ist bauchig erweitert, weißlich mit eiförmigen, kurz zugespitzten Zähnen. Blütenstiele und Kelche sind dünnfilzig behaart. Die Frucht ist eine längliche Kapsel, die zahlreiche Samen enthält.

Primula ist die Verkleinerung vom lateinischen »prima«: die Erste – schließlich gehört die Schlüsselblume zu den ersten Frühlingsblumen. Der deutsche Name geht auf den einem Schlüsselbund ähnlichen Blütenstand zurück.

> **Schlüsselblume**
> - wirkt harntreibend
> - fördert den Auswurf von Schleim

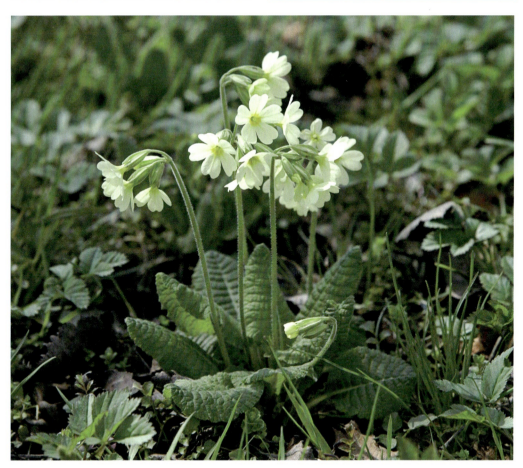

Einer unserer zuverlässigsten heimischen Frühlingsboten ist das Schlüsselblümchen, das im April feuchte Wiesen und Böschungen überzieht. Blüten und Wurzeln sind Bestandteil von Hustentees.

Von anno dazumal bis heute

In den antiken Schriften wird die Schlüsselblume nicht erwähnt, was geographische Gründe hat. Dagegen spielt die Pflanze in der nordischen Mythologie eine bedeutende Rolle – die Nixen, Elfen, Undinen und Najaden liebten und beschützten die schöne Blume. Laut Hildegard von Bingen »unterdrückt das Kraut die Melancholie im Menschen«. Alle der Schlüsselblume zugesprochenen Heilkräfte hat der Arzt J. Becker um 1662 in dem botanischen Teil seines »medizinalischen Parnasses« in folgende Verse gefasst: »Die Schlüsselblume wärmt, sie trocknet und erweicht / stillt Schmerzen, in dem Schlag sie bald ein Mittel reicht. / Vertreibt die lauffend Gicht, zu böser Tiere Biß / hält man die Schlüsselblume für köstlich und gewiß.« Ein aus den Blüten bereiteter alkoholischer Auszug, der »Schlüsselblumenwein« soll für alle der genannten Leiden gute Dienste geleistet haben. Die traditionelle Verwendung von Schlüsselblumen gegen Gelbsucht stützt sich auf die Signaturenlehre – gelbe Blüten, so der Gedanke, helfen gegen »gelbe« Leiden.

Pfarrer Kneipp soll ein großer Anhänger der Schlüsselblume gewesen sein. Er empfahl Wurzeln und Blüten zu Blutreinigungskuren und zur Entgiftung sowie bei rheumatischen Beschwerden und Gicht.

Die gedörrte, zu Pulver zerstoßene Wurzel wird auch als Niespulver verwendet.

Wie uns die Schlüsselblume hilft

Die wichtigsten Inhaltsstoffe sind Triterpensaponine, mit Primaverin und Primulaverin, sowie ätherisches Öl und Kohlenhydrate. Als wirksamkeitsbestimmend gelten die Triterpensaponine: Ihnen wird eine harntreibende und auswurffördernde Wirkung zugeschrieben.

Risiken und Nebenwirkungen
Magenbeschwerden und Übelkeit können vereinzelt auftreten.

Gegenanzeigen
Keine bekannt.

Gesund mit Schlüsselblume

Die Schlüsselblume ist vor allem Bestandteil von Arzneimitteln Atemwegserkrankungen: Die Saponine verflüssigen das zähe Atemwegssekret und erleichtern dessen Auswurf.

Anwendung
Tee Übergießen Sie einen Esslöffel der Blüten mit einer Tasse kochend heißem Wasser. 15 Minuten zugedeckt ziehen lassen, dann absehen. Zwei bis drei Tassen täglich, heiß und in kleinen Schlucken trinken.
Eine Teemischung, die bei Keuchhusten und Hustenanfällen von Kindern empfehlenswert ist, besteht aus Schlüsselblumenwurzel, Spitzwegerich und Thymian zu gleichen Teilen.

Steckbrief

- **Volksnamen:** Fünfwundenblume, Kirchenschlüssel, Maiblümel, Peterschlüssel, Apothekerprimel, Karkenslätel, Burgetschlüsseli, Wîtbücksen, Fraueschüeli, Ankeschlüsseli, Eier-Blueme, Gelbsuchtsbleaml, Gelber Scharniggl, Teebadenteli
- **Familie:** Primelgewächse (Primulaceae)
- **Blütezeit:** April bis Mai
- **Sammelzeit:** Mai bis Juni und Herbst
- **Vorkommen:** Die Schlüsselblume ist in Mitteleuropa heimisch. Der Anbau zu arzneilichen Zwecken erfolgt in Mittel-, Süd- und Osteuropa, den Balkanländern und der Türkei.
- **Verwendete Pflanzenteile:** Verwendung finden Blüten, Blätter und Wurzel.

Schöllkraut

Chelidonium majus

Zu den Wurzeln

Die bis zu einen Meter hoch wachsende, ausdauernde Pflanze findet sich vor allem auf stickstoffreichen Böden, oft in der Nähe von Schuttplätzen, Zäunen, Hecken und an Weg- und Straßenrändern. Ihre verzweigten Stängel sind zottig behaart, die wechselständigen Blätter sind mehrfach gefiedert und auf der Oberseite blassgrün, auf der Unterseite dunkel- bis blaugrün. Von April bis Oktober erscheinen in kleinen Dolden die goldgelben Blüten, in deren Mitte sich zahlreiche Staubgefäße erheben. Beim Pflücken tritt ein gelber Milchsaft aus. Schöllkraut besitzt einen scharfen und bitteren Geschmack und einen eigentümlichen, fast

> **Schöllkraut**
> ► wirkt schmerzlindernd
> ► fördert den Gallenfluss
> ist krampflösend

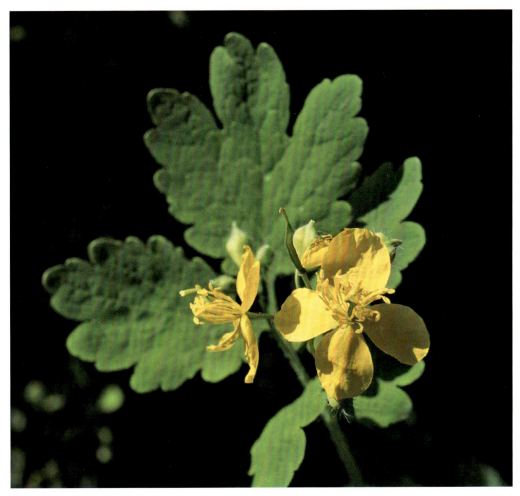

Der Milchsaft des Schöllkrauts ist eines der traditionellen Warzenmittel. In Fertigpräparaten werden Schöllkrautextrakte gegen Gallenbeschwerden und zur Linderung von Magen-Darm-Krämpfen eingesetzt.

schon widerwärtigen Geruch. Der botanische Name kommt wahrscheinlich vom griechischen Wort »chelidon« = Schwalbe, das Schöllkraut beginnt nämlich mit dem Eintreffen der Schwalben im Frühjahr zu blühen und beendet seine Blütezeit mit dem Abzug der Vögel im Herbst.

Von anno dazumal bis heute

Bereits die Ärzte der Antike, unter anderem Dioskurides und Plinius, verordneten Schöllkraut bei Erkrankungen der Leber und der Gallenblase. Von Albrecht Dürer ist überliefert, dass ihn die Anwendung der Pflanze von einem Gallenleiden kuriert haben soll. Die Volksmedizin wendete Schöllkraut auch gegen Asthma an.

Wie uns Schöllkraut hilft

Schöllkraut enthält in allen Pflanzenteilen Alkaloide, die ähnlich dem Mohnstoff Papaverin leicht krampflösend auf den oberen Gastrointestinaltrakt wirken. Darüber hinaus hat Schöllkraut eine anregende Wirkung auf den Gallenfluss und eine schmerzlindernde Wirkung.

Der Gehalt an Alkaloiden ist sehr stark abhängig vom Standort der Pflanze, dem Sammelzeitpunkt und dem Trocknungsverfahren.

Risiken und Nebenwirkungen

Insbesondere nach der Einnahme höherer Dosierungen wurde ein Anstieg der Leberwerte beobachtet. Diese Nebenwirkungen gehen allerdings nach Absetzen des Präparates zurück.

Gegenanzeigen

Schöllkraut sollte nicht bei Lebererkrankungen und/oder bei gleichzeitiger Einnahme leberschädigender Arzneimittel, wie beispielsweise Paracetamol, angewendet werden. Das gilt auch während der Schwangerschaft und der Stillzeit sowie für Kinder unter zwölf Jahren.

Gesund mit Schöllkraut

Zubereitungen aus Schöllkraut werden bei krampfartigen Beschwerden der Gallenwege und des oberen Magen-Darm-Traktes angewendet. Der frische Milchsaft aus dem Stängel wird traditionell zur örtlichen Behandlung von Warzen aufgetupft.

Anwendung

Schöllkraut ist Bestandteil verschiedener Fertigarzneimittel zum Lösen von Krämpfen, außerdem von Gallemitteln.

Tee Übergießen Sie zwei Esslöffel Schöllkraut mit einer Tasse kochend heißem Wasser. Zehn Minuten zugedeckt ziehen lassen, dann durch ein Sieb abgießen. Trinken Sie zwei bis drei Tassen täglich – am besten kurmäßig über drei Wochen hinweg.

Fragen Sie Ihren Arzt oder Apotheker

Präparate, die Zubereitungen aus Schöllkraut enthalten, sind beispielsweise:
Aristochol Konzentrat
Cholarist
Choleodoron
Cholosom Phyto N Dragees

Steckbrief

- **Volksnamen:** Blutkraut, Gelbes Millkraut, Goldwurz, Schellkraut, Schillkraut, Schwalbenwurz, Warzenkraut, Wulstkraut
- **Familie:** Mohngewächse (Papaveraceae)
- **Blütezeit:** Mai bis September
- **Sammelzeit:** Mai bis September
- **Vorkommen:** Die Pflanze ist in Europa sowie in Mittel- und Nordasien beheimatet.
- **Verwendete Pflanzenteile:** Medizinisch verwendet werden das Kraut und die Wurzel.

Senf

Brassica nigra

Zu den Wurzeln

Der Schwarze Senf ist eine etwa einen Meter hoch wachsende, einjährige Pflanze, die feuchte Böden bevorzugt. Die Blätter sind gestielt, und die gelbgrünen Blüten bilden als Frucht eine Schote, die sieben bis elf Samen enthält. Die ganzen Samen sind geruchlos – erst beim Zerkleinern und Anrühren mit Wasser entsteht der brennend scharfe Geruch nach Senfölen.

Von anno dazumal bis heute

Schwarzer Senf wie auch der weiße und der indische Senf werden seit Jahrhunderten kulinarisch genutzt. In medizinischer Hinsicht ist jedoch die schwarze Art, Brassica nigra, die bedeutsamste.

Für medizinische Zwecke werden die Senfsamen eingesetzt. Die üblichen fertigen Speisesenfmischungen in Tuben und Tiegeln eignen sich nicht für Heilanwendungen.

Wie uns Senf hilft

In den schwarzen Senfsamen stecken Senfölglukoside, allen voran große Mengen an Sinigrin. Durch ein Enzym namens Myrosinase werden stechend riechende und augenreizende Verbindungen freigesetzt, die sich mit Wasser zu ätherischen Senfölen verbinden. Diese wirken stark antibiotisch, hemmen mithin das Wachstum von Bakterien, Pilzen und Viren. Äußerlich auf der Haut aufgetragen, entfalten sie ausgeprägt reizende Effekte und kurbeln die Durchblutung an. Auf diesen hautreizenden

> **Senf**
> ➤ wirkt appetitanregend
> ➤ ist stark antibiotisch
> ➤ desinfiziert
> ➤ fördert die Hautdurchblutung
> ➤ regt den Stoffwechsel an

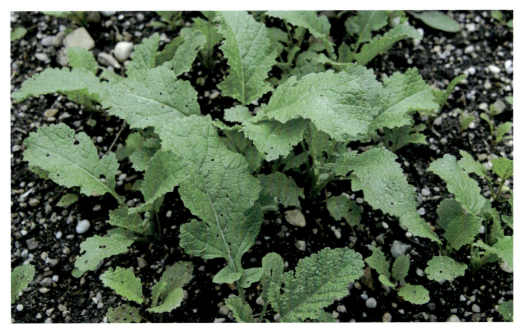

Der schwarze Senf enthält wie die meisten Kreuzblütengewächse scharfe Senföle, die antibiotisch und desinfizierend wirken. Als Senfpflaster und -wickel regt er die Hautdurchblutung an.

und durchblutungsfördernden Wirkungen basiert der Behandlungserfolg von Anwendungen mit Senfsamen und Senfmehl, den pulverisierten Samen.

Risiken und Nebenwirkungen

Bei Venenleiden und empfindlicher Haut sollten Sie auf die äußerliche Anwendung von Senfsamen verzichten, denn die enthaltenen Öle reizen die Haut sehr stark. Senfwickel nicht länger als angegeben auf der Haut lassen. Wenn Sie Senfmehl in die Augen bekommen haben, waschen Sie diese sofort mit klarem Wasser aus.

Gegenanzeigen

Bei Magen- und Darmerkrankungen, insbesondere bei Geschwüren, darf Schwarzer Senf nicht eingenommen werden. Die scharfen Senföle können zu schmerzhaften Reizungen führen.

Gesund mit Senf

Mit lauwarmem Wasser angerührtes Senfmehl wird in Form von Pflastern, Wickeln oder Bädern bei Hexenschuss, Erkältungskrankheiten mit Beteiligung der Lunge, Rheumatismus und Gefäßerkrankungen angewendet.

Anwendung

Senfsamen ist Bestandteil von Fertigarzneimitteln, Einreibungen und Bädern, die als durchblutungsfördernde Mittel zur Anwendung kommen. Senfmehl hilft auch gegen Kopfschmerzen, nämlich als Zusatz zu einem warmen Fußbad: Zwei Hände voll in einen Eimer (10 Liter) mit lauwarmem Wasser einrühren. Durch die starke Durchblutung, die sich rasch einstellt, lassen die Kopfschmerzen nach.

Senfwickel Ebenfalls ein »klassisches« Hausmittel aus der guten alten Zeit, hochgeschätzt bei einer Vielzahl von Beschwerden: Husten, Bronchitis und Asthma, Nasennebenhöhlenentzündungen, Brustfellentzündungen sowie Nieren- und Blasenentzündungen. Der Senfwickel kann am Hals sowie an allen anderen Bereichen des Körpers angewendet werden; an den Waden oder an der Brust sowie an den Füßen und Händen. Seine stark durchblutungsfördernde und antibakterielle Wirkung beruht auf den Senfölen und deren Inhaltsstoffen.

Durchführung

- Verrühren Sie 200 Gramm Senfmehl (aus Apotheke oder Reformhaus) mit lauwarmem Wasser zu einem festen Brei und streichen diesen auf ein Leinentuch. Brustwarzen und Achselhöhlen (je nach dem, wo Sie den Senfwickel anlegen) sollten Sie mit Mull- oder Leinenläppchen schützen.
- Dann legen Sie das Leinentuch mit der bestrichenen Seite auf den zu behandelnden Körperteil.
- Nach 10 bis 15 (Kinder nur 5 bis 10) Minuten nehmen Sie den Senfwickel ab, waschen die Senfreste mit lauwarmem Wasser ab und cremen die behandelte Körperstelle mit einem guten Hautöl ein.

> *Ein Teelöffel Speisesenf regt die Verdauungssäfte und damit den Appetit an.*

Steckbrief

- **Volksnamen:** Brauner Senf, Französischer Senf, Holländischer Senf
- **Familie:** Kreuzblütengewächse (Brassicaceae/Cruciferae)
- **Blütezeit:** Juni bis Juli
- **Sammelzeit:** Juli bis August
- **Vorkommen:** Beheimatet ist der Schwarze Senf im Mittelmeergebiet. Kultiviert wird er in Osteuropa, China, Indien, Pakistan und der Türkei.
- **Verwendete Pflanzenteile:** Medizinisch verwendet werden die reifen und getrockneten Samen.

Sojabohne
Glycine max

Zu den Wurzeln

Soja ist eine einjährige strauchige Pflanze, deren Wuchs der Buschbohne ähnelt. Der Stängel ist wie die Blätter zottig behaart und aufrecht stehend. Die Blätter sind dreizählig gefiedert mit mehr oder weniger rundlichen bis lanzettlichen Blättchen. Aus den unauffälligen, violetten bis weißlichen Schmetterlingsblüten reifen kleine Hülsen mit ein bis vier gelben, weißen oder schwarzbraunen Samen. Verwendet werden die Samen und das daraus gewonnene Öl und Sojalecithin. Fast 90 Prozent der Weltproduktion an Soja kommen heute aus drei Ländern: den USA, Brasilien, Argentinien. In den USA wird vor allem genmanipuliertes Soja angebaut.

Soja
- reguliert den Fettstoffwechsel
- lindert Wechseljahresbeschwerden
- hat östrogenartige Wirkungen
- stärkt die Nerven
- liefert wertvolle Aminosäuren

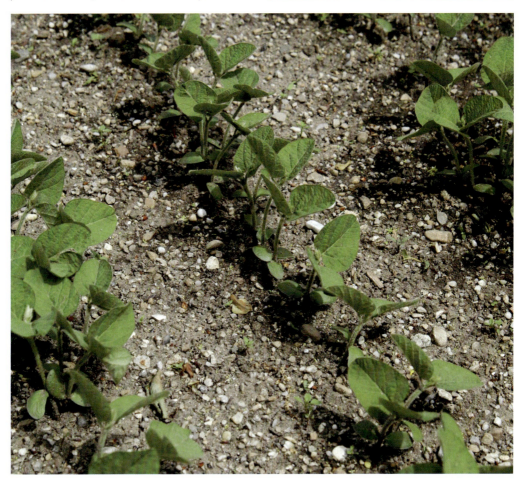

Die Sojapflanze sieht ähnlich aus wie eine Buschbohne. Ihre Samen enthalten ein hochwertiges Eiweiß und werden vor allem im asiatischen Raum als alltägliches Nahrungsmittel geschätzt.

Von anno dazumal bis heute

Die eiweißreichen Samen werden vor allem im asiatischen Raum als Nahrungsmittel genutzt – wie heute bekannt, bereits seit über 2800 Jahren. Sojamilch wird aus gemahlenen gelben Sojabohnen mit Wasserdampf gewonnen. Tofu ist eine aus dieser Milch hergestellte stichfeste Masse, von der Konsistenz in etwa vergleichbar mit Schichtkäse aus Kuhmilch.

Wie uns Soja hilft

In den Sojabohnen stecken reichlich wertvolle Aminosäuren wie das Sojalecithin. Daneben finden sich Sojaöl, Kohlenhydrate, Phytosterole und Tocopherole. Weiterhin enthalten Sojabohnen sowie nicht fermentierte Produkte daraus Isoflavonoide – sekundäre Pflanzenstoffe mit östrogenähnlicher Wirkung, deshalb Phytoöstrogene genannt. Isoflavonoide entfalten im Körper ähnliche Effekte wie das weibliche Geschlechtshormon Östrogen. Eine sojareiche Diät wird deshalb bei Beschwerden in den Wechseljahren, bei Brustschmerzen vor Einsetzen der Monatsblutung (Mastodynie) sowie zur Vorbeugung von Osteoporose empfohlen.

> *Das Protein der Sojabohnen, das Sojalecithin, ist ein idealer Fleischersatz, da es alle essenziellen Aminosäuren enthält.*

Das Sojalecithin beeinflusst den Fettstoffwechsel positiv: Es senkt die schädlichen Blutfette wie LDL-Cholesterin und Triglyceride und erhöht das gute HDL-Cholesterin. Darüber hinaus gilt Lecithin als Stärkungsmittel für das Nervensystem – gewissermaßen eine »Nervennahrung«.

Lecithin ist ein hervorragender Emulgator – ein Mittel, das hilft, dass sich unterschiedliche Stoffe, wie etwa Wasser und Fett, besser miteinander verbinden. Der Sojastoff, der übrigens auch in Eiern enthalten ist, wird deshalb als Hilfsstoff in Arznei- und Kosmetikpräparaten sowie in Lebensmitteln – in Instantpräparaten, Schokolade, Backwaren und Margarine – eingesetzt.

Risiken und Nebenwirkungen

Sehr selten kann es zu Magenbeschwerden, weichem Stuhl und Durchfall kommen. Diese Gefahr besteht allerdings nur bei Präparaten, in denen Sojalecithin und Isoflavonoide hochkonzentriert enthalten sind.

Kinder mit einer Kuhmilchallergie sind häufig auch gegen Sojaprotein allergisch. Fragen Sie deshalb Ihren Arzt, bevor Sie Sojapräparate anwenden.

Gegenanzeigen

Nahrungsergänzungsmittel, die Soja oder Isoflavonoide enthalten, sollten nicht ohne ärztlichen Rat von Patientinnen mit hormonabhängigen Tumoren, wie beispielsweise Brustkrebs, eingenommen werden.

Gesund mit Soja

Sojabohnen und Produkte daraus werden zur Senkung des Cholesterinspiegels empfohlen – in Verbindung mit einer fettarmen Diät. Die Tagesdosis sollte dazu 25 Gramm Sojaprotein betragen. Auch zur Verbesserung der Beschwer-

---

Steckbrief

- **Volksnamen:** Keine deutschen bekannt
- **Familie:** Schmetterlingsblütler (Fabaceae)
- **Blütezeit:** Juli
- **Sammelzeit:** September bis Oktober
- **Vorkommen:** Soja ist in Ostasien heimisch und wurde niemals wild gefunden. Heute wird die Sojabohne im Amur-Ussuri-Gebiet, in Japan, Korea, Nordchina und in Taiwan kultiviert.
- **Verwendete Pflanzenteile:** Verwendet werden die Bohnen.

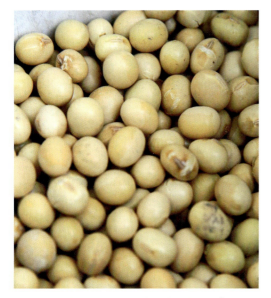

Bei uns werden zunehmend die pflanzlichen Östrogene aus der Sojabohne als Arznei gegen Wechseljahresbeschwerden verwendet.

den bei Leberschäden und chronischer Hepatitis, wie unter anderem Appetitlosigkeit und Druckgefühl im rechten Oberbauch, ist Soja angezeigt. Darüber hinaus bewähren sich die östrogenartigen Sojastoffe in der Behandlung von Beschwerden, die mit der hormonellen Umstellung in den Wechseljahren einhergehen (→ Kasten rechts).

Anwendung

Fertigpräparate Um die empfohlenen Tagesdosen an Sojalecithin oder Isoflavonen und damit einen Behandlungseffekt zu erreichen, müsste man ordentlich zulangen: für 50 Milligramm Isoflavone beispielsweise 200 Gramm Tofu oder einem halben Liter Sojamilch täglich. Solche Mengen wird wohl kaum jemand tagtäglich zu sich nehmen. Präparate mit hochkonzentrierten Sojastoffen helfen hier weiter. Im Handel sind unter anderem Nahrungsergänzungsmittel mit einem standardisierten Gehalt an Soja-Isoflavonen oder -lecithin.

In der Küche Aus Tofu lässt sich allerhand zaubern, was auch Nicht-Vegetariern schmeckt. Fermentierte Sojasaucen kennen Sie als pikantes Würzmittel. Sojaöl, das durch Raffination der Bohnen gewonnen wird, ist ein äußerst gesundes Speiseöl: In ihm schwimmt eine Menge an essenzieller Linolsäure, die eine ganze Palette guter Wirkungen im Körper entfaltet. Das Sojaöl wird auch für medizinische Ölbäder verwendet.

Fragen Sie Ihren Arzt oder Apotheker

Präparate, die Zubereitungen aus Sojabohne enthalten, sind beispielsweise:
Balneum Hermal
Buerlecithin
Essaven Kapseln
Lipopharm Kapseln
Voltax

Soja-Phytoöstrogene – natürliche Alternative in den Wechseljahren

Als sanfte und zugleich wirksame Alternative zur Linderung von Wechseljahrsbeschwerden haben sich Soja-Isoflavone erwiesen. Klinische Studien belegen, dass die Sojastoffe Hitzewallungen und Schweißausbrüche reduzieren und sich positiv auf die Herz-Kreislauf-Funktionen und den Knochenstoffwechsel auswirken. Denn Soja-Isoflavone besitzen die Fähigkeit, den Östrogenmangel sanft auszugleichen. Darüber hinaus können sie Hormonspitzen abfangen, die häufig am Anfang der Wechseljahre durch extreme Östrogenschwankungen auftreten. Deshalb kann eine regelmäßige Zufuhr von Soja-Isoflavonen die Hormontherapie in sinnvoller Weise unterstützen und auch zur Vorbeugung hilfreich sein.

Sonnenhut (Purpur-Sonnenhut) — *Echinacea purpurea*

Zu den Wurzeln
Der Sonnenhut ist mehrjährig und wird bis zu 80 Zentimeter hoch. Er hat kräftige verzweigte Stängel, die Grundblätter sind eiförmig bis lanzettlich, zugespitzt und grob oder scharf gesägt. Im Sommer öffnen sich die Blütenköpfchen und strahlen in kräftigem Purpur weithin sichtbar.

Von anno dazumal bis heute
Echinacea ist in der Medizin der nordamerikanischen Ureinwohner eine seit Jahrhunderten bekannte und geschätzte Arzneipflanze. Besonders die Sioux, Omaha und Oto gebrauchten die Wurzel als Heilmittel. Ein Brei aus den Blättern wurde unter anderem als eine Art Verband auf Wunden gelegt, damit diese rascher verheilten. Diese Behandlung wurde auch bei Schlangenbissen und fieberhaften Erkrankungen angewandt. Bis heute ist der Sonnenhut in den USA auch als sehr gutes Mittel bei infektiösen und septischen Fiebern bekannt.
In Europa war der Sonnenhut lange Zeit nur als Zierpflanze bekannt. Erst Mitte letzten Jahrhunderts entdeckte man auch bei uns seine therapeutischen Eigenschaften.

> *Die Pflanze hat ihren Namen vom griechischen »echinos«, Igel, wohl wegen ihrer stacheligen Fruchtböden erhalten.*

Wie uns Sonnenhut hilft
Als wirkrelevante Inhaltsstoffe gelten die Polysaccharide, vor allem die Echinacoside. Sie besitzen eine wundheilende sowie nachgewiesene antivirale und vorbeugende Wirkung gegen Infektionen. Sie stärken in hohem Maß die Schlagkraft der körpereigenen Abwehrkräfte. Darüber hinaus steigern sie die Zahl der weißen Blutkörperchen und der Milzzellen. Sonnenhut »trainiert« also gewissermaßen das Immunsystem, angemessen auf Krankheitserreger und Fremdstoffe zu reagieren. Die Pflanze erwies sich außerdem als ein sehr gutes Antiseptikum.

Risiken und Nebenwirkungen
In Einzelfällen wurden Ekzeme, Juckreiz, Gesichtsschwellungen sowie Atemnot, Schwindel und ein kurzfristiger Anstieg des Blutdrucks beobachtet.

Gegenanzeigen
Echinacea darf nicht angewendet werden bei progredienten Systemerkrankungen wie Tuberkulose, Leukosen, Kollagenosen, Multipler Sklerose, HIV-Infektion, Aids-Erkrankung und anderen Immunerkrankungen. Auch in Schwangerschaft und Stillzeit sowie vor operativen Eingriffen sollten Präparate mit Sonnenhut nicht angewendet werden.

Gesund mit Sonnenhut
Die immunmodulierende und antibakterielle Wirkung von Echinacea purpurea ist bis heute

---

Steckbrief
- **Volksnamen:** Purpurfarbene Kegelblume, Purpurfarbener Igelkopf, Rote Sonnenblume
- **Familie:** Korbblütler (Asteraceae/Compositae)
- **Blütezeit:** Juni bis September
- **Sammelzeit:** Das Kraut im Juli, die Wurzel März bis April und Oktober
- **Vorkommen:** In Nordamerika, westlich von Ohio, ist der Sonnenhut heimisch. Er wurde als Zierpflanze in Europa eingebürgert und findet sich in Spanien, im ehemaligen Jugoslawien, in der Schweiz, den Niederlanden und in Deutschland.
- **Verwendete Pflanzenteile:** Zur Herstellung des Presssaftes wird das frische blühende Kraut verwendet.

in vielen wissenschaftlichen Untersuchungen nachgewiesen worden. Nicht ohne Grund nehmen Zubereitungen aus der Wurzel oder dem Kraut des Sonnenhuts einen bedeutenden Stellenwert zur Stärkung der Abwehrkräfte ein. Auch zur begleitenden Therapie bei Infekten der Atemwege und der ableitenden Harnwege finden sie Anwendung. Äußerlich kann der Presssaft auf schlecht heilende, oberflächliche Wunden aufgetragen werden, um den Heilungsprozess zu fördern.

Anwendung
Sonnenhutpräparate enthalten einen Presssaft aus frisch blühendem Echinaceakraut (Echina-

Sonnenhut
- stärkt das Immunsystem
- fördert die Wundheilung
- wirkt entzündungshemmend
- ist antibiotisch
- wirkt antiseptisch (desinfiziert)

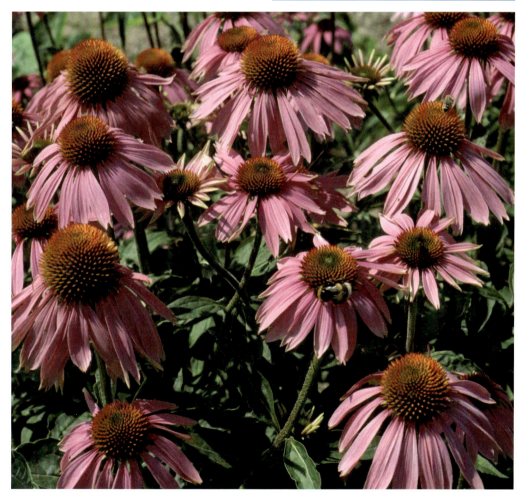

Echinaceapräparate sind weit verbreitet als immunstärkende Mittel bei einer drohenden Erkältungswelle. Beim ersten Anzeichen eines grippalen Infekts eingenommen, können sie ein Ausbrechen der Krankheit verhindern.

cin®) oder Trockenextrakte beziehungsweise Tinkturen aus der Echinaceawurzel. Als wirksame Tagesdosis des Presssaftes aus dem Kraut gelten 6 bis 9 Milliliter, bei Präparaten aus Trockenextrakten sollte die Tagesdosis 900 Milligramm Droge beeinhalten. Die Tagesdosis muss im Beipackzettel angegeben sein.

Die Menge der verwendeten Droge im Verhältnis zum Extrakt (DEV) und das Extraktionsmittel (Alkohol) müssen im Beipackzettel angegeben sein. Daneben sind auch Kombinationspräparate im Handel, die alkoholische Auszüge aus der Echinaceawurzel, dem Lebensbaum und der Wurzel des wilden Indigo enthalten (Esberitox®). Die Dauer der Einnahme ist bei allen Präparaten zu begrenzen und sollte zwei Wochen nicht überschreiten.

Wegen möglicher Überempfindlichkeit gegen Korbblütler sollte vor Verwendung eine Rücksprache mit dem Arzt erfolgen.

Im Licht der Wissenschaft

Beim Menschen und auch im Experiment wurde nachgewiesen, dass die Einnahme von Echinacea-Zubereitungen eine deutliche immunbiologische Wirkung hat: Unter anderem wird die Zahl der weißen Blutkörperchen und der Milzzellen erhöht. Daneben gibt es Hinweise auf eine zusätzliche entzündungshemmende und schmerzlindernde Wirkung. Auch eine Wirksamkeit gegen Viren wurde nachgewiesen. Trotz dieser Befunde steht der so beliebte Sonnenhut seit kurzer Zeit im Kreuzfeuer der Kritik – seine Wirksamkeit ist heftig umstritten. So wurden im Jahr 2005 mehrere Studien veröffentlicht, in denen sich angeblich herausgestellt hat, dass Echinaceae bei Erkältungen unwirksam ist.

Fragen Sie Ihren Arzt oder Apotheker
Präparate, die Zubereitungen oder Extrakte aus Sonnenhut enthalten, sind beispielsweise:
tetesept Echinacea-Tropfen
Contramutan Dragees, Saft oder Tropfen
Echinatur
Hevertotox
Schnupfencreme
aar vir
Wecesin
Echinacin® Saft, Lösung, Liquidum, Capsetten, Lutschpastillen (Madaus)
Esberitox® mono Tropfen (Schaper & Brümmer)
Esberitox® N Tabletten oder Lösung (Schaper & Brümmer)
Immunopret® Echinacea Tabletten oder Auszug (Madaus)
Pascotox® mono oder Lutschtabletten für Kinder (Pascoe)

Sonnenhut in der indianischen Medizin

»Jene, die um die Geheimnisse wissen«, wie die nordamerikanischen Ureinwohner ihre Heilkundigen nennen, wissen auch seit langem um die therapeutische Potenz des Sonnenhuts. Seiner antibakteriellen und immunstimulierenden Wirkungen wegen wurde er von vielen indianischen Völkern gegen zahlreiche Beschwerden verabreicht: Zubereitungen aus Echinacea purpurea (Purpur-Sonnenhut) ebenso wie von Echinacea angustifolia (Schmalblättriger Sonnenhut) sind uralte indianische Heilmittel. Angesichts ihrer antiseptischen Eigenschaften nutzte man diese, beispielsweise bei den Sioux und den Komanchen, auch gegen Hauterkrankungen sowie zur Förderung der Wundheilung. Den Prärieindianern, den Dakota, Lakota und Pawnee, galt ein Absud aus Sonnenhutkraut ferner als probates Mittel bei Blutvergiftung, seine Wurzeln hingegen dienten der allgemeinen Stärkung.

Sonnentau
Drosera rotundifolia

Zu den Wurzeln

Der Sonnentau ist eine vor allem in Mooren und Feuchtgebieten anzutreffende Staude. Sie wird bis zu 20 Zentimeter hoch. Auf den lang gestielten, runden Blättern sitzen Drüsenhaare, die ein klebriges Sekret absondern. Mit diesen Tentakeln »fängt« der Sonnentau Insekten – schließlich gehört er zu der recht sonderbaren Spezies der fleischfressenden Pflanzen. Drosera bessert mit seinen Jagdzügen seine Stickstoffversorgung auf.

Der aufrechte Blütenschaft trägt an der Spitze eine Traube weißer Blüten. Diese bestehen aus einem fünfblättrigen Kelch, einer fünfblättrigen Krone, fünf Staubgefäßen und einem mehrfächerigen Fruchtknoten, der mehrere Griffel trägt. Die Frucht ist eine Kapsel.

Nachdem die einheimischen Arten beinahe ausgerottet sind und die Pflanze unter strengem Naturschutz steht, werden vornehmlich Drosera-Arten aus anderen Herkunftsgebieten zu Heilzwecken verwendet. Alle einheimischen Droseraarten dürfen in Deutschland nicht zum Sammeln für den Handel oder für gewerbliche Zwecke genutzt werden.

Von anno dazumal bis heute

Im Altertum scheint die Pflanze in der Medizin unbekannt gewesen zu sein. Erst im 13. Jahr-

Sonnentau
- wirkt schleimlösend
- stillt Hustenreiz
- löst Krämpfe in den Atemwegen

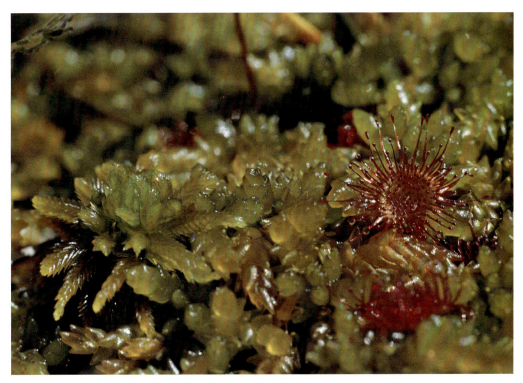

Der rundblättrige Sonnentau ist bei uns vor allem in geschützten Moorgebieten anzutreffen. Er gehört zu den wenigen heimischen fleischfressenden Pflanzen und ist an seinen runden Fangblättern zu erkennen.

hundert werden die Blätter des Sonnentaus als »kühlendes Mittel« genannt. Den mit Zucker vermischten Presssaft aus dem Kraut setzte man gegen Husten, Schwindsucht, Nieren- und Blasenleiden ein.

Darüber hinaus war Sonnentau eine wohlbekannte Pflanze unter Alchimisten: Sie glaubten in dem Saft, den die Drüsenhaare ausscheiden, den Stoff zur Bereitung von Gold gefunden zu haben. Arnoldus de Villanova (1300–1363), Professor in Barcelona, beschäftigte sich mit der Gewinnung eines Elixiers aus Drosera rotundifolia – weshalb man ihn als Goldmacher und Teufelsbanner verfolgte. In seinem Goldwasser »Aqua auri«, einem Universalmittel bei allen Krankheiten, war Sonnentau der Hauptbestandteil. Übrigens ist das Goldwasser als wohlschmeckender Likör noch heute in Italien populär.

In der Volksmedizin werden Auszüge aus Sonnentaukraut äußerlich zur Behandlung von Warzen, Hühneraugen und Sommersprossen angewendet.

> *Bauern verwendeten den Sonnentau früher auch als Aphrodisiakum bei Haustieren. Daher Volksnamen wie beispielsweise Bullenkraut.*

Wie uns Sonnentau hilft

Drosera enthält Naphthochinone, Flavonoide, Schleimstoffe und eiweißabbauende Enzyme. Zubereitungen aus dem Sonnentaukraut wirken schleim- und krampflösend auf die Bronchien und stillen Hustenreiz.

Diese Wirkungen führte man bislang auf enthaltenen Naphtochinone zurück. Neuere experimentelle Untersuchungen lassen inzwischen jedoch vermuten, dass Quercetin-Derivate aus den Blättern für die therapeutische Wirkung von Bedeutung sind.

Risiken und Nebenwirkungen
Keine bekannt.

Gegenanzeigen
Nicht anwenden während Schwangerschaft und Stillzeit.

Gesund mit Sonnentau

Einsatz findet Sonnentau heute überwiegend gegen Krampf- und Reizhusten sowie bei Entzündungen der Atemwege.

Anwendung

Fertige Präparate Sonnentauextrakte werden allein oder zusammen mit anderen Pflanzenextrakten als Fertigarzneimittel zur Behandlung von Husten angeboten. Die mittlere Tagesdosis beträgt dabei drei Gramm des Extrakts.

Tee Übergießen Sie zwei Teelöffel getrocknetes Sonnentaukraut (etwa 1 Gramm) mit einer Tasse (etwa 150 Milliliter) siedendem Wasser. Zehn Minuten ziehen lassen, abseihen und 3- bis 4mal täglich eine Tasse frischen Tee trinken.

Fragen Sie Ihren Arzt oder Apotheker
Präparate, die Zubereitungen aus Sonnentau enthalten, sind beispielsweise:
Bomapect forte Hustentropfne
Drosithym Bürger
Monapax Saft oder Tropfen
Weleda Hustenelixier

Steckbrief

- **Volksnamen:** Rundblättriger Sonnentau, Bullenkraut
- **Familie:** Sonnentaugewächse
- **Blütezeit:** Juni bis August
- **Sammelzeit:** Während der Blütezeit
- **Vorkommen:** Heimisch in Eurasien und Nordamerika
- **Verwendete Pflanzenteile:** Zu medizinischen Zwecken verwendet wird das getrocknete Kraut.

Spargel

Asparagus officinalis L.

Zu den Wurzeln

Der in vielen Sorten kultivierte Spargel ist eine ausdauernde Pflanze und meist eingeschlechtlich: Die männlichen Pflanzen sind oft gedrungener und dichter im Wuchs und tragen kleine, weißlich-grüne Blüten. Die weibliche Blüte bildet als Frucht eine ziegelrote, kugelige Beere, die schwach giftig ist. Der dicke, kurze Wurzelstock treibt nach oben einige saftige, etwa fingerdicke Sprosse, die als Gemüse verwendet werden. Die Sprosse des weißen Spargels werden geerntet, solange sie noch unter der Erde wachsen. Sobald sie ans Licht kommen, verfärben sie sich lila-blau, was zwar keine Geschmacks- aber eine Preisminderung verursacht: Deutsche Verbraucher kaufen am liebsten reinweißen Spargel. Die Ernte von Spargel ist deshalb eine sehr aufwändige Angelegenheit: Anhand von Haarrissen an den aufgeschütteten Hügeln der Spargelfelder lässt sich erkennen, ob sich Sprosse darunter befinden und gestochen werden können. Der grüne Spargel, der sich inzwischen ebenfalls großer Beliebtheit erfreut – wohl, weil man ihn nicht schälen muss –, wächst dagegen über der Erde. Ohne den Einfluss des Sonnenlichts könnten die Sprosse kein Chlorophyll bilden, das ist der grüne Farbstoff der Pflanzen.

Von anno dazumal bis heute

Bereits Ägypter, Griechen und Römer empfahlen vor 2000 Jahren den Spargel als Diät für Nierenkranke und zur allgemeinen Gesundheitspflege. Der römische Naturforscher Plinius notierte einst zu den begehrten Stangen: »Von allen Pflanzen des Gartens erhält er die allerlöblichste Pflege.« Auch heute noch sind Spargelanbau und -ernte im Vergleich mit der Kultur anderer Gemüse wesentlich aufwendiger. Das wirkt sich bis heute auf den Preis der

> **Spargel**
> - entwässert und entschlackt
> - regt die Nieren an
> - wirkt beruhigend auf den Magen
> - ist abführend und blutreinigend

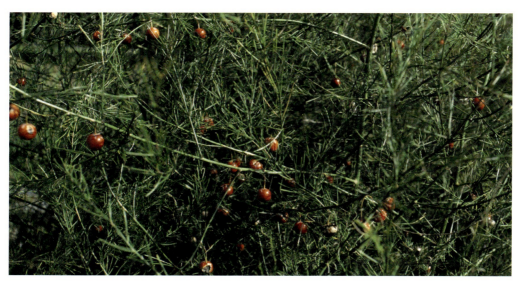

Spargel wird bei uns auf sandigen Böden kultiviert. Wegen des hohen Pflege- und Ernteaufwands ist er recht teuer, doch der Genuss und die Wirkung auf die Gesundheit lohnen den Preis.

feinen Stangen aus: Spargel ist bis heute eine Delikatesse und entsprechend kostspielig.

Wie uns Spargel hilft

Spargel enthält Saponine, die für seine harntreibende Wirkung verantwortlich sind. Daneben stecken in den saftigen Stangen viele Ballaststoffe, Kohlenhydrate, Fructane, fettes Öl, Aminosäuren und reichlich Mineralstoffe und Spurenelemente – vor allem Kalzium, Kalium, Eisen, Magnesium und Phosphor, aber auch Vitamin C und E sowie Folsäure.

Risiken und Nebenwirkungen

Bei empfindlichen Personen kann es bei Hautkontakt, etwa beim Spargelschälen, zu allergischen Hautreaktionen, Heuschnupfen- oder Asthmaanfällen kommen.

Gegenanzeigen

Bei entzündlichen Nierenerkrankungen sollte kein Spargel eingenommen werden, denn durch den Saponingehalt kann es zu weiteren Reizungen der Nieren kommen. Auch bei Ödemen aufgrund eingeschränkter Herz- oder Nierenfunktion sollte Spargel nicht verwendet werden.

Gesund mit Spargel

Ihre schon so lange währende Wertschätzung haben sich die gesunden Stangen verdient. Denn außer den Körper von überschüssigem Wasser und Schlackenstoffen zu befreien, regen sie Verdauung und Nieren an und sind kalorienarm – vom guten Geschmack ganz zu schweigen. Außer als Medizin auf dem Teller kann Spargel auch als fertiges Arzneimittel angewendet werden. Die Wirkstoffe wie etwa Aspargin werden in Form von Tinkturen, Säften aus der Wurzel und dem jungen Kraut unter anderem gegen Blasen- und Nierenerkrankungen, Herzbeschwerden, Rheumatismus und Diabetes eingesetzt. Auch zur Durchspülungstherapie bei entzündlichen Erkrankungen der ableitenden Harnwege und als Vorbeugung gegen Nierengrieß kommen diese Präparate zur Anwendung.

Anwendung

Fertige Präparate Zubereitungen aus dem Spargelwurzelstock finden sich in einigen Fertigarzneimitteln oder in Tees aus der Gruppe der harntreibenden Arzneimittel, der so genannten Diuretika.

In der Küche Mit Spargel servieren Sie sich Genuss und Gesundheit in einem. Insofern lässt sich die Spargelzeit auch gut zur Frühjahrskur nutzen. Das Gemüse kommt dazu auf den Teller, das Kochwasser schütten Sie auf keinen Fall weg, sondern verwenden es für eine Suppe oder trinken es pur.

> *Der nach Einnahme von Spargelpräparaten und dem Essen von Spargelgemüse auftretende typische Geruch des Harns geht auf Methylmercaptan zurück. Es entsteht bei der Verstoffwechslung der schwefelhaltigen Inhaltsstoffe des Spargels.*

Steckbrief

- **Volksnamen:** Spargen, Sparjes, Sparsch, Spars, Sparsen, Sparsach, Sparsich, Spart, Spers, Schwammkraut
- **Familie:** Spargelgewäche (Asparagaceae)
- **Blütezeit:** Juli bis September
- **Sammelzeit:** Mai bis Mitte Juni
- **Vorkommen:** Die Pflanze kommt in Mittel- und Südeuropa, Vorderasien, im westlichen Sibirien und Nordafrika wild wachsend vor. In den meisten Ländern wird Spargel heute kultiviert.
- **Verwendete Pflanzenteile:** Verwendet werden die unterirdisch wachsenden Sprosse.

Spitzwegerich

Plantago lanceolata

Zu den Wurzeln

Der Spitzwegerich bevorzugt sonnige Standorte, am besten auf trockenen Wiesen und Weiden. Er wird bis zu 50 Zentimeter hoch. Der Spitzwegerich vermehrt sich über seine klebrigen Samen, die über vorbeiziehende Wildtiere verbreitet werden. Neben dem Spitz- war auch der ebenfalls traditionell zu Heilzwecken eingesetzte Breitwegerich (P. major) ursprünglich in

Spitzwegerich
- wirkt entzündungshemmend
- ist antibakteriell wirksam
- wirkt zusammenziehend (adstringierend)
- lindert Hustenreiz
- wirkt schleimlösend

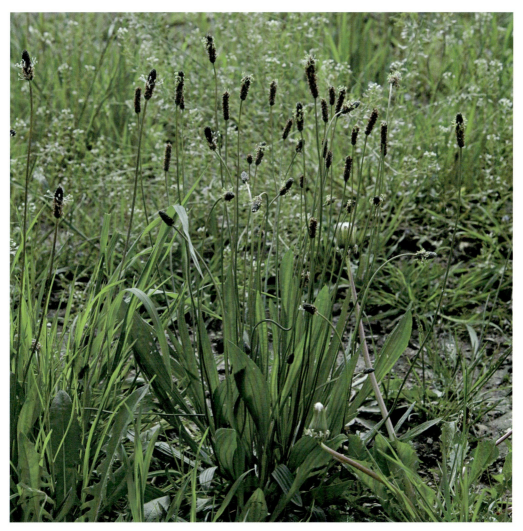

Spitzwegerich wächst bei uns verbreitet auf sonnigen Wiesen. Seine wertvollen Inhaltsstoffe machen ihn zu einem ausgezeichneten Hustenmittel – ob als Tee oder in fertig gekauftem Hustensaft.

Europa heimisch. Erst mit den Eroberern aus der Alten Welt kam er zum Beispiel auch nach Amerika, wo ihn die Indianer als »Fußstapfen des weißen Mannes« bezeichneten – überall dort, wo die Weißen ihre Füße hingesetzt hatten, fiel der an Wagen und Tieren anhaftende Wegerichsamen auf fruchtbaren Boden. Inzwischen ist der Wegerich auf der ganzen Welt verbreitet. Seine schmallanzettlich geformten Laubblätter sind am Boden in Form einer Rosette angeordnet. An einem blattlosen Stängel öffnen sich im Sommer unscheinbare Blüten, die in Ähren an den Blütenschäften stehen.

> Für Hustensirup 2 Hände voll Blätter mit einem halben Liter Wasser 30 Minuten kochen, abseihen und mit 200 Gramm Honig mischen.

Von anno dazumal bis heute
Bereits die frühen Hochkulturen nutzten den Spitzwegerich als Wundheilmittel: Die Assyrer beispielsweise legten frische oder getrocknete Blätter auf Wunden.
Die alten Griechen lobten den Spitzwegerich darüber hinaus als Mittel gegen »alle möglichen bösen Zufälle«. Die alte Literatur unterscheidet nicht immer zwischen den Wegerich-Arten. Bei Husten und Hauterkrankungen hilft aber nur Spitzwegerich.

Steckbrief
- **Volksnamen:** Heilwegerich, Wundwegerich
- **Familie:** Wegerichgewächse
- **Blütezeit:** Mai bis September
- **Sammelzeit:** Mai bis September
- **Vorkommen:** Der Spitzwegerich ist in Europa, Nord- und Mittelasien verbreitet.
- **Verwendete Pflanzenteile:** Zu medizinischen Zwecken werden die jungen Blätter verwendet.

Wie uns Spitzwegerich hilft
Spitzwegerichkraut enthält das Iridoidglykosid Aucubin, Gerb- und Schleimstoffe. Letztere wirken in den Bronchien reizmildernd, weshalb sich die Pflanze zur Behandlung von Reizhusten bestens bewährt. Zudem hat sie schleimlösende und antibakterielle Eigenschaften, wirkt zusammenziehend und entzündungshemmend.

Risiken und Nebenwirkungen
Keine bekannt.

Gegenanzeigen
Keine bekannt.

Gesund mit Spitzwegerich
Spitzwegerich wirkt reizmildernd bei Husten und wird innerlich zur Behandlung von entzündlichen Atemwegserkrankungen, Erkältungen und Mund- und Rachenentzündungen eingenommen. Äußerlich angewendet eignen sich Spitzwegerich-Zubereitungen zur Behandlung von entzündlichen Hauterkrankungen.

Anwendung
Spitzwegerichkraut ist Bestandteil vieler Husten- und Brusttees und von Pastillen oder Sirupen gegen Husten. Im Handel ist auch ein Frischpflanzensaft erhältlich.
Tee Übergießen Sie zwei Teelöffel des zerkleinerten, getrockneten Krautes mit einer Tasse kaltem Wasser. Kurz aufkochen, zugedeckt ziehen lassen und nach zehn Minuten abseihen. Mehrmals täglich eine Tasse frisch bereiteten Tee trinken.

Fragen Sie Ihren Arzt oder Apotheker
Präparate, die Zubereitungen aus Spitzwegerich enthalten, sind beispielsweise:
Em-medical Husten- und Bronchialtee
Sidroga Spitzwegerich
tetesept Husten Saft

Stechapfel
Datura stramonium

Zu den Wurzeln
Das krautige Nachtschattengewächs erkennt man an seinen spitz zulaufenden Blättern und den trompetenförmigen, weißen bis hellvioletten Blüten. Die Früchte sind zunächst grün und stachelig wie eine Kastanie, später klappen die Schalen auf. Stechapfel bevorzugt Brachland und Waldränder sowie lockeren, stickstoffhaltigen Boden und kann bis zu drei Meter hoch werden.

Von anno dazumal bis heute
Aufgrund seiner halluzinogenen und aphrodisierenden Wirkung hatte der Stechapfel bei nahezu allen nord- und mittelamerikanischen Indianervölkern seinen festen Platz in Zeremonien und Heilritualen. Stechapfelzeremonien dienen bei vielen Stämmen auch zu prophetischen Zwecken. Die indianischen Bezeichnungen weisen auf diese Wirkung hin. Die Navajos nannten die Datura »Trank des schönen Wegs« oder »Große Blume der Sonne«. In den Nahuatl-Sprachen heißt sie »Pflanze, die mit dem Herzen spricht«.

In Indien ist der Stechapfel dem Gott Shiva geweiht: Die Sadhus rauchen seine Blätter oder

Stechapfel
➤ wirkt stark halluzinogen

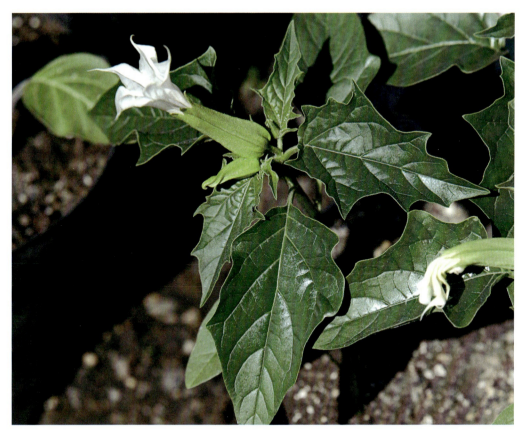

Stechapfel, dessen Inhaltsstoffe schwere Vergiftungen hervorrufen können, war früher Bestandteil von Zaubermitteln und Hexensalben. Heute wird der Wirkstoff nur noch als Narkotikum in der Psychiatrie eingesetzt.

Samen mit Hanf gemischt, um so den weiblichen Aspekt des Hanfs mit dem männlichen des Stechapfels zu vereinen und die Kundalini, die sexuelle Energie, zu erwecken. Aus Mitteleuropa gibt es durch die Jahrhunderte viele Berichte über versehentlich, aber auch absichtlich hervorgerufene Stechapfelvergiftungen: So setzten Diebe und Räuber ihre Opfer gern mittels Stechapfelsud außer Gefecht, um sie dann auszurauben.

Außer in schamanistischen stand der Stechapfel stets auch in medizinischen Diensten: Bei den Ureinwohnern Amerikas wurden die Blätter geraucht oder als Tee gegen Schmerzen verordnet, fein gehackt als Wundpflaster, frisch zerquetscht als Breiauflage bei schmerzenden Narben, Verbrennungen, Schürfungen und schlecht heilenden Wunden. In Indien rieb man die Kopfhaut mit einem aus den Stechapfelfrüchten gepressten Saft ein, um Schuppen zu beseitigen. Weltweit wurde Stechapfel als Aphrodisiakum sowie als Asthmaarznei genutzt: Aus Stechapfelblättern gedrehte Zigarren wurden bis ins 20. Jahrhundert hinein gegen diese Atemwegserkrankung, aber auch gegen psychische Beschwerden geraucht.

Hierzulande war Stechapfel früher auch eine beliebte Zutat zu den berüchtigten Hexensalben.

Wie uns der Stechapfel hilft

Hauptwirkstoff des Stechapfels ist das Tropanalkaloid, Scopolamin, das mit dem des Bilsenkrauts und der Tollkirsche eng verwandt ist und als Narkotikum in der Psychiatrie zur Beruhigung eingesetzt wird. Daneben enthält das Nachtschattengewächs auch Hyoscyamin, das auch im Bilsenkraut (→ Seite 113) zu finden ist, sowie Atropin, den Wirkstoff der Tollkirsche. Stechapfel ist stark wirksam und kann, vor allem bei Überdosierung, tagelang anhaltende Delirien und Halluzinationen hervorrufen. Auch in kleinen Mengen genossen, zeitigt Stechapfel überwiegend unangenehme Wirkungen und entsprechende Erfahrungen des Benutzers. Von eigener Anwendung ist deshalb dringend abzuraten.

Risiken und Nebenwirkungen

Stechapfel kann schwere Halluzinationen und Atemlähmungen hervorrufen.

Gegenanzeigen

Die Pflanze kann bereits in kleinen Mengen tödlich sein. Sie darf deshalb nicht selbstständig angewendet werden.

Steckbrief

- **Volksnamen,** zum Teil ins Deutsche übersetzt: Gefährliche Pflanze, Zombie-Gurke, Teufelstrompete, Verrückte Feige, Pomme de diable, Schlafkraut, Samen der Jungfrau, Tollkraut, Fremde Morgenblüte, Zigeunerapfel
- **Familie:** Nachtschattengewächse (Solanaceae)
- **Blütezeit:** Juni bis Oktober
- **Sammelzeit:** Juli bis November
- **Vorkommen:** Über die ursprüngliche Heimat des Stechapfels sind sich die Forscher uneins. Vielfach wird sie in Mexiko sowie im südöstlichen Nordamerika vermutet. Heute jedenfalls ist der Stechapfel über den gesamten amerikanischen Kontinent, in Nordafrika, im Vorderen Orient sowie im Himalaya verbreitet; auch in Mittel- und Südeuropa, wohin ihn die Spanier im 16. Jahrhundert brachten.
- **Verwendete Pflanzenteile:** Verwendet werden alle Teile der Pflanze, sowohl Blätter, Blüten, Samen und Wurzeln.

Stiefmütterchen
Viola tricolor

Zu den Wurzeln

Das Stiefmütterchen ist ein meist einjähriges, mitunter auch den Winter überdauerndes Kraut. Es findet sich häufig auf Wiesen und Triften, auch als Ackerunkraut. Wasser- und Fettwiesen sagen ihm zu, aber auch an Felsen und auf Dünen von der Ebene bis in Höhen von 2700 Meter kann man das Stiefmütterchen finden. Die aufrechten kahlen Stängel werden 10 bis 20 Zentimeter hoch. Die Blätter sind länglich, zähnig gekerbt, die unteren herz-eiförmig, die oberen länglich-lanzettlich. Die großen Nebenblätter sind laubblattartig und gekerbt. Die langgestielten Blüten besitzen fünf lanzettliche Kelchblätter und fünf Kronenblätter, von denen

> **Stiefmütterchen**
> ➤ wirkt harntreibend
> ➤ ist schleimlösend
> ➤ hat »blutreinigende« Effekte

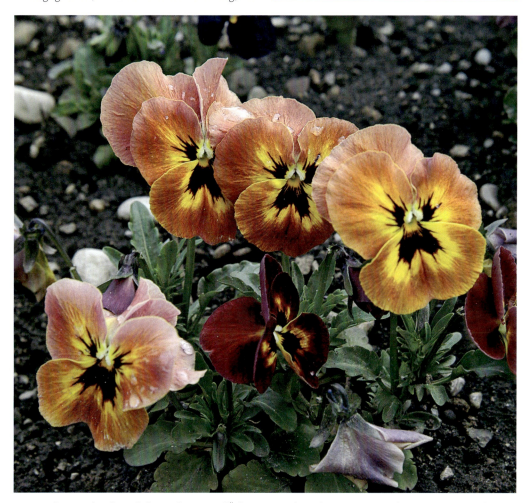

Das Stiefmütterchen kam früher verbreitet auf Äckern vor und wurde gern zur Teezubereitung gesammelt. Innerlich wie äußerlich in Auflagen und Kompressen wirkt der Tee gegen Hautleiden wie Ekzeme und Akne.

die zwei seitlichen und zwei hinteren aufgerichtet sind, während das untere einen dünnen Sporn trägt. Die Blütenblätter sind recht verschieden gefärbt – die Palette reicht von blassgelb und gelb über violett bis purpurbraun.

Für die erst Anfang des 18. Jahrhunderts eingeführte Bezeichnung »Stiefmütterchen« kursiert folgende Deutung: Die beiden obersten Blütenblätter sind zwei Stühle, welche die Stiefmutter für sich in Anspruch nimmt. Auf den beiden seitlichen sitzen ihre eigenen Töchter und auf dem untersten die Stieftöchter, die sich mit einem einzigen Stuhl begnügen müssen.

Von anno dazumal bis heute

Das Stiefmütterchen begleitet den Menschen schon seit der Antike – sowohl als Zierpflanze wie auch als Heilkraut. Die Anwendungsbereiche waren vielfältig: Stiefmütterchentee wurde vor allem gegen entzündliche Hautausschläge und Milchschorf der Kinder eingesetzt. Bei Paracelsus fand das Kraut als Wundmittel Anwendung. Die Kenntnis der blutreinigenden und harntreibenden Wirkung des Stiefmütterchens hat sich bis heute erhalten.

> *Madaus empfahl gegen unreine Haut und Ekzeme eine Teemischung aus Stiefmütterchen und Ehrenpreis zu gleichen Teilen.*

Wie uns Stiefmütterchen hilft

Die Pflanze enthält Flavonoide, Gerb- und Bitterstoffe sowie Kalium und Salicylsäure. Sie verleihen dem Stiefmütterchen harntreibende und schleimlösende Wirkungen. Darüber hinaus wirken Zubereitungen mit Stiefmütterchen lindernd bei Hautleiden.

Risiken und Nebenwirkungen
Keine bekannt.

Gegenanzeigen
Keine bekannt.

Gesund mit Stiefmütterchen

Stiefmütterchentee zeigt gute Wirkungen bei der Behandlung leichter Hauterkrankungen und Milchschorf der Kinder. Auch bei Ekzemen und Entzündungen der Harnwege bewährt sich die Pflanze.

Anwendung

Tee Übergießen Sie zwei Teelöffel des Stiefmütterchenkrautes mit einer Tasse kochend heißem Wasser. Zugedeckt zehn Minuten ziehen lassen und dann abseihen. Drei Tassen davon täglich trinken. Zur äußerlichen Anwendung tränken Sie eine Mullbinde, die auf die betroffene Hautstelle gelegt wird.

Teemischungen Gut gegen unreine Haut und Akne: Übergießen Sie je einen Teelöffel Stiefmütterchen- und Frauenmantelkraut mit einer Tasse kaltem Wasser. Kurz aufkochen und zehn Minuten zugedeckt ziehen lassen. Dann durch ein Sieb abgießen; drei Tassen täglich trinken.
Versuchen Sie auch folgende Mischung: je ein Teelöffel Stiefmütterchen und Augentrost und zwei Teelöffel gehäckseltes Haferstroh. Mit einem halben Liter kaltem Wasser ansetzen, zwei Stunden ziehen lassen und abseihen. Damit morgens und abends die betroffenen Hautstellen waschen, zusätzlich zweimal täglich je eine Tasse des Ansatzes trinken.

Steckbrief

- **Volksnamen:** Ackerveilchen, Dreifaltigkeitsblume, Dreifarbiges Veilchen, Freisamkraut, Fronsamkraut, Jesusblümchen, Sinnviole
- **Familie:** Veilchengewächse (Violaceae)
- **Sammelzeit:** April bis Oktober
- **Blütezeit:** April bis Oktober
- **Vorkommen:** Nahezu weltweit, in allen gemäßigten Klimazonen verbreitet
- **Verwendete Pflanzenteile:** Medizinische Verwendung finden das blühende Kraut und die Wurzeln.

Süßholz

Glycyrrhiza glabra L.

Zu den Wurzeln

Süßholz gedeiht am besten auf Sand- und Lehmboden in wärmeren Gegenden. Das ausdauernde Kraut besitzt einen kräftigen, holzigen Wurzelstock, der außen braun, innen schmutzig-blassgelb gefärbt ist und süß schmeckt. Er treibt eine Anzahl fingerdicker Wurzeln und aufrechte, ästige Zweige. Diese werden gewöhnlich meterhoch, sind unten stielrund, weiter oben kantig. Die wechselständigen Blätter sind unpaarig gefiedert und bestehen aus drei bis sieben Paaren von kurzgestielten Blättchen. Diese sind eiförmig und ganzrandig – ihre Oberseite ist kahl, die Unterseite klebrig. Die lila Schmetterlingsblüten bilden langgestielte Trauben und haben eine weißliche Fahne. Die Frucht ist eine braune, kahle und drei- bis viersamige Hülse.

Süßholz wird in zwei Formen gehandelt – geschält und ungeschält. Die in Europa gebräuchliche ungeschälte Variante wird als spanisches Süßholz (Radix Liquiritiae hispanica), die geschälte dagegen als russisches Süßholz (Radix Liquiritiae russica sive moscovitica) bezeichnet. Außer als Arzneimittel und Geschmackskorrigens werden die Extrakte zur Herstellung von Zuckerwaren, Kautabak und Ale verwendet. China und Japan gebrauchen Süßholzsaft in der Tusche- und Tintenfabrikation. Einigermaßen erstaunlich mutet die Anwendung des Saftes in Schaumfeuerlöschern an: Die ersten Exemplare dieser Art bekamen anno 1906 Süßholzsaft wegen seiner schaumbildenden Eigenschaft zugemischt.

Süßholz
- wirkt schleimlösend
- ist entzündungshemmend
- hat schmerzlindernde Eigenschaften

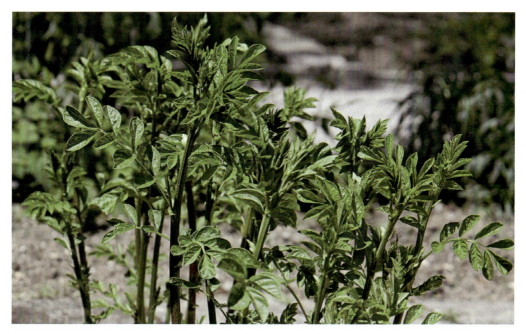

Die Süßholzpflanze enthält in allen ihren Teilen süß schmeckenden Saft. In südlichen Ländern kann man auf Jahrmärkten Süßholzstängel kaufen, die die Kinder gerne kauen.

Von anno dazumal bis heute

Bereits im Altertum fand diese Pflanze Verwendung zu heilenden Zwecken: Das Süßholz wurde von heilkundigen Größen wie Theophrast, Dioskurides oder Plinius sehr geschätzt. Sie rühmen übereinstimmend den Saft der Wurzel als Hustenmittel und bei Mandelentzündung. Nach Dioskurides ist die aus dem Saft bereitete Salbe auch ein gutes Wundmittel.

Entsprechend der großen Wertschätzung in der Antike fand Süßholz auch Eingang in den klösterlichen Arzneimittelschatz. Das »Lorscher Arzneibuch« beispielsweise nennt drei Rezepte mit Süßholz als Zutat – eines davon ist besonders von Interesse, da es gegen jene Beschwerden angezeigt ist, bei denen diese Pflanze auch heute nicht verbreitet eingesetzt wird. Benannt als »Das Unsterblichkeitsmittel« soll es besonders »Leber- und Magenkranken, Schwindsüchtigen, Bauchflüssigen« helfen sowie »alle Schmerzen im Leibesinneren« lindern.

> *Glycyrrhiza kommt vom griechischen »glykos«, süß, und »rhiza«, Wurzel. Auch der Sanskrit-Name »mudhu« bedeutet Süßigkeit, süß.*

Die Stadt Bamberg war vom späten Mittelalter bis ins 20. Jahrhundert für den Süßholzanbau berühmt. Lange war dieser Erwerbszweig so wichtig für die Stadt, dass die Süßholzstaude sogar in das städtische Wappen aufgenommen wurde. Noch heute ist das Süßholz ein Wahrzeichen der Stadt.

Eine Abkochung der Süßholzwurzel wird zum Bad Buddhas bei dessen Geburtstag am achten Tag des achten Monats benutzt. Am Morgen dieses Festes wird die Statue des Gottes in eine Kufe gesetzt und von den Betenden dreimal mit einer Kelle Tee begossen. Die abtropfende Flüssigkeit wird gesammelt und ist als Heilmittel geschätzt.

Wie uns Süßholz hilft

Die Pflanze enthält Flavonoide, Gerb- und Bitterstoffe, Phytosterole und Cumarine sowie Kalium und Salicylsäure. Die Haupwirkstoffe der Süßholzwurzel sind jedoch die Glycyrrhicinsäure und die Glycyrrhetinsäure. Auch Blätter und Stengel sind glycyrrhizinhaltig, doch weitaus geringer. Die Glycyrrhizinsäure besitzt schleimhautstützende Wirkungen im Magen-Darm-Bereich. Darüber hinaus wirkt es entzündungshemmend und antiallergisch. Weiterhin fördert es den Auswurf von Schleim und löst Krämpfe. In Untersuchungen wurde auch ein schmerzlindernder Effekt gefunden.

Risiken und Nebenwirkungen

Die Einnahme von Zubereitungen aus Süßholz kann den Abbau bestimmter Medikamente hemmen und somit indirekt zu einer Überdosierung führen. Daher sollte man, wenn andere Medikamente einzunehmen sind, vor der Anwendung den Arzt oder Apotheker zu Rate ziehen. Süßholz sollte nicht in höherer Dosierung und auch nicht länger als maximal sechs Wochen angewendet werden.

Steckbrief

- **Volksnamen:** Gemeines, Spanisches oder Deutsches Süßholz, Lakritz
- **Familie:** Schmetterlingsblütler (Fabaceae)
- **Blütezeit:** Juni bis Juli
- **Sammelzeit:** September bis Oktober
- **Vorkommen:** Beheimatet im südöstlichen Europa und Westasien. Die heutigen Anbaugebiete sind die Länder des Mittelmeergebiets, Russland, Türkei, Syrien, Mittelasien, Nordindien, Australien, Brasilien, Kalifornien und Südafrika.
- **Verwendete Pflanzenteile:** Verwendung finden die Wurzeln.

Gegenanzeigen

Süßholz nicht anwenden in Schwangerschaft und Stillzeit sowie bei Bluthochdruck und Herzschwäche. Das gilt auch bei Zuckerkrankheit, Lebererkrankungen, die auf einer Störung des Gallenflusses beruhen, Leberzirrhose, schweren Nierenfunktionsstörungen und bei erniedrigtem Kaliumgehalt des Blutes.

Gesund mit Süßholz

Präparate mit Extrakten der Süßholzwurzel werden bei Magen-Darm-Störungen, Gastritis, Magen- und Darmkrämpfen sowie bei Ulcus ventriculi und duodeni (Magen- und Zwölffingerdarmgeschwür) empfohlen. Der Saft der Wurzel ist auf Grund seiner schleimlösenden Wirkung bei Husten und Bronchitis, Entzündungen der oberen Luftwege und gegen Gastritis und Magengeschwüre angezeigt.

Der eingedickte Süßholzsaft ist unter dem Namen Lakritze bekannt. Dieser leitet sich aus dem griechischen Glycyrrhiza durch eine Verballhornung zum lateinischen liquiritia (Lakritz) ab.

Anwendung

Extrakte der Süßholzwurzel sind in vielen pflanzlichen Fertigarzneimitteln zur Behandlung von Leber- und Gallestörungen sowie urologischen Erkrankungen enthalten.

Tee Übergießen Sie einen Teelöffel zerkleinerte Süßholzwurzel mit einer Tasse kochend heißem Wasser. Zugedeckt fünf Minuten ziehen lassen und dann abseihen. Heiß und schluckweise trinken, drei Tassen täglich zu den Mahlzeiten.

Saft Einen halben Teelöffel Süßholzsaft in 100 Milliliter heißem Wasser auflösen. Täglich zwei- bis dreimal mäßig warm trinken.

»Brusttropfen« Süßholztropfen gibt es als »Dänische Brusttropfen« fertig in der Apotheke: eine gute Hilfe bei Atemwegsbeschwerden, viermal täglich 25 Tropfen.

Fragen Sie Ihren Arzt oder Apotheker

Präparate, die Zubereitungen aus Süßholz enthalten, sind beispielsweise:
Em-medical Husten- und Bronchialtee
Mixtura solvens Lichtenstein N
Salmiak-Pastillen
Ulcu-Pasc Tabletten

Süßholz im mongolischen Arzneischatz

Über die Verwendung der Pflanze in der mongolischen Medizin ist Folgendes überliefert: »Teils hilft es, teils wärmt es, es wirkt auf die Oberfläche, es wirkt auf das Innere, es kann nach oben treiben und auch hinabtreiben. Geschmack süß. Ungekocht gebraucht, ebnet es das Pneuma, hilft Milz und Magen, aber reicht nicht aus, um das Feuer des Herzens zu kühlen und zu löschen. Gekocht gebraucht, wärmt es das Pneuma und beseitigt Kälte der Körperoberfläche. Im Inneren bewirkt es Eintracht und erhöht so die Wirkung. Es drängt den Schweiß nach innen und löst so die (Hitze) des Fleisches; es drängt die Kälte nach innen und kühlt so fehlerhafte Hitze; es treibt Feuchtigkeit nach innen, ernährt das weibliche Prinzip und das Blut. Es kann alle Medizinen in sich aufnehmen, ohne sie in ihrer Wirksamkeit zu irritieren. Es bringt Fleischansatz hervor, stillt Schmerzen, es macht durchgängig die zwölf großen Körpergefäße und macht unschädlich das Gift von 100 Kräutern. Groß und dick ist die gute Qualität; zur Unterstützung der inneren Organe wird es gekocht angewendet; um das Feuer zu kühlen, roh. Die Spitzen wirken harntreibend.«

Tabakstrauch

Nicotiana tabacum

Zu den Wurzeln
Das Nachtschattengewächs ist sehr anspruchslos und erreicht eine Höhe von bis zu zwei Metern. Tabak besitzt mächtige Blätter und trichterförmige weiße bis karminrote Blüten mit großen Samenkapseln.

Von anno dazumal bis heute
Das Pfeiferauchen hat, wie Ausgrabungen belegen, eine jahrtausendealte Tradition bei den amerikanischen Ureinwohnern: Pfeife und Zigarre sind indianischen Ursprungs. Das Rauchen von und Räucherungen mit Tabak waren immer schon fester Bestandteil indianischer Kultur. Allerdings sind »indianische Tabake« nicht pur, sondern Mischungen mit heilenden und berauschenden Kräutern wie Kamille, Salbei, Bilsenkraut und sogar Fliegenpilz. Zusammen mit zerkleinerten, getrockneten Stechapfelblättern wird auch Rauchzeug gedreht, als »Papier« dienen Maisblätter. Tabak ist die heilige Medizin der Indianer. Er gilt als hellsichtig machend und spirituell reinigend, weswegen das Rauchen bei allen Zeremonien eine zentrale Rolle spielt. Über den Rauch des Tabaks tritt man in Kontakt mit dem Großen Geist. Die Tabakrituale der einzelnen Stämme und Völker des gesamten Kontinents sind sich bis auf wenige Varianten sehr ähnlich: Tabakrauch wird in alle vier Himmelsrichtungen, gen Himmel und gen Erde geblasen, als Dank für reiche Ernten genauso wie zur Verehrung von »Vater Sonne« und »Mutter Erde«.

Vor der Ankunft der Europäer in der Neuen Welt war Tabak allein rituellen Zwecken vorbehalten, sein heutiger weltlicher Gebrauch in Amerika geht überwiegend auf europäischen Einfluss zurück. Und so unterscheidet sich die indianische Art des Rauchens auch ganz grundsätzlich von unserem profanen Umgang mit Tabak. Die Nativen inhalieren nicht, sondern halten den Rauch lediglich im Mund, um den darin wohnenden heiligen Pflanzengeist anschließend wieder auszuatmen.

Neben den magischen sind von den Indianern auch zahlreiche medizinische Anwendungen des Tabaks bekannt. So diente Tabaksaft zur Desinfizierung von Wunden und als Mittel gegen Zeckenbisse. Vermengt mit anderen Heilpflanzen wurde Tabak auch als Schmerzmittel genommen. Auch in Europa machte Tabak zunächst als probates Heilmittel von sich reden: Migräne, Erkältungen, Zahnschmerzen, Verstopfung, Harnverhalt, Hautausschläge, Augenentzündungen, Bandwürmer und vieles mehr suchte man mit dem »heilig Wundtkraut« zu kurieren.

> *1605 wurde Tabak in Indien bekannt, im gleichen Jahr auch in Japan. Der dortige Kaiser soll sogleich Befehl gegeben haben, allen Tabak zu verbrennen. Mit wenig Erfolg: Das Tabakkauen und -rauchen wurde auch im Land der aufgehenden Sonne rasch zur lieben Gewohnheit.*

Steckbrief
- **Volksnamen**, zum Teil ins Deutsche übersetzt: Dumkola, Echter Tabak, Lixcule, Tobaco, Tabaki, Heiliges Kraut und zahllose andere.
- **Familie:** Nachtschattengewächse (Solanaceae)
- **Blütezeit:** Juli und August
- **Sammelzeit:** Juli und August
- **Vorkommen:** Der ursprünglich aus dem subtropischen Amerika kommende Tabak gedeiht mittlerweile in allen gemäßigten Klimazonen der Erde; wichtige Anbaugebiete sind unter anderem Kuba und Brasilien.
- **Verwendete Pflanzenteile:** Verwendung finden die Blätter.

Tabak mit seinem Hauptwirkstoff Nikotin ist eines der besten Beispiele dafür, dass die hochwirksamen Alkaloide potente Heilmittel, aber auch ein starkes Gift sein können.

Risiken und Nebenwirkungen
Alle Pflanzenteile enthalten Pyridin-Alkaloide, deren hauptsächliches das Nikotin ist. Daneben finden sich im Tabak Rutin, Asparagin, Flavone, Cumarine, Gerbstoffe, Harze und Enzyme.

Die Wirkung von Tabak wird von jener des Nikotins dominiert. Dieses wirkt in kleinen Dosen anregend auf das zentrale Nervensystem, fördert die Konzentration und dämpft das Hungergefühl. In größeren Mengen kommt es zu Zittern, Übelkeit, Erbrechen, Durchfall sowie Schwindelanfällen. In hohen Dosen, ab 50 Milli-

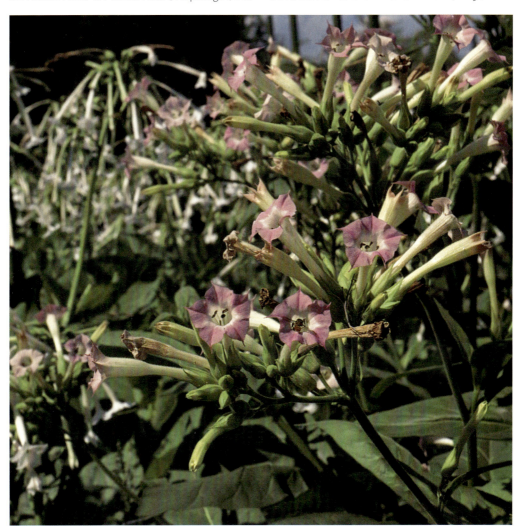

Die Tabakpflanze kommt aus den suptropischen Gebieten des amerikanischen Kontinents und wird von den amerikanischen Ureinwohnern schon seit Menschengedenken für rituelles Rauchen benutzt.

gramm, verursacht Tabak Delirien mit Halluzinationen und kann zum Tod durch Atemlähmung führen. Bei chronischem Tabakkonsum kommt es zu schwersten gesundheitlichen Schäden, die heute allgemein bekannt sind.

Rauchen ist für den Körper eine extreme Belastung. Neben krebserregenden Substanzen, die im Zigarettenrauch enthalten sind, werden durch den Tabakkonsum auch aggressive Sauerstoffverbindungen, die freien Radikale, freigesetzt. Freie Radikale spielen eine wichtige Rolle bei der Schädigung von Zellen und Erbgut und fördern zudem den Alterungsprozess. Um diese freien Radikale unschädlich zu machen, sollten Raucher und insbesondere Raucherinnen, die nicht von ihrem Laster lassen können, auf eine ausreichende Zufuhr der Vitamine C, E sowie von Karotinoiden achten.

Tabak ist auch in der Homöopathie bekannt – in den Potenzen D4 bis D200 verordnet man ihn gegen Migräne, Verstopfung, Neuralgien und Gastritis.

Wenn Sie aufhören zu rauchen,
- beginnen sich nach 20 Minuten Ihr Puls und Ihr Blutdruck zu normalisieren
- normalisiert sich nach 8 Stunden der Sauerstoffgehalt der roten Blutkörperchen
- verringert sich schon nach 24 Stunden das Risiko, einen Herzinfarkt zu erleiden
- hat sich nach einem Monat Ihr Immunsystem erholt
- verschwindet nach neun Monaten Ihr Raucherhusten
- ist nach einem Jahr das Risiko für Ihre Herzkranzgefäße stark gesunken
- ist nach zwei Jahren das Risiko für Herzinfarkt und Lungenkrebs deutlich gesunken
- haben Sie nach fünf Jahren ein Schlaganfallrisiko wie ein Nichtraucher
- haben Sie nach zehn Jahren ein Lungenkrebsrisiko wie ein Nichtraucher

Rauch der Hölle und Vitamin der Seele

1519 erreichte Tabak die Alte Welt, 1558 gediehen die ersten Tabakpflanzen im Königlichen Garten in London. Erst nach und nach erwarb Tabak sich Anhänger – er wurde sehr widersprüchlich aufgenommen. Vielen galt er als »höllischer Rauch«, als Allheilmittel wie auch potentes Gift – dies vor allem der berauschenden und halluzinogenen Wirkungen wegen, wie sie zu jenen Zeiten vom Tabakrauchen bekannt waren. Solche Effekte erleben heutige Raucher kaum, denn die damaligen Tabaksorten hatten einen deutlich höheren Nikotingehalt, und zudem wurde Tabak in Mengen konsumiert, angesichts deren selbst hartgesottene moderne Kettenraucher erblassen würden.

Im 17. Jahrhundert waren Tabakrauchen und -schnupfen bereits quer durch alle Gesellschaftsschichten verbreitet. Die Wirkungen von *Nicotiana tabacum* allerdings wurden nach wie vor kontrovers diskutiert. Angesichts seiner in kleinen Dosen stimulierenden Wirkungen auf Konzentration und Gedächtnis galt er vielen als »Vitamin der Seele«. Dagegen bezeichnete ihn ein Schriftstück um 1740 als »die verderblichste aller Pflanzen«. Diesem Urteil kann man angesichts der enormen gesundheitlichen Schäden, die durch Nikotin verursacht werden, nur zustimmen. Tabak zählt zu jenen Pflanzen, deren Gefährlichkeit jene ihrer nächsten Verwandten wie Tollkirsche weit übertrifft. Tabak hat mehr Tote auf dem Gewissen als alle anderen Narkotika zusammen. Trotzdem ist er weltweit frei verkäuflich erhältlich – das Einzige, was seinen Gebrauch einschränkt, sind zollrechtliche Bestimmungen.

Taubnessel
Lamium album

Zu den Wurzeln

Die Taubnessel wächst wild an Wegrändern, Hecken, Gebüschen und auf Schuttplätzen. Sie hat im Gegensatz zu ihren »brennenden« Schwestern keine Brennhaare. Ansonsten ähneln die Blätter jenen der Brennnesseln (→ Seite 130). Die kantigen Stengel wachsen bis zu vierzig Zentimeter hoch, sind etwas ver-

> **Taubnessel**
> ➤ hat zusammenziehende (adstringierende) Wirkung
> ➤ fördert den Stoffwechsel
> ➤ reguliert den Stuhlgang
> ➤ wirkt schleimlösend

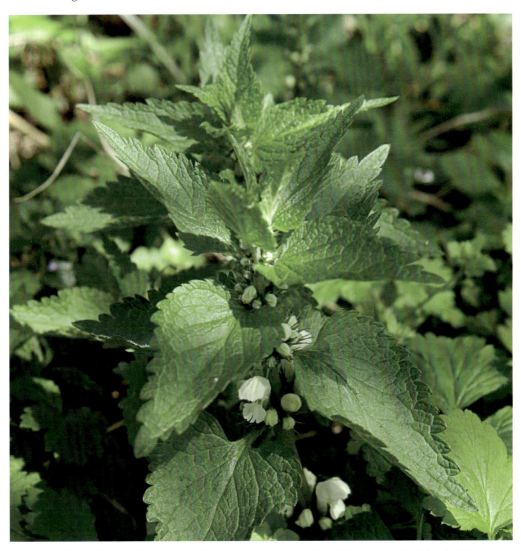

Die Blätter der Taubnessel sehen tatsächlich denen der Brennnessel zum Verwechseln ähnlich, allerdings brennen sie überhaupt nicht. Verwendet werden aber nur die Blüten, für Sitzbäder, Umschläge und als Tee.

zweigt und locker behaart. Die weißen Lippenblüten sitzen in sechs- bis sechzehnblütigen Scheinquirlen.

Von anno dazumal bis heute

Dioskurides empfahl die Pflanze »im Trank« als gutes Mittel gegen den Biss »der wilden Tiere«. Nach dem Hortus Sanitatis (1485) kann man die »Daubnessel« zum Gelbfärben der Haare benutzen. Die in Wein gesottene Wurzel wurde gegen Nieren- und Blasensteine, das getrocknete und gepulverte Kraut zur Behandlung eitriger Wunden empfohlen und als Auflage bei Geschwülsten und »faulen Wunden«.

Wie uns die Taubnessel hilft

Die zahme Nessel enthält Schleim- und Gerbstoffe, ätherisches Öl, Saponine und Flavonoide – darunter Lamiosid und Rutin sowie Quericimeritrin und Kämpferol-3-Diglukosid. Auf Grund ihres Schleimstoff- und Saponingehaltes fördern Taubnesseln den Auswurf und sind schleimlösend. Die Gerbstoffe sorgen für eine adstringierende Wirkung. Darüber hinaus wirkt die Pflanze stuhlregulierend und regt den Stoffwechsel an.

> Der Name Taubnessel nimmt Bezug auf die »tauben«, nicht brennenden und der Brennessel ähnlichen Blätter.

Risiken und Nebenwirkungen
Keine bekannt.

Gegenanzeigen
Keine bekannt.

Gesund mit Taubnessel

Taubnesseln werden innerlich zur Behandlung leichter entzündlicher Erkrankungen der oberen Atemwege angewendet. Äußerlich kann man sie in Form von Umschlägen bei oberflächlichen Entzündungen der Haut und als Gurgelmittel einsetzen. Aufgrund des adstringierenden Effekts sollen Sitzbäder mit Taubnesselblüten bei unspezifischem weißem Ausfluss helfen – eine Anwendung, die lange Tradition hat. Bereits Lonicerus rühmte das Taubnesselwasser »für die weisse Zeit der frawen«. So ist die Taubnessel in der Volksmedizin schon seit vielen Generationen als Mittel bei Weißfluss geschätzt. Bis heute wird sie dazu, meist in Form eines Sitzbades, empfohlen.

Anwendung

Die getrockneten Blüten werden als Tee und Gurgelmittel sowie für Umschläge und Sitzbäder verwendet.

Tee Übergießen Sie einen Esslöffel der getrockneten Blüten mit einer Tasse kochendem Wasser. Zugedeckt fünf Minuten ziehen lassen, dann abseihen. Trinken Sie drei Tassen täglich, nach Belieben mit Honig gesüßt.

Sitzbad Für ein Sitzbad nimmt man einen Auszug aus getrockneten Taubnesselblüten, der dem Bad zugegeben wird. Dazu übergießen Sie einen Esslöffel der getrockneten Blüten mit einer Tasse kochendem Wasser. Zugedeckt 15 Minuten ziehen lassen, dann abseihen und etwas abkühlen lassen. Den Auszug in eine Sitzbadewanne mit warmem Wasser zugießen. 10 bis 15 Minuten baden.

Steckbrief
- **Volksnamen:** Bienensaug, Honigblom, Daunettel, Sugblom, Zahme Essle
- **Familie:** Lippenblütler (Lamiaceae/Labiatae)
- **Blütezeit:** April bis September
- **Sammelzeit:** Juni bis September
- **Vorkommen:** Die Taubnessel ist überall auf der nördlichen Halbkugel verbreitet.
- **Verwendete Pflanzenteile:** Verwendung finden die Blüten.

Tausendgüldenkraut
Centaurium erythraea

Zu den Wurzeln

Die bis zu einem halben Meter hoch wachsende, zweijährige Pflanze bildet mehrere Unterarten aus. Im ersten Jahr erscheint eine grundständige Blattrosette, erst im zweiten Jahr bildet sich ein aufrechter, oberwärts verzweigter, blütentragender Stängel. Die hellrosa bis roten, selten weißen Blüten bilden eine Trugdolde.

Tausendgüldenkraut
- fördert die Verdauung
- stimuliert die Absonderung von Magensäure
- reguliert den Stuhlgang
- regt den Appetit an

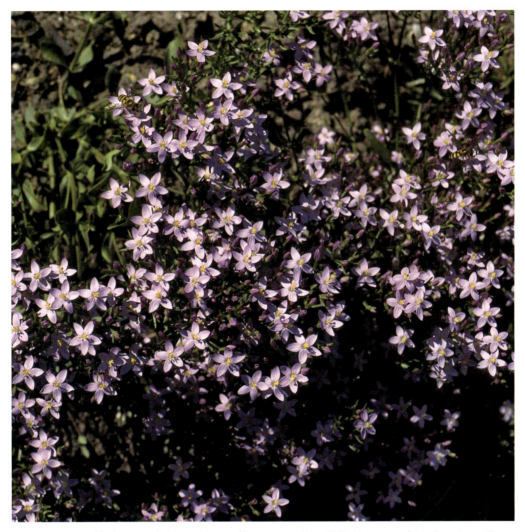

Die im Tausendgüldenkraut enthaltenen Bitterstoffe regen vor allem die Verdauung und den Appetit an. Wer den bitteren Tee nicht mag, kann zu Fertigpräparaten aus der Apotheke greifen.

Von anno dazumal bis heute

Seinen Namen hat das Tausendgüldenkraut der einstigen Auffassung zu verdanken, dass es nicht nur dem körperlichen, sondern auch dem materiellen Wohlergehen diene: Wer am 24. Juni, dem Johannistag, Tausendgüldenkraut sammelt und sich in den Geldsack steckt, so der alte Volksglaube, wird stets genügend Bares zur Verfügung haben. Eigentlich jedoch ist der deutsche Name ein Missverständnis: Der große griechische Arzt der Antike, Dioskurides, rühmt sie als »kentaurion lepton«, die Pflanze des Kentauren. Der Kentaur Chiron ist in der Mythologie ein Heilkundiger. Lateinisch wurde dann »Centaurea« daraus, was im Mittelalter schließlich als »centum« = hundert, und »aurea« = Gold, Gulden, ausgelegt wurde. Aus dem volkstümlichen »Hundertguldenkraut« wurde dann schnell das Tausendguldenkraut, um die hohe Wertschätzung noch stärker zu betonen.

> In Norddeutschland nannte man die Pflanze gar »Milijöntusendkrut«.

Wie uns Tausendgüldenkraut hilft

Tausendgüldenkraut enthält einen hohen Gehalt an Bitterstoffen, wie vor allem das Erythrocentaurin, sowie die sehr bitter schmeckenden Iridoide sowie Secoiridoidalkaloide und Xanthone. Dank dieses Wirkstoffcocktails besitzt die Pflanze einen anregenden Effekt auf die Verdauung. Zudem regt sie den Appetit an und erweist sich auch bei Bauchschmerzen und Durchfall als hilfreich.

Risiken und Nebenwirkungen
Keine bekannt.

Gegenanzeigen
Auf Grund der anregenden Wirkung auf die Magensäuresekretion nicht bei übersäuertem Magen, Magen- oder Darmgeschwüren anwenden.

Gesund mit Tausendgüldenkraut

Wegen seines hohen Bitterwerts wird das Enziangewächs zur Behandlung von Verdauungsstörungen und zur Anregung des Appetits verwendet.

Anwendung
Tausendgüldenkraut ist Bestandteil von Tees und pflanzlichen Fertigpräparaten.
Tee Übergießen Sie einen Teelöffel zerkleinertes Tausendgüldenkraut mit einer Tasse siedendem Wasser. 15 Minuten zugedeckt ziehen lassen und dann abseihen. Trinken Sie zwei- bis dreimal täglich eine Tasse Tee zur Appetitanregung 30 Minuten vor den Mahlzeiten. Zur Behandlung von Verdauungsstörungen trinken Sie dagegen nach den Mahlzeiten eine Tasse frisch bereiteten Tee.

Fragen Sie Ihren Arzt oder Apotheker
Präparate, die Zubereitungen aus Tausendgüldenkraut enthalten, sind beispielsweise:
Amara-Tropfen
Canephron Dragees oder Tropfen
Sidroga Magentee forte

Steckbrief
- **Volksnamen:** Bitterkraut, Fieberkraut, Erdgallenkraut
- **Familie:** Enziangewächse (Gentianaceae)
- **Blütezeit:** Juni bis August
- **Sammelzeit:** Juni bis August
- **Vorkommen:** Tausendgüldenkraut wächst in Europa, Nordafrika, Nordamerika und im westlichen Asien. Importiert wird die Droge aus dem Gebiet des ehemaligen Jugoslawien, Marokko, Ungarn und Bulgarien.
- **Verwendete Pflanzenteile:** Verwendet werden Stängel, Blätter und Blüten.

Teestrauch *Camellia sinensis*

Dies sind die zehn Vorzüge des Tees:
Der göttliche Schutz aller Buddhas
Die Harmonie der fünf Eingeweide
Liebe der Kinder zu den Eltern
Überwinden der sinnlichen Begierden
Verlängerung des Lebens
Vertreibt die Schläfrigkeit
Wehrt Krankheit ab
Stärkt Freundschaft
Erzieht Körper und Geist
Ohne Verwirrung in die Stunde des Todes

(Aus Japan)

Tee
- wirkt anregend und stimulierend
- fördert die Konzentration und mentale Leistungsfähigkeit
- hält wach
- ist stark antioxidativ wirksam
- schützt vor Krebserkrankungen
- stärkt die Abwehrkräfte
- regt den Stoffwechsel an
- reguliert den Blutdruck

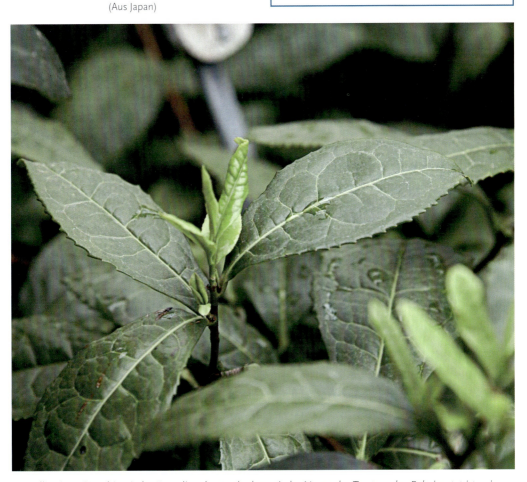

Camellia sinensis, »chinesische Kamelie«, lautet der botanische Name des Teestrauchs. Beheimatet ist er in Südchina: Seit mehreren Tausend Jahren schon wird Tee in China, Japan und Tibet geschätzt als Getränk der Weisen und der Mönche.

Zu den Wurzeln

Der immergrüne Teestrauch kann bis zu 15 Meter Höhe erreichen, doch im Hinblick auf eine einfachere Erntearbeit hält man ihn weit niedriger – maximal auf 1,5 Meter. Die Blätter sind kurzgestielt, ledrig, dunkelgrün und glänzend, lanzett- oder eiförmig und grobgesägt. Die weiß oder schwach rosa gefärbten Blüten sitzen an langen Stielen. Aus ihnen entwickeln sich die Teestrauchfrüchte: holzige Kapseln mit kirschgroßen, braunen Samen.

Von anno dazumal bis heute

»Die Welt hat sich in der Teeschale gefunden«: Tee wird nach Wasser weltweit am häufigsten getrunken. Um die Ursprünge seiner Kultur ranken sich zahlreiche Mythen – nachfolgend zwei der bekanntesten.
Einer chinesischen Legende zufolge entdeckte der chinesische Kaiser Shen-Nung im Jahre 2737 v. Chr. die Vorzüge des Teegetränks, als ei-

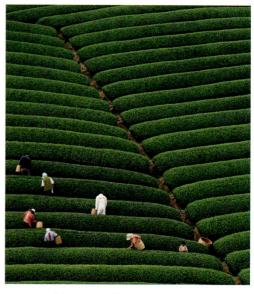

Heute wird der Tee in allen tropischen Gegenden der Welt angebaut. Doch die Ernte erfolgt immer noch in mühsamer Handarbeit.

> **Steckbrief**
> - **Volksnamen:** Caha, Théier, Tscha, Tschai, Tschäh
> - **Familie:** Teestrauchgewächse (Theaceae)
> - **Blütezeit:** November bis April
> - **Sammelzeit:** Das ganze Jahr über
> - **Vorkommen:** Die ursprüngliche Heimat lag im Gebiet des Länderdreiecks Assam, Kambodscha und Südchina. Heute kommt der Teestrauch wild wachsend nicht mehr vor, sondern nur noch kultiviert – nahezu weltweit in tropischen und subtropischen Regionen. Das berühmteste Anbaugebiet ist Darjeeling, ein kleines Land im Himalaya unter indischem Protektorat.
> - **Verwendete Pflanzenteile:** Anwendung finden die frischen oder getrockneten Blätter.

nige Blätter von den als Brennmaterial verwendeten Teezweigen beim Abkochen von Flusswasser versehentlich in den Kochtopf fielen.
Eine japanische Sage berichtet von Bodhidharma, jenem Weisen, der den Zen-Buddhismus von Indien nach China brachte. Er saß neun Jahre im Shao-lin-Kloster meditierend vor einer Felswand; um während dieser langen Zeit der Versenkung nicht einzuschlafen, soll sich Bodhidharma seine Augenlider abgeschnitten haben. Dort, wo sie zu Boden fielen, erwuchs der erste Teestrauch, dessen Blätter seither zahllosen Meditierenden Erquickung, Klarheit und vor allem Wachheit geschenkt haben.
Nicht nur diese beiden Überlieferungen zeigen, dass Tee bereits weit vor Beginn unserer Zeitrechnung aufs Engste mit der Kultur der chinesischen, japanischen und tibetischen Völker verknüpft war. Er war das bevorzugte Getränk der Weisen und buddhistischen wie taoistischen Mönche, die ihn wegen seiner den medi-

tativen Geisteszustand unterstützenden Wirkung schätzten. Doch sie kannten ihn auch als wirksames Heilmittel, und zwar eines, welches dem Zenmönch Esai zufolge sogar die Potenz besitzt, das Leben zu verlängern: »Um das Leben zu pflegen, ist der Tee ein wahrer Heilstrank, ein Geheimmittel, das Leben zu verlängern.« So schreibt er in dem ersten japanischen Buch über Tee. Die moderne Wissenschaft hat gezeigt, wie zutreffend jene Zeilen aus dem frühen 13. Jahrhundert bereits waren.

Nicht nur im fernen, auch im nahen Osten kannte und schätzte man den Teestrauch und seine Blätter zur Bereitung eines anregenden Getränks: Die muslimischen Völker waren – und sind es bis heute – passionierte Teetrinker. Bei ihnen ist allerdings die spirituelle wie auch kulturelle Bedeutung nicht so ausgeprägt wie in den Regionen, in denen die Wiege der Teekultur stand: Die Ästhetik der fernöstlichen, allen voran der japanischen, Teezeremonie ist in ihrer Art einzigartig in der Welt des Tees.

Die Holländer waren es, die das »exzellente Kraut« schließlich ins Abendland brachten: Gesandte der niederländischen Osthandelskompanie brachten zu Beginn des 17. Jahrhunderts die ersten Teeladungen aus ihren Kolonien nach Europa; um 1650 erreichten sie Nordamerika.

Die abendländischen Teerituale setzen im 18. Jahrhundert ein: Die westlichen Teegesellschaften verkörperten all jene Werte, die mit Etikette, Status und Klasse assoziert wurden. Beim englischen Fünf-Uhr-Tee frafen sich vor allem die Damen der gehobenen Kreise. An dieser Stelle sei ein altes chinesisches Sprichwort zitiert: »Ein Mord mag verziehen werden, Unhöflichkeit beim Tee nie.«

Wie uns Tee hilft

»Tee regt den Geist an, beruhigt das Gemüt, lässt Gedanken aufkommen und verhindert Schläfrigkeit. Er erhält und erfrischt den Körper und klärt die wahren Kräfte«, ist in einer alten chinesischen Heilschrift zu lesen. Diese Eigenschaften gehen vor allem auf das im Tee enthaltene Koffein zurück, das anregend auf das zentrale Nervensystem wirkt: Das Schlafbedürfnis vermindert sich, Wahrnehmungs-, Konzentrations- und Reaktionsvermögen steigen.

Weitere bedeutsame Tee-Inhaltsstoffe sind Vitamin B1 (wirkt den negativen Folgen von übermäßigem Stress entgegen), Vitamin C, ätherische Öle, Gerbstoffe, Mineralstoffe und sekundäre Pflanzenstoffe, die Polyphenole. Auf diese werden vor allem die krebsvorbeugenden Effekte zurückgeführt. Daneben enthält Tee Theobromin, Gerbstoffe,

> Generell unterscheidet man Assamtee, aus dem schwarzer Tee, und Chinatee, aus dem grüner und brauner Tee gewonnen wird. Ob es sich bei Assamtee um eine Unterart von Camelia sinensis, dem Chinatee, oder aber um eine eigene Art, Camelia assamica, handelt, ist nicht geklärt.

> #### »Schaum von grüner Jade« oder schwarz
> Ob aus den Blättern grüner oder schwarzer Tee wird, hängt allein von der Bearbeitung der Teeblätter nach ihrer Ernte ab: Für grünen Tee trocknet man die Blätter und fermentiert sie nicht, für schwarzen Tee hingegen werden sie durch Feuern oder Rösten fermentiert. Dabei gehen allerdings viele Wirkstoffe verloren, die im grünen Tee noch enthalten sind. Die Fermentation dient jedoch der längeren Haltbarkeit des Tees und wurde deshalb Mitte des letzten Jahrhunderts durch englische Teehändler eingeführt. Bis dahin wurde, über immerhin fast 3000 Jahre, ausschließlich grüner Tee getrunken.

Fluoride – die Karies vorbeugen helfen sollen – sowie Mineralstoffe und zahlreiche Vitamine.

Risiken und Nebenwirkungen
Keine bekannt.

Gegenanzeigen
Keine bekannt.

Gesund mit Tee

Teeliebhaber werden in ihrem verehrten Getränk schwerlich ein Universalheilmittel sehen. Doch, wie nicht zuletzt die Forschungen der letzten Jahre bestätigen, besitzt der grüne Tee immense gesundheitsfördernde Eigenschaften – schluckweise Gesundheit.

Grüner Tee kann mit sieben Schutzwirkungen aufwarten – so lautet das Resümée aus 85 weltweit durchgeführten Studien. Als Erstes sei die vor Krebs schützende Wirkung genannt, des weiteren ist Tee blutdrucksenkend, er stärkt das Immunsystem und fördert den Stoffwechsel. Tee senkt Blutzucker- wie Cholesterinspiegel, beugt koronaren Herzerkrankungen vor und hat eine antidepressive Wirkung. Zudem schützt Tee vor Karies und steigert die Konzentration.

Anwendung
Grün oder schwarz – das macht auch bei der Zubereitung des Tees Unterschiede. Während unfermentierter, grüner Tee nur rund 30 Sekunden ziehen sollte, benötigen die Schwarzteesorten eine bis drei Minuten – immer vorausgesetzt, dass Sie einen anregenden Tee bevorzugen. Möchten Sie hingegen einen weniger stimulierenden Tee, lassen Sie ihn fünf Minuten und länger ziehen, denn dann gehen auch die enthaltenen Gerbstoffe in das Wasser über, welche die Aufnahme des Koffeins in den Körper verzögern.

Gesamtkunstwerk Teezeremonie

Zeremonielle Handlungen sind ein probates Mittel zur geistigen Sammlung, und so ist es nicht verwunderlich, dass das Zubereiten und Genießen von Tee schon früh ritualisiert wurden. Aus den bei Chinas Teetrinkern noch recht saloppen Teerunden entwickelte sich im Land der aufgehenden Sonne eine eigene Form der geistigen Schulung: Chadô, der »Tee-Weg«, oft auch Cha-no-yû genannt, zu deutsch »heißes Teewasser« oder schlicht »Tee«.

Im »Tee-Weg«, dem japanischen Teekult, vereinen sich verschiedene Fertigkeiten wie Architektur, Malerei, Gartengestaltung, Töpferei, Dichtkunst und der »Blumen-Weg« zu einem, wir würden heute sagen: Gesamtkunstwerk, an dem alle Sinne des Menschen teilhaben. Der Intellekt schweigt, und an seine Stelle tritt die meditative Stille des Tees.

»Nur wer einen Zustand von Gelassenheit bewahren kann, wird auch fähig sein, die dem Tee innewohnende Ruhe zu würdigen. Ein aufgeregter Mensch wird niemals die Stille des Tees erkennen.«

(Pop-chong Sunim)

Tee spielt eine zentrale Rolle in den japanischen und chinesischen Liebeskünsten, und sein Genuss, vorzugsweise auch während des Aktes, gehört zu den erforderlichen Praktiken bei erotischen Ritualen. Und so findet sich unter den für unser Sprachempfinden so blumigen fernöstlichen Begriffen für Erotik und Sexualität auch der Tee wieder. Der Tee ist also ein Kraut für alle Lebens- und Liebeslagen.

Auch waren die Teehäuser beliebte Örtlichkeiten für erotische Vergnügungen; nicht von ungefähr hatte jede Geisha in alle Feinheiten der Teezeremonie eingeweiht zu sein – die guten sind es bis heute.

Teufelskralle
Harpagophytum procumbens

Zu den Wurzeln
Das niedrigwachsende Kraut besitzt eine rübenartige Hauptwurzel, von der zahlreiche Seitentriebe abgehen. Aus diesen entwickeln sich kurze Stängel, die viele rundliche Blättchen tragen. Die Blüten sind trompetenartig und leuchtend rot mit weißem Schlund.

Ihren Namen verdankt die Teufelskralle ihren »Trampelkletten« – den von Mensch und Tier gleichermaßen gefürchteten, da mit raffiniert gestellten Widerhaken ausgestatteten Früchten. Diese bohren sich grasenden Weidetieren nur allzu leicht ins Maul und verursachen ihnen auf diese Weise wahrhaft teuflische Schmerzen.

Von anno dazumal bis heute
Die Wurzeln der in der Kalahari-Wüste beheimateten Teufelskralle finden bei den Volksstämmen des südafrikanischen Hochlandes seit

Teufelskralle
- ist entzündungshemmend
- wirkt schmerzlindernd
- regt den Gallefluss an
- erhöht die Ausschüttung von Magensaft
- wirkt Abbauprozessen an Gelenken entgegen

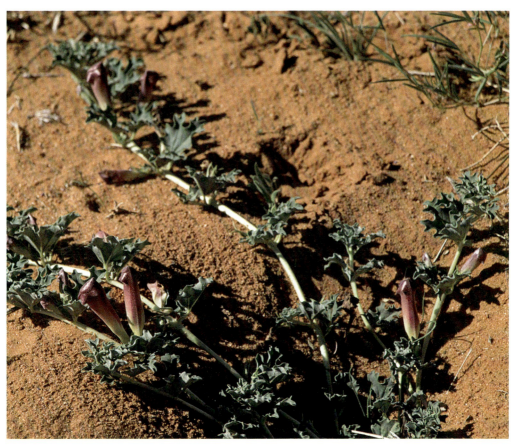

Die Wurzeln der kriechenden Teufelskralle enthalten potente Stoffe, die antirheumatisch und antientzündlich wirken. Deshalb sind Teufelskralleextrakte in immer mehr Rheumamitteln enthalten.

Jahrhunderten medizinische Verwendung als verdauungsstärkendes Tonikum sowie bei Magen- und Darmbeschwerden. Die südafrikanische Volksmedizin setzt sie zudem bis heute zur Schmerzlinderung und als Antirheumatikum ein. Ihre hohe therapeutische Wirksamkeit bei diesen traditionellen Anwendungen blieb europäischen Pharmakologen nicht verborgen und verschaffte den heilkräftigen Wurzeln aus dem heutigen Botswana Eingang in unsere Apotheken.

Wie uns Teufelskralle hilft

Die therapeutische Wirksamkeit von Extrakten aus den Wurzeln der Teufelskralle geht überwiegend auf die beiden Iridoidglykoside Harpagid sowie Harpagosid zurück. Daneben enthalten die Wurzeln weitere Glykoside sowie verschiedene Bitterstoffe.

Die Harpagoside regen den Gallefluss und die Magensaftsekretion an. Teufelskralle wirkt dazu auch entzündungshemmend, schmerzstillend und antiarthritisch: Sie blockiert die Biosynthese verschiedener Prostaglandine – Stoffe, die maßgeblich am Entstehen von Entzündungen beteiligt sind. Das erklärt auch die gute Wirkung der teuflischen Kralle bei rheumatischen Beschwerden.

> *Die Wurzeln der Teufelskralle (Harpagophyti radix) sind für den »well-established medicinal use« empfohlen (→ Seite 54).*

Steckbrief

- **Volksnamen:** Trampelklette
- **Familie:** Sesamgewächse (Pedaliaceae)
- **Blütezeit:** Juni
- **Sammelzeit:** April bis Oktober
- **Vorkommen:** Die Teufelskralle ist in den Savannenregionen Südafrikas und Namibias beheimatet.
- **Verwendete Pflanzenteile:** Zu medizinischen Zwecken verwendet werden die Seitenwurzeln.

Risiken und Nebenwirkungen

In höherer Dosierung können leichte Störungen im Magen-Darm-Trakt auftreten. Ebenso sind in seltenen Fällen allergische Erscheinungen möglich.

Gegenanzeigen

Wenn Sie an einem Magen- und Zwölffingerdarmgeschwür leiden, dürfen Sie Präparate mit Teufelskralle nicht anwenden. Auch während Schwangerschaft und Stillzeit ist von der Anwendung abzusehen. Bei Gallensteinen sollte vor Behandlungsbeginn der Arzt befragt werden.

Gesund mit Teufelskralle

Zubereitungen aus den Wurzeln der Teufelskralle gewinnen seit rund einem Jahrzehnt zunehmende Bedeutung bei der Behandlung rheumatischer Erkrankungen. Hier bewähren sich die Extrakte aus den Wurzeln zur Unterstützung der Therapie mit anderen Arzneimitteln: Dosierung und Einnahmehäufigkeit synthetisch definierter Antirheumatika lassen sich so reduzieren. Auch bei Appetitlosigkeit und Verdauungsbeschwerden kann die Teufelskralle erfolgreich eingesetzt werden.

Anwendung

Extrakte aus den Teufelskrallenwurzeln bekommen Sie nur als Monopräparate in den Apotheken. Daneben können Sie Teufelskrallenwurzeln als Tee anwenden; auch in vielen Fertigarzneimitteln sind diese enthalten.

Fertige Präparate Empfehlenswerte Präparate sind nur als Monopräparate im Handel. Diese enthalten als Wirkstoff einen Trockenextrakt aus den Wurzeln. Für dessen Qualität sind Drogen-Extrakt-Verhältnis (DEV) und Extraktionsmittel (Alkohol oder Wasser) entscheidend. Beides muss im Beipackzettel angegeben sein.

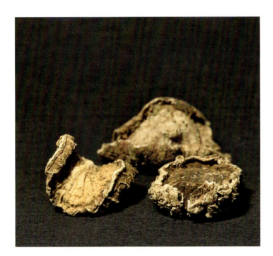

In ihrer Heimat, der trockenen Kalahariwüste im Süden Afrikas, ist die Wirkung der Teufelskralle schon lange bekannt.

Tee Übergießen Sie einen Teelöffel der Wurzeln mit einer Tasse kaltem Wasser. Dann aufkochen, zehn Minuten ziehen lassen und abseihen. Trinken Sie täglich drei bis vier Tassen kurmäßig über einen Zeitraum von vier Wochen.

Im Licht der Wissenschaft

Dass Extrakte aus der Wurzel der südafrikanischen Teufelskralle eine gute Alternative zu synthetischen Rheumamitteln, allen voran den nicht-steroidalen Antirheumatika (NSAR), sind, haben bereits einige Untersuchungen gezeigt: Sie sind hochwirksam bei deutlich weniger Nebenwirkungen. Die 65 Teilnehmer einer Studie der Schmerzklinik Kiel mit leichten bis mittelstarken Muskelverspannungen beziehungsweise Rückenschmerzen erhielten entweder einen Teufelskrallenwurzelextrakt oder ein Plazebo zur zweimaligen täglichen Einnahme. Die Wirkung des Pflanzenheilmittels war dem Plazebo eindeutig überlegen: Die Schmerzintensität und die Muskelschmerzempfindlichkeit ließen deutlich nach, auch der so genannte Muskelhartspann im Bereich der Rückenmuskulatur wurde gemildert. Die Wirkung des Teufelskrallenwurzelextrakts bei rheumatischen Beschwerden und anderen Schmerzen im Bereich des Bewegungsapparates wurde auch in einer anderen Studie mit insgesamt 675 Patienten im Durchschnittsalter von 58 Jahre untersucht. Bewertet wurden die Symptome Bewegungsschmerz, Funktionseinschränkung, Ruheschmerz am Tage und in der Nacht sowie Muskelverspannungen. Unter der Behandlung mit Teufelskralle besserten sich alle Symptome um mindestens die Hälfte. Ebenso wichtig: 60 Prozent der Patienten, die zuvor ein NSAR-Präparat nahmen, konnten es im Verlauf absetzen. Von den 50 Patienten, die Kortison benötigten, konnten mehr als die Hälfte darauf verzichten. Die antientzündliche und schmerzlindernde Wirkung wurde auch im Tiermodell geprüft. Die Forscher verglichen den Extrakt aus der Teufelskralle mit den synthetischen Substanzen Phenylbutazon und Diclofenac. Das Ergebnis: Die antientzündliche Wirkung des pflanzlichen Extraktes war der von Phenylbutazon vergleichbar, sein schmerzlindernder Effekt dem von Diclofenac sogar überlegen.

Die wirksame Tagesdosis beträgt 4,5 Gramm Droge – bei alkoholischen Extrakten entspricht dies 950 bis 1500, bei wässrigen Extrakten 2200 Milligramm.

Fragen Sie Ihren Arzt oder Apotheker

Präparate, die Zubereitungen oder Extrakte aus Teufelskralle enthalten, sind beispielsweise:
Agnesin forte
Ajuta
Allya Tabletten
Matai
Rivoltan
Sogoon
Teltonal

Thymian

Thymus vulgaris L.

»Wer ein unreines Gesicht hat,
gebe viel Thymian in die Speisen.«
(Aus einem »Kreutterbuch« des Hochmittelalters)

Zu den Wurzeln

Der bis zu 30 Zentimeter hohe Halbstrauch hat eine kräftige Pfahlwurzel. Aus ihr entspringen verästelte und verholzte Stängel, an denen kleine, kurzgestielte Blätter sitzen. Sie sind linealisch bis elliptisch, am Rande stark eingerollt, oft rosettig gehäuft und unterseits mit weißem Filz besetzt. Die lila bis rosa Lippenblüten stehen in drei- bis sechsblütigen Büscheln.

Von anno dazumal bis heute

Der stark duftende Lippenblütler wird seit mehr als 4000 Jahren als Gewürz- und Arzneipflanze genutzt. Sumerische Keilschriftaufzeichnungen aus der Zeit um 2000 v. Chr. belegen, dass im heutigen Irak neben Dill und Koriander bereits Thymian angebaut wurde. Im alten Ägypten nutzte man das Kraut als duftende Beigabe bei der Einbalsamierung der Toten. In der Antike war der Thymian der Liebesgöttin Aphrodite geweiht. Die Griechen benutzten Thymian auch als Räuchermittel.

Im Mittelalter findet sich das Thymiankraut in Zubereitungen, die gegen eine Vielzahl von Beschwerden und gewissermaßen als Allheilmittel angelegt waren. So ist uns eine Rezeptur überliefert »zur Förderung der Verdauung sowie gegen alle Gesundheitsstörungen«, die man »gegen alle Säfte, die obenauf im Magen schwimmen sowie gegen alle Säfte, die sich in den Eingeweiden zusammengezogen haben« geben soll. Darüber hinaus sollte das Mittel den Husten und die »untergliederte« Krankheit, nämlich das »halbdreitägige Fieber« heilen.

Thymian ist auch Bestandteil des so genannten »Kölnmenmittels« – auch »Vielleben« genannt, da man es für so heilkräftig hielt, das Leben um viele Jahre zu verlängern. Unter den Heilanzeigen dieses wundersamen Mittels finden sich unter anderem Beschwerden im Oberbauch sowie der Leber und der Milz. Ein weiteres Allheilmittel mit Thymian sollte »keine Magenschmerzen und keine Krankheit zulassen«. Allerdings musste es dazu ein ganzes Jahr über täglich eingenommen werden.

Wie uns Thymian hilft

Die wichtigsten Inhaltsstoffe des Thymians sind ätherisches Öl und dessen Bestandteile Carvacrol und Thymol. Die ebenfalls enthaltenen Gerbstoffe sind sehr wirksam gegen Darmbakterien. Da seine Wirkstoffe über die Lunge ausgeschieden werden, ist der Thymian besonders bei Erkrankungen der oberen Atemwege bis hin zur Verschleimung der Lunge sehr erfolgreich. Neben der krampf- und schleim-

---

> Thymian ist vom griechischen »thymos«, kräftig, abgeleitet. Im antiken Hellas galt der Lippenblütler als stärkender Duftstoff, den man Bädern zusetzte und der ein Symbol für Mut, Stil und Eleganz darstellte.

Steckbrief

- **Volksnamen:** Demut, Immenkraut, Welscher Quendel, Zimis, Gundelkraut, Kunerle, Treipekreitchen, Kuttelkraut
- **Familie:** Lippenblütler (Lamiaceae)
- **Blütezeit:** Mai bis September
- **Sammelzeit:** Vor und während der Blütezeit
- **Vorkommen:** Thymian wächst im gesamten Mittelmeergebiet sowie in Nordafrika.
- **Verwendete Pflanzenteile:** Zu medizinischen Zwecken verwendet wird das blühende Kraut.

lösenden Wirkung hat er auch einen harntreibenden und verdauungsfördernden Effekt, weshalb der Lippenblütler auch bei Erkrankungen der Verdauungs- und Ausscheidungsorgane heilend eingreifen kann.

Risiken und Nebenwirkungen
Bei einer Allergie gegenüber Lippenblütengewächsen dürfen Sie Thymianpräparate nicht anwenden, ebensowenig bei Birkenpollen- oder Sellerieallergie.

Thymian
- wirkt desinfizierend
- ist krampf- und schleimlösend
- wirkt harntreibend
- fördert die Verdauung
- ist antibakteriell
- wirkt entzündungshemmend
- entbläht
- regt den Appetit an

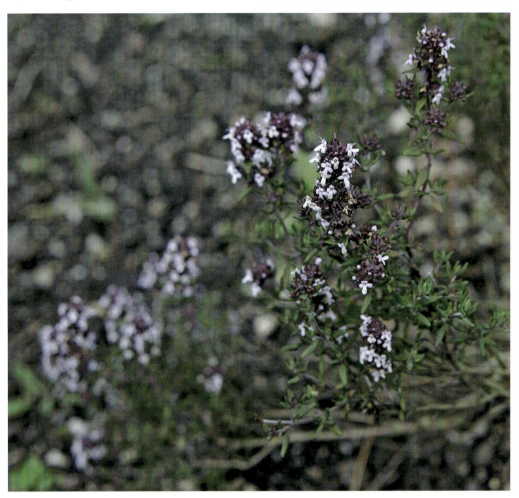

Das duftende Würzkraut Thymian gehört zu den Mittelmeerkräutern, die auch bei uns vielfach in der Küche zum Einsatz kommen. Weniger bekannt ist seine gute Wirksamkeit bei Husten und Erkältung.

Gegenanzeigen
Keine bekannt.

Gesund mit Thymian

»Die nächste Grippe kommt bestimmt, doch nicht zu dem, der Thymian nimmt«, ist eine alte Volksweisheit. Auch in unseren Tagen lässt man Thymian bei Erkrankungen der Atemwege heilend eingreifen: Thymianpräparate werden eingesetzt bei Atemwegserkrankungen, unter anderem Husten, Bronchitis und Entzündungen der oberen Luftwege. Die Pflanze wird aber auch als durchblutungsförderndes, antibakterielles und desodorierendes Gurgelmittel bei Entzündungen des Mund- und Rachenraums verwendet. Mit einer Thymiantee-Kur kann man sich im Herbst vor der nächsten Erkältungswelle schützen.

> Thymian ist die Arzneipflanze des Jahres 2006, denn er ist eine der »wertvollsten Pflanzen bei Erkältungskrankheiten« – so der Studienkreis Entwicklungsgeschichte der Arzneipflanzenkunde an der Universität Würzburg zu seiner Wahl.

Anwendung

Anwendung findet Thymian als Tee zum Spülen und Gurgeln, für Bäder, Einreibungen mit Öl sowie zum Inhalieren. Fertige Thymianpräparate sind als Tee, Tropfen und Lutschtabletten wie auch als Badezusatz erhältlich. Die Extrakte sind meist mit anderen Pflanzen kombiniert im Handel.

Tee Übergießen Sie einen gehäuften Teelöffel Thymiankraut mit zwei Tassen kaltem Wasser. Zum Sieden erhitzen und zehn Minuten zugedeckt ziehen lassen. Danach abseihen und davon drei Tassen täglich trinken – mäßig warm und bei Husten am besten mit Honig gesüßt.

Teekur Zur Vorbeugung von Erkältungskrankheiten drei bis vier Wochen lang täglich zwei Tassen Thymiantee trinken.

Teemischungen Wenn es darum geht, bei akuter Bronchitis das Abhusten des Schleims zu erleichtern, hat sich folgende Teemischung bewährt: Je ein Teelöffel Isländisch Moos, Huflattichblätter, Fenchelsamen und Schlüsselblumenwurzel mit zwei Teelöffel Thymian mischen. Bei krampfartigem Husten und Keuchhusten nimmt man je einen Teelöffel Fenchelsamen, Anis, Huflattichblätter und Sonnentau und zwei Teelöffel Thymian. Bei beiden Mischungen gleich ist die Dosierung: Man nimmt zwei Teelöffel der Mischung und überbrüht sie mit zwei Tassen kochendem Wasser. Zugedeckt 10 Minuten ziehen lassen, damit sich die ätherischen Öle nicht verflüchtigen können. Täglich 2 bis 3 Tassen davon schluckweise trinken.

Gurgellösung Zum Gurgeln bei Mandel- und Rachenentzündungen eignet sich neben dem Tee auch ein Kaltauszug. Dafür zwei Esslöffel Thymian in einer Schale mit 200 Milliliter Wasser zwei Wochen lang ziehen lassen. Abseihen und mit dem Auszug dreimal täglich etwa 5 Minuten lang gurgeln.

Bad Für ein Bad übergießen Sie 100 Gramm Thymiankraut mit einem Liter kochendem Wasser. 20 Minuten ziehen lassen, dann abseihen und die Flüssigkeit dem Badewasser zugeben. Maximal 15 Minuten baden, dann gut zugedeckt 30 Minuten nachruhen.

Würzkraut Vor allem in der italienischen und französischen Küche ist Thymian unersetzlich. Zudem dient er als Wurstgewürz und findet sich in vielen Kräuter- und Bitterlikören.

Fragen Sie Ihren Arzt oder Apotheker

Präparate, die Zubereitungen aus Thymian enthalten, sind beispielsweise:

Bronchicum Elixir S, Kapseln oder Tropfen
Bronchipret
Drosithym N Bürger
Makatussin Saft oder Tropfen
Sinuforton, Kapseln, Saft oder Tropfen
Tussamag Hustensaft oder -tropfen

Tollkirsche
Atropa belladonna

Zu den Wurzeln

Die Bezeichnung Belladonna kommt daher, dass Frauen sich früher einen aus Tollkirschen gepressten Saft in die Augen tropften – die dadurch erweiterten Pupillen gaben den Augen ein geheimnisvoll attraktives Aussehen.

Der stark verzweigte, mehrjährige Tollkirschbusch ist meist in Wäldern und Lichtungen zu finden. Aus seinen rotbraunen Blüten entwickeln sich glänzend schwarze Beeren – die Tollkirschen, die wegen ihres attraktiven Äußeren als vermeintlich »köstliche« Früchte vor allem Kindern gefährlich werden.

Von anno dazumal bis heute

Bereits die alten Sumerer und die Griechen nutzten die Tollkirsche als Therapeutikum gegen »durch Dämonen verursachte« Leiden.

Tollkirsche
- wirkt stark erregend
- beschleunigt Puls und Atmung
- erweitert die Pupillen
- verändert die Wahrnehmung
- kann Halluzinationen auslösen

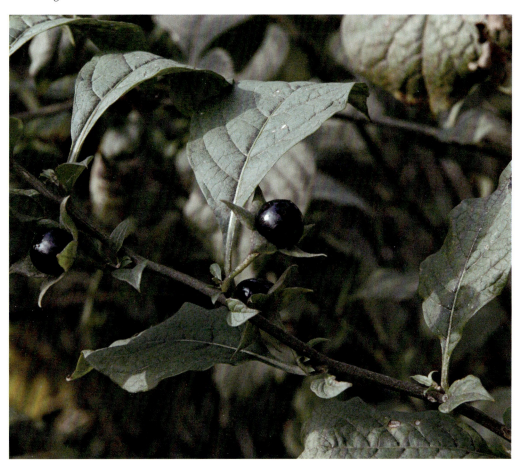

Die Tollkirsche gehört zu den wenigen einheimischen Pflanzen, deren Giftstoffe absolut tödlich wirken. Früher hat man sie ihrer psychoaktiven Wirkstoffe wegen für rauscherzeugende »Zaubertränke« genutzt.

Die Pflanze war auch quer durch die Epochen ein hochgeschätztes Aphrodisiakum – in Liebestränken durfte sie nicht fehlen. Ebenso war Belladonna häufige Ingredienz der berühmt-berüchtigten Hexensalben: Zubereitungen aus mehreren psychoaktiven Pflanzen, mit deren Hilfe kräuterkundige Frauen die Reise in innere Zauberwelten antraten, im Zuge derer sie stark erotisch geprägte Bewusstseinsveränderungen durchlebten.

Jenseits ihrer psychoaktiven Effekte ist die Tollkirsche bis heute eine wichtige Heilpflanze, die in der Hand des Arztes trotz ihrer Giftigkeit therapeutische Wirkungen besitzt – ob in Fertigpräparaten oder als homöopathische Arznei. Auf Grund der pupillenerweiternden Wirkung des Atropins wird Tollkirschenextrakt nach wie vor von Augenärzten eingesetzt.

Wie uns die Tollkirsche hilft

Alle Teile der Tollkirsche enthalten Atropin und verwandte Tropanalkaloide (→ Seite 48f.) wie Hyoscyamin, Apoatropin und Belladonnin. Die genannten Stoffe bewirken eine Beschleunigung des Pulsschlags, Gesichtsrötungen und Erweiterung der Pupillen sowie eine starke Austrocknung der Schleimhäute. Therapeutischen Mengen erhöhen die Herzschlagfrequenz und entspannen die glatte Muskulatur.

In geringen Mengen wirken diese Substanzen stark erregend und wahrnehmungsverändernd, in hohen Dosierungen können sie jedoch zum Tod durch Atemlähmung führen.

Präparate mit Tollkirsche sind verschreibungspflichtig, also nur gegen Rezept in Apotheken erhältlich.

Risiken und Nebenwirkungen

Tollkirschen sind tödlich giftig – nicht nur die Beeren, sondern alle Teile der Pflanze. Von der Selbstbehandlung sollten Sie also in jedem Fall absehen.

Gegenanzeigen

Bitte wenden Sie Tollkirschen und Präparate daraus niemals selbstständig an. Bei Kindern können bereits zwei der Beeren tödlich sein, bei Erwachsenen liegt die tödliche Dosis zwischen 10 und 20 Stück.

Gesund mit Tollkirsche

Heute werden Tollkirschenextrakte oder -tinkturen bei krampfartigen Magen- und Darmerkrankungen, bei Asthma und Neuralgien anwendet. Da Atropin die Schleimhäute austrocknet, wird es vor Operationen zur Minimierung des Speichelflusses gespritzt. In der Homöopathie verordnet man Belladonna in Potenzen D3 bis D6 gegen Menstruationsschmerzen, Gicht, Magengeschwüren, Koliken sowie gegen Sonnenstiche, Erkältungen, Fieber mit Wahnvorstellungen und Entzündungen, die durch Rötung oder starke Schmerzen gekennzeichnet sind. Weitere Anwendungsgebiete sind seelisch sehr belastende Erlebnisse.

Steckbrief

- **Volksnamen:** Bullkraut, Krötenblume, Hexenkraut, Judenkirsche, Rattenbeere, Resewurz, Schlafapfel, Schöne Frau, Schwindelbeere, Teufelsauge, Todeskraut, Tollbeere, Waldnachtschaden, Wolfskirsche, Wutbeere
- **Familie:** Nachtschattengewächse (Solanaceae)
- **Blütezeit:** Juni bis Juli
- **Sammelzeit:** April bis September
- **Vorkommen:** In ganz Europa sowie im asiatischen und nordafrikanischen Raum verbreitet
- **Verwendete Pflanzenteile:** Verwendet werden sowohl die Blätter, wie auch Wurzeln und Früchte.

Traubensilberkerze *Cimicifuga racemosa L.*

Zu den Wurzeln
Die Traubensilberkerze kann bis zu zwei Meter hoch werden – eine ausdauernde Pflanze, deren aufrechte Stängel große, doppelt gefiederte Laubblätter mit spitzen tief gesägten Blättchen tragen. Die kleinen weißlichen Blüten stehen in sehr langen, schmalen Trauben und entwickeln so genannte Balgfrüchte.

Von anno dazumal bis heute
Die Pflanze wird seit langem von den Ureinwohnern Nordamerikas als gutes Mittel gegen Schlangenbiss und zur Erleichterung der Geburt geschätzt. Dass die Traubensilberkerze auch die Wogen des hormonellen Wechselspiels der Menopause glätten kann, wurde im 19. Jahrhundert in der Alten Welt bekannt: Die

> **Traubensilberkerze**
> - hat östrogenähnliche Effekte
> - beugt Osteoporose vor
> - wirkt hormonell ausgleichend
> - bessert die Beschwerden in den Wechseljahren

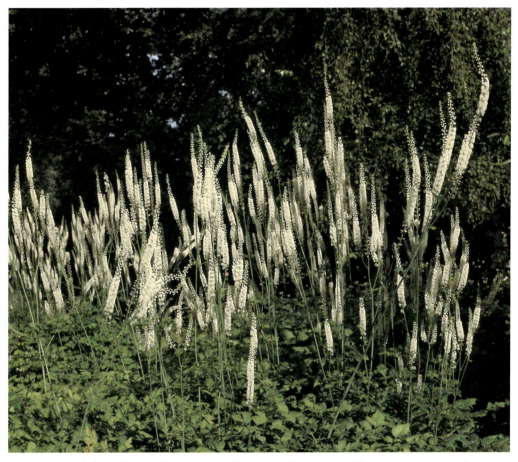

Die östrogenähnlichen Inhaltsstoffe der Traubensilberkerze sind in vielen Medikamenten enthalten, die gegen Wechseljahresbeschwerden helfen. Sie stellen eine hervorragende Alternative zu Hormongaben dar.

Anwendung von Cimicifuga racemosa bei klimakterischen Beschwerden wurde erstmals im Jahr 1849 von der »American Medical Association« empfohlen. Heute ist die hohe Wirksamkeit hinreichend belegt: Extrakte aus den Wurzeln von Cimicifuga racemosa haben sich als effektive und gut verträgliche Alternative zur Hormontherapie bei Wechseljahrsbeschwerden erwiesen.

Wie uns die Traubensilberkerze hilft

Der gute Therapieerfolg beruht auf den in der Traubensilberkerze enthaltenen Phytoöstrogenen. Diese entfalten im Körper der Frau östrogenähnliche Wirkungen, womit sie jenen Beschwerden entgegenwirken, die durch das altersbedingte Nachlassen der körpereigenen Östrogenproduktion verursacht werden. Auch zur Vorbeugung von Osteoporose, der durch das Östrogendefizit ausgelösten erhöhten Knochenbrüchigkeit, sind Präparate mit Traubensilberkerze bereits seit 30 Jahren das Mittel der Wahl. Wie jüngste Forschungen ergaben, liegt das Geheimnis der Cimicifuga-Wirkungen jedoch nicht nur in deren Phytoöstrogenen, sondern auch in anderen Inhaltsstoffen begründet. Denn auch die enthaltenen Triterpen-Glykoside greifen regulierend in den Hormonstoffwechsel ein. In Untersuchungen zeigte sich, dass diese eine Senkung des durch Östrogenmangel erhöhten Spiegels des Luteinisierenden Hormons (LH) bewirken. Darüber hinaus enthalten Extrakte aus Cimicifuga so genannte SERMs, selektive Östrogenrezeptor-Modulatoren. Diese hemmen ebenfalls die Freisetzung von Gelbkörperhormon.

Bereits 1743 wurde die Traubensilberkerze in Europa in die Frauenheilkunde eingeführt – heute gehört sie zu den besterforschten Pflanzen in diesem Bereich.

Risiken und Nebenwirkungen

Gelegentlich treten Magenbeschwerden auf. Beachten Sie, dass Extrakte aus der Traubensilberkerze nicht länger als sechs Monate angewendet werden dürfen.

Gegenanzeigen

Während Schwangerschaft und Stillzeit dürfen Zubereitungen mit Traubensilberkerze nicht angewendet werden. Das gilt auch bei Vorliegen von Krebserkrankungen, die hormonabhängig sind.

Gesund mit Traubensilberkerze

Seit alters bekannt und nunmehr wissenschaftlich belegt ist die gute Wirksamkeit der Traubensilberkerze bei Beschwerden in den Wechseljahren. Was sich im Zuge der hormonellen Veränderungen an Beschwerden einstellt, lässt sich effizient mit Extrakten aus den Wurzeln von Cimicifuga racemosa behandeln. Dazu gehören Hitzewallungen, Schweißausbrüche, Konzentrations- und Schlafstörungen, starke Stimmungsschwankungen und Depressionen. So lautet die offizielle Heilanzeige »Besserung von psychischen und neurovegetativen Be-

---

Steckbrief

- **Volksnamen:** Wanzenkraut, Schwarze Schlangenwurzel
- **Familie:** Hahnenfußgewächse (Ranunculaceae)
- **Blütezeit:** August bis September
- **Sammelzeit:** Im Herbst, nach der Fruchtreife
- **Vorkommen:** Die Traubensilberkerze ist in Kanada, den USA und in Europa heimisch.
- **Verwendete Pflanzenteile:** Zu medizinischen Zwecken verwendet wird der Wurzelstock.

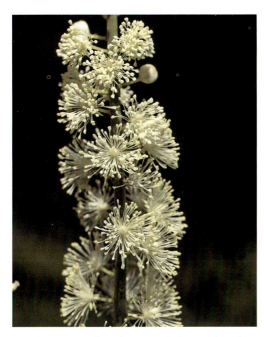

Die eleganten weißen Blütenstände der Traubensilberkerze machen sie auch zu einer beliebten Zierpflanze. Arzneilich verwendet wird der Wurzelstock.

schwerden der Frau, die durch die Wechseljahre bedingt sind«.

Anwendung

Fertige Präparate Extrakte aus dem Wurzelstock der Traubensilberkerze sind nur als Monopräparate in Apotheken erhältlich. Bei einigen der Präparate handelt es sich um Tinkturen, die Mehrheit enthält jedoch einen Trocken- oder Fluidextrakt. Dieser ist durch Extraktion mit Ethanol oder Isopropanol hergestellt. Für die Qualität des Extraktes sind die Menge der verwendeten Droge (Heilpflanze) im Verhältnis zum Extrakt (Drogen-Extrakt-Verhältnis, DEV) sowie das Extraktionsmittel entscheidend. Beides muss im Beipackzettel angegeben sein.

> *Der Wurzelstock der Traubensilberkerze, Cimicifugae rhizoma, ist für den »well-established medicinal use« empfohlen (→ Seite 54).*

Als wirksame Tagesdosis gelten 40 Milligramm Droge. Dies entspricht bei Fluidextrakten 40 Milligramm, bei Tinkturen 200 Milligramm und bei Trockenextrakten zwischen 4,2 und 7,5 Milligramm.

Im Licht der Wissenschaft

Studien mit Extrakten aus Cimicifuga racemosa zeigten, dass sie klimakterische Beschwerden deutlich lindern und eine echte Alternative zur Hormoneinnahme darstellen. Rund 80 Prozent der Frauen erfuhren eine ausreichende Besserung ihrer Beschwerden und benötigten keine weiteren Medikamente. Cimicifuga-Extrakte bessern neurovegetative Beschwerden, und auch psychische Störungen werden positiv beeinflusst. Die Therapie ist gut verträglich, da arm an Nebenwirkungen und ohne das Risiko eines Rückfalls.

Während künstliche Östrogene zu einem unerwünschten Wachstum der Gebärmutterschleimhaut führen und auch die Brustkrebsgefahr steigern können, sind die Wirkstoffe der Cimicifuga frei von dieser Nebenwirkung. Denn die SERMs entfalten nur die wünschenswerten Eigenschaften von Östrogenen: Sie beugen Osteoporose (Knochenschwund) vor, schützen die Gefäße vor Arteriosklerose und haben positive Wirkungen auf emotionale Empfindungen.

Fragen Sie Ihren Arzt oder Apotheker

Präparate, die Zubereitungen oder Extrakte aus Traubensilberkerze enthalten, sind beispielsweise:
Bomaklim
Cefakliman
Femisana gyn
Klimadynon
Pascofemin Tropfen
Remifemin Tabletten und Lösung
Sinei

SPEZIAL: Grüne Hormone

Bei uns Menschen ziehen sie die Fäden aller körperlichen und psychischen Vorgänge – die Hormone. Es gibt sie jedoch auch im Reich der Flora, dann nennen wir sie Phytohormone. Sie übernehmen bei Pflanzen ähnliche Aufgaben wie die Hormone in unserem Körper, weshalb die moderne Forschung auf sie aufmerksam geworden ist. Die wissenschaftlichen Erkenntnisse über die Wirkungen pflanzlicher Botenstoffe zeigen, dass diese ein hohes therapeutisches Potential in sich bergen. Einige dieser Stoffe haben sich inzwischen bei der Behandlung jener Beschwerden bewährt, die das hormonelle Wechselspiel mit sich bringen kann: vor allem Wechseljahresbeschwerden, Befindlichkeitsstörungen rund um die Menstruation wie schmerzhafte Schwellungen der Brüste und Unregelmäßigkeiten im menstruellen Fahrplan. Gegen diese hormonell bedingten Störungen ist im wahrsten Wortsinn ein Kraut gewachsen – und nicht nur eines, sondern mehrere: etwa der Mönchspfeffer und die Traubensilberkerze, deren Inhaltsstoffe wirksam in einen gestörten Hormonhaushalt eingreifen können.

Phytohormone gehören zu den so genannten sekundären Pflanzenstoffen. Diese Substanzen spielen zwar im primären Energiestoffwechsel der Pflanzen keine Rolle, da sie keinen Nährstoffcharakter besitzen und auch nur in geringen Mengen vorliegen. Doch sekundär im Sinne von »zweitrangig« sind sie keineswegs. Im Gegenteil, sekundäre Pflanzenstoffe dienen der Pflanze unter anderem zur Abwehr von Schädlingen oder als Duftstoff. Auch Farbstoffe

Die Zeremonienmeister des Körpers

In unserem Körper laufen rund um die Uhr zahllose Reaktionen und Stoffwechselvorgänge ab – nicht chaotisch durcheinander, sondern ordentlich geregelt. Derartige Präzision bedarf ausgeklügelter Steuerung. Und das ist die Aufgabe der Hormone: Sie geben das Protokoll aus, nach dem das multiple Geschehen seinen Lauf nimmt. Dazu übermitteln sie Nachrichten, die bei den Empfängern bestimmte Reaktionen auslösen. Auf diese Weise koordinieren Hormone sämtliche Funktionen des Organismus: unter anderem Fortpflanzung und Sexualität, Wachstum und Stoffwechselgeschehen, Mineralstoff- und Zuckergehalt im Blut, Flüssigkeitshaushalt und Muskelfunktionen.

Gebildet und freigesetzt werden die Hormone von den endokrinen Drüsen. Von dort reisen sie via Blut durch den Körper, allerdings mit festem Ziel, denn schließlich nehmen die Empfänger – Organe, Gewebe und Zellen – nur Nachrichten ihres eigenen Kuriers entgegen. Ist es der falsche, heißt es »zurück zum Absender«, und die Botschaft bleibt ohne Wirkung.

Dafür, dass die interne Kommunikation auch klappt, sorgt der im Zwischenhirn gelegene Hypothalamus. Er dirigiert das sensible Zusammenspiel der Hormone und hält ihre Konzentrationen im Blut konstant. Sollte der Spiegel eines Botenstoffs im Blut absinken, geht umgehend eine Meldung an die Zentrale im Zwischenhirn. Diese entsendet daraufhin den Befehl, die Produktion des betreffenden Hormons wieder anzukurbeln. Umgekehrt wird die Bildung eines Hormons augenblicklich gedrosselt, sobald ein Überschuss registriert wird.

Der Hypothalamus wird in seinen Aktivitäten nicht nur von Signalen aus dem Körper beeinflusst, sondern auch von Emotionen und Reizen aus der Umwelt. Das erklärt, warum auch unsere Lebensumstände, psychische oder körperliche Belastungen, das hormonelle Geschehen beeinflussen und im schlimmsten Fall aus dem Gleichgewicht bringen können.

wie das Karotin, das Blätter, Blüten und Früchte einfärbt, gehören zu den sekundären Pflanzenstoffen. Die Phytohormone schließlich benötigt die Pflanzenwelt zur Regulation von Reifung, Wachstum und auch Alterung.

Phytohormone ermöglichen eine wirksame und gut verträgliche, weil nebenwirkungsarme Behandlung hormonell bedingter Erkrankungen. Seit neuestem wandern die Botenstoffe auch in Cremetöpfe und Tuben, besonders zur Pflege der reiferen Haut. Schließlich können sie nicht nur Pflanzen, sondern auch die menschliche Haut vor dem Welken bewahren.

Die grüne Alternative

Präparate, die massiv in den Hormonhaushalt eingreifen und diesen mitunter geradezu stilllegen, schrecken viele Patienten ab – angesichts der zahlreichen Nebenwirkungen und anderer unerwünschter Effekte nur verständlich.

Doch es geht auch anders: Mit Hormonen von der Plantage statt aus dem Labor, mit pflanzlichen statt synthetischen Arzneimitteln. Die »grünen« Hormone ermöglichen es dem Körper, über eine Selbstregulation das hormonelle Gleichgewicht wiederzuerlangen. Sie schalten sich harmonisierend in das Zusammenspiel der Hormone ein, anstatt es auszuschalten. Das lindert nicht nur die Symptome, sondern setzt an deren Ursachen an.

Bei Vitex agnus castus beispielsweise, den Früchten des Mönchpfeffers, sind es dopaminerge Wirkungen, welche den Hormonhaushalt ausgleichen. Die dafür verantwortlichen Stoffe

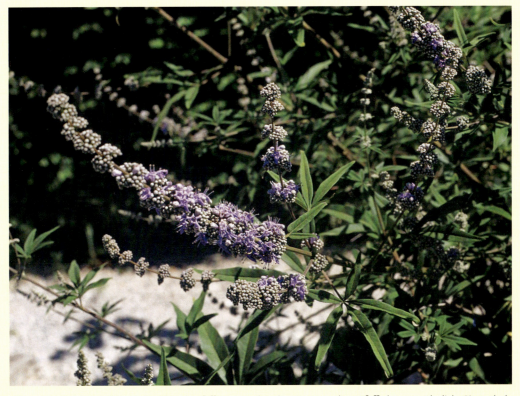

Die aus den violetten Blüten des Mönchspfeffers entstehenden Samen sehen Pfefferkörnern ähnlich. Sie enthalten Stoffe, die auf den menschlichen Hormonhaushalt wirken.

sind so genannte Dopamin-Antagonisten: Sie blockieren den Neurotransmitter Dopamin und senken so die Ausschüttung des Hormons Prolaktin. Damit reduzieren sich prämenstruelle Beschwerden – ein erhöhter Prolaktinspiegel ist die Hauptursache für das Leid vor und während der Periode. Im Übrigen ist er auch für eine Gelbkörperschwäche verantwortlich und eine damit einhergehende verminderte Fruchtbarkeit: Die Hemmung der Prolaktinausschüttung kann auch Fertilitätsstörungen entgegenwirken.

Was die Abgabe des Hormons Prolaktin überschießen lässt, sind meist dauerhafte psychische und körperliche Überbelastung und der damit einhergehende Stress.

Die gute Wirksamkeit von Mönchspfeffer bei prämenstruellen Beschwerden, schmerzhafter Schwellung der Brüste, der so genannten Mastodynie, und bei Zyklusstörungen haben zahlreiche Studien nachgewiesen. Wissenschaftlich belegt sind auch die positiven Effekte der Traubensilberkerze bei Beschwerden in den Wechseljahren. Was sich dabei im Zuge der hormonellen Veränderungen einstellt, lässt sich sehr wirksam mit Extrakten aus den Wurzeln der Traubensilberkerze (Cimicifuga racemosa) behandeln. Der Therapieerfolg ist jenem der auf

---

Schön natürlich

Ob aus dem Amazonas oder von balinesischen Reisfeldern: Immer mehr Pflanzenstoffe erweisen sich als wahre Naturtalente zur Pflege von Haut und Haaren, und nicht nur solche mit hormonähnlichen Wirkungen. In Tiegel und Tuben wandert auch so einiges andere, was aus pflanzlichen Zellen extrahiert wurde:

- Extrakt aus Blättern des Ginkgo biloba (→ Seite 201) verbessert die Mikrozirkulation und Sauerstoffversorgung der Haut.
- Wasserlilie schützt vor Feuchtigkeitsverlusten.
- Lotus-Blütenextrakte vertreiben Tränensäcke, da sie Wasseransammlungen im Hautgewebe abbauen. Darüber hinaus schützen und klären sie die Haut.
- Blauer Lotus bringt mehr Volumen und seidigen Glanz ins Haar.
- Extrakte aus Ingwerwurzeln entschlacken und unterstützen den Abtransport von Schadstoffen. Auf diese Weise helfen sie auch mit, die Haut zu glätten.
- Seerosenextrakte lindern mit ihren Alkaloiden (→ Seite 48f.) Hautreizungen und beruhigen irritierte Haut.
- Extrakte aus Süßholzwurzeln bringen Enoloxon unter die Haut. Dieser Stoff fördert die natürlichen Reparaturmechanismen der Hautzellen und hemmt Entzündungen.
- Bambus stärkt Haut, Haare und Nägel: Seine Kieselsäure kräftigt das Bindegewebe und erhält dessen Elastizität.
- Kokosöl enthält einen guten Schuss Phytosterole. Diese können die Hornschicht der Haut sichtbar glätten.
- Öl aus Reiskeimen hält die Feuchtigkeit im Hautgewebe: Es bildet eine Art Schutzfilm auf der Haut und schützt so vor Feuchtigkeitsverlusten.
- Aloe-vera-Gel sorgt für Hautschutz rundum: Es spendet Feuchtigkeit, plustert die Hautzellen auf und bügelt damit Fältchen aus, lindert Verbrennungen (ideal als Erste-Hilfe-Maßnahme, besonders bei Sonnenbrand) und beruhigt gereizte Haut.

Pflanzliche Schönheitselixiere

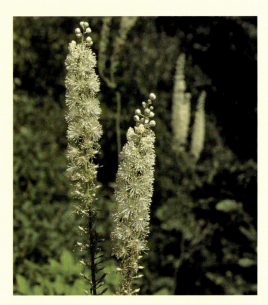

Die Traubensilberkerze mit ihren langen weißen Blütenrispen enthält Phytoöstrogene, die gegen Wechseljahresbeschwerden wirken.

Die waren nur zwei Beispiele dafür, dass die phytotherapeutische Behandlung von prämenstruellen oder menopausalen Beschwerden jener mit synthetischen Hormonen ebenbürtig ist. Dabei ist die Pflanzentherapie nicht nur gleich gut wirksam, sondern auch wesentlich besser verträglich: Pythohormone haben deutlich weniger Nebenwirkungen als ihre chemischen Kollegen. So sind die Patienten nicht nur beschwerdefrei, es geht ihnen auch schlicht und einfach besser, denn Präparate mit hormonell aktiven Pflanzen beseitigen nicht nur die Symptome, sondern bessern das Befinden insgesamt.

Naturtalente für die Haut

Hormone beeinflussen auch sämtliche Funktionen der Haut und damit deren Erscheinungsbild. Sie wirken aufbauend, stärkend und verjüngend. Ganz besonders die Geschlechtshormone, sowohl weibliche wie männliche, sind echte Schönheitselixiere.

chemischen Stoffen basierenden Hormontherapie vergleichbar – mithin eine probate Alternative zur Behandlung von Menopause-Beschwerden. Was diese so effizient macht, sind die in der Traubensilberkerze enthaltenen Phytoöstrogene. Diese ähneln in ihrem chemischen Aufbau dem menschlichen Östrogen und entfalten entsprechend östrogenartige Wirkungen. Auf diese Weise lindern die Pflanzenhormone jene Beschwerden, die durch das altersbedingte Nachlassen der körpereigenen Östrogenproduktion verursacht werden. Damit wirken sie auch der Osteoporose entgegen, der durch das Östrogendefizit ausgelösten erhöhten Knochenbrüchigkeit: Zu deren Vorbeugung sind Präparate mit Traubensilberkerze seit Jahrzehnten Mittel der Wahl.

> *Als Alternative zu synthetischen Hormonpräparaten finden pflanzliche Arzneimittel zunehmend Einsatz gegen Frauenkrankheiten. Die wichtigsten Anwendungsbereiche sind das Prämenstruelle Syndrom (PMS) und Wechseljahresbeschwerden.*

Aber nicht nur unsere menschlichen, auch pflanzliche Botenstoffe mit östrogenähnlichen Wirkungen können die Haut vor dem Welken bewahren – wie erwähnt, entfalten sie ähnliche Effekte wie menschliche Geschlechtshormone. So finden sich Phytohormone immer öfter auch in Produkten zur Gesichts- und Körperpflege: »Zurück zur Natur« ist nicht erst seit gestern das Erfolgskonzept der Kosmetikbranche.

Zu den besten Pflanzenhormonen für die Haut gehören die so genannten Auxine. Sie geben Pflanzen Elastizität und Widerstandskraft, beispielsweise Sonnenblumen: Deren Stiele sind stabil genug, um die schweren Blüten zu tragen, aber doch so elastisch, um dem Stand der Sonne folgen zu können. Auxine lassen auch Sequoia-

Bäume noch im Alter von 3000 Jahren blühen und grünen. Diese Kräfte regen auch Vitalität und Regenerationsfähigkeit unserer Hautzellen an und machen das Bindegewebe fester und elastischer.

Auf dem wissenschaftlichen Prüfstand erweisen sich noch so einige andere Phytohormone als Naturtalente für die Pflege der Haut. Viele davon werden bereits in Kosmetikprodukten angewendet: Östrogenähnliche Sterole aus Shiitake-Pilzen schützen beispielsweise vor Hautschäden durch freie Radikale und stimulieren die Zellerneuerung. Gleiches bewirkt das in Sojabohnen enthaltene Phytohormon Genistein. Oder aber die Ginsengwurzel, die im gesamten asiatischen Raum seit Jahrhunderten geradezu als Elixier gehandelt wird – nicht nur für die Gesundheit, sondern auch für die Schönheit. Das hat auch das Abendland nun erkannt und lässt Ginsengstoffe auf und unter die Haut. Diese kurbeln den Stoffwechsel der Hautzellen an und bieten freien Sauerstoffradikalen Paroli.

Der florale Hautschutz zeigt aber nicht nur äußerlich angewendet, sondern auch gegessen und getrunken sichtbare Wirkungen. Sojabohnenprodukte wie Tofu, Shiitake-Pilze sowie täglich ein Löffel Leinsamen bewähren sich zur Schönheitspflege von innen. Die in den genannten Nahrungsmitteln enthaltenen Phytoöstrogene kurbeln die Erneuerung der Hautzellen an und bügeln Fältchen aus. Aus den gleichen Gründen empfiehlt sich auch regelmäßig ein Tässchen grüner Tee. Denn Teeblätter in unfermentiertem Zustand sind ebenfalls reich an Phytoöstrogenen.

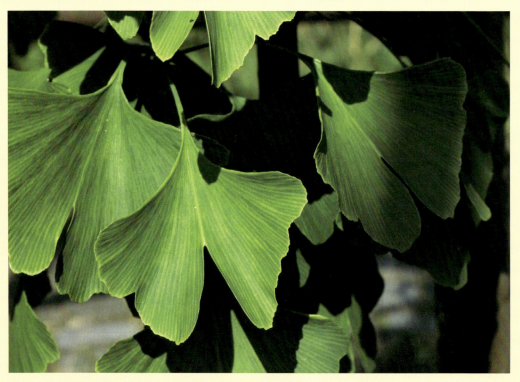

Die Inhaltsstoffe des Ginkgo-Baumes verbessern durch ihre durchblutungsfördernde Wirkung nicht nur Hirnleistungsstörungen, sondern auch die Mikrozirkulation der Haut.

Hormonell aktive Pflanzen

Machen wir einen kleinen Rundgang durch den Garten jener Pflanzen, die hormonell aktive Stoffe enthalten. Einige davon werden auch in den Steckbriefen genauer vorgestellt.

- **Chinesische Engelwurz/Dong-Quai (Angelica sinensis)** In China schätzt man sie seit alters als eine der wirksamsten Heilpflanzen zur Behandlung von Frauenleiden. Besonders bei hormonellen Ungleichgewichten und deren Folgeerscheinungen sowie Fruchtbarkeitsproblemen bewährt sich Dong-Quai: Sie reguliert den Hormonhaushalt, verbessert die Regelmäßigkeit des Eisprungs und stärkt die Gebärmutterfunktionen. Wissenschaftliche Untersuchungen von Angelica sinensis haben gezeigt, dass die Pflanze einen hohen Gehalt an Phytoöstrogenen besitzt. Ferner sind auch Cumarine und Flavonoide enthalten, die das Hormonsystem und damit den Menstruationszyklus ebenso regulieren können.

- **Eisenkraut (Verbena officinalis)** Das gesamte Kraut, Blätter wie Stengel, ist ein bewährtes Volksheilmittel zur Förderung der Menstruation und der Gebärmutterfunktionen.

- **Frauenwurzel (Caulophyllum thalictroides)** Nomen est omen: Frauenwurzel ist ein wirksames Tonikum für die Gebärmutter, das Verkrampfungen löst und den Muskeltonus verbessert. Daneben gilt die Pflanze auf Grund ihrer stimulierenden Effekte auf die Gebärmutter als gute Unterstützung zur Behandlung von Fruchtbarkeitsstörungen.

- **Traubensilberkerze (Cimicifuga racemosa)** Die Wurzeln der Traubensilberkerze enthalten Wirkstoffe, allen voran Cimicifugin, die östrogenartige Eigenschaften besitzen und so die Follikelreifung sowie die Regelmäßigkeit von Zyklus und Eisprung fördern. Darüber hinaus regt diese Pflanze die Ausschüttung des Luteinisierenden Hormons (LH) durch die Hirnanhangdrüse an, was die Hormonproduktion der Eierstöcke stimuliert.

- **Mönchspfeffer (Vitex agnus-castus)** Die Inhaltsstoffe des Mönchspfeffers nehmen direkt Einfluss auf die Hirnanhangsdrüse und fördern die Produktion der Hormone FSH und LH. Zudem unterstützt diese Heilpflanze die Hormonproduktion durch den Gelbkörper des Eierstocks in der zweiten Zyklushälfte. Somit hat sie eher eine progesteron-, und weniger östrogenähnliche Wirkung. Mönchspfeffer findet außer bei Fruchtbarkeitsstörungen auch bei unregelmäßigem Zyklus, beim Prämenstruellen Syndrom sowie bei Menstruations- und Wechseljahrsbeschwerden Anwendung.

- **Rotklee (Trifolium pratense)** In alten Kräuteralmanachen findet er sich als Förderer der Fruchtbarkeit. Zu Recht, wie die Wissenschaft inzwischen bestätigt hat: Rotklee ist reich an Isoflavonen – östrogenähnlichen Stoffen, die die Fruchtbarkeit verbessern.

- **Süßholz (Glycyrrhiza glabra)** Diese auch bei vielen anderen Beschwerden eingesetzte Heilpflanze besitzt ebenfalls hormonell aktive Substanzen, die Saponine. Studien zufolge fördern Extrakte der Süßholzwurzel die Regelmäßigkeit des Zyklus und des Eisprungs. Ebenso stellte sich heraus, dass Süßholzextrakt bei Frauen mit zu viel Testosteron und einem zu niedrigen Östrogenspiegel ausgleichend wirkt.

Veilchen

Viola odorata

Zu den Wurzeln

Wild wächst das wohlriechende Veilchen meist an Waldrändern, auf feuchten Wiesen, Heiden und Auen sowie unter Hecken und Umzäunungen. Die kleine Staude bildet einen kräftigen Wurzelstock aus. An ihren langen, dünnen Stielen sitzen herzförmige Blätter, die mit zarten Härchen besetzt sind. Von März bis April öffnen sich die hell- bis tiefvioletten Blüten und verströmen ihren typischen Duft.

Von anno dazumal bis heute

In der Antike waren Veilchen heilige Blumen: Zu Ehren des Saturn wurden bei Zeremonien Veilchenkränze auf dem Kopf getragen. Daneben fanden die dekorativen Pflanzen auch vielfältige Anwendung zu heilenden Zwecken: Die Hippokratiker setzten Veilchen unter anderem gegen Sehstörungen, Kopfschmerzen und die »Melancholie« ein. Veilchenblätter mit Honig galten als bewährte Arznei zur Behandlung von Kopfwunden. Später, in mittelalterlichen Heilschriften, wird Viola odorata vor allem als fiebersenkendes und schleimlösendes Mittel erwähnt. Pfarrer Kneipp empfahl das Veilchen als guten Schleimlöser bei Husten und Keuchhusten.

> *Bei Hautausschlägen empfiehlt sich eine längere Veilchenteekur ebenso wie bei hartnäckigen Bronchial- oder Lungenkatarrhen. Beliebt ist hier auch ein Sirup aus Veilchenblüten.*

Wie uns das Veilchen hilft

In der attraktiven Pflanze stecken Bitterstoffe, das Alkaloid Violin, der blaue Farbstoff Cyamin sowie Glykoside, Salicylsäuremethylester und Odoratin. Vor allem die Wurzeln sind reich an Saponinen und wirken daher besonders schleimlösend. Die Wirkstoffe des Veilchens sind außerdem reizlindernd, blutreinigend und entzündungshemmend.

Die Homöopathie verwendet oft mit Erfolg eine Aufbereitung des Märzveilchens – Viola odorata D3 – bei Akne in jugendlichem Alter.

Risiken und Nebenwirkungen
Keine bekannt.

Gegenanzeigen
Keine bekannt.

Gesund mit Veilchen

Veilchen werden vorwiegend zur Linderung von Erkältungskrankheiten und Atemwegserkrankungen wie Halsentzündungen, Bronchitis, Husten und Keuchhusten eingesetzt. Äußerlich bewähren sich Zubereitungen mit Veilchen – in der Regel der Tee – als Waschung bei Hautkrankheiten oder als Gurgellösung bei Mundentzündungen. Pfarrer Kneipp setzte Veilchentee als Waschung bei Kopfschmerzen mit heißem Kopf ein.

Anwendung
Tee Übergießen Sie zwei Teelöffel Blüten und Blätter mit einer Tasse kochendem Wasser. Zugedeckt zehn Minuten ziehen lassen, dann durch ein Sieb abseihen. Den Tee können Sie auch äußerlich zu Waschungen und als Gurgelmittel anwenden.
Sirup Übergießen Sie einen Esslöffel Veilchenblüten mit einer Tasse kochendem Wasser. 30 Minuten ziehen lassen und dann durch ein

---

Steckbrief

- **Volksnamen:** Marienstengel, Schwalbenblume, Märzveilchen, Veigerl
- **Familie:** Veilchengewächse (Violaceae)
- **Blütezeit:** März und April
- **Sammelzeit:** März und April
- **Vorkommen:** Im gesamten europäischen Raum anzutreffen, überwiegend in den gemäßigteren Regionen
- **Verwendete Pflanzenteile:** Verwendung finden Blätter und Blüten.

Sieb abgießen. Den Sud nochmals aufkochen und drei bis vier Esslöffel echten Bienenhonig unterrühren – so viel, dass die Flüssigkeit sirupartige Konsistenz bekommt. Dann abkühlen lassen und in dunkle Fläschchen füllen. Im Kühlschrank aufbewahren, morgens und abends je einen Teelöffel davon einnehmen.

> **Veilchen**
> - wirkt schleimlösend
> - ist harntreibend
> - ist entzündungshemmend
> - wirkt blutreinigend

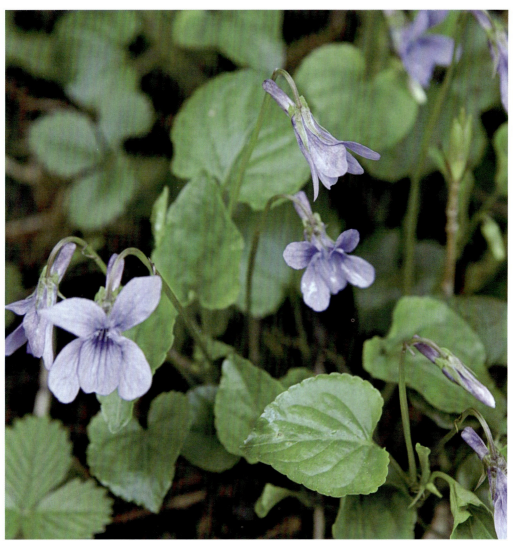

Das heimische Märzveilchen verströmt nicht nur einen herrlichen Duft, es enthält auch wirksame Inhaltsstoffe, die Erkältungskrankheiten und Husten lindern. Daneben setzt man es innerlich und äußerlich gegen Hautleiden ein.

Wacholder

Juniperus communis

Zu den Wurzeln

Wacholder ist ein Strauch oder Baum, der je nach Standort bis zu zwölf Meter Höhe erreichen kann. In seiner Wuchsform ebenso wie in Bezug auf Größe und Gestalt der Nadeln ist er sehr veränderlich: Er kommt sowohl niedrigstrauchartig wie auch pyramidal-kegelförmig vor. Die Blätter sind nadelförmig, hellgrün und haben auf der Oberseite eine bläulich-weiße Mittelrinne. Sie stehen in dreizähligen Quirlen, sind bis zu 20 Zentimeter lang, zugespitzt und stechen. Die Blüten sind zweihäusig. Die männlichen Blüten, die aus zahlreichen Staubgefäßen gebildet werden, stehen in dreigliedrigen Quirlen. Bei den weiblichen Blüten stehen die Fruchtschuppen in so genannten Wirteln, von denen gewöhnlich nur der oberste fruchtbar ist. Nach der Bestäubung werden die Fruchtblätter fleischig. Sie verwachsen miteinander und mit den tiefer stehenden Schuppen und bilden einen Beerenzapfen. Die Wacholderbeeren sind im ersten Jahr grün und eiförmig, im zweiten Jahr werden sie dann schwarzbraun mit einem blauem Reif.

Der Name Wacholder trägt das althochdeutsche »wehdal, wachal«, was lebensfrisch, munter bedeutet. Das »der« der dritten Silbe steht für Baum, Strauch. Wacholder ist also zu übersetzen mit »lebensfrischer«, gemeint ist: immergrüner Baum oder Strauch.

Manche mundartliche Namen des Wacholder, wie Reckholder und Räuckholter, beziehen sich auf »Rauch«, da die Zweige und die Beeren seit alters auch zum Räuchern benutzt wurden.

Von anno dazumal bis heute

Die Beeren des Wacholders waren schon im Altertum als Antiseptikum und diuretisches Heilmittel bekannt. Gemäß Dioskurides sind die Beeren »scharf, urintreibend und erwärmend«, sie sollen Brustleiden, Husten und Leibschmerzen bessern, und der Rauch davon sollte die wilden Tiere vertreiben. Doch nicht nur bei den alten Griechen und den Römern, auch bei den Germanen war der Wacholder schon früh als Heilmittel bekannt.

Der Botaniker Leonhart Fuchs (1543) schreibt ihm mehrere Jahrhunderte später folgende guten Eigenschaften zu: Er wirke auf den Magen, reinige und öffne Nieren und Leber, töte die Würmer und helfe gegen Krämpfe und »Hüftweh«. Sehr beliebt waren im Mittelalter Räucherungen mit den Zweigen und Beeren des Wacholders – vor allem bei ansteckenden Krankheiten, besonders während der gefürchteten Pestepidemien.

Nach überliefertem Volksglauben soll der Himmel selbst durch eine Vogelstimme auf die Wirkung des Wacholders aufmerksam gemacht haben: »Esst's Kranawit (Wacholder) und Bibernell, dann sterbt ihr nit so schnell.«

Steckbrief

- **Volksnamen:** Wäckholder, Wachhulder, Wechalter, Queckholder, Wachelduren, Wachteldörner, Macholler, Jachandelbaum, Machandel, Reckholder, Rauckholter, Kronawitt, Kranebitt
- **Familie:** Zypressengewächse (Cupressaceae)
- **Blütezeit:** April bis Mai
- **Sammelzeit:** Frühjahr und Herbst
- **Vorkommen:** In Europa von der Küste des Eismeers bis Zentralspanien. Ebenso im nordafrikanischen Gebirge, in Nordasien, Japan, im Kaukasus, im Himalaya und in Nordamerika von Labrador und Alaska südwärts bis Oklahoma und New Mexico
- **Verwendete Pflanzenteile:** Arzneiliche Anwendung finden die Beeren.

Wacholder wurde einst auch als lebensverlängerndes Mittel betrachtet, da er »alle faulen und schleimigen Stoffe aus dem Körper zieht«. Zerstoßene und zerdrückte Wacholderbeeren galten als magenstärkendes, schmerzstillendes und harntreibendes Mittel.

Auch in der Tierheilkunde wurde der Wacholder häufig angewendet: Die Beeren wurden als

> **Wacholder**
> ➤ wirkt harntreibend
> ➤ hat keimtötende Effekte
> ➤ regt den Stoffwechsel an
> ➤ wirkt entschlackend
> ➤ fördert die Verdauung

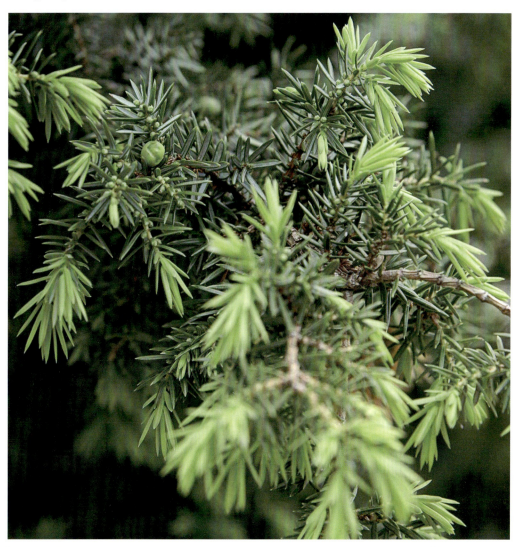

Der Wacholder oder Kranewittstrauch wirkt in allen seinen Teilen keimtötend und anregend. Als Gewürz und zu Heilzwecken nimmt man die Beeren. Die Zweige hat man früher für rituellen Räucherzeremonien verwendet.

harntreibendes Mittel, gemeinsam mit Salmiak, Spießglanz und Schwefelpräparaten bei Lungenbeschwerden verabreicht.

Wie uns Wacholder hilft

Die wichtigsten Inhaltsstoffe sind ätherische Öle. Deren Hauptbestandteile sind Terpenkohlenwasserstoffe wie vor allem Pinene. Daneben finden sich in den Wacholderbeeren Harze, Invertzucker, mehrere organische Säuren und Bitterstoffe. Dank der Pinene besitzen Wacholderbeeren ausgeprägte harntreibende Wirkungen. Dabei handelt es sich allerdings nicht um eine »echte« salureische Diurese, sondern um eine »Wasserdiurese«. Weiterhin fördern die Beeren die Durchblutung der Schleimhäute und haben keimtötende, mithin antiseptische Eigenschaften.

Das Harz der nadeligen Blätter wurde früher als Wachol-derharz, deutscher Sandarak oder als »unechter« Weihrauch verkauft.

Risiken und Nebenwirkungen

Bei längerer Anwendung oder bei Überdosierung können Nierenschäden auftreten. Als unbedenklich gilt eine tägliche Dosis von bis zu zehn Gramm getrockneter Wacholderbeeren.

Gegenanzeigen

Während der Schwangerschaft und bei entzündlichen Nierenerkrankungen dürfen Zubereitungen mit Wacholderbeeren nicht angewendet werden.

Gesund mit Wacholder

Wacholderbeeren werden kurmäßig zur Blutreinigung sowie akut bei Verdauungsbeschwerden wie Sodbrennen und Völlegefühl empfohlen. Auch bei Beschwerden der Harnblase, Entzündungen oder Steinleiden können sie angewendet werden. Als Badezusatz eignen sich die ätherischen Öle zur unterstützenden Behandlung bei rheumatischen Erkrankungen.

Anwendung

In der Küche Ganz klar, Wacholderbeeren haben zunächst vor allem einen hohen Stellenwert als Küchengewürz – so beispielsweise für Sauerkraut, Wild und Wildgeflügel. Daneben sind die Beeren der »Rohstoff« zur Herstellung von Wacholderbeerdestillaten wie Doornkaat, Gin oder Steinhäger.

Tee Übergießen Sie einen Teelöffel der getrockneten Beeren mit einer Tasse kochendem Wasser. Zehn Minuten zugedeckt ziehen lassen, dann durch ein Teesieb abseihen. Trinken Sie davon täglich drei Tassen, allerdings nicht mehr kurz vor dem Schlafengehen, denn Wacholderbeeren regen zuverlässig die Harnausscheidung an.

Bad Für ein Bad mit Wacholderbeeren füllen Sie eine Hand voll davon in ein Stoffsäckchen, binden es fest zu und geben es direkt mit ins Badewasser. Maximal 15 Minuten baden, dann gut abtrocknen und am besten noch 30 Minuten zugedeckt nachruhen – eine gute Maßnahme bei rheumatischen Beschwerden (nur bei nicht-entzündlichen) sowie bei Erkältungen.

Wacholderkur Sebastian Kneipp soll auf sie geschworen haben. »Viele kenne ich, deren gasgefüllter und geschwächter Magen durch diese Kur gelüftet und gestärkt wurde«, so der berühmte Wasserdoktor aus dem Allgäu. Die Kur beginnt mit vier Wacholderbeeren, die am ersten Tag pur gegessen werden. Dann steigern Sie die Dosis jeden Tag um eine weitere Beere, bis zum zehnten Tag, an dem Sie dann bei 13 Stück angelangt sind. Jetzt reduzieren Sie das tägliche Quantum jeweils wieder um eine Beere, bis Sie wieder bei vier angelangt sind.

Fragen Sie Ihren Arzt oder Apotheker

Ein Präparat, das Zubereitungen aus Wacholder enthält, ist beispielsweise:
Solaguttae Wacholderöl Kapseln N

Walderdbeere

Fragaria vesca

Zu den Wurzeln

Die Walderdbeere kommt in vielen Unterarten und Formen vor und findet sich vor allem auf Lichtungen und in Wäldern, aber auch auf Wiesen. Die Urmutter der Zuchterdbeeren ist eine krautige und mehrjährige Pflanze, die bis zu 20 Zentimeter hoch werden kann. Typisch sind ihre dreizähligen Blätter mit dem scharf gesägten Rand, die weißen Blüten und natürlich die roten Beeren. Deren köstlicher Geschmack übertrifft jenen der »großen« Schwestern, der Zuchterdbeeren, bei weitem.

Von anno dazumal bis heute

Schon in der Antike war sie eine begehrte Frucht: Die Vorfahrin unserer Zuchterdbeeren galt als »Königin des Obstes« und war entsprechend beliebt auf den Tellern. Im Mittelalter

Walderdbeere
- wirkt adstringierend (zusammenziehend)
- regt die Harnausscheidung an
- hat schwache antioxidative Effekte

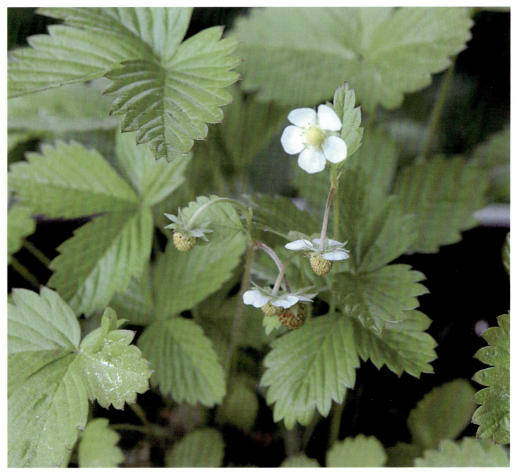

Die Früchte der Walderdbeere schmecken aromatisch und enthalten viele Vitamine. Erdbeerblätter wirken durch ihre Gerbstoffe zusammenziehend und helfen gegen Durchfall und Entzündungen.

entdeckte man dann schließlich auch die heilenden Effekte. Im Kräuterbuch des Leonhart Fuchs aus dem Jahr 1543 steht beispielsweise zu lesen: »Die Erdbeeren löschen den Durst und sind gut für einen cholerischen Magen. Zerriebenes Kraut heilt die Wunden. Der Sud aus dem Erdbeerkraut festigt das Zahnfleisch, heilt die Mundfäule und vertreibt schlechten Geschmack. Der Saft aus den Blättern der Erdbeere heilt Geschwüre.« Dass einige dieser und anderer Heilwirkungen, die man der Erdbeere zusprach, tatsächlich vorhanden sind, wissen wir heute.

Wie uns die Walderdbeere hilft

Blätter und Wurzeln der Walderdbeere enthalten Gerbstoffe, Flavonole, Pflanzensäuren und Salicylsäure. Dank der Gerbstoffe wirken vor allem die Blätter zusammenziehend und sind eine gute Hilfe bei leichtem Durchfall und anderen Störungen im Darmtrakt. Die Flavonole in den Früchten haben antioxidative Eigenschaften und können so vor den schädlichen Wirkungen freier Sauerstoffradikale schützen. Zwar sind auch die Kulturerdbeeren gesund, zu Heilzwecken werden sie aber von der Walderdbeere in der Wirkung übertroffen.

Erdbeerblätter dienten früher auch als Ersatz für schwarzen Tee.

Steckbrief
- **Volksnamen:** Erbelkraut, Rotbeere
- **Familie:** Rosengewächse (Rosaceae)
- **Blütezeit:** April bis Juni
- **Sammelzeit:** Mai bis August
- **Vorkommen:** Die Walderdbeere findet man in Europa und Asien. Die arzneilich verwendete Droge kommt meist aus dem süd- und osteuropäischen Raum.
- **Verwendete Pflanzenteile:** Verwendet werden vor allem die Blätter, mitunter auch die Wurzeln und die Beeren.

Risiken und Nebenwirkungen

Im Wald gesammelte Früchte sollten wegen der Gefahr einer Infektion mit dem Fuchsbandwurm nicht ungewaschen verzehrt werden.

Gegenanzeigen

Nicht anwenden bei Überempfindlichkeit gegenüber Erdbeeren oder anderen Rosaceae-Arten wie Himbeeren, Pflaumen und Aprikosen.

Gesund mit der Walderdbeere

In der Volksmedizin werden Zubereitungen aus den Blättern oder der Wurzel zur Behandlung von leichten Durchfällen und Darmstörungen verwendet. Der Tee aus den Blättern kann als Gurgelmittel bei Entzündungen des Hals- und Rachenraums und des Zahnfleisches eingesetzt werden.

Anwendung

Tee Übergießen Sie einen Teelöffel zerkleinerte getrocknete Erdbeerblätter mit einer Tasse siedendem Wasser. Fünf bis zehn Minuten zugedeckt ziehen lassen und abseihen. Bei Durchfall mehrmals täglich eine Tasse Tee trinken.

Absud zum Gurgeln Eine Hand voll Blätter mit einem halben Liter Wasser aufkochen und 30 Minuten am Sieden halten. Auf diese Weise den Sud auf etwa die Hälfte der ursprünglichen Menge einkochen, und dann heiß durch ein Sieb geben. Bei Entzündungen des Hals- und Rachenraumes mehrmals täglich damit gurgeln.

Erdbeerkur Gegen Pusteln und unreine Haut wird oft eine Gesichtsmaske aus zerdrückten Erdbeeren empfohlen – entweder pur oder zu gleichen Teilen mit Honig und süßer Sahne gemischt. Die Maske eine Woche lang täglich auf das Gesicht auftragen, 30 Minuten einwirken lassen und mit warmem Wasser abwaschen. Gleichzeitig täglich 1 Kilogramm Walderdbeeren, zur Not auch Kulturerdbeeren (aus biologischem Anbau) essen.

Waldmeister   *Galium odoratum*

Zu den Wurzeln

Der in schattigen, feuchten Wäldern – am liebsten hat er Buchenwälder – wachsende Waldmeister lässt sich leicht an seinen typisch quirlig angeordneten Blättern erkennen. Das Rötegewächs erreicht eine Höhe von bis zu 35 Zentimetern und hat fein verzweigte Wurzeln, die flache Ausläufer bilden. Die weißen, angenehm duftenden Blüten erscheinen von Mai bis Juni und werden unter anderem zur Herstellung von Maibowle verwendet. Der typische Waldmeistergeruch entsteht dabei erst, wenn sie welken. Das Kraut wird bevorzugt kurz vor der Blütezeit im Frühjahr geerntet – dann ist das Aroma der getrockneten Pflanze am intensivsten. Der Waldmeister gehört der Gattung Galium an, zu der auch das Labkraut (Galium verum) gehört, das einen Stoff enthält, welcher Milch gerinnen lässt. »Gala« ist grie-

Waldmeister
- wirkt schweißtreibend
- regt die Harnbildung an
- entschlackt
- hat leichte beruhigende Wirkung
- ist krampflösend

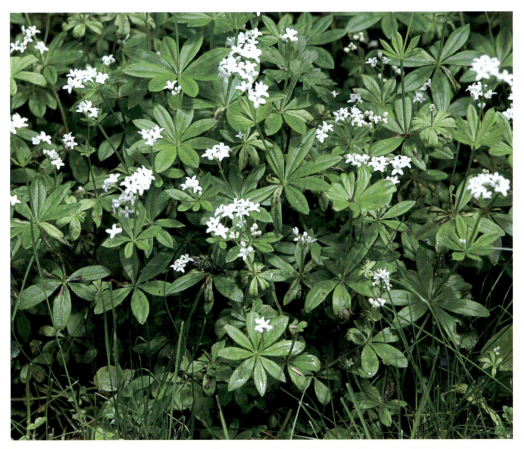

Waldmeisterkraut ist wegen seines aromatischen Dufts traditioneller Bestandteil von Maibowle, Götterspeise und Limonade. Zu viel davon kann allerdings Kopfschmerzen und Übelkeit verursachen.

chisch und heißt Milch. »Odoratum« bedeutet »duftend« und spielt auf den angenehmen Geruch des getrockneten Waldmeisterkrautes an.

Von anno dazumal bis heute

Der angenehm süße Geschmack und der aromatische Duft inspirierte Benediktinermönche schon im 9. Jahrhundert zu den unterschiedlichsten Rezepturen mit Waldmeisterkraut – allerdings überwiegend zu kulinarischen, weniger zu heilenden. So ist uns eine Anleitung aus dem Jahr 854 überliefert, die vorsieht, einen »Maiwein« mit Waldmeisterkraut zu verfeinern. Doch dieses diente auch medizinischen Zwecken. Unter anderem der schmerzstillenden Wirkungen wegen gegen Kopfschmerzen – frisch und zerquetscht wurde das Kraut als Umschlag auf die Schläfen gelegt.

Pfarrer Kneipp empfahl zur Blutreinigung einen Tee aus getrocknetem Waldmeister und Erdbeerblättern.

Wie uns Waldmeister hilft

Waldmeisterkraut enthält Bitter- und Gerbstoffe, ein wenig Vitamin C und Glykoside. Aus einem davon, dem Glykosid namens Melilotosid, bilden sich beim Trocknen die Cumarine.

Büschel von getrocknetem Waldmeisterkraut, in Schränke und Schubladen gelegt, halten Motten fern.

Diese sind für den typischen Waldmeistergeruch verantwortlich und wirken zudem schweiß- sowie harntreibend. Daneben besitzt Waldmeisterkraut eine schwach beruhigende und krampflösende Wirkung.

Risiken und Nebenwirkungen

Die Einnahme größerer Mengen kann akut zu Kopfschmerzen und Übelkeit führen. Bei Langzeitanwendung ist zudem eine regelmäßige Kontrolle der Leberwerte erforderlich. Denn das in der Pflanze durch den Welkvorgang gebildete Cumarin steht im Verdacht, bei längerer Anwendung Leberschäden verursachen zu können. Deshalb ist es auch seit 1981 als Aromastoff für Lebensmittel verboten.

Gegenanzeigen

Keine bekannt.

Gesund mit Waldmeister

In der Volksmedizin wird Waldmeisterkraut zur Behandlung von nervösen Unruhezuständen und Schlafstörungen empfohlen. Die harntreibende und entschlackende Wirkung kann im Rahmen von so genannten Blutreinigungskuren genutzt werden.

Anwendung

In der Küche Bowlen, Götterspeisen, Limonaden und zahlreiche Desserts – sie alle bekommen erst durch Waldmeister das gewisse Etwas. Wohl dosiert will das Kraut aber werden, denn zu viel davon kann wie erwähnt zu Kopfschmerzen und auch zu Übelkeit führen.

Tee Übergießen Sie einen Teelöffel getrocknetes Waldmeisterkraut mit einer Tasse kochendem Wasser. Fünf Minuten zugedeckt ziehen lassen, dann abseihen und noch heiß in kleinen Schlucken trinken. Bei Schlafstörungen trinken Sie eine Tasse davon 30 Minuten vor dem Zubettgehen.

Steckbrief

- **Volksnamen:** Duftlabkraut, Leberkraut, Maikraut, Herzfreund
- **Familie:** Rötegewächse (Rubiaceae)
- **Blütezeit:** April bis Mai
- **Sammelzeit:** April bis Mai
- **Vorkommen:** In Nord- und Mitteleuropa sowie in Sibirien und Nordafrika ist der Waldmeister verbreitet.
- **Verwendete Pflanzenteile:** Verwendet wird das blühende Kraut.

Walnussbaum — *Juglans regia*

Zu den Wurzeln

Die ursprünglich wohl in einem Gebiet von Persien bis nach China beheimatete, inzwischen jedoch weltweit verbreitete Walnuss ist ein 10 bis 25 Meter hoher Baum. Er bevorzugt tiefgründigen Boden sowie mildes Klima und trägt gefiederte Blätter, die, von ihren Blattstielen befreit, medizinische Verwendung finden. Die männlichen Blüten sind zu blattachselständigen Kätzchen, die weiblichen hingegen zu armblütigen endständigen Ähren vereinigt. Die fälschlicherweise als Nüsse bezeichneten Steinfrüchte sind von einer glatten grünen, später dann braunen fleischigen Schale umgeben.

Walnuss
- wirkt zusammenziehend (adstringierend)
- ist entzündungshemmend
- reguliert den Stuhlgang

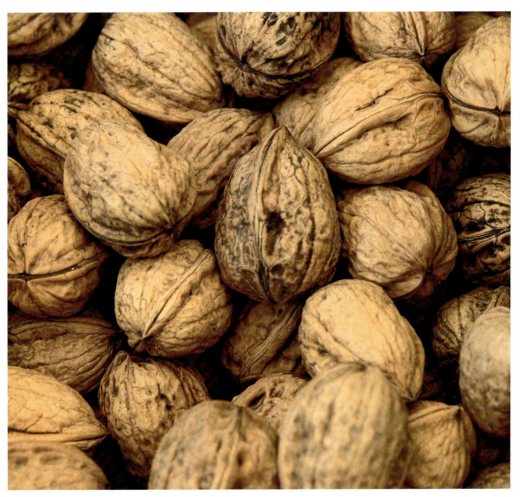

Die gesunden Walnusskerne gehören zur Weihnachtszeit, sie werden zum Backen und ihr Öl als Speiseöl verwendet. Arzneilich wirksam sind die Blätter, die durch ihre Gerbstoffe bei Magen-Darm-Störungen helfen.

Juglans leitet sich ab von »Jovis glans«, zu deutsch: Jupiters Eichel. Früher hielt man die Nüsse, die frisch einer Eichel ähneln, für eine Götterspeise. Der deutsche Name Walnuss – von Walchnuss – bedeutet »welsche Nuss«. Er geht auf die spätlateinische Bezeichnung »nux gallica« zurück, da die Bewohner Frankreichs (Galliens) im Mittelalter als Walchen bezeichnet wurden.

Von anno dazumal bis heute

Dioskurides nannte die Walnuss »königliche persische Nuss« – was sich damit erklärt, dass die Nüsse ursprünglich aus Persien und angeblich durch »die Könige« nach Mitteleuropa gelangten. In unsere Breiten kam der Walnussbaum in den ersten Jahrhunderten nach der Zeitenwende durch die Römer. Er ist auch in der »Capitulare de villis« Karls des Großen vertreten, später erwähnen ihn Albertus Magnus und so manche andere Kräuterkundige. Allerdings ist dabei stets nur wenig von der heilkräftigen Wirkung des Baumes die Rede. Ein Hinweis auf die reinigende und antiskrofulöse Wirkung der Blätter fehlt fast ganz. Erst um 1842 beschreibt ein Genfer Arzt den erfolgreichen Einsatz gegen Skrofulose.

> *»In einem guten Nussenjahr«, heißt es bis heute in Bayern, »werden viele Buben geboren«. Dieser alte Volksglaube spielt wohl auf die Parallele der Walnüsse zu den männlichen »Nüsschen« an.*

In anderen Kulturkreisen, etwa den islamisch geprägten, fanden Walnüsse häufigere Anwendung und Erwähnung – zur Pflege der Gesundheit wie auch zur täglichen Toilette. So benutzte man in Algerien die Rinde der Wurzeln und der jungen Stämme zum Massieren des Zahnfleisches, um es dadurch zu festigen. Die stark färbende Wirkung der Walnussblätter und der frischen grünen Nussschalen machte man sich zunutze, indem man den Absud der Blätter zum Färben der Haare, aber auch von Wolle, Stoff und Ostereiern nutzte.

Für die alte volkstümliche Signaturenlehre ist die Walnuss ein klassisches Beispiel: Man verglich ihr Aussehen mit einer Miniaturabbildung des menschlichen Schädels mit dem Gehirn im Inneren. Die fleischige äußere Schale stellte die Kopfhaut dar, das harte holzige Innere der Schale das Knochengerüst des Schädels. Die gelblich gefärbte Samenschale symbolisierte die Dura mater und die beiden Nusshälften schließlich die beiden Gehirnlappen.

Wie uns die Walnuss hilft

Die Blätter enthalten ätherisches Öl, reichlich Vitamin C und Gerbstoffe sowie Flavonoide, besonders Quercetin, Kämpferol, und Phenolcarbonsäuren. Auf Grund der Ellagitannine genannten Gerbstoffe haben die Blätter zusammenziehende (adstringierende) und juckreizlindernde Wirkungen. Im Zusammenspiel mit den anderen Inhaltsstoffen der Walnuss entfalten sie weiterhin entzündungshemmende und stuhlregulierende Effekte. Dass Walnussblätter auch Entzündungen lindern können, geht mit zurück auf ihren bemerkenswert hohen Gehalt an Vitamin C.

Steckbrief
- **Volksnamen:** Welsche Nuss, Edelnuss
- **Familie:** Walnussgewächse (Juglandaceae)
- **Blütezeit:** April und Mai
- **Sammelzeit:** Frühjahr bis Herbst
- **Vorkommen:** Ursprünglich heimisch in Kleinasien und China, wird sie heute in ganz Europa, Nordafrika, Nordamerika und Ostasien kultiviert.
- **Verwendete Pflanzenteile:** Anwendung finden die getrockneten Blätter.

Walnussbaum

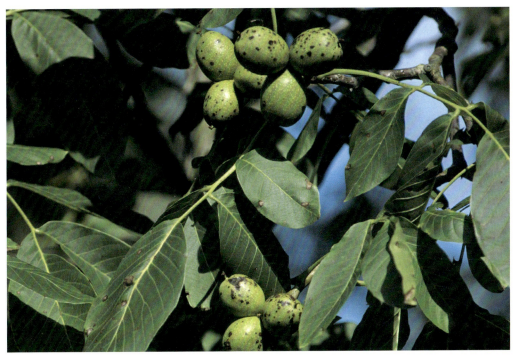

Die Walnüsse müssen nach der Ernte noch von ihrem fleischigen grünen Samenmantel befreit werden. Er enthält wie die Blätter stark färbende Stoffe, die man früher zum Färben von Haaren und Stoffen verwendete.

Risiken und Nebenwirkungen
Keine bekannt.

Gegenanzeigen
Keine bekannt.

Gesund mit Walnuss

Zubereitungen aus Walnussblättern, überwiegend als Tee, verwendet die Volksmedizin bei Störungen im Magen-Darm-Trakt sowie bei leichten Durchfallerkrankungen. Der Tee kann auch im Rahmen von Entschlackungs- und Blutreinigungskuren hilfreich sein. Äußerlich werden Abkochungen der Blätter und auch der grünen Fruchtschalen in Bädern und Umschlägen gegen Juckreiz und Hautentzündungen sowie übermäßige Schweißabsonderung, vor allem an Händen und Füßen, angewendet.

Anwendung
Auf dem Teller und in der Küche Walnüsse sind wegen ihres hohen Gehaltes an Eiweiß, Vitaminen und Mineralien sowie ihres besonderen Geschmacks sehr geschätzt. Das aus ihnen gepresste Öl ist ein sehr beliebtes und edles – damit auch recht teures – Speiseöl.

Tee Übergießen Sie fünf Teelöffel der zerkleinerten Walnussblätter oder der zerkleinerten grünen Fruchtschalen mit einer Tasse kochendem Wasser. Zugedeckt zehn Minuten ziehen lassen, dann durch ein Sieb abseihen. Zwei bis drei Tassen täglich trinken.

Teilbäder und Umschläge Am einfachsten ist es, Sie bereiten einen Tee wie oben beschrieben zu und geben ihn ins Badewasser. Oder Sie tränken ein Tuch damit und legen es als Umschlag auf die zu behandelnde Stelle.

Weide

Salix purpurea L., Salix alba L.

Zu den Wurzeln

Die verschiedenen Weidenarten – etwa Salix alba, die Silberweide, oder Salix viminalis, die Korbweide – können Bäume oder Sträucher von sehr unterschiedlicher Größe sein. Allen gemein ist jedoch, dass sie wegen ihres hohen Wasserbedarfs bevorzugt auf feuchtem Grund wachsen. Weiterhin eint die Weidenfamilie, dass ihre weiblichen und männlichen Blüten als so genannte »Weidenkätzchen« im Frühjahr vor oder mit dem Austreiben der ersten Blätter erscheinen. Diese werden fünf bis neun Zentimeter lang, sind beidseitig behaart und auf der Unterseite glänzend.

Von anno dazumal bis heute

Die Weidenrinde wurde schon im Altertum als fiebersenkendes und schmerzstillendes Mittel geschätzt. Doch auch zur Verhütung nutzte man sie: Im antiken Hellas existierten einige Anwendungen hierfür, die Salix-Rinde enthielten. In unserer heimischen Volksheilkunde findet sich Weidenrinde in vielen Hausmitteln gegen Erkältungen, Kopf- und Zahnschmerzen. Äußerliche Anwendungen dienen der Linderung von schmerzhaften Gelenkbeschwerden.

Verfolgt man die Spuren dieser Heilpflanze zurück, ist die wichtigste Station jedoch die Erforschung des Salicins. Der deutsche Chemiker Felix Hoffmann entwickelte daraus im Jahr 1897 den Wirkstoff Acetylsalicylsäure. Bereits 1899 kam er verpackt in Tabletten als »Aspirin« in die Apotheken. Damit begann ein Siegeszug um die Welt. Damals war das Schmerzmittel aus der Weidenrinde noch ein Monopol des Unternehmens Bayer. Inzwischen wird Acetylsalicylsäure auch von vielen anderen Firmen angeboten, meist unter dem Namen ASS.

> Weiden waren in früherer Zeit allgegenwärtig: Sie wachsen außerordentlich schnell, und ihre biegsamen Ruten wurden für Flechtarbeiten wie Körbe und Zäune genutzt.

Wie uns die Weide hilft

Die Rinde junger Zweige enthält Phenolglykoside: das sind Ester des Salicins, vor allem Salicortin, Tremulacin und 2'-Acetylsalicortin. Darüber hinaus stecken in der Weidenrinde zahlreiche Flavonoide und Gerbstoffe. Die Salicicate der Weide haben entzündungshemmende und schmerzstillende sowie fiebersenkende Wirkungen. Auf Grund des hohen Gerbstoffgehaltes wirkt die Salix-Rinde auch zusammenziehend (adstringierend). Als wirksamer Bestandteil gilt heute das Salicin, das im Körper zu Salicylsäure umgewandelt wird und entzündungshemmend und schmerzstillend wirkt. Neuere Untersuchungen legen nahe, dass die schmerzhemmende Wirkung nicht alleine auf dem Gehalt an Salicin beruht, sondern man vermutet, dass auch andere Inhaltsstoffe an der Gesamtwirkung beteiligt sind. Damit gewinnt die Art der Zubereitung an Bedeutung, und verschiedene Fertigarzneimittel sowie die Teezubereitung können sich in ihrer Wirksamkeit unterscheiden, obwohl der Gehalt an Salicin gleich ist.

Steckbrief

- **Volksnamen:** Felbe, Hartrinde, Weene, Weden, Wicheln, Wie, Wieden, Wilge
- **Familie:** Weidengewächse (Saliaceae)
- **Blütezeit:** März und April
- **Sammelzeit:** Frühjahr
- **Vorkommen:** Weiden sind Kosmopoliten – sie kommen überall auf der Welt vor, hauptsächlich jedoch auf der nördlichen Halbkugel in gemäßigten Zonen.
- **Verwendete Pflanzenteile:** Zu medizinischen Zwecken werden die Rinden junger, zwei- bis dreijähriger Zweige und mitunter auch die Blätter verwendet.

Risiken und Nebenwirkungen

Wenn eine Überempfindlichkeit gegenüber Salicicaten besteht, können schon geringe Dosen der Weidenrinde zu allergischen Reaktionen führen. Wie bei den Salicilaten sind unerwünschte Wechselwirkungen mit Medikamenten zur Behandlung des Bluthochdrucks, der

Weide
- wirkt schmerzstillend
- ist entzündungshemmend
- hat fiebersenkende Effekte
- ist zusammenziehend (adstringierend)

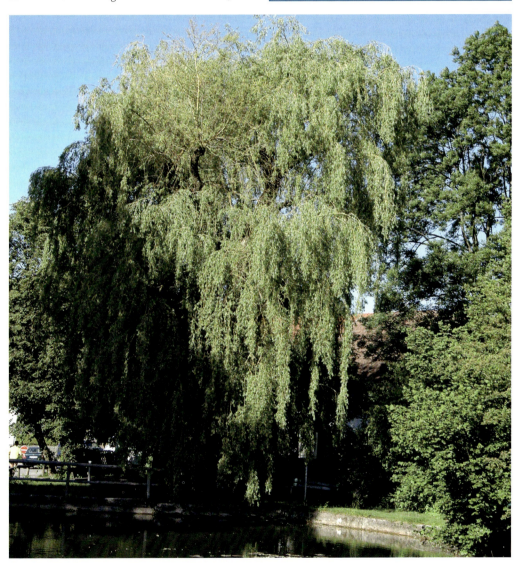

Von den vielen Weidenarten ist die Trauerweide die eindrucksvollste. Sie wird sehr hoch und ist als dekorativer Baum für Parks beliebt. Die wirksame Rinde der Silberweide enthält das schmerzstillende Salicin.

Zuckerkrankheit und anderer chronischer Erkrankungen, ebenso mit blutverdünnenden Mitteln nicht auszuschließen. Sollten Sie zusätzlich Medikamente einnehmen, empfiehlt sich daher die Rücksprache mit ihrem Arzt oder Apotheker. Wegen des Gerbstoffgehaltes können Zubereitungen aus Weidenrinde die Wirkung anderer Medikamente beeinträchtigen. Auch hier empfiehlt sich die Rücksprache mit dem Arzt.

Gegenanzeigen
Nicht anwenden bei Kindern unter 12 Jahren sowie während Schwangerschaft und Stillzeit. Nicht ohne ärztlichen Rat anwenden bei Störungen der Nieren- oder Leberfunktion.

Gesund mit Weide
Präparate mit pulverisierter Weidenrinde oder Weidenrindenextrakten werden eingesetzt bei Kopfschmerzen, Erkältungskrankheiten, fieberhaften Erkrankungen und rheumatischen Beschwerden. Auch bei chronischen Schmerzen im Zuge entzündlicher Erkrankungen des Bewegungsapparates finden sie Anwendung.

Da die Umwandlung des Salicins im Körper langsam verläuft, setzt die Wirkung erst spät ein, hält aber dafür länger an. Daher sind Zubereitungen aus der Weidenrinde nicht zur Behandlung akuter Schmerzen geeignet, sehr gut jedoch bei chronischen Schmerzen.

Anwendung
Fertige Präparate Weidenrindenextrakt ist Bestandteil einiger Fertigarzneimittel zur Behandlung von Schmerzen, Fieber oder rheumatischen Erkrankungen. Die tägliche Dosis beträgt, je nach Schmerzstärke, 60 bis 240 Milligramm, bezogen auf das Salicin.

Tee Übergießen Sie zwei Teelöffel fein geschnittene oder grob gepulverte getrocknete Weidenrinde mit einer Tasse kaltem Wasser. Kurz zum Sieden erhitzen und nach fünf Minuten abseihen. Drei- bis fünfmal täglich eine Tasse Tee trinken.

Teemischung Einen Hexenschuss soll folgende Teemischung lindern: Je 20 Gramm Sternanis und Weidenrinde, je 15 Gramm Teufelskrallewurzel und Königskerzenblüten, je 10 Gramm Lavendelblüten, Gänsefingerkraut und Efeublätter mischen. Einen Esslöffel dieser Mischung mit einer Tasse kochendem Wasser aufbrühen, 10 Minuten ziehen lassen, abseihen.

> *Verwenden Sie Weidenrinde aus der Apotheke, da sonst der Gehalt der schmerzstillenden Wirkstoffe zu gering sein kann. Für die Herstellung von Präparaten wurden deshalb spezielle Weidenarten mit hohen Salicicat-Gehalten gezüchtet.*

Fragen Sie Ihren Arzt oder Apotheker
Präparate, die Zubereitungen oder Extrakte aus Weide enthalten, sind beispielsweise:
Assalix
Digestodoron

Pflanzliches Schmerzmittel
Am Beispiel der Weidenrinde wird ein weiteres Mal deutlich, dass die moderne Medizin – historisch gesehen – letztlich auf natürlichen Heilmitteln basiert. Viele synthetische Arzneimittel, die heute auf dem Markt sind, bilden ursprünglich pflanzliche Wirkstoffe nach. So gehen die Herzglykoside (Digitoxine) auf Digitalis purpurea, den roten Fingerhut (→ Seite 176), das Atropin auf die Tollkirsche, Atropa belladonna (→ Seite 521), zurück und Morphin wird aus dem Schlafmohn, Papaver somniferum (→ Seite 473), gewonnen. Der bekannte Wirkstoff Acetylsalicylsäure schließlich ist ein synthetischer Abkömmling des in der Weide enthaltenen Alkohols Salicin.

Weinrebe

Vitis vinifera

> »Wein, Weib und Essen erfreuen das Herz. …
> Wer eines von ihnen entbehrt,
> ist ein Feind seines Körpers.«
>
> (Aus dem »Papyrus Leiden«, Ägypten, etwa 1674 v. Chr.)

Zu den Wurzeln

Der Kletterstrauch kann mit seinen verholzten, weit verzweigten Ästen bis zu zehn Meter lang werden. Er erreicht ein beträchtliches Alter: Bis zu 300 Jahre alte Rebstöcke sind durchaus keine Seltenheit. Die drei- bis fünflappigen Blätter entstehen an den so genannten »Augen« des jungen Triebes. Aus den kleinen gelbgrünlichen Blüten entwickeln sich dann im Spätsommer die weißen, rötlichen oder dunkelblauen Beeren.

> »Trink nicht nur Wasser, sondern nimm
> auch etwas Wein, mit Rücksicht auf deinen
> Magen und deine häufigen Krankheiten.«
>
> (1. Brief an Timotheus, Kapitel 5, Vers 23)

Von anno dazumal bis heute

»Erfreulich für Götter und Menschen …«, ist der Weinstock und viel mehr noch der aus seinen Früchten gewonnene Saft aus der Kulturgeschichte des Menschen nicht wegzudenken. Im

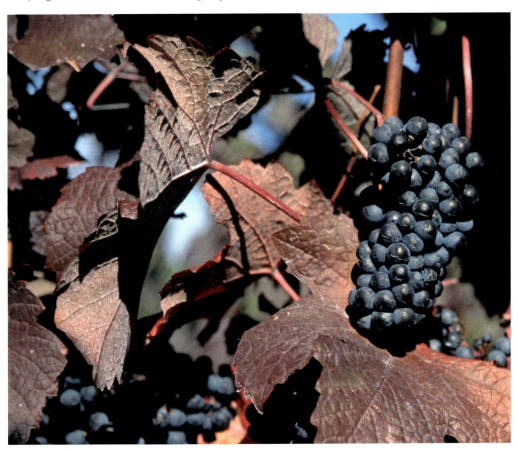

Rebenstöcke wurden schon im alten Ägypten kultiviert und ihre Beeren zu Wein gekeltert. Zur Stärkung und Stimmungsaufhellung wurde das Weintrinken in allen Epochen empfohlen. Heute sind die gesundheitlichen Vorteile maßvollen Weingenusses nachgewiesen.

Land der Pharaonen wurde Wein als lebenserhaltendes Getränk zu allen Gelegenheiten serviert. Weinselige Trunkenheit galt als durchaus erstrebenswerter Zustand; zur Veranschaulichung einige altäygtische Trinksprüche: »Trinke und sei nicht verdrießlich. Trinke bis zur Trunkenheit. Berausche dich Tag und Nacht und höre nicht auf. Sei froh ohne Kummer.« Der Rebstock selbst war kraft seiner Verbindung mit dem Gott Osiris Garant für die Wiederauferstehung nach dem Tod und das ewige Leben. Entsprechend spielte Wein eine wichtige Rolle bei der Zeremonie der Mundöffnung, bei der den Toten rituell Mund und Nase geöffnet wurden.
Der Mythologie der Griechen zufolge zeichnet Dionysos für die Weinkultur verantwortlich, denn er soll die ersten Rebstöcke gepflanzt haben. Damit tat er nicht nur den Irdischen, sondern auch sich selbst eine Menge Gutes. Zu seinen Ehren wurden schließlich über Tage währende Weinfeste gegeben, die berühmten Bacchanalien. Auch die Symposien der Hellenen waren zunächst Trinkgelage, wenn auch mit intellektuellem Anspruch: Man trank zusammen und erörterte dabei gesellschaftliche, soziale wie auch philosophische Themen.

Gleichermaßen große Verehrung wurde dem Wein auf dem fernen indischen Subkontinent zuteil. Hier galt der Rebstock wie auch der Gärsaft seiner Früchte Gott Shiva heilig – das indische Pendant zum abendländischen Dionysos.

> *Dem Rebensaft wurden zu früheren Zeiten noch allerlei andere psychoaktive Pflanzen zugesetzt. Sehr beliebt waren Alraune, wie auch Bilsenkraut, Hanf und Opium. Solcherart »gewürzte« Weine erfreuten sich bis weit in die Renaissance hinein großen Zuspruchs.*

»Zwar lesen wir, Wein passe überhaupt nicht für Mönche. Aber weil sich die Mönche heutzutage davon nicht überzeugen lassen, sollten wir uns wenigstens darauf einigen, nicht bis zum Übermaß zu trinken, sondern weniger. Denn der Wein bringt sogar die Weisen zu Fall.«

(Aus der Benediktusregel, Kap. 40: »Das Maß des Getränkes«)

Wie uns die Weinrebe hilft

In den Früchten des Rebstocks steckt eine Menge an Gutem für unsere Gesundheit: viel Trauben- und Fruchtzucker, Mineralstoffe, Vitamine und Ballaststoffe sowie Gerbstoffe, diverse Obstsäuren und Kaliumsalze. Die ballaststoffreichen Weintrauben beseitigen Darmträgheit und Verstopfung, wirken entwässernd und entgiftend.
Beliebter als die Früchte und ihr frischer Saft ist aber seit Jahrtausenden vergorener Rebensaft. Das alte Wissen um die heilkräftigen Wirkungen von Wein, besonders jene von Rotwein, ist heute von der Wissenschaft belegt: Trauben in ihrer »geistig-flüssigen« Form sind reich an Polyphenolen und anderen Wirkstoffen, die positive Effekte auf die Gesundheit entfalten. Unter anderem wirkt Wein vorbeugend gegen koronare Herzerkrankungen, er reduziert den Gehalt an schädlichem LDL-Cholesterin und regt die Durchblutung an. Ebenso stimuliert er das Immunsystem und verbessert die Nierenfunktion. Damit nicht genug: Seit alters bekannt

---

Steckbrief
- **Volksnamen:** Weinranke, Rebe, Rebstock, Vigne, Wynreben
- **Familie:** Weinrebengewächse (Vitaceae)
- **Blütezeit:** Juni bis Juli
- **Sammelzeit:** Herbst
- **Vorkommen:** Ursprünglich in Kleinasien beheimatet und heute durch Kultivierung in allen Teilen der Erde verbreitet
- **Verwendete Pflanzenteile:** Verwendung finden Blätter und Früchte.

Die arzneilichen Tugenden des Weins

Wein diente allen Medizinsystemen in den Kulturen seines Verbreitungsgebiets als umfassend wirksame Arznei. Die hippokratischen Schriften rühmten ihn beispielsweise als »Ding, in wunderbarer Weise für den Menschen geeignet«. Wein war sowohl als Heilmittel für sich wie auch als Lösungsmittel für andere Arzneien unerlässlich in der Medizin: »Wein und Honig gelten als das Beste für den Menschen, wenn sie, gemäß ihrer Natur, den Gesunden und Kranken unter Beobachtung der richtigen Zeit und Stärke gegeben werden. Sie sind zu empfehlen, sowohl jeder für sich, als auch gemischt.« Der letzte Satz beeinhaltet bereits die Anweisung zum Bereiten der Medizinalweine, für die Wein mit Honig und verschiedenen Heilkräutern versetzt wurde, und die über Jahrhunderte hinweg aus dem Therapiekanon der Ärzte nicht wegzudenken waren.

Lässt das Herzeleid vergessen

Wein war auch stets ein Heilmittel für die Psyche, und zwar eines, wie Ovid (43 v. Chr.–18 n. Chr.) in seiner »Ars amatoria« vermerkte, das den »Geist erhöht« und von dem ein »voller Pokal die Sorgen dahinschwinden lässt«. Vergleichbares notierte Galen (129–199) über den Einfluss des Rebensafts auf den Geist: »Wein lässt uns wieder jung werden und das Herzeleid vergessen und macht das verhärtete Gemüt wieder weich wie Eisen, das man ins Feuer gelegt hat, damit es wieder geschmeidig und bildsam werde.«

Wein in der Hildegard-Medizin

Auch der Äbtissin Hildegard von Bingen lag der Wein sehr am Herzen, denn »er heilt und erfreut den Menschen mit seiner gesunden Wärme und seiner großen Kraft und verleiht dem Blut die Glut des Lustverlangens.« Entsprechend finden sich bei ihr Dutzende von Rezepturen, nach denen Heilkräuter in Wein zu kochen und dieser mit Honig zu versetzen sei, um schließlich als Arznei eingenommen zu werden. Der Äbtissin galt der Rebensaft als »Motor im Säftekreislauf«, der dem Blut im Menschen vergleichbar in der Erde fließt und in dem »Tod und Leben zugleich« sind.

Innerlich und äußerlich anzuwenden

Hildegard wie auch andere Klostermediziner verwendeten den Wein überwiegend zur Behandlung innerer Erkrankungen, psychischer Beschwerden wie depressiver Verstimmungen und von Schlafstörungen. Darüber hinaus diente Wein auch zur Wunddesinfektion, zur Schmerzlinderung und natürlich als stärkendes Getränk.

Allerdings sollte er nur »mäßig getrunken« werden – bei allen guten Kräften des Weins warnen die Schriften von der Antike ab explizit vor seiner unbedachten Dosierung. Den Hippokratikern galt der Rebensaft dem Menschen nur dann als zuträglich, wenn »er bei guter und bei schlechter Gesundheit sinnvoll und in rechtem Maße verwandt wird, übereinstimmend mit der Verfassung der einzelnen Person.« Ebenso raten die Gesundheitsregeln der Schule von Salerno zum Wein, »weise gesteuert genossen«, und erwähnen sicherheitshalber, weil das eben damals wie heute nicht immer gelingt, wie nach »übermässigem Weintrinken« am besten zu verfahren sei: »Hast du zu viel Wein des Abends genossen und stört es dein Wohlseyn, trink dann des Morgens noch mal, und Genesung wird es dir bringen.«

und genutzt sind die antiseptischen Eigenschaften von Wein. Er hemmt das Wachstum von Bakterien und anderen schädlichen Mikroorganismen, weshalb der Rebensaft auch Darminfektionen vorzubeugen vermag.

In der Wissenschaft wird die Alkoholdosis meist in »Drinks« angegeben. Dabei entspricht ein Drink etwa 0,1 Liter Wein und damit etwa 10 bis 12 Gramm reinem Alkohol. »Leichter« Alkoholkonsum meint einen täglichen Konsum von ein bis zwei Drinks, »mäßiger« Alkoholkonsum drei bis vier Drinks pro Tag. In verschiedenen Studien schwankt die Zahl der Drinks, die der Gesundheit noch zuträglich sind, zwischen einem und fünf. Einig sind sich die Wissenschaftler allerdings darin, dass im Bereich des Konsums von vier bis fünf Drinks pro Tag der Herzschutz zwar noch besteht, das Risiko für andere alkoholbedingte Erkrankungen jedoch schon zunimmt.

Risiken und Nebenwirkungen
Bekanntermaßen sind die Wirkungen gerade beim Wein in hohem Maße abhängig von der Dosis. Zu viel des Guten kann zunächst einmal zu einem so genannten Kater führen, der im eifrigen Bemühen des Körpers entsteht, das Übermaß an Alkohol wieder abzubauen.
Ist der Weinkonsum jedoch dauerhaft zu hoch, das heißt, wird regelmäßig mehr als die für das Wohlbefinden zuträgliche Menge getrunken drohen erhebliche gesundheitliche Gefahren, nämlich:

- Leberzirrhose, die unbehandelt zum Tod führt
- chronische Bauchspeicheldrüsenentzündung, die zu dem sehr aggressiven Bauchspeicheldrüsenkrebs führen kann
- krankhafte Veränderungen des Herzmuskels
- Krebserkrankungen im Bereich der Mundhöhle, des Rachens, des Kehlkopfs, der Speiseröhre, der Leber, bei Frauen auch Brustkrebs
- Bluthochdruck
- Gicht
- psychische Veränderungen

Gegenanzeigen
Für Diabetiker sind Weintrauben auf Grund ihres hohen Gehaltes an Traubenzucker nicht geeignet.

Das französische Paradox

Auf die positiven Wirkungen der guten Tropfen wurde die Wissenschaft durch das so genannte »French paradoxon« aufmerksam, das sich aus dem »MONICA Project« ergeben hatte. Im Zuge dieser Anfang der 1990er-Jahre von der Weltgesundheitsorganisation durchgeführten Untersuchung stellte sich heraus, dass die Rate koronarer Herzerkrankungen in Südfrankreich deutlich niedriger ist als in anderen Ländern. Das war insofern erstaunlich, als man gerade in dieser Region Frankreichs das »savoir vivre« besonders pflegt: Es wird gut und fettreich gegessen, gerne und täglich Wein getrunken und vergleichsweise viel geraucht. Des Rätsels Lösung war bald gefunden: Was die Herzen im Midi so gesund hält, ist der Rotwein. Dieser ist reich an Polyphenolen und anderen Wirkstoffen, die positive Effekte auf die Gesundheit, allen voran des Herzens, entfalten. Sie senken den Gehalt an schädlichem LDL-Cholesterin, wirken der Bildung von Thrombosen entgegen und beugen der Verkalkung der Blutgefäße vor. Entsprechend haben Institutionen wie unter anderem die »American Heart Association« den »guten Roten« inzwischen sogar auf die Liste der Präventivmaßnahmen gesetzt – Genuss wurde damit zur Therapie erklärt.

Weißdorn *Crataegus laevigata (Crataegus monogyna)*

Zu den Wurzeln

Der Weißdorn ist ein einheimischer Strauch, der gern in Hecken an Waldrändern und Feldrainen wächst. Er trägt spitze Dornen, seine Blätter sind kurz gestielt und gelappt. Im Mai erscheinen die weißen Blüten in doldenähnlichen Blütenständen. Die kleinen Früchte sind eiförmig und glänzend rot.

Von anno dazumal bis heute

Seit alters steht der Weißdorn in Diensten der Gesundheit, allen voran jener des Herzens. Bereits die Ärzte der Antike schätzten ihn wegen seiner stärkenden Wirkungen auf den Herz-

Weißdornextrakte

- steigern die Kraft des Herzmuskels
- erhöhen die Leistungskraft des Herzens
- steigern die Durchblutung der Herzkranzgefäße
- senken den peripheren arteriellen Gefäßwiderstand
- haben antioxidative Effekte
- verbessern den Sauerstoff- und Energieverbrauch des Herzens
- schützen vor den schädlichen Wirkungen von Stress

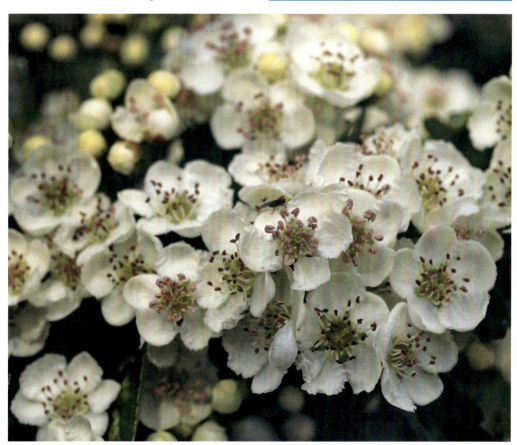

Blüten und Blätter des einheimischen Weißdorns gelten als Herzschutzmittel par excellence. Um eine spürbare Wirkung zu erzielen, sollte man aber zu Fertigpräparaten greifen. In Tees sind zu wenig Wirkstoffe enthalten.

muskel, über Epochen hinweg bewährte er sich als Tonikum für Herz und Kreislauf.

Die erste schriftliche Erwähnung des Weißdorns hat uns der Grieche Pedanius Dioskurides (1. Jahrhundert n. Chr.) in seiner »De materia medica« hinterlassen. In seinem Kompendium aller damals bekannten Heilmittel widmete sich Diokurides auch den Früchten des Weißdorns.

Im überlieferten Schrifttum aus unseren Breiten findet Weißdorn als Heilpflanze erst im 14. Jahrhundert Erwähnung. Aus dieser Zeit datieren die ersten Aufzeichnungen über den »Hagedorn«. Wie aus den alten »Kreutterbüchern« hervorgeht, setzte ihn die Volksmedizin bereits damals zur Stärkung des Herzens und zur Unterstützung der Herz- und Kreislauffunktionen ein. Quer durch die Arzneibücher, sei es das »New Kreütterbuch« des Hieronymus Bock (1498–1554) oder auch das »Contrafayt Kreuterbuch« des Otto Brunfels (1488–1534), ist das Rosengewächs allerdings noch in einer anderen bewährten Anwendung erwähnt: Zur Linderung nervös bedingter und psychischer Störungen. Auf der Liste der traditionellen Heil-

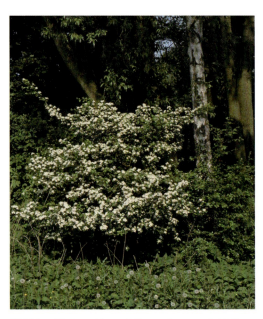

Weißdornblüten wirken als Tee auch gegen Schlafstörungen und andere nervös bedingte Beschwerden.

anzeigen vertreten sind ferner fieberhafte Erkrankungen der Atemwege sowie Diarrhoe und Ruhr, was auf die zusammenziehenden (adstringierenden) Wirkungen der Heilpflanze zurückzuführen ist.

In die Regale der Apotheken gelangte der Weißdorn schließlich Ende des 19. Jahrhunderts. Sein guter Ruf als Herztonikum ließ die Zahl seiner Befürworter stetig steigen: »Ich würde ihn nicht als Allheilmittel für das Herz bezeichnen«, formulierte beispielsweise ein New Yorker Kardiologe in den 1920er-Jahren, »doch kein anderes Medikament führt zu Therapieergebnissen, die mit denen des Weißdorns auch nur annähernd zu vergleichen wären. Selbst in fortgeschrittenen Stadien von Herzschwäche zeigt er herausragende Wirkungen.«

Wie uns Weißdorn hilft

Die wirksamkeitsbestimmenden Inhaltsstoffe des Weißdorns sind Flavonoide wie Hyperosid,

---

Steckbrief
- **Volksnamen:** Hagedorn, Hanweide, Haynerholz, Mehlbaum, Mehlbeerbusch, Zaundorn, Heckendorn
- **Familie:** Rosengewächse (Rosaceae)
- **Blütezeit:** Mai bis Juni
- **Sammelzeit:** Blüten Mai bis Juni, Früchte August bis September
- **Vorkommen:** Der Weißdorn ist in ganz Europa beheimatet. Die arzneilich genutzten Pflanzen werden vielfach in ost- und südeuropäischen Ländern angebaut.
- **Verwendete Pflanzenteile:** Zu medizinischen Zwecken werden die Blüten und die Blätter verwendet.

Rutin und Vitexin sowie oligomere Procyanidine. Der Schutzschild, den diese Wirkstoffe vor das Herz halten, ist weit gefächert. Sie steigern die Kontraktionskraft und damit die Leistungsfähigkeit des Herzens, erweitern die Blutgefäße, verbessern die Durchblutung der Herzkranzgefäße und optimieren den Sauerstoff- und Energieverbrauch des Herzens. Darüber hinaus hat Weißdorn ausgeprägte antioxidative Effekte und senkt den Gefäßwiderstand der Arterien.

Eine Facette seines Wirkprofils rückt immer mehr in den Mittelpunkt des medizinischen Interesses: Weißdorn schützt das Herz auch wirksam vor den schädlichen Effekten von Stress. Nicht umsonst empfahl man Weißdorn früher stets auch bei nervlicher Anspannung, Schlafstörungen und anderen nervös bedingten Beschwerden.

Risiken und Nebenwirkungen
Keine bekannt.

Gegenanzeigen
Keine bekannt.

Gesund mit Weißdorn

Die Pflanze für das Herz: Weißdorn ist das Mittel zum Schutz unseres Lebensmotors. Er findet Anwendung bei nachlassender Leistungskraft des Herzens (Herzinsuffizienz im Stadium II nach NYHA), bei leichten Herzrhythmusstörungen und nervösen Herzbeschwerden.

Anwendung
Zur wirksamen Behandlung und Vorbeugung von Herzbeschwerden sollten Sie standardisierte Extrakte verwenden. Tees oder Säfte

---

Bewährt in der indianischen Heilkunst …

In seiner größten Artenvielfalt ist der Weißdorn in Nordamerika und entsprechend zahlreich im Arzneischatz der dortigen Ureinwohner vertreten. Die nordamerikanischen Stämme setzten die diversen Weißdorn-Spezies vor allem als Tonikum zur allgemeinen Stärkung der Gesundheit ein. Weit verbreitet war auch die Anwendung als Herzschutzmittel. »Die um die Geheimnisse wissen«, wie die amerikanischen Natives ihre Heilkundigen nennen, wussten auch um die Potenz des Weißdorns zur Kräftigung des Herzens.

… und der fernöstlichen Medizin

Die Kunde von den heilenden Kräften des Weißdorns kursierte jedoch nicht nur an den indianischen Lagerfeuern. Auch weit jenseits des Ozeans, im Fernen Osten, wusste man um seine potenten Fähigkeiten – allen voran jene, die Gesundheit des Herzens zu schützen und wiederherzustellen. Die traditionelle chinesische Medizin und andere alte asiatische Heilsysteme kennen zahlreiche Rezepturen mit den dort beheimateten Crataegus-Arten zur Verbesserung der Durchblutung in den Herzkranzgefäßen. Besonders interessant ist eine Heilanzeige, die Weißdorn zur Behandlung von übermäßiger nervlicher Anspannung im Verbund mit Herzschwäche und Angina pectoris vorsieht. Die vielen Heilzubereitungen, die hierfür in den Arzneibüchern existieren, lassen den Schluss zu, dass sich die asiatische Medizin der schädlichen Wirkung einer anhaltenden Erregung des Nervensystems auf den Herzmuskel bereits wohl bewusst war. Offensichtlich war auch ein Zusammenhang von nervöser Anspannung und Arterienverkalkung schon bekannt.

haben einen viel zu niedrigen Gehalt an den wirksamen Inhaltsstoffen.

Fertige Präparate Trocken- oder Fluidextrakte aus Weißdornblättern mit -blüten bekommen Sie als Monopräparate in Apotheken. Andere Zubereitungen aus Weißdorn werden als Tropfen, Ampullen, Filmtabletten, Kapseln, Frischpflanzensaft und Tees angeboten. Als wirksam, je nach Konzentration des Präparates, gelten Tagesdosen von 160 bis 900 Milligramm Extrakt. Die Tagesdosis muss auf dem Beipackzettel angegeben sein.

Tee Übergießen Sie einen Teelöffel Blüten und Blätter mit einer Tasse kochendem Wasser. 15 Minuten zugedeckt ziehen lassen, dann abseihen. Zwei bis drei Tassen täglich trinken, unter Umständen auch kurmäßig – mindestens vier Wochen, möglichst noch länger.

Im Licht der Wissenschaft

Die hohe Wirksamkeit von Weißdornextrakten bei nachlassender Leistungskraft des Herzens ist inzwischen durch zahlreiche Studien hinreichend belegt: Bei Herzschwäche im Stadium NHYA II haben sie sich gegenüber chemisch-definierten Therapeutika als wirksame und gut verträgliche Alternative erwiesen. Das breit gefächerte Wirkprofil von Weißdornextrakten macht zudem einen kombinierten Einsatz mit Digitalis oder ACE-Hemmern möglich.

> *Untersuchungen legen nahe, dass Weißdornextrakte Stoffe enthalten, welche die pharmakologischen Eigenschaften von ACE-Hemmern, Digitalis und Beta-Rezeptorblockern in sich vereinen.*

Fragen Sie Ihren Arzt oder Apotheker

Präparate, die Zubereitungen oder Extrakte aus Weißdorn enthalten, sind beispielsweise:
Crataegutt
Cratecor
Esbericard novo, Dragees oder Lösung
Faros
Kytta-Cor f oder novo
Orthangin novo Filmtabletten oder Tropfen

Die NYHA-Stadien

Der Progression (also der fortschreitenden, zunehmenden Verschlimmerung) der Herzschwäche trägt man durch die Einteilung in vier verschiedene Stadien Rechnung: Abhängig von der verbliebenen Herzstärke werden die Noten eins bis vier verteilt. Diese Einteilung wurde bereits vor über 50 Jahren von der New York Heart Association, kurz NYHA, eingeführt. Die Klassifikation orientiert sich an der Beurteilung durch den Arzt sowie an der subjektiven Einschätzung des Patienten. Nicht übersehen werden darf bei der NYHA-Klassifikation, dass die Übergänge zwischen den Stadien fließend sind.
Stadien der Herzinsuffizienz nach NYHA (Revision von 1994):

Stadium	Müdigkeit, Atemnot, Palpitationen	Körperliche Leistungsfähigkeit
NYHA I:	Erst bei starker Belastung	Keine Einschränkung
NYHA II:	Bei normaler Belastung	Leichte Einschränkung
NYHA III:	Schon bei leichter Belastung	Deutliche Einschränkung
NYHA IV:	Bereits in Ruhe	Keine körperliche Tätigkeit ohne erhebliche Beschwerden

Wermut *Artemisia absinthium*

»Brennenden Durst zu bezwingen und Fieberglut zu vertreiben, diese Wirkung durch rühmliche Kraft kennt man lang aus Erfahrung. Auch wenn plötzlich vielleicht der Kopf dir hämmert in scharfem, stechendem Schmerz oder quälender Schwindel erschöpfend dich heimsucht, wende an ihn dich um Hilfe.«

(Aus dem »Hortulus« des Walahfrid Strabo, 827 n. Chr.)

Wermut
- entkrampft
- regt den Appetit an
- wirkt entblähend
- steigert den Gallenfluss
- fördert allgemein die Verdauungsfunktionen

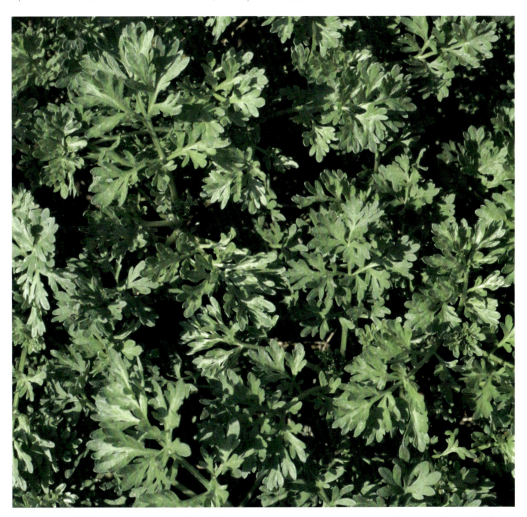

Wermut ist eines der ältesten und wirksamsten Heilkräuter. Er enthält viele Wirkstoffe, die durch ihre ideale Kombination bei allen Arten von Verdauungsstörungen hilfreich sind. In höherer Dosierung kann Wermut aber Vergiftungen hervorrufen.

Zu den Wurzeln

Der bis zu 1,20 Meter hoch wachsende Halbstrauch mit stark verzweigten Ästen ist in den trockeneren Gebieten von Europa und Asien heimisch. Die dreifach fiederteiligen Laubblätter des Wermut sind an beiden Seiten weißgrau und seidig behaart. Die kleinen gelben Blüten stehen in reichästigen, vielblütigen Rispen. Charakteristisch sind der aromatische Geruch und der sehr bittere Geschmack.

Von anno dazumal bis heute

Dieser Korbblütler ist eine der bedeutendsten Arzneipflanzen: Bereits die alten Ägypter setzten ihn therapeutisch ein, ebenso die Hippokratiker im antiken Hellas. Die Einnahme dieser bitteren Medizin scheint allerdings bereits den Patienten des Altertums Schwierigkeiten bereitet zu haben. Lukrez berichtet von Ärzten, die den Becher mit Wermut am Rand mit Honig bestreichen, auf dass der heilsame Trank besonders von Kindern leichter zu nehmen sei: »Während die Lippen ihn kosten, verschluckt es den bittern Wermutstropfen. So wird es getäuscht wohl, doch nicht betrogen.« Ungeachtet seines bitteren Geschmacks findet Wermut bei nahezu allen bedeutenden heilkundigen Autoren lobende Erwähnung, so bei Dioskurides, Plinius, Isidor von Sevilla, Odo von Meung, Walahfrid Strabo und auch bei Hildegard von Bingen. Strabo, seines Zeichens Abt des Klosters Reichenau, schätzte den Wermut gegen Kopfschmerzen und nannte dazu folgende Zubereitung: »Koche des laubigen Wermuts bitteres Grün. Dann gieße den Saft aus geräumigen Becken und überspüle damit den höchsten Scheitel des Hauptes. Hast du mit dieser Brühe die feinen Haare gewaschen, lege dir auf, daran denke, zusammengebundene Blätter, und eine mollige Binde umschlinge das Haar nach dem Bade. Ehe noch zahlreiche Stunden im Laufe der Zeiten verrinnen, wirst du dies Mittel bewundern nebst all seinen anderen Kräften.« Auch Hildegard von Bingen hebt die lindernde Wirkung des Wermuts bei Kopfschmerzen her-

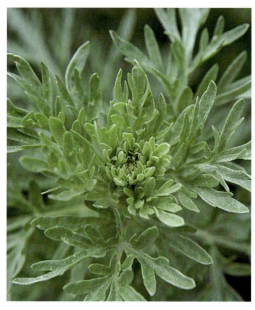

Aus den alkoholischen Auszügen von Wermut wird der berühmte Absinth hergestellt – ein Schnaps, der früher in Künstlerkreisen beliebt war.

Steckbrief

- **Volksnamen:** Bitterer Beifuß, Wurmkraut, Wurmtod, Mottenkraut
- **Familie:** Korbblütler (Asteraceae/Compositae)
- **Blütezeit:** Juli bis September
- **Sammelzeit:** Juni bis August
- **Vorkommen:** Die Droge wächst in Europa, in Teilen Asiens, Nordafrikas und in Nord- und Südamerika. Der Import erfolgt aus den ost- und südosteuropäischen Ländern.
- **Verwendete Pflanzenteile:** Arzneilich verwendet wird das zur Blütezeit gesammelte Kraut.

vor und empfiehlt ähnlich wie einst ihr Kollege von der Reichenau: »Mache vom Saft einen genügend großen Aufguss auf Wein und feuchte das ganze Haupt des Kranken an und tue das zur Nachtzeit, wenn du schlafen gehst. Stecke den Kopf ganz in eine wollene Mütze bis zum Morgen, und das Kopfweh und der Schmerz von der Gicht im Kopf wird vergehen.«

Der Wermut ist auch in zahlreichen Heilzubereitungen gegen Magenbeschwerden und Störungen im Verdauungstrakt vertreten – gemäß der volksheilkundlichen These: »Was bitter dem Mund, ist dem Magen gesund.« Bei »Schwäche zur Erwärmung des Magens und gegen Ekel« rät eine mittelalterliche Rezeptur beispielsweise: »Man kocht Wermut und Dill in Wasser auf ein Drittel ein und nimmt es. Dies reinigt, wärmt und stärkt.« Häufigen Gebrauch fand Wermut darüber hinaus in den so genannten Würzweinen: Wermutwein mit Honig, »absinthium cum melle mixtum«, war eine der beliebtesten Zubereitungen bei den Patienten wie bei deren Ärzten. Sie gönnten sich diesen wohlschmeckenden Trank besonders gern während der Fastenzeit zur Stärkung.

> Wermutkraut wird – wieder – zur Aromatisierung von Magenbittern und Aperitifs (Wermutwein) verwendet. Hierfür werden allerdings thujonarme Öle, etwa des Römischen Wermuts, bevorzugt.

Wie uns Wermut hilft

Vor allem die Blüten enthalten ein ätherisches Öl, das aus verschiedenen Mono- und Sesquiterpenen zusammengesetzt ist, darunter auch das schwer wasserlösliche Thujon. Weitere Wermutstoffe sind die sehr bitter schmeckenden Sesquiterpenlactone, unter anderem das Absinthin und Artabsin, sowie Bitterstoffe und Flavonolglykoside. Das Zusammenspiel dieser Wirkstoffe macht Wermut zu einer guten Hilfe bei allen Beschwerden im Verdauungsbereich: Er wirkt entblähend, fördert den Gallenfluss und regt die Darmbewegungen an. Weiterhin löst er Krämpfe und nimmt Völlegefühl wie Appetitlosigkeit.

Risiken und Nebenwirkungen

Das im ätherischen Öl des Wermutkrauts enthaltene Thujon wirkt in höherer Dosierung als Krampfgift. Vergiftungserscheinungen äußern sich in Erbrechen, starken Durchfällen, Harnverhalt, Benommenheit und Krämpfen. Deshalb sollte Wermut nicht in höherer Dosierung oder über längere Zeit angewendet werden. Darüber hinaus darf er nicht zugleich mit Arznei-

---

Die »grüne Fee«

Der ebenso berühmte wie berüchtigte Absinth wird aus alkoholischen Auszügen von Wermutkraut, Anis, Fenchel und Zitronenmelisse hergestellt. Der auch »grüne Fee« genannte Schnaps wurde Anfang des 20. Jahrhunderts massenhaft vor allem in Frankreich konsumiert, unter anderem von Künstlern wie Toulouse-Lautrec, van Gogh und Baudelaire. Die hohe Konzentration an Thujon lässt dieses Getränk jedoch zur beträchtlichen Gefahr für die Gesundheit werden – vom nicht unerheblichen Alkoholgehalt einmal ganz abgesehen. Der intensive Konsum von Absinthschnaps führte zu erheblichen Vergiftungserscheinungen und wurde deshalb in den meisten Ländern verboten – in Deutschland im Jahr 1927. Im Zuge der Angleichung der Rechtsvorschriften innerhalb der EU ist die Verwendung von thujonhaltigen Spirituosen bei Einhaltung bestimmter Höchstgrenzen heute jedoch wieder erlaubt.

mitteln eingenommen werden, die die Krampfschwelle erniedrigen können – so beispielsweise trizyklische Antidepressiva, Trazodon oder Phenothiazine.

Gegenanzeigen
Zubereitungen aus Wermutkraut sollten nicht während Schwangerschaft und Stillzeit angewendet werden. Auch bei Magen-Darm-Beschwerden, die durch eine übermäßige Säureproduktion verursacht werden, wie beispielsweise ein Magengeschwür, darf Wermut nicht eingesetzt werden.

Gesund mit Wermut
Seiner Bitterstoffe und des ätherischen Öls wegen ist Wermut bis heute eine beliebte Arzneipflanze zur Verdauungsförderung, gegen Blähungen und Appetitlosigkeit, bei Störungen von Leber und Galle sowie zur Blutreinigung.

Anwendung
Fertige Präparate Aus Wermutkraut hergestellte flüssige oder Trockenextrakte sind Bestandteil zahlreicher Fertigarzneimittel zur Behandlung von Magen-, Darm- und Gallebeschwerden.
In der Küche Als Gewürz gibt man ihn gerne fetten Speisen bei, da er mit seinen Bitterstoffen deren Verdauung erleichtert.
Tee Übergießen Sie einen Teelöffel geschnittenes Kraut mit einem Viertelliter kochendem Wasser. Zehn Minuten ziehen lassen und dann abseihen. Zur Appetitanregung eine Tasse frisch bereiteten Tee 30 Minuten vor dem Essen, zur Förderung des Gallenflusses nach dem Essen trinken.
Der Tee empfiehlt sich nicht nur Patienten mit Gallensteinen oder zur Nachbehandlung von Koliken. Auch Menschen mit »nur« empfindlicher Galle können von einer Tasse Wermuttee

> *Seit der Wiederzulassung von thujonhaltigen Spirituosen wird Absinth als ehemaliges Getränk der Bohème wieder modern. Die Gefahren übermäßigen Konsums bestehen jedoch nach wie vor.*

pro Tag profitieren. Den Tee können Sie nach Bedarf trinken oder auch kurmäßig. Für eine Wermutkur zwei bis drei Wochen lang täglich dreimal je eine Tasse Tee nach dem Essen so warm wie möglich trinken.
Wermuttee schmeckt sehr bitter. Versuchen Sie aber nicht, durch Süßen mit Zucker oder Honig den Geschmack zu verbessern. Die Kombination von süß und bitter schmeckt trotzdem nicht angenehm, und das Süßen verringert in diesem Fall sogar die Wirksamkeit der Arznei.
Teemischung Zur Geschmacksverbesserung kann man Wermut mit anderen Heilpflanzen mischen. Bewährt hat sich eine Kombination mit Tausendgüldenkraut und Pfefferminze. Mischen Sie die drei Drogen zu gleichen Teilen, und verwenden Sie für eine Tasse einen Teelöffel der Mischung. Die Teemischung nur fünf Minuten ziehen lassen, abseihen und nach den Mahlzeiten sehr warm trinken.
Tropfen Als Alternative zum Tee eignen sich Wermuttropfen, die wie auch Wermuttee in jeder Apotheke erhältlich sind. Bei Bedarf gibt man 20 bis 30 Tropfen in ein halbes Glas Wasser und trinkt es schluckweise.
Wermutwein Den seit alters beliebten Würzwein können Sie ganz einfach selbst herstellen. Dafür 20 Gramm Wermut mit einem Liter gutem Weißwein übergießen und verschlossen eine Woche ziehen lassen. Abseihen und in eine Flasche füllen. Der Wein wirkt appetitanregend, bei Bedarf vor dem Essen ein kleines Glas (50 Milliliter) davon trinken.

Fragen Sie Ihren Arzt oder Apotheker
Präparate mit Zubereitungen aus Wermut sind beispielsweise:
Amara-Tropfen
Hepaticum-Pascoe novo
Sidroga Wermut

Ysop
Hyssopus officinalis L.

Zu den Wurzeln
Der mehrjährige Lippenblütler kann über 50 Zentimeter hoch werden. Er bevorzugt sonnige und trockene Standorte und besitzt vierkantige, behaarte Stängel. Aus ihnen erwachsen in Rosettenform angeordnete längliche, stiellose Blättchen. Die meist blau-violetten, seltener

Ysop
- wirkt krampflösend
- ist leicht harntreibend
- wirkt schleimlösend
- regt Verdauung und Appetit an

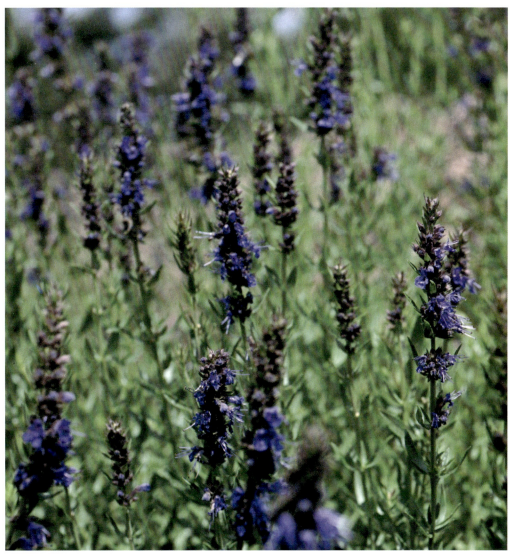

Der im Mittelmeerraum heimische Ysop enthält verdauungsfördernde Stoffe und wird traditionell zur Aromatisierung von Digestifs wie Chartreuse eingesetzt. Der Tee wirkt auch schleimlösend bei Husten und Heiserkeit.

weißen oder rosafarbenen Blüten stehen in Scheinähren. Ysop duftet sehr aromatisch, und sein blühendes Kraut wird gerne in der Küche als Gewürz für zarte Fleischspeisen, aber auch für Eintöpfe, Salate und Käse verwendet.

Von anno dazumal bis heute

Die Pflanze war zwar wild nie in Israel heimisch, dennoch wird sie in der Bibel mehrfach erwähnt. So heißt es im Alten Testament: »Reinige mich mit Ysop, und ich werde rein sein«. Außerdem wurde Christus an der Spitze eines Ysopzweiges der Essigschwamm gereicht, mit dem er am Kreuz hängend seinen Durst stillen sollte. Allerdings wuchs Ysop zu der Zeit nicht im Heiligen Land. Neuere Forschungen gehen davon aus, dass es sich bei der mit Ysop übersetzten Pflanze in Wirklichkeit um Majoran gehandelt hat. Geistliche Verbindungen des Lippenblütlers bezeugt auch der alte Brauch, Ysopzweige zum Versprengen von Weihwasser in Kirchen zu verwenden. Auch bei Erkrankungen der Luftröhre wird Ysop seit alters eingesetzt: Schon Hippokrates empfahl zur Linderung einer Mandelentzündung den Rauch eines Ofens einzuatmen, in dem neben Schwefel und Erdpech Ysop verbrannt wurde.

Im Mittelalter wurde Ysop schließlich vermehrt in Klostergärten angebaut, offenbar war er damals schon als Heilpflanze beliebt. Besonders die heilkundige Äbtissin Hildegard von Bingen befasste sich intensiv mit Wirkungen und Eigenschaften des Ysops.

Ysop in Essig gekocht war früher auch ein viel verwendetes Betäubungsmittel. Man gab es, um Schmerzen zu lindern. Bei Zahnschmerzen spülte man den Mund mit Ysopessig.

Ysopöl wird in der Kosmetikindustrie zur Herstellung von Parfüms und Bädern eingesetzt. Weiterhin dient er zur Aromatisierung von Likören (z. B. Chartreuse) und Gewürzessenzen.

Wie uns Ysop hilft

Ysopkraut enthält ätherisches Öl, Gerbstoffe, Flavonoide und Bitterstoffe. Er wirkt schleim- und krampflösend und regt Appetit wie Verdauung an.

Risiken und Nebenwirkungen
Keine bekannt.

Gegenanzeigen
Keine bekannt.

Gesund mit Ysop

Der Lippenblütler wird vor allem zur Behandlung von Atemwegserkrankungen angewandt. Zudem kann er bei Magen- und Darmbeschwerden lindernd wirken.

Anwendung
Tee Ysoptee wirkt beruhigend auf den Magen und ist eine gute Hilfe bei Husten und Heiserkeit: Übergießen Sie einen Teelöffel Ysopkraut mit einer Tasse kochendem Wasser. Zehn Minuten ziehen lassen, dann durch ein Sieb absiehen. Zwei bis drei Tassen täglich trinken.

Steckbrief

- **Volksnamen:** Bienenkraut, Kirchenseppl, Eisop, Eisenkraut, Isopo, Ispen, Ispenkraut, Jspen
- **Familie:** Lippenblütler (Lamiaceae/Labiateae)
- **Blütezeit:** Juni bis August
- **Sammelzeit:** Juni bis August
- **Vorkommen:** Ursprünglich im Mittelmeerraum beheimatet, ist Ysop heute jedoch auch bei uns zu finden.
- **Verwendete Pflanzenteile:** Arzneilich verwendet wird das blühende Kraut.

Zimtbaum

Cinnamomum zeylanicum

Zu den Wurzeln

Der immergrüne Zimtbaum erreicht eine Höhe von bis zu zwölf Metern. Er trägt schmale, bis zu 20 Zentimeter lange Blätter, die beim Zerreiben nelkenartig duften. Die kleinen, unscheinbaren Blüten sind in Rispen angeordnet, die Frucht ist beerenartig und wird vom Unterkelch bis zur Hälfte eingeschlossen.

Was für Weihnachtsgebäck, Süßspeisen oder Glühwein verwendet wird, ist die Zimtrinde – die vom äußeren Kork und der Außenrinde befreiten, getrockneten Rinden dünner Zweige. Diese werden zu den so genannten »quills« zu-

Zimt
- fördert die Verdauung und die Darmperistaltik
- hat ausgeprägte keimtötende, antiseptische Eigenschaften
- wirkt entblähend
- regt den Appetit an
- ist allgemein anregend
- wirkt kreislauffördernd
- stärkt die Nerven
- reguliert den Blutzuckerspiegel

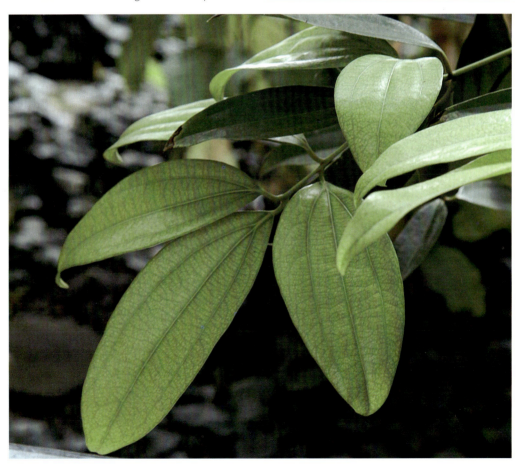

Als Ceylonzimt kaufen wir heute Zimtpulver und -stangen für die Weihnachtsbäckerei. Dieses Gewürz aus der Rinde des Zimtbaums wirkt auch arzneilich bei Verdauungsbeschwerden und Erkältung.

sammengerollt und zu mehreren gebündelt getrocknet. Die fertigen Zimtstangen sind mitunter bis zu einem Meter lang. Je nach Dicke der Rinde und Art der Bearbeitung werden verschiedene Handelssorten unterschieden. In der Lebensmittelindustrie werden auch Zimtrinden anderer Arten verwendet, wie Chinesischer Zimt, Padang-Zimt und Saigon-Zimt.

Die unreifen Früchte sind als »Zimtblüten« im Handel.

Von anno dazumal bis heute

Schon im alten China war Zimt ein begehrtes Gewürz. In der traditionellen indischen Medizin, dem Ayurveda, gilt er als harmonisierendes Tonikum – sowohl als Würz- wie als Heilmittel angewandt. Die Beliebtheit des Zimts hielt über die Epochen hinweg ungebrochen an: Im europäischen Raum fand er ebenso großen Zuspruch wie in seinem ursprünglichen Verbreitungsgebiet. So war Zimt im 14. Jahrhundert eines der teuersten Gewürze, das gehandelt wurde. Überwiegend von portugiesischen Kaufleuten importiert, hatte Cinnamomum für eine Weile

> *In der Antike gab man pulverisierte Zimtrinde ins Trinkwasser, um damit der stets drohenden Seuchengefahr zu begegnen.*

sogar den Status eines Zahlungsmittels. Anton Fugger aus der berühmten Augsburger Kaufmannsdynastie soll seine Schuldscheine im Jahr 1530 vor den Augen Kaiser Karls V. in einem Scheiterhaufen aus Zimtstangen verbrannt haben – Zeugnis seines enormen Reichtums: Fugger konnte seine Schulden in einem sündhaft teuren Feuer aufgehen lassen.

Wie uns Zimt hilft

Die Zimtrinde enthält ein als Zimtöl bezeichnetes ätherisches Öl, dessen Hauptwirkstoff das Zimtaldehyd ist. Daneben finden sich Eugenol sowie zu einem deutlich geringeren Anteil Kumarin, Safrol und Zimtsäureester. Weiterhin finden sich in der Zimtrinde Gerb- und Bitterstoffe sowie Saponine.

Zimtöl hat eine ausgeprägte antibiotische und antiseptische Wirkung, die wie erwähnt bereits im Altertum genutzt wurde. Besonders stark wirksam soll das Öl des Zimts aus Sri Lanka sein: Es tötet Thyphuserreger noch in einer Verdünnung von 1:100 ab. Auch innerlich genommen wirken die ätherischen Zimtöle hemmend auf das Wachstum von Bakterien und Pilzen, sie sind also ideal zur Behandlung von Infektionen, vor allem im Verdauungstrakt. Dieser Effekt wird durch die ebenso enthaltenen Gerbstoffe noch verstärkt. Diese entziehen dem Darm zudem Wasser, was Zimtrinde auch zur wirksamen Hilfe gegen Durchfall macht. Da Zimt auch den Kreislauf anregt und allgemein stimuliert, entfaltet er positive Wirkungen bei niedrigem Blutdruck und Kreislaufproblemen. Auch Körpertemperatur, Herz- und Atemfrequenz werden sanft gesteigert.

Weiterhin fördert das Gewürz den Appetit und die Darmmotilität – was bedeutet, es beschleunigt die Magen-Darm-Passage. Daher werden Zubereitungen aus der Zimtrinde auch bei leichten, krampfartigen Verdauungsbeschwer-

---

Steckbrief

- **Volksnamen:** Ceylon-Zimt, Ceylonischer Zimtbaum, Kaneelbaum, Kanel
- **Familie:** Lorbeergewächse (Lauraceae)
- **Blütezeit:** Das ganze Jahr über
- **Sammelzeit:** Mai und Juni, Oktober und November
- **Vorkommen:** Beheimatet ist der Zimt in Süd- und Südostasien. Das Hauptexportland für die Droge ist heute Sri Lanka. Zimt kommt aber auch aus Malaysia, Madagaskar und von den Seychellen.
- **Verwendete Pflanzenteile:** Verwendung findet die Rinde.

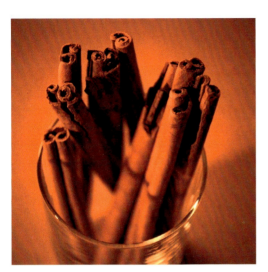

Zimtstangen sollten stets luftdicht verschlossen aufbewahrt werden, da das aromagebende Zimtöl schnell verfliegt.

den mit Blähungen oder Völlegefühl verwendet. Die enthaltenen Schleimstoffe, die Saponine, bringen schließlich trockenen Reizhusten und Heiserkeit schneller zum Abklingen.

Risiken und Nebenwirkungen
Zimtöl enthält als »mittelstark« eingestufte Allergene wie Zimtaldehyd, Thymol, Eugenol und Linalool und kann deshalb vor allem bei äußerlicher Anwendung sensibilisierend wirken. In höheren Dosen wirkt Zimtrinde erregend auf Darm-, Herz- und Atemtätigkeit sowie die Schweißsekretion. Eine negative Auswirkung auf bestehende Herz-Kreislauf-Erkrankungen kann daher bei der Verwendung von Zimtrinde als Arzneimittel nicht ausgeschlossen werden. Es wird auch vermutet, dass Zimtrinde die Empfindlichkeit gegenüber Insulin erhöhen kann. Daher empfiehlt es sich, den Blutzuckerspiegel bei Diabetikern sorgfältig zu überwachen.

Zimtöl ist wasserdampfflüchtig, daher sollte Zimt nicht gekocht und der Tee während er zieht zugedeckt werden.

Gegenanzeigen
Nicht anwenden sollten Sie Zimt bei Magen- oder Darmgeschwüren oder Erkrankungen, bei denen eine vermehrte Säureproduktion des Magens unerwünscht ist.

Gesund mit Zimt
Zubereitungen aus Zimtrinde wie auch das Zimtöl alleine empfehlen sich bei Verdauungsbeschwerden wie Blähungen oder Durchfall sowie bei Magenschmerzen. Auch bei Husten, Erkältung und grippalen Infekten ist Zimt hilfreich. Gurgeln mit verdünntem Zimtöl eignet sich zur Behandlung von Rachen- und Mundschleimhautentzündung. Einreibungen mit dem Öl unterstützen mit ihrer durchblutungsfördernden und wärmenden Wirkung die Behandlung von Sportverletzungen und nicht-entzündlichen rheumatischen Beschwerden.

Anwendung
Zur Aromatisierung Zimtrinde sowie das Zimtöl wird vor allem zur Aromatisierung von Lebensmitteln, unter anderem Getränke, Glühwein, Backwaren und Kaugummi, sowie als Zusatz zu Kosmetika verwendet.

Tee Übergießen Sie einen Teelöffel Zimtrinde mit einer Tasse heißem Wasser. Zugedeckt 10 bis 15 Minuten ziehen lassen und dann abseihen. Zwei- bis viermal täglich zur Appetitanregung eine halve Stunde vor, bei Verdauungsbeschwerden und Infektionen im Darmtrakt nach dem Essen eine Tasse frisch bereiteten Tee trinken.

Im Licht der Wissenschaft
Britische Wissenschaftler fanden heraus, dass die Zimtstoffe eine regulierende Wirkung auf den Blutzuckerspiegel ausüben: Zimt in Süßspeisen und Backwaren verhindert den sonst üblichen Anstieg des Blutzuckers.

Zwiebel

Allium cepa L.

Zu den Wurzeln

Karl der Große hat vor rund 1200 Jahren in seinem »Capitulare de villis« den Anbau der Küchenzwiebel in seinen Klöstern und Pfalzen angeordnet. So hielt diese Frucht in unseren Breiten Einzug. Die Zwiebel kann rund sein, platt oder länglich geformt. Die trockenen äußeren Schalen, die sie umgeben, sind von bräunlicher, weißer oder roter Farbe. Über der Erde sprießen ihre röhrenförmigen Blätter. Zwischen ihnen ragt ein langer Stiel empor, der im Sommer eine grün-weiße Blütenkugel trägt.

Von anno dazumal bis heute

Seit Jahrtausenden ist die Zwiebel in Asien, im Orient und in den Mittelmerländern als Kulturpflanze geschätzt. Schon in frühen Keilschrifttafeln wird die Zwiebel gepriesen – als stärkendes Mittel für die Verdauung. Im alten Ägypten war sie sogar so hoch angesehen, dass es zeitweise nur der Pharaonenfamilie und den Priestern gestattet war, das heilige Gewächs zu verspeisen.

Das hat sich glücklicherweise geändert, und so nutzt die Volksmedizin seit Jahrhunderten die scharfen Knollen als Heilmittel – eines der vielfältigsten und am umfassendsten wirksamen, das wir kennen.

> *Früher hängte man die scharfen Zwiebeln an die Haustüren, in der Hoffnung, sich so vor Seuchen schützen zu können.*

Steckbrief

- **Volksnamen:** Bolle, Zipolle, Zippel
- **Familie:** Lauchgewächse (Alliaceae)
- **Blütezeit:** Juni bis August
- **Sammelzeit:** Juni bis September
- **Vorkommen:** Ursprünglich stammt die Zwiebel aus Mittelasien, mittlerweile wird sie weltweit angebaut.
- **Verwendete Pflanzenteile:** Verwendung finden die Zwiebeln.

Wie uns die Zwiebel hilft

In Zwiebeln stecken reichlich ätherische Öle sowie schwefelhaltige Verbindungen, die Sulfide. Diese werden beim Zerkleinern der Zwiebel enzymatisch zersetzt, wobei unter anderem so genannte Propanthial-S-Oxide frei werden. Sie sind für die Tränen verantwortlich, die beim Zwiebelschneiden oft so reichlich fließen.

Doch abgesehen davon haben die Sulfide eine Menge positiver Wirkungen. Sie sind antibiotisch und desinfizierend, ebenso verbessern sie die Fließeigenschaften des Blutes. Daneben senken sie den Gehalt an schädlichem LDL- zugunsten einer Steigerung des guten HDL-Cholesterins, verdünnen das Blut und beugen so Thrombosen vor. Ihr Reichtum an Vitamin C macht die Zwiebel auch zu einem guten Mittel zur Immunstimulierung und damit zur Vorbeugung und Behandlung von Erkältungen, Husten und Schnupfen. Zudem lösen Zwiebeln Schleim aus den Atemwegen und lindern Hustenreiz, Heiserkeit und rauen Hals.

Risiken und Nebenwirkungen

Zwiebel kann, besonders roh genossen, bei empfindlichen Personen zu Magenbeschwerden führen. In einzelnen Fällen treten auch allergische Reaktionen auf.

Gegenanzeigen

Keine bekannt.

Gesund mit Zwiebel

In der Volksheilkunde gilt sie als umfassend wirksames Universalmittel – eine der vielseitigsten Naturarzneien. So finden die Knollen gegen die unterschiedlichsten Beschwerden Anwendung: unter anderem bei Erkältungen und Erkrankungen der Atemwege, zur Entschlackung, gegen Verdauungsstörungen jeder Art wie auch zum Schutz von Herz und Blutgefäßen sowie zur Stärkung der Abwehrkräfte. Kurzum, Zwiebeln sind, regelmäßig genossen, ebenso wie Knoblauch eine wirksame Unterstützung zur Förderung der Gesundheit.

Anwendung
Sirup 500 Gramm zerkleinerte Zwiebeln mit einem halben Liter Wasser, 100 Gramm Honig und 350 Gramm Zucker aufkochen und abkühlen lassen. Oder Sie schneiden mehrere Zwiebeln in Scheiben und mischen diese mit zwei Esslöffel braunem Zucker (Rohrzucker oder Kandiszucker). Lassen Sie das Gemisch 12 Stunden lang ziehen. Von dem Sirup nimmt man bei Bedarf mehrmals täglich einen Teelöffel ein.
Saft Zwiebelsaft hilft hervorragend bei Schnupfen und Nasennebenhöhlenentzündungen: Er wird direkt in die Nase geträufelt, damit Sie schnell wieder durchatmen können. Vermischt mit zwei Teelöffel Honig und zwei Esslöffel trockenem Weißwein ergibt der Saft ein gutes Mittel zur Entwässerung und Entschlackung.

Im Licht der Wissenschaft
Untersuchungen haben gezeigt, dass sich durch fermentierten Zwiebelsaft eine allergisch bedingte Reaktionen der Atemwege bessern lässt.

Fragen Sie Ihren Arzt oder Apotheker
Ein Präparat, das Zubereitungen aus Zwiebel enthält, ist beispielsweise:
Hewenal

Zwiebeln
- beugen Herz-Kreislauf-Erkrankungen vor
- senken das LDL-Cholesterin
- wirken stark antibakteriell
- sind entzündungshemmend
- stärken das Immunsystem
- sind harntreibend
- wirken blutreinigend und verdauungsfördernd
- verdünnen das Blut

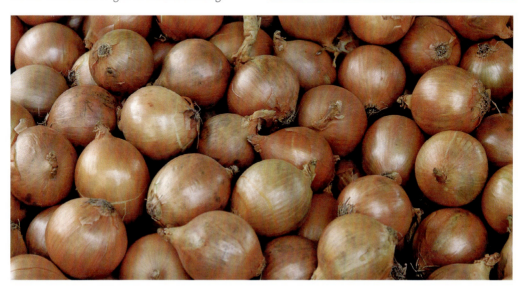

Die Zwiebel ist nicht nur aus der Küche nicht wegzudenken, sie stellt auch eines unserer am umfassendsten wirksamen Heilmittel dar. Unter anderem stärkt sie das Immunsystem, wirkt gegen Bakterien und senkt das schädliche Cholesterin im Blut.

Erntekalender

Rot eingefärbte Pflanzen sind giftig!

Pflanze	Verwendeter Teil	Sammelzeit
Alant	Wurzel	September bis November
Aloe vera	Gel in den Blättern	Ganzjährig
Alraune	Wurzelstock	Alraune sollte nicht selbst gesammelt und angewendet werden
Andorn	Kraut oder Presssaft	Juni bis August
Anis	Getrocknete Früchte	Juli bis September
Arnika	Getrocknete Blüten	Juli bis August
Artischocke	Getrocknete oder frische Blätter	Juni bis August
Augentrost	Getrocknetes Kraut	Juni bis September
Baldrian	Wurzel	August bis Oktober
Bärentraube	Blätter	April bis Juli
Bärlapp	Kraut und Sporen (als homöopathisches Arzneimittel)	August
Bärlauch	Blätter	März bis April
Basilikum	Blätter und Triebspitzen	Mai bis September
Beifuß	Kraut	Juli bis August
Beinwell	Wurzel und Kraut	Wurzeln: April bis Mai, Kraut: Mai bis Juli
Berberitze	Blätter, Früchte, Rinde	September bis Oktober
Bibernelle	Wurzel	August bis November
Bilsenkraut	Blätter und Samen	Juni bis November
Birke	Blätter, Saft, Knospen	Mai bis Juni
Bittersüß	Kraut	April bis November
Blutwurz	Wurzeln	Frühjahr und Herbst
Bockshornklee	Samen	Herbst
Boldo	Blätter	Ganzjährig

Pflanze	Verwendeter Teil	Sammelzeit
Borretsch	Frische Blätter und Blüten	Juni bis August
Brennnessel	Kraut und Samen	Kraut: März bis August, Samen: Frühherbst
Brombeere	Blätter und Früchte	Blätter: April bis September, Beeren: August
Dill	Getrocknete Früchte und frisches oder getrocknetes Kraut	Juni bis September
Dost	Blühendes Kraut und Blätter	Juni bis September
Edelkastanie	Getrocknete Blätter	September bis Oktober
Efeu	Junge Blätter	April bis November
Ehrenpreis	Getrocknetes Kraut	Mai und Juni
Eibisch	Wurzel und Blätter	Wurzel: Oktober bis November, Blätter: Mai bis Juni
Eiche	Rinde und Früchte	Rinde: März bis April, Früchte: Oktober
Eisenhut	Kraut	Juni bis September
Eisenkraut	Blühendes Kraut	Juli und August
Engelwurz	Wurzel	März bis April
Enzian	Wurzel	März und April, August und September
Erdbeere	Blätter, Kraut und Früchte	Mai bis Juli
Erdrauch	Kraut	Mai bis Oktober
Estragon	Blühendes Kraut	Mai bis Juli
Eukalyptus	Blätter	April bis Oktober
Faulbaum	Rinde	Frühjahr
Fenchel	Früchte und Wurzel	Frühherbst
Fichte	Junge Triebe	Frühjahr
Fingerhut	Blätter	Nur in verschriebenen Fertigpräparaten oder homöopathisch anwenden
Flohsamen	Samen	Herbst

Pflanze	Verwendeter Teil	Sammelzeit
Frauenmantel	Blühendes Kraut, auch mit Wurzel	Mai bis September
Galgant	Wurzelstock	April bis Oktober
Gänseblümchen	Blüten und Kraut	März bis Oktober
Gänsefingerkraut	Kraut	Mai bis August
Gartenbohne	Fruchthülsen	August bis Oktober
Gelbwurz (Javanische Gelbwurz)	Wurzelstöcke	Frühjahr und Herbst
Gewürznelke	Getrocknete Blütenknospen	März bis Juni
Ginkgo	Blätter	Spätsommer
Ginseng	Wurzel	Oktober
Goldrute	Kraut	Juli bis September
Granatapfel	Knospen und Wurzelrinde	Frühjahr
Guarana	Pulverisierte Samen	Ganzjährig
Hafer	Früchte und Stroh	August bis September
Hamamelis (Virginische Zaubernuss)	Rinde und Blätter	Juni bis August
Hanf	Frisches oder getrocknetes Kraut	Ganzjährig
Hauhechel	Kraut und Wurzel	Kraut: Juni und Juli, Wurzel: September bis November
Heckenrose	Früchte	September bis November
Heidelbeere	Getrocknete Beeren und Blätter	Juni bis August
Herzgespann	Blühendes Kraut	Juni bis September
Heublumen	Blüten verschiedener Gräser	Juni bis Oktober
Hibiskus	Getrocknete Blüten	Juli bis September

Pflanze	Verwendeter Teil	Sammelzeit
Himbeere	Blätter und Früchte	Blätter: Juni bis September, Früchte: Juli bis August
Hirtentäschel	Kraut und Blüten	März bis Oktober
Holunder	Blüten und Früchte	Blüten: Juni bis Juli, Früchte: September
Hopfen	Fruchtstände	September bis Oktober
Huflattich	Blüten	Februar bis April
Ingwer	Wurzel	Oktober bis November
Iris	Wurzelstock und frische Blätter	Oktober
Isländisch Moos	Ganzer getrockneter Flechtenkörper	April bis Oktober
Jasmin	Blüten	Juni bis September
Johannisbeere	Blätter	Mai bis Juni
Johanniskraut	Frische oder getrocknete Triebspitzen, Blätter und Blüten	Juli bis August
Kaffeestrauch	Kohle aus den Bohnen	Sommer
Kakaobaum	Samenhüllen der Kakaobohnen	Sommer
Kalmus	Wurzelstock	März bis April, September bis November
Kamille	Blüten	Mai bis Juli
Kampferbaum	Zerkleinertes Holz	Ganzjährig
Kapuzinerkresse	Blätter	Juni bis August
Kardamom	Samen	Alle zwei Monate
Kava-Kava	Wurzelstock	Ganzjährig
Kiefer	Sprossen	April bis Mai
Klette	Wurzeln	September bis Oktober
Knoblauch	Zwiebel	September bis Oktober
Koriander	Reife, getrocknete Früchte und Blätter	Frühherbst

Pflanze	Verwendeter Teil	Sammelzeit
Kornblume	Blütenköpfe	Juni bis September
Küchenschelle	Kraut	April bis Mai
Kümmel	Früchte	Juni bis Juli
Kürbis	Samen und Fruchtfleisch	September bis Dezember
Kurkuma (Indische Gelbwurz)	Wurzelstock	Dezember bis Januar
Lärche	Rinde, Harz, junge Sprosse und Nadeln	Mai bis August
Lavendel	Blüten	Juli bis August
Lebensbaum	Frische Zweigspitzen	Frühsommer
Lein	Getrocknete Samen	September
Liebstöckel	Blätter, Früchte und Wurzeln	Blätter: Frühjahr und Frühsommer, Früchte: Spätsommer, Wurzeln: Herbst
Linde	Blüten	Juni bis August
Lorbeerbaum	Frucht, Öl und Blätter	Ganzjährig
Löwenzahn	Wurzeln, Stängel, Blätter und Blütenknospen	Kraut: März, noch vor der Blüte, Wurzeln: Herbst
Mädesüß	Blüten, zur Blütezeit gesammeltes Kraut, Wurzel	Blüten und Kraut: Juni bis August, Wurzeln: Herbst und Frühling
Majoran	Kraut	Juni bis Oktober
Malve	Wurzeln, Blüten, Blätter und Samen	Wurzeln: März bis April und Oktober, Blüten: Juni bis August, Blätter: Juni bis August, Samen: August bis September
Mariendistel	Samen mit Schale	August bis September
Mate (Yerbapalme)	Getrocknete Blätter und Blattstiele	April bis September
Mäusedorn	Wurzelstock	Frühjahr und Herbst
Meerrettich	Wurzel	September bis März

Pflanze	Verwendeter Teil	Sammelzeit
Melisse (Zitronenmelisse)	Blätter	Vor der Blüte (Blütezeit: Mai bis August)
Mistel	Junge Blätter und Zweige	März bis April
Mönchspfeffer (Keuschlamm)	Samen	Oktober
Muskatnussbaum	Nüsse und Blüten	August bis Dezember
Myrrhe	Harz	Ganzjährig
Nachtkerze	Wurzel, Blätter und Samen	Herbst
Niembaum	Rinde, Blätter und Früchte	Ganzjährig
Odermennig	Blühendes Kraut	Anfang der Blütezeit (Juni bis Juli)
Ölbaum (Olivenbaum)	Früchte, Öl und Blätter	Oktober bis Anfang Dezember
Orthosiphon	Blätter und Stängelspitzen	Ganzjährig
Passionsblume	Blühende Ranken	August bis September
Petersilie	Wurzel, Samen und Blätter	Kraut: Frühling bis Herbst, Wurzeln: Oktober bis November, Samen: Juli bis August des zweiten Jahres
Pfefferminze	Blätter und Blüte	Juni bis Juli
Preiselbeere	Blätter und Frucht	Juli bis September
Quendel (Feldthymian)	Blätter	Frühsommer vor der Blüte (Juli/August) und dann nach der Blüte
Quitte	Früchte und Samen	September bis Oktober
Reis	Getrocknete Samen	Sobald voll ausgereift
Rettich	Wurzel	Sommer bis Spätherbst
Ringelblume	Blüte	Juni bis Oktober
Rizinus	Samen	Herbst
Rosmarin	Blätter	Vor und nach der Blüte (Mai/Juni)

Pflanze	Verwendeter Teil	Sammelzeit
Rosskastanie	Blüten, Blätter, Früchte und Rinde	Rinde: März, Blüten: Mai, Samen: September bis Oktober
Safran	Blütennarben	Herbst
Sägepalme (Sabal)	Früchte	Herbst
Salbei	Blätter	Mai bis August
Sanddorn	Früchte und blühende Triebspitzen	August bis September
Sauerampfer	Kraut	Vor Beginn der Blüte (April/Mai)
Schachtelhalm	Kraut	Frühjahr bis Herbst
Schafgarbe	Blühendes Kraut und Blüten	Juni bis Juli
Schlafmohn	Milch der unreifen Kapseln	Juni bis August
Schlehdorn	Früchte und Blüten	Blüten: April bis Mai, Früchte: Oktober bis November
Schlüsselblume	Blüten, Blätter und Wurzel	Blüten und Blätter: Mai bis Juni, Wurzel: Herbst
Schöllkraut	Blühendes Kraut, Saft und Wurzel	Mai bis September
Senf	Samen	Juli bis August
Sojabohne	Bohnen	September bis Oktober
Sonnenhut	Blütenblätter, Blätter und Wurzeln	Kraut: Juli, Wurzel: März bis April und Oktober
Spargel	Sprosse und Samen	Sprosse: April bis Juni, Samen: Herbst
Spitzwegerich	Junge Blätter	Mai bis September
Stechapfel	Blätter und Samen	Juli bis November
Stiefmütterchen	Blühendes Kraut und Wurzeln	April bis Oktober
Süßholz	Wurzeln	September bis Oktober
Tabakstrauch	Blätter	Juli bis August

Pflanze	Verwendeter Teil	Sammelzeit
Taubnessel	Blüten	Juni bis September
Tausendgüldenkraut	Stängel und Blüten	Juni bis August
Teestrauch	Blätter	Ganzjährig
Teufelskralle	Blätter und Wurzeln	April bis Oktober
Thymian	Blühendes Kraut	April bis Oktober
Tollkirsche	Blätter, Früchte und Wurzeln	April bis September
Traubensilberkerze	Wurzelstock	Herbst
Veilchen	Blätter und Blüten	März bis April
Wacholder	Früchte, auch Nadeln, Triebspitzen, Holz und Wurzeln	Früchte: Oktober bis November, nach den ersten Frösten
Walderdbeere	Blätter	Mai bis August
Waldmeister	Blühendes Kraut	April bis Mai
Walnussbaum	Getrocknete Blätter	Frühjahr bis Herbst
Weide	Rinde und Blätter	April bis Mai
Weinrebe	Blätter und Früchte	Herbst
Weißdorn	Blüten und Früchte	Blüten: Mai bis Juni, Früchte: August bis September
Wermut	Kraut	Juni bis August
Ysop	Blühendes Kraut	Juni bis August
Zimtbaum	Blätter, Rinde und Wurzeln	Mai bis Juni, Oktober bis November
Zwiebel	Zwiebel	Juni bis September

Rot eingefärbte Pflanzen sind giftig!

Glossar

A

Abkochung Wässriger Auszug von Planzenteilen (lat. Dekokt). Die Herstellung erfolgt in der Regel durch 30-minütiges Abkochen mit mindestens 90 °C heißem Wasser.

Abortivum Mittel zur Herbeiführung eines Aborts, einer Fehlgeburt, vor der 28. Schwangerschaftswoche

Absorbieren Aufnehmen, aufsaugen

Absud Wässriger Auszug von Pflanzenteilen durch Kochen (→ Abkochung)

Adrenalin Adrenalin ist ein Stresshormon, das in der Nebenniere gebildet wird. Es steigert Puls und Blutdruck, vermindert die Darmtätigkeit, erweitert Bronchien und Pupillen, erhöht den Blutzucker, regt den Fettabbau an und verstärkt die Durchblutung der Muskulatur.

Adstringierend Zusammenziehend

Adstringens Mittel, das örtlich auf Gewebe und Gefäße zusammenziehend wirkt

Alkaloide In vielen Pflanzen vorkommende stickstoffhaltige und meist alkalisch reagierende Verbindungen. Alkaloide haben sehr häufig eine starke Wirkung, bevorzugt auf das zentrale Nervensystem. Einerseits sind sie wertvolle Arzneisubstanzen, andererseits können sie aber auch sehr stark giftig wirken, wie etwa die Alkaloide des Eisenhuts.

Allopathie Der Begriff stammt aus der Homöopathie und bezeichnet das Heilen mit Mitteln, die dem Leiden entgegengesetzt sind. Beispielsweise werden Brandwunden mit Salben behandelt, die das Brennen mildern. Dieses Heilprinzip ist die Grundlage der Schulmedizin.

Amphetamine Aufputschmittel, die das Müdigkeitsgefühl reduzieren und eine kurzfristige Leistungssteigerung bewirken. Wegen der starken Nebenwirkungen und der hohen Gefahr der Abhängigkeit werden sie nicht mehr arzneilich verwendet.

Angstlösende Medikamente Auch bekannt als Tranquilizer. Die Benzodiazepine sind die am weitesten verbreitete Gruppe der Tranquilizer (engl. = »Beruhiger«). Sie machen in höherer Dosierung müde und schläfern ein. Tranquilizer können bei längerem Gebrauch abhängig machen.

Antibiotika Medikamente, die gegen krankheitserregende Bakterien eingesetzt werden. Antibiotika wirken entweder bakterizid, töten Bakterien ab, oder bakteriostatisch, hemmen das Wachstum von Bakterien.

Antidepressiva Medikamente zur Behandlung von Depressionen (depressive Erkrankungen). Je nach Medikamentengruppe wirken sie antriebssteigernd und stimmungsaufhellend oder angstvermindernd und antriebsdämpfend.

Antidot Ein »Gegengift«: ein Medikament, das bei Vergiftungserscheinungen eingesetzt wird und direkt die Wirkung eines anderen Medikamentes aufhebt. Die bekanntesten Antidote sind Gegengifte gegen Schlangengift.

Antihistaminika Histamin ist ein körpereigener Stoff, der bei allergischen Reaktionen im Übermaß entsteht und für Reaktionen wie unter anderem Rötung oder Juckreiz verantwortlich ist. Antihistaminika vermindern diese Wirkungen von Histamin und werden zur Vorbeugung wie zur Behandlung von Allergien eingesetzt.

Antikörper Das Immunsystem kann körperfremde Erreger, so genannte Antigene, erkennen und stellt zu ihrer Abwehr und Zerstörung spezifische Antikörper her. Diese Antikörper werden auch Immunglobuline genannt und unterscheiden sich in ihrem Aufbau und in ihrer Funktion voneinander.

Antimykotisch Wirksam gegen krankmachende (pathogene) Pilze

Antiparasitär Wirksam gegen Parasiten

Antiphlogistisch Entzündungshemmend

Antipyretisch Fiebersenkend

Antirheumatisch Wirksam gegen die rheumatischen Hauptsymptome Schmerzen und Entzündung, zusätzlich meist auch gegen Fieber

Antiseptikum Äußerlich aufgetragenes Medikament, das Wunden keimfrei macht und so Wundinfektionen verhindert. Ein Antiseptikum tötet vor allem Bakterien ab.

Antiseptisch Keimtötend, keimfrei machend

Antiviral Wirksam gegen Viren

Aphrodisiakum Mittel zur Steigerung der Libido und des sexuellen Lustempfindens, das spezifisch reizend und anregend auf die Geschlechtsorgane wirkt

Arteriosklerose Über Jahre laufende Verengung und Verhärtung der Arterien (Blutgefäße) durch Anlagerung von Plaques an den Gefäßwänden. Dadurch kann weniger Blut hindurchfließen, und es kommt zu Ausfallerscheinungen der betroffenen Organe wie Schwindel oder Angina pectoris.

Ätherische Öle Pflanzliche Öle, die je nach Herkunftspflanze bestimmte Duftstoffe enthalten. Sie unterscheiden sich von herkömmlichen Ölen dadurch, dass sie vollständig verdampfen und auf Papier keinen Fettfleck hinterlassen – man nennt sie deshalb auch »trocknende Öle«.

Atropin Giftiges Alkaloid, das in der Natur in Nachtschattengewächsen wie Alraune, Engelstrompete, Stechapfel, Tollkirsche oder Bilsenkraut vorkommt. Atropin vermindert die Wirkung des Parasympathikus, indem es Acetylcholin von den Muskarinrezeptoren verdrängt. Es findet Anwendung in der Notfallmedizin und der Augenheilkunde.

Aufguss Aufgießen von Pflanzenteilen, beispielsweise frischen oder getrockneten Blättern, mit heißem oder kochendem Wasser.

Ayurveda Die traditionelle indische Heilkunde, deren Anfänge bis etwa in das dritte Jahrtausend vor Christus zurückreichen. Der Begriff Ayurveda setzt sich zusammen aus »ayus«, leben und »veda«, Wissen. Hieraus ergibt sich »Wissen vom Leben« – medizinische Lehre und Lebenskunst in einem. Behandelt wird vor allem mit Pflanzenzubereitungen, speziellen Ernährungsempfehlungen und therapeutischen Maßnahmen wie Pancha Karma, einem komplexen System aus Reinigungsbehandlungen und Ölmassagen.

B

Bakteriostatisch Wachstum und Vermehrung von Bakterien verhindernd

Bakterizid Bakterien tötend

Benzodiazepine Gruppe von Arzneimittelwirkstoffen, die als Entspannungs- und Beruhigungsmittel (Tranquilizer) oder Schlafmittel (Hypnotika) verabreicht werden und zur Abhängigkeit führen können

Beta-Blocker Bei unterschiedlichen Herzerkrankungen angewendete Medikamente, welche die Beta-Rezeptoren am Herzen blockieren und so den Herzschlag verlangsamen. Beta-Blocker werden daher häufig zur Senkung eines zu hohen Blutdrucks eingesetzt.

Betäubungsmittelgesetz Das B. regelt alle im Zusammenhang mit Drogen auftretenden rechtlichen Fragen, wobei auch festgelegt wird, was als Drogen nach diesem Gesetz zu gelten hat.

Bitterstoffe Chemische Verbindungen, die einen bitteren Geschmack aufweisen. Sie steigern die Magen- und Gallensaftsekretion und wirken damit appetitanregend und verdauungsfördernd. Bitterstoffe kommen in zahlreichen Heilpflanzen vor.

C

Chemisch-definierte Arzneimittel Medikamente, die als Wirkstoffe synthetische Substanzen enthalten

Chemotherapie Behandlung mit Chemotherapeutika: Substanzen, die Tumorzellen und Infektionserreger wie Bakterien, Viren oder Pilze wirksam bekämpfen. Mit der Chemotherapie sollen bösartige Zellen zerstört und nach Möglichkeit vollständig ausgerottet werden.

Compliance Die Bereitschaft des Patienten, bei seiner Behandlung mitzuarbeiten: verordnete Medikamente einzunehmen und erforderliche Therapiemaßnahmen wie angeordnet durchzuführen.

D

Dekokt Wässriger Auszug von Pflanzenteilen durch Kochen (→ Abkochung)

Depression Eine Depression (von lat. depressum = »niedergedrückt«) ist eine psychische Störung, die vor allem durch gedrückte Stimmung, gehemmten Antrieb, Interessen- und Freudlosigkeit, gestörtes Selbstwertgefühl und Gefühllosigkeit gekennzeichnet ist.

Derivat Abkömmling: eine Struktur, die von einer anderen Struktur abgeleitet ist

Diaphoretika Mittel, welche die Absonderung von Schweiß erhöhen

Digitalis Wirkstoff aus dem roten Fingerhut (Digitalis purpurea), der in Arzneimitteln gegen Herzerkrankungen eingesetzt wird. Er führt unmittelbar zur Steigerung der Herzkraft und Herzleistung. Digitalis-Präparate werden überwiegend zur Behandlung von Herzmuskelschwäche eingesetzt.

Diuretika Harntreibende Medikamente, welche die Wasserausscheidung aus dem Organismus verstärken. Damit senken sie Blutvolumen und Blutdruck.

Doppelblindstudie Die übliche und verlässlichste Form des Wirksamkeitsnachweises für ein Medikament: dabei wissen weder Patient noch behandelnder Arzt, ob der Patient ein Plazebo (Scheinmedikament ohne Wirkstoff) oder ein Medikament erhalten hat. So kann die reine, tatsächliche Wirksamkeit des Medikaments am besten gemessen werden.

Dosierung Als Dosierung bezeichnet man die Menge (Dosis) eines Medikaments, die im Rahmen einer Therapie zuzuführen ist.

Dosis Die Menge eines Stoffes oder einer Strahlung, die zugeführt werden muss, um eine bestimmte Wirkung zu erzielen.

Droge Als Droge gilt laut Definition der Weltgesundheitsorganisation zunächst jede Substanz, die im Organismus Funktionen zu verändern vermag. Damit sind auch arzneiliche Wirkstoffe Drogen. In der Pflanzenheilkunde bezeichnet man damit die zur Behandlung eingesetzten Pflanzenteile wie etwa Blätter oder Blüten.

E

Einhäusig Männliche und weibliche Blüten befinden sich auf ein und derselben Pflanze

Endorphine Kurzform von »endogene Morphine«, mithin vom Körper selbst produzierte Morphine: kleine Neuropeptide, die an Opiatrezeptoren binden. Endorphine wirken zum einen schmerzlindernd und -unterdrückend: Sie werden in Notfallsituationen ausgeschüttet, weshalb schwer verletzte Menschen häufig zunächst keine Schmerzen verspüren. Zum anderen sind Endorphine körpereigene Luststoffe: Körperliche Anstrengungen oder positive Erlebnisse bewirken ebenso einen Endorphinausstoß. Er ruft einen Glückszustand hervor, daher auch der Name »Glückshormone«.

Epiphyt Aufsitzerpflanze: eine Pflanze, die auf anderen Pflanzen wächst, ohne aus diesen Wasser oder Nahrung zu beziehen

Euphorie Vorübergehende überschwängliche Gemütsverfassung mit allgemeiner Hochstimmung, gesteigertem Glücks- und Lebensgefühl, Sorglosigkeit, Optimismus und verminderten Hemmungen. Euphorie kann durch Kortikoide oder Rauschmittel ausgelöst werden.

Expektoranzien Arzneimittel, die den Auswurf von Bronchialsekret fördern

Extrakt Konzentrierte Wirkstoffe pflanzlicher oder tierischer Substanzen, die mittels Lösungsmitteln wie Wasser, Alkoholen oder Ölen gewonnen werden. Extrakte werden vor allem in Arzneimitteln, Kosmetika und Nahrungsmitteln angewendet.

Extraktion Ein physikalisches Stofftrennverfahren, bei dem mit Hilfe eines Extraktionsmittels eine Komponente aus einem Stoffgemisch gelöst wird: Das Lösungsmittel zieht den in ihm besser löslichen Stoff aus dem Gemisch heraus, der sich dann im Extraktionsmittel wiederfindet.

Extraktionsmittel Eine Substanz wie Wasser, Alkohol oder Öl, mit der aus einem Gemisch eine Komponente herausgelöst wird.

F

Fermentieren Umsetzung von biologischen Materialien mit Hilfe von Mikroorganismen wie Bakterien-, Pilz-, oder Zellkulturen oder aber durch Zusatz von Enzymen (Fermenten)

Flavonoide Flavonoide sind eine Gruppe von wasserlöslichen Pflanzenfärbemitteln. Sie gehören zu den sekundären Pflanzenstoffen und spielen eine wichtige Rolle im Stoffwechsel vieler Pflanzen. Über 6500 unterschiedliche Flavonoide sind heute bekannt. Viele davon finden sich in pflanzlichen Lebensmitteln wie Zitronen, Weintrauben, Tee und Schokolade. Flavonoide haben unter anderem eine gefäßverstärkende Wirkung, sind entzündungshemmend, antiviral und krampflösend. Manche Flavonoide wie zum Beispiel Quercetin sind gute Antioxidantien und schützen vor Krebs- und Herz-Kreislauf-Erkrankungen.

Flores Blüten, Blütendroge

Freie Radikale Teile von Molekülen, an deren Bruchstelle sich ein Atom mit einem so genannten ungepaarten Elektron befindet. Sie erzeugen oxidativen Stress und können Gewebe zerstören, indem sie als Initiator eine Kettenreaktion auslösen. Freie Radikale können Zellschäden hervorrufen, die unter anderem zur Entstehung von Krebserkrankungen und vorzeitiger Alterungsprozesse beitragen. Vitamin A, C und E wirken ihnen entgegen.

Fungizid Ein chemischer oder biologischer Wirkstoff, der Pilze oder ihre Sporen abtötet oder ihr Wachstum für die Zeit seiner Wirksamkeit verhindert.

G

GABA (Gamma Amino Butter Acid) Der wichtigste hemmende (inhibitorische) Neurotransmitter im Zentralnervensystem

Gerbstoffe Zusammenziehende Stoffe, die Eiweiße verfestigen und in eine wasserunlösliche, nicht quellende Struktur umwandeln. Das wird beispielsweise beim Gerben eingesetzt; aus abgezogener Tierhaut entsteht auf diese Weise Leder. In der Pflanzenheilkunde nehmen Gerbstoffe einen wichtigen Platz ein. Sie wirken zusammenziehend, entzündungshemmend, antibakteriell, antiviral und neutralisieren Gifte.

Glykoside Stoffe, die in ihren Molekülen einen oder mehr Zuckeranteile enthalten. Der andere Teil des Moleküls kann unterschiedlicher Struktur sein. Glykoside sind in der Natur ausgesprochen weit verbreitet. In der Medizin finden sie vielfältige Verwendung, beispielsweise als Herzglykoside oder als Aminoglykosid-Antibiotika.

H

Halluzination Eine ausgeprägte Sinnestäuschung, die vom Betroffenen akut meist nicht als irreal erkannt werden kann. Dabei werden nicht vorhandene Objekte gesehen oder Stimmen gehört, ohne dass jemand spricht. Halluzinationen treten bei schweren psychischen Störungen, bei manchen organischen Hirnerkrankungen, aber auch während eines Alkoholentzugdelirs, unter Hypnose oder nach Einnahme bestimmter Drogen wie Halluzinogenen auf.

Halluzinogene Substanzen, die mehr oder minder ausgeprägte Veränderungen der visuellen, akustischen oder haptischen Wahrnehmung hervorrufen. Zu den wirksamsten Halluzinogenen gehören LSD und Dimethyltryptamin (DMT).

Harz Eine zähe Flüssigkeit, die sich aus verschiedenen chemischen Substanzen zusammensetzt. In seiner natürlichen Form wird Harz von Pflanzen, insbesondere Bäumen abgesondert und dient in erster Linie zum Verschließen von Wunden an der Pflanze.

Herzglykoside (Digitoxine) Herzwirksame Glykoside, die medizinisch eingesetzt werden, allen voran Digoxin, Digitoxin und Strophantin. Digitalisglykoside bewirken am Herzen eine Steigerung der Kontraktionskraft (positive Inotropie) sowie eine Verlangsamung der Frequenz. Sie werden deshalb zur Therapie von Herzinsuffizienz und Tachykardie eingesetzt. Strophantin wird zur Vorbeugung und symptomatischen Behandlung von Angina Pectoris und leichter Herzinsuffizienz verabreicht.

Herzinsuffizienz Ist das Herz nicht mehr in der Lage, die Gewebe mit genügend Blut und somit Sauerstoff zu versorgen, spricht man von Herzinsuffizienz, auch Myokard-Insuffizienz oder Herzmuskelschwäche genannt. Die Leistung des Herzens ist dann unzureichend.

Herzjagen Wenn die Pulzfrequenz bei 100 Schlägen die Minute oder höher liegt, spricht man von Herzjagen. Es macht sich durch starkes Herzklopfen und Unruhegefühl bemerkbar. Ursache kann eine Schilddrüsenüberfunktion, seelischer Stress oder Wetterwechsel sein.

Homöopathie Die Homöopathie wurde von Samuel Hahnemann (1755–1843) Ende des 18. Jahrhunderts begründet. Sie beruht auf drei Konzepten: der Ähnlichkeitsregel, dem Arzneimittelbild und der Potenzierung der Substanzen. Ein Homöopath geht davon aus, dass eine Krankheit, die sich in bestimmten Symptomen äußert, durch ein Mittel geheilt werden kann, das beim Gesunden ähnliche Symptome hervorruft. Die verabreichten Substanzen sind sehr stark verdünnt (potenziert) und werden für jeden Patienten individuell ausgewählt. Bislang konnten die Wirkmechanismen der Homöopathie nicht nach naturwissenschaftlichen Kriterien geklärt werden.

Hybrid Ein Lebewesen, das durch Kreuzung von Eltern verschiedener Zuchtlinien, Rassen oder Arten hervorgegangen ist (auch Bastard)

Hyoscyamin Hyoscyamin ist die zu den Tropan-Alkaloiden zählende L-Form des Atropins. Es kommt natürlicherweise in Nachtschattengewächsen (Solanacea) wie Tollkirsche und Stechapfel vor. Hyoscyamin wirkt parasympatholytisch. Es bewirkt Symptome wie unter anderem gerötete trockene Haut, Herzjagen, Unruhe, optische und akustische Halluzinationen, Angst und Erregungszustände.

Hypertonie Zu hoher Blutdruck

Hypotonie Zu niedriger Blutdruck

Indikation Die Heilanzeige: der Grund oder Anlass für die Durchführung einer Untersuchung oder Behandlungsmaßnahme

Infus Wässriger Auszug von Pflanzenteilen durch Übergießen mit heißem Wasser (→ Aufguss)

In-vitro-Versuch »In vitro« ist lateinisch für »im Glas« und bezeichnet Vorgänge, die außerhalb des lebenden Organismus stattfinden – meist im Reagenzglas. Im Gegensatz dazu stehen Vorgänge, die im lebenden Organismus, in vivo, ablaufen.

Ischämie Die krankhaft verminderte oder aufgehobene Durchblutung eines Organs oder Gewebes infolge mangelnder Blutzufuhr. Eine Ischämie kann bei entsprechender Dauer zum Absterben (Nekrose) von Zellen führen.

K

Kataplasma Breiumschlag

Kolieren Durch ein Tuch abseihen

Kombinationspräparat Arznei, die nicht nur einen, sondern mehrere Wirkstoffe enthält. Diese wirken in der Kombination besser als nur ein Wirkstoff, weil sie sich gegenseitig ergänzen.

Kontrollierte Studie Bei einer Studie wird ein neues Medikament getestet. Eine Studie heißt kontrolliert, wenn die Gruppe der Testpersonen aufgeteilt wird in eine Gruppe, die das Medikament einnimmt, und in eine Gruppe, die das nicht tut. Letztere ist die sogenannte Kontrollgruppe.

Koronare Herzkrankheit (KHK) Durchblutungsstörung des Herzens

Koronarien, auch Koronararterien Die Herzkranzgefäße, die ihren Namen erhalten haben, weil sie mit ihren fein verästelten Verzweigungen wie ein Kranz um das Herz liegen und dieses vollständig mit Blut versorgen (lat. corona = Kranz)

Koronarsklerose Verkalkung der Herzkranzgefäße

Korrigens Geschmacksverbessernder Zusatz bei Arzneimitteln

M

MAO-Hemmer Monoaminooxidase-Hemmer hemmen das Enzym Monoaminooxidase (MAO) und so auch den Abbau von körpereigenen Aminen. Aufgrund dieser Eigenschaft werden sie als Antidepressiva genutzt.

Mehrjährige Pflanzen, die mindestens drei Jahre (Vegetationsperioden) leben

Meta-Analyse Zusammenfassende Untersuchung von einzelnen Studien

Monoaminooxidase (MAO) Diese körpereigene Substanz baut diverse Hormone, wie z. B. Adrenalin, und Neurotransmitter, wie z. B. Noradrenalin, Dopamin und Serotonin, ab. Durch Hemmung der MAO stehen mehr von diesen Aminen für die Signalübertragung an den Nervenzellen zur Verfügung. Das wirkt sich günstig auf den durch Depressionen aus der Balance geratenen Gehirnstoffwechsel aus.

Monographie Eine Abhandlung/Untersuchung, die nur ein einziges Thema, in unserem Fall ein einziges Medikament oder eine Pflanze zum Thema hat

Monopräparat Medikament, das nur einen Wirkstoff enthält

Morphin Alkaloid, das im Opium vorkommt; eines der stärksten natürlichen Schmerzmittel

Myokard Der Herzmuskel, der die Wände des Herzens bildet und wesentlich stärker und kräftiger ist als alle anderen Muskeln des Körpers

N

Narkotikum Arzneimittel zur Erzeugung einer Narkose

Nebenwirkungen Eine Nebenwirkung oder unerwünschte Wirkung ist eine beobachtete Wirkung eines Medikamentes, die nicht zu den beabsichtigten, erwünschten Hauptwirkungen eines Medikaments gehört.

Negativliste Liste mit Arzneimitteln, die von der Kostenerstattung durch die gesetzlichen Krankenkassen ausgenommen sind

Neuroleptika Übersetzt bedeutet der Begriff etwa Nervendämpfungsmittel: Medikamente, die zur Behandlung psychischer Erkrankungen wie Schizophrenie, Manie, organische Psychosen, Erregungs- und Angstzustände eingesetzt werden.

Neurotransmitter Körpereigene biochemische Stoffe, welche die Information von einer Nervenzelle zur anderen weitergeben

Noradrenalin Hormon des Nebennierenmarks, das als Neurotransmitter Signale von Nervenzellen weiterleitet

O

Offizinell In jeder Apotheke zu bekommen und im deutschen Arzneibuch aufgenommen

Oral Durch den Mund

P

Pharmakologie Die Pharmakologie (von griech. pharmakon = Arzneimittel, logos = Lehre) beschäftigt sich mit der Wirkung von Arzneimitteln im menschlichen oder tierischen Körper.

Pharmakologisch Die Wechselwirkungen zwischen Arznei und Körper betreffend

Photosensibilität Erhöhte Empfindlichkeit der Haut gegen UV-Strahlung und starke Neigung zu Sonnenbrand (veranlagungsbedingt oder als Nebenwirkung von Medikamenten)

Phytopharmakon Arzneimittel mit pflanzlichem Wirkstoff (griech. phytos = Pflanze, pharmakon = Arzneimittel)

Phyto-Psychopharmaka Pflanzliche Psychopharmaka

Phytotherapie Pflanzenheilkunde

Plazebo Scheinmedikament mit dem Aussehen und dem Geschmack eines richtigen Medikaments. Aufgrund psychischer Beeinflussungen (etwa weil der Patient fest davon überzeugt ist, dass das Medikament helfen wird), kann es bei Kranken trotzdem Heilung bewirken, man spricht dann vom Plazeboeffekt.

Psychoaktive Pflanzen Pflanzen, deren Wirkstoffe die menschliche Psyche beeinflussen können

Psychosomatisch Psychosomatik ist die Lehre von der gegenseitigen Beeinflussung von Körper und Psyche. So können sich psychische Krankheiten, z. B. Depressionen, auf den Körper (griech. soma) etwa in Form von chronischen Kopfschmerzen auswirken. Diese Kopfschmerzen sind dann psychosomatisch.

R

Radikalfänger Freie Radikale sind »kaputte« Moleküle, denen ein Elektron fehlt. Auf der Suche nach einem Elektron greifen sie gesunde Zellen an. Manche Substanzen (Antioxidantien wie Vitamin C) haben ein Elektron abzugeben und können diese Freien Radikale so unschädlich machen.

Randomisierte Studie Bei der Erprobung eines neuen Medikaments durch eine Studie werden die Teilnehmer in eine Studiengruppe (die das Medikament bekommt) und eine Kontrollgruppe (die das Medikament nicht einnimmt) eingeteilt. Wenn diese Einteilung nach dem Zufallsprinzip erfolgt, spricht man von einer randomisierten Studie. Eine randomisierte Studie ist immer auch eine kontrollierte Studie (→ dort).

Rationale Phytotherapie Pflanzenheilkunde, die sich nicht auf die jahrhundertealte Erfahrung stützt, sondern auf von der modernen Wissenschaft geforderte Standards. Rationale Phytopharmaka (= Pflanzenheilmittel) müssen sich an die gleichen Spielregeln halten wie Arzneimittel mit synthetischen Wirkstoffen: Ihre Wirksamkeit muss durch wissenschaftliche Untersuchungen, in der Regel klinische Studien, belegt werden.

Rebeln Abstreifen der getrockneten Blätter und Blüten von Stengeln

Rezeptfrei In der Apotheke frei verkäuflich, ohne ärztliche Verschreibung erhältlich. Dies gilt für zahlreiche pflanzliche Arzneimittel.

Rezeptor Wörtlich: »Empfänger« – ein Molekül an der Oberfläche einer Zelle, das bestimmte Stoffe, etwa aus Medikamenten, bindet

Rhizom Wurzelstock, Sprossachsensystem

Rote Liste Verzeichnis aller in Deutschland zugelassenen Arzneimittel

S

Saponine Stoffe, die die Oberflächenspannung von Wasser mindern und in Wasser seifenähnlich schäumen

Sedativ(um) Arzneimittel mit dämpfender Wirkung auf die Funktionen des zentralen Nervensystems

Selbstmedikation Eigenbehandlung mit Medikamenten ohne Rücksprache mit dem Arzt, stets mit großer Vorsicht durchzuführen

Serotonin Im Nervensystem wirkende Substanz, die als Informations- und Signalüberträger von einer Nervenzelle zur anderen fungiert, sogenannte Neurotransmitter

Spasmolytisch Krampflösend

Standardisierter Wirkstoffextrakt Pflanzenextrakt, der so beschaffen ist, dass in einem Medikament immer die gleiche Wirkstoffmenge garantiert ist

Standardisierung Einstellung auf den Wirkstoffgehalt

Stenose Verengung; nicht nur die Blutgefäße betreffend, sondern generell im gesamten Körper, z. B. auch im Darm

Stimulans (Von lat. stimulare = anregen), psychoaktive Substanz, die anregend wirkt (z. B. Kaffee, Tee, Nikotin)

Symptomatik Gesamtheit der Symptome, der Anzeichen, Hinweise auf ein Krankheit

Synapsen Kontaktstellen zwischen Nervenzellen bzw. Nervenzellen und anderen Zellen. An ihnen findet die Erregungsübertragung von einer Zelle auf die andere statt.

Syndrom Gesamtheit von Beschwerden bzw. Krankheitszeichen, die für ein bestimmtes Krankheitsbild typisch sind, dessen Ursachen aber nicht bekannt sind

Synergistischer Effekt Effekt, der aus dem Zusammenspiel von mehreren Medikamenten oder mehreren Wirkstoffen entsteht, die zusammen größer ist als die bloße Summe der Einzelwirkungen

Synthetische Wirkstoffe Künstlich hergestellte Wirkstoffe

T

Tachykardie Zu schneller Herzschlag, mehr als 100 Schläge pro Minute (bei Erwachsenen)

THC Tetrahydrocannabinol – Hauptwirkstoff von Cannabis (Haschisch, Marihuana)

Tinktur Auszug der Wirkstoffe durch Alkohol

Tonikum Tonisierendes, d.h. einen Spannungsmangel- und Schwächezustand des Organismus oder einzelner Organe milderndes Mittel

Toxisch Giftig

V

Vegetabilisch Aus Pflanzen bereitet, zu Pflanzen gehörend

DEV (Drogen-Extrakt-Verhältnis) Verhältnis von Droge zu Wirkstoff

Verordnungsfähigkeit Medikament, das der Arzt verordnen kann, für das er ein Rezept ausschreiben kann und dessen Kosten von den gesetzlichen Krankenkassen in der Regel übernommen werden

W

Wechselwirkung Gegenseitige Beeinflussung von Medikamenten. Eine Wechselwirkung kann eine Wirkung verstärken, abschwächen oder aufheben.

Well-established medicinal use »Für den medizinischen Gebrauch nachgewiesenermaßen geeignet«. Die Pflanzen, die für den »well-established medicinal use« empfohlen werden, sind von einem wissenschaftlichen Gremium nach Durchsicht des derzeitigen Wissens über Arzneipflanzen ausgewählt worden. Ihre Qualität, Sicherheit und vor allem therapeutische Wirksamkeit wurde wissenschaftlich geprüft und durch Untersuchungen gesichert.

Z

Zentrales Nervensystem (ZNS) Gehirn und Rückenmark zusammen bilden das ZNS

Zweihäusig Pflanzenarten, bei denen männliche und weibliche Blüten auf unterschiedlichen Pflanzen wachsen

Zytostatika Medikamente oder Substanzen, die das Zellwachstum hemmen. Sie werden vor allem zur Behandlung von Krebs (Chemotherapie), teilweise auch bei der Behandlung von Autoimmunerkrankungen eingesetzt.

Über dieses Buch

Die Autorin
Birgit Frohn ist diplomierte Humanbiologin. Sie hat sich als Fachautorin und Medizinjournalistin mit den Themenschwerpunkten »Medizin«, »Ernährung« und »Alternative Heilmethoden« einen Namen gemacht. Birgit Frohn lebt und arbeitet in München und Hamburg.

Der Fotograf
Sascha Wuillemet, 1971 in Ratingen geboren, veröffentlichte bereits mit 18 Jahren erste Karikaturen. Er arbeitet seit 1995 als freischaffender Fotograf und Illustrator für verschiedene Verlage.

Haftungsausschluss
Die Inhalte dieses Buches sind sorgfältig recherchiert und erarbeitet worden. Dennoch können weder die Autorin noch der Verlag für die Angaben in diesem Buch eine Haftung übernehmen.

Selbstmedikation – ein wichtiger Hinweis
Viele pflanzliche Mittel, gerade auch die so genannten Hausmittel, kann man unbedenklich zur Selbstbehandlung von leichteren Erkrankungen einsetzen. Vorsicht ist allerdings immer geboten: Wenn Sie sich länger als drei Tage krank fühlen oder sich Ihre Symptome verschlimmern, sollten Sie unbedingt einen Arzt oder Heilpraktiker Ihres Vertrauens zu Rate ziehen.

Bildnachweis
Alle Fotos: Sascha Wuillemet, München, außer: Arco Digital Images: S. 11 (Dieterich, W.); Avenue Images/Index Stock: S. 22 (Borland, Charlie); Beat Ernst, Basel: S. 97, 111, 413, 463, 465; bridgemanart.com: S. 12; FLORA PRESS: S. 47, 82; Keystone: S. 42 (Volkmar Schulz); Lavendelfoto.com: S. 2, 155 (Bock, A.), 433 (Brinken, W.), 429 (Deller-Leppert, B.), 229, 365, 378 (Grimm, Th.), 19, 20, 38, 50, 57, 61, 67, 79, 87, 89, 91, 109, 145, 147, 149, 151, 153, 159, 161, 169, 173, 177, 195, 197, 205, 207, 217, 223, 227, 230, 233, 251, 255, 261, 271, 273, 282, 299, 302, 309, 312, 313, 315, 351, 359, 367, 371, 376, 399, 403, 415, 420, 422, 425, 435, 461, 471, 472, 473, 481, 489, 491, 493, 505, 509, 517, 523, 525, 529, 530, 543, 551, 552, 555, 559 (Höfer, G.), 28, 32, 64/65, 213, 361, 363, 382, 527 (Müller), 129 (Oster, R.), 8/9, 26/27, 41, 275, 369, 375 (Palma, Ch.), 139, 547 (Rebmann, R.), 52/53 (Thum, Ch.), 515 (Voigts v. Schütz, A.); Leschinski, Axel: S. 58; OKAPIA KG, Germany: S. 30; Plainpicture: S. 45 (Wein, D.); StockFood: S. 35 (Krieg, Roland); VISUM: S. 55 (Vossberg A.); Westend61: S. 51 (Michael Bader)

Titelbilder: Sascha Wuillemet, München (rechts), mauritius images (links)

Impressum
Es ist nicht gestattet, Abbildungen und Texte dieses Buches zu digitalisieren, auf digitale Medien zu speichern oder einzeln oder zusammen mit anderen Bildvorlagen/Texten zu manipulieren, es sei denn mit schriftlicher Genehmigung des Verlages.

Weltbild Buchverlag –Originalausgaben–
© 2007 Verlagsgruppe Weltbild GmbH, Steinerne Furt 67, 86167 Augsburg

Alle Rechte vorbehalten

Projektleitung: Dr. Ulrike Strerath-Bolz
Redaktion: Dorothea Steinbacher
Layout: X-Design, München
Layoutrealisierung/Satz: avak Publikationsdesign, München
Reproduktion: Point of Media GmbH, Augsburg
Druck und Bindung: Offizin Andersen Nexö Leipzig GmbH, Zwenkau

Gedruckt auf chlorfrei gebleichtem Papier

Printed in Germany

ISBN 978-3-89897-354-0

Register der Pflanzennamen

A

Achillea millefolium 470
Aconitum napellus 153
Acorus Calamus L. 289
Aesculus hippocastanum L. 448
Agrimonia eupatoria L. 404
Alant 66
Alchemilla vulgaris L. 182
Allium cepa L. 564
Allium sativum L. 316
Allium ursinum 98
Aloe barbadensis miller L. 68
Aloe vera 68, 528
Alpinia officinarum L. 185
Alraune 72, 374
Althea officinalis L. 147
Andorn 75
Anethum graveolens 135
Angelica archangelica L. 157
Angelica sinensis 531
Anis 77
Arctium lappa L. 313
Arctostaphylos uva-ursi L. 94
Armoracia rusticana 380
Arnica chamissonis 80
Arnica montana L. 80
Arnika 80
Artemisia absinthium 555
Artemisia dracunculus L. 164
Artemisia vulgaris L. 103
Artischocke 83
Asparagus officinalis L. 493
Atropa belladonna 521
Augentrost 87
Avena sativa 217

B

Baldrian 89, 374
Bärentraube 94
Bärlapp 96
Bärlauch 98
Basilikum 101
Beifuß 103
Beinwell 106
Bellis perennis L. 188
Berberis vulgaris L. 109
Berberitze 109
Betula pendula 116
Bibernelle 111
Bilsenkraut 113, 374
Birke 116
Bittersüß 120
Blutwurz 122
Bockshornklee 124
Boldo 126
Borago officinalis 128
Borretsch 128
Brassica nigra 483
Brennnessel 130
Brombeere 133

C

Calendula officinalis 440
Camellia sinensis 511
Cannabis indica 224
Cannabis sativa 224
Capsella bursa-pastoris L. 251
Carum carvi L. 328
Castanea sativa Mill. 139
Caulophyllum thalictroides 531
Centaurea cyanus 323
Centaurium erythraea 509
Cetraria Islandica L. Ach. 270
Chelidonium majus 481
Chinesische Engelwurz 531
Cimicifuga racemosa L. 523, 531
Cinnamomum camphora L. 297
Cinnamomum zeylanicum 561
Coffea arabica 283
Commiphora myrrha 396
Coriandrum sativum L. 320
Crataegus laevigata 551
Crataegus monogyna 551
Crocus sativus 451
Cucurbita pepo 331
Curcuma longa L. 334
Curcuma xanthorrhiza Roxb. 194
Cydonia oblonga 429
Cynara scolymus L. 83

D

Datura stramonium 497
Digitalis purpurea L. 176

Dill 135
Dost 137
Drosera rotundifolia 491

E

Echinacea purpurea 488
Edelkastanie 139
Efeu 141
Ehrenpreis 143
Eibe (Europäische Eibe) 145
Eibisch 147
Eiche 150
Eisenhut 153
Eisenkraut 155, 531
Elettaria cardamomum L. 303
Engelwurz 157
Engelwurz, Chinesische 531
Enzian 160
Equisetum arvense 468
Erdrauch 162
Estragon 164
Eucalyptus globulus Labill. 166
Eukalyptus 166
Euphrasia officinalis 87

F

Faulbaum 168
Feldthymian (Quendel) 427
Fenchel 171
Fichte 174
Filipendula ulmaria L. 359
Fingerhut 176
Flohsamen 179
Foeniculum vulgare Mill. Spp. Vulgare 171
Fragaria vesca 537
Frauenmantel 182
Frauenwurzel 531
Fumaria officinalis L. 162

G

Galgant 185
Galium odoratum 539
Gänseblümchen 188
Gänsefingerkraut 190
Gartenbohne (Grüne Bohne) 192
Gelbwurzel (Javanische Gelbwurz) 194

Gentiana lutea 160
Gewürznelke 198
Ginkgo biloba 201
Ginkgo 201, 528
Ginseng 206, 530
Glycine max 485
Glyzyrrhiza glabra L. 501, 531
Goldrute 210
Graminis flos 243
Granatapfel 212
Guarana 215, 374

H
Hafer 217
Hamamelis (Zaubernuss) 221
Hamamelis virginiana L. 221
Hanf 224
Harpagophytum procumbens 515
Hauhechel 232
Heckenrose 234
Hedera helix L. 141
Heidelbeere 237
Herzgespann 241
Heublumen 243
Hibiscus sabdariffa L. 246
Hibiskus 246
Himbeere 248
Hippophae rhamnoides 459
Hirtentäschel 251
Holunder 253
Hopfen 256, 374
Huflattich 260
Humulus lupulus 256
Hyoscyamus niger 113
Hypericum perforatum 278
Hyssopus officinalis L. 559

I
Ilex paraguariensis 372
Indischer Nieren- und Blasentee → Orthosiphon
Ingwer 263, 528
Inula helenium 66
Inula racemosa 66
Iris (Schwertlilie) 268
Iris germanica L. 268
Isländisch Moos 270

J
Jasmin (Echter Jasmin, Weißer Jasmin) 272
Jasminum officinalis 272
Johannisbeere 275
Johanniskraut 278, 376, 377
Juglans regia 541
Juniperus communis 534

K
Kaffeestrauch 283, 374
Kakao 286, 374
Kalmus 289
Kamille 292
Kampferbaum 297
Kapuzinerkresse 300
Kardamom 303
Kava-Kava 305, 374
Keuschlamm 390, 526, 527, 528, 531
Kiefer 310
Klette 313
Knoblauch 316
Koriander 320
Kornblume 323
Küchenschelle 325
Kümmel 328
Kürbis 331
Kurkuma 334

L
Lamium album 507
Lärche 337
Larix decidua L. 337
Laurus nobilis L. 354
Lavandula angustifolia 339
Lavendel 339
Lebensbaum 344
Lein (Leinsamen) 346, 530
Leonurus cardiaca L. 241
Levisticum officinale Koch 349
Liebstöckel 349
Linde 352
Linum usitatissimum 346
Lorbeerbaum 354
Löwenzahn 356
Lycopodium clavatum 96

M
Mädesüß 359
Majoran 365
Majorana hortensis L. 365
Malva silvestris L. 367
Malve 367
Mandragora officinarum 72
Mariendistel 369
Marrubium vulgare L. 75
Mate (Yerbapalme) 372, 374
Matricaria recutita L. 292
Mäusedorn 361
Meerrettich 380
Melia azadirachta 401
Melissa officinalis L. 383
Melisse (Zitronenmelisse) 374, 383
Mentha piperita L. 421
Mistel 387
Mönchspfeffer (Keuschlamm) 390, 526, 527, 528, 531
Muskatnussbaum 394
Myristica fragrans 394
Myrrhe 396

N
Nachtkerze 398
Niembaum 401
Nieren- und Blasentee, Indischer → Orthosiphon

O
Ocimum basilicum L. 101
Odermennig 404
Oenothera biennis L. 398
Ölbaum 406
Olea europea 406
Ononis spinosa L. 232
Origanum majorana L. 365
Origanum vulgare L. 137
Orthosiphon aristatus 413
Orthosiphon 413
Oryza sativa 433

P
Panax ginseng C. A. Meyer 206
Papaver somniferum 473
Passiflora incarnata 415
Passionsblume 374, 415

Paullinia cupana 215
Petersilie 417
Petroselinum crispum 417
Peumus boldus 126
Pfefferminze 421
Phaseolus vulgaris L. 192
Picea abies 174
Pimpinella anisum L. 77
Pimpinella major L. 111
Pinus sylvestris L. 310
Piper methysticum 305
Plantago afra L. 179
Plantago lanceolata 495
Potentilla anserina L. 190
Potentilla erecta 122
Preiselbeere 425
Primula veris 479
Prunus spinosa 477
Pulsatilla vulgaris L. 325
Punica granatum L. 212
Purpur-Sonnenhut 488

Q

Quendel (Feldthymian) 427
Quercus robur L. 151
Quitte 429

R

Raphanus sativus 437
Reis 433, 528
Rettich 437
Rhamnus frangula L. 168
Ribes nigrum L. 275
Ribes rubrum 275
Ricinus communis 443
Ringelblume 440
Rizinus 443
Rosa canina 234
Rosmarin 445
Rosmarinus officinalis L. 445
Rosskastanie 448
Rotklee 531
Rubus fruticosus 133
Rubus idaeus L. 248
Rumex acetosa L. 466
Ruscus aculeatus L. 361

S

Sabal serrulata 453

Safran 451
Sägepalme (Sabal serrulata) 453
Salbei 455
Salix alba L. 544
Salix purpurea L. 544
Salvia officinalis 455
Sambucus nigra L. 253
Sanddorn 459
Sandelholz (Weißer Sandelholzbaum) 462
Santalum album 462
Sauerampfer 466
Schachtelhalm 468
Schafgarbe 470
Schlafmohn 374, 473
Schlehdorn 477
Schlüsselblume 479
Schöllkraut 481
Schwertlilie (Iris) 268
Senf 483
Serenoa repens 453
Silybum marianum 369
Sojabohne 485, 530
Solanum dulcamara 120
Solidago virgaurea 210
Sonnenhut (Purpur-Sonnenhut) 488
Sonnentau 491
Spargel 493
Spitzwegerich 495
Stechapfel 497
Stiefmütterchen 499
Süßholz 501, 528, 531
Symphytum officinale 106
Syzygium aromaticum L. 198

T

Tabakstrauch 374, 504
Taraxacum officinale L. 356
Taubnessel 507
Tausendgüldenkraut 509
Taxus baccata L. 145
Teestrauch 374, 511, 530
Teufelskralle 515
Theobroma cacao 286
Thuja occidentalis L. 344
Thymian 518
Thymus serpyllum L. 427
Thymus vulgaris L. 518

Tilia europaea L. 352
Tollkirsche 374, 521
Traubensilberkerze 523, 526, 528, 529, 531
Trifolium pratense 531
Trigonella foenum-graecum 124
Tropaeolum majus L. 300
Tussilago farfara L. 260

U

Urtica dioica 130
Urtica urens 130

V

Vaccinium myrtillus L. 237
Vaccinium vitis-idaea 425
Valeriana officinalis L. 89
Veilchen 532
Verbena officinalis L. 155, 531
Veronica officinalis 143
Viola odorata 532
Viola tricolor 499
Viscum album L. 387
Vitex agnus-castus L. 390, 531
Vitis vinifera 547

W

Wacholder 534
Walderdbeere 537
Waldmeister 539
Walnussbaum 541
Weide 544
Weinrebe 547
Weißdorn 551
Weißer Sandelholzbaum 462
Wermut 555

Y

Yerbapalme (Mate) 372
Ysop 559

Z

Zaubernuss (Hamamelis) 221
Zimtbaum 561
Zingiber officinale 263
Zitronenmelisse 383
Zwiebel 564

Stichwortregister

A

Abführmittel 71, 170, 180, 321, 324, 346, 348, 372, 443f., 478
Abnehmen → Übergewicht
Abstillen 457
Abwehrkräfte, Stärkung der 66, 69, 208, 234, 239, 275f., 315, 331, 334, 353, 381, 387, 402, 418, 437, 439, 460, 488f., 511ff., 564f.
Äderchen, geplatzte im Auge 236
Akne 69, 166, 270, 294, 314f., 319, 411, 461, 464, 532
Alkaloide 49, 528
Alkoholgenuss, übermäßiger 322
Alkoholkonsum 550
Allopathie 19
Alzheimer 377
Anästhetikum 74
Angina 110, 152, 286
Angstzustände 154, 242, 273f., 278ff., 307ff., 377, 463f.
Antidepressivum 208
Apfelessig 36f.
Aphrodisiakum 74, 92, 114, 208, 216, 286, 306, 452
Aphten 108
Appetitlosigkeit 75, 77, 79, 102, 109, 110, 124f., 138, 149, 164, 229f., 289f., 304, 321, 323, 329, 404, 417, 420, 426, 428f., 460, 466, 472, 478, 483, 487, 510, 516, 519, 557f., 561
Aqua vitae 34
Arterienverkalkung, Vorbeugung vor 200, 218
Arteriosklerose, Vorbeugung vor 100, 178, 196, 199, 264, 266f., 317f.
Arthritis, rheumatische 196f., 228, 400
Arthritische Beschwerden 70, 546
Arthrotische Beschwerden 236, 420
Asthma 66, 71, 144, 173, 228, 230, 269f., 310ff., 342, 484, 522
Atemwegserkrankungen 108, 140, 142, 156, 174, 230, 251, 270f., 300, 338, 382, 412, 428. 432, 458, 480, 489, 491f., 496, 503, 508, 520, 532, 560, 564
Ätherische Öle 47
Atropin 48
Augen, entzündete 152, 171, 222, 324
Augen, verschwollene 262
Augenleiden 171
Augenspülung 37
Augenwaschung 37
Ausschläge → Hautausschläge
Auxine 529

B

Bach, Edward 16
Bach-Blütentherapie 16
Bauch- und Unterleibskrämpfe 102
Bauchschmerzen 138, 366, 423, 510
Bauchspeicheldrüse, Anregung der 161
Bauchspeicheldrüsenkrebs 229
Beipackzettel 55ff.
Benediktiner 14
Beruhigungsmittel 91, 259, 318, 353, 386
Besenreiser 236
Beta-Carboline 48
Bettnässen 280
Bindehautentzündung 70f., 88, 324
Bitterstoffe 49
Blähungen 78f., 102, 105, 112, 123f., 127, 134, 136, 138, 164, 173, 184, 186, 199, 242, 265, 269, 290f., 294, 304, 321, 330, 336, 340, 342, 346, 351, 366, 385, 395, 423, 426, 457, 471, 558, 561, 563
Blaseninfektion → auch Harnwege, Entzündung der ableitenden
Blaseninfektion 94, 96, 117, 210, 233, 238, 244, 257, 277, 347, 352, 414, 420, 426, 462, 464, 484, 494, 536
Blasensteine 211, 439, 536
Blinddarmschmerzen 244
Blutdruck, hoher 100, 178, 246, 288, 317, 388, 435, 511ff.
Blutdruck, niedriger 446, 511ff., 562
Bluterguss 82, 108, 188
Blutreinigung 71, 98, 118, 144, 163, 210, 232, 234, 236, 255, 357, 466, 478, 536, 540, 543, 558
Blutstillung 240, 441, 471f.
Blutzuckerspiegel, Regulierung des 218, 561
Brandwunden → auch Verbrennungen
Brandwunden 70, 222, 314, 442
Brausetabletten 60
Brechreiz 264, 269
Bronchialerkrankungen 142, 199f., 262, 265
Bronchialkatarrh 66, 154, 464, 532
Bronchitis 66, 79, 110, 112, 118, 140, 142, 149, 174f., 188, 209, 236, 260, 262, 270, 301, 306, 310ff., 318f., 324, 327, 333, 366, 400, 428, 464, 484, 520, 532
Brustfellentzündung 484
Brustwickel 37f.

C

Candida-Pilze 302
Cholesterin 86, 239f., 486
Codein 48
Compliance 20f., 378
Cremes 61

D

Darmbeschwerden, nervöse 342
Darmentzündungen 277, 457
Darmgeschwür 219

Darmkolik 200
Darmkrämpfe 320, 322, 471
Darmstörungen 189, 219, 538
Darmträgheit 251, 444, 548
Depression/Depressive Verstimmung 178, 273, 279ff., 327, 377, 464
Desinfektion 118, 488f.
Destillat (Grundrezept) 35
Destillieren 34
Diabetes 192, 209, 240, 494
Diabetische Durchblutungsstörungen 239
Diuretikum 127
Droge 16, 17
Drogen-Extrakt-Verhältnis (DEV) 16, 24
Dünndarm, Entzündung des 180
Durchblutungsstörungen 174, 204, 206, 290f., 473f.
Durchfall 123, 134, 138, 140, 149, 151f., 180, 190, 199, 215, 219, 238, 248, 250, 255, 257, 275ff., 394, 404, 423, 426, 432, 435, 457, 510, 538, 543, 562f.
Durchspülung der Harnwege 117f., 193, 210, 219, 232, 351, 419f., 469, 494

E

Eiterpickel 260
Ejaculatio praecox 258
Ekzeme 120, 125, 152, 222, 246, 252, 294, 314f., 338, 500
Entschlackung 132, 170, 234, 357, 543, 564
Entwässerung 132, 357
Entzündungen 154, 246, 294, 324, 336, 345, 522, 542
Epilepsie 156, 230
Erbrechen in der Schwangerschaft → Schwangerschaftserbrechen
Erbrechen 79, 199, 265f.
Erektionsschwäche 186
Erkältung, fieberhafte 79, 254, 352f.
Erkältung, Vorbeugung vor 134, 276, 385, 432

Erkältungskrankheiten 110, 112, 154, 166, 174, 209, 236, 244, 246, 250f., 265, 269f., 272, 277, 298f., 327, 338, 360, 366, 380ff., 385, 400, 412, 423f., 484, 496, 522, 532, 536, 546, 563f.
Erschöpfung, allgemeine 156, 219, 245
Erschöpfungszustände 187, 220, 278ff., 290, 308, 310, 342, 460
Extrakt 16

F

Fastenkur 100, 372
Fettsäuren, mehrfach ungesättigte 409
Fettstoffwechselstörungen 433
Fieber (mit Wahnvorstellungen) 522
Fieber 118, 215, 236, 248, 254, 275f., 324, 352, 402f., 464, 546
Flavonoide 49
Flöhe 403
Frauenmittel 105, 112, 129, 158, 183, 242, 245, 327, 391, 393, 470
Freie Radikale, Schutz vor 83, 201ff., 213, 235f., 239, 246, 265f., 287, 317. 334, 346, 408f., 448, 511, 538
French paradoxon 550
Frostwunden 108, 152, 152, 298
Frühjahrskur → auch Blutreinigung
Frühjahrskur 38, 98, 100, 117, 132, 189, 357, 466
Fuchs, Leonhart 10
Furunkel 110, 125, 152, 315, 442
Fußbad (Anleitung) 39

G

Galen (von Pergamon) 15
Galenik 15
Gallenblase, Beschwerden der 76, 132, 196f., 358, 371, 423, 503

Gallensaftsekretion, Anregung der 76, 85f., 105, 161, 195, 334, 340, 356, 404, 421ff., 437, 439, 481f., 515, 557f.
Gallenwege, krampfartige Beschwerden der 162, 470, 557f.
Gamma-Linolensäure 129, 212, 229, 277, 398ff.
Gastritis 158, 294, 385, 423, 435, 503, 506
Geburtserleichterung 273f.
Geburtsvorbereitung 249ff.
Gedächtnisleistung, Steigerung der 209
Gefäßerkrankungen 484
Gefäßkrämpfe 400
Gehirntätigkeit, Aktivierung der 209
Gele 61
Gelenkbeschwerden, rheumatische 82, 336, 400
Gelenkschmerzen 70, 257, 260, 299, 310, 382, 409, 412
Gelenkschwellungen 70
Generika 25
Gerbstoffe 50
Gerstenkorn 88, 314
Geschlechtsorgane, Infektionen der 462ff.
Geschwüre 70, 108, 110, 188, 190, 222, 314, 324, 355, 403, 464
Gesichtsreinigung 156, 262
Gicht 96, 108, 118, 122, 132, 146, 154, 219f., 276, 420, 442, 522
Gliederschmerzen 175, 273, 343
Glykoside 50
Grippale Infekte 254, 301, 310f., 353, 360, 563
Grippe, Vorbeugung vor 134
Grüner Star (Glaukom) 230
Gurgelmittel 79, 134
Gurgelspülung (Anleitung) 40

H

Haarausfall 69, 117f., 454
Haare, fettende 262
Haare, spröde und strapazierte 358

Haarpflege 117, 409
Haarwasser 119
Halluzinogen 74, 374f.
Halsentzündung 50, 112, 123, 134, 265, 295, 368, 404, 428, 532
Halskratzen 70, 432
Hals-Rachen-Infektionen 110, 149, 310f., 538
Halsschmerzen 124, 148, 277, 319, 432
Hämorrhoiden 151f., 219, 222f., 240, 295, 361f.
Hände, kalte 207
Harmalin 48
Harmin 48
Harngrieß 96, 210
Harnwege, Entzündung der ableitenden 66, 94, 118, 193, 210, 212, 230, 232, 252, 300ff., 382, 464, 469, 489, 494, 500
Harze 50
Hausapotheke 62
Haut, faltige, müde 324
Haut, fettige 152, 420, 428
Hautausschläge 190, 244, 252, 291, 500, 532
Hautentzündungen 70, 125, 184, 187, 189, 220, 229, 273, 336, 402, 442, 457, 464, 496, 508, 543
Hautinfektionen, bakterielle 345
Hautkrankheiten 71, 88, 98, 129, 188, 190, 196, 222, 270, 272, 294, 314f., 338, 355, 400, 403, 435f., 490, 500, 532, 538
Hautpflege 69, 245, 409, 412, 538
Hautpilz 196
Hautreizung 342
Hauttrockenheit 273, 432, 462, 464
Hauttrockenheit, altersbedingte 223
Hautunreinheiten 152, 166, 184, 255, 333, 411, 420, 428, 432, 462, 500, 538
Hautverletzungen 70, 252, 257, 260, 403

Heiserkeit 134, 246, 260, 270, 274, 276, 368, 405, 439, 560, 563
Hepatitis, chronische 487
Herbarium 11, 12
Herbarius Moguntinus 10
Herpesbläschen 345, 385, 458
Herzbeschwerden, leichte 90, 494
Herzbeschwerden, nervöse 242, 330, 384, 553
Herzinfarkt 154, 196, 199, 218
Herzkrankheit, koronare 218, 336
Herz-Kreislauf-Erkrankungen 213f., 220, 239, 247, 317, 319, 336, 385, 447, 565
Herzmittel 178, 553
Herzrhythmusstörungen 178, 408, 553
Herzschmerzen 187
Herzschwäche 178, 554
Heublumenbad (Anleitung) 40
Heublumensack (Anleitung) 40ff.
Heuschnupfen 333
Hexenschuss 244, 382, 484, 546
Hippokratiker 10
Hirnleistungsstörungen 204f., 377
Hormone 526
Hormontherapie 529
Hortulus (= Liber de cultura hortorum) 13
Hühneraugen 319, 492
Husten 70, 76, 79, 112, 134, 138, 142, 144, 149, 156, 173ff., 188, 190, 208, 255, 260, 265, 270, 272, 274ff., 310ff., 319, 324, 330, 381, 400, 412, 420, 424, 439, 458, 464, 473, 478, 480, 484, 491f., 496, 520, 532, 560, 563f.
Hypnotika 374

I
Immunsystem → Abwehrkräfte
Impotenz 230, 474
Inhalation → Kopfdampfbad (Anleitung)

Insektenstiche 102, 276, 342, 368, 382
Ischias 154, 347, 382

J
Juckreiz 222, 424, 543

K
Karies 403, 514
Katarrhe der oberen Luftwege 173, 255, 262, 368, 423
Keuchhusten 66, 140, 318, 400, 428, 439, 480, 520, 532
Kieselsäure 51
Knochenbrüche 108
Koffein 48
Kohlwickel (Anleitung) 40
Kokain 48
Koliken 136, 522
Kombinationspräparat, pflanzliches 16
Konzentrationsschwäche 204, 208, 209, 279, 464, 511
Kopfdampfbad (Anleitung) 42f.
Kopfschmerzen 66, 70f., 154, 156, 200, 215, 242, 274, 281, 285, 327, 330, 342, 352, 386, 423f., 464, 484, 546
Krampfadern 222, 236, 361f., 370
Krämpfe 230, 329, 423, 482
Krätzmilben 403
Kräutersäckchen 39
Kräuterspirale 31
Krebserkrankungen, Vorbeugung vor 239, 511ff.
Krebstherapie 146, 219, 229, 336, 388, 476
Kreislaufstörungen 269, 446f., 562
Kurzsichtigkeit 239

L
Lampenfieber 308
Läuse 403
Leberfunktion, Anregung der 161, 404, 558
Leberleiden 97, 110, 132, 146, 196, 246, 272, 358, 370f., 409, 461, 487, 503

Leibwickel (Anleitung) 43
Lidrandentzündung 88, 314
Liebesmittel → Aphrodisiakum
Linné, Carl von 11, 14
Linolsäure 409
Lotionen 62
Lungenentzündung 110, 311
Lungenkatarrh 532
Lungenleiden 110
Lungentonikum 67
Lustlosigkeit 186
Lutschtabletten 60

M

Magen- und Darmschleimhautentzündung 148f., 218, 240, 294f., 347f., 360, 439, 562
Magenbeschwerden 69, 88, 90, 136, 161, 215, 257, 259, 267, 272, 295, 304, 385, 403, 478, 515, 558, 563
Magen-Darm-Beschwerden, nervöse 279, 291, 322, 330, 385, 395, 493
Magen-Darm-Spasmen 158, 173, 190, 245, 322, 329, 334, 385, 423f., 471, 482, 503, 522, 557
Magen-Darm-Verstimmung 102, 134, 158, 189, 222, 248, 304, 322, 403f., 432, 457, 461, 470ff., 503, 543, 558, 560
Magenerschöpfung 208
Magengeschwür 197, 208, 219, 295, 423, 503, 522
Magersucht 229
Malaria 403
Mandelentzündung 461, 520
Masern 248, 315
Melissengeist 384f.
Menopausenbeschwerden → Wechseljahresbeschwerden
Menstruation, Förderung der 156, 419
Menstruationsbeschwerden 66, 71, 184, 190, 230, 249, 258, 272f., 295, 324, 330, 393, 420, 423, 428, 470ff., 522, 526ff.
Meskalin 48

Migräne 178, 200, 215, 265, 322, 342, 352, 506
Milchbildung, Förderung der 125, 135, 137, 156, 171, 184, 270, 329f.
Milchbildung, Hemmen der 457
Milzleiden 110
Mineralstoffe 51
Mittelohrentzündung 154
Monopräparat, pflanzliches 16
Moor 43
Morphin 48
Motten 343
Moxibustion 105
Mückenstiche 69, 403
Müdigkeit 186f., 219
Mukoviszidose 196
Multiple Sklerose (MS) 230
Mumps 315
Mund- und Rachenentzündung 106, 134, 140, 148, 151f., 156, 196, 262, 270, 277, 294, 348, 461, 478, 496, 520, 532
Mund- und Rachenschleimhautentzündung 82, 108, 122, 138, 190, 198, 240, 249f., 292, 347, 368, 404, 423, 426, 442, 457, 563
Mundgeruch 79, 269, 304, 322, 330, 432
Mundpflege 70, 396
Mundspülung 82
Muskelentzündung 106
Muskelkrämpfe 166, 190, 257, 274
Muskelschmerzen 166, 175, 188, 273, 299, 310, 412, 423, 447
Muskelverspannung 164, 447
Muskelzerrung 298

N

Nachtblindheit 239
Nagelbettentzündung 149
Narkotika 374
Narkotikum 74, 498
Nasenbluten 252, 469
Nasennebenhöhlenentzündung 79, 88, 156, 196, 294, 312, 484, 565

Nebenhöhlenentzündung (Stirn-, Nasen-, Kiefern-) 295
Nervenerkrankung bei Diabetes → Polyneuropathie, diabetische
Nervenleiden 156, 208, 230
Nervenschmerzen 154, 174 f., 244, 257, 338, 341, 423
Nervenschwäche 219f.
Nervöse Überreizung 154, 242, 285, 395, 540, 553
Nervosität 144, 242, 256ff., 274, 377, 386, 395, 416, 464, 553
Nesselfieber 244
Neuralgien 174, 244, 298, 312, 506, 522
Neurodermitis 120, 222, 229, 400, 409, 411, 461
Neurotransmitter 375ff., 476
Nieren, Anregung der 233, 351, 419, 435, 439, 493
Nierenbeschwerden 252, 257, 286, 333, 347, 352, 414, 420, 426, 464, 484, 494
Nierengrieß 118, 210, 232, 351, 420, 469, 494
Nikotin 48

O

Oberbauchschmerzen 330, 336, 487
Offenes Bein → Unterschenkelgeschwür
Ohrenschmerzen 255, 257, 338, 402
Öl (Grundrezept) 34
Olivenöl 406ff.
Osteoporose, Vorbeugung vor 486, 523

P

Panik 154
Papaverin 48
Papyrus Ebers 10
Paracelsus 54
Parodontose/Parodontitis 234, 396
Periodenblutungen, starke 122
Pflanzenstoffe, sekundäre 526

Pflaster 60
Phytohormone 392, 486, 526ff.
Phytoöstrogene 213, 529
Phytopharmaka, rationale 16
Phytotherapie, rationale 23
Phytotherapie, Schwerpunkte der 21
Pigmentstörungen 196
Pilzinfektionen der Haut 102
Pilzinfektionen der Kopfhaut 301
Polyneuropathie, diabetische 400
Potenzstörungen 273
Prämenstruelle Beschwerden 214, 272, 392, 400, 486, 526ff.
Prellung 82, 106f., 188f., 355
Prostata, Vergrößerung der 131f., 332f., 454
Prostatabeschwerden 96, 178, 331
Prostatahyperplasie, benigne (BPH) 132, 454
Prostatakrebs 214
Prüfungsangst 308
Pseudo-Apuleius 11
Psilocin 49
Psilocybin 49
Psychoaktive Pflanzen 114, 374ff.

Q
Quetschung 82, 106, 188f., 420, 471

R
Rachenentzündung → Mund- und Rachenentzündung
Raynaud-Phänomen 400
Reisekrankheit 265
Reizblase 332
Reizdarm 181
Reizhusten 66, 148, 262, 428, 492, 496, 563
Reizmagen 267, 342
Rekonvaleszenz 134, 478
Retardkapseln 59
Rheumatische Arthritis 196f., 228

Rheumatische Erkrankungen 96, 108, 110, 118, 132, 140, 146, 154, 164, 166, 174, 181, 187, 200, 210, 219, 228, 244f., 252, 256f., 260, 265, 276f., 298f., 312, 322, 327, 338, 341, 347, 355, 360, 409, 423, 428, 439, 442, 447, 484, 494, 516f., 536, 546, 563
Roemheld-Syndrom 187, 304, 342
Rollkur
Rückenschmerzen 245, 273

S
Säfte 60
Salbe (Grundrezept) 35
Salben 60
Saponine 51
Scharlach 248
Schilddrüsenüberfunktion 242
Schlafstörungen 74, 91, 92f., 102, 156, 178, 219f., 228, 242, 256, 258f., 273, 279, 285, 291, 310, 312, 341ff., 377, 384ff., 404, 416, 463f., 540, 553
Schlaganfall, Vorbeugung vor 196, 199, 239, 266
Schleimhautentzündung 134, 432
Schleimlöser 228
Schleimstoffe 51
Schmerzstillung 118, 228, 281, 285, 306, 476, 546
Schnittwunden 69
Schnupfen 79, 88, 154, 294, 311, 424, 464, 564f.
Schuppen (Kopfhaut-) 117f., 291, 302, 324
Schuppenflechte 120, 196, 240, 252, 314, 336, 338, 342, 409
Schüttelfrost 245
Schwäche, allgemeine 236, 250, 490
Schwäche, sexuelle 230
Schwangerschaftserbrechen 109, 266
Schwangerschaftsstreifen 464

Schwellungen 108, 118, 341
Schwindel 205, 207, 265, 298
Schwitzen, übermäßiges 458, 543
Scopolamin 49
Sedativa 374
Seekrankheit 265
Sehnenentzündung 106
Sehnenscheidenentzündung 107
Sehschwäche 239
Sitzbad (Anleitung) 43
Skorbut 110
Sodbrennen 112, 304, 322, 330, 461, 536
Solanine 51
Sommersprossen 420, 492
Sonnenbrand 69, 461
Sonnenstich 522
Spannungskopfschmerz 281, 386, 424
Sportverletzungen 107, 279, 355, 563
Standardisierung 25
Stimulanzien 374
Stirnhöhlenentzündungen 200, 266
Stirnhöhlenvereiterung 244
Stoffwechselleiden 220
Stress 209, 228, 274, 317, 342, 463, 551, 553

T
Tee (Grundrezept) 33
Tetrahydrocannabinol (THC) 49
THC 49
Theobromin 49
Theophrastus Bombastus von Hohenheim (gen. Paracelsus) 54
Thrombose, Vorbeugung vor 266
Tinktur (Grundrezept) 33f.
Tinnitus 205f.
Tränensäcke 528
Trigeminusneuralgie 154
Tropfen 60
Tumore 230, 389

U

Übelkeit 79, 134, 136, 178, 229, 264ff., 295, 330, 385, 423
Übergewicht 267, 357, 372f.
Übersäuerung des Magens 360
Ulcus cruris → Unterschenkelgeschwür
Unfruchtbarkeit 327, 392, 528
Unruhezustände 228, 256, 258, 307f., 341f., 377, 384f., 416, 540
Unterleibsbeschwerden 184, 352, 466
Unterleibskrämpfe 199f.
Unterschenkelgeschwür (Offenes Bein, Ulcus cruris) 152, 260, 364, 370, 442
Urologische Erkrankungen 503

V

Venenbeschwerden 223, 234, 361ff., 450
Venenentzündung 152, 260, 361ff.
Verbrennungen 69f., 108, 149, 279, 341, 461
Verdauung, Anregung der 105, 137, 161, 164, 289, 329, 347, 351, 417, 425, 428, 510, 519, 535, 557f., 561
Verdauungsbeschwerden 98, 123, 136, 162, 197, 257, 266, 274, 304, 327, 358, 366, 409, 423, 516, 536, 557, 563f.
Verdauungsschwäche 88, 127, 186, 252, 395
Verdauungsstörungen 66, 75, 79, 85, 112, 124, 127, 136, 144, 184, 275, 290, 321f., 340, 351, 371, 447, 464, 510, 564
Vergiftungen 240
Verjüngungsmittel 71
Verletzungen, äußere 118
Verletzungen, stumpfe 106, 108
Verschlusskrankheit, periphere arterielle 205
Verstauchung 82, 106f., 108, 188, 274, 281, 355, 420, 428
Verstopfung 70, 110, 124, 127, 162, 170, 246, 324, 347, 416, 423, 444, 506, 548
Verstopfung, chronische 180
Vier-Säfte-Lehre 15
Virusinfektionen 403
Vitamine 51
Vollbad (Anleitung) 44
Völlegefühl 79, 112, 161, 173, 304, 321f., 330, 334, 336, 423, 536, 557, 563

W

Wadenwickel (Anleitung) 44f.
Walahfrid Strabo 13
Warzen 319, 345, 482, 492
Waschung (Anleitung) 45
Wassereinlagerungen 233, 414, 448f.
Wechseljahresbeschwerden 90, 184, 213f., 242, 258, 272f., 279, 307, 485ff., 523f., 526ff.
Wein (Grundrezept) 35
Weißfluss 152, 324, 464, 508
Well-established medicinal use 54
Wickel 44
Wirksamkeitsnachweis 16
Wunden, eiternde 244
Wunden, entzündete 149, 294f.
Wunden, offene 188, 279
Wundheilung 69, 71, 96, 106, 122, 151f., 166, 184, 190, 222f., 234, 240, 270, 276, 321, 324, 337f., 341, 368, 396f., 403, 411, 441f., 461, 469, 471f., 489f.
Wundliegen 409
Wundpuder 97
Wurmbefall 98, 409

Y

Yohimbin 49

Z

Zahnfleischbluten 184, 234
Zahnfleischentzündung 138, 151f., 187, 200, 212, 240, 292, 396f., 402f., 457, 538
Zahnpflege 457
Zahnschmerzen 112, 257, 330, 347
Zäpfchen 60
Zerrung 82, 106f.
Zwiebelsack (Anleitung) 45f.
Zwölffingerdarmgeschwür 423, 503
Zyklusstörungen 158, 327